编　委（按姓氏拼音排序）

蔡林波　广东三九脑科医院
车东方　深圳市儿童医院
陈　程　广州市妇女儿童医疗中心
陈礼刚　西南医科大学附属医院
陈　民　苏州大学附属儿童医院
陈　乾　深圳市儿童医院
丁兴华　复旦大学附属华山医院
宫　杰　山东大学齐鲁医院
顾　硕　海南医学院第一附属医院
韩　勇　苏州大学附属儿童医院
贺晓生　空军军医大学第一附属医院
胡　越　重庆医科大学附属儿童医院
黄　翔　复旦大学附属华山医院
吉文玉　新疆医科大学第一附属医院
纪文元　重庆医科大学附属儿童医院
贾艳飞　兰州大学第二医院
贾怡斌　空军军医大学第一附属医院
江　峰　上海交通大学医学院附属新华医院
金　鑫　广东三九脑科医院
靳　文　山西省儿童医院
赖名耀　广东三九脑科医院
李春德　首都医科大学附属北京天坛医院
李方成　广州市妇女儿童医疗中心
李　娟　广东三九脑科医院
李军亮　广州市妇女儿童医疗中心
李禄生　重庆医科大学附属儿童医院
李　强　兰州大学第二医院
李云林　首都儿科研究所附属儿童医院
李蕴潜　吉林大学白求恩第一医院
李占浦　广东三九脑科医院
梁　平　重庆医科大学附属儿童医院
林锦荣　广州市妇女儿童医疗中心
林志雄　首都医科大学三博脑科医院
刘海波　宁夏医科大学总医院
刘景平　中南大学湘雅医院
刘明刚　深圳市儿童医院
刘智强　首都医科大学三博脑科医院
马　辉　宁夏医科大学总医院
马　杰　上海交通大学医学院附属新华医院
马云富　郑州大学第三附属医院

钱佳璐　上海交通大学医学院附属新华医院
沈志鹏　浙江大学医学院附属儿童医院
田帅伟　上海交通大学医学院附属新华医院
田永吉　首都医科大学附属北京天坛医院
万　锋　广东省人民医院
汪立刚　哈尔滨医科大学附属第一医院
汪永新　新疆医科大学第一附属医院
王保成　上海交通大学医学院附属新华医院
王冠一　空军军医大学第一附属医院
王广宇　山东大学附属儿童医院
王杭州　苏州大学附属儿童医院
王佳甲　上海交通大学医学院附属新华医院
王勤华　上海交通大学医学院附属新华医院
王勇强　苏州大学附属儿童医院
吴宣萱　重庆医科大学附属儿童医院
向永军　苏州大学附属儿童医院
肖格磊　中南大学湘雅医院
肖顺武　遵义医科大学附属医院
谢明祥　遵义医科大学附属医院
许新科　广州市妇女儿童医疗中心
续　岭　遵义医科大学附属医院
杨孔宾　广州医科大学附属第五医院
杨远韬　海南医学院第一附属医院
叶　桓　安徽省儿童医院
于增鹏　重庆医科大学附属儿童医院
袁宏耀　广州市妇女儿童医疗中心
苑　斌　苏州大学附属儿童医院
翟　瑄　重庆医科大学附属儿童医院
张春燕　天津市儿童医院
张海波　上海交通大学医学院附属新华医院
张庆江　天津市儿童医院
张　荣　复旦大学附属华山医院
张　松　上海交通大学医学院附属新华医院
赵　传　首都医科大学三博脑科医院
赵　阳　上海交通大学医学院附属新华医院
周建军　重庆医科大学附属儿童医院
周渝冬　重庆医科大学附属儿童医院
朱　丹　广东三九脑科医院
邹　彬　重庆医科大学附属儿童医院

编写秘书

赵　阳　上海交通大学医学院附属新华医院　　　　杨　林　华中科技大学同济医学院附属协和医院

"十四五"时期国家重点出版物出版专项规划项目
湖北省公益学术著作出版专项资金资助项目

神经外科亚专科学丛书

名誉主编　赵继宗
总主编　赵洪洋　王　硕　毛　颖

小儿神经外科

XIAO'ER SHENJING WAIKE

主　编◆马　杰　刘景平

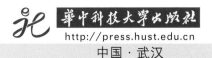

华中科技大学出版社
http://press.hust.edu.cn
中国·武汉

内 容 简 介

　　本书为"十四五"时期国家重点出版物出版专项规划项目、湖北省公益学术著作出版专项资金资助项目"神经外科亚专科学丛书"之一。

　　本书分为十篇,共四十九章,内容包括概述、小儿颅脑与脊柱脊髓损伤、小儿中枢神经系统肿瘤、小儿脑/脊髓血管病、小儿发育和获得性异常、小儿功能性疾病、小儿中枢神经系统感染、小儿神经重症监护与治疗、小儿护理、小儿神经外科技术。

　　本书可作为小儿神经外科医生和护士的参考书。

图书在版编目(CIP)数据

小儿神经外科/马杰,刘景平主编. —武汉:华中科技大学出版社,2023.6
(神经外科亚专科学丛书)
ISBN 978-7-5680-9547-1

Ⅰ.①小… Ⅱ.①马… ②刘… Ⅲ.①小儿疾病-神经外科手术 Ⅳ.①R726.5

中国国家版本馆 CIP 数据核字(2023)第 109042 号

小儿神经外科　　　　　　　　　　　　　　　　　　　　　　马　杰　刘景平　主　编
Xiao'er Shenjing Waike

总 策 划:车　巍
策划编辑:车　巍
责任编辑:丁　平　张　琴
封面设计:原色设计
责任校对:李　弋
责任监印:周治超
出版发行:华中科技大学出版社(中国·武汉)　　　电话:(027)81321913
　　　　　武汉市东湖新技术开发区华工科技园　　　邮编:430223
录　　排:华中科技大学惠友文印中心
印　　刷:湖北新华印务有限公司
开　　本:889mm×1194mm　1/16
印　　张:30.5
字　　数:939千字
版　　次:2023 年 6 月第 1 版第 1 次印刷
定　　价:328.00 元

丛书编委会

丛书序

　　神经外科发展至今，随着科学技术的进步，人们对中枢神经系统疾病的治疗效果和减少并发症发生的要求越来越高，精准化和精细化治疗是满足这一要求的必经之路。神经外科亚专科学的建立和发展正是顺应了这一要求，采用了精准化和精细化的组织形式，以利于对精准化和精细化治疗研究的不断深入进行。

　　在这一大背景下，我们组织了全国神经外科亚专科学的领军人物，分别主编"神经外科亚专科学丛书"的十一个分册。本丛书介绍了相关亚专科学的理论知识和临床实践经验，除了强调规范化的传统治疗外，重点阐述了近年来在神经外科亚专科学领域出现的新技术、新业务，并指导性地提出了这些新技术、新业务的应用要点和注意事项。本丛书是神经外科医生、护士和相关领域工作人员临床诊疗必备的重要参考书。术业专精，才能术业精进，博而不精已不能满足当前科学技术迅速发展的需求，我们需要培养在神经外科亚专科学领域深入钻研、熟练掌握先进设备操作技术等的专家。将时间和精力集中于焦点，突破的机会就会大大增加，这也是早出人才、快出人才的路径，同时可为患者带来先进的治疗手段和更好的治疗效果。

　　我国的神经外科事业在一代又一代奋斗者的努力下，已跻身世界先进行列。这套"神经外科亚专科学丛书"反映了当今中国神经外科的亚专科学水平。本丛书为"十四五"时期国家重点出版物出版专项规划项目、湖北省公益学术著作出版专项资金资助项目。本丛书的出版必将极大地推动我国神经外科学及其亚专科学的发展进步，为神经外科从业人员带来一部系统的集神经外科学及其亚专科学之大全的鸿篇巨制。

华中科技大学同济医学院附属协和医院原神经外科主任
湖北省医学会神经外科分会原主任委员
湖北省医师协会神经外科医师分会原主任委员
二级教授，博士研究生导师

首都医科大学神经外科学院副院长
中华医学会神经外科学分会主任委员
教授，博士研究生导师

复旦大学附属华山医院院长
中华医学会神经外科学分会候任主任委员
教授，博士研究生导师

2023年5月

前　言

随着全球科学技术的发展与进步,现代神经外科应运而生并进入高速发展阶段,其显著特点是许多神经外科亚专科迎来了新领域、新概念与新起点,小儿神经外科便是其中之一。在我国,与其他亚专科相比,小儿神经外科尽管起步较晚,但它是发展较迅速、较具有潜力与前景的神经外科亚专科之一。

小儿神经外科是一门治疗儿童时期中枢神经系统疾病的外科学科,其治疗的疾病除脑积水、神经管闭合不全、颅面畸形等中枢神经系统先天性畸形外,还包括中枢神经系统肿瘤、颅脑损伤、癫痫、脑瘫、脑血管畸形、脊柱脊髓疾病、中枢神经系统感染等与神经系统有关的各类疾病。需要特别强调的是,小儿神经外科是一门有自己完整体系的学科,而不是成人神经外科的缩小版。这门学科综合了儿内科、儿外科和神经外科三者的学科体系。

经过近百年的发展,小儿神经外科已在全球范围内兴起。随着现代神经外科的飞速进步与全球脑科学计划的交叉融合,这一学科展现出了无限发展潜力。研究脑发育、脑疾病具有超高的现实价值及深远的社会意义。

本书是"神经外科亚专科学丛书"之一。本书根据神经外科亚专科学分类,对儿童中枢神经系统疾病的外科治疗进行了全面、系统的介绍,重点阐述了小儿颅脑与脊柱脊髓损伤、小儿中枢神经系统肿瘤、小儿脑/脊髓血管病、小儿发育和获得性异常、小儿功能性疾病、小儿中枢神经系统感染、小儿神经重症监护与治疗、小儿护理、小儿神经外科技术,本书根据国内外专家最新的共识和诊疗指南等资料汇编而成,对于实践操作具有极高的指导价值。我们相信,本书将对我国小儿神经外科亚专科工作的开展起到良好的临床指导作用,对这方面的规范化治疗亦具有推动作用。

在本书编写过程中,我们得到了丛书总主编和顾问团队的倾心指导,得到了中华医学会神经外科学分会小儿神经外科学组,以及全国多家知名医院小儿神经外科专家的鼎力相助。本书能顺利出版发行,还得到了华中科技大学出版社的大力支持与指导。在此,对上述给予我们无私帮助和支持的老师、同仁及朋友表示由衷的感谢!

由于编写时间仓促,编者水平有限,书中难免存在欠妥或不足之处,敬请广大读者批评指正。

编　者

目　录

第四篇　小儿脑/脊髓血管病

第五篇　小儿发育和获得性异常

第六篇　小儿功能性疾病

第七篇　小儿中枢神经系统感染

第八篇　小儿神经重症监护与治疗

第九篇　小儿护理

第十篇　小儿神经外科技术

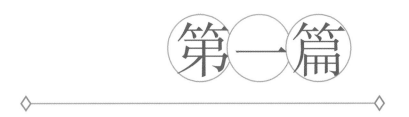

第一篇

概述

第一章　中国小儿神经外科的发展

小儿神经外科(pediatric neurosurgery)是一门治疗儿童时期中枢神经系统疾病的外科学科,其治疗的疾病除脑积水、神经管闭合不全和颅面畸形等中枢神经系统先天性畸形外,还包括中枢神经系统肿瘤、颅脑损伤、难治性癫痫、脑瘫、脑血管畸形、脊柱脊髓疾病、中枢神经系统感染等与神经系统有关的各类疾病,其治疗的疾病谱广泛、发病率高、患儿基数大。儿童生长发育有自身的生理特点,小儿神经外科是一门有自己完整体系的学科,而不是成人神经外科的缩小版,它是综合了儿内科、儿外科和神经外科三者的学科体系,也是神经外科的一个重要分支。

经过近百年的发展,小儿神经外科这门学科在全球范围内逐渐兴起,特别是在发达国家得到了迅速发展。儿童脑肿瘤的外科治疗史可追溯到 1879 年,当时苏格兰一位名叫 William Macewen 的外科医生成功地为 1 例 14 岁的女性患儿实施了脑膜瘤切除术。1926 年,美国 Cushing 医生在第一次小儿神经外科学术会议上讲述了 15 岁以下儿童脑和脊髓肿瘤的治疗方法。1929 年,Cushing 医生指导其学生 Ingraham 在美国波士顿儿童医院正式成立了小儿神经外科,由此创办了世界上第一个小儿神经外科手术基地,开启了正式意义上的小儿神经外科。1954 年,Ingraham 和 Matson 出版了世界上第一部小儿神经外科专著 *Neurosurgery of Infancy and Childhood*,奠定了小儿神经外科的地位并开启了小儿神经外科医生的培养之路。20 世纪 60 年代,多伦多、费城、匹兹堡、芝加哥、哥伦布、洛杉矶、华盛顿、纽约和辛辛那提等地的小儿神经外科逐渐涌现,此后小儿神经外科在临床、科研和教学等方面取得了诸多成果。

随着小儿神经外科的发展,世界上许多发达国家逐步成立了小儿神经外科学会,并有各自的学术杂志。1973 年,国际小儿神经外科学会(International Society for Pediatric Neurosurgery,ISPN)成立,创办了《儿童神经系统》(*Child's Nervous System*,CNS)杂志,每年举办一次年会。同年,日本成立了日本小儿神经外科学会(Japanese Society for Pediatric Neurosurgery,JSPN)。欧洲成立了欧洲小儿神经外科学会(European Society for Pediatric Neurosurgery,ESPN),每年举办一次年会,并有计划地培养年轻的小儿神经外科医生。1978 年,北美地区小儿神经外科医生倡导成立了美国小儿神经外科医师学会(American Society of Pediatric Neurosurgeons,ASPN),创办了《小儿神经外科》(*Pediatric Neurosurgery*)杂志,每年举办一次年会。1982 年,世界上著名的小儿神经外科专家们共同出版了专著《小儿神经外科》(*Pediatric Neurosurgery*),该书对小儿神经外科的发展进行了详尽的总结。

我国的小儿神经外科自新中国成立后才逐渐发展起来。我国的小儿神经外科起步比西方国家晚了30 余年。我国著名的小儿神经外科泰斗、中国工程院院士张金哲在 20 世纪 50 年代率先在国内开展脑室镜手术,他对 Dandy 发明的脑室镜进行了改进,他改进的脑室镜得到了当时苏联专家的好评。此外,张金哲院士还在国内开展首例脑膜膨出修补术。在我国北方,首都医科大学宣武医院于 1962 年在神经外科成立了小儿神经外科组,由白广明教授负责。同一年,在我国南方的上海新华医院(现为上海交通大学医学院附属新华医院),佘亚雄教授在小儿外科分设普通、泌尿、心胸、神经、新生儿等亚专科组,并任命沈玉成教授为当时的小儿神经外科亚专科组组长。这标志着我国国内拥有独立病房的小儿神经外科的成立,开启了我国小儿神经外科医生的培养之路。同时这也体现出我国小儿神经外科医生的两种培养模式,一种是来自小儿外科的培养,另一种是经过神经外科的培养,这两种培养模式一直持续至今。王忠诚院士和张金哲院士都曾指出:发展中国小儿神经外科是我们的奋斗目标,全面提高中国小儿神经外科水平是我们的努力方向。目前,我国许多综合性医院和儿童专科医院都设立了独立的小儿神经外科病房。小儿神经外科是神经外科的一个非常重要的亚专科,是儿科和神经外科的有机结合体。但是,小儿神经外科医生由神经外科和小儿外科两个学科独立培养的模式在格局上存在一定的局限性。儿童医院的小儿神经外科医生由小儿外科专业培养,缺乏整体的神经外科理念,没有经过规范的神经外科技能培训,缺乏开展大型手术的能力;而综合性医院的小儿神经外科医生往往由神经外科专业培养,对儿童生长发育的生理、病理特点缺少认识,对儿童的围手术期管理水平较低,尤其是对婴幼儿等低龄儿童的诊疗水平亟待提高。

1994年,武汉同济医院(现为华中科技大学同济医学院附属同济医院)的蒋先惠教授主编了我国第一部小儿神经外科专著《小儿神经外科》,比欧美国家晚了40年,但对我国小儿神经外科事业起到了推动作用。2002年,《中华神经外科杂志》第一次设立了小儿神经外科专刊,这反映出国内已经认识到发展小儿神经外科的重要性,同时也体现了时任杂志总编辑的王忠诚院士对中国小儿神经外科事业的大力支持和指导。2002年,广州召开了"首届全国小儿神经外科学术研讨会",当时国内没有独立的小儿神经外科专业学术团体,国内没有医生加入国际性小儿神经外科学术组织。2006年,中国医师协会神经外科医师分会成立了中国小儿神经外科专家委员会,这是我国首个小儿神经外科医生团体。国内的核心期刊《中华神经外科杂志》和《中华小儿外科杂志》每年都出版小儿神经外科专刊,给国内从事小儿神经外科的医生提供学术交流的平台。

2005年,上海交通大学医学院附属新华医院马杰教授作为中国代表第一次参加了在温哥华举办的第33届ISPN年会,并被推荐为ISPN第一位中国籍会员。2008年,马杰教授在上海主办了"首届中国小儿神经外科论坛"(图1-1),特邀张金哲院士出席并做专题讲座。此次论坛同时在国内首次引进了ISPN继续教育学习班,承办了"首届上海国际神经内镜操作培训班",邀请了包括时任ISPN主席在内的十余名ISPN顶尖小儿神经外科大师做学术报告,由此搭建了国内外小儿神经外科学术交流的平台。从2008年至今,中国小儿神经外科论坛每年举办一届,已分别在上海、北京、广州、苏州、重庆、海南等地举办,并同时承办ISPN继续教育学习班,众多ISPN的顶尖专家担任导师,其中包括Tadanori Tomita(芝加哥,美国)、Rick Abbott(纽约,美国)、Rick Boop(孟菲斯,美国)、Paul Steinbok(温哥华,加拿大)、Concezio Di Rocco(罗马,意大利)、Gianpiero Tamburrini(罗马,意大利)、Wolfgang Wagner(美因茨,德国)、Wan Tew Seow(新加坡)、Schlomi Constantini(耶路撒冷,以色列)、Kyu-Chang Wang(首尔,韩国)、Shizuo Oi(东京,日本)、黄棣栋(台北,中国)和Chandrashekhar Deopujari(孟买,印度)等。这在很大程度上加快了国内小儿神经外科的发展和国际化进程,国内陆续有医生成为ISPN的会员。2013年,在"第五届中国小儿神经外科论坛"(图1-2)上,中华医学会神经外科学分会周定标主委正式宣布成立中华医学会神经外科学分会小儿神经外科学组(CSPN),马杰教授担任创始组长。此次会议也成为中华医学会第一届小儿神经外科年会,标志着我国神经外科领域对小儿神经外科这一重要分支的高度认可与重视,CSPN也成为我国真正意义上的小儿神经外科学术组织。中国小儿神经外科论坛从2008年的第一届到2021年的第十三届(中华医学会第九届小儿神经外科年会),参加人数从几十到几百,到近几年的上千。CSPN成立至今,全国部分省区市也相继在当地各类医学会设立小儿神经外科学组或分会,包括上海市医学会神经外科专科分会小儿神经外科学组(图1-3)、广东省医学会神经外科学分会小儿神经外科学组、重庆市医学会神经外科学分会小儿神经外科学组、河北省中西医结合学会小儿神经外科分会、浙江省医学会神经外科学分会小儿神经外科学组、山东省疼痛医学会小儿神经外科专业委员会以及山东省妇幼保健协会小儿神经外科专业委员会等。2017年,中国儿童脑肿瘤协作组(CNOG)正式成立(图1-4)。随着中华医学会和中国医师协会对小儿神经外科发展的支持和推动,国内小儿神经外科疾病相关的各类诊疗指南相继出台,这意味着我国在小儿神经外科规范诊疗方面迈出了重要一步。2017年,马杰教授带领上海交通大学医学院附属新华医院小儿神经外科参与了美国辛辛那提儿童医院弥漫内生性脑桥胶质瘤国际临床研究队列(DIPG Reglstry),2018年与美国儿童脑肿瘤组织联盟(CBTTC)签订临床基础科研合作协议,进一步开展临床研究,着力于建立儿童中枢神经系统肿瘤专病数据库——肿瘤标本生物信息平台。该平台的建立不仅有利于儿童中枢神经系统肿瘤的发生机制研究,而且其在个体化治疗中也具有极大的优势。

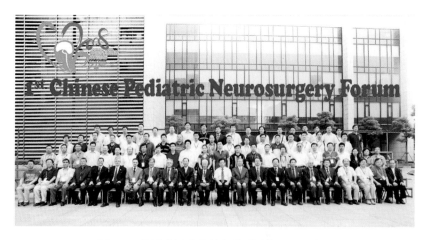

图 1-1　首届中国小儿神经外科论坛(2008 年)

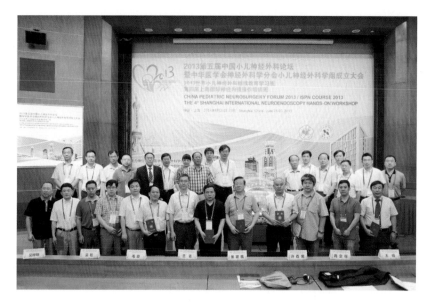

图 1-2　第五届中国小儿神经外科论坛(2013 年)

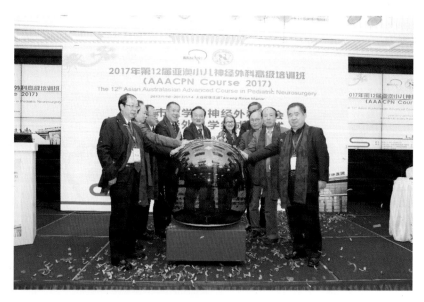

图 1-3　上海市医学会神经外科专科分会成立小儿神经外科学组(2017 年)

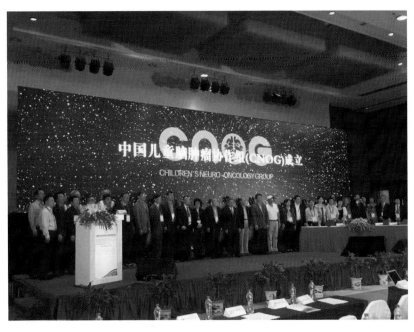

图 1-4　中国儿童脑肿瘤协作组(CNOG)正式成立(2017 年)

作为发病率居儿童实体肿瘤第一位的脑肿瘤,我国每年新增带瘤生存的患儿约 10 万人。据统计,上海 2002—2005 年间的儿童神经系统肿瘤年龄标准化发病率(age-standardized incidence rate)为35.2/100万,占儿童恶性肿瘤 26.4%。马杰教授作为 CSPN 创始组长和现任组长,以及 CNOG 创始组长,联合国内多家儿童中枢神经系统肿瘤综合诊治机构进行了回顾性和前瞻性多中心临床研究。自 2017 年 CNOG 成立之后,协作组开展了全国性儿童中枢神经系统肿瘤病例资料收集,回顾性收集 2016 年医疗机构诊治的中枢神经系统肿瘤患儿数量及这些机构从事小儿神经外科工作的医生情况。这项研究收集来自 17 个省(自治区、直辖市)共 47 家医疗机构提交的有效问卷,统计分析发现,我国儿童中枢神经系统肿瘤疾病谱与世界人口学研究结果相似。以 2016 年为例,该研究共收集患儿 3644 例,其中,髓母细胞瘤(587 例,占 16.11%)和星形细胞瘤(520 例,占 14.27%)是儿童常见的中枢神经系统肿瘤,生殖细胞来源肿瘤(397例,占10.89%)比例高于欧美。在我国从事中枢神经系统肿瘤诊疗的神经外科医生中,专注于儿童的医生数量远少于成人,尤其是在我国偏远地区,这种差距更为显著。在我国西北地区,儿童中枢神经系统肿瘤的诊治数量较少,其可能不仅仅由人口比例导致,也可能与从事小儿神经外科工作的医护人员数量极为稀少有关。这项全国性横断面研究提示,我国儿童中枢神经系统肿瘤疾病谱与世界人口学研究结果相似,但又具有我国的特点,该方面的诊治现状不容乐观,在未来的医疗卫生工作规划中,我们需要重视和提高儿童中枢神经系统肿瘤诊治医疗服务水平。

随着医学科学的发展,传统单一学科的治疗模式已经不能满足患者的需求,尤其是在神经科学领域。多学科联合诊疗(multi-disciplinary teamwork,MDT)模式将是医学领域学科建设的重要趋势,也是今后专科发展与专病治疗的发展方向。与小儿神经外科相关的 MDT 模式可以涉及众多学科,包括儿科、小儿外科、肿瘤学、放射肿瘤学、病理学、小儿内分泌学、神经电生理学、神经影像学以及脑认知功能、放化疗、精神卫生(心理)学、康复医学、材料学(非金属植入物)等,这些学科之间的关系错综复杂。这就要求小儿神经外科医生在掌握本学科知识和技能的同时,还需要了解对小儿神经外科有支撑作用和影响的学科,并在临床诊疗中能够充分合理地予以综合运用。多学科、多专业合作将会为中国小儿神经外科的发展提供更为广阔的空间。

(马杰　赵阳)

参 考 文 献

［1］ 上海市地方志编纂委员会.上海市级专志·新华医院志［M］.上海：上海科学技术文献出版社，2021.

［2］ 罗世祺，张玉琪.努力提高中国小儿神经外科水平［J］.中华神经外科杂志，2002，18（6）：345-346.

［3］ 漆松涛.重视我国小儿神经外科的建设与发展［J］.中华神经外科杂志，2019，35（8）：757-759.

［4］ 张玉琪.中国小儿神经外科的十年发展［J］.中华神经外科杂志，2012，28（10）：976-978.

［5］ Davis M C，Rocque B G，Singhal A，et al. State of global pediatric neurosurgery outreach：survey by the International Education Subcommittee［J］. J Neurosurg Pediatr，2017，20（2）：204-210.

［6］ Desai V R，Gadgil N，Saad S，et al. Measures of health-related quality of life outcomes in pediatric neurosurgery：literature review［J］. World Neurosurg，2019，122：252-265.

［7］ He X G，Ma W Y，Zhao Y，et al. Chinese Society for Pediatric Neurosurgery (CSPN)：a new society promoting pediatric neurosurgery in China［J］. Childs Nerv Syst，2013，29（12）：2327-2329.

［8］ James H E，Macgregor T L，Childers D O Jr，et al. Pediatric neurosurgery patients need more than a neurological surgeon：a clinical experience［J］. Pediatr Neurosurg，2013，49（2）：63-68.

［9］ Winston K R. Pediatric neurosurgery：pride and prejudice［J］. Pediatr Neurosurg，2000，32（2）：58-68.

第二章 病史采集和神经系统查体

第一节 病史采集

良好的病史采集是诊断疾病的关键。神经系统疾病的主诉和病史在疾病诊断中占重要的地位。很多神经系统疾病,如癫痫,只能靠病史确诊。能否采集到完整而准确的病史,取决于医生询问病史的技巧。医生应耐心听取和重点提问,认真对待小儿或其家长所提供的每个症状。神经病学逻辑性强,医生先要将病变定位到神经系统的某一部分,然后根据定位进行鉴别诊断。

儿科完整病史内容主要包括主诉、现病史、个人史、既往史和家族史。

一、普通询问

询问患儿的姓名、性别、年龄(新生儿应注明出生天数、婴幼儿注明月龄),父母姓名、职业、文化程度,住址以及代主诉者与患儿的关系。

二、主诉

主诉为促使患儿就诊的主要原因。内容应确切而扼要,包括主要症状及伴随症状的发生部位和经过。

三、现病史

现病史即患儿现患疾病的详细经过。

(1)采集神经系统疾病患儿病史前必须首先确定患儿能否自己叙述。因为神经系统疾病可影响患儿精神、言语、记忆、思维等,神经系统疾病可表现为发作性意识丧失或遗忘。婴幼儿不能用语言表达,这种情况下必须由其亲友、护理者和其他目睹或了解病情的人提供或帮助提供病史。即使患儿能提供病史,亦应由了解患儿病情的第三者补充及核实,以确定患儿所述内容是否属实。

(2)采集病史过程中,听和问结合,原则上应尽可能听患儿自述,尽量少打断。不要提暗示性问题,以免误导患儿。

过多的打断会使患儿漏述很多重要信息。但是,为了确定每个症状,也必须引导患儿说出下列内容:①发病形式和环境;②性质和部位;③严重性和频率与时间的关系;④进展形式,有无缓解和复发;⑤伴随症状;⑥加重和缓解因素;⑦治疗和效应。

注意非语言线索:患儿如何叙述病史和其所诉及的病史内容一样重要。还要关注患儿叙述病史时的表情、态度、声调,对病损的情绪和情感反应以及自知程度,如患儿对疾病的态度和情绪反应,躯体或精神障碍对患儿日常生活和学习的影响及程度,从社会和家庭得到怎样的精神和物质支持。

(3)核实病史。病史采集结束后,应将了解到的内容条理化,以口述形式向病史提供者叙述病史的摘要,询问是否正确,有无补充或更改。

四、个人史

(一)胎儿期

母亲妊娠史:母亲妊娠期的健康、饮食、营养状况;妊娠早期有无风疹、巨细胞病毒感染,是否有子宫出血、子痫等并发症,曾经接受过哪些检查和治疗;是否接触过化学毒物或电离辐射等。母亲分娩史:妊娠持续时间(以周计算),分娩持续时间,是否难产,是否为手术助产或剖宫产,是否用过麻醉剂或镇静剂。

(二)出生后情况

出生后情况指婴儿出生后的健康情况,包括出生体重,有无窒息、青紫、苍白、出血、惊厥、瘫痪、黄疸、昏迷、器官畸形等,曾接受过哪些治疗。

(三)喂养史

对于婴幼儿,应询问其喂养方式(母乳喂养、人工喂养或混合喂养)、喂养方法、何时添加辅食(种类、量、持续时间)、何时断奶,以及断奶后的饮食情况。对于年长儿,应注意询问其饮食习惯,有无偏食、异食癖、食物过敏史等。

(四)发育史

发育史内容如下:体重、身长、头围的增长是否在该年龄的正常范围内;何时抬头、会笑、认人、独坐、翻身、站立、走路、说话等;何时能自主排尿、排便;出牙的顺序和现有牙齿数目或 1 岁时的牙齿数目;在幼儿园和学校内的学习状况及其与同伴间的关系,个人性格、特点等;有无异常习惯,如过多的遗尿、吮指、咬指甲、屏气、喜饮等。

五、既往史

重点应放在由现病史得出的诊断印象,以此为线索搜集与其有关的情况,如抽搐患儿是否有热性惊厥病史;对于肝豆状核变性(威尔逊病)患儿,应询问其肝病史;对于共济失调患儿,应询问其反复上呼吸道感染史(毛细血管扩张性共济失调综合征)以及心脏病和糖尿病病史(弗里德赖希共济失调)。还应注意用药、滥用药物和毒物接触史。询问应用处方药和非处方药情况,甚至非法药物应用情况。

预防接种史属于既往史。应询问患儿是否接种过卡介苗;何时服用脊髓灰质炎减毒活疫苗,服用几次;是否正规进行白喉、百日咳、破伤风、麻疹、伤寒、霍乱、流行性乙型脑炎、乙型肝炎等疫苗的预防接种。

六、家族史

儿童期起病的神经系统疾病,以及多数变性疾病可能与遗传有关。只简单地问"你的家庭成员中是否有人患有相似的疾病?"是不够的。应由近及远对每个家族成员进行详细询问,如:双亲还健在否,他们患有何种疾病,他们是如何死亡的等。重视母系家族史。对家族成员的姓名、性别、年龄、健康状况、疾病详情或死亡原因应逐一询问、记录。必要时画遗传家系图。

第二节 神经系统查体

儿童神经系统查体,原则上与成人相同。儿童处于生长发育阶段,具有年龄差异性。因此,儿童神经系统查体与评价,不能脱离相应年龄期的正常生理学特征。检查者在查体前应充分了解该患儿的病史,推测可能损害的神经系统部位,查体过程中验证这一推测。不必拘泥于顺序,应先易后难,将易引起患儿哭闹的检查项目放在最后。

查体时室内温度应适宜,自然光线充足,环境安静,并准备适合儿童的检查用具,如儿童用量尺、配有各种型号袖带的血压计、各种体温计、叩诊锤、手电筒等。查体过程中注重人文关怀,注意保暖。检查者的态度应和蔼可亲。对于婴幼儿,宜一边观察其一般情况,一边与其逗玩,并让婴幼儿熟悉一些检查用品,如听诊器等,以解除其防御、惧怕甚至敌对的心理状态。对于年长儿,可直接说明即将进行的检查项目,嘱其合作。有些检查可亲身做示范,减轻患儿的恐惧情绪。检查者的手应保持干净、温暖,不会刺激儿童皮肤而引起反抗。查体时所采取的体位宜根据年龄及检查部位等而定。新生儿可在检查台上或保温箱内进行检查;婴幼儿则可由其父母抱于胸前,面对医生或面向一侧,横坐在其父母的腿上。

一、一般状况

(一)意识状态

应根据患儿对声、光、疼痛、语言等刺激的反应从意识水平(即意识深、浅度)及意识内容(如定向力、计算力等)两个方面进行判断。意识水平障碍由轻至重分为嗜睡、昏睡、昏迷,少数患儿主要表现为谵妄、定向力丧失和精神行为异常等意识内容的减少或异常。对于有意识障碍的患儿,要注意观察其生命体征的改变。

(二)精神行为状态

精神行为状态主要包括言语和适应能力、与他人交流的能力、活动的多少及注意力和情绪等。

(三)检查过程

患儿有无特殊气味,如苯丙酮尿症患儿可有鼠尿臭味。

二、皮肤

某些神经系统疾病可伴有特征性皮肤损害,包括皮肤色素脱失斑、面部皮脂腺瘤、皮肤咖啡牛奶斑或面部血管痣等。注意观察患儿头发色泽,苯丙酮尿症患儿头发呈黄褐色,门克斯(Menkes)病患儿头发细软卷曲。注意观察患儿背部中线有无毛发增多现象;背部中线部分皮肤有无凹陷的小窝,是否伴有异常毛发增生,如隐性脊柱裂、皮样窦道或椎管内表皮样囊肿。

三、头颅和面部

(1)观察头颅外形,有无舟状头畸形、扁头畸形、塔头畸形。头围可粗略反映颅内组织容量。头围过大时要注意脑积水、硬膜下血肿、巨脑症等;头围过小时要警惕脑发育停滞或脑萎缩,但2%～7%的小头围儿童智力仍可能正常。注意检查囟门和颅缝,囟门过早闭合见于小头畸形。囟门增大伴膨隆、张力增高以及颅缝开裂等均提示颅内压增高,颅骨叩诊时尚可得"破壶音"。头部望诊还需要观察头皮静脉是否怒张,头部有无肿物及瘢痕。

(2)颅骨透照试验用于硬膜下积液、硬膜下血肿、脑穿通畸形或重症脑萎缩的小婴儿。

(3)注意观察患儿面部有无特殊外貌,包括五官位置、大小和形状。观察耳部外形和位置。

四、脊柱

注意观察患儿脊柱有无畸形、强直、异常弯曲,有无叩击痛、脊柱裂、脊膜膨出等。

五、脑神经检查

儿童脑神经检查方法见表2-1。

表 2-1 儿童脑神经检查方法

脑神经	检查方法
嗅神经	反复观察患儿对香水、薄荷、橘子、牙膏、香精等散发出的不适气味的反应,对于婴儿,可通过其表情观察有无反应;不可用刺激三叉神经的物品,如氨水、浓酒精、胡椒、樟脑等。 注意:先天性神经节细胞发育不良,或额叶、颅底病变者,常有嗅觉障碍
视神经	视力:根据患儿年龄大小,采用图画视力表或标准视力表检查。 未成熟儿对强光表现出皱眉或不安。3月龄婴儿开始用双眼注视并跟随移动中的物体。 注意:正常新生儿可引出"娃娃眼反应"(眼球不随头转动)

脑神经	检查方法
视神经	视野:年长儿可直接用视野计;对于5月龄以上婴幼儿,检查者站婴幼儿背后或对面,将色彩鲜艳的玩具或白色视标,由侧面远端缓慢移入视野内,观察婴幼儿眼和头是否转向玩具或见到白色视标时的表情,并与检查者自己的视野做比较,粗测患儿有无视野异常
	眼底:检查婴幼儿眼底较困难,必要时扩瞳后进行。正常婴幼儿视乳头由于小血管发育不完善,颜色稍苍白,勿误诊为视神经萎缩。 注意:严重屈光不正(远视)时,视乳头边缘可稍模糊,易与视乳头水肿混淆;慢性高颅压时可见视乳头水肿和视网膜静脉淤血
动眼、滑车、展神经	①观察有无眼睑下垂、眼球震颤、斜视等。 ②检查眼球上、下、左、右运动是否受限,瞳孔大小及形状,以及瞳孔对光反射、会聚和调节反应等;注意有无复视,询问小儿是否视物双影。 注意:新生儿期以后,在相同光线下,小儿瞳孔比成人大属于正常现象
三叉神经	①运动支:注意张口时下颌有无偏斜,咀嚼时检查两侧咬肌及颞肌收缩力。 ②感觉支(眼支、上颌支、下颌支):观察额、面部皮肤对疼痛刺激的反应,并用棉花絮轻触角膜以检查角膜反射。 注意:三叉神经运动纤维受刺激时,咀嚼肌强直,发生牙关紧闭
面神经	观察皱眉、咽口水、露齿或做表情(哭或笑)时双侧面部是否对称。 ①周围性面瘫:患侧上、下面肌同时受累,表现为病变侧不能皱额、眼睑不能闭合、鼻唇沟变浅和口角向健侧歪斜。 ②中枢性面瘫:患侧下面肌受累,表现为病变对侧鼻唇沟变浅、口角向患侧歪斜,但无皱额和眼睑闭合功能的丧失。 ③先天性双侧面瘫(默比乌斯综合征):常合并Ⅰ、Ⅳ、Ⅵ、Ⅺ等多组脑神经麻痹,表现为面部表情减少、两眼内斜等
听神经和前庭神经	①观察患儿对突然的响声或语言的反应以判断其听力。突然的响声可引起新生儿眨眼、活动停止、惊跳、哭叫或终止啼哭;婴儿3个月后头可转向声源方向。较大儿童可用音叉(Rinne试验及Weber试验)鉴别传导性耳聋和神经性耳聋。对于可疑患者,应安排特殊听力测验。 ②年长患儿可选用旋转或冷水试验测定其前庭功能
舌咽神经和迷走神经	舌咽神经及迷走神经损害的共同表现为吞咽困难、声音嘶哑、呼吸困难及有鼻音等,查体可发现咽后壁感觉减退和咽反射消失。一侧舌咽神经和迷走神经麻痹时,该侧软腭变低,发"啊"音时,患侧软腭不能上提或运动减弱。 ①真性球麻痹:急性延脑麻痹,表现为舌咽、迷走及舌下神经麻痹,咽反射消失,呼吸及循环功能障碍。 ②假性球麻痹:病变在大脑或脑干上段,可有吞咽功能障碍,软腭、舌的运动障碍,下颌反射亢进,但咽反射不消失
副神经	检查胸锁乳突肌和斜方肌,可通过耸肩、转头检查胸锁乳突肌和斜方肌功能。 ①斜方肌瘫痪:患侧耸肩无力,举手不能过头。 ②一侧胸锁乳突肌瘫痪:头不能向对侧转动。 ③双侧胸锁乳突肌瘫痪:头不能保持直立
舌下神经	观察舌静止时的位置,有无萎缩、肌束震颤,伸舌时舌是否居中。 ①中枢性舌下神经麻痹:伸舌时舌偏向舌肌麻痹侧。 ②周围性舌下神经麻痹:伸舌时舌偏向舌肌麻痹侧,伴舌肌萎缩与肌束颤动。 ③两侧舌下神经麻痹:舌不能伸出

六、运动功能检查

(一)肌容积

观察及触诊有无肌肉萎缩或假性肥大。小婴儿皮下脂肪较丰满,检查时需注意。

(二)肌张力

肌张力指静息状态下的肌紧张度。检查时触诊肌肉硬度并使患儿做被动运动以体会其肌紧张度与阻力。肌张力增高多见于上运动神经元损害和锥体外系疾病,但要注意,半岁内正常婴儿肌张力也可稍增高。肌张力降低多见于下运动神经元损害或肌肉疾病。

(三)肌力

肌力指肌肉做主动收缩时的力量。观察婴幼儿力所能及的粗大和精细运动,判断各部位肌群的肌力。年长儿则可按指令完成各种对抗运动。令患儿完成登楼梯、从蹲位或仰卧位站起等动作以测试髋肌力和下肢近端肌力,用足尖或足跟走路以分别测试小腿后群或前群肌肉肌力。检查肌力时,关节置于中间位,令患儿对抗阻力,向各个可能的方向运动。运动方向为屈—伸、内收—外展、内旋—外旋、旋前—旋后。一般测肩、肘、腕、指、髋、膝、踝及趾各关节。一般把肌力分为 0～5 级:0 级,完全瘫痪,无任何肌收缩活动;1 级,可见轻微肌收缩但无肢体移动;2 级,肢体能在床上移动但不能抬起;3 级,肢体能抬离床面但不能对抗阻力;4 级,肢体能做部分对抗阻力的运动;5 级,正常肌力。

(四)共济运动

可通过观察婴儿手拿玩具的动作是否准确来检查患儿共济运动。年长儿则可通过指鼻试验(嘱患儿用食指尖来回触碰自己的鼻尖及检查者手指,先慢后快)、跟膝胫试验(仰卧,抬起患儿一侧下肢,然后将足跟放在对侧膝盖上,再使足跟沿胫骨前缘向下移动)和观察患儿做各种精细动作(如穿衣、系纽扣、写字)时的表现等进行判断。

(五)姿势和步态

姿势和步态与肌力、肌张力、深感觉、小脑以及前庭功能都有密切关系。观察小儿在各种运动中的姿势有无异常。常见的异常步态包括剪刀步态、痉挛性偏瘫步态、足间距增宽的小脑性共济失调步态、高举腿落足重的感觉性共济失调步态、髋肌无力的髋部左右摇摆"鸭步"等。

(六)不自主运动

不自主运动常表现为舞蹈样运动、扭转痉挛、手足徐动症或一组肌群的抽动等,每遇情绪紧张或进行主动运动时加剧,入睡后消失,主要见于锥体外系疾病。

七、感觉功能检查

进行感觉功能检查时要求患儿清醒、能配合,并力求客观。先让患儿了解检查的方法和要求,然后让其闭目,嘱其受到感觉刺激后立即回答。可取与神经径路垂直的方向(四肢环行,躯干纵行),自内向外或自上向下依次检查;各关节上、下和四肢内、外侧面及远、近端均要查到,并两侧对比。主要检查浅感觉(如痛觉、触觉和温度觉)、深感觉(如位置觉、关节运动觉、振动觉)以及皮质复合感觉。具体检查方法与成人基本相同,但需要检查者保持耐心及反复检查(表 2-2)。

表 2-2 感觉功能检查方法

感觉		检查方法
浅感觉	痛觉	用大头针轻刺患儿皮肤,嘱其答"痛"或"不痛","痛轻"或"痛重"
	触觉	用棉絮轻划患儿皮肤,嘱其答"有"或"无",也可以用"1、2、3"等数字表示感觉深浅
深感觉	关节运动觉	轻握患儿足趾或手指加以活动,嘱其说出运动方向;检查活动幅度应由小到大,以了解感觉减退程度
	振动觉	将振动的音叉(C128 或 C256)柄置于患儿骨突出处,嘱其回答有无振动感

续表

感觉	检查方法
皮质复合感觉	在疑有皮质病变且深、浅感觉正常的基础上,才进行此项检查;以检查实体觉为主,即嘱患儿指出置于其手中物品的形状、质地、材料、轻重,并说出其名称,先检查患侧,再检查健侧

八、反射检查

反射是对感觉刺激的不随意运动反应,通过反射弧完成。反射弧由感受器、传入神经(感觉神经)、神经中枢(脑和脊髓)、传出神经(运动神经)和效应器(肌肉、腺体等)组成,并受大脑皮质的易化和抑制性控制,使反射活动维持一定的速度、强度(幅度)和持续一段时间。临床常用的是简单的肌肉收缩反射。儿童的反射可分为两大类,即终生存在的反射(浅反射及腱反射)与暂时性反射(原始反射)。腱反射的活跃程度以"+"表示,正常为(++),减低为(+),消失为(0),活跃为(+++),亢进或出现阵挛为(++++)。腱反射减弱或消失提示神经、肌肉、神经肌肉接合处或小脑疾病。反射亢进和踝阵挛提示上运动神经元疾病。恒定的一侧性反射缺失或亢进有定位意义。出生后数月,婴儿存在许多暂时性反射,随年龄增大,这些反射逐渐消失。它们在应出现的时间内不出现,或该消失的时间不消失,或两侧持续不对称都提示神经系统异常。

反射检查比较客观,但仍须患儿配合,肢体放松,保持对称和适当位置。叩诊锤叩击力量要均匀、适当。检查时可用与患儿谈话或嘱患儿阅读、咳嗽或两手勾住用力牵拉等方法,使其精神放松,以利于反射的引出(表2-3)。

表 2-3　各种反射检查方法

反射			检查方法	备注
浅反射和腱反射	浅反射	角膜反射	直接角膜反射:嘱患儿向内上注视,以细棉签纤维由角膜外缘向内轻触角膜,正常时双侧眼睑迅速闭合。 间接角膜反射:刺激一侧引起对侧眼睑闭合。 注意:直接或间接角膜反射可鉴别三叉神经麻痹和面神经麻痹	神经中枢在脑桥
		咽反射	用压舌板刺激咽后壁,正常时出现咳嗽或呕吐动作	神经中枢在延髓
		腹壁反射	患儿仰卧,下肢稍屈曲,使腹壁松弛,检查者用钝头竹签分别沿患儿肋缘下、脐水平及腹股沟上的平行方向,由外向内轻划腹壁皮肤,正常反应是刺激局部腹肌收缩,注意观察两侧是否对称。 注意:婴儿时期腹壁反射不明显,1岁后儿童更容易引出;膀胱充盈、肥胖、水肿或脱水时可能引不出或减弱	上腹壁反射神经中枢在T7~T8,中腹壁反射神经中枢在T9~T10,下腹壁反射神经中枢在T11~T12
		提睾反射	检查者用竹签由下而上轻划患儿股内侧上方皮肤,可引起同侧提睾肌收缩,睾丸上提。 注意:男孩出生4个月后更明显	神经中枢在L1~L2
		跖反射	用竹签轻划患儿足底外侧缘,1岁半以内患儿出现拇趾屈伸动作,2岁以后表现为足趾跖屈,为正常反应。 刺激足底没有出现任何形式的跖反射,考虑为反射弧异常;2岁以后出现拇趾伸,其他趾扇形分开,为巴宾斯基(Babinski)征阳性,提示锥体束损害	神经中枢在L5、S1~S2
		肛门反射	刺激患儿肛门周围皮肤,引起肛门括约肌收缩	神经中枢在S4~S5

反射			检查方法	备注
浅反射和腱反射	腱反射	下颌反射	检查者右手执叩诊锤,用左手示指轻按患儿下颌正中部,使其口半张开,以叩诊锤轻叩自己左手示指,患儿出现闭口动作。正常时此反射很微弱或不能引出。双侧锥体束病变时,此反射增强	神经中枢在脑桥
		肱二头肌反射	患儿前臂屈曲90°,检查者以左手拇指置于患儿肘部肱二头肌腱上,然后右手持叩诊锤叩左手拇指指甲,可使肱二头肌收缩,引出屈肘动作	神经中枢在C5~C6
		肱三头肌反射	患儿外展上臂,半屈肘关节。检查者用左手托住其上臂,右手用叩诊锤直接叩击鹰嘴上方的肱三头肌腱,可使肱三头肌收缩,引起前臂伸展	神经中枢在C7~C8
		桡骨骨膜反射	患儿前臂置于半屈半旋前位,检查者以左手托住其腕部,并使腕关节自然下垂,随即以叩诊锤叩桡骨茎突,可引起肱桡肌收缩,发生屈肘和前臂旋前动作	神经中枢在C5~C6
		膝反射	坐位检查时,患儿小腿完全松弛下垂,卧位检查时则仰卧,检查者以左手托起其膝关节使之屈曲约120°,用右手持叩诊锤叩击膝盖髌骨下方股四头肌腱,可引起小腿伸展	神经中枢在L2~L4
		跟腱反射	患儿仰卧,髋及膝关节稍屈曲,下肢取外旋外展位。检查者左手将患儿足部背屈成直角,以叩诊锤叩击跟腱,反应为腓肠肌收缩,足向跖面屈曲	神经中枢为S1~S2
原始反射		拥抱反射	以手掌托住患儿头后枕部向上抬起3~4 cm,突然松开手,患儿的头下落。此时新生儿表现为双手张开,双上肢外展及前臂屈曲并哭叫,呈拥抱状态,如反射消失、减弱或不对称,提示有广泛性脑损伤或神经损伤	生后4~5个月消失
		吸吮反射	将奶嘴放入患儿口中或触到其上下唇,即可引出吃奶的吸吮动作	约生后4个月消失
		觅食反射	用棉棒或手指轻碰患儿的面颊或唇周围,可致其侧过脸向触碰的那一侧寻找	约生后4个月消失
		握持反射	检查者的示指从患儿的小指侧与患儿手指垂直方向按压患儿的手掌,这时患儿手即紧握住检查者示指	生后2~3个月消失
		踏步反射	抓住患儿腋下,让其直立,轻轻用手按其一只足的足背,其会先后抬起左、右足,似走路状	生后2~3个月消失
		颈肢反射	患儿取仰卧位,将其头向一侧转时,可见到与头转向的同侧的上下肢伸直,对侧上下肢呈屈曲状	约生后6个月消失
		巴布金(Babkin)反射	患儿取仰卧位,检查者用拇指同时按压患儿内侧手掌,引起患儿向前低头、张口、闭眼	约生后6个月消失
		交叉伸展反射	患儿取仰卧位,检查者握住患儿一侧膝部使其下肢伸直,按压或敲打此侧足底,此时可见到另一侧下肢屈曲、内收,然后伸直,似乎要蹬掉这个刺激,注意观察两侧动作是否对称	约生后1个月消失

反射		检查方法	备注
原始反射	安置反射	扶患儿至直立位,将其一侧胫骨前缘或足背抵于桌面边缘,可见到患儿将该下肢抬到桌面上,注意比较两侧是否对称	约生后 6 周消失
	吸引反射	检查者用手指轻推患儿足底,可引起其膝和髋的屈曲,当缩回手指时,足又追随手指移动,注意比较两侧是否对称	约生后 2 个月消失
	颈矫正反射	患儿取仰卧位,将其头向一侧转动时,其肩、躯干、腰部也随之转动	约生后 6 个月消失
	迷路矫正反射	将患儿托起至俯卧悬空位时,患儿出现抬头(头背屈)动作	生后 2 个月出现,约生后 3 个月消失
	侧弯反射	扶患儿至直立位或俯卧位,刺激其一侧脊柱旁部位或腰部,可引起躯干向刺激侧弯曲,注意观察两侧是否对称	约生后 3 个月消失
	抬躯反射	托患儿胸腹部,使其呈俯卧悬空位,正常反应为颈伸直,头向上抬起,躯干及髋部皆伸直,此时检查者按压患儿头部至前屈位,可引起躯干和髋部呈屈曲位	生后 6~9 个月出现,约 2 岁半消失
	降落伞反射	握持患儿胸腹部,使其呈俯卧悬空位,检查者做突然向前向下动作,患儿表现为上肢伸展、手张开、似乎要阻止下降的动作	生后 6~9 个月出现,终生存在
	支撑反射	检查时患儿呈坐位,向前方、侧方及后方倾斜患儿时,其上肢伸开,出现支撑动作,注意观察两侧是否对称	生后 5~7 个月出现,终生存在
病理反射	巴宾斯基(Babinski)征	用竹签沿患儿足底外侧缘,由后向前划至小趾跟部并转向内侧,阳性反应为拇趾背伸,其余趾呈扇形展开	阳性示锥体束受损
	查多克(Chaddock)征	用竹签在外踝下方足背外侧缘,由后向前划至趾跖关节处,阳性表现同巴宾斯基征	阳性意义同巴宾斯基征
	戈登(Gordon)征	检查者用手以一定力量捏压患儿腓肠肌,阳性表现同巴宾斯基征	阳性意义同巴宾斯基征
	奥本海姆(Oppenheim)征	检查者用拇指及示指沿患儿胫骨前缘用力由上或向下滑压,阳性表现同巴宾斯基征	阳性意义同巴宾斯基征
	踝阵挛	患儿仰卧,髋、膝关节屈曲,检查者一手托住患儿的腘窝部,另一手握住患儿的足前部,急速用力使其踝关节背屈,若踝关节呈现快速的节律阵挛动作,即为阳性	阳性意义同巴宾斯基征
	霍夫曼(Hoffmann)征	检查者左手持患儿腕部,然后以右手中指与示指夹住患儿中指并稍向上提,使其腕部处于轻度过伸位。以拇指迅速弹刮患儿的中指指甲,引起其余四指轻度掌屈反应则为阳性,较多见于颈髓病变	阳性提示 C5 以上锥体束受损
	舍费尔(Schaeffer)征	挤捏患儿跟腱,阳性表现同巴宾斯基征	阳性意义同巴宾斯基征
	罗索利莫(Rossolimo)征	用手指急促地弹拨患儿足趾跖面,足趾跖屈为阳性	阳性意义同巴宾斯基征

续表

反射		检查方法	备注
脑膜与神经根刺激征	颈强直	患儿取仰卧位,检查者一手托住患儿枕部,将其头向下屈曲颈部,正常时无抵抗存在,阳性时颈部屈曲有阻力,下颌不能抵至胸部	小婴儿囟门及颅缝未闭,可以缓解高颅压,脑膜刺激征可能不明显或出现较晚
	凯尔尼格(Kernig)征	屈髋伸膝试验:患儿取仰卧位,屈膝、髋关节使成直角,再伸小腿,屈肌痉挛使伸膝受限,伸膝小于130°并有疼痛及阻力为阳性	
	布鲁津斯基(Brudzinski)征	抬颈试验:①颈症:仰卧,屈颈时引起双下肢屈曲者为阳性。②下肢症:仰卧,伸直抬起一侧下肢时,对侧下肢屈曲为阳性	

九、自主神经功能检查

(一)皮肤颜色和温度

观察皮肤颜色,触摸其温度,注意有无水肿,以了解血管功能。血管功能的刺激症状为血管收缩,皮肤发白、发凉;毁坏症状为血管扩张,皮肤发红、发热,之后因血流受阻而发绀、发凉,并可有水肿。皮肤划痕试验:用骨针在皮肤上稍稍用力划过,血管受刺激数秒后收缩,出现白色条纹,之后血管扩张变为稍宽的红色条纹,持续10余分钟,为正常反应。若红色条纹宽达数厘米且持续时间较长甚至呈现白色隆起(皮肤划痕症),则表明有皮肤血管功能失调。交感神经损害时,其支配体表区内少汗或无汗,刺激性病变则多汗。

(二)皮肤、毛发、指甲营养状况

注意皮肤质地是否正常,有无粗糙、发亮、变薄、增厚、脱落、溃疡或压疮等;毛发有无稀少、脱落;指甲是否起纹、枯脆,有无裂痕等。周围神经、脊髓侧角和脊髓横贯性病变损害自主神经通路时,均可产生皮肤、毛发、指甲的营养改变。

(三)膀胱和直肠功能

了解排尿是否费力、急迫,有无尿意,有无尿潴留和残留尿以及每次排尿的尿量。了解有无大便失禁或便秘。

十、失语症、失用症、失认症

(一)失语症

失语症是言语和文字的表达或感受能力发生障碍的总称。

1. 运动性失语症 发音与构音功能正常,而言语的表达发生困难或不能,但能听懂别人讲的话。见于优势半球额下回后部及布罗卡(Broca)区病变。检查时可仔细倾听患儿讲话,注意辨别其讲话是否流利清楚,词汇是否丰富,要求其复述医生的话。

2. 命名性(失忆性)失语症 对人名或物名失去记忆,但对其用途和特点仍熟悉,并用描绘其特点的方式加以回答;当告知正确名字或名称后,可立即同意并叫出,但片刻后又忘掉。见于优势半球角回损害或脑部弥漫性病变,也见于运动性失语症的恢复期,或为感觉性失语症的早期或其后遗症。检查时让患儿说出所示物品名称。

3. 感觉性失语症 接受和分析语言的功能发生障碍。轻者仅能听懂简单生活用语,重者不能理解任何语言。由于患儿不能听懂自己的话并及时纠正错误,因此,虽能说话但多错乱,无法让人听懂。见于优势半球颞上回后部韦尼克(Wernick)区病变。检查时可让患儿指出被告知的物品或执行简单的口述动作,如闭眼、张口等,观察其是否理解。

(二)失用症

失用症是丧失了正确使用物品完成一系列有目的的动作的能力的总称,即在无肢体瘫痪或共济失调等运动障碍的情况下,不能或不会按一定顺序正确完成有目的的动作。中枢主要在优势半球的缘上回,并通过胼胝体与对侧运动区联系,但指导完成各个动作的要领则为整个大脑皮质的功能,故上述部位的病变和大脑广泛性病变,均可引起失用症。检查时可观察患儿的各种自发性动作,或将火柴、牙刷、梳子等置于其手中,嘱其做出用火柴点烟、刷牙、梳头等动作,观察其能否正确完成、有无不知所措,或有无错把火柴放入口中或去别处划擦等情况。

(三)失认症

各种感受通路正常,但不能通过感知认识熟悉的物体或人,如:不能识别触摸到的物体(体觉失认症,即实体觉丧失),不能辨认看到的熟人,但可通过触摸或听音加以识别(视觉失认症)等,分别见于中央后回和枕顶叶交界区病变。对自己躯体的失认症称"体象障碍",常见者有手指失认(不知手指名称)和左、右定向障碍(分不清躯体的左、右侧),多见于优势半球顶下小叶病变。也有的表现为病觉(否认一侧肢体是自己的),主要见于优势半球以角回和缘上回为中心的广泛病变。检查时可询问患儿手指名称,嘱其指出左、右侧;对有偏瘫者询问其有无偏瘫,并了解其是否关心偏瘫情况等。

（胡越　翟瑄　梁平）

参 考 文 献

[1]　包新华,姜玉武,张月华.儿童神经病学[M].3 版.北京:人民卫生出版社,2021.
[2]　吴希如,林庆.小儿神经疾病基础与临床[M].北京:人民卫生出版社,2000.

第三章　小儿神经外科麻醉

一、简述

对患有神经系统疾病的患儿实施麻醉需根据其发育阶段决定。儿童随年龄增长,其颅骨发育、脑血管生理和神经病变方面存在差异。尤其是出生后 2 年内,中枢神经系统的结构和生理会发生极大变化。本章阐述这些与年龄相关的个体差异及其对小儿神经外科手术患者的影响。

二、发育特点

脑血流量(cerebral blood flow,CBF)与脑代谢率密切相关,两者均于出生后成比例迅速增长。CBF 在 2～4 岁时达到峰值,7～8 岁时达到稳定状态。正常新生儿自主调节的血压范围是 20～60 mmHg,表明新生儿脑代谢率和血压均较低。

健康足月新生儿的脑自主调节功能完善,而危重早产新生儿的 CBF 和血压呈线性相关。早产、低出生体重和低血压新生儿的 CBF 表现为血压依赖性,密切控制血压对预防新生儿脑缺血和脑室内出血至关重要。

儿童和成人的 CBF 占心输出量的比例不同。6 月龄以下婴儿 CBF 占心输出量的 10%～20%,2～4 岁时 CBF 占心输出量的 55%,7～8 岁时 CBF 占心输出量的 15%,达到成人水平。因此,婴幼儿在神经外科手术中容易发生血流动力学不稳定。

婴儿的颅不稳定,前囟和颅缝未闭,使颅腔具有一定的顺应性。婴儿各器官系统的功能还不成熟。新生儿肾小球滤过率较低,浓缩尿的功能不完善,导致电解质和水的排出减少,因而对水和电解质负荷波动的代偿能力较差,经肾脏排泄的药物半衰期延长。新生儿的肝功能也不成熟,肝酶活性较低,因而药物的代谢延迟。早产新生儿的总水分占体重的 85%,成人降至 65%。早产新生儿的脂肪量低于体重的 1%,婴儿增至 15%,成人为 35%。血总蛋白质水平也具有类似的变化趋势。综上所述,临床医生在给新生儿用药时需根据其体重减少药量和用药次数。

三、术前评估和准备

婴幼儿围手术期呼吸、循环系统疾病的发病率和死亡率在各年龄人群中最高。因此了解婴幼儿各器官系统的功能,对于识别合并症以及预测围手术期并发症的风险至关重要。婴幼儿围手术期合并症及对应的麻醉常见问题见表 3-1。表 3-2 列出了神经系统疾病婴幼儿围手术期合并症及对应的麻醉常见问题。

表 3-1　婴幼儿围手术期合并症及对应的麻醉常见问题

合并症	麻醉常见问题
先天性心脏病	低氧血症、心律失常、循环不稳定、反常气体栓塞
早产	术后呼吸暂停
胃肠反流	吸入性肺炎
上呼吸道感染	喉痉挛、支气管痉挛、低氧血症、肺炎
颅面部畸形	气道管理困难

表 3-2　神经系统疾病婴幼儿围手术期合并症及对应的麻醉常见问题

合并症	麻醉常见问题
去神经损伤	使用琥珀胆碱后发生高钾血症,对非去极化肌松药抵抗,对神经刺激的反应异常
癫痫(长期服用抗癫痫药物)	肝功能和血液系统异常,麻醉药物代谢加快
动静脉畸形	可能发生充血性心力衰竭
神经肌肉疾病	恶性高热,呼吸衰竭,心源性猝死
小脑扁桃体下疝畸形（Arnold-Chiari 畸形）	呼吸暂停,吸入性肺炎
下丘脑或垂体病变	尿崩症,甲状腺功能减退症,肾上腺功能不全

围手术期焦虑是小儿神经外科管理的重要部分,具体问题与患儿年龄和认知功能的发育有关(表 3-3),麻醉诱导前给予镇静药,可以减轻患儿从术前准备间转至手术室期间的焦虑。

表 3-3　不同发育阶段患儿的围手术期焦虑程度

年龄组	焦虑的程度
0～9 月龄	无焦虑,与父母分离无困难
10 月龄～5 岁	对陌生人焦虑,与父母分离困难
6～12 岁	害怕打针/疼痛
12 岁以上	对手术紧张,担心自身形象

术前禁食已经形成指导方针并以反复口头叮嘱的方式实施(表 3-4)。限制食物摄入的目的是降低麻醉诱导过程中胃内容物吸入的风险。然而,长期禁食和呕吐可能会诱发低血容量、低血糖而加剧麻醉状态下血流动力学和新陈代谢的不稳定。

表 3-4　术前禁食指导

食物	禁食时间
无渣液体饮料	2 h
母乳	4 h
婴儿食品或强化乳制品	6 h
固体食物	午夜(24:00)开始

四、术中管理

(一)麻醉诱导

麻醉诱导的方式和药物取决于患儿术前的状态。如果患儿没有静脉通路,可以应用七氟烷和氧化亚氮,随后开放静脉通路给予非去极化类肌松药以完成气管插管。如果患儿已经有静脉通路,可以用丙泊酚进行麻醉诱导。需要注意的是,新生儿采用丙泊酚诱导易发生低血压,维持时间可长达 30 min,无手术刺激时尤其如此。呕吐或刚进食的患儿有发生吸入性肺炎的危险,应当采用琥珀胆碱,诱导麻醉时需要将导管迅速插入气管,同时按压环状软骨。

(二)气道管理

小儿气道发育情况决定了气道管理的特点。婴儿的喉部呈漏斗状,在环状软骨水平最窄。当选用偏大的气管导管并使用较长时间时,容易引起黏膜水肿,从而导致声门下梗阻。带套囊的气管导管可用于婴幼儿,但需经常检查并调节套囊压力以减少气管损伤。

（三）体位

新生儿或婴儿的体形小，术前应计划好合适的体位，以同时满足神经外科医生的手术操作和麻醉医生的术中管理。不同手术体位会影响患儿的生理功能（表 3-5）。

表 3-5 手术体位对患儿生理功能的影响

手术体位	对患儿生理功能的影响
头高位	增加脑部静脉的引流量 降低脑灌注压（可能使脑血流量减少） 增加下肢静脉血流淤积 体位性低血压
头低位	增大脑静脉压和颅内压 减少功能残气量（肺功能） 降低肺顺应性
俯卧位	颜面、舌和颈部静脉充血 降低肺顺应性 增加腹压导致下腔静脉受压
侧卧位	降低下侧肺的顺应性

（四）血管通路的建立

在神经外科手术开始前需要建立安全的静脉通路。通常两条粗大的外周静脉即可满足大多数开颅手术需要。如果外周静脉置管失败，则需进行中心静脉穿刺置管。股静脉置管可以避免锁骨下静脉置管相关的气胸风险，不影响脑静脉回流，且远离头部手术，便于麻醉医生管理。开颅手术出血量大，可致血流动力学不稳定，桡动脉置管便于直接进行动脉压监测和采样。

（五）麻醉维持

患儿麻醉诱导的主要药物是七氟烷，随后给予阿片类药物（芬太尼、舒芬太尼、瑞芬太尼）和低剂量异氟烷或七氟烷。右美托咪定可以作为辅助用药，它不会影响大多数患儿术中神经电生理监测结果，并且可以减少阿片类药物用量。长期服用抗癫痫药物的患儿，由于这些药物的肝酶诱导作用，可能需要较大剂量的肌松药和镇痛药。当术中需要监测运动功能时，应停止使用肌肉松弛剂或待其作用消失。

（六）术中液体和血容量管理

对于开颅手术特别是患儿开颅手术，精细管理液体和血容量至关重要。急性失血或静脉气体栓塞会引起心血管功能的迅速恶化。估算患儿的血容量非常重要，可由此判断允许失血量和输血的时机。血容量与患儿的年龄和体形相关（表 3-6）。

表 3-6 患儿血容量的估算

年龄	估算血容量/(mL/kg)
早产新生儿	100
足月新生儿	90
<1 岁	80
1 岁至青春期（不包括青春期）	75
青春期	70

生理盐水（308 mOsm/kg）是轻度高渗溶液，可以减轻脑水肿，是神经外科手术中常用的液体。但是快速大量输入生理盐水（>60 mL/kg）会导致高氯性酸中毒。由于患儿的血容量相对较大，维持输液的速度取决于患儿的体重（表 3-7）。

表 3-7　维持输液的速度

体重/kg	输液速度
<10	4 mL/(kg·h)
10~20	40 mL/h+2 mL/(kg·h)×(体重(kg)−10 kg)
>20	60 mL/h+1 mL/(kg·h)×(体重(kg)−20 kg)

　　儿童尤其是婴儿,特别容易发生低血糖。低出生体重早产新生儿的糖原储备较少,糖异生作用也有限,需要静脉输注葡萄糖溶液来维持正常血糖水平。由于手术会引起应激反应,儿童一般不需要补充外源性葡萄糖就可以维持正常的血糖水平。

五、特殊神经外科手术麻醉管理

(一)颅脑损伤

　　小儿颅脑损伤的处理应考虑多器官的功能,使发病率和死亡率降至最低。伤后应立即实施基本生命支持,确保气道通畅,维持适当的呼吸和循环功能。维持患儿血压在适当水平(表 3-8)对降低死亡率至关重要。

表 3-8　患儿清醒时血压标准

年龄	收缩压/mmHg	舒张压/mmHg
早产新生儿	50~60	>40
足月新生儿	>70	>40
1 岁	>85	>40
5 岁	>95	>55
10 岁	>100	>60
15 岁	>110	>65

(二)颅缝早闭

　　颅缝早闭的患儿尽早行重建手术可以获得很好的治疗效果。如果再造的颅缝较多,术中可能发生大出血。术中还有可能发生静脉空气栓塞(VAE),维持充足的血容量可以降低 VAE 发生风险。持续心前区多普勒超声监测可以早期发现 VAE 以便尽早治疗,避免大量空气进入血液循环。如果发生了血流动力学不稳定,可将手术台调为头低足高位(Trendelenburg position),以升高血压,并防止空气进一步进入血管。

(三)脊髓脊膜膨出/脑膜脑膨出

　　脊髓脊膜膨出/脑膜脑膨出修补手术有一些特殊的问题。如气管插管的体位可能引起膨出的脊膜或脑膜破裂,需要用中空的软垫抬高、支撑病变部位,降低破裂的风险,有时需要在左侧卧位下行气管插管。大多数单纯脊髓脊膜膨出修补手术出血较少,但是病变较大时需扩大手术范围,就可能引起大量出血,造成血流动力学不稳定。

(四)脑积水

　　脑积水是小儿神经外科最常见的疾病。其麻醉方式取决于患儿的症状。麻醉诱导时应采用快速序贯诱导,按压环状软骨行气管插管。如果开放静脉通路困难,也可采用七氟烷吸入诱导,并轻轻按压环状软骨。在脑室-心房分流术中放置分流管末端时,应警惕发生 VAE 的风险。婴幼儿的颅腔相对狭小,如果分流管发生急性堵塞,必须立刻处理,避免颅内压急剧增高而危及生命。

(五)颅咽管瘤

　　颅咽管瘤是小儿和青少年最常见的鞍区肿瘤,常伴有下丘脑和垂体功能不全,由于下丘脑-垂体-肾上腺轴可能受损,一般需要用类固醇(如地塞米松或泼尼松)替代治疗。围手术期尿崩症会导致电解质和血流动力学紊乱,需及时检查血电解质、渗透压、尿比重和尿排出量。初步治疗包括输入抗利尿激素和适量输液,维持水及电解质平衡。

(六)幕下肿瘤

小儿颅内肿瘤好发于颅后窝,其占位效应引起脑脊液通路梗阻,导致高颅压和脑积水;同时可能会累及脑干,使这类患儿的术中管理变得复杂。切除肿瘤时可能刺激或损伤脑干和脑神经(又称颅神经),导致出现高血压和心动过速、呼吸障碍、术中声带麻痹。持续监测血压和心电图对及时发现这些重要结构受损非常重要。术后密切观察拔管后是否出现呼吸暂停和气管堵塞,以便及时处理。

(七)癫痫

癫痫手术中存在一些麻醉管理问题。需注意以下两点:①长期服用抗癫痫药物(如苯妥英钠和卡马西平),可以加快很多麻醉药物的代谢和清除,如肌松药和阿片类药物,需酌情增加药量;②当术中需要判断皮质诱发癫痫波或定位运动功能区时,应拮抗肌松药的作用,开颅手术中唤醒患儿时,提前 20 min 停用丙泊酚不会干扰皮质脑电图,需增加阿片类药物的剂量进行镇痛。开颅手术后(3 周左右),氧化亚氮会在颅内积聚而形成气颅,所以术中在打开硬膜前应避免使用氧化亚氮。

(八)脑血管疾病

尽管脑血管畸形很少见于儿童,但新生儿巨大的脑动脉畸形常合并高心输出量的充血性心力衰竭,需要支持治疗。高流量的动静脉瘘首先需要进行血管内栓塞治疗。手术切除病变血管可能引起大出血,需开放多条静脉通路,并进行有创血流动力学监测。

烟雾病是一种罕见的颈内动脉分支慢性闭塞性疾病。其术中麻醉管理原则是维持脑灌注,术前充分补液,术中和术后血压维持在正常或稍高的水平,高碳酸血症会引起缺血区域的盗血现象,低碳酸血症则会因脑血管改流,显著降低原本缺血区域的脑血流量。脑电图(EEG)监测有助于术中监测脑缺血。术后继续维持血容量以保证脑灌注,并给予足够的镇痛药,避免由于疼痛和哭闹引起的过度通气。

(九)神经内镜手术

小儿神经外科领域也逐渐引进了微创内镜技术,例如经内镜第三脑室底造瘘术(ETV)治疗婴幼儿脑积水逐渐得到广泛应用。尽管这种手术相对安全,但是在快速冲洗脑室时会引起急性颅内压增高,且第三脑室底手术操作有可能引发心律失常、神经源性肺水肿,甚至罕见的术后恶性高热。

(十)神经影像学检查

影像学技术的发展使得中枢神经系统疾病的诊断和治疗手段越来越多,大多数婴幼儿不能配合神经影像学检查,需要在镇静或全身麻醉下进行。多数神经影像学检查(包括 CT 和 MRI)可在轻度镇静下完成。全身麻醉主要用于不能配合的患儿,以及一些可能引起疼痛的手术,如血管疾病的栓塞治疗。

(十一)术中麻醉的抢救措施

大失血或 VAE 导致的血液循环衰竭是大多数开颅手术的严重并发症。在这些手术中建立大静脉通路和进行动脉血压监测是必需的。及时输入晶体溶液、血制品及使用升压药应对大失血,维持血容量正常可降低术中发生 VAE 的风险。持续心前区多普勒超声监测可早期发现 VAE,以便在更多空气进入血液之前及早治疗。如果术中 VAE 引起血液循环紊乱,手术台必须调整为头低足高位以改善脑灌注,并防止更多空气进入血管。

六　总结

由于小儿独特的病理、生理特点,小儿神经外科术中麻醉管理对神经外科医生及麻醉医生而言极具挑战性。

要充分了解小儿年龄相关因素、麻醉和手术中的相互作用特征,特别是对于大失血、血流动力学紊乱、神经功能减退、癫痫发作以及长时间手术的患儿，麻醉结束后更需密切观察，以便及时发现及诊疗包括出血、神经功能障碍、电解质紊乱、呼吸窘迫、体液丢失等在内的术后不良事件，以尽量降低围手术期各个阶段的并发症发生率和死亡率。

（刘景平）

参 考 文 献

［1］ Cotrell J E,Patel P. Cottrel and Patel 神经外科麻醉学［M］.6 版.韩如泉,周建新,译.北京:人民卫生出版社,2018.

［2］ Cohen A R. 儿童神经外科学［M］.史航宇,译.北京:世界图书出版公司,2019.

［3］ 孙宁,郑珊.小儿外科学［M］.北京:人民卫生出版社,2015.

第四章　小儿神经外科手术基础

一、小儿神经系统发育

小儿神经外科是神经外科的重要亚专科,是专门利用外科治疗手段研究和治疗小儿神经系统疾病的独立学科。由于小儿神经系统存在发育的特殊性,其疾病谱、处理方式及预后均不同于成人,故小儿神经外科绝对不是成人神经外科的缩小版。同时,要成为一名优秀的小儿神经外科医生,必须同时具有一定的成人神经外科、儿科、影像科的基础。小儿神经系统疾病在不同的发育阶段有不同的特点,因此,全面了解小儿神经系统发育,对小儿神经外科疾病的诊断及外科治疗十分重要。

(一)胎儿期

从受精卵发育开始至分娩(约 40 周)的时期称为胎儿期。胎儿期是神经系统发育的重要时期,也是各种神经系统先天畸形好发时期。神经系统由神经管发育而成,受精后第 4 周末,神经沟开始闭合形成神经管,神经管的头段先出现三个球状膨大,即前、中、菱三个脑泡。前脑泡分化为端脑和间脑,中脑泡分化为中脑,菱脑泡分化为后脑和末脑。端脑进一步发育为两个大脑半球,后脑发育为脑桥和小脑,末脑发育为延髓。此时若神经沟不能顺利闭合,则出现颅裂、脊柱裂等先天畸形。

(二)新生儿期

从胎儿出生到 28 日龄这段时期称为新生儿期。新生儿期是胎儿自宫内发育至体外发育的重要过渡阶段。此时大脑结构已基本接近成人,但颅骨、大脑容积、髓鞘发育及功能仍不成熟,受到外伤、感染、缺氧时容易受损。例如,分娩时容易因为外力导致头皮血肿、颅骨凹陷骨折及脑挫裂伤等。新生儿由于耐受缺氧缺血能力差而容易合并缺氧缺血性脑损伤和抽搐等。同时新生儿由于免疫系统仍不成熟,容易合并颅内感染、脑积水等,尤其是早产新生儿。

(三)婴儿期

从出生至满 1 周岁为婴儿期。该时期无论是体格还是神经系统均处于发育的高峰期,头围增长迅速,头围在出生时约为 34 cm,前半年增长 8~10 cm,后半年增长 2~4 cm,1 周岁时平均为 46 cm。由于婴儿颅缝及前囟仍未闭合,可以通过头颅扩张代偿部分颅内压增高,故该时期动态监测头围增长速度可早期发现颅内肿瘤、脑积水等。另外,早期颅内压增高的不典型表现包括抓头、拍头、摇头、喜欢用头蹭怀抱,夜间睡眠欠佳,表现为睡眠时间缩短、翻来覆去、容易惊醒、难以入睡,必要时行相关影像学检查以了解颅内情况。婴儿期大脑皮质功能逐渐完善,逐渐形成条件反射,但大脑皮质仍未发育完全,髓鞘化进程仍未完成,耐受外来打击能力较差,容易出现惊厥、颅内感染等。

(四)幼儿期

从 1 周岁至满 3 周岁为幼儿期。此期体格及大脑发育速度逐渐减慢,大脑皮质发育基本完善,髓鞘化进程基本完成。前囟闭合,头围增长速度减慢,1~3 岁头围增长约 2 cm;以后直到 14 周岁,仅增长 4~5 cm,达到成人的头围。此时优势半球基本明确,高级神经活动(如语言、记忆、分析等)逐渐形成。幼儿期儿童好奇心重,活动范围明显扩大,缺乏危机意识,容易出现颅脑损伤。各种神经系统获得性疾病也逐渐出现症状,如中枢神经系统肿瘤。由于小脑具有良好的生理及再生代偿能力,患儿接受大脑半球切除或离断术等大范围半球术式后仍能得到较好的恢复。

(五)学龄前期

从 3 周岁至满 6 周岁或 7 周岁这段时期称为学龄前期。此期大脑结构发育基本完成,语言、情感、分析等高级神经活动也日渐完善,儿童学习能力迅速提高,第二信号系统逐渐建立及发展。此期儿童活动范围进一步扩大,是颅脑损伤发生的高峰。中枢神经系统肿瘤发病率逐渐增高,如髓母细胞瘤、颅咽管瘤等,由于颅缝及前囟已基本闭合,一旦颅内压增高,不能通过头颅扩张代偿,但此期儿童已具有良好的表达能力,中枢神经系统肿瘤表现出来的颅内压增高能较早被发现。

(六)学龄期

从 6 周岁或 7 周岁入读小学至青春期前这段时期称为学龄期,也称为小学学龄期。此时体格发育变慢,大脑结构及细胞数量等基本达到成人水平。智力发育较之前更成熟,控制、理解、分析、综合能力增强,此阶段如缺少正确的引导,精神心理问题会增多,如焦虑、叛逆、多动、注意力不集中等。

(七)青春期

一般以性发育为标志,自性发育开始至 18 周岁。此期体格发育进入第二高峰,性器官发育逐渐成熟,社会活动逐渐增多,自我价值观逐渐建立,神经系统发育已经完成。

二、小儿神经系统解剖病理生理特点

(一)脑发育

神经系统由胚胎期神经管闭合及发育而成。妊娠 3 个月左右,脑回脑沟开始出现,大脑基本结构形成,此时病毒、药物、环境等因素可导致大脑皮质结构发育异常,如巨脑回畸形、灰质异位等。胎儿末期或新生儿期,大脑皮质细胞分化迅速,至 3 周岁基本完成分化。髓鞘形成稍晚,一般开始于胎儿期 4 个月,至 2 周岁完成,在髓鞘形成过程中,局灶性皮质发育不良容易被漏诊。

(二)脊髓发育

神经管的末端闭合发育成脊髓,胚胎发育早期,脊髓与脊柱等长,其下端可达脊柱的尾骨。由于脊柱增长比脊髓快,脊柱逐渐超越脊髓向尾端延伸,脊髓圆锥的位置相对上移,妊娠 20 周时,脊髓圆锥大约位于 L3 水平,出生时位于 L2 水平,出生后 3 个月位于 L1 水平,基本与成人水平相仿。由于各种原因导致的神经管末端不能完全闭合,会导致脊柱裂、脊膜膨出、脂肪瘤型脊髓脊膜膨出等先天畸形。

(三)脑脊液

脑脊液是存在于脑室系统及蛛网膜下腔的一种无色透明液体,类似于其他系统的淋巴液。脑脊液主要产生于脑室的脉络丛和室管膜上皮,脑脊液生成速度约为 0.33 mL/min,每天产生大约 480 mL,不同病理生理情况下略有不同。例如,脉络丛乳头状瘤合并脑积水时,脑脊液生成量每天可超过 1000 mL;合并严重颅内感染、脑室内积脓时,脑脊液分泌量可大大减少,容易出现脑室粘连。一般新生儿脑脊液总量约为 50 mL,婴幼儿约为 100 mL,大龄儿童基本与成人相当,约为 150 mL。

三、手术设备和器械

小儿神经外科手术使用的手术设备和器械基本同成人神经外科手术,包括基础手术设备和基础手术器械。正确认识及熟练应用手术设备和器械是手术顺利完成的重要保证,随着各种新技术、新设备的不断出现,手术设备和器械也在不断更新。

(一)基础手术设备

1. 多功能手术床　能满足各种不同类型及体位要求的小儿神经外科手术,可以多向调节,能配合各种带钉头架的使用,同时能有效地保护受压部位皮肤,配合专用的带有手托的神经外科手术椅使用更佳。

2. 带钉头架　带钉头架能有效地固定头部,避免术中移位影响术中显露,同时能有效减少头部压疮的发生,方便术中随时调整头位角度。值得注意的是,小儿颅骨厚度不如成人,一般建议 3 岁以上使用。使用时应避开静脉窦及肌肉,以避免损伤或滑动,以上项线和颞上线为佳。同时,对于低级别肿瘤引起的慢性颅内压增高、脑积水的患儿,慎用带钉头架,可以用头托或头垫固定。

3. 开颅动力系统　按动力来源分为电动及气动两大类,组成部分包括主机、脚踏控制器、颅骨钻手柄、颅骨铣手柄、高速磨钻手柄、铣刀、各式钻头及磨头等。

4. 显微镜　显微神经外科技术是神经外科手术的基础,显微镜是其重要组成部分。经过多年的发展及改良,目前的显微镜除了能提供术野良好的照明,足够的放大倍数、景深、三维立体感,确保深部精细手术操作(如松果体区肿瘤切除、脑干肿瘤切除)的进行等外,还配置有高清摄像系统,能进行视频录像、后期剪辑,能满足教学科研需要。术中荧光造影可用于颅内外血管搭桥、胶质瘤切除等。显微神经外科技术主要利用蛛网膜下腔或脑池等间隙解剖和暴露病变部位,是微侵袭神经外科发展的主线。操作原则为全程脑保护观念,手术过程中要尽量减少正常脑组织的暴露和损伤,对术者也有很高的要求,要求术者手眼协调能力好,身体及手的稳定性高,具有良好的体力、娴熟的显微外科技术,通常需要一定的显微外科实验室训练基础及临床实践经验。

5. 神经内镜　神经内镜技术是微创神经外科的重要技术。神经内镜主要用于神经系统疾病的观察及治疗,包括软性内镜和硬性内镜两种。按神经内镜的用途,神经内镜手术可分为单纯经内镜手术和内镜辅助下显微神经外科手术。神经内镜能缩小开颅范围,提供良好的照明,可帮助抵近及多角度观察,能提供观察、冲洗、活组织检查(简称活检)、造瘘、辅助切除等操作所需视野。在小儿神经外科,应用比较广泛的是用于单纯经内镜手术的神经内镜(也被称为脑室镜)。脑室镜为具有操作通道的内镜,此类内镜多数为硬性内镜,根据手术需要通过操作通道置入手术器械进行操作。主要用于脑室冲洗、脑室内微小病变切除或活检术、第三脑室底造瘘术治疗梗阻性脑积水、颅中窝底蛛网膜囊肿开窗术、透明隔造瘘术等。内镜辅助下显微神经外科手术使用的神经内镜多数为观察镜,通常利用自然通道或间隙,对术野提供良好的照明,多角度显露,避免遗漏病变,减少手术损伤。例如经鼻-蝶窦垂体瘤切除术、经眉弓锁孔前交通动脉瘤夹闭术、立体定向辅助下基底节血肿清除术等,多用于成人神经外科手术。

(二)基础手术器械

基础手术器械主要包括基础手术包和专科手术器械。基础手术包中有常见的手术器械,如各种型号刀片、刀柄、血管钳、剥离子、镊子等。专科手术器械包括各种型号的带侧孔的吸引器、牵开器、脑压板、咬骨钳等,能够实现深部病变的显露及牵拉。在进行深部显微操作时,通常需要使用显微镜相关器械,如各种显微剪刀、显微持针器、显微剥离子、显微肿瘤摘除钳及显微活检钳等。神经内镜也有相应的内镜下专用的电凝、剪刀、抓钳、活检钳、造瘘钳等。

神经外科手术新型辅助设备和器械有以下几种。

(1)神经导航:又称无框架立体定向技术,在经典的立体定向技术即框架式立体定向的基础上发展而来,类似于汽车导航系统,能给神经外科手术提供精确的定位。术中实时三维监测可确保病变完全切除及减少手术损伤。目前神经导航系统主要包括电磁导航及光学导航,其主要作用包括精确的切口设计、手术入路设计,准确到达靶点、精确实时判断病变的边界及范围,保护周围重要结构。神经导航常用于神经内镜辅助下经鼻颅底手术、脑深部肿瘤切除术、微小病变定位切除或活检术、各种穿刺术等。

(2)超声吸引器(CUSA):又称超声乳化吸引装置,利用超声高频振荡所产生的能量,乳化病变软组织,将其粉碎成糊状并利用负压吸引清除。它具有神经血管损伤轻、术中出血少、无热损伤等优点,尤其适用于质地软及脂肪瘤样组织的切除。

(3)激光刀:通过激光发生器产生激光,利用其热效应、光效应及电磁效应进行组织切割、止血等。常用的有二氧化碳激光刀、氩激光刀等。激光刀与显微镜、神经导航及神经内镜均可结合,能够为神经系统肿瘤提供更加精准的治疗。同时,它具有非接触切除的优点,切除精度可以控制在 1 mm 内,能大大减少传统的接触式切除引起的手术损伤。激光对生物组织有热凝固效应,可以封闭小血管,具有良好的止血效果,尤其适用于颅底肿瘤、富血供肿瘤的切除。

四、小儿神经外科围手术期处理

(一)术前准备

充分的术前准备是手术成功的关键,外科医生始终要明白,手术只是治疗的一种手段但不是唯一手段,不恰当的手术反而会给患儿带来额外的损伤。术前应充分了解以下几个方面:目前诊断是否明确;手术指征是否明确,有无非手术治疗方法;有无手术禁忌证;患儿目前状况能否耐受手术;患儿家属或监护人是否详细了解并接受手术相关问题,是否有足够的经济能力支撑手术治疗。

1. 术前脑积水处理　儿童神经系统疾病,尤其是神经系统肿瘤常合并脑积水,另外,术后脑积水不缓解的比例也很高。因此,术前脑积水的处理显得十分重要。关于术前脑积水的处理目前仍有很大争议。术前脑积水的处理方法多样,包括脱水、脑室外引流术、Ommaya 囊埋置术、脑室-腹腔分流术(V-P 术)、经内镜第三脑室底造瘘术等。不同的方法具有不同的优缺点,应根据患儿年龄、脑积水严重程度、原发性疾病、家属倾向及术者的经验等选择。当患儿术前颅内压增高症状明显,如频繁呕吐、头痛剧烈、精神萎靡、常规的脱水药物治疗无效时,应积极行手术治疗。情况紧急或者已经出现脑疝时,首选脑室外引流术,视术后恢复情况行肿瘤切除术。如患儿合并有脑积水,一般情况可,尤其是婴幼儿,估计术后脑积水难以缓解的,可行 Ommaya 囊埋置术,术后视脑积水严重程度行间断按需穿刺抽液或接头皮针持续引流均可。如为学龄前儿童或青少年,影像学提示为中线结构区域占位合并梗阻性脑积水,尤其术前肿瘤标志物人绒毛膜促性腺激素(HCG)或 α 甲胎蛋白(AFP)水平正常或升高,高度提示为生殖细胞肿瘤的,首选经内镜第三脑室底造瘘术及病变活检术。

2. 术前激素水平及营养状况处理　鞍区肿瘤是小儿神经系统常见肿瘤,由于该区域垂体、垂体柄、下丘脑等受到肿瘤浸润或挤压,垂体激素水平低下,水、电解质紊乱,频繁呕吐,食欲不振所致营养不良十分常见。如颅咽管瘤患儿常合并甲状腺功能及肾上腺皮质功能减退、尿崩症等。视神经胶质瘤患儿常表现为眼球震颤、视力下降、严重营养不良等,术前必须给予相应的调整及纠正。

（二）术中处理

小儿神经外科与成人神经外科的明显区别是患儿往往年龄小、体重低、有效血容量少,术中与麻醉医生及时充分沟通是手术顺利完成的重要保证。如因脑积水行右侧脑室-腹腔分流术,术前应告知麻醉医生尽量避免行右侧颈内静脉穿刺术。如迷走神经刺激器植入术,通常选择左侧迷走神经,故颈内静脉穿刺术应选择右侧。如患儿术前合并明显的颅内压增高,应在切开皮肤前快速滴注甘露醇或先行脑室穿刺术以充分降低颅内压,减少术中脑膨出的发生。癫痫病灶切除术中需要行皮质脑电监测,监测前应充分告知麻醉医生避免使用苯二氮䓬类药物。对于富血供肿瘤或肿瘤体积巨大、位置深在的,在手术过程中应及时和麻醉医生沟通以做好输血准备。

（三）术后并发症处理

小儿神经外科术后常见并发症包括术后出血、感染、癫痫发作、脑积水、脑脊液漏等。术后出血是外科手术常见的并发症,术中止血不彻底、凝血功能障碍、术后癫痫持续状态等是主要原因。小儿神经外科术后出血主要表现为意识水平下降、血红蛋白水平进行性降低、颅内压增高、局灶体征等。一般处理包括生命体征监测、颅内压监测、适当输血、纠正凝血功能异常。如保守治疗无效,患儿意识障碍程度加重,影像学检查提示血肿进行性扩大,应积极再次手术。小儿神经外科术后感染率比成人高,可能与其免疫系统发育不完善有关。术前积极纠正营养状况、术中严格无菌操作、合理正确地预防性使用抗生素、尽量缩短术后引流管留置时间等都有利于预防或减少术后感染的发生。

五、小儿神经外科手术基本原则

小儿神经系统肿瘤发病率高,手术入路选择的基本原则同成人,但也有它的特点,例如,神经系统肿瘤低龄患儿逐渐增多、肿瘤体积巨大、术前常合并脑积水等,需要根据患儿自身的状况、术者经验、麻醉及监护条件等综合考虑治疗方案。

（一）术前准备

术前,主刀医生应和患儿家属就手术相关事宜进行充分的沟通,征得其同意及签署手术同意书。术前备皮建议在手术当天术前 2 h 进行,用剪发代替传统的剃头。术前禁食时间应根据患儿具体年龄及饮食习惯等合理安排,一般母乳喂养患儿禁食时间为 4 h,奶粉喂养患儿为 6 h,普通膳食喂养患儿为 8 h,幕上涉及大脑皮质手术前应常规使用抗癫痫药物。

(二)手术入路及切口的选择

1. 手术入路的选择　遵循的基本原则:首先,尽可能选择最短的手术路径,容易到达并显露病灶,减少术中牵拉;其次,充分利用已有或潜在的自然间隙如大脑纵裂、脑室脑池或蛛网膜下腔作为手术通道,减少脑组织损伤;最后,切口及骨窗的选择应能满足手术显露的需要,不能为了追求所谓的小切口、微创,过度牵拉而增加脑损伤。当然,手术入路的选择也要根据客观条件、术者的经验及习惯等综合考虑。

2. 切口的选择　由于小儿自身的生理特点,头皮相对较薄,血液循环及愈合能力不如成人,容易发生术后伤口裂开、愈合不良、缺血甚至坏死等,切口皮瓣的设计十分重要,既要满足手术显露需要,又要考虑伤口愈合及美观等问题。一般而言,切口较骨窗大 1～2 cm 有利于显露,特别是在颅脑损伤去骨瓣减压术中,切口小于骨窗范围会影响二期颅骨缺损修复。皮瓣基底稍宽,朝向供血动脉方向,尽量保留供血动脉,避免损伤。进行 Ommaya 囊埋置术或脑室-腹腔分流术等小切口手术时,尽量选用弧形切口,避免穿刺通道直接在切口下方。切口应选择在发际线内,减小对外观的影响。

3. 手术策略　在手术治疗前,应充分进行术前讨论,制订详细的手术计划,明确手术的范围及切除程度等,对手术过程有足够的预见性。一般而言,对于良性肿瘤(如颅咽管瘤),力争全切以减少复发的机会。对于恶性肿瘤(如髓母细胞瘤),在安全的前提下最大范围切除,减小肿瘤负荷,为后续治疗创造条件。但对于边界不清的脑干肿瘤(如弥漫性中线胶质瘤等),手术不能全切,仅行活检明确病理即可。另外,对于一些累及范围特别广、血供丰富的肿瘤,单一的手术入路不能满足全切需要或手术时间特别长,手术麻醉影响患儿恢复时,可以视术中情况及时终止手术,日后再行二期手术。

(许新科　李方成)

参 考 文 献

[1]　罗世祺,张玉琪.努力提高中国小儿神经外科水平[J].中华神经外科杂志,2002,18(6):345-346.

[2]　许新科,李方成.关于儿童脑肿瘤手术治疗的认识和思考[J].临床小儿外科杂志,2021,20(5):405-408.

[3]　王忠诚.王忠诚神经外科学[M].2 版.武汉:湖北科学技术出版社,2015.

[4]　孙泽林.神经外科基础与手术精要[M].长春:吉林科学技术出版社,2016.

[5]　江载芳,申昆玲,沈颖.诸福棠实用儿科学[M].8 版.北京:人民卫生出版社,2015.

[6]　段国升,朱诚.神经外科手术学[M].2 版.北京:人民军医出版社,2004.

第二篇

小儿颅脑与脊柱脊髓损伤

第五章 颅脑损伤

颅脑损伤是指由外部力量引起的大脑、颅骨、头皮形态和(或)功能的改变,轻者治疗后康复,重者致残致死,外部力量主要来自车祸、高处坠落或其他安全事故。中国人口超过 14 亿,每年新增颅脑损伤病例数达 10 万,死亡率为 13%。儿童属于弱势群体,且儿童有更长的生存期。我国一项调查显示,中小学生因交通事故死亡者中,颅脑损伤占 73%,所以小儿颅脑损伤值得关注。儿童大脑及颅骨在 8 岁左右才发育成熟,儿童颅脑损伤与成人颅脑损伤不同,不能完全按照成人颅脑损伤来处理。本章将对儿童颅脑损伤处理、颅骨缺损修补时间、颅骨凹陷骨折复位、血肿手术指征等内容进行详细阐述。

第一节 头皮损伤

儿童头皮损伤在临床较为常见,症状较轻者门诊处理即可,症状重者伴有颅骨骨折及脑损伤,需住院治疗。儿童头皮损伤可分为开放性头皮损伤和闭合性头皮损伤。开放性头皮损伤包括头皮擦伤、头皮挫伤、头皮裂伤、头皮撕裂伤、头皮撕脱伤、头皮缺损和头皮虫咬伤等。闭合性头皮损伤包括皮下血肿、帽状腱膜下血肿和骨膜下血肿。

一、开放性头皮损伤

头皮分为五层,从外到内依次为皮肤层、皮下组织层、帽状腱膜层、帽状腱膜下间隙层和骨膜层。

(一)头皮擦伤与头皮挫伤

头皮擦伤是指损伤仅累及皮肤层,创面不规则,大小不一,表面有渗出和(或)少许渗血。头皮挫伤是指损伤累及皮肤层及皮下组织层,损伤深度未达帽状腱膜层,局部可肿胀,但头皮完整性未被破坏。头皮擦伤可单独存在,但头皮挫伤往往合并有头皮擦伤。患儿只需门诊治疗即可,剃光局部头发,剃除范围超出损伤范围 3 cm,用生理盐水清洁创面,用 5% 碘伏消毒创面(婴幼儿可用 1% 碘伏消毒创面),再在创面涂抹莫匹罗星软膏或多黏菌素软膏。

(二)头皮裂伤

头皮裂伤是指损伤深度至少达皮下组织层,甚至可达骨膜层而致骨膜裂开,头皮完整性遭到破坏,头皮可部分或全部断裂。因致伤机制不同,裂伤的大小、深度亦不一致,创缘可不规则,严重患儿创缘裂开距离大时疑似撕裂伤。由于皮下组织层和帽状腱膜层富含血管,在受外伤时不易自行愈合,即使裂口很短,出血也较严重,对裂口进行加压可临时止血。儿童头皮裂伤多为头部跌伤所致,且创缘整齐,当患儿有呕吐、精神萎靡等表现时,应高度警惕颅内损伤。治疗:若有活动性出血,用纱布绷带加压包扎可立即止血。清创缝合术:剃光裂口周围 5 cm 毛发,可配合的患儿在局麻下或不能配合的患儿在全麻下,用生理盐水冲洗伤口,用消毒软毛刷蘸取消毒剂刷洗、清洁伤口,清除伤口内毛发、异物及血凝块等,用 1% 碘伏消毒伤口,切除不整齐的创缘,对合好后行筋膜、皮肤两层缝合或肌肉、帽状腱膜、皮肤三层缝合。对于污染严重的头皮裂伤,可留置引流片。头皮裂伤应在伤后 24 h 内处理。对于伤后 2~3 天的伤口,无明显感染者可行一期缝合,若已感染,清创后不缝合或待创缘条件好时再缝合。24 h 内注射破伤风抗毒素或免疫球蛋白。按计划接种完百白破疫苗最后一针的患儿 3 年内受伤时可不注射破伤风抗毒素或免疫球蛋白。

(三)头皮撕裂伤与头皮撕脱伤

头皮撕裂伤是指头皮受到斜向或切线方向的暴力作用,致使头皮呈舌状或皮瓣状与颅骨或骨膜层分离,基底部与头皮相连。头皮撕脱伤是指在强大暴力作用下,大片状头皮自帽状腱膜层与帽状腱膜下间隙层分离或自骨膜层与颅骨分离,分离范围可达一侧或双侧耳部,向前可达额部,向后可达枕部,也可连同肌肉分离。头皮的解剖范围从前额顶发际线向后延伸至上项线,两侧延伸至颧弓、外耳门。头皮撕裂伤受损范围较小,头皮撕脱伤受损范围大,常完全撕脱,累及头皮额颞顶枕部,严重者头皮完全脱离头部。将离体的患儿头皮放在无菌、无水及低温环境下保存,以便就医后原位再植。儿童以头皮撕裂伤常见,多由高处坠落、车祸引起,儿童头皮撕脱伤少见。根据患儿受伤机制,评估颅内损伤情况,警惕颅内出血。儿童血容量少,若创口大量出血,容易引起休克。暴露的颅骨或骨膜因缺血容易感染和坏死。

头皮撕裂伤或头皮撕脱伤患儿应首先止血防止失血性休克,保证生命体征平稳,可用无菌纱布或棉垫加压包扎头部来止血,即刻建立静脉通路,补充血容量以防止休克。因疼痛烦躁的患儿,可给予适度镇静。头皮撕裂伤或头皮撕脱伤后头皮未离体患儿可在全麻下剃光头发,彻底清洗、消毒后清创,将撕裂或撕脱头皮与周围正常的头皮进行缝合,皮下留置引流管,同时加压包扎。离体的撕脱头皮,若保护良好,血管无严重拉扯,可立即行自体头皮再植术;无法进行自体头皮再植术的患儿可行中厚皮片一期植皮,或大网膜移植联合植皮术。预防破伤风处理同前。

(四)头皮缺损

头皮缺损可分为外伤性头皮缺损和先天性头皮缺损。外伤性头皮缺损可分为急性头皮缺损和慢性头皮缺损。急性头皮缺损是指瞬间的外力作用使头皮与颅骨或骨膜分离,造成颅骨或骨膜外露,多见于学龄前儿童及学龄儿童。慢性头皮缺损是指头部长时间受压,局部头皮血供减少,造成头皮感染、坏死,最终缺损,多见于新生儿及婴儿,缺损部位枕部多见。先天性头皮缺损又称先天性头皮发育不全,表现为局部皮肤层以下组织的缺损,严重者可有颅骨及硬脑膜的缺损。对于外伤性头皮缺损,若缺损直径<2 cm,在彻底清创情况下,游离帽状腱膜下间隙层5 cm范围,使皮肤向中心滑行靠拢,直接缝合;若缺损直径>6 cm,无法直接缝合,可做"S"形切口或三臂切口以改变原缺损形态,减小张力,以利于缝合,减少后期瘢痕形成;大面积不规则头皮缺损可利用皮瓣转移修复。外伤性慢性头皮缺损往往伴有感染,可外用或静脉使用抗生素等,伴有颅骨外露的患儿,可使用手术刀片将外层骨皮质刮去,保证板障血供,促使肉芽组织生长,周围头皮向心爬行生长而愈合。

(五)头皮虫咬伤

头皮虫咬伤是指昆虫对头皮的损害,不同的昆虫所含毒液不一样,对人体的损害严重程度及人体临床表现差异很大,儿童头皮虫咬伤以蜂蜇伤和蜱虫咬伤多见。头皮蜂蜇伤是指蜂的尾针刺入头皮后释放具有多种生物活性的毒素而导致的中毒性疾病,幼儿及学龄儿童多见,临床表现轻者仅有局部红肿反应,重者可导致严重的多器官功能衰竭。头皮蜂蜇伤后应尽快拔除肉眼可见的尾针。蜜蜂、土蜂等蜇伤可选择弱碱性液体,如3%氨水、3%碳酸氢钠溶液等冲洗;胡蜂科类(包括大黄蜂、竹蜂等)蜇伤可选择弱酸性液体,如食醋、0.1%盐酸等冲洗;无法判断蜂种类时,直接用清水或生理盐水进行冲洗。局部可涂抹莫匹罗星软膏。多数患儿仅需局部治疗,门诊密切观察12 h。若出现严重过敏反应或全身中毒症状,立即住院进一步进行抗过敏、透析等治疗。头皮蜱虫咬伤是指蜱虫将口下板和螯肢同时刺入头皮内,释放唾液并停留在头皮内吸血造成的局部损伤。学龄前儿童多见,因头皮有头发覆盖,蜱虫留置在头皮内不易被发现。临床表现:局部可有疼痛、红肿,虫体留置在头皮内。一旦发现蜱虫钻入头皮,切忌强行拔除,以免其口器折断遗留在头皮内而产生继发性损害。可用乙醚、松节油、酒精等涂在蜱虫头部或局部注射利多卡因注射液,使蜱虫窒息而松口,待蜱虫从皮肤上自然脱落后对伤口进行消毒处理,若其口器残留于头皮内,应行手术将局部头皮一同切除。

二、闭合性头皮损伤

闭合性头皮损伤指头皮遭受钝性打击、撞击或挤压后,头皮血管破裂出血,血液聚集在头皮内形成血肿,且头皮保持完整。闭合性头皮损伤可分为皮下血肿、帽状腱膜下血肿和骨膜下血肿,根据出血的性质及部位可对头皮损伤病情进行初步判断。

(一)皮下血肿

皮下血肿位于皮肤层和帽状腱膜层之间,各层组织之间致密,血肿较小,新发皮下血肿张力高,疼痛明显。无须特殊处理,多数会于7天内自行吸收。新生儿皮下血肿是指由产道挤压或产钳夹伤所致皮下出血,淤积在皮肤层与帽状腱膜层之间形成血肿,可自行吸收。新生儿胎头水肿又称产瘤,是由产妇分娩时子宫收缩和产道挤压胎头,或因分娩时间过长发生难产、阴道助产分娩等导致。头皮长时间受压迫引起局部循环受阻,血管通透性增加,组织间隙淋巴液渗出、淤积,导致头部水肿。新生儿胎头水肿和皮下血肿的区别:胎头水肿受压时间长,皮下血肿受伤时间可长可短;胎头水肿头皮各组织之间是渗液,皮下血肿皮肤层和帽状腱膜层之间是血液。新生儿胎头水肿和皮下血肿可同时存在,7天左右会自行消退。新生儿皮下血肿不会机化,若发生机化,则考虑为骨膜下血肿。

(二)帽状腱膜下血肿

帽状腱膜下血肿位于帽状腱膜层和骨膜层之间。帽状腱膜层是疏松的蜂窝组织层,其内有连接头皮的小静脉和连接板障的导静脉,当头部遭受外力作用时,帽状腱膜层以上头皮和骨膜层借助帽状腱膜下间隙层滑动,导致血管破裂出血,沿着帽状腱膜下间隙层扩散,形成巨大血肿。血肿范围前至眉弓,后至上项线,两侧至颧弓,头颅肿胀明显,轻微疼痛,可有贫血貌。新生儿帽状腱膜下血肿极易出现面色苍白、心率加快等血容量不足表现,需立即补充血容量、输血等以保证生命体征平稳。儿童帽状腱膜下血肿可缓慢持续性出血,头颅会持续性增大,头皮张力逐渐升高,此时切忌行穿刺或引流手术,对症处理,待张力降低后再行手术治疗。头皮组织彩色多普勒超声扫描可以明确诊断。

帽状腱膜下血肿的处理:小范围血肿可在出血24 h内冷敷后加压包扎,24 h后可热敷加压包扎,待其自行吸收;大范围血肿可积极使用止血药止血、补充血红蛋白,血肿张力降低(约1周)后,可在手术室行血肿负压引流术,术后72 h拔出引流管。血友病患儿帽状腱膜下血肿范围巨大,在补充相应凝血因子且凝血功能正常的情况下可行血肿外引流术。

(三)骨膜下血肿

骨膜下血肿位于骨膜和颅骨之间,多因板障静脉出血而形成。多数儿童是由外伤导致局部颅骨骨折引起板障出血所致,新生儿骨膜下血肿是由产道挤压颅骨移位致导静脉撕裂出血所致。骨膜下血肿范围局限在某一颅骨所对应的部位,由骨膜嵌入骨缝所致,但也有跨骨缝的骨折,血肿范围可扩大。一般血肿量较小,很少引起血容量减少等。外伤所致骨膜下血肿部位与受外伤头皮一致,可伴有头皮的开放性损伤;新生儿骨膜下血肿多位于头顶部,毛发正常,呈半球形,边界清楚,光滑,触之有波动感。

骨膜下血肿的处理:早期禁止加压包扎,以免造成硬膜外血肿形成占位效应而压迫脑组织。大多数患儿经过2~3周的保守治疗,可自行吸收;若此时未吸收或已开始机化,则剃光局部毛发,抽吸头皮血肿后加压包扎3天即可。若超过3周未处理,则头皮血肿已机化。

头皮血肿机化常出现在新生儿骨膜下血肿未做及时处理时,最后导致血肿在骨膜下形成机化骨质,常见于1~3月龄的婴儿,其临床表现为局部凸起包块,不影响患儿智力发育,仅影响头颅外观。头部CT联合颅骨三维重建可以清楚显示机化骨质厚度及直径。处理:机化骨质厚度<0.5 cm且直径<3 cm,可随访观察,后期头颅塑形过程中自然矫正;机化骨质厚度≥0.5 cm且直径≥3 cm,患儿家属对头颅外观要求较高,可行血肿机化清除术。血肿机化清除术中出血较多,术前应备血充足,术中输血,必要时可留置引流管。

(吴宣萱　翟瑄　梁平)

参 考 文 献

[1] 四川省急诊医学专委会中毒与复苏学组. 四川省蜂螫伤规范化诊治专家共识[J]. 华西医学,2013, 28(9):1325-1328.

［2］ 张晓阳,王昆,张源,等.新生儿枕部头皮缺损 43 例临床分析［J］.青海医药杂志,2007,37(4):19-20.

［3］ 张楠,何弘,王惠琳,等.蜱虫咬伤一例［J］.中国麻风皮肤病杂志,2019,35(12):740.

［4］ Jiang J Y,Gao G Y,Feng J F,et al. Traumatic brain injury in China［J］. Lancet Neurol,2019,18(3):286-295.

第二节 颅骨骨折

颅骨骨折是各种创伤因素导致的颅骨连续性和完整性中断或原有颅骨形状改变的疾病。颅骨骨折表明导致头部外伤的暴力作用较强,常伴有颅内血肿、脑损伤和脑神经损伤。与成人相比,儿童颅骨为一层富有弹性而较薄弱的骨板,无内外板和板障之分,颅缝为纤维性连接,婴幼儿囟门尚未完全闭合,因而可以产生严重颅骨变形的骨折;儿童颅骨尚未形成较深的骨沟,硬脑膜与内板的粘连又较成人牢固,当颅骨发生变形或骨折时,不易损伤硬脑膜血管,但骨折线分离较宽时,硬脑膜撕裂概率增大;儿童鼻窦发育不完全或未发育,所以在颅底骨折时并发脑脊液漏者不多见。

一、发病机制

颅骨骨折情况受到作用物的质地、形状,受力的大小、速度、方向、角度,颅骨的个体差异等诸多因素的影响。颅盖(穹窿部)遭受外力打击时,因外力的大小、速度、作用面积不同,可形成单纯内板骨折、线形骨折、以打击点为中心的凹陷骨折、粉碎凹陷骨折、洞形骨折等;颅盖呈弧形,颅底如断面,头颅似一个具有弹性的半球体。颅骨不但可以发生局部变形,也可以发生整体变形。颅骨整体变形的结果,将使远离受力点的颅骨部分突出,发生弯曲,当超过其弹性限度时便发生骨折,为外力传递导致的损伤,骨折类型多为线形骨折,主要分力方向与骨折线的延伸方向一致,但遇有增厚的颅骨拱梁结构时,常折向骨质薄弱部分。此外,当着力点作用于臀部或足跟着地的坠落伤发生时,暴力可经脊柱传至颅底。

二、颅骨骨折的分类

按骨折发生的部位,颅骨骨折可分为颅盖骨折与颅底骨折;按骨折形态,分为线形骨折、粉碎骨折、凹陷骨折、穿透性(洞形)骨折;按骨折是否与外界相通,分为闭合性骨折和开放性骨折,颅底骨折伴有硬脑膜破裂与相应的鼻窦相通而引起外伤性气颅或脑脊液耳鼻漏时,亦属于开放性颅骨骨折;小儿特殊类型的颅骨骨折包括非压迫性分离线形骨折和颅骨生长性骨折。

(一)颅盖骨折

1.线形骨折 线形骨折为颅骨骨折中最常见的一种形式,包括骨缝分离。骨折可以单发或多发,可为几条骨折线互不相关或互相交错地集中于一处,形成粉碎性骨折。骨折常伴发头皮局部挫伤和骨膜下血肿,当骨折线穿过额颞枕肌的附着区时,可出现额颞枕肌肿胀而隆起,若骨折使局部硬脑膜剥离或骨折颅骨的回弹使脑组织快速移位,可引发硬膜外血肿、硬膜下血肿和脑挫裂伤,形成高颅压。

患儿伤后线形骨折边缘分离较宽,使硬脑膜撕裂,脑组织突出到帽状腱膜下间隙层,多伴有神经功能异常,如肢体活动障碍、癫痫等,形成非压迫性分离线形骨折(图 5-1);当非压迫性分离线形骨折未及时手术时,由于在骨折线中间夹有硬脑膜、蛛网膜、脑组织或其形成的复合性瘢痕,骨折常不能愈合。同时,骨折缝隙不断受到脑脊液和脑动脉的搏动性冲击或囊肿的侵蚀,逐渐增宽扩大,骨缘外突,形成了小儿特有的颅骨生长性骨折(图 5-2)。其特征为颅脑损伤后数周至数月,颅盖出现进行性增大的软组织包块,可呈搏动性。

头颅 CT＋三维重建可以直观地显示骨折线全貌,并了解颅内情况。当骨折线宽度＞4 mm 时,局部的硬脑膜可能撕裂,可以作为非压迫性分离线形骨折的诊断指标之一;由于儿童颅骨韧性好,外伤即刻颅骨骨折明显,变形移位造成硬脑膜撕裂,外力消失后移位骨板回弹复位,虽然影像学上骨折线宽度

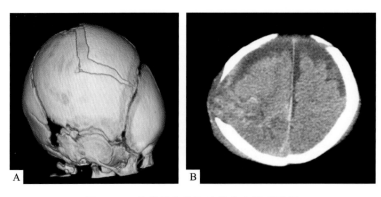

图 5-1　2 月龄婴儿非压迫性分离线形骨折

A. 颅骨 CT＋三维重建示右侧顶骨从矢状缝到右侧冠状缝中段的斜行骨折分离,骨折线宽度＞4 mm。B. CT
平扫见分离骨折下方脑组织挫裂伤,挫裂脑组织从骨折缝隙疝出,说明硬脑膜破裂

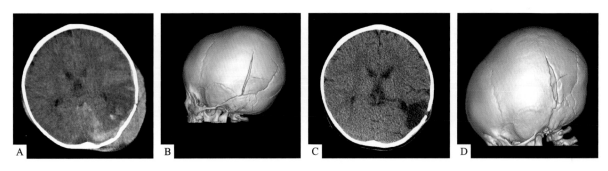

图 5-2　5 岁儿童颅骨生长性骨折

A、B. 伤后即刻的 CT 平扫＋三维重建示左侧顶骨线形骨折(骨折线宽度＜4 mm),骨折局部脑挫裂伤。C、D. 伤后 50 天的 CT 平
扫＋三维重建示原脑挫裂伤处脑组织软化,骨折线宽度增宽、边缘外突

＜4 mm,但临床发现硬脑膜已破裂。上述情况在临床上容易漏诊,如影像学检查提示骨折线下合并脑挫
裂伤,表明硬脑膜破裂的可能性大,这时可通过皮下血肿的穿刺,确定穿刺液中有无碎裂脑组织和淡血性
脑脊液来进一步诊断;高度怀疑又难以确诊的病例需密切门诊随访,一旦影像学检查发现原颅骨分离处
扩大,提示有颅骨生长性骨折的征象,需要考虑手术治疗。

　　单纯的线形骨折或粉碎性骨折无须治疗,通常要经 1～2 年骨性愈合;非压迫性分离线形骨折需要切
除骨折周围颅骨,暴露其下的硬脑膜裂口,切除碎裂的脑组织,并修补硬脑膜;颅骨生长性骨折重在早发
现、早期采用手术治疗,目的是修补硬脑膜,使骨折复位。随着颅骨生长性骨折的进展,颅骨缺损范围逐
渐增大,由于撕裂的硬脑膜回缩到生长性骨折的范围之外,开颅时通常需要在骨折边缘 2 cm 左右钻孔以
探查硬脑膜缺损的边缘,进行硬脑膜修补。当颅骨缺损较大时,可用颅骨修补材料进行修补,由于骨缘唇
样外突,在进行修补时需要通过三维 CT 设计并打印出合适大小和形状的修补材料和导板,并通过导板
对外翻的颅骨骨缘进行修整,以取得满意的修复效果。

　　2. 凹陷骨折　当颅骨外板的塌陷程度超过了颅骨内板的平面时,称为凹陷骨折。凹陷骨折多见于
额、顶部,常为致伤物快速与头部小面积接触或头颅碰撞在突出的物体上所致。着力点处头皮常有软组
织损伤,可以触摸到颅骨凹陷,随其发生部位、范围及深度的不同,可造成局部脑受压、破坏局部的脑膜、
血管和脑组织,引起相应神经损害症状,如偏瘫、癫痫等。大范围的凹陷骨折可引起颅内压增高。

　　婴幼儿颅骨较软、弹性好,可产生乒乓球样凹陷,无明显的骨折线(图 5-3)。大龄儿童颅骨硬度增加,
出现凹陷骨折时,骨折周围为环形骨折线,多数为以着力点为中心的放射状骨折线,形成粉碎凹陷骨折
(图 5-4),发生爆裂状无骨折的移位,脑损伤均较严重,可有骨刺刺破硬脑膜。当着力面积较小、速度较快
时,致伤物具有较强的穿透力,可直接穿破头皮及颅骨而进入颅腔,多为火器或弹头所致,形成穿透性骨
折(特殊类型的凹陷骨折),骨折孔呈圆洞形,有小骨片或异物散在于脑组织的创道内(图 5-5)。

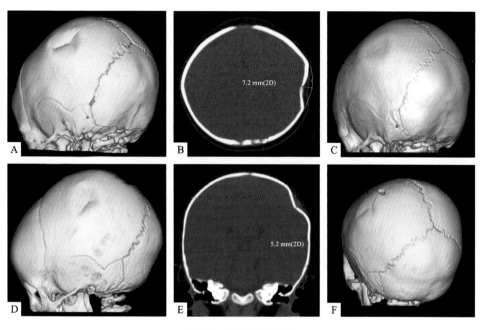

图 5-3　乒乓球样凹陷

　　A、B、C. 11 月龄幼儿凹陷骨折的 CT 平扫＋三维重建，A、B 提示左顶骨凹陷骨折(乒乓球样凹陷)，深度 7.2 mm，C 提示未行手术治疗，伤后 10 个月复查结果提示凹陷骨折基本复位。D、E、F. 10 月龄幼儿凹陷骨折的 CT 平扫＋三维重建，D、E 提示左顶骨凹陷骨折(乒乓球样凹陷)，深度 5.2 mm，F 提示骨折旁钻孔撬起复位

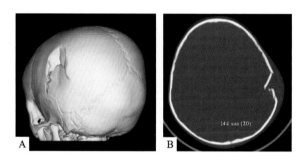

图 5-4　5 岁儿童左顶骨粉碎凹陷骨折

　　A. 颅骨 CT＋三维重建，可见以着力点为中心的放射状骨折线和粉碎凹陷骨折的全貌。B. CT 平扫见粉碎的骨折片刺入脑内

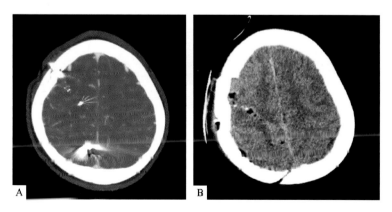

图 5-5　10 岁儿童被霰弹枪打中，右顶骨穿透性(洞形)骨折

　　A. 增强 CT 见洞形骨折的穿入部位和颅内散在的弹片和碎骨片。B. 术后复查 CT 平扫见弹片和碎骨片取出，骨瓣浸泡后复位

头颅CT+三维重建可显示凹陷骨折的范围、部位和深度,骨折碎裂情况,有无骨折碎片的移位,骨刺刺入脑内情况,异物的残留和位置,并能显示颅内出血、脑挫裂伤以及脑创道状况。

婴幼儿凹陷骨折是否需要手术干预存在争议,在关于凹陷骨折自行复位的报道中,患儿的骨折深度较浅(最深0.5 cm)、年龄较小(最大11月龄),均为没有明确骨折线的乒乓球样凹陷。目前尚无良好的预测方法,用于判断哪些患儿可能自愈,以及保守治疗观察多久是合理的。其最佳治疗策略尚缺少高级别证据,一般经验性观点认为骨折深度超过0.5 cm、骨折范围超过3 cm²、骨折引起高颅压、压迫脑重要部位(如中央回、语言中枢等)引起神经功能障碍(如偏瘫、癫痫等)时,需手术治疗。手术多通过在颅骨骨折附近的正常颅骨上钻孔,伸入骨撬将凹陷骨片撬起复位。

对于粉碎凹陷骨折,按照凹陷骨折的治疗原则,当骨折深度超过0.5 cm、骨折范围超过3 cm²、压迫脑重要部位(如中央回、语言中枢等)引起神经功能障碍、骨折引起高颅压、骨折位于额面部影响外观时,应积极手术治疗。凹陷骨折整复时,破裂的硬脑膜需要修补,如整复困难,相互嵌顿的骨折边缘往往需要咬除才能复位。对于开放性凹陷骨折,建议去除污染碎骨片,二期行颅骨修补术。

对于穿透性骨折,应扩大头皮切口,扩大骨折边缘骨窗,按需要切开硬脑膜裂口,充分显露脑创道,循创道小心清除脑内碎骨片、异物及挫碎的脑组织,对于位置深在、取出困难的小异物,不必强行取出,以免增加脑损伤,修补硬脑膜,去除污染骨瓣,二期行颅骨修补术。

(二)颅底骨折

颅底骨折常为间接外力作用所致,可由颅盖延伸而来,或着力部位位于颅底水平,骨折以线形骨折为主,可仅限于某一颅窝,亦可能穿过两侧颅底或纵行贯穿颅前、中、后窝。颅底与硬脑膜粘连紧密,骨折易使硬脑膜破裂。骨折线常通向鼻旁窦、岩骨或乳突气房,骨折后极易使蛛网膜下腔与外界相通,称为内开放性骨折,有发生颅内积气、脑脊液漏、碎裂脑组织膨出的可能,使颅内继发感染,又因为颅底凹凸不平,骨嵴纵横,密布骨孔、骨管、骨沟和裂隙,骨折后可致脑神经损伤、颅内出血。

颅底骨折根据骨折发生的部位可分为颅前窝骨折、颅中窝骨折、颅后窝骨折(图5-6)。颅前窝骨折主要发生机制为额部颅骨的骨折向颅底延伸。与此同时,向颅底方向传导的应力在颅后窝会形成应力集中区,导致颅后窝骨折的发生;顶部受击时,骨折线可经过颅中窝,穿越蝶鞍和蝶骨小翼,也可经岩骨向颅中窝内侧延伸;颞部受击时,骨折线指向颅中窝,可向内横过蝶鞍或鞍背,也可沿岩骨前缘走向岩尖,再经鞍裂转向外侧;枕部受击时,骨折线可经枕骨指向岩骨后面,或通过枕骨大孔而折向岩尖至颅中窝或经鞍旁至颅前窝。

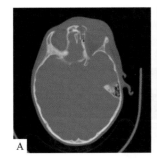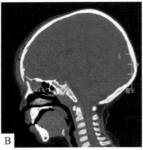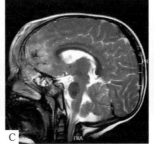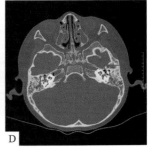

图5-6　颅底骨折

A、B、C.6岁儿童颅前窝骨折,MRI提示损伤脑组织从骨折和破裂硬脑膜疝出。D.4岁儿童颅中窝骨折,可见左侧颞骨骨折线的直接征象,也可见乳突气房积液、岩骨段颈内动脉内积气的间接征象

颅前窝包括两侧眶顶、中间的筛板、后部的蝶骨平台和蝶骨小翼,含嗅神经孔和视神经孔。颅前窝发生骨折后数小时渐渐出现眼睑皮下淤血("熊猫眼"),可有鼻出血、球结膜下出血,这些征象对诊断有重要意义,如眶内形成血肿可致眼球突出。骨折累及筛板时,可撕破该处硬脑膜及鼻腔黏膜,导致脑脊液鼻漏以及气颅,同时出现单侧或双侧嗅觉障碍;若累及视神经管,则可出现不同程度的视力障碍。

颅中窝前有蝶骨嵴,后有岩骨嵴,内有蝶鞍,外至颞骨鳞部,含圆孔、卵圆孔、棘孔、破裂孔以及眶上裂,岩骨内有颈内动脉、面神经和听神经走行。颅中窝骨折累及外耳道致外耳道肿胀流血,当损伤岩骨内耳结构或中耳腔时,可致听力障碍和面神经瘫痪,此时中耳腔开放,脑脊液可经破裂的鼓膜进入外耳道或经咽鼓管流向咽部形成脑脊液耳漏或脑脊液漏入鼻咽部(隐匿性脑脊液漏,大龄儿童可有鼻后滴漏感)。骨折累及棘孔以及三叉神经各个裂孔时可形成硬膜外血肿和三叉神经麻痹。当蝶窦发育完全后,骨折可造成蝶窦破裂,引起脑脊液鼻漏。少数患者并发尿崩症,则与鞍区骨折波及神经垂体有关。若骨折伤及海绵窦,则可致动眼神经、滑车神经、展神经、三叉神经麻痹,甚至引起颈内动脉假性动脉瘤或海绵窦动静脉瘘,出现搏动性突眼及颅内杂音。破裂孔或颈内动脉管处的破裂,可引起致命性的鼻出血或耳出血。

颅后窝为岩骨后面、斜坡区域、枕骨鳞部和枕骨大孔围成的区域,有内耳孔、颈静脉孔、舌下神经孔,骨折可能损伤面神经、听神经、舌咽神经、迷走神经、副神经、舌下神经,引起吞咽困难、声音嘶哑、伸舌偏斜等症状,但临床上并不多见,其主要表现为乳突皮下淤血、肿胀,枕下部肿胀及皮下瘀斑,有时可有咽后壁黏膜下淤血。少数伴有脑干、小脑损伤,出现相应的症状与体征,重者可致死亡。

颅底骨质结构复杂,凹凸不平,有许多裂孔,多层螺旋CT空间分辨率较高,能够有效地显示颅底骨折的薄组织结构,可更为准确、直观地显示颅底骨折的三维形态,对颅底骨折的诊断有重要价值,通过间接征象如气窦积液、颅内积气等,可提高诊断符合率。MRI可以明确显示脑组织从骨折缝疝出或脑脊液。

颅底骨折本身不需要处理,而是在于预防颅内感染和针对由骨折引起的并发症的治疗,如脑脊液漏、视神经损伤、面神经损伤、严重鼻出血等。脑脊液漏处理原则:保持鼻孔和外耳道清洁,不堵塞和冲洗。头宜取高位。一般不行腰椎穿刺,以免液体逆流引起颅内感染。避免因咳嗽和大便干燥引起的颅内压增高。通过上述处理,脑脊液漏多可在2周内自行停止。创伤后有大量脑脊液外流者,瘘口较大或漏液中混有脑组织者,对症治疗1个月以上仍经久不愈者,反复引发脑膜炎者,行手术治疗。根据骨折的部位和瘘口的位置选择手术入路,瘘口堵塞的修补材料以自体筋膜或肌肉片较佳,可进行硬膜下或硬膜外修补,严密修补硬脑膜。经鼻内镜修补脑脊液漏,避免了开颅手术的缺点和并发症,是治疗筛窦和蝶窦脑脊液漏的较好的手术方法。

颅前窝、颅中窝内侧及颅眶骨折均可累及视神经管、眶尖,引起视神经损伤。视神经损伤后,患儿立即表现出视力障碍,如失明、视敏度下降、瞳孔直接对光反射消失等。眼底检查时,早期偶见视网膜动脉痉挛,2周后视神经乳头逐渐苍白,直至视神经萎缩。视神经损伤的治疗较困难,对已经离断的视神经尚无良策。对于骨片压迫或水肿、出血(血肿)使视神经管通道狭窄,压迫视神经所致的视神经损伤,需要进行视神经管减压手术,视神经管减压术仅适用于伤后早期(12 h内)视力进行性障碍。手术方法:①经额底入路。②经鼻蝶窦入路:随着内镜经鼻窦外科技术的不断进步,经多年的探索和经验积累,人们认为此入路优点更多,疗效更佳。此术式最大的风险是颈内动脉损伤,另外,脑脊液鼻漏也是一个重要的并发症。

面神经损伤:由于面神经走行于狭窄的骨性间隙中,面神经管骨折极易损伤面神经,此外,骨折后继发的缺血缺氧问题也易造成面神经水肿,导致面神经管腔压力升高,加重面神经损伤。根据伤后面瘫发生时间早晚可将面瘫分为即发性面瘫和迟发性面瘫。即发性面瘫是指外伤后即刻出现面瘫表现,考虑为骨折造成面神经撕裂或挫伤;迟发性面瘫指伤后即刻未出现面瘫,4~5天甚至更长时间后才出现的面瘫,考虑为中耳积血导致压力增高,通过面神经管的裂缺挤压面神经所致。如高分辨率CT明确显示面神经管骨折,有骨片嵌顿者,可尽早手术治疗;对于迟发性面瘫的手术适应证目前无统一认识,目前主张早期应用激素等药物保守治疗,当保守治疗无效时,面神经F波不能引出典型波形或面神经肌电图不能引出运动单位电位为手术适应证。对于面神经减压术的时机,大部分医生主张2个月内完成面神经减压术。颞骨骨折不仅会导致面神经损伤,引起面瘫,也容易伴发听力损失,影响患儿的生活质量,导致患儿出现焦虑、恐惧的心理状态。

颅底骨折并发严重口鼻出血,出血量大,来势凶险,可引起失血性休克或窒息,患儿往往因大量出血,来不及抢救而死亡。颅底骨折所致的口鼻大出血,多数情况下,受损血管为颈外动脉分支(如颌内动脉)。少数情况下,颅底骨折可损伤颈内动脉海绵窦段,表现为颈内动脉海绵窦段动静脉瘘和假性动脉瘤。对于颈外动脉受损的患儿,宜采取正确妥善的急救措施,如采用填塞止血法、超选择性颈外动脉造影和栓塞;对于颈内动脉受损的患儿,应针对颈内动脉出血及时进行介入治疗或外科手术处理。

（纪文元　翟瑄　梁平）

参 考 文 献

[1]　雷霆.小儿神经外科学[M].2版.北京:人民卫生出版社,2011.

[2]　江基尧.现代颅脑损伤学[M].3版.上海:第二军医大学出版社,2010.

[3]　何永生,黄光富,章翔.新编神经外科学[M].北京:人民卫生出版社,2014.

[4]　张建宁.神经外科学高级教程[M].北京:人民军医出版社,2015.

[5]　赵子琴.法医病理学[M].3版.北京:人民卫生出版社,2004.

[6]　Sorar M,Fesli R,Gürer B,et al. Spontaneous elevation of a ping-pong fracture:case report and review of the literature[J]. Pediatr Neurosurg,2012,48(5):324-326.

[7]　Stein S C. The evolution of modern treatment for depressed skull fractures[J]. World Neurosurg, 2019,121:186-192.

[8]　Loeser J D,Kilburn H L,Jolley T. Management of depressed skull fracture in the newborn[J]. J Neurosurg,1976,44(1):62-64.

[9]　Nicolet J,MacVane C Z. Infant with head injury. Ping-pong fracture[J]. Ann Emerg Med,2012,59 (5):442,450.

[10]　钟运,张帅,贺楚峰,等.18例颞骨骨折导致的周围性面瘫的临床分析[J].中华耳科学杂志,2020, 18(4):698-702.

[11]　于春刚,李健东.颞骨骨折导致双侧面瘫的临床观察[J].中国耳鼻咽喉颅底外科杂志,2018,24 (6):575-579.

[12]　魏宏权,于何,任重,等.面神经减压术治疗颞骨骨折性面瘫的手术时机[J].临床耳鼻咽喉科杂志, 2003,17(7):411-413.

[13]　金泳海,刘一之,倪才方,等.颅底骨折所致口鼻腔大出血的急诊栓塞治疗[J].实用放射学杂志, 2008,24(8):1101-1103.

第三节　脑　损　伤

一、原发性脑损伤

原发性脑损伤是指外力作用于头部时立即发生的脑损伤。

（一）脑震荡

脑震荡(concussion)指外力直接撞击头颈部或外力撞击身体并将物理作用力传递到头部后即刻发生的短暂性脑功能障碍,经过短暂的时间后可自行恢复。小儿脑震荡时意识丧失症状往往不明显。脑震荡可细分为三种程度:轻度脑震荡,不出现意识丧失;中度脑震荡,存在轻度的意识改变和逆行性遗忘;重度脑震荡,意识丧失超过5 min。1岁以内婴儿脑震荡相对于年长儿少见。从病理学上考虑,脑震荡可能是由脑组织受剪切应力所致。脑震荡可以引起大脑半球、小脑半球和脑干的白质轴突和灰质神经元胞体的损伤。

1.症状和体征

(1)不存在意识丧失或短暂意识丧失。有的仅表现为瞬间意识模糊或混乱。

(2)有的患儿可出现逆行性遗忘。

（3）可伴有呕吐，不同程度的头痛、头晕、疲劳、畏光、畏声等。一定程度的精神改变，如情绪不稳定、激惹或淡漠等。

（4）可伴有短暂的神经功能缺失，如失认、视觉障碍、平衡功能改变等。

（5）神经系统查体无明显阳性体征。

2.辅助检查 通过腰椎穿刺检查颅内压及脑脊液有无异常，通过头颅 CT 检查颅内有无异常。

3.诊断 根据明确的外伤病史，伤后短暂的脑功能障碍，神经系统查体时无明显阳性体征，辅助检查中无明显阳性发现，可确定诊断。

4.治疗 脑震荡患儿一般不需特殊治疗，伤后卧床休息，症状明确者可住院观察治疗。主要予以对症处理，如反复呕吐时，予以补液等治疗。需警惕迟发性颅内出血。脑震荡预后较好。

（二）脑挫裂伤

脑挫裂伤（cerebral contusion and laceration）指头部外伤后造成的着力点或对冲部位脑组织的挫伤及裂伤。脑挫伤时脑组织软脑膜尚完整；脑裂伤时软脑膜、血管和脑组织同时有破裂，伴有外伤性蛛网膜下腔出血。小儿脑挫裂伤程度相对较轻，对冲性损伤少见。研究显示，重庆医科大学附属儿童医院 1429 例脑挫裂伤患儿中对冲性损伤的比例为 27.4%，明显低于成人，这可能与小儿颅脑损伤以跌倒多见，暴力作用较弱有关。

1.症状和体征 脑挫裂伤的临床表现可因致伤因素及损伤部位、范围、程度不同而异。轻者可无明显症状，重者表现为深昏迷，甚至立即死亡。

（1）意识障碍：脑挫裂伤较突出的症状之一。伤后立即发生，由于伤情不同，轻者持续数分钟，重者可持续数日、数周或更长时间，有的甚至长期昏迷。小儿脑挫裂伤若为局灶性轻症损伤，可无意识障碍。

（2）头痛、恶心、呕吐：脑挫裂伤较常见的症状。头痛可局限于受伤部位，也可为全头性疼痛，呈间歇性或持续性。可能与蛛网膜下腔出血、脑水肿所致颅内压增高或血管运动功能障碍有关。伤后早期，恶心、呕吐可能与第四脑室底部呕吐中枢受脑脊液冲击、蛛网膜下腔出血刺激脑膜或前庭系统受刺激有关，较晚发生的呕吐需考虑为出血或水肿引起颅内压逐渐增高所致。

（3）神经系统局灶症状和体征：伤后出现与脑挫裂伤部位相应的神经系统功能障碍或体征。若功能区受损，可出现相应的瘫痪、失语、视野缺损、感觉障碍、局灶性惊厥发作、脑神经损伤以及脑膜刺激征等神经系统阳性体征。若未伤及功能区，可无明显神经系统功能障碍及体征。

（4）生命体征：一般头部损伤后早期脑功能抑制可导致血压下降、脉搏细弱及呼吸浅快，常于伤后不久逐渐恢复。严重脑挫裂伤由于脑组织出血和水肿引起颅内压增高，可出现血压升高、脉搏变慢、呼吸深慢，重者可能出现脑疝甚至危及生命。轻度脑挫裂伤患儿生命体征多无明显改变。

2.辅助检查

（1）腰椎穿刺：有助于了解脑脊液是否为血性，同时可测定颅内压，并可释放血性脑脊液以减轻症状。有颅内压增高者应考虑颅内血肿或严重脑水肿。经临床表现及影像学评估有明显颅内压增高或脑疝迹象时，禁止行腰椎穿刺。

（2）头颅 CT：主要用于急性期，能清楚显示脑挫裂伤的部位、程度和有无出血、水肿等继发性损害。脑挫裂伤 CT 表现为局低密度混杂影，点片状高密度影为出血灶，低密度影为水肿区域。广泛脑挫裂伤可表现为脑水肿、脑肿胀的大片低密度影，脑室脑池受压变形、移位、消失，中线结构偏移等。

（3）头颅 MRI：病情相对稳定时可行 MRI 检查，MRI 对发现轻微的脑挫裂伤病灶优于 CT。MRI 表现为脑挫裂伤病灶长 T1、长 T2 水肿信号及不同时期的出血信号。

（4）其他辅助检查：脑电图主要用于对癫痫的监测及脑损害程度、预后的判断。脑干诱发电位检查对脑功能损害程度特别是对脑干损伤平面的判断有重要参考价值。

3.诊断和鉴别诊断 根据伤后立即出现意识障碍，明显头痛、恶心、呕吐，局灶症状和体征，结合头颅 CT 可明确诊断。小儿损伤轻者，需注意和脑震荡等的鉴别诊断，这常常依赖于头颅 CT。

4. 治疗

1)非手术治疗

(1)严密观察病情,监测生命体征、意识及瞳孔情况等,脑挫裂伤早期病情变化大,应根据情况密切复查 CT。必要时可做颅内压监测。

(2)一般治疗如下。

①体位:抬高床头 15°～30°以利于静脉回流,降低颅内压。意识障碍者、婴儿需将头偏向一侧,或取侧卧位,以防呕吐导致窒息。

②保持呼吸道通畅:呼吸道梗阻可引起缺氧、脑水肿加重,颅内压进一步增高,导致病情恶化。因此注意加强呼吸道护理,及时清除呼吸道分泌物,保持呼吸道通畅至关重要。小儿咳嗽反应弱,且常常在镇静止惊治疗下引起呼吸道分泌物增多,更容易引起呼吸道梗阻。一旦难以保持呼吸道通畅,需及时行气管插管进行机械通气。

③减轻脑水肿,降低颅内压:对于轻度脑挫裂伤,一般不需降颅内压等治疗,低龄患儿伤后更易出现脑水肿,这与幼儿脑组织含水量多、硬膜下区域疏松、桥静脉发育不完全,更容易遭受剪切应力或多重机制外力损伤等因素有关。对于有明显颅内压增高者,可采用脱水、亚低温治疗等措施。

④对症处理:对躁动患儿需明确原因,如是否为颅内病情加重。警惕可能为脑疝发生前的表现。排除此因素后可予以适当镇静处理。癫痫发作是脑挫裂伤的常见表现,癫痫持续状态可导致严重脑缺氧、脑水肿,甚至可危及生命。预防用药可用丙戊酸钠或左乙拉西坦静脉给药,急性癫痫发作时需及时使用地西泮或咪达唑仑静脉给药阻断发作。

2)手术治疗

(1)手术指征:①脑挫裂伤合并颅内血肿体积大于 30 mL(颞部挫伤合并颅内血肿体积大于 20 mL);②CT显示有明显占位效应,中线结构移位大于 5 mm;③颅内压监测示颅内压高于 25 mmHg,脑灌注压低于 65 mmHg;④保守治疗无效。

(2)手术方法:开颅清除脑内血肿和失活脑挫裂伤组织,彻底止血;广泛损伤、严重颅内压增高、脑疝者需行硬膜减张缝合和去骨瓣减压术。

(三)弥漫性轴索损伤

弥漫性轴索损伤(diffuse axonal injury,DAI)是头部遭受旋转外力作用时,以剪切应力使神经轴索肿胀断裂为主要特征的脑损伤,伴有小血管损伤,伤后常立即出现意识障碍且意识障碍持续时间长,可引起脑功能的严重损害,甚至导致死亡。弥漫性轴索损伤三联征主要包括大脑半球灰白质交界区神经轴索的损伤、胼胝体及脑干上端背外侧损伤。单纯弥漫性轴索损伤一般不伴有颅内压增高。重庆医科大学附属儿童医院对 6398 例颅脑损伤儿童进行回顾性分析后发现,弥漫性轴索损伤占 4.8%(307 例),在重型颅脑损伤(960 例)中占 32.0%。

1. 症状和体征

(1)典型临床症状:受伤后即刻发生且持续时间长的严重意识障碍。儿童轻型弥漫性轴索损伤病例意识障碍程度可相对较轻,仅为嗜睡或昏睡。轻型损伤者伤后可有中间清醒期,甚至能言语。患儿病情稳定后从意识障碍过渡到意识恢复期,常常存在数天至数周时间的烦躁期,这与颅脑损伤早期高颅压危象时的烦躁不同。

(2)认知功能障碍:动物实验研究表明,弥漫性轴索损伤后海马生长抑素样神经元的减少可能导致伤后认知功能障碍。

(3)瞳孔变化:部分患者出现瞳孔变化,可表现为双侧瞳孔不等大、单侧或者双侧瞳孔散大,对光反射消失,以及同向斜视,眼球分离或下视等。瞳孔的改变提示脑干受到损伤。

(4)生命体征紊乱:心率、血压波动明显,呼吸节律不规则。

(5)锥体束征:部分患者有肢体瘫痪、肌张力增高,有单侧或双侧锥体束征阳性。

2. 辅助检查

(1)头颅 CT:总体而言,CT 对弥漫性轴索损伤的检出率较低,临床中可见头颅 CT 无明显异常的弥漫性轴索损伤患儿。典型病例可表现为灰白质交界区、胼胝体、脑干散在点状出血灶及脑室少量出血等(图 5-7);中线结构无明显移位,一般没有明显的占位效应。CT 可通过显示出血灶数量间接反映弥漫性轴索损伤的严重程度。

(2)头颅 MRI:MRI 特别是弥散张量成像(DTI),是诊断弥漫性轴索损伤的首选成像方式,但由于 MRI 检查须在患者病情稳定,确保患者安全的基础上进行,因此其不适用于危重症患儿早期。头颅 MRI 显示脑内散在、大小不等的点状、斑片状低信号灶,主要位于灰白质交界区、白质、基底节、胼胝体、脑干等区域(图 5-7)。重症者可有脑弥漫性肿胀。临床中亦有 MRI 无明显异常的弥漫性轴索损伤。

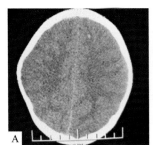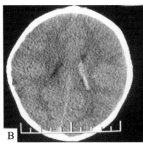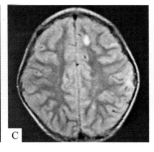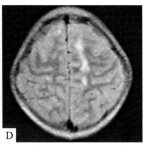

图 5-7 6 岁 9 个月女孩车祸后昏迷 1 天的影像资料

A、B. CT 显示左额白质区及左侧脑室出血。C、D. MRI 显示左侧额顶白质区内散在的点状、斑片状出血灶

(3)脑干听觉诱发电位:严重弥漫性轴索损伤患者脑干诱发电位潜伏期明显延长。

3. 诊断 临床常用标准如下:①有头部加速和(或)减速外伤史;②伤后即刻昏迷且持续时间＞6 h;③CT 或 MRI 检查可见大脑灰白质交界区、胼胝体、基底节、脑干或小脑散在性出血灶(直径＜20 mm)或非出血灶(主要为小挫伤灶或脑水肿,可伴有局部梗死);④病情严重但颅内压不高或影像学检查未发现阳性征象;⑤后期(数月或 1 年后)出现弥漫性脑萎缩,伴有较明显的神经功能障碍后遗症或持续性植物状态;⑥尸体解剖可见弥漫性轴索损伤的病理征象。

临床分型:根据昏迷时间和程度,弥漫性轴索损伤可分为三种类型。

(1)轻型:昏迷 6~24 h,清醒后记忆力减退和逆行性遗忘,无肢体运动障碍,少数出现短期的去皮质状态。

(2)中型:昏迷数天至数周,伤后偶尔出现脑干体征和去皮质状态,清醒后有明显的记忆力减退、逆行性遗忘和轻度肢体运动障碍。

(3)重型:昏迷数周或更长时间,出现明显的脑干体征、去皮质状态和去大脑强直。

根据损伤的部位,弥漫性轴索损伤可分为三级。

Ⅰ级:轻度弥漫性轴索损伤,大脑皮质、胼胝体、脑干微观的白质改变。

Ⅱ级:中度弥漫性轴索损伤,胼胝体明显损害病灶。

Ⅲ级:严重弥漫性轴索损伤,在Ⅱ级的基础上有脑干的其他局灶性病变。

4. 治疗 弥漫性轴索损伤患儿的治疗以预防继发性损伤和促进康复为目标。继发性损伤导致死亡率的增高,包括伴有低血压、缺氧、脑水肿和高颅压。因此,应及时处理以避免低血压、缺氧、脑水肿和颅内压增高。

1)非手术治疗

(1)监测生命体征、瞳孔、血氧饱和度,根据病情密切复查头颅 CT 等,GCS 评分＜8 分的患儿可考虑行颅内压监测。单纯弥漫性轴索损伤一般不伴颅内压增高,故并不强调进行颅内压监测。

(2)保持呼吸道通畅,必要时呼吸机辅助呼吸或行气管切开。

(3)维持水、电解质平衡,伴有颅内压增高者使用甘露醇、白蛋白、呋塞米等药物控制颅内压。

(4)亚低温治疗具有显著的脑保护作用,并能抑制损伤后某些损伤因子的生成及释放,有利于防治继发性损伤,阻断损伤后的恶性循环。

(5)高压氧治疗增加血氧含量,改善脑缺血缺氧,可以使脑损伤后处于缺氧状态但尚未死亡的细胞得到氧供,有利于脑生理功能的恢复;同时使椎基底动脉系统血流增加,有利于激活上行网状激活系统,恢复脑干功能。

(6)针对并发症进行对症处理,如抗感染、营养支持。

2)手术治疗　继发大脑半球肿胀引起中线结构偏移,出现脑疝时应考虑去骨瓣减压。

(四)原发性脑干损伤

原发性脑干损伤(primary brain stem injury)是指伤后立即出现脑干症状,可分为脑干震荡、脑干挫伤及出血等。单纯原发性脑干损伤较少见,一般多伴有严重脑挫裂伤。原发性脑干损伤发生率不高。重庆医科大学附属儿童医院对6398例颅脑损伤儿童进行回顾性分析后发现,原发性脑干损伤发生率为0.4%(24例)。其病情重,预后较差,死亡率可高达70%。国内报道,原发性脑干损伤死亡率一般为50%左右,重残率约为17%。

1.症状和体征

(1)意识障碍:因脑干的网状结构受损所致。伤后即刻出现深昏迷,持续时间长,恢复慢,可长期呈植物状态。

(2)瞳孔和眼球运动变化:眼球运动和瞳孔调节主要由脑干的动眼神经、滑车神经和展神经核及内侧纵束、交感神经控制。中脑损伤时出现眼球固定,瞳孔大小、形态变化无异常,对光反射消失;脑桥损伤时出现双侧瞳孔极度缩小,眼球同向偏斜。

(3)去大脑强直:脑干损伤发生在红核与前庭之间时可出现去大脑强直,表现为四肢过伸、角弓反张。

(4)交叉性瘫痪:脑干一侧性损伤的表现。中脑一侧性损伤时出现同侧动眼神经瘫痪,对侧上、下肢瘫痪;脑桥一侧性损伤时出现同侧展神经和面神经瘫痪,对侧上、下肢瘫痪。

(5)生命体征紊乱:呼吸中枢分布在脑干网状结构内。脑桥损伤时出现呼吸节律的变化,呼吸不规律、潮式呼吸或抽泣样呼吸;延髓损伤时可出现呼吸停止;心血管中枢损伤时出现脉搏细弱、血压下降及眼心反射消失。

(6)内脏功能障碍:自主神经功能障碍可导致高热,多由交感神经功能受损致出汗功能障碍引起。还可出现消化道出血、神经源性肺水肿、顽固性呃逆等。

2.辅助检查

(1)腰椎穿刺:原发性脑干损伤时颅内压可正常或增高,脑脊液正常或呈血性。有明显高颅压或脑疝征象时禁止行腰椎穿刺。

(2)头颅CT和MRI:显示脑干点状出血灶,脑干肿胀,周围脑池受压或消失(图5-8)。

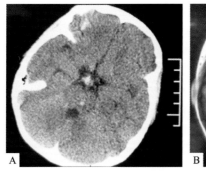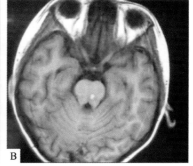

图 5-8　8 岁 10 个月女孩车祸后昏迷 8 h 的影像资料

CT(A)及 MRI(B)显示脑干点状出血灶

(3)脑干听觉诱发电位:能比较准确地反映脑干损伤的平面,损伤平面及其以上的各波异常或消失,损伤平面以下各波正常。中脑损伤时听觉诱发电位完整,而皮质体感诱发电位消失。脑桥损伤时,听觉诱发电位波峰不完整,皮质体感诱发电位消失。

3.诊断 诊断标准:有头部外伤史,伤后出现昏迷、瞳孔变化、肢体强直、锥体束征等异常,早期有发热及呼吸、脉搏、血压改变;头颅 CT 和 MRI 提示脑干局灶脑挫裂伤、小出血灶、脑干肿胀等。

4.治疗 一般治疗同脑挫裂伤。重症患者常需以下措施。

(1)昏迷时间长时,应早期行气管切开,呼吸机辅助呼吸。

(2)早期亚低温治疗。

(3)加强营养支持,进食困难者应采用鼻饲。

(4)使用肾上腺皮质激素治疗脑干水肿。

(5)早期高压氧治疗。

(6)积极防治并发症,如肺炎、压疮、泌尿系统感染。

二、继发性脑损伤

(一)硬膜外血肿

硬膜外血肿(epidural hematoma,EDH)在儿童颅脑损伤继发性脑损伤中较为少见,占儿童因闭合性头部损伤入院者的 1‰～3‰,新生儿罕见,主要由使用产钳或胎头吸引术所致,儿童多数由相对轻微的闭合性头部创伤(如跌伤等)导致。如能及早确诊、合理治疗,会有满意预后。否则,随着颅内血肿扩大并使硬脑膜脱离颅骨,压迫脑组织,将导致严重的继发性脑损伤,致残,降低患儿生存质量,甚至导致死亡,因此及时诊断是成功治疗 EDH 的关键。儿童 EDH 的处理与成人相似,但需要掌握儿童有关血肿部位和临床表现的知识。

1.症状和体征 与成人一样,儿童 EDH 也是由各种创伤导致的硬脑膜和硬膜之间的出血后血液聚集形成。青少年和成人相似,大多数与颞骨鳞部骨折有关,可撕裂脑膜中动脉(从颅底(棘孔)出口处或其邻近部位进入硬脑膜);而在婴幼儿中,EDH 更多的是由于颅板下的腔静脉出血破裂或硬脑膜静脉窦破裂而隐匿性发展形成。由于儿童自身的解剖及生理特点,EDH 的临床表现具有非常鲜明的特点,概括如下。

(1)创伤后的"清醒期":婴幼儿可能存在更典型的临床表现(即创伤后的"清醒期"),在此期间,患儿的精神状态正常或接近正常,"清醒期"持续的时间与出血速度和部位有关。"清醒期"之后是由扩张的动脉血凝块引起的神经系统功能迅速恶化。颞叶移位可能导致同侧动眼神经和中脑受压,从而导致小脑幕裂孔疝。

(2)颅内压增高表现:随着血肿的增大,颅内压进行性增高,患儿可出现头痛、呕吐、前囟膨隆(张力增高)等,如前所述,儿童 EDH 多数为静脉性出血所致,进展相对缓慢,且儿童颅内压代偿能力较强,颅内压增高的症状往往较成人出现晚。同时婴幼儿无法自诉,观察困难,可表现为精神差、嗜睡或易激惹等。呕吐症状在儿童中出现频率较高,并且多在外伤后早期出现,可能由脑震荡累及第四脑室底的呕吐中枢引起,后期呕吐症状与颅内压增高有关。

(3)瞳孔的改变:受伤时,部分患儿出现双侧瞳孔扩大,随后多恢复正常。在脑疝出现的前期,可出现血肿侧的瞳孔缩小,对光反射迟钝,此为动眼神经受刺激的表现,但在临床上很难发现。出现脑疝后,血肿侧的瞳孔散大,对光反射消失,眼球固定,此为动眼神经受压麻痹的表现,多提示有小脑幕切迹疝的发生,病情危重,需紧急手术治疗。

(4)局部神经体征:患儿在外伤后易出现癫痫发作,这与血肿对皮质的压迫、刺激和患儿的皮质抑制功能发育不完善有关,癫痫可由一侧肢体的抽搐开始,逐渐发展为大发作。血肿如果位于运动区附近,可导致对侧锥体束征阳性,出现对侧肢体的无力或瘫痪,上、下肢程度可不等;而发生脑疝使大脑脚受压时,也可出现对侧肢体的偏瘫。

(5)生命体征的变化:随着颅内压的不断增高,患儿可出现脉搏减慢、血压增高、呼吸加深减慢的代偿性改变(库欣反应),但婴幼儿血压、心率变化通常不明显,可掩盖脑疝的早期征象。颅内压持续增高出现脑疝,压迫脑干时,则出现血压下降,心率、呼吸节律紊乱,最后脑干功能衰竭而导致死亡。

2.辅助检查　头颅 CT 是颅脑损伤后最常用的检查方法,在几乎所有 EDH 病例中,通过 CT 确认血肿位置、大小及动态观察血肿变化。在成人,85%～90%的患者有颅骨骨折,多数为颞骨鳞部骨折,可延伸至颅底(图 5-9)。应注意检查岩颞骨和蝶骨孔是否存在颈动脉或脑神经损伤的直接征象,而在儿童,EDH 通常是静脉性出血,而且 30%～40%的患儿不合并颅骨骨折。颅后窝 EDH 在儿童期比较常见,主要由儿童坠落跌伤头颅引起,占儿童颅后窝外伤的 25%～38%,出血最常见的来源为硬膜静脉窦或板障静脉(图 5-10)。几乎所有的 EDH 都发生在打击("冲击")部位,偶尔也合并"对冲"性硬膜下出血。多数表现为颅板下呈高密度(白色)双凸(透镜状)新月形,1/3 病例表现为高低混合密度影,低密度"旋涡征"提示有活动性出血(图 5-11)。一般来说,血肿的扩展受到硬脑膜附着于颅内的颅缝限制(通常是额骨和顶骨)。继发效应常见,大脑一侧基底池(尤其是中脑外侧的中脑周围池)的消失提示即将发生或正在发生脑疝。

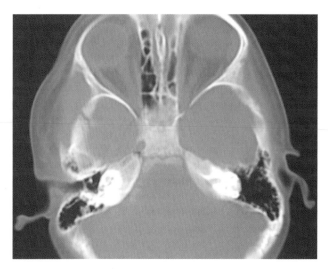

图 5-9　颞骨骨折

轴向 CT,骨窗位显示右侧颞叶鳞状骨的不规则骨折线。这个区域的急性骨折有时可以损伤脑膜中动脉从而导致 EDH

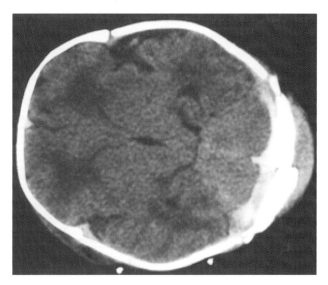

图 5-10　出生创伤所致颅后窝 EDH

轴位 CT 显示一个小的颅内高密度影,代表 EDH。关联颅骨骨折及帽状腱膜下血肿也可以看到。这例患儿神经功能正常,无须任何手术干预即可恢复

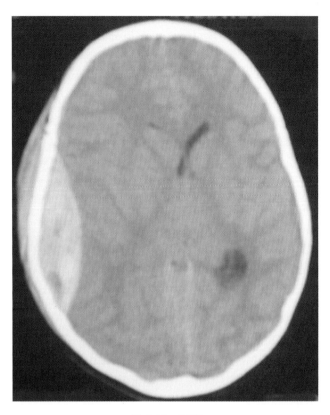

图 5-11　EDH

轴向 CT,脑窗位显示一个右侧颞顶叶区域高密度双凸占位。这种巨大的 EDH 会引起明显的占位效
应和中线移位。血肿的范围往往局限于颅缝。这例 7 岁的患者表现为昏迷,但手术清除血肿后神经功
能恢复正常

3.诊断和鉴别诊断　有颅脑损伤史,伤后表现为进行性加重的头晕头痛,反复呕吐,进行性加重的意
识障碍,查体可见头皮挫伤或血肿、瞳孔改变,结合头颅 CT,儿童 EDH 诊断并不困难。但婴幼儿、新生
儿的病情观察较困难,症状往往不典型,容易漏诊,偶尔需要与脑膜瘤(强化)、转移瘤(邻近颅骨病变常
见)、髓外造血(血液异常病史)等非外伤性高密度脑外占位鉴别,结合病史鉴别并不困难。

4.治疗　血肿量小、位置安全的可以进行非手术治疗,一般认为,小儿 EDH 非手术治疗的幕上血肿
量<30 mL,中线移位在 0.5 cm 内。当幕下血肿量<10 mL 且无阻塞性脑积水时,非手术治疗相对安
全,效果也较好。非手术治疗中最为重要的措施就是密切观察意识和生命体征。根据病情随时行动态
CT 观察极为重要,一旦血肿增大或出现脑疝前期征象,需紧急手术治疗。

一旦确定有手术指征,及时手术很重要。如果血肿导致大脑左右半球中线移位超过 1 cm,应及早处
理颅脑损伤,同时清除 EDH。如果 3 h 内发生脑疝,我们称之为特急性 EDH,原发性脑损伤可能很轻或
没有,出血多来自脑膜中动脉及其分支或静脉窦的破裂或断裂,出血速度快且量大,意识进行性恶化,并
有神经系统损害的体征,失血貌严重,CT 可见血肿占位效应非常明显。伤后应积极抢救治疗,一般认为
此种疾病在伤后 6 h 内或 6 h 后进行手术,治疗效果有显著差异。另外,发生急性 EDH 的患儿在 24 h 内
血肿量在 30 mL 以上可引起轻重的继发性脑损伤。GCS 评分多在 8 分左右,有颅内压增高表现,尤其颅
后窝有血肿者应行急诊外科治疗。

手术一般采取开瓣血肿清除术。若术中颅内压不高,则保持硬脑膜完整或修补硬脑膜,回纳骨瓣;若
术中清除血肿后颅内压仍高,应剪开硬脑膜,并扩大骨窗,行去骨瓣减压术。幕下和幕上幕下的 EDH,采
取幕下开颅或幕上幕下开颅清除血肿。若手术区硬膜下和皮质有少量血肿,一并清除。双侧血肿量较多
时,行双侧血肿清除。出血时间较长、病情相对稳定时,钻孔置管注入尿激酶后引流或行经内镜血肿清
除术。

手术后护理:脑外伤后要特别警惕神经源性肺水肿(NPE)的发生。NPE 表现为进行性呼吸困难,口鼻中有大量粉红色泡沫样痰溢出,两肺可闻及湿啰音等。另外,由于小儿呼吸道黏膜薄弱,纤毛运动差,加之外伤后意识障碍,咳嗽反射减弱,极易在意外伤害的复合性损伤中并发肺炎。NPE 要与肺炎相鉴别,二者治疗措施完全不同,否则会导致严重不良后果。对于小儿颅脑意外伤害,首先应尽早明确诊断,严密观察病情变化,进行必要的 CT 和头颅 B 超检查,以确定颅内血肿的位置、大小,明确治疗方案,分秒必争地进行抢救,同时可采用止血药、脱水药、激素、脑活素和清除自由基药进行保守治疗,必要时手术治疗。在治疗过程中应特别注意防止休克及肺部并发症的发生。

术后护理要重视生命体征的测量,观察意识、瞳孔和肢体肌力变化等。如果有体温过低,则给予保暖,过高则可以给予适当的物理降温处理。有休克时进行抗休克治疗,并且禁止使用甘露醇,患儿意识状态由清醒变嗜睡、烦躁时都应该特别小心,及时行头颅 CT 复查。

5. 预后 如果迅速诊断和治疗,总体预后好。因各种原因延误手术或血肿进展极为迅速,手术前已发生脑疝时,可能遗留神经功能障碍,总体仍有 5% 左右的死亡率。少量 EDH 往往无须手术也可自愈。罕见 EDH 未经治疗血肿骨化的病例。

(二)硬膜下血肿

硬膜下血肿(subdural hematoma,SDH)分为急性 SDH、亚急性 SDH、慢性 SDH 及慢性硬膜下积液。急性 SDH 和亚急性 SDH 一般为加速性暴力引起皮质与静脉窦之间的桥静脉撕断或脑挫裂伤致皮质血管破裂引起出血,多发生在着力点的对冲部位。儿童慢性 SDH 并不少见,主要发生在婴幼儿,绝大多数有轻微头部外伤史,往往合并脑萎缩,故预后不佳。新生儿慢性 SDH 双侧居多,常因产伤引起。

1. 症状和体征 急性 SDH 由意外和非意外创伤以及产伤引起。因往往合并原发性脑损伤,病情通常比 EDH 更严重,尤其儿童 SDH 通常由局部出血性脑内挫伤延伸至硬膜下间隙引起。受伤时出现昏迷是很常见的。全身性癫痫发作和严重脑水肿在创伤性 SDH 中较常见。定位体征出现的概率往往小于 EDH,取决于血肿的位置和是否有相应的脑挫裂伤。

慢性 SDH 临床症状通常比较隐匿,往往是反复出现的硬膜下或蛛网膜下腔轻微出血,逐渐积累形成。也可能导致局部神经功能缺损、癫痫发作、巨颅症及慢性神经功能缺损或发育迟缓。

在儿童中,良性脑外间隙增宽值得关注。目前尚无统一定义,通常指头围较大(可见于超 95% 的患儿)且蛛网膜下腔和(或)硬膜下脑脊液间隙增大。其中一些儿童有头围较大的家族史,通常呈良性病程,并不影响神经系统发育。然而在一些病例中,良性硬膜下积液可转化为出血性积液,一些专家认为,这是婴儿和幼儿常见的日常轻微头部创伤的结果。

2. 辅助检查 急性 SDH 的 CT 表现为颅骨附近的高密度双凸新月形影(图 5-12)。SDH 不受颅缝的限制,通常倾向于覆盖大部分或全部大脑半球("泛半球")。潜在的灰质-白质连接分化不良可能是由脑水肿和(或)缺血所致。儿童"快速消散"型 SDH 近年来也有广泛报道,因此急性 SDH 患者术前症状减轻,或外院 CT 检查间隔 1 h 以上拟行急诊手术的,建议复查头颅 CT,以避免不必要的手术。

2 周后,SDH 通常液化,大体上表现为"机油"状。在 CT 图上,慢性 SDH 的密度低于相邻大脑组织。慢性 SDH 也可能形成厚而有组织的膜,膜上具有丰富的血供,这在增强 CT 或 MRI 上得到了很好的证明。这些血管膜是导致血肿扩大再出血的常见来源。对于出血性硬膜下积液,CT 显示轴外间隙的脑脊液衰减略高于心室(图 5-13A)。MRI 能更准确地显示组织膜的存在和不同液体密度(即蛋白质水平)的囊性硬膜下积液(图 5-13B)。良性硬膜下积液在 CT 和 MRI 中表现为扩大但正常的蛛网膜下腔。

3. 诊断和鉴别诊断 急性 SDH 根据头部外伤史、颅内压增高情况、局灶体征,结合头颅 CT 即可明确诊断。慢性 SDH 多发于老年人及儿童。一般在伤后 3 周至数月出现慢性颅内压增高症状,多数经头颅 CT 可确诊。

急性 SDH 有时需要与 EDH 鉴别。EDH 因为有硬膜的阻挡,不会直接接触到脑组织,并且因为硬膜的限制,血肿不容易出现扩散,很容易包成一块,在 CT 或 MRI 上会出现一个凸透镜形状的影子;因为不合并脑其他损伤,患儿意识比较清楚。SDH 基本上属于直接在脑组织表面出血,而脑组织表面没有什

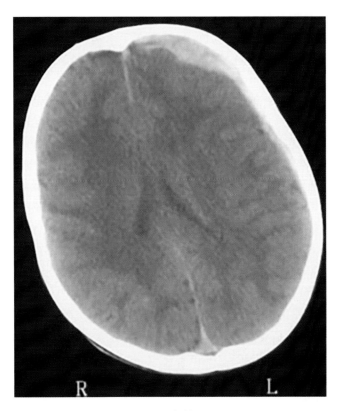

图 5-12　急性 SDH

轴向 CT 显示左额叶区域中等大小的高密度影。这种畸形呈新月形,其程度不受硬脑膜与颅缝粘连的限制。手术中发现急性 SDH 并成功清除

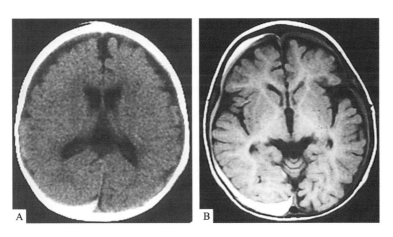

图 5-13　急性和慢性 SDH

A. 轴位 CT 显示额叶区存在低密度硬膜下积液,右枕部存在高密度积液。这例患儿也有长骨骨折和视网膜出血,提示诊断为非意外创伤。额叶集合代表蛋白质性硬膜下积液,枕骨集合代表急性 SDH。MRI 在检测此类损伤方面更为敏感。B. T1 加权,轴位 MRI 显示混合信号,推测混合了血液和蛋白质的液体在硬膜下间隙聚集

么限制的东西,所以出血很容易向两面渗透,表现为在靠近脑组织的一侧看到血肿贴着脑组织的纹理,另一侧贴着硬膜,变成新月形。这种情况下,因为出血很可能来自脑组织,所以往往有脑组织明显挫伤,比较容易引起脑水肿,以及意识障碍等。

4. 治疗　一旦明确 SDH 诊断,应积极开展危重症护理干预,以降低严重并发症的影响。血肿和创伤性脑水肿可能导致中线结构(如半球间裂)偏离中线颅骨和硬脑膜的标志,基底池变窄或消失是脑疝的征象。少量血肿继发明显的中线移位通常由严重的脑损伤和水肿引起,预后尤其糟糕。在病程的任何阶段,患儿都可能表现出库欣反应(系统性动脉高血压和心动过缓),这也是严重高颅压的症状。一个巨大

的单侧 SDH 可能导致小脑幕裂孔疝,而严重的弥漫性脑损伤和(或)双侧 SDH 可能导致枕骨大孔疝。SDH 的治疗包括药物治疗等减轻脑水肿的步骤,以及开颅手术清除血肿。开颅手术清除血肿的指征如下:①血肿厚度大于 5 mm;②颅内压增高,伴有任何大小的血肿;③局部神经功能缺损;④难以控制的癫痫发作(有争议)。

急性 SDH 通过开颅手术清除血肿时,应特别注意避免静脉窦撕裂导致的不可控出血,因为儿科患者血容量较小,可能会导致迅速死亡。出血源上方的小面积凝固性血肿可留在原位或用止血剂加固。由于正常儿童硬膜下间隙狭窄且存在感染风险,术后很少使用硬膜下引流,尽管硬膜下腔-腹腔分流术对于复发性积液可能是必要的。急性 SDH 术前需要做好去大骨瓣减压的准备,无论清除血肿后脑组织是否明显肿胀,因为急性 SDH 往往合并严重的脑损伤,故大部分情况下建议去大骨瓣以减轻术后高颅压性脑损伤。对于婴幼儿,考虑到其颅骨较薄,且近期修补相对困难,故在颅内压可控的情况下也可考虑采用浮动骨瓣。

慢性 SDH 通过钻孔放置引流管,如果含有组织化血管膜,也可能需要行开颅手术切除膜性成分来减压。部分慢性硬膜下积液合并高颅压有时需要行硬膜下腔-腹腔分流术。

5.预后　少量血肿可自行吸收,一般没有明显的后遗症。急性 SDH,特别是合并严重脑损伤时,至今仍是危急重症,死亡率和致残率仍非常高。大多数急性 SDH 需要紧急手术,及时清除血肿,对症支持治疗,患者术后一般恢复良好,若治疗时机得当,无明显后遗症;如果耽误最佳治疗时机,后果比较严重,可出现偏瘫等一些症状,因血肿的部位不同,症状不同。

(三)脑内血肿

外伤性脑内血肿好发于额叶及颞叶(约占 80%),常为对冲性脑挫裂伤所致,其次是顶叶及枕叶(约占 10%),系由直接打击的冲击伤或凹陷骨折引起,其余则为脑深部、脑干及小脑等处的脑内血肿,占比较低。血肿形成初期仅为一血凝块,浅部者周围常与挫碎的脑组织相混杂,深部者周围亦有受压坏死、水肿的组织环绕。伤后 4～5 天血肿开始液化,变为棕褐色陈旧血液,周围有胶质细胞增生。至 2～3 周时,血肿表面有包膜形成,内贮黄色液体,并逐渐成为囊性病变,相邻脑组织可见含铁血黄素沉着,局部脑回变平、加宽、变软,有波动感,但临床上已无颅内压增高表现。

1.症状和体征　临床表现以进行性意识障碍加重为主,与急性 SDH 特别相似。其意识障碍过程受原发性脑损伤程度和血肿形成的速度影响,脑内血肿的临床表现依血肿的部位而定,位于额、颞前端及底部的血肿与对冲性脑挫裂伤、SDH 相似,除颅内压增高外,多无明显定位症状或体征。若血肿累及重要功能区,则可出现偏瘫、失语、偏盲、偏身感觉障碍以及局灶性癫痫等征象。因对冲性脑挫裂伤所致脑内血肿患儿,伤后意识障碍多较持久,且会进行性加重,中间多无意识好转期,病情变化较快,容易引起脑疝。因冲击伤或凹陷骨折所引起的局部血肿,病情发展较缓者,除表现出局部脑功能损害症状外,常有头痛、呕吐、眼底水肿等颅内压增高的征象。

2.辅助检查　急性期 90% 以上的脑内血肿可在 CT 平扫上显示高密度团块,周围有低密度水肿带,但 2～4 周时血肿变为等密度,易于漏诊,4 周以上时呈低密度,又可见到。此外,迟发性脑内血肿是迟发性血肿较多见者,应提高警惕,必要时做 CT 复查。急性及亚急性脑内血肿与脑挫裂伤 SDH 相似,患儿于颅脑损伤后,随即出现进行性颅内压增高及脑受压征象时,即应进行 CT 或脑血管 MRI 检查,以明确诊断。紧急情况下亦可根据致伤机制的分析或采用脑超声波定侧,尽早在颞部或可疑的部位钻孔探查,并行额叶及颞叶穿刺,以免遗漏脑内血肿。由于这类血肿多属复合性血肿,且常为多发性,故而根据致伤机制分析判断血肿的部位及影像学检查十分重要,否则,术中容易遗漏血肿,应予注意。

3.诊断和鉴别诊断　有明确的头部外伤史、典型的临床表现结合影像学检查,创伤性脑内血肿的诊断并不困难,急性及亚急性脑内血肿需要与以下两类疾病鉴别。

(1)卒中:无明确头部外伤史,有高血压史,无脑挫裂伤、颅骨骨折、头皮损伤等表现。

(2)EDH 及 SDH:借助 CT 检查可发现血肿在颅骨内板下,不难予以鉴别。

4.治疗　急性及亚急性脑内血肿尚无特效药。对急性脑内血肿的治疗与急性 SDH 相同,二者均属于脑挫裂伤复合血肿,还时常相互伴发。多采用骨窗或骨瓣开颅手术,清除 SDH 及挫碎糜烂脑组织后,应随即探查额、颞叶脑内血肿,予以清除。当清除血肿后颅内压缓解不明显,或仍有其他可疑之处,如脑表面挫伤、脑回膨隆变宽,扪之有波动感时,应行穿刺。对于疑有脑室穿破者,应行脑室穿刺引流,必要时需采用术中脑超声探测,以排除脑深部血肿。病情发展较急的患儿预后较差,死亡率在 50% 左右。对于单纯性脑内血肿,发展较缓的亚急性患儿,则应视颅内压增高的情况而定,如为进行性加重,有形成脑疝的趋势者,仍以手术治疗为宜。至于手术方法是采用开颅还是钻孔冲洗引流,则应根据血肿的液态部分多寡而定,如果固态成分多,仍以手术切开彻底排出血肿为妥。有少部分脑内血肿虽属急性,但脑挫裂伤不重,血肿较小,不足 30 mL,临床症状轻,意识清楚,病情稳定,或颅内压不超过 3.33 kPa(25 mmHg)者,亦可采用非手术治疗。对于少数慢性脑内血肿、已有囊性变者,颅内压正常,则无须特殊处理,除非有难治性癫痫,一般不考虑手术治疗。

5. 预后 儿童创伤性脑内血肿的预后不仅与血肿所致高颅压的程度、进展速度以及急救时机和处理的有效性有关,而且与原发性脑损伤的严重程度有关。急性脑内血肿量大或合并损伤严重者,病情恶化迅速,手术前意识清楚的患者术后死亡率为 6%,而术前昏迷的患者则高达 45%。但儿童患者死亡率较老年人低。单纯性脑内血肿、病情进展较慢者,及时手术或穿刺治疗,预后多较好。

(四)颅后窝血肿

儿童颅后窝血肿(posterior fossa hematoma)较为少见,占颅内血肿的 2.6%~6.3%。与幕上创伤性颅内血肿一样,颅后窝血肿可以分为硬脑膜外、硬脑膜下及小脑内血肿。由于颅后窝容量较小,为脑脊液经第四脑室流入蛛网膜下腔的孔道所在,并有重要生命中枢——延髓位于其间,较易引起脑脊液循环受阻。颅内压急骤升高可引起小脑扁桃体疝,小脑扁桃体疝或血肿可直接或间接压迫延髓而出现中枢性呼吸、循环衰竭,因此病情多急而险恶,死亡率高达 15%~25%。应及早行手术以清除血肿,治疗脑疝,挽救患儿生命。

颅后窝血肿除在时间上有急性血肿、亚急性血肿和慢性血肿之分外,在部位上也有硬脑膜外血肿、硬脑膜下血肿、小脑内血肿及多发性血肿四种。通常因为出血来源和速度不同,脑损伤程度各异,故临床表现亦有差别。急性血肿是指伤后 3 天内(包括 3 天)即出现颅内压增高、小脑和(或)脑干受压症状者,亚急性血肿为伤后 4~21 天出现症状者,慢性血肿则为 22 天以后(包括 22 天)出现症状者。

1. 临床表现

(1)淤血:多见于枕部着力伤,着力点处皮肤挫裂伤或形成头皮血肿,数小时后可发现枕下部或乳突部皮下淤血(耳后淤血斑)。

(2)急性颅内压增高:头痛剧烈,喷射状呕吐,烦躁不安,出现呼吸深慢、脉搏变慢、血压升高等,亚急性及慢性者,可有视乳头水肿。

(3)意识障碍:伤后意识障碍时间较长,程度可逐渐加重。或中间清醒之后继续昏迷。

(4)局灶性神经系统体征:小脑受累可出现眼球震颤、共济失调、伤侧肌张力减低等,脑干受累可出现交叉瘫痪、锥体束征阳性、去皮质强直等。

(5)颈项强直:一侧颈肌肿胀、强迫头位为其特征性表现。

(6)脑疝征:生命体征紊乱,呼吸骤停可较早发生。瞳孔可两侧大小不等,伴小脑幕裂孔疝时可有瞳孔散大、对光反射消失等。

2. 辅助检查

(1)X 线平片:汤氏位片显示枕部骨折、人字缝分离等。

(2)CT:可显示高密度血肿,骨窗可显示骨折。

(3)MRI:因颅后窝骨性伪影,可影响病变显示,需 MRI 检查符合血肿 MRI 各期表现。

3. 治疗 一旦明确诊断或高度怀疑颅后窝血肿并有急性脑受压症状者,应立即手术清除血肿或行钻孔探查术,特别是呼吸表现有抑制情况时,切勿迟疑、观望。

(1)单侧颅后窝钻孔探查术:患者取侧卧位,患侧居上,为防止呼吸骤停,多选用气管插管全身麻醉。

在枕外隆凸至乳突后缘连线中外 1/3 处,做纵向切口,切开时应避免损伤枕大神经,但枕动脉往往横过切口中段,须予结扎剪断。将肌肉自枕骨上分离,牵向侧方暴露骨折线,然后在骨折线附近钻孔探查,确认血肿后扩大骨窗,清除血肿。如属幕上下骑跨型硬膜外血肿,则需向幕上扩大骨窗彻底清除;若系硬膜下和(或)小脑内血肿,则应切开硬膜,清除血肿和挫碎的脑组织。如果血肿排除后,颅内压仍不能满意缓解,则需行枕下减压术。同时,应行脑室穿刺,并考虑到多发性血肿的可能,尤其是幕上额、颞前端的对冲伤部位,不可疏漏。

(2)双侧颅后窝钻孔探查术:用于累及双侧的颅后窝血肿,麻醉与体位同单侧颅后窝钻孔探查术。经枕后颈中线切开,上起自枕外隆凸,下至 C4 棘突,如能严格沿中线项韧带剖入,则切口出血甚少。将枕下肌肉自骨面向两侧剥离,儿童易分离,但在成人常须切断枕肌在项上、下线的附丽缘,才能充分显露颅后窝。先行双侧钻孔,再用咬骨钳咬除两侧枕骨鳞部至适当大小以便探查,或"Y"形切开硬脑膜探查硬膜下和(或)小脑内血肿。若清除血肿后颅内压仍高,则应切除枕骨大孔后缘及寰椎后弓,敞开硬脑膜,行枕下减压术。必要时行脑室穿刺引流,并对疑有多发血肿处进行探查。

(五)创伤性腔隙性脑梗死

创伤性腔隙性脑梗死(traumatic lacunar cerebral infarction)是颅脑损伤后基底节区脑血管痉挛,血管内血栓形成导致的脑梗死。儿童创伤性腔隙性脑梗死的发病率为(1~2)/100000,发病率虽然不高,但在儿童意外损伤中常见,当患儿受伤程度轻微、神经功能障碍明显时,应想到此病的可能,及时诊断及治疗,预后一般良好。

1. 发病机制 创伤性腔隙性脑梗死的具体发病机制尚不明确。近年来,随着神经显微解剖及神经影像等学科的发展,越来越多的研究将儿童创伤性腔隙性脑梗死的发病机制聚焦于儿童本身的颅脑解剖及病理生理特点。

创伤性腔隙性脑梗死可能的发病机制有以下几点:①基底节区的血供依靠豆纹动脉、穿支动脉和脉络膜前动脉,这些血管远离大脑动脉主干,轻微损伤导致脑组织间呈相对运动时,易造成这些动脉的扭曲、移位、痉挛,继发血栓形成,从而导致梗死;②儿童脑血管弹性好,颅脑损伤后不易完全断裂而容易产生内膜破裂,引起活性因子释放,促使血小板黏附和聚集,导致血栓形成;③颅脑损伤早期输入液体量不足,血容量降低,血液黏性增加,血流缓慢,易形成血栓;④颅脑损伤后蛛网膜下腔出血可诱导儿茶酚胺、5-羟色胺等血管活性物质释放,导致脑血管痉挛;⑤基底节区的钙化与儿童外伤性基底节区脑梗死(TBGS)具有一定的相关性。多个研究证实,基底节区散在点状钙化灶呈线状,与豆纹动脉走行一致,这种钙化增加了外伤后血管损伤易感性。钙化的原因尚未完全清楚,既往研究认为与巨细胞病毒、埃可病毒、EB 病毒及支原体感染存在一定的相关性。

2. 临床表现

(1)明确的头部外伤史:多为轻微外伤,如走路跌伤、摔伤等,伤势轻微时易被忽略、忽视。

(2)婴幼儿多见,其原因可能为婴幼儿自主神经系统功能发育不健全,血管调节能力差,轻微外伤后容易引起基底节区血管持续痉挛而导致脑梗死。临床隐匿性大,特别是婴幼儿语言表达能力受限,体征不易被察觉,加之轻微外伤易被忽视,造成本病起病初期诊断困难。

(3)主要表现为偏瘫、面瘫,个别可表现为癫痫样发作。上肢瘫痪较下肢多见,远端瘫痪较近端重。多为延迟性发病,非伤后即刻起病,多在伤后 1 天内出现症状,部分可在伤后 3 天左右才出现症状。

3. 辅助检查 头颅 CT 检查可用于早期缺血性或出血性脑损伤的判断。CT 征象为基底节内囊区的圆形、卵圆形低密度灶,由于病灶较小,易漏诊。外伤后即刻扫描可无异常发现,伤后 24 h 可显示偏瘫对侧基底节内囊区腔隙性低密度灶,以单发为主,占位效应不明显。部分儿童头颅 CT 检查可见基底节区散在点状钙化灶。

头颅 MRI 检查是确诊的主要方式。尽早行 MRI 检查确定梗死灶位置,可以提高早期确诊率。通常采用 T1 加权成像(T1WI)序列、T2 加权成像(T2WI)序列、液体衰减反转恢复(FLAIR)序列及弥散加权成像(DWI)序列扫描。梗死灶影像学特征为 T1WI 低信号和 T2WI 高信号,FLAIR 及 DWI 均为高信号。其中,DWI序列对腔隙性脑梗死的急性期病灶有很好的检测敏感性和特异性,并可作为选择治疗方案和评价预后的可靠依据,表现为脑内单发或多发边界清楚的局限性小片状高信号灶。

4. 治疗及预后 本病病灶区脑微循环障碍局限,早诊断、早治疗可获得满意疗效。治疗上应针对发生机制,早期应用钙通道阻滞剂(如尼莫地平)改善脑循环及神经营养药物,应用低分子量右旋糖酐增加脑血容量等。恢复期采用针灸、理疗及肢体功能锻炼。已有较多报道指出药物加高压氧综合治疗的疗效优于单纯药物治疗。国内外研究表明,脑梗死病灶周围存在缺血半暗区,该区的脑细胞处于结构正常但功能丧失的抑制状态,其缺血缺氧损害在 6 h 内尚属可逆阶段。因此有学者认为,高压氧治疗应尽量争取在伤后 4 h 以内进行,以迅速改善缺血半暗区的氧供,加速毛细血管再生与损伤血管的修复,促进梗死区侧支循环的建立,恢复神经元的功能,提高患儿治愈率。考虑到临床实施的可行性,如病情允许,应尽早加用高压氧治疗。

(六)脑出血继发脑积水

脑积水是脑室出血或蛛网膜下腔出血常见的并发症,大部分是由脑脊液吸收和循环障碍所致。脑出血继发脑积水的发生机制十分复杂,临床表现根据患儿的发病年龄及脑积水类型不同而存在差异,亦无标准的治疗策略。

1. 发病机制 脑室出血及外伤性蛛网膜下腔出血是创伤性脑积水的主要病因。蛛网膜下腔出血和脑室出血可能阻碍脑脊液循环或阻碍脑脊液在蛛网膜粒部位的吸收,或直接阻断脑室系统通路,导致脑脊液吸收减少和积聚增加。研究证实,转化生长因子-β(transforming growth factor-β,TGF-β)可导致蛛网膜粒纤维化。TGF-β 家族蛋白质是一类出血后的凝血产物,可引起软脑膜和蛛网膜粒纤维化,阻碍脑脊液循环和吸收,导致脑积水的发生。其中的 TGF-β_1 亚型在脑损伤中起重要作用,其主要通过 TGF-β_1/Smad/CTGF 通路促进组织纤维化。脑出血后 TGF-β_1 及结缔组织生长因子(CTGF)表达水平均上调。一些 TGF-β_1 拮抗剂和 TGF-β_1 信号通路抑制剂可缓解大鼠脑出血模型的慢性脑积水症状并改善其预后。例如,核心蛋白聚糖(TGF-β 的天然拮抗剂)可减少中枢神经系统胶质瘢痕的形成,减轻椎板切除术后大鼠硬膜外纤维化,有效抑制出血后慢性脑积水的发生、发展;其很容易穿过血脑屏障,因此有利于防止蛛网膜粒纤维化和慢性脑积水发生。

2. 临床表现 脑出血后继发脑积水分为急性脑积水和慢性脑积水,临床表现因年龄、脑积水类型不同而有差异。由于婴儿颅骨骨缝未闭合,脑积水时头颅亦增大,颅内压增高的症状可能并不明显,脑出血症状与脑积水症状有时难以区分。急性脑积水患儿可能易激惹、表情淡漠、饮食差、反复呕吐,可见前囟饱满、张力高,头围进行性增大。慢性期可见头围明显增大、头皮变薄,头皮静脉清晰可见,并有怒张,严重时用强光照射头部可有头颅透光现象,叩诊头顶时呈实性鼓音;双侧眼球呈下视状态,上眼睑不下垂,可见眼球下半部沉落到下眼睑缘,部分角膜在下眼睑缘以上,上眼睑巩膜下翻露白,称落日征。运动异常主要表现为运动功能倒退,严重者可有肢体痉挛性瘫,以下肢为主,症状轻者双足跟紧张、足下垂,严重时呈痉挛步态,亦称剪刀步态,有时与脑性瘫痪难以区别。学龄期患儿已有一定自主表达能力,急性期头痛、呕吐症状明显,随病程进展,眼底检查可见视乳头水肿;慢性期可表现为间断性头痛,运动能力下降。

3. 辅助检查 婴儿期若有典型症状和体征,不难做出脑积水的临床诊断。对头围较大或有颅内压增高症状疑为脑积水的患儿,需做系统检查。

(1)头颅B超检查:一种无创、安全的诊断方法。通过未闭的前囟,了解两侧脑室、第三脑室的大小及颅后窝的情况。头颅B超简单易行,无创伤,且可重复。B超检查可以确定脑室扩大程度,但B超图像对脑部结构性病损尚不能获得满意的检测结果。

(2)CT检查:最常用的检查方法,可显示脑室扩大程度和脑皮质的厚度,以及有无其他颅内病变,并可用于追踪脑积水有无进展及评价治疗效果。交通性脑积水时,脑室系统和枕大池均扩大。非交通性脑积水阻塞在中脑导水管以上时仅侧脑室和第三脑室扩大,而第四脑室正常。

(3)MRI检查:采用轴位、冠状位和矢状位扫描,较CT能提供更详细的形态学结构方面的病损变化,能准确地显示脑室、中脑导水管和蛛网膜下腔各部位的形态、大小和存在的狭窄,可以更好地检测小的病变及脑室的解剖结构。

4.治疗　颅内压增高者,应卧床,适度抬高床头,严密观察生命体征。需要脱水降低颅内压时,应给予甘露醇和高渗盐水静脉滴注,必要时可用呋塞米、甘油果糖和(或)白蛋白,注意监测心、肾及电解质情况。对任何试图用药物控制脑积水者,都应密切观察其神经功能状态和连续检查脑室大小变化。药物治疗一般只适用于轻度脑积水患儿,虽然,有些患儿没有脑积水症状,但可有进行性脑室扩大,这些患儿虽然有代偿能力,但脑室扩大终究会影响其神经系统发育,大多仍需手术治疗。

(1)脑室外引流术:急性脑积水多需行脑室外引流术来缓解高颅压症状。近年来,Ommaya囊脑室植入术被许多学者推介,他们认为此方法控制脑积水相当安全和有效,可根据病情间断性引流,降低颅内感染发生率。

(2)侧脑室-腹腔分流术:急性脑积水后期多易发展为慢性脑积水,此时需要行永久性脑脊液分流术。侧脑室-腹腔分流术是目前应用最广的术式。脑室引流管最好放置在额角,经颈部、胸壁皮下达腹部,在剑突下正中做腹壁小切口,将导管引入腹腔。值得注意的是,与脑脊液分流相关的并发症很常见,包括脑出血、分流管功能障碍、过度引流和感染。近年来,多提倡使用可调压脑脊液分流管减少分流管相关并发症。

(3)经内镜脑室血肿清除术及第三脑室底造瘘术:脑室血肿超过侧脑室的50%,合并梗阻性脑积水时,可行经内镜脑室血肿清除术,同时行第三脑室底造瘘术和(或)脑室外引流术。内镜手术可缩短住院时间,降低永久分流发生率,但后续仍需密切动态随访脑室扩张情况。

(周渝冬　李禄生　于增鹏　翟瑄　梁平)

参 考 文 献

[1]　鲍南.儿童脑挫裂伤的诊治[J].临床小儿外科杂志,2010,9(3):164-166.

[2]　Winn H R,Burchiel K J,Bakay R A E,等.尤曼斯神经外科学[M].王任直,译.北京:人民卫生出版社,2009.

[3]　赵继宗.神经外科学[M].4版.北京:人民卫生出版社,2019.

[4]　只达石,刘暌.颅脑创伤外科学[M].北京:人民卫生出版社,2009.

[5]　McCrory P,Meeuwisse W,Aubry M,et al. Consensus statement on concussion in sport:the 4th international conference on concussion in sport held in Zurich,November 2012[J]. Clin J Sport Med,2013,23(2):89-117.

[6]　Bullock M R,Chesnut R,Ghajar J,et al. Surgical management of traumatic parenchymal lesions [J]. Neurosurgery,2006,58(3 Suppl):S25-S46.

[7]　Logli A L,Bernard C D,O'Driscoll S W,et al. Osteochondritis dissecans lesions of the capitellum in overhead athletes:a review of current evidence and proposed treatment algorithm[J]. Curr Rev Musculoskelet Med,2019,12(1):1-12.

[8]　周煜,蒲珂,韩彤,等.锥颅治疗12例儿童后颅窝硬膜外血肿的临床体会[J].中华神经外科杂志,2012,28(10):1031-1033.

[9]　Dubey A,Pillai S V,Kolluri S V. Does volume of extradural hematoma influence management strategy and outcome[J]. Neurol India,2004,52(4):443-445.

[10]　Paiva W S,Andrade A F,Mathias Júnior L,et al. Management of supratentorial epidural hematoma in children:report on 49 patients[J]. Arq Neuropsiquiatr,2010,68(6):888-892.

[11]　谢坚,罗世祺,马振宇,等.儿童硬膜外血肿的治疗[J].中华创伤学杂志,2004,20(9):533-535.

[12]　夏佐中,李映良,梁平,等.小儿外伤性硬膜外血肿的诊断和治疗[J].中华小儿外科杂志,2000,21(1):22-24.

[13]　王林林,李宗正,杨振兴,等.小儿外伤性硬膜外血肿的临床分析[J].中华神经外科杂志,2015,31(9):940-941.

[14]　孙育海,吴海波,陈磊,等.儿童创伤性颅后窝硬脑膜外血肿的治疗[J].中国微侵袭神经外科杂志,2011,16(3):119-121.

[15]　Jayawant S,Rawlinson A,Gibbon F,et al. Subdural haemorrhages in infants:population based study[J]. BMJ,1998,317(7172):1558-1561.

[16]　Hobbs C,Childs A M,Wynne J,et al. Subdural haematoma and effusion in infancy:an epidemiological study[J]. Arch Dis Child,2005,90(9):952-955.

[17]　周建军,梁平,李映良,等.婴幼儿急性创伤性硬膜下血肿[J].中华创伤杂志,2010,26(12):1093-1096.

[18]　Depreitere B,Van Lierde C,Sloten J V,et al. Mechanics of acute subdural hematomas resulting from bridging vein rupture[J]. J Neurosurg,2006,104(6):950-956.

[19]　Lob J K,Lin C L,Kwan A L,et al. Acute subdural hematomain infancy[J]. Surg Neurol,2002,58(3-4):218-224.

[20]　Duhaime A C,Christian C W,Rorke L B,et al. Nonaccidental head injury in infants—the "shaken-baby syndrome"[J]. N Engl J Med,1998,338(25):1822-1829.

[21]　娄晓辉,杨瑞疆.急性硬膜下血肿快速自行消退三例[J].中华创伤杂志,2000,16(9):526.

[22]　Sanchez J I,Paidas C N. Childhood trauma. Now and in the new millennium[J]. Surg Clin North Am,2004,79(6):1503-1535.

[23]　吴明灿,陈世洁,罗国才,等.儿童重型颅脑损伤[J].中华神经医学杂志,2005,4(1):75-77.

[24]　王占祥,章翔,费舟,等.小儿重型颅脑损伤临床特点分析[J].中华神经外科疾病研究杂志,2003,2(3):211-214.

[25]　刘建雄,张毅,乔栎.小儿与成人外伤性急性弥漫性脑肿胀的比较(附48例报告)[J].中华神经外科杂志,1999,15(1):10-11.

[26]　江基尧,董吉荣,朱诚,等.21例GCS 3分特重型颅脑伤病人救治经验[J].中华神经外科杂志,1999,15(1):7-9.

[27]　王忠诚.王忠诚神经外科学[M].武汉:湖北科学技术出版社,2005.

[28]　李映良,夏佐中,梁平,等.小儿重型颅脑损伤的临床特点[J].四川医学,2003,24(11):1156-1157.

第四节　开放性颅脑损伤

随着社会进步及经济迅速发展,开放性颅脑损伤发生率逐年增高。由于受伤机制、受伤部位以及并发症的多样性、复杂性,处理开放性颅脑损伤对神经外科医生是非常严峻的挑战。

判断确有颅脑损伤后,首先应确定是开放性颅脑损伤还是闭合性颅脑损伤。开放性颅脑损伤是指硬脑膜已穿透,颅腔内容物直接与外界相通的损伤;闭合性颅脑损伤指的是脑组织未与外界相通的损伤。患者头皮或颅骨有或无开放伤而硬脑膜完整,或硬脑膜与颅骨虽有损伤,而头皮完整无撕裂,均属闭合性颅脑损伤。

一、致伤原因

儿童开放性颅脑损伤主要的致伤原因有以下几类。

(一)交通事故

近年来,交通工具数量剧增,开放性颅脑损伤发生率也随之增高。交通事故所致开放性颅脑损伤伤势重,致残率、死亡率高。交通事故受人、车辆、道路等多种因素影响,其中人的因素居首位。监护人安全意识不到位、儿童天性好动、酒后驾驶、驾驶经验不足、安全意识淡薄等是交通事故发生率增高的重要原因。

(二)高处坠落

高处坠落发生率直接或间接受周围环境、儿童性格、儿童的应急能力、儿童安全意识、管理状况、安全设施等因素影响。儿童好动,以从树上、高楼坠落多见。部分年长儿压力大、性格压抑,从高楼坠落自杀发生率也有增高趋势。

(三)异物刺入

儿童年龄小,安全意识淡薄。在玩筷子、勺子、刀、叉等餐具,各种笔、圆规、三角板、尺子等文具,剪刀、竹签等时摔跤或拿着这些物品相互打闹时,这些物品可经眼眶、鼻腔、额窦或上颌窦等骨质薄弱处戳入颅内,造成脑组织损伤及出血。

(四)暴力伤害

暴力伤害是现代社会发展中的一个突出问题,受家庭教育、学校教育、儿童性格等多种因素影响。从暴力发生方式看,以锐器伤多见,如菜刀、匕首、水果刀、剪刀等伤害。

二、病理与病理生理

开放性颅脑损伤的病理生理机制在很多方面与各种类型的重型颅脑损伤相似。损伤可分为原发性脑损伤(外力直接作用)和二级损伤(继发并发症持续损害)。在外力直接作用部位,早期即可出现神经元坏死,随后出现的颅内压增高、占位效应、休克、初始血管损伤或延迟创伤性血管痉挛、感染、持续性癫痫发作以及迟发性脑水肿,均可引起神经功能的进一步损害。

三、临床表现

开放性颅脑损伤的临床表现,因致伤因素、损伤部位不同而异。

(一)明确病史

询问患儿受伤时间、致伤物种类及致伤经过,做过何种处理。

(二)头部创口的局部表现

创口可以发生在任意部位,可以单发也可以多发。应仔细检查创口大小、形状、有无活动性出血、有无异物及碎骨片、有无脑组织或脑脊液流出。

(三)全身症状

早期的全身症状为休克与生命体征的改变。开放性颅脑损伤出现休克概率大,不仅仅因外伤出血而失血,还由于颅腔已经开放,脑脊液与积血外溢,使颅内压增高得到缓冲,颅内压增高引起的内在代偿性周身血压升高的效应减少。另外,需关注有无胸腹脏器伤、四肢脊柱骨折等相应的症状和体征。开放性颅脑损伤可引起低热,伤口感染可以引起高热甚至脑膜刺激征。

(四)意识障碍

意识障碍的有无及程度取决于脑损伤部位和程度。局限性开放性颅脑损伤未伤及脑重要结构或无高颅压患儿,通常无意识障碍;而广泛性脑损伤,脑干或下丘脑损伤,合并颅内血肿或脑水肿引起高颅压的患儿,可出现不同程度的意识障碍。

(五)局灶性症状

依脑损伤部位不同,患儿可出现偏瘫、失语、癫痫、同向偏盲、感觉障碍等。

(六)高颅压症状

创口小、创道内血肿和(或)合并颅内血肿,以及广泛性脑挫裂伤而引起严重颅内压增高者,可出现头痛、呕吐、进行性意识障碍，甚至发生脑疝。

四、辅助检查

开放性颅脑损伤一般易于诊断，根据病情，检查伤口内有无脑脊液或脑组织，即可确定开放性颅脑损伤的情况。X线及CT有利于伤情的诊断。

(一)头颅X线

了解颅骨骨折的部位、凹陷深度、骨折片分布、颅内金属异物、气颅等情况。

(二)头部CT

可以看到确切的损伤部位和范围，并能对异物或骨片的位置、分布做出精确的定位。对诊断颅内血肿、脑挫裂伤、蛛网膜下腔出血、脑中线移位、脑室大小及形态等有重要价值。怀疑有重要脑血管损伤时或异物邻近重要脑血管时，可通过头颅CTA精确判断。

(三)脑血管造影

针对开放性颅脑损伤后期的并发症，如外伤性动脉瘤或动静脉瘘，脑血管造影可精确显示血管形态。

(四)实验室检查

腰椎穿刺：主要了解有无颅内感染和颅内压情况。

五、治疗

首要治疗措施是止血、包扎、纠正休克。伴有活动性出血时，应采取临时性止血措施，同时检查患儿的周身情况，明确其他部位有无严重合并伤，初步评估整体病情，判断是否存在休克或是否处于潜在休克状态，必要时进行心肺复苏。当患儿生命体征趋于平稳时，再进行脑部清创。

(一)清创时机

尽可能在伤后8 h内清创，但清创时间多取决于患儿伤后来院就诊的时间，来院后宜尽早清创。如创口无明显污染，在强有力的抗菌药物控制下，清创时间可延长到伤后24 h。

(二)清创原则

应尽早清除碎裂脑组织、异物、血肿，修复硬脑膜及头皮创口，变有污染的开放性伤道为清洁的闭合性伤道，为脑损伤的修复创造有利条件。清创要求早期和彻底，同时尽可能不损伤健康脑组织，保护脑功能。术前应根据检查结果，对手术可能涉及的范围进行充分评估，应力争一期完成彻底的颅脑清创术。

首先要施行头皮清创术。先以灭菌干纱布轻轻填压创口，对嵌入颅内的异物、毛发等暂勿触动，然后用灭菌生理盐水冲洗创周，并用肥皂水刷洗，然后取下纱布，继续冲洗，用水量不少于1000 mL。若头皮创口位于发际内，可依据骨折范围、皮瓣血供情况，将创口两端进行弧形或S形延长，或重新做头皮切开；若头皮创口位于发迹外、额部暴露部位，评估切口难以完成颅脑清创，建议再做发际内切口。逐层清除创口内所有污染的毛发、异物、血凝块等。显露骨折区域，骨折片松动的可小心取出；骨折片相嵌紧密的，需在骨折线旁钻孔，为充分显露已撕裂的硬脑膜边缘，钻孔后应探查有无正常硬脑膜，若无正常硬脑膜，应继续于骨折线外钻孔探查寻找正常硬脑膜，再铣下骨瓣，将骨折片轻柔取下。硬脑膜充分暴露后，必要时适当延长，清除硬膜下血肿，清除已失去活力的脑组织及脑内血肿。多发粉碎小骨折片嵌入脑内时，术前仔细研读头颅CT所示异物情况，术中完整清除异物，必要时可依靠彩超定位以明确有无异物残留。脑组织清创、止血完毕后，用生理盐水冲洗创腔，严密缝合硬脑膜，硬脑膜缺损者可用带蒂骨膜或帽状腱膜修补。硬脑膜常规悬吊。对于开放性颅脑损伤，原则上建议丢弃污染骨折瓣；有学者尝试对污染不重的创面、污染时间短的病例，清创后适当保留、复位骨折片，以减少颅骨缺损、减小二期颅骨缺损修补手术难度，但感染风险大，需与患儿及其监护人充分沟通。术中同期应尽可能避免使用人工材料修补硬脑膜或颅骨，以避免术后形成难以控制的颅内感染。术前、术后积极应用抗生素预防感染。

（三）特殊伤的处理

钢钎、钉、锥等刺入颅内形成较窄的伤道，有时因致伤物为颅骨骨折所嵌顿，在现场急救时不应贸然将其拔除，特别是伤在静脉窦所在处或鞍区等部位时，仓促拔出致伤物可能引起颅内大出血或附加脑损伤，引起不良后果。接诊后应行头颅 X 线或 CT 检查，了解伤道及致伤物的大小、形状、方向、深度、是否带有钩刺和伤及的范围。如果异物靠近大血管，可进一步行 CT 脑血管造影等检查，查明致伤物与血管等邻近结构的关系。根据检查所获取的资料，分析可能出现的情况，研究取出致伤物的方式，做好充分准备后再行手术。

（四）静脉窦损伤的处理

首先要做好充分输血准备。上矢状窦损伤时，应先在其周边扩大颅骨骨窗，再轻柔取出嵌于静脉窦裂口上的骨折片，同时立即以棉片压住窦的破口，并小心检查窦损伤情况。小的裂口用止血海绵或辅以生物胶即可止住，大的裂口可用骨膜或帽状腱膜覆盖于裂口处，缝合固定。出血凶猛、难以探查到窦破口的情况下，必要时窦上方骨折片可不取出，游离周边骨瓣，可起到局部压迫效果。

（五）火器性颅脑损伤的处理

及时合理进行现场急救，快速安全转送，建议在有神经外科医生和设备的医院进行早期彻底清创和综合治疗。火器性颅脑损伤可分为非贯通伤（仅有入口，致伤物停留在伤道末端，无射出口）、贯通伤（致伤物贯通颅腔，有入口和出口，形成贯通伤道，多为高速枪击所致，脑损伤广泛而严重，是火器性颅脑损伤最严重的一种类型）、切线伤（致伤物与头部呈切线方向擦过，入口和出口相近，头皮、颅骨、硬脑膜和脑组织浅层损伤呈沟槽状，所以又称沟槽伤）。术前通过头颅 CT 了解伤道位置、致伤物残留位置及数量，术中充分利用神经导航、彩色多普勒超声、X 线等确定致伤物位置，尽量减少清创时的脑损伤；致伤物数量多、分散时，为减少脑损伤，可仅清除体积大的异物，体积小的异物可残留于脑内。

（六）术后处理

应定时观察患儿意识、瞳孔、生命体征的变化和神经系统体征。观察有无继发性出血、脑脊液漏，必要时行 CT 动态观察。加强抗感染，降颅内压，术后常规抗癫痫治疗，加强全身支持治疗；监测静脉血及脑脊液感染指标；昏迷患者保持呼吸道通畅，吸氧并加强全身护理，预防肺炎、压疮和泌尿系统感染。

（于增鹏　翟瑄　梁平）

参 考 文 献

［1］　付聪，费舟，孙秀英，等.46 例小儿开放性颅脑损伤治疗体会［J］.中华神经外科疾病研究杂志，2010,9(4):370-371.

［2］　贺伟旗，屈延，匡永勤，等.儿童重型开放性颅脑损伤颅骨处理的经验［J］.临床神经外科杂志，2009,6(2):60-62.

［3］　理国富，邓旺斌，张咏康，等.儿童颅脑损伤的临床特点及治疗体会［J］.中国医师杂志，2021,23(5):772-773.

［4］　Bell R S,Vo A H,Neal C J,et al. Military traumatic brain and spinal column injury:a 5-year study of the impact of blast and other military grade weaponry on the central nervous system［J］. J Trauma,2009,66(4 Suppl):S104-S111.

［5］　Chibbaro S,Tacconi L. Orbito-cranial injuries caused by penetrating nonmissile foreign bodies. Experience with eighteen patients［J］. Acta Neurochir(Wien),2006,148(9):937-941.

［6］　Glapa M,Zorio M,Snyckers F D,et al. Gunshot wounds to the head in civilian practice［J］. Am Surg,2009,75(3):223-226.

［7］　Heron M,Hoyert D L,Murphy S L,et al. Deaths:final data for 2006［J］. Natl Vital Stat Rep,

2009,57(14):1-134.

[8] Koenig M A,Bryan M,Lewin J L Ⅲ,et al. Reversal of transtentorial herniation with hypertonic saline[J]. Neurology,2010,70(13):1023-1029.

[9] Oehmichen M,Jakob S,Mann S,et al. Macrophage subsets in mechanical brain injury (MBI)—a contribution to timing of MBI based on immunohistochemical methods:a pilot study[J]. Leg Med (Tokyo),2009,11(3):118-124.

[10] Werner C,Engelhard K. Pathophysiology of traumatic brain injury[J]. Br J Anaesth,2007,99 (1):4-9.

[11] Seleye-Fubara D,Etebu E N,Bob-Yellowe E. Pathology of firearm mortalities in the Niger Delta region of Nigeria:a study of 136 consecutive autopsies[J]. Med Sci Law,2009,49(1):51-55.

[12] Stuehmer C,Blum K S,Kokemueller H,et al. Influence of different types of guns,projectiles,and propellants on patterns of injury to the viscerocranium[J]. J Oral Maxillofac Surg,2009,67(4): 775-781.

[13] Kazim S F,Shamim M S,Tahir M Z,et al. Management of penetrating brain injury[J]. J Emerg Trauma Shock,2011,4(3):395-402.

第五节　颅脑损伤的重症监护

颅脑损伤(traumatic brain injury,TBI)是指颅脑在外力作用下所遭受的损伤。随着经济的快速发展,城市化进程加快,意外创伤发生率居高不下,中国成为世界上 TBI 患者最多的国家,这使 TBI 成为一个重大的公共卫生问题。每年,国家需要消耗大量医疗资源来救治 TBI 患者。TBI 死亡率、致残率远远高于其他疾病,给社会及家庭带来极大的负担。儿童因其自身特点,重型 TBI 的发生率高于成人。因此,提高重型 TBI 患儿救治成功率以及生存质量对减轻社会及家庭负担至关重要。规范儿童 TBI 的重症监护措施,指导诊疗活动,对于提高重型 TBI 患儿救治成功率以及生存质量有着重要意义。

一、流行病学

在儿童创伤性损伤中,TBI 发生率居第二位,而死亡率及致残率居第一位。据报道,美国 2001 年全年儿童 TBI 急诊量约 50 万例,9.5 万例需要住院治疗,7000 例死亡,2.9 万例遗留永久性残疾。在我国,TBI 年发生率为(55.4～64.0)/10 万,其中重型 TBI 占比约为 20%,重型 TBI 的死亡率约为 27%。根据我国 2021 年 5 月 11 日发布的第七次全国人口普查结果,我国 0～14 岁人口为 25338 万人,0～14 岁居民脑外伤的发病数将达到(140～162)万人/年,重型 TBI 的发病数达到(28～32)万人/年。而实际儿童及青少年的 TBI 人数可能远不止此数。

2019 年一项对中国 TBI 患者的回顾性分析统计,30713 例 TBI 患儿中,交通事故 13825 例 (45.0%),高处坠落 10463 例(34.1%)。由此可见,高能量损伤占儿童 TBI 患者致伤因素的绝大部分,而儿童的自我保护能力较弱,尤其 5 岁以内是儿童 TBI 的高发年龄段,重型 TBI 的发生率相比成人更高。

二、致伤因素

儿童常见的 TBI 原因有摔伤、交通事故、坠落、暴力击打、高空坠物、自然灾害等。据多家儿童医学中心的不完全统计,3 岁以前最常见的 TBI 原因为摔伤,3 岁至学龄期以高处坠落以及交通事故居多,而青春期的 TBI 原因以暴力击打头部致伤最多见。3 岁以前的统计数据显示,男童、女童发病率接近,而 3 岁以后 TBI 发生率男性明显多于女性。这些数据统计结果与儿童生长发育的基本规律相符合。自 2011 年由第十一届全国人大常委会第二十次会议修正后颁布的《中华人民共和国道路交通安全法》将酒后驾驶认定为危害公共安全罪并加重处罚措施后,道路交通事故所引发的 TBI 发生率在逐年降低。近年来,我国青少年自杀率呈明显上升趋势,因跳楼导致的重型 TBI 发生率正在悄然升高,青少年的心理问题引发的创伤也逐渐成为众多医学中心的关注重点。

三、监护指征

通常我们对 TBI 患者的伤情初步判定有多种评估方法,其中儿童最常用的是格拉斯哥昏迷量表(Glasgow coma scale,GCS)以及婴幼儿神经创伤评分(TINS)。GCS 评分<8 分及 TINS≥1 分的患儿,有收入神经外科重症监护病房(neurosurgical intensive care unit,NICU)的绝对指征。如 GCS 评分为3~5 分,应建立绿色通道,缩短术前准备和入住 NICU 的时间。

进入 NICU 的患儿需要第一时间再次评估意识,观察瞳孔,监测生命体征,与前一次评估的结果对比,快速判断病情进展情况,决定下一步诊疗计划。

四、治疗

(一)药物

1. 止血药物 早期常规应用止血药物,防止颅内出血进一步增加,注意使用时间并监测凝血功能。应用止血药物时间过长时需警惕静脉血栓栓塞的问题,在无明显出血倾向时,应尽早停用。

2. 高渗性脱水药物 脱水药物的使用原则应是对抗细胞肿胀、降低颅内压。常用的渗透性脱水药物有浓氯化钠(推荐使用 3% 浓度)、甘露醇,可间隔、搭配使用。甘露醇注射液早期使用可能使活动性出血增加,与快速大量滴入后引起血容量迅速增加有关,可小剂量搭配其他脱水药物(如呋塞米)使用,降低副作用的同时增强脱水效果。脱水药物使用过程中需严密监测血压、尿量及血电解质变化。有文献报道,浓氯化钠可随使用时间延长而出现脱水作用下降,并加重创伤后期水、电解质紊乱。婴幼儿易发生内环境紊乱,因此浓氯化钠不建议长时间使用。

3. 镇静镇痛药物 TBI 患儿若出现烦躁、疼痛,可适当予以镇静、镇痛治疗,避免颅内出血增加,降低脑氧耗。使用过程中注意严密观察患儿生命体征变化及意识状态、神经系统体征。如使用呼吸机辅助通气,必要的镇静可降低意外拔管概率。

常用镇静药物有丙泊酚、咪达唑仑,常用镇痛药物有吗啡。ⅡB 级证据不推荐使用巴比妥类药物诱发脑电图的暴发抑制状态以预防颅内压增高的发展;对于最大强度的标准药物以及外科治疗无效的顽固性颅内压增高,推荐使用大剂量的巴比妥类药物,但是血流动力学稳定是巴比妥类药物治疗前和治疗中的前提。

近年来对丙泊酚的研究证实,其可以抑制大脑新陈代谢和氧耗,从而起到保护脑细胞的作用。在研究中,大剂量丙泊酚比小剂量丙泊酚有更显著的改善神经预后的作用,但会增高死亡率。大剂量丙泊酚的安全性仍是医学界争论的焦点,因此危重患儿使用大剂量丙泊酚需要格外谨慎。

2007 年国外一项比较丙泊酚和咪达唑仑两种药物对改善神经功能预后的研究表明,应用两者后的预后是相似的。比较丙泊酚和吗啡控制颅内压效果的研究表明,两种药物在改善神经功能预后及降低死亡率方面没有显著差异。

4. 抗癫痫药物 TBI 可引起急性症状性癫痫发作,重型 TBI 患儿发生临床创伤后癫痫发作(post-traumatic seizure,PTS)的比例高达 12%,脑电图检测出亚临床发作的比例高达 20%~25%。因此,创伤诊疗指南推荐给予抗癫痫治疗,原因如下:①重型 TBI 发生 PTS 的概率较高;②控制癫痫可避免加重脑损伤,尤其是降低脑疝及猝死发生率;③降低 PTS 发展成慢性癫痫的概率。

目前应用较为广泛的是左乙拉西坦。ⅡA 级证据不推荐使用苯妥英和丙戊酸钠预防晚发型 PTS(即7 天以后发生的 PTS)。

5. 预防感染 Sirvent 等进行的一项随机对照试验(RCT)表明,预防性使用抗生素对降低呼吸机相关性肺炎发生率有显著意义,而在降低死亡率方面无意义。美国《重型颅脑创伤治疗指南(第四版)》对预防性使用抗生素不再做推荐是基于其获益与产生耐药病原体的危害相比,意义不大。

6.类固醇激素　虽然类固醇激素从19世纪60年代开始用于治疗脑水肿,但多项关于重型TBI的研究表明,类固醇激素的应用并不能显著改善患者的预后,反而增高了重型TBI患者的死亡率。因此,Ⅰ级证据不推荐将类固醇激素用于改善重型TBI患者的预后及降低颅内压。

7.营养支持　在疾病过程中,机体与营养的关系十分复杂,在这些复杂的关系没有被充分阐明前,任何推荐的营养治疗方案都是谨慎的。ⅡA级证据表明,由于可降低死亡率,推荐在患者伤后至少第5天、最多第7天达到基本的热量替代要求。ⅡB级证据表明,推荐将经空肠营养用于降低呼吸机相关性肺炎的发生。营养支持治疗的要点包括以下几个方面。

(1)营养时机:建议早期给予营养支持,促进TBI后内分泌激素的分泌,降低伤后2周内的死亡率。早期营养(伤后24～48 h)和延期营养(伤后48 h至5天)的感染发生率和并发症发生率无显著差异。

(2)营养途径:早期营养途径主要有三种,经胃营养、经空肠营养和肠外营养。一项RCT(Ⅱ级证据)表明,经空肠营养较经胃营养能减少胃潴留,降低呼吸机相关性肺炎的发生率。

(3)血糖控制:对于重型TBI患者,严格控制血糖尚存在争议。虽然近期的三项研究表明,严格控制血糖并不能降低患者死亡率,但有研究充分描述了高血糖与预后不良之间的关系,因此控制血糖以避免TBI患者血糖水平急剧变化仍有重要意义。

(4)维生素和营养补充剂:较早的研究表明,没有足够的证据证明补充维生素及营养补充剂能降低重型TBI患者的死亡率和改善其神经功能。

8.预防深静脉血栓　TBI患者有发生静脉血栓栓塞(venous thromboembolism,VTE)的高风险,并且随着TBI的严重程度增加,风险增高。据报道,未采用预防措施的TBI患者深静脉血栓形成(deep venous thrombosis,DVT)发生率高达54%,但对于预防VTE,目前并无Ⅱ级以上证据将其作为推荐。同时,缺乏大量儿童TBI并发VTE的相关研究。应用抗血栓药物也可能导致颅内出血增加,对儿童是否进行预防VTE治疗,有待进一步研究。

(二)设备支持

1.辅助通气　重型TBI患者容易发生呕吐、误吸,儿童尤甚,并且存在呼吸驱动力和功能障碍等问题,需要呼吸机支持治疗。保持正常的肺通气是救治重型TBI患者重要的一环。

ⅡB级证据不推荐长期预防性过度通气($PaCO_2 \leqslant 25$ mmHg)。另外推荐将过度通气作为降低颅内压的临时性救治措施。伤后24 h大多数情况下脑血流量是减少的,因此应避免过度通气造成脑血流量进一步下降。如果使用过度通气,推荐进行颈静脉氧饱和度($SjvO_2$)或者脑组织氧分压($PbtO_2$)监测,以利于监测脑氧情况。

在自主呼吸稳定的前提下,仅呼吸道分泌物多,或者上呼吸道狭窄,需要考虑行气管切开,鼓励患者自主呼吸排痰。

2.预防性亚低温治疗　有研究支持亚低温治疗起到保护神经元的作用,亚低温治疗除了具有对神经元的保护作用外,其另一个广为人知的作用是降低颅内压。ⅡB级证据不推荐创伤早期(2.5 h内)、短期(48 h内)采用预防性亚低温治疗来改善弥漫性创伤患者的预后。

亚低温治疗的建议时间为3～14天。多项研究认为,在颅内压恢复正常后再进行复温获得的预后更好,死亡率更低。一项比较系统性亚低温(全身)和选择性亚低温(头部)的研究表明,选择性亚低温治疗伤后2年患者的GOS评分优于系统性亚低温。

3.脑微透析(cerebral microdialysis,CMD)　CMD利用小分子物质顺浓度梯度通过半透膜进行自由扩散的原理采集脑代谢产物并进行分析,用于了解TBI后脑组织的微代谢状态。利用CMD技术对脑损伤进行治疗和判断预后正成为研究的热点。

(三)监测

1.颅内压(intracranial pressure,ICP)监测　ICP监测的指征:所有有希望挽救生命(心肺复苏后GCS评分为3～8分)并有异常CT结果(颅内血肿、挫伤、肿胀、脑疝或基底池受压)的TBI患儿。使用ICP监测的信息救治重型TBI患儿,可以降低患儿院内及伤后2周死亡率(ⅡB级证据)。

2. 脑灌注压（cerebral perfusion pressure,CPP）监测 CPP 是血液流入和流出之间跨脑血管床的压力差，通常认为，平均动脉压（mean arterial pressure,MAP）与 ICP 的差值和 CPP 相当，实际上 CPP 与此差值呈正相关。ⅡB 级证据显示，对于重型 TBI 患者，进行基于 TBI 指南推荐的 CPP 监测可以降低患儿伤后 2 周死亡率。

3. 进阶脑监测（advanced cerebral monitoring,ACM） 重型 TBI 的治疗目标是挽救受损的脑细胞和保护暂未受损的脑细胞，其中重要的一条就是保证脑细胞得到足够的营养。TBI 有机体局部和全身的病理生理机制参与，而组织缺氧和葡萄糖摄入不能满足细胞代谢需求时，将发生代谢障碍，细胞死亡。脑血流量和组织血氧含量是目前研究神经元损伤的重要监测指标。常见的 ACM 技术包括经颅多普勒（transcranial Doppler,TCD）/双功能超声、颈静脉球动静脉血氧含量差（arteriovenous difference of oxygen,AVDO$_2$）和局部组织氧监测。其他还包括脑微透析技术监测脑代谢（葡萄糖、乳酸、丙酮酸、谷氨酸）和脑电图确定皮质扩散性抑制。

Ⅲ 级证据显示，将颈静脉球 AVDO$_2$ 监测指标作为 TBI 患者治疗决策依据之一时，可降低患者死亡率并改善患者伤后 3 个月和 6 个月的预后。

(四)阈值

对于重型 TBI 患者监测所获取的信息，关注阈值是为了减少不良预后，获得较好的结局，或者作为治疗方案更改的依据。前面的 ICP 监测、CPP 监测、ACM 的阈值，需要我们重点关注。

目前的 TBI 诊疗指南仅有对 15 岁以上人群的收缩压关注阈值的 Ⅲ 级推荐，尚无儿童的血压阈值对重型 TBI 患者预后影响的 Ⅲ 级以上的研究发表。根据既往国内的 TBI 诊疗指南，收缩压阈值应大于基础血压 10 mmHg。现有的部分研究认为，在儿童重型 TBI 患者中，CPP 阈值更应该被重视，这可能与儿童基础血压数值随年龄变化较大有关。

最新的 TBI 诊疗指南对 CPP 阈值（60～70 mmHg）做出的推荐为 ⅡB 级，而使用液体疗法和升压药物维持 CPP>70 mmHg 的激进做法可能会增加呼吸衰竭的危险，应避免这一做法（Ⅲ 级推荐）。

同样作为 ⅡB 级推荐，ICP>22 mmHg 时应给予积极治疗，否则可能显著增高死亡率。治疗决策应综合考虑 ICP 数值、临床检查结果以及影像学表现，针对性地采取行之有效的措施。

在 ACM 中，唯一获得 Ⅲ 级推荐的是避免 SjvO$_2$<50% 可能是降低死亡率和改善结局的阈值。随着 CMD 技术的发展，其可能成为 TBI 监测十分重要的方法，用于指导治疗和提示预后。

(五)手术

1. 脑脊液引流术 对于重型 TBI 患者，缓解高颅压、改善脑血流是最基本的处理，而脑脊液引流可以起到非常好的降低 ICP 的作用。无论穿刺装置放置在脑室还是放置在硬膜下，只要能起到引流作用，其对缓解高颅压都是有帮助的。

TBI 诊疗指南 Ⅲ 级推荐：对于 GCS 评分<6 分的患者，可考虑伤后 12 h 内进行脑脊液引流以降低 ICP，持续的引流较间断的引流更能起到有效降低 ICP 的作用。对于儿童患者，避免脱管和预防感染是尤其重要的两件事。引流时间一般不建议超过 1 周，因为超过 1 周会极大地增高颅内感染发生率。引流管自皮下隧道走行一段距离远离切口再穿出，能起到一定的防止脑脊液漏和降低感染发生率的作用。

2. 血肿清除术 重型 TBI 患者合并颅内血肿，占位效应明显时，应及时通过手术清除血肿，尤其是硬膜外血肿。如果是硬膜下血肿或脑内血肿，清除血肿时要注意脑组织损伤和肿胀情况，无法确定术后是否会加剧脑肿胀时，需要考虑置入 ICP 监测探头或者直接行去骨瓣减压术。

3. 去骨瓣减压术 通过外科手术切除一部分颅骨，称为去骨瓣减压术（decompressive craniectomy,DC）。其目的是缓解其他手段难以控制的高颅压，改善脑疝状态，改善脑血流，以期降低 TBI 患者死亡率，改善其预后。

ⅡA 级推荐：对于有弥漫性损伤的重型 TBI 患者（排除占位性病变），ICP>20 mmHg 超过 5 min，且在 1 h 内对之前的治疗反应差者，额颞部大骨瓣减压术（范围超过 12 cm×15 cm 或直径>15 cm）效果优于小骨瓣减压术。大骨瓣减压术可降低重型 TBI 患者的死亡率，改善其神经功能结局。双侧额部去骨瓣减压术并不能改善其伤后 6 个月的 GOS 评分,因此对于有此手术需求患者,仍建议行额颞部大骨瓣减压术。

对于去除骨瓣后修复颅骨的时机,若非头皮有感染或者皮瓣血供不佳,建议尽早进行颅骨缺损修复,越早恢复正常颅脑结构,对脑功能恢复越有利。

(六)预后

随着医学科学的不断进步,重型 TBI 患者死亡率在下降,但存活的患者往往遗留较重的神经功能障碍,对生活造成较大影响。因此,正确、及时处理伤者,做好重症监护,必要时手术,进行康复训练,均是争取较好结局的重要措施。儿童期脑功能是一个逐步建立、完善的过程,相比成人,儿童 TBI 后的恢复能力更强,远期预后优于成人。

(邹彬　翟瑄　梁平)

参 考 文 献

[1] Kaufman H H,Satterwhite T,McConnell B J,et al. Deep vein thrombosis and pulmonary embolism in head injured patients[J]. Angiology,1983,34(10):627-638.

[2] Muizelaar J P,Marmarou A,Ward J D,et al. Adverse effects of prolonged hyperventilation in patients with severe head injury:a randomized clinical trial[J]. J Neurosurg,1991,75(5):731-739.

[3] Geerts W H,Code K I,Jay R M,et al. A prospective study of venous thromboembolism after major trauma[J]. N Engl J Med,1994,331(24):1601-1606.

[4] Sirvent J M,Torres A,El-Ebiary M,et al. Protective effect of intravenously administered cefuroxime against nosocomial pneumonia in patients with structural coma[J]. Am J Respir Crit Care Med,1997,155(5):1729-1734.

[5] Temkin N R,Dikmen S S,Anderson G D,et al. Valproate therapy for prevention of posttraumatic seizures:a randomized trial[J]. J Neurosurg,1999,91(4):593-600.

[6] Dikmen S S,Machamer J E,Winn H R,et al. Neuropsychological effects of valproate in traumatic brain injury:a randomized trial[J]. Neurology,2000,54(4):895-902.

[7] Schutzman S A,Greenes D S. Pediatric minor head trauma[J]. Ann Emerg Med,2001,37(1):65-74.

[8] Jiang J Y,Xu W,Li W P,et al. Efficacy of standard trauma craniectomy for refractory intracranial hypertension with severe traumatic brain injury:a multicenter,prospective,randomized controlled study[J]. J Neurotrauma,2005,22(6):623-628.

[9] Härtl R,Gerber L M,Ni Q,et al. Effect of early nutrition on deaths due to severe traumatic brain injury[J]. J Neurosurg,2008,109(1):50-56.

[10] Cooper D J,Rosenfeld J V,Murray L,et al. Decompressive craniectomy in diffuse traumatic brain injury[J]. N Engl J Med,2011,364(16):1493-1502.

[11] Chourdakis M,Kraus M M,Tzellos T,et al. Effect of early compared with delayed enteral nutrition on endocrine function in patients with traumatic brain injury:an open-labeled randomized trial[J]. J Parenter Enteral Nutr,2012,36(1):108-116.

[12] Sorrentino E,Diedler J,Kasprowicz M,et al. Critical thresholds for cerebrovascular reactivity after traumatic brain injury[J]. Neurocrit Care,2012,16(2):258-266.

[13] Gerber L M,Chiu Y L,Carney N,et al. Marked reduction in mortality in patients with severe traumatic brain injury[J]. J Neurosurg,2013,119(6):1583-1590.

[14] Van Gent J M,Bandle J,Calvo R Y,et al. Isolated traumatic brain injury and venous

thromboembolism[J]. J Trauma Acute Care Surg,2014,77(2):238-242.

[15] Ibrahim K,Christoph M,Schmeinck S,et al. High rates of prasugrel and ticagrelor non-responder in patients treated with therapeutic hypothermia after cardiac arrest[J]. Resuscitation,2014,85(5):649-656.

[16] Arrich J, Holzer M, Havel C, et al. Hypothermia for neuroprotection in adults after cardiopulmonary resuscitation[J]. Cochrane Database Syst Rev,2016,2(2):CD004128.

[17] Carney N, Totten A M,O'Reilly C,et al. Guidelines for the management of severe traumatic brain injury,fourth edition[J]. Neurosurgery,2017,80(1):6-15.

[18] Jiang J Y,Gao G Y,Feng J F,et al. Traumatic brain injury in China[J]. Lancet Neurol,2019,18(3):286-295.

[19] Gao G,Wu X,Feng J,et al. Clinical characteristics and outcomes in patients with traumatic brain injury in China:a prospective,multicentre,longitudinal,observational study[J]. Lancet Neurol,2020,19(8):670-677.

[20] 中华医学会神经外科学分会,中国神经外科重症管理协作组. 中国神经外科重症管理专家共识(2020版)[J]. 中华医学杂志,2020,100(19):1443-1458.

[21] Oliveira A M P,Amorim R L O,Brasil S,et al. Improvement in neurological outcome and brain hemodynamics after late cranioplasty[J]. Acta Neurochir(Wien),2021,163(10):2931-2939.

[22] Khellaf A,Garcia N M,Tajsic T,et al. Focally administered succinate improves cerebral metabolism in traumatic brain injury patients with mitochondrial dysfunction[J]. J Cereb Blood Flow Metab,2021,42(1):39-55.

第六节　合并颅脑损伤的多发伤

多发伤指机体在单一致伤因素作用下,同时或相继遭受2个或2个以上解剖部位的损伤,其中至少有1处损伤可危及生命。多发伤应与复合伤、多处伤、联合伤相鉴别。多发伤不是各部位创伤的简单相加,而是一种伤情既彼此掩盖又相互作用的创伤症候群。多发伤致伤能量大,伤情涉及多系统、多脏器和多部位,需多学科协作急诊处理,是外科临床工作中面临的重大挑战。

一、总体处理原则

儿童合并颅脑损伤的多发伤,多见于交通事故及高处坠落,常见合并损伤部位为胸部、四肢及骨盆、腹部、全颌面部。合并损伤使伤情更为复杂,颅脑损伤合并多发伤的发生率在60%以上,其死亡率高达35%~40%,而单纯颅脑损伤死亡率仅为10%,不合并颅脑损伤的多发伤死亡率为20%。合并颅脑损伤的多发伤,其休克发生率高达26%~68%,而单纯颅脑损伤休克发生率仅为2%~3%。尤其低龄儿童常难自诉病情,易漏诊,如未能及时发现和处理,可加重原发性脑损伤,引起严重后果,或成为致死原因。颅脑损伤合并多发伤都伴随一系列复杂的全身反应,其程度除与颅脑损伤的严重性有关外,尚受多发伤的性质、部位和受伤时情况影响。儿童体重轻,血容量相对少,年龄越小,对失血耐受性越差,较成人更易发生失血性休克。合并颅脑损伤的多发伤患儿发生的休克、代谢和内分泌变化要比单纯颅脑损伤更为显著和持久。严重的生理紊乱可使全身防御功能急速下降。多发伤在伤后不久即可能发生侵袭性感染,尤其是腹腔内空腔脏器穿孔后并发的急性腹膜炎,对人体的内环境稳定可产生较大的影响。

多发伤救治速度是多发伤救治的核心所在。在事故现场尽快处理然后快速转运至院内是挽救多发伤患者生命的关键步骤。到达院内后首诊医生接诊患者后能快速准确判断伤情、合理安排抢救方案及辅助检查是成功抢救的关键,儿童创伤评分(pediatric trauma score,PTS)(表5-1)是可用于儿童院前及院内评估的简单易行的生理性创伤评分量表,能快速评估患儿创伤严重程度。

表 5-1　儿童创伤评分(PTS)

评分项目	+2分	+1分	-1分
体重/kg	>20	10～20	<10
呼吸道	正常	能维持	不能维持
收缩期血压/mmHg	>90	50～90	<50
中枢神经系统	清醒	迟钝或失去知觉	昏迷
开放性伤口	无	小	大或穿透
骨折	无	闭合性骨折	开放性或多发骨折

评分意义:总分为-6～12分,评分越低,损伤越重。临界分值为8分,低于此值死亡概率非常大。9～12分,轻度创伤;6～8分,有潜在生命危险;0～5分,有生命危险;-6～-1分,多数死亡。

合并颅脑损伤的多发伤常因休克、窒息等而使高颅压症状不典型,因此要仔细检查,特别是意识障碍程度,以防漏诊和延迟救治。检查胸腹部时,要注意检查腹膜后有无脏器损伤,胸腔等部位有无隐性大出血,如迟发性血胸、腹膜后大出血,有无血尿(泌尿系统损伤的重要依据,但有时严重肾损伤及肾蒂损伤也可不发生血尿)。

损伤控制性手术(damage control operation,DCO)理念最早由 Stone 提出,DCO 既不同于常规手术,也不同于一般的急诊手术,是一种复杂外科问题应急分期手术的理念。DCO 的目的是救命、保全神经系统功能及患肢,控制污染,避免生理潜能进行性耗竭,为计划确定性手术赢得时机。在合并颅脑损伤的多发伤救治中应用广泛,而体重轻、全身血容量少的儿童患者更应遵循此原则。儿童合并颅脑损伤的多发伤急诊手术的首要目的是维持生命而不是彻底解除病因。全身麻醉和外科的过度干预会进一步加重创伤反应。治疗应分阶段、分步骤进行,同时积极复苏和支持治疗,而不是一次性完成确定性手术,不应片面追求手术的彻底性而忽略创伤生理极限。出血量少、中线结构没有明显移位的颅脑损伤患儿可随访观察;除心脏、大血管和气管支气管断裂的胸部损伤患儿外,其余胸部损伤患儿以保守治疗为主;由于高分辨率 CT 不仅可以精确地定位诊断腹部实质脏器的损伤,还可以进行损伤严重程度的评估和腹腔积血量的测定,因此应严格遵循剖腹探查手术指征。只要血流动力学稳定,非手术治疗几乎是所有儿童肝脾肾外伤的首选方法,而需要急诊手术者仅仅是血流动力学不稳定或合并其他脏器损伤者。非手术治疗顺利进行的前提是有效的生命体征监护和有先进的检查设备。但对于膀胱损伤,应急诊修补;完全性尿道断裂应行尿道端端吻合、膀胱造瘘术;对于开放性骨折,应急诊处理,病情不稳定者可先闭合伤口。对于不稳定型骨盆骨折,早期实施骨盆环结构的恢复并实施有效的骨盆外固定以减少出血。对于多发伤合并股骨干骨折患儿,早期应用外固定,可以避免一些风险。

二、常见合并损伤部位的临床表现及处理原则

(一)颅脑损伤合并胸部损伤

儿童颅脑损伤合并胸部损伤中最常见的为肺挫伤,高能量损伤时可合并血气胸、肋骨骨折。

1.临床表现　轻度肺挫伤常无明显临床症状,当患儿清醒或轻度意识障碍,神经系统无重要发现,但有明显呼吸困难、呼吸频率快、脉搏浅快、口唇发绀,有时甚至休克,用颅脑损伤无法解释病情时,需考虑合并胸部损伤(气胸、血胸、血气胸等)。

2.治疗措施　一般而言,轻度肺挫伤常无须特殊处理,有重度肺挫伤合并呼吸困难、分泌物增多时可考虑行气管切开、全身注射抗生素以控制感染;有气胸、血胸或血气胸者,绝大多数伴有肋骨骨折,伤后有显著呼吸困难、发绀,特别是张力性气胸,应当优先处理,迅速行胸腔穿刺和闭式引流,以免脑缺氧加重而引起危险后果。肺实质损伤或颅脑损伤累及下丘脑、脑干时,有时可发生急性神经源性肺水肿。如颅脑损伤尚不十分危急,应优先处理肺水肿,待肺部情况平稳后再进行脑部手术。紧急手术则可同时处理脑部损伤和肺水肿。值得注意的是,有意识障碍或有反复惊厥发作的严重颅脑损伤婴儿常有呼吸道分泌物

增多而加重肺部损伤,需加强呼吸道管理,对呼吸困难的患儿需积极行气管插管,予以呼吸机支持。

(二)颅脑损伤合并腹部损伤

儿童颅脑损伤合并腹部损伤中最常见的为肝挫伤,其次是肾挫伤、脾挫伤,空腔脏器破裂穿孔相对少见。

1. 临床表现　儿童肝挫伤的症状和体征常不明显,多因查血发现转氨酶升高而进一步检查或入院进行全身筛查而发现,临床确诊需高分辨率CT或腹部增强CT检查。当颅脑损伤程度不重,但出现休克现象时,应警惕身体其他部位有合并损伤,比较常见的是腹腔内脏器损伤出血;伤员昏迷,有腹肌紧张或虽无腹肌紧张,但有进行性腹胀、肠鸣音消失、有腹膜刺激征,应疑有腹腔脏器损伤的存在。婴幼儿合并腹部损伤时常因检查不配合且不能主诉疼痛而易漏诊,需多次仔细查体甚至给予适当镇静处理。

2. 治疗措施　如颅脑损伤不重或伤情稳定,应尽早施行腹部手术。如脑部情况危急,腹部情况相对稳定,可先处理脑部,两者均严重时可同时进行手术。婴幼儿血容量小,尤其合并肠腔破裂继发腹膜炎时,进展为感染性休克的时间短,需特别注意补液、输血及胶体的补充。

(三)颅脑损伤合并脊柱与四肢损伤

1. 临床表现　伤后出现截瘫或多肢体瘫痪,除应注意有无重要功能区的脑损伤或多发性骨折休克外,尚应注意有无脊柱骨折。颈髓损伤可出现四肢瘫痪,胸髓以下损伤可出现两下肢截瘫。四肢的骨折常有局部的肿胀疼痛,易于诊断,但婴儿可有青枝骨折,局部肿胀常轻微,尤其是冬季受伤的婴儿易因着厚衣物而被忽略,同样的情况也见于锁骨骨折。

2. 治疗措施　四肢长骨骨折的处理应视颅内情况而定。对于颅内血肿等危急病例,当合并四肢骨折时,应先手术清除颅内血肿。对于开放性四肢骨折病例,可于颅脑手术后再进行清创及固定,闭合性骨折者可先做简单固定或行牵引治疗,待脑部情况稳定(1周左右)后再进行处理。对于脊柱骨折急性期,如果脑损伤危重,可平卧硬板床或外固定,一般不必进行特殊处理,但翻动或检查患者时要特别注意避免造成或加重脊髓与神经损害。脊柱骨折、脱位严重,有脊髓压迫表现,应被视为急诊手术适应证,生命体征稳定时可及时进行必要的手术减压或内固定等。骨盆骨折应视伤情而定,稳定的骨盆骨折常无需特殊处理。遇有脏器或血管损伤,如膀胱、尿道或直肠损伤及髂动脉损伤时,应及时抢救,先处理合并损伤与休克。

(四)颅脑损伤合并颌面部损伤

1. 临床表现　颌面骨折时,可出现严重的面部畸形、肿胀,在合并颅脑损伤、有意识障碍时易误吸而出现呼吸道梗阻;颅脑损伤、意识障碍患者合并中央部分的下颌骨骨折时可出现舌下血肿,导致舌后坠,阻塞呼吸道而出现呼吸困难。

2. 治疗措施

(1)防止窒息:在昏迷或浅昏迷的状态下,及时清除口腔内血凝块,拔除有脱落风险的乳牙;因舌下血肿而出现舌后坠者可保持侧卧位,如不能缓解,可放置口/鼻咽通气管以保持呼吸道通畅,轻度意识障碍而不配合时可考虑行气管插管或做气管切开。

(2)止血清创:颌面部损伤常伴有大量出血,颌面部软组织的损伤严重时可做床旁清创,病情允许的情况下应尽量争取早期细致的清创缝合。由于创面血液丰富,再生能力强,伤后24~72 h的伤口,同样可以扩创缝合,争取一期愈合。处理原则是尽量保留组织,整复功能,防止畸形发生。如不能完全缝合,可尽量做部分缝合、拉拢缝合或定向缝合。

(周建军　翟瑄　梁平)

参 考 文 献

[1]　何永生,黄光富,章翔. 新编神经外科学[M]. 北京:人民卫生出版社,2014.

[2]　江基尧. 现代颅脑损伤学[M]. 3版. 上海:第二军医大学出版社,2010.

［3］ 孙祥水,楼跃,喻文亮,等.112 例儿童多发伤的临床特点分析[J].中华小儿外科杂志,2014,35(2)：134-138.

［4］ 赵小纲,江观玉.多发伤救治的损伤控制策略[J].中华创伤杂志,2006,22(5):334-336.

［5］ 王一镗.严重创伤救治的策略——损伤控制性手术[J].中华创伤杂志,2005,21(1):32-35.

［6］ 高劲谋.多发伤的早期救治[J].中华创伤杂志,2010,26(1):80-82.

［7］ 张连阳,王正国.多发伤定义的演进[J].中华创伤杂志,2015,31(9):802-804.

［8］ 明美秀,陆国平.小儿创伤评分[J].中国小儿急救医学,2019,26(2):86-89.

［9］ Winn H R,Burchiel K J,Bakay R A E,等.尤曼斯神经外科学[M].王任直,译.北京:人民卫生出版社,2009.

第六章　脊柱脊髓损伤

儿童脊柱脊髓损伤相对少见,儿童脊柱脊髓损伤仅占总人群脊柱脊髓损伤的 1%～10%,脊柱损伤在 3 岁以下儿童中更为少见。儿童脊柱脊髓损伤有 40%～60% 发生在颈椎,多发生在相对较年幼(3～8 岁)的儿童中,上颈部的受伤概率是其他部位的 2 倍。而较年长(9～16 岁)的儿童中,胸腰椎交界处的脊柱脊髓损伤更为常见。虽然儿童脊柱脊髓损伤相对较为少见,但与成人相比,儿童脊柱脊髓损伤可能导致更严重的并发症,并且会对儿童的心理和社交等产生巨大影响,尤其是住院时间延长更会加剧对儿童心理、社交等的影响。就目前医疗情况而言,因为对儿童脊柱脊髓损伤缺乏在诊断、初始治疗和住院治疗选择方面具有高证据水平和具体指南的大型研究,加上儿童各个年龄阶段脊柱脊髓的解剖、生理有独特特征而导致临床医生诊断和治疗的困难,儿童脊柱脊髓损伤给神经外科医生和护理人员带来许多挑战。

一、流行病学

美国一项儿童创伤流行病学研究对国家儿科创伤登记处进行了连续 10 年的评估,发现 75172 例受伤儿童中,只有 1.5%(1098 例患者)有颈椎损伤。上颈椎损伤在年龄较小的儿童中更为常见,在成人中,下颈椎损伤更为常见。上颈椎损伤患者的死亡率为 33%,而下颈椎损伤患者的死亡率为 8.3%。与成人一样,男童比女童更容易遭受颈椎损伤,男女比例为(1.5～2.1):1。中国缺乏大样本的有关儿童脊柱脊髓损伤发病率等的统计,较大样本研究统计收治的脊柱脊髓损伤病例共 1198 例,其中包含儿童及青少年 31 例,儿童及青少年脊柱脊髓损伤所占比例约为 2.6%。

钝性损伤是颈椎损伤最常见的原因,占损伤的 95%,通常由交通事故引起。跌倒、坠落是年龄较小的儿童损伤的主要原因,年龄较大的儿童多见与运动有关的损伤。每 6 万个新生儿中就有一个并发脊髓损伤,新生儿脊髓损伤与母亲有关的危险因素包括骨盆小、肥胖、糖尿病和初产等,与胎儿有关的危险因素包括分娩时新生儿体位异常、分娩时间延长、产钳助产和肩难产。臂丛神经损伤比脊髓损伤更为常见,可影响上(C5、C6)或下(C7、T1)神经,分别导致厄尔布(Erb)麻痹或克隆普克(Klumpke)麻痹。臂丛上干综合征:主要表现为 C5 与 C6 前支所支配的肌肉麻痹,即三角肌麻痹使上臂不能外展,肩峰以下三角肌部在前臂的桡侧缘有感觉障碍,厄尔布点(即锁骨上 2～3 cm,约在胸锁乳突肌后一横指处)可有压痛。臂丛下干综合征:最常因分娩时新生儿肩部向上猛力牵引造成,主要表现为受 C8 和 T1 支配的肌肉出现麻痹,前臂伸屈功能受限,尤其是拇长展肌麻痹,在上臂、前臂及手的尺侧缘有感觉障碍,如 T1 受损,因其含有交感神经纤维,可出现霍纳综合征,手水肿、青紫,面额部出汗增多,皮肤温度增高。

二、胚胎发育和解剖学特征

儿童脊柱的生长由骨化中心逐渐成骨化完成。儿童脊柱各个部位椎体均有骨化中心,并且这些骨化中心通过关节软骨连接在一起,逐渐骨化融合,这些骨化中心完成基本骨化融合大约需要 7 年,完成完全骨化融合大约需要 12 年。融合软骨是骨化中心之间发育骨性结构的暂时骺板,在此期间这种持续的软骨融合在 X 线或者 CT 检查中可能被误认为骨折,并且由于后弓的中线可能融合缓慢,完全融合需要 7～9 年,也容易被误诊为骨折。

儿童脊柱具有肌肉组织发育不良、力量弱,韧带松弛,有骨化中心,椎体发育不成熟等特征,故儿童脊柱的灵活性较大,具有更大的运动耐受性。儿童脊柱比脊髓更有弹性,儿童脊椎可以承受 5 cm 的牵引移动,但脊髓只能承受 5 mm 的牵引移动。因此,小儿脊柱比成人脊柱更易弯曲,这导致了其与成人不同的损伤模式。儿童脊柱这种增强的移动能力有优点,这种弹性可能导致受伤时脱位后立即自行复位,但是也有缺点,儿童脊柱的快速减速和过度弯曲伸展也容易使脊髓或者神经受到损害。儿童比成人更容易遭受韧带损伤和无放射异常的脊髓损伤(spinal cord injury without radiological abnormality,SCIWORA)。

儿童独特的解剖特征使其容易患脊髓损伤、脱位损伤或生长板损伤以及其他特殊损伤,儿童脊柱也存在"支点效应"的风险。较小儿童的头部相对较大,头部尺寸占身体比例高,椎体支点位于颈椎的C2～C3,儿童随着脊椎成熟和生长,头部尺寸相对减小,支点逐渐下移到更远端的位置,支点的位置容易受到损伤。因此,大多数婴儿脊柱损伤涉及颅颈区域,年龄较大的儿童的脊柱支点为颈椎C5～C6的水平,青少年之后脊柱支点与成人类似,下移到腰椎水平。

颈椎前凸的消失通常是儿童的一种正常变异,但也可能是由颈椎肌肉组织痉挛所致。颈椎的骨化部分在出生时更似球形,随着年龄的增长,逐渐发展成成人的矩形。因此,幼儿可能有正常的"楔形外观",类似于成人的前楔形骨折。

儿童急性脊髓损伤的病理生理分为两个主要阶段:一是立即机械性损伤导致的脊髓永久性或暂时性压迫挫伤;二是由于脊髓的破坏性和生物化学变化,在原发性损伤后数小时至数周,可发生功能障碍和神经元、胶质细胞凋亡或死亡。

三、诊断和分类

儿童伴有创伤史,如机动车辆事故、从高处跌落、与运动有关的伤害或怀疑儿童被虐待等时,应警惕儿童脊柱脊髓损伤的可能。如果儿童出现昏迷、斜颈、颈部疼痛和僵硬,以及出现暂时性或固定性神经功能缺损,应怀疑出现了脊柱脊髓损伤。儿童受伤后1周内仍持续颈部疼痛或出现明显畸形(如斜颈)等也应高度怀疑脊柱脊髓损伤。儿童身体后部皮肤出现瘀青或擦伤的临床迹象,提示患儿有可能存在潜在的脊柱脊髓损伤。

根据病史、查体结果,结合辅助检查可以明确诊断。X线正侧位摄片可显示骨折、脱位情况,包括部位、范围、程度及脊髓是否受压等。CT检查可显示骨折的部位、移位方向及范围,可用于观察骨折片进入椎管的情况,通过三维重建技术可观察椎管的形态,判定脊髓受压程度,测量椎管狭窄的程度。MRI检查不仅能清晰显示脊柱骨折、脱位,而且能显示脊髓损伤的程度。

根据形态,儿童脊柱损伤可分为骨损伤、韧带损伤、骨和韧带受累,以及SCIWORA。根据损伤机制,儿童脊柱损伤可分为压迫伤、爆裂伤、平移/旋转伤和牵引伤。婴儿多出现撕脱性骨折,其他儿童多出现棘突、椎骨或椎弓根骨折或多椎体的压缩性骨折,较大儿童以腰椎或胸椎和腰椎多个区域的压缩性骨折为常见。

脊髓损伤的Frankel分级:A级,损伤平面以下深浅感觉完全消失;B级,损伤平面以下深浅感觉基本完全消失,仅存某些骶区感觉;C级,损伤平面以下仅有某些肌肉运动功能;D级,损伤平面以下肌肉运动功能不完全,可扶拐行走;E级,损伤平面以下深浅感觉、肌肉运动功能及大小便功能良好,可有病理反射。

下面介绍几种特殊的儿童脊柱脊髓损伤类型。

1.SCIWORA　SCIWORA常见于未成熟的脊柱。SCIWORA发生率约为36%。年龄小于8岁的儿童更容易遭受这种伤害,原因是其脊柱的弹性比脊髓大,脊髓更容易受到牵拉损伤,并且由于儿童脊髓的血供不如成人,损伤后更容易出现水肿、缺血甚至梗死等。临床表现通常以完全性脊髓损伤(SCI)的形式出现,高胸椎以上损伤时可以出现由呼吸肌力量不佳导致的肺部并发症,出现膀胱功能障碍等。最初Pang和Wilberger将SCIWORA定义为脊髓损伤而没有影像学异常的证据。笔者将SCIWORA定义为伴有感觉或运动缺陷或两者兼有的急性脊髓损伤。

2.寰枢椎旋转半脱位　Fielding和Hawkins将寰枢椎旋转半脱位分为四种类型:1型,寰枢间隔(atlas-dens interval,ADI)正常的纯寰枢椎旋转;2型,ADI为3～5 mm的寰枢椎旋转;3型,ADI超过5 mm的寰枢椎旋转,表明横韧带完全破裂;4型,寰枢椎向后移位。由于上述解剖学差异,用于成人放射学诊断的测量方法在儿童中不适用。例如,用于确定寰枢椎旋转的 ADI,在成人中为大于 3 mm,在儿童中则应大于 5 mm。

3. C2～C3 假半脱位　Swischuk 观察到 C2～C3 假半脱位是常见变异,并指出将颈椎后路作为 C2～C3 假半脱位与 Hangman 骨折(Hangman 骨折:C2 上、下关节突之间的骨质连接区的骨折,可伴有或不伴有 C2 前脱位)的鉴别点。在生理移位中,Swischuk 线(从 C1 后弓的前部到 C3)穿过或位于 C2 后弓皮质的前 1 mm。如果皮质位于 Swischuk 线后 1.5 mm 以内,则怀疑存在真正的损伤,而位移不小于 2 mm 则表示存在真正的脱位。假半脱位(尤其是 C2～C3 处)可能是由颈椎的弹性引起的影像学表现。半脱位的量通常小于 2 mm。脊髓末梢线不应中断。此外,还应评估 Swischuk 线,该线通常位于 C2 后弓前方不足 1 mm 处,如果该线距离 C2 后弓前方不少于 2 mm,则不太可能出现假半脱位,应进行脱位评估(MRI 在确定韧带损伤时特别有用)。

四、治疗

与成人相比,创伤性脊柱脊髓损伤患儿具有更强健的神经恢复潜力,脊柱和韧带具有更柔韧的伸展和屈伸能力,这是由于其具有独特的损伤机制,因此大部分脊柱脊髓损伤患儿不需要手术治疗,大多数患儿只需要对应的、适合儿童的保守治疗。但脊柱脊髓损伤的发生率随儿童年龄增大而增高,12 岁之后接近成人。颈椎为最易受损节段,车祸为最常见的致伤原因。上颈椎损伤的发生率在低龄儿童中较高。而在高龄儿童中,下颈椎及胸椎、腰椎损伤的发生率较高。低龄儿童的 SCIWORA 发生率较高,并且易导致完全瘫痪。儿童多节段非连续性脊柱损伤的发生率较低,而多节段连续性脊柱损伤的发生率较高且易发生在高龄儿童。脊髓恢复结果与最初的脊髓损伤情况有关,完全脊髓损伤恢复较差,而不完全脊髓损伤恢复较好。对于没有脊髓损伤的稳定型骨折,保守治疗是一个有效的选择,对于伴有脊髓损伤的不稳定型骨折和损伤,应早期手术治疗。

(一)保守治疗

适当固定是重要的院前程序之一,它有助于防止出现更多的脊髓损伤和神经功能缺损。儿童颈椎损伤的固定与成人一样:将患者放在脊柱板上,在头部两侧使用特殊的颈环。呼吸道控制在儿童中的应用比成人更重要,呼吸问题是脊柱脊髓损伤患儿发病率和死亡率高的常见原因之一。儿童的肺比成人小,新陈代谢也比成人高,因此,儿童只能耐受呼吸暂停 2～3 min,随后即发生缺氧,但成人可以耐受更长时间的呼吸暂停,最长可达 5～8 min,然后发生缺氧。快速呼吸道管理是管理儿童脊柱脊髓损伤的一个关键因素。应由急诊科、外科和神经外科评估患儿的状态,经过常规急诊使稳定后,团队进行快速神经评估。对患儿脊髓进行评估,美国脊髓损伤协会评分系统和亚洲损伤量表(Asian injury scale,AIS)是有效和广泛使用的评估工具。亚洲损伤量表旨在评估创伤及其严重性,某些混杂因素,如年龄、意识水平和其他损伤,可能影响亚洲损伤量表的准确性。脊柱脊髓损伤患者会出现不同程度的休克,区分神经源性休克和失血性休克是选择治疗方法的关键步骤,神经源性休克的发生取决于损伤的严重程度,其特点是导致低血压而无心动过速,患者对静脉输液和血管活性支持有反应。有些患者可能由于交感神经功能丧失而有持续性心动过缓。通过静脉输液控制血压和维持血容量是抢救急诊儿童脊柱脊髓损伤的步骤之一。根据儿科生命支持指南,初始复苏时建议首次输注 60 mL/kg 的等渗晶体溶液,液体应该加热以防止体温过低。过量的液体可能会增高出血风险。其他非手术保守治疗的主要手段是卧床休息和外部固定。通常使用定制的 Philadelphia 项圈来治疗上颈椎损伤,并使用类似的 Minerva 矫形器来治疗下颈椎损伤。胸腰椎矫形器包括泰勒支架和 ASH 支架。

脊髓损伤常用药物有神经生长因子、神经节苷脂和激素类。另外,随着现代生物技术的发展,新型治疗方法也在探索中。骨髓间充质干细胞具有抗炎潜能和神经保护作用,有助于防止神经退行性病变,促进神经发生和髓鞘再生。从脐血或脐带获得的脐带干细胞在脊髓损伤动物中证实有神经营养特性。鞘内移植各类干细胞(包括神经干细胞)也正在进行多中心临床随机试验。干细胞移植技术促进神经修复、脊髓损伤修复,副作用最小。软骨素酶是一种参与硫酸软骨素蛋白多糖(CSPG)代谢的细菌酶,与神经前体细胞一起使用,可以增强轴突再髓鞘化过程,这种髓鞘再生潜能已被证明能改善大鼠的感觉运动功能。此外,使用 Nogo 受体拮抗剂阻断髓鞘蛋白 Nogo-A 的作用可改善脊柱脊髓损伤动物的轴突再生。移植水凝胶聚合物也是一种治疗神经退行性病变的现代方法,特别是当它与生物分子(如生长因子和免疫调节因子)相结合使用时,可以增强细胞分化,阻止脊柱脊髓损伤后的免疫反应。

(二)外科治疗

当脊柱脊髓损伤儿童出现严重不稳定的损伤(尤其是进行性神经功能缺损)、不可复位的脱位和进行性畸形时,通常需要手术治疗。需要神经减压时也可能需要手术治疗。后凸畸形和脊柱侧凸形式的晚期畸形必须通过外科手术处理。小儿对椎弓根螺钉形式的胸腰椎脊柱器械的耐受性很好,推荐使用小儿专用移植物。前路入路可以采用肋骨、胫骨内侧或腓骨以获取骨骼,最好以压缩方式与固定装置一起使用,用于颈椎前路融合术。

五、并发症和预后因素

脊柱脊髓损伤患儿的预后比成人好,但是仍有 1/4 的患儿表现出较为持久的神经功能缺损。脊柱畸形和脊髓空洞症是脊柱脊髓损伤患儿常见的两大长期并发症。

儿童脊柱脊髓损伤后发生脊柱侧凸是常见的现象,尤其是较小儿童发生损伤时。脊柱脊髓损伤后,青少年的脊柱侧凸发生率约为 23%,较小儿童(8 岁以下)的脊柱侧凸发生率高达 70%。相比而言,成人脊柱脊髓损伤后脊柱侧凸的发生率较低,约为 5%。因此,儿童尤其是较小儿童发生脊柱脊髓损伤时,应注意密切随访这些患者,并应在 Cobb 角超过 10°时开始支撑,以防止脊柱侧凸的发展。已有证据表明,如果在 Cobb 角小于 20°时即开始治疗,可以延迟畸形的进展。常用胸腰椎矫形器,虽对儿童日常活动有一定的损害,但最终会使儿童获益。在确诊的脊柱侧凸病例中,通过器械矫正畸形,经常进行从上胸椎到骨盆的长段器械训练,可以实现坐姿平衡和脊柱无痛。

脊髓空洞症在脊柱脊髓损伤患儿中非常普遍,脊柱侧凸、后凸畸形和椎管狭窄被认为是发生脊髓空洞症的两大重要因素。回顾性研究发现,患者后凸畸形超过 15°或椎管狭窄时有超过 25%的概率发展为脊髓空洞症。特别严重者需要进行脊髓空洞-蛛网膜下腔分流术或脊髓空洞-胸膜腔分流术等。

(杨孔宾)

参 考 文 献

[1] 毕成,丁惠强,黑龙.儿童及青少年脊柱、脊髓损伤特征的临床分析[J].宁夏医学杂志,2008,30(4):318-320.

[2] Parent S,Mac-Thiong J M,Roy-Beaudry M,et al. Spinal cord injury in the pediatric population:a systematic review of the literature[J]. J Neurotrauma,2011,28(8):1515-1524.

[3] 谢恩,郝定均,张子如,等.儿童和青少年胸腰段脊柱损伤分型和治疗研究[J].中华实用儿科临床杂志,2013,28(15):1187-1190.

[4] Al-Habib A,Alaqeel A,Marwa I,et al. Causes and patterns of spine trauma in children and adolescents in Saudi Arabia:implications for injury prevention[J]. Ann Saudi Med,2014,34(1):31-37.

[5] Mendoza-Lattes S,Besomi J,O'Sullivan C,et al. Pediatric spine trauma in the United States—analysis of the HCUP Kid's Inpatient Database (KID)1997-2009[J]. Iowa Orthop J,2015,35:135-139.

[6] Kim C,Vassilyadi M,Forbes J K,et al. Traumatic spinal injuries in children at a single level 1 pediatric trauma centre:report of a 23-year experience[J]. Can J Surg,2016,59(3):205-212.

[7] Poorman G W,Segreto F A,Beaubrun B M,et al. Traumatic fracture of the pediatric cervical

spine:etiology,epidemiology,concurrent injuries,and an analysis of perioperative outcomes using the Kids' Inpatient Database[J]. Int J Spine Surg,2019,13(1):68-78.

[8] Bansal M L,Sharawat R,Mahajan R,et al. Spinal injury in Indian children:review of 204 cases[J]. Global Spine J,2020,10(8):1034-1039.

第三篇

小儿中枢神经系统肿瘤

第七章 头皮及颅骨疾病

第一节 先天性皮肤发育不全

1826 年,Campell 首先报道了累及头皮的先天性皮肤发育不全症。该患者为一婴儿,伴有大面积的头皮、颅骨及中线部位的硬膜缺损,其上矢状窦仅由一层薄而透明的组织覆盖,最后此患儿因失血过多而死亡。这个典型的病例主要考虑为先天性皮肤发育不全(aplasia cutis congenita,ACC)。

一、流行病学及病理生理学

据统计,ACC 的发病率为 1/10000~1/2000。学者们提出很多关于其生物学及发病机制的解释,但其临床表现可以多种多样,目前学术界仍没有对其病因及发病机制取得一致的合理解释。

二、症状与体征

头皮是 ACC 最常见的部位。超过 80％的 ACC 患儿有头皮受累。其缺损最常见的位置为颅顶部中线附近,但一些小的缺损也可能不在中线附近。按照缺损皮肤的范围对 ACC 患儿进行分类,10％～20％的患儿累及颅骨或硬膜。皮肤缺损的周围可有不同深度的异常红斑、斑秃、皮肤萎缩,表面可有一层潜在的组织覆盖。大约 30％的病例在主要病变的附近存在小的卫星病灶。有时小片状表皮缺损处可能有一层薄且透明的上皮细胞膜覆盖,这层膜看上去像"水疱"一样。其他一些小的病变在出生时容易被忽视或被误认为头皮监控电极所造成的损伤,到后来发现就诊时,也许已经发生感染。在部分累及硬膜的大面积皮肤缺损的基底部,可以很清楚地辨认出大脑凸面皮质的内侧边界,上矢状窦将其分开,其上被覆着一层来源于硬膜及蛛网膜残余结构的薄层组织。

三、诊断及处理

若在产前诊断时发现母体血清中 α 甲胎蛋白水平增高,羊水中 α 甲胎蛋白水平增高,羊水中乙酰胆碱酯酶阳性而胎儿的超声检查正常,则提示存在 ACC。

ACC 患儿的护理:首先必须用无菌生理盐水浸泡的纱布及塑料膜包裹以保持缺损部位湿润来防止感染,避免其下组织干燥及硬脑膜静脉窦表面的裂开。对 ACC 患儿需要判断其是否合并其他先天性异常。影像学检查有助于判断其预后,帮助识别一些需要外科处理的其他病变,还可能发现脑发育的异常。有无颅骨缺损是治疗的主要影响因素之一,在术前检查时必须明确。

四、手术治疗

1. 颅骨完整时 对于小范围的头皮缺损,如果其周围的骨膜、帽状腱膜、缺损基底的肌肉健康,可逐渐形成肉芽组织,收缩继而结痂愈合。大的头皮缺损则需要整形外科医生进行皮瓣转移手术。尽管采用组织扩张的方法可以成功修补大范围的先天性头皮缺损,但需要说明的是,采用组织扩张装置在缺损周边的皮肤行扩张时,很容易产生挤压作用。如果其下颅骨以及脑组织不被压缩、变形,新生儿的头皮往往很难被扩张。

2. 颅骨缺损时 对于伴有颅骨缺损的 ACC 患者,若发现其下脑膜组织干燥,往往需要紧急处理。在新生儿期,外科手术的目标是直接取邻近的组织进行修补,覆盖缺损,这样后期的颅骨重建也就会变得相对容易一些。还可以通过转移全厚皮瓣的方法修补。

其修补的复杂程度取决于缺损范围的大小,往往需要与整形外科医生密切合作。对于小范围的头皮缺损,充分游离其周围的头皮后拉拢缝合即可;对于中等范围的头皮缺损,往往需要一个或多个转移皮瓣修复;对于大范围的头皮缺损,需要按一些复杂的方法游离整个头皮后分割皮瓣,如 Ortieochea 方法。处理大范围的头皮缺损时,当采用全厚转移皮瓣不可能覆盖时,可采用 Mason 提出的非手术方法,即采用湿润敷料、抗菌药膏覆盖缺损部位的方法。ACC 患儿合并的颅骨缺损需要分期处理,可采用自体骨移植或者采用人工修补材料行颅骨修补。

第二节　朗格汉斯细胞组织细胞增生症

朗格汉斯细胞组织细胞增生症(Langerhans cell histiocytosis,LCH),又称组织细胞增生症 X,是一组原因未明确的组织细胞增殖性疾病。该病变除侵犯颅骨外,全身各器官均可受累,患儿年龄、病变分布的范围和组织细胞增生程度不同,病程和临床症状亦有差别。该病传统上分为三种临床类型,分述如下。

一、颅骨嗜酸性细胞肉芽肿

颅骨嗜酸性细胞肉芽肿是组织细胞增生的肉芽肿病变,病变介于肿瘤和炎症之间,往往发生于外伤后的全身性骨病。本病病因不明。病理发展可分为四个时期:①增生期:有大量组织细胞出现,可呈堆状、条索状,其间有少量的浆细胞、淋巴细胞和嗜酸性细胞。②肉芽期:出现富含血管的肉芽组织,有大量嗜伊红细胞出现,并可见到大单核-吞噬细胞,同时有泡沫细胞,并有局限性坏死或出血,出血较多者可进而形成含陈血的囊肿。③黄色肿块期:出现大量含有脂质的细胞。④纤维化期:由结缔组织生成新骨。以上病变常局限在单一骨内或数块骨内。

临床发病年龄多数在 4～12 岁,且以男性患儿多见。除指骨和趾骨外,全身各骨均可发病。好发部位依次为颅骨、骨盆、椎体、肋骨和长管状骨。起病时常有低热,局部肿胀、疼痛。血常规检查可以见到嗜酸性粒细胞和单核细胞增多,白细胞总数增多,血沉加快,血中钙、磷含量增高。在头颅 X 线平片或 CT 上可见颅骨的外板、内板和板障均被破坏,边缘不整齐(呈地图样),周围无硬化带。病变可单发或多发,大小范围不等。本病需与颅骨结核、表皮样囊肿、骨髓瘤、黄色瘤病、转移瘤等相鉴别。病变较小者可手术切除。病变广泛或难以切除者可经活检证实后进行放疗、化疗。一般预后较佳。

二、颅骨黄色瘤病

颅骨黄色瘤病又称黄色痛性肉芽肿,于 1893 年由 Hand 首先报道,因此,又称汉-许-克病(Hand-Schüller-Christian disease)。本病病因不明,有人认为是由结核分枝杆菌引起的。

本病多见于 3～5 岁儿童。组织学检查发现病变主要发生于骨骼系统,特别是在骨髓,而发生于肺、肝、脾等内脏者则无重要意义。除颅骨外其他扁平骨,如骨盆、肩胛骨、肋骨、上颌骨、下颌骨和脊椎骨等也可发生病变。单核-吞噬细胞内有胆固醇沉积,形成所谓的泡沫细胞,继而生成肉芽肿、结缔组织瘢痕,最后可能骨化。肉眼可见肉芽组织为黄色或灰黄色的脆性肿块。显微镜下可见到大量呈圆形或多角形,胞体大,细胞质呈泡沫状并可用酒精使之溶化的细胞,此即泡沫细胞。此外尚有嗜酸性粒细胞、淋巴细胞和浆细胞(总称渗出细胞),以及胆固醇结晶。

临床上,本病以颅骨缺损、突眼、尿崩为三大主症。颅骨 X 线平片上可见到典型的地图样缺损,单发或多发,范围大小不等,边缘清楚、锐利而无硬化带。这种改变多发生于顶骨和颞骨,并可同时见于左、右两侧,少数病变特别广泛者甚至使大片正常骨板被病骨包围而孤立。在颅底、蝶鞍、视交叉沟、蝶骨大翼和小翼、颞骨岩部等处都可发生轻重不等的破坏,不少在眼眶位 X 线平片上尚可见到眶上裂和眶壁有同样性质的破坏。由于在这些骨质破坏区同时尚可存在与破坏范围不一致的肉芽肿块,如有上述某些症状,难以用其他疾病解释时,则须考虑本病的可能性。此外,尚可发生低热、贫血、肌肉和关节酸痛,及其他垂体功能障碍症状。在颅骨缺损处可触到皮下柔软肿物。血脂质水平可增高,但胆固醇水平常正常。

本病多在局部应用放疗。全身应用大剂量肾上腺皮质激素及促肾上腺皮质激素治疗可以抑制病程进展。位于颅盖部的单发病灶,可以手术切除。若术后遗留颅骨缺损者,可行一期颅骨修补术。本病婴幼儿患者预后不良,易因症状加重和并发症而死亡。

三、急性、亚急性组织细胞增生症 X

本病又称莱特勒-西韦病(Letterer-Siwe disease),是组织细胞增生症 X 的急性或亚急性类型。病因不明。在颅骨方面病变与黄色瘤病相似,区别在于病变组织中有体积较大、圆形或多角形的单核-吞噬细胞,细胞质苍白,早期无胆固醇,在晚期才可见胆固醇沉积和黄色肉芽肿形成。

本病在临床上多见于 2 岁以下小儿。以肝大、脾大、出血性紫癜、贫血和淋巴结肿大为特点。常有发热、皮疹和感染病灶。在颅骨 X 线片或 CT 上可见穿凿样破坏,胸片上常显示肺野透明度减低,有网状或粒状阴影。

早期患儿可试行放疗,同时应用抗生素防止继发感染。肾上腺皮质激素可减轻肝、脾及淋巴结肿大并缓解症状。抗肿瘤药物(烷化剂)能控制病情发展。本病预后差,患儿多于数周或数月内死亡。

第三节　颅骨骨膜窦

颅骨骨膜窦是发生于颅骨膜上或下的无肌层静脉血管组成的血管团,该血管团通过许多粗细不等的板障静脉、导血管与颅内大静脉窦交通。该病好发于额顶部,通过引流静脉与颅内的上矢状窦交通,少数发生于患儿的枕部,与颅内横窦交通。该病灶通常单个出现,偶有少数患者出现多发病灶。既往按照该病的发生原因将其分为三种类型:先天型、自发型和外伤型。但临床中由于该病进展缓慢且隐匿,很多先天型颅骨骨膜窦患儿是在后天检查中偶然发现的,故也可将其分为自发型和外伤型两大类型。

一、发病机制

1. 自发型　比较常见,患儿出生前由于先天性局部血管发育异常、局部慢性颅骨疾病、静脉瘤病或遗传缺陷所致的导静脉异常增多等的基础疾病,后由于剧烈咳嗽、呕吐等动作使血压升高,局部静脉破裂而形成。有些患儿可同时伴有其他部位的血管异常,如海绵状血管瘤或颅内静脉畸形,个别还伴有先天性颅骨发育异常。

2. 外伤型　头部外伤后,骨膜下继发头皮血肿,血肿经导血管与颅内静脉窦交通,或在局部颅骨外板的骨折基础上,加之蛛网膜粒压迹较深以及凝血机制障碍,故而促使该病出现。更有学者认为该病由颅骨骨折造成颅外异常生长的血管与静脉窦同时受到了损伤所致,或在颅骨骨折合并静脉撕裂并引起硬脑膜外血肿的基础上诱发而形成。

二、临床诊断

多数患儿很少出现临床症状,当颅骨骨膜窦增大时,病变局部可有膨胀感。一般在患儿病灶头皮处可见一青蓝色或微红色,无搏动感并可压缩的质软包块,部分患儿的头皮表面亦可出现小的血管瘤、毛细血管扩张或血管痣等病变。任何能引起颅内压增高的因素均能使颅骨骨膜窦增大,如体位因素。当患儿处于仰卧位、俯卧位或低头时,病变处明显增大;当直立和处于坐位时,病变处消失。此时,压迫双侧颈静脉,肿物又出现,在病变处可触及颅骨的孔隙或破坏。

一般根据患者临床表现、查体及辅助检查不难诊断此病。颅骨骨膜窦的诊断依据:①部分患儿有明确的头部外伤史且病变部位与受伤部位一致;②病变区在受伤前未见异常,外伤间隔一段时间后肿物出现;③病理检查提示,自发型颅骨骨膜窦者腔内壁有一层较完整的内皮,而外伤型颅骨骨膜窦者缺乏。

三、辅助检查

X线检查可见部分患儿的局部颅骨外板密度稍低,还可见几个大小不等的骨孔。通过病变部位直接穿刺造影则能清楚地显示病变的全貌及对应的引流静脉,有时通过颈动脉造影的静脉期也可以显示病变。患儿头颅CT检查提示病灶呈稍高密度影,有不同程度的局部颅骨破坏和缺损,增强CT示病变呈明显的增强效应,近似于颅内静脉窦的增强效果,但有时也可因引流静脉的狭窄或血栓造成引流不畅,而使增强不明显。头颅磁共振扫描见病变处为混杂信号。病理学检查可见病变由许多毛细血管和扩张的无肌层静脉组成。

四、治疗

颅骨骨膜窦的治疗以手术治疗为主,术中可适当抬高患儿头位,以既能避免血液过度充盈又能呈现病灶轮廓为宜,防止术中出血过多。手术通常在靠近肿物处做瓣状切口,从骨膜下剥离,然后缝扎皮瓣上的出血静脉,对于外板骨孔,用骨蜡涂抹止血,也可先将皮瓣与病变分离,然后从骨膜下剥离,切除病变。用骨蜡封堵骨孔。一般经上述处理后的患儿预后良好,并发症少。如果病变部位的颅骨缺损、破坏严重或经上述处理后再次复发,可考虑开颅将病变及引流静脉全部切除。术中注意避免空气进入静脉窦,以免发生气体栓塞。曾有人通过向病灶局部注射硬化剂或通过放射线来治疗该病,但后因疗效不明显而逐渐被遗弃。

第四节 头皮包块

头皮包块是起源于皮肤及其附属器的一类疾病,其中良性肿瘤包括皮脂腺囊肿、脂肪瘤、血管瘤、神经纤维瘤等,恶性肿瘤包括血管肉瘤、基底细胞癌、横纹肌肉瘤、平滑肌肉瘤、纤维肉瘤、脂肪肉瘤、鳞状细胞癌、黑色素瘤等。下面介绍几种临床常见头皮包块类型及其临床特点。

(1)皮样囊肿:由于皮肤细胞原基在胚胎期偏离原位而形成的先天性囊肿。特点:①发病早,好发于幼儿期或青春期,生长速度缓慢;②多见于身体中线附近,如眶周、鼻根、枕部、颅骨骨缝处等;③质地偏软,有囊性感,由于囊肿的内壁由皮肤及其附属器组成,故囊腔内含有淡黄色油状液体,包括皮脂、脱落的上皮及毛发;④肿块所在部位常较深,不与皮肤粘连,可推动,常与基底部粘连紧密。

(2)表皮样囊肿:常见皮肤良性囊肿之一。特点:①可位于发际线内、外各个部位,单发,突出皮肤表面,呈圆形或椭圆形,表面光滑,有弹性,大小不等;②好发于儿童及青年人,生长速度缓慢;③与皮肤无粘连,移动度较好,部分包膜与头皮组织粘连,使基底部移动受限;④纤维组织构成包膜,内容物为灰白色的干酪样分层角化物质,多混杂破碎表皮组织;⑤少数可恶变或破溃,继发感染。

(3)脂肪瘤:起源于脂肪组织。特点:①20岁以下少见,多见于30～50岁成人;②多位于皮下,有一定活动度,用手指沿肿物两侧相向推挤局部皮肤,可出现橘皮样征;③多单发,生长速度缓慢,边界清楚,少数多发,多数体积小,少数直径可达5～6 cm,呈扁平分叶状,质地软,可有假囊性感,无触痛;④极少恶变。

(4)钙化上皮瘤:又称毛母质瘤,是由表皮毛皮质分化而来的细胞肿瘤。特点:①好发于小于10岁或超过60岁的人,女性患者多于男性;②常单发,生长缓慢,质地硬,直径多在3 cm以下,偶有大者;③位于皮下,多与皮肤粘连,基底可推动;④局部过度伸展时,可出现"帐篷征",即出现多个面和角,压住肿物的一侧会使对侧上翘,出现"跷跷板征";⑤恶性者极少见。

(5)皮脂腺囊肿:俗称粉瘤,是皮脂腺导管堵塞后,导致皮脂腺在腺体内聚集而形成的囊肿。特点:①好发于代谢旺盛的青年人。②单发多见,多发少见,生长速度十分缓慢。③与局部皮肤粘连紧密,活动度差,触之光滑,韧而有张力,无波动感,与基底无粘连。肿物中心有针头大小的脐孔凹样开口,呈蓝黑色,可挤出灰白色豆腐渣样内容物,呈腐臭味。④大小不等,从几毫米到近10 cm均有。肿物突出皮面,呈圆形或椭圆形。⑤易继发感染,罕见恶变。

　　头皮包块多为良性病变,生长速度缓慢,临床症状轻,多数患儿在出现胀痛等不适时才就诊,病史多在数月至数十年不等。随着人们对外观越来越重视,就诊人群日益年轻化并要求手术切除此类包块。应选择合理的手术切口并通过熟练的手术操作,降低复发率,使瘢痕最小化。包块的完整切除是防止复发的关键。

(叶恒)

参 考 文 献

[1] 雷霆.小儿神经外科学[M].2版.北京:人民卫生出版社,2011.

[2] 吴升华.郎格罕细胞组织细胞增生症评估与治疗指南介绍[J].中华儿科杂志,2012,50(2):155-158.

[3] 杨玉明,崔壮,王作伟,等.成人颅骨骨膜窦13例临床分析[J].中华医学杂志,2017,97(27):2124-2127.

[4] 顾硕,鲍南,金惠明,等.儿童颅骨骨膜窦[J].中华小儿外科杂志,2003,24(6):502-503.

第八章 颅内肿瘤

颅内肿瘤是小儿常见的肿瘤之一,其发病率仅次于白血病,小儿颅内肿瘤占全年龄段颅内肿瘤的15%～20%。

颅内肿瘤可发生于任何年龄,学龄期前后(5～8岁)儿童多见。肿瘤多沿脑中线部位生长。幕上肿瘤多位于第三脑室前部、后部、鞍区及大脑半球;幕下肿瘤多位于小脑半球、第四脑室及小脑蚓部。常见的小儿颅内肿瘤有室管膜瘤、星形细胞瘤、髓母细胞瘤及颅咽管瘤等,星形细胞瘤是最常见的小儿颅内肿瘤,而成人多见的垂体瘤、脑膜瘤及听神经瘤等在婴幼儿期较少见。

一、临床表现

小儿颅内肿瘤多位于中线处和颅后窝,引发的症状包括颅内压增高症状及局限性神经系统损害定位体征。

(一)颅内压增高症状

由颅内压增高引起的常见症状有头痛、呕吐及视觉障碍等。

1.头痛 头痛由瘤体增大压迫导致脑膜血管或脑神经被牵拉所致,常见部位为额部或枕部,可为间歇性或持续性头痛,起病初期头痛多不严重,但随病程的发展头痛逐渐加剧。婴幼儿表达能力有限,头痛的定位价值不大,可仅表现为用手抓头、击打头或阵发性哭闹不止。婴幼儿头痛多由器质性损害引起,不可轻易诊断为功能性头痛而贻误病情。

2.呕吐 呕吐是小儿颅内肿瘤最常见的症状,由瘤体引起颅内压增高或瘤体本身影响延髓呕吐中枢所致。对于部分婴幼儿,呕吐或为唯一的早期症状,但多数合并头晕、头痛等症状。呕吐剧烈程度不一,并非都呈喷射状,多数与饮食无关,可伴恶心,起病初期,呕吐多在晨起及早餐后发生,后逐渐过渡到任何时间段,可呈间歇性、反复性发作。小儿颅内肿瘤所致的呕吐常持续时间较久且较频繁,有时因伴有腹痛,加上多为家长代主诉,经常被认为是胃肠道疾病,延误治疗。

3.视觉障碍 视觉障碍由视神经继发性或原发性萎缩所致。婴幼儿视力减退容易被忽视,被发现时常已处于疾病晚期或已失明。小儿颅内肿瘤所致的视野缺损较成人少,此点可能与年龄较小患儿查体时不配合、难以发现有关。大多数颅内肿瘤患儿可出现视乳头水肿,这也是颅内压增高的客观依据。

4.头颅增大 多见于婴幼儿,检查时常有头颅破壶音,部分前囟未闭合的患儿可有前囟膨隆、头皮静脉扩张、头颅不对称等表现。婴幼儿大脑半球的肿瘤可致患侧外凸。

5.意识障碍及精神异常 颅内压增高时,患儿容易激惹及烦躁不安,一旦出现淡漠、嗜睡、精神变差,则提示有发生昏迷的可能,需尽快进行降颅内压处理。

6.其他 由于婴幼儿幕下及恶性肿瘤多见,脑膜瘤少,故癫痫的发生较成人少;强迫头位或强迫体位多见于脑室或颅后窝肿瘤;展神经受影响时,可出现复视症状。小儿颅内肿瘤由于代偿能力强,颅内压增高时症状出现较晚,容易被忽略,如果颅内压增高失去代偿则可迅速发生脑疝,危及生命,故早期发现、早期治疗是改善小儿颅内肿瘤预后的关键。

(二)局限性神经系统损害定位体征

局限性神经系统损害定位体征可因肿瘤大小及部位不同而异。发生于大脑半球、丘脑部位的肿瘤可表现为病理征阳性、运动障碍等;而垂体-下丘脑功能损害症状则因影响生长发育而较成人明显,如生长发育迟缓、性早熟、肥胖或消瘦、多饮多尿等;颅后窝肿瘤多伴有共济运动失调、眼球震颤、肌张力低下等表现;脑干肿瘤可有交叉性麻痹、双侧病理征阳性等表现。

二、诊断

小儿颅内肿瘤由于受到以下因素的影响,诊断相比成人要困难不少:①婴幼儿神经系统查体时不配合;②婴幼儿常不能或不会正确表述其发病情况;③颅缝及囟门未闭合、颅骨比成人颅骨软,早期可以通过代偿减轻肿瘤病灶的占位效应,导致颅内压增高的症状不明显或出现较晚;④临床症状有时与儿童其他疾病的表现相伴或在其他疾病之后发生,因而容易被忽略或误诊。

婴幼儿有颅内压增高症状而原因不明时,都应考虑到存在颅内肿瘤的可能性。对于疑为肿瘤者,可进行眼底及神经系统查体,并可使用影像学检查。小儿颅内肿瘤病程不等,大多数为几周至几个月,临床上需与颅内感染、胃肠道疾病及神经变性疾病相鉴别,前者脑脊液中多有典型的炎症性改变,后两者皆无颅内压增高的病症。

1.病史特点   患儿有头痛、呕吐史,或视力进行性下降,或无原因地突然发生癫痫,或突然偏瘫昏迷,并有视乳头水肿,走路不稳、共济失调,或有其他部位的肿瘤史。

2.典型的临床表现   包括颅内压增高症状及局限性神经系统损害定位体征。

3.查体   内容包括全身检查与神经系统检查等方面。神经系统检查需注意意识,精神状态,脑神经运动、感觉功能和反射的改变。需常规检查眼底等。

4.辅助检查

(1)头颅正、侧位 X 线平片可以通过颅缝分离、指压迹增多,提供小儿颅内压增高的证据,且可以用于了解颅内有无异常钙化灶。

(2)头颅 CT 和 MRI 能明确肿瘤部位、大小、血供及肿瘤与周围重要结构的解剖关系,头颅 MRI 平扫及增强 MRI 无辐射,软组织分辨率高,是发现小儿颅内肿瘤的首选检查。

(3)正电子发射断层成像(PET)可发现早期肿瘤,对判断原发性、转移性或复发性肿瘤及脑功能有一定的价值。

(4)应用立体定向和神经导航技术取活组织进行检查。

(5)脑血管造影:通过脑血管造影,可以了解血供情况,发现血管移位,并进行瘤体定位。

(6)腰椎穿刺与脑脊液检查:在鉴别颅内炎症、脑血管出血性疾病方面有特殊价值。

(7)内分泌相关激素检查:对诊断垂体瘤、生殖细胞瘤等很有价值。

(8)脑电图检查:可以定位大脑半球凸面的肿瘤,发现癫痫等。

(9)脑超声波探测:小儿颅骨薄,超声波易透过,故阳性率较成人高。幕上肿瘤可见中线移位,并可测得脑室扩大程度、瘤体大小等。

三、治疗及预后

1.内科治疗

(1)降低颅内压:根据生理需要量,限制每日液体入量,并使用渗透性脱水药物,如20%甘露醇,为提高降颅内压效果,可联合使用利尿性脱水药物,如氢氯噻嗪,但需注意保持内环境稳定。

(2)抗癫痫治疗:术前有癫痫史或术后出现癫痫者,应连续服用抗癫痫药,癫痫停止发作 6 个月后可以缓慢停药。

2.外科治疗   手术切除为治疗颅内肿瘤的主要方法,目的是降低颅内压和解除肿瘤对脑组织的压迫。良性肿瘤尽可能全切除,恶性肿瘤无法切除时应姑息切除以降低颅内压,为放疗和化疗创造条件。合并脑积水时,可行分流术缓解高颅压。

3.放疗   放疗为不能全切除的恶性肿瘤的主要辅助治疗手段之一,可以延长患者生存期。目前常用的放射源有 X 射线、γ 射线等。适用于对放疗敏感的肿瘤,如生殖细胞瘤等。需要注意的是,由于存在放射性损伤的问题,儿童放疗受到年龄的限制。

4. 化疗　用于对放疗不敏感或不宜放疗的恶性肿瘤,也可与放疗同时进行,常用的化疗药物有顺铂、长春新碱等,给药途径除传统的静脉方式外,也可以通过植入化疗泵(Ommaya 囊),绕开血脑屏障,提高疗效。

5. 其他治疗　应用免疫治疗、基因治疗及中药治疗等方法综合治疗颅内肿瘤。

婴幼儿机体抵抗力虽比成人差,但若做好充分术前准备,术中注意控制好出血、防止休克、保持呼吸道通畅,则绝大多数患儿是可以耐受开颅手术的。除位于脑干的肿瘤外,其他部位肿瘤无论是良性还是恶性,均应尽可能全切除,小儿脑代偿能力较强,某些神经功能的损害可以得到不同程度的恢复。若肿瘤不能切除,可采用减压或分流性手术进行治疗。

婴幼儿皮肤及皮下等软组织较薄弱,肌肉发育差,手术切口(尤其是颅后窝手术切口)必须紧密缝合,以防止脑脊液漏的发生。由于小儿对失血及寒冷的耐受性差,手术中需注意仔细止血,尽可能减少失血,并注意保暖。

对于某些脑室扩张严重的中线部位或颅后窝肿瘤,术前及术后可行侧脑室引流减压。

婴幼儿对体温的调节能力及对脱水、酸碱平衡失调的适应能力皆较成人差,术后防治高热、注意补充营养,及时纠正水、电解质紊乱尤其重要。

小儿颅内肿瘤中恶性较多,故术前、术后的综合治疗尤其重要,联合放疗、化疗可以有效改善治疗效果,延长生存期。

6. 预后　小儿颅内肿瘤随着医疗技术水平的提高,预后有了明显改善,一些良、恶性肿瘤等经手术切除,联合放疗、化疗等综合治疗后,患者已可以做到长期生存。

(叶恒)

参 考 文 献

［1］　罗士祺.儿童神经系统肿瘤［M］.北京:北京大学医学出版社,2006.

［2］　雷霆.小儿神经外科学［M］.2 版.北京:人民卫生出版社,2011.

［3］　朱国玲,刘吉庆,黄德俊,等.小儿颅内肿瘤 72 例临床分析［J］.宁夏医学院学报,1999(4):21-22.

［4］　侯庆石,周东,彭龙,等.112 例儿童幕下脑肿瘤临床资料分析［J］.中华神经外科杂志,2013,29(6):572-574.

第九章　下丘脑和视路胶质瘤

视路胶质瘤(optic pathway glioma,OPG)一般是低级别胶质肿瘤,可起源于视觉通路的任何位置,如视神经、视交叉以及视交叉后部的下丘脑、视束、视放射等区域。因为部分 OPG 起源于下丘脑,因此有些文献将其统称为下丘脑和视路胶质瘤。

OPG 约占儿童脑肿瘤的 5%,从婴儿期到青春期均有发病,5~8 岁居多。男性略多于女性,男∶女＝1.6∶1。

许多 OPG 与 1 型神经纤维瘤病(NF1)相关,然而,约 60% 与 NF1 不相关,被称为散发型,具体病因尚不明确。

关于 OPG 的许多问题目前仍然存在争议,包括分类、诊断、活检必要性、手术指征和手术目标,以及化疗和放疗的作用和时机等。

一、病理生理和发病机制

OPG 一般起源于视神经、视交叉或者视交叉后部下丘脑。肿瘤可以位于眼眶内、鞍区、第三脑室底、基底节等部位,从而可能对视力、视野、下丘脑功能造成影响,同时肿瘤体积增大,可能凸入第三脑室,堵塞室间孔,影响脑脊液循环,造成梗阻性脑积水。

经多年随访观察,鞍区较小的视神经毛细胞型星形细胞瘤有的可自动消失。具体机制不详。

二、临床表现

OPG 分类通常以解剖学为指导,然而,目前各种分类系统与肿瘤进展的自然史或临床方面(特别是视觉预后)并没有很好的相关性。

OPG 患者出现的症状可能与肿瘤参与的或视觉通路受压引起的视觉功能损伤有关,表现为视力下降、视野缺损,甚至失明。脑脊液通道阻塞引起脑积水时,可表现为头痛、恶心呕吐。有些患儿可表现为内分泌功能下降,身高不长,体重不增,极度消瘦,生长发育落后。有些患儿可表现为较典型的水平眼球震颤,呈恶病质,多见于 1~2 岁幼儿。

三、辅助检查

1. 影像学检查

(1)头颅 CT:一般表现为鞍区、第三脑室前部低密度、等密度,为类圆形或者分叶状、不规则肿瘤,部分呈马鞍形,大小不等,一般边界清楚。偶尔可见瘤内囊性变或者钙化。若有脑积水,则可以见到幕上脑积水表现(图 9-1)。

(2)头颅 MRI 可以更清晰地显示病变,一般在 T1 加权成像上呈低信号,T2 加权成像上呈等信号或者略高信号,注射造影剂后,病变往往呈明显均匀强化,有明显的边界(图 9-2)。

2. 内分泌检查　鞍区 OPG,尤其是体积较大的肿瘤,可能会影响患者的神经内分泌功能,因此在手术前后及治疗过程中要定期监测垂体功能(包括垂体-肾上腺轴、垂体-性腺轴、垂体-甲状腺轴等)。

3. 肿瘤标志物检查　鞍区及第三脑室内病变,需要与生殖细胞肿瘤鉴别,因此需行相关的肿瘤标志物检测,如 β-人绒毛膜促性腺激素(β-HCG)、α 甲胎蛋白(AFP)等。

4. 眼科检查　建议由眼科医生行视力、视野及视觉诱发电位(VEP)等检查。但在婴儿期,视觉功能难以准确评价,这给临床评价造成了很大困难。

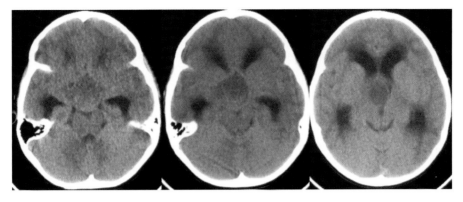

图 9-1　OPG 患者头颅 CT

显示病变位于鞍区及第三脑室前部,为实质性,边界基本清楚,呈低密度,幕上脑室扩大,伴有室旁水肿

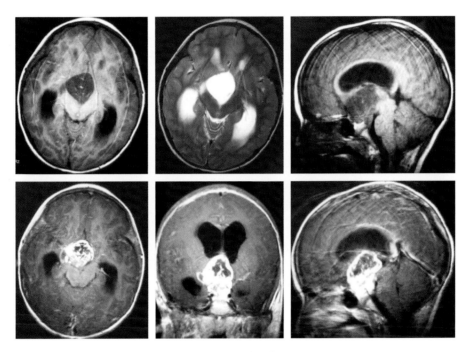

图 9-2　OPG 患者头颅 MRI

可见病变,为实质性,位于鞍区,向第三脑室内生长,T1 加权成像呈低信号,T2 加权成像呈略高信号,病变
处有较明显的强化。因病变堵塞室间孔,幕上脑室明显扩大

四、诊断

患儿出现视力下降、视野缺损、形体消瘦、头痛、恶心呕吐等症状和体征时,要考虑到 OPG 的可能,经头颅 CT 及 MRI 检查,根据影像学特点,一般可以建立初步诊断。对于幼儿,出现水平眼球震颤,要高度怀疑 OPG。

五、鉴别诊断

OPG 需要与儿童鞍区其他肿瘤鉴别,如颅咽管瘤、生殖细胞肿瘤、垂体瘤、下丘脑错构瘤、皮样囊肿或表皮样囊肿等。

六、治疗选择

对于 OPG 的最优治疗目前仍有争议。治疗需要多学科团队合作。

（一）观察

关于儿童 OPG 的自然病史,目前尚无法预测,有些患者肿瘤相对静止,有些患者肿瘤不断进展。有些较小的病变,若无症状,尤其是 NF1 患者,可以先密切观察;若肿瘤体积增大,或者症状进展,则考虑干预。一般来说,与散发型病例相比,与 NF1 相关的 OPG 病程更稳定。

（二）手术及围手术期处理

对于 OPG 的手术治疗方式,目前有不同的观点。

一般认为体积较小的病变,可以行立体定向活检,病理诊断明确后,开展后续治疗。当与 NF1 相关时,下丘脑部位的肿瘤要考虑 OPG 的可能。尽管 MRI 对 OPG 的诊断很重要,但对于不典型的病例,如年龄较大儿童的非 NF1 相关病变,没有明确的视神经来源,或没有视交叉肿胀,这类患者应该建议进行活检。活检的作用是明确病理诊断,以及确定分子改变,如 KIAA1549-BRAF 融合,既能指导预后,也可指导治疗。

对于体积较大、有明显占位征象(具有广泛外生性质的巨大肿瘤延伸到额下区,或肿瘤向上延伸到第三脑室导致脑积水或压迫脑干)、症状进展较快、出现梗阻性脑积水症状的病例,可以考虑行开颅手术,根据解剖不同,可选择额颞/额底入路或各种半球间/脑室入路切除肿瘤。手术目标并非完全切除肿瘤,而是去除外生部分和打通脑脊液通路。术中成像可用于协助确定切除范围。术中注意保护下丘脑功能,同时注意手术切除范围。由于病变本身起源于视神经通路,手术后可能出现视力下降甚至失明。

手术后除注意观察视力、视野变化外,尤其需要观察有无下丘脑功能受损的症状及体征。

（三）放疗

对于 NF1 相关 OPG 患者,一般应避免放疗,因为这类患者具有较高的放疗后继发恶性肿瘤的风险。

对于非 NF1 相关 OPG 患者,如果化疗无效或者病变在影像学上有明显进展、视力持续恶化,可以考虑行放疗。支持放疗的文献认为,放疗对于进展性肿瘤可以控制肿瘤生长,降低复发概率,延长无进展生存期,逆转间脑综合征,改善视力预后。而且近年来新型放疗技术的不断出现,有望改善这类患者远期预后。

但是长期随访显示,约 55% 的病例会出现放疗继发的并发症,主要是对垂体腺功能有影响,此外,还可能出现认知功能障碍、脑血管疾病以及继发肿瘤。因此在目前,如果有可能,应尽可能推迟应用放疗。

（四）化疗

对于儿童 OPG 的治疗,目前国内、外的趋势是首选化疗,尽量推迟放疗:推荐化疗作为小于 5 岁的 OPG 患儿的一线治疗方案,治疗方案多样,大多数从长春新碱-卡铂开始。尽管广泛使用化学药物治疗 OPG,但患儿长期的视力结局仍较差。有 40%～60% 的病例在化疗结束后病情仍有可能进展,需要更进一步的治疗。

（五）靶向治疗

目前有文献报道,BRAF 基因突变在 OPG 中存在,可以采用 MEK1/MEK2 抑制剂,如曲美替尼(trametinib)或者维莫非尼(vemurafenib)。

七、预后

曾经有文献报道肿瘤自发消退的病例,但均是 NF1 相关 OPG 患者。一般来说,NF1 相关 OPG 患者预后相对较好。散发型 OPG 病例,一般 5 年生存期可以达到 85%～90%,但是肿瘤播散患者及年幼患儿预后不佳。

虽然目前经过系统治疗,大多数 OPG 患者可以长期存活,但是视力预后并不乐观。至于放疗还是化疗更有助于改善视力预后,目前仍未形成定论。

（田永吉）

参 考 文 献

［1］ Dalla Via P，Opocher E，Pinello M L，et al. Visual outcome of a cohort of children with neurofibromatosis type 1 and optic pathway glioma followed by a pediatric neuro-oncology program［J］. Neuro Oncol，2007，9(4)：430-437.

［2］ Moreno L，Bautista F，Ashley S，et al. Does chemotherapy affect the visual outcome in children with optic pathway glioma? A systematic review of the evidence［J］. Eur J Cancer，2010，46(12)：2253-2259.

［3］ Dodgshun A J，Elder J E，Hansford J R，et al. Long-term visual outcome after chemotherapy for optic pathway glioma in children：site and age are strongly predictive［J］. Cancer，2015，121(23)：4190-4196.

［4］ El Beltagy M A，Reda M，Enayet A，et al. Treatment and outcome in 65 children with optic pathway gliomas［J］. World Neurosurg，2016，89：525-534.

［5］ Miller C，Guillaume D，Dusenbery K，et al. Report of effective trametinib therapy in 2 children with progressive hypothalamic optic pathway pilocytic astrocytoma：documentation of volumetric response［J］. J Neurosurg Pediatr，2017，19(3)：319-324.

［6］ Robert-Boire V，Rosca L，Samson Y，et al. Clinical presentation and outcome of patients with optic pathway glioma［J］. Pediatr Neurol，2017，75：55-60.

［7］ Upadhyaya S A，Robinson G W，Harreld J H，et al. Marked functional recovery and imaging response of refractory optic pathway glioma to BRAFV600E inhibitor therapy：a report of two cases［J］. Childs Nerv Syst，2018，34(4)：605-610.

［8］ Liu Y H，Hao X L，Liu W，et al. Analysis of survival prognosis for children with symptomatic optic pathway gliomas who received surgery［J］. World Neurosurg，2018，109：e1-e15.

第十章 鞍区肿瘤

第一节 颅咽管瘤

一、概述

颅咽管瘤是儿童最常见的鞍区肿瘤，在 2021 年 WHO 中枢神经系统肿瘤分类中，造釉细胞型颅咽管瘤（admantinomatous craniopharyngioma，ACP）、乳头型颅咽管瘤（papillary craniopharyngioma，PCP）、垂体细胞瘤、垂体腺瘤并列于鞍区肿瘤类目下。神经外科学家 Harvey Cushing 称颅咽管瘤是最可怕的神经肿瘤。在儿童中，ACP 最常见，而 PCP 罕见。根据典型的病史、临床表现以及适当的辅助检查，诊断并不困难。主要的治疗方式为手术，其他治疗方式还包括放射治疗、囊内治疗、靶向治疗等。然而，手术治疗仍然具有挑战性，不同的医疗中心治疗的理念与方式差异较大。术后并发症的处理也相当棘手。因为评价标准不同，文献报道中的全切率、复发率、生存率、下丘脑功能以及生存质量等也存在较大差别。

二、病因

目前认为颅咽管瘤来源于颅咽管残余上皮，颅咽管由原始口腔内陷形成。正常情况下，颅咽管于妊娠第 8 周逐渐消退，原始口腔与形成垂体前叶的颅咽管失去联系。而异常情况下出现颅咽管上皮残余，形成了颅咽管瘤发病的组织学基础。因此，鞍区为颅咽管瘤最常见的发生区域。罕见的异位颅咽管瘤可出现于脑桥小脑三角等区域。

三、发病机制

（一）造釉细胞型颅咽管瘤（ACP）

ACP 由体细胞 CTNNB1 基因第三外显子突变引起。CTNNB1 基因编码 β-连环蛋白，正常的 β-连环蛋白既在细胞膜上发挥稳定作用，也能作为转录共刺激因子进入细胞核参与转录，β-连环蛋白进入细胞核参与转录活动是 Wnt/β-连环蛋白信号通路激活的一个重要事件，维持细胞正常的功能。而 CTNNB1 基因第三外显子突变编码的 β-连环蛋白则不能被有效降解，在细胞质与细胞核内积聚，过度激活 Wnt/β-连环蛋白信号通路，引起异常的生物学效应，导致肿瘤的发生。瘤内具有 β-连环蛋白核累积特征的肿瘤细胞形成细胞团结构，可能在肿瘤的发展中起到调节作用。ACP 的另一个特征是具有明显的炎症。炎症与免疫相关分子在肿瘤的发展中可能起到重要的促进作用。目前没有其他反复出现的基因突变被确认。实际上，ACP 显示了很低的突变率，每百万碱基有大约 15 个非同义突变。无论是大的丢失还是增加，ACP 中都很少出现基因组的改变。

（二）乳头型颅咽管瘤（PCP）

近年来的研究认为，PCP 主要因 BRAFV600E 突变引起 MAPK/ERK 信号通路异常激活导致。

四、病理

（一）造釉细胞型颅咽管瘤（ACP）

可见排列整齐的栅栏样上皮细胞、星形网状结构、旋涡状细胞团、湿角蛋白、钙化等结构。如与脑组织相交界,瘤外可见胶质增生。间质内可见不同程度的炎症细胞浸润。尽管具有 CTNNB1 基因突变,大多数的肿瘤细胞呈现 β-连环蛋白膜表达,这种异质性的潜在原因还不清楚,但是这种现象强调,不是所有细胞对 CTNNB1 突变致瘤的反应都一致。这些 β-连环蛋白核累积的细胞在包括 PCP 在内的其他鞍区肿瘤中没有观察到,它们常位于侵袭周围组织的指状突起上皮的基部。β-连环蛋白免疫组化可见肿瘤膜染阳性,同时可见形态不一的 β-连环蛋白核染的细胞团或单个细胞。

(二)乳头型颅咽管瘤(PCP)

可见致密排列的鳞状上皮,向间质内突出,形成"乳头样"结构。间质成分较少。BRAFV600E 免疫组化阳性。

两种类型的颅咽管瘤间质中均可见到不同程度的炎症细胞浸润。

五、临床表现

因为颅咽管瘤为良性肿瘤,生长相对缓慢,儿童患者常在起病多年、肿块较大引起症状后才被发现。常见的临床表现为颅内压增高、内分泌紊乱、视力受损等。儿童以视力受损与生长发育迟缓多见,而成人以内分泌紊乱多见。

(一)内分泌紊乱

内分泌紊乱由肿瘤对下丘脑-垂体轴的影响引起,出现生长激素、促肾上腺皮质激素、甲状腺激素、垂体后叶素、性激素分泌不足,导致与激素缺乏相对应的症状,如生长激素缺乏引起生长发育迟缓、垂体后叶素缺乏引起中枢性尿崩症等。表现为身材矮小、精神萎靡、面色晦暗、营养状态差,查体可发现心率偏慢,发育落后,男童可见外生殖器发育障碍(小阴茎),部分患儿可因垂体后叶功能障碍而出现多饮多尿。

(二)视力受损

视力受损由肿瘤对视交叉的压迫引起。由于神经受压迫的程度与情况不同,可以引起单侧或双侧的视力下降、偏盲等症状。

(三)颅内压增高

颅内压增高为非特异性的症状,表现为头痛、恶心、呕吐等症状。低龄患儿因自述困难,往往因肿瘤长期生长、体积巨大或堵塞脑脊液循环引起脑积水而导致高颅压起病。查体可见视乳头水肿。

六、颅咽管瘤的解剖与影像学分型

Yaşargil 根据解剖特点将颅咽管瘤分为 6 型(图 10-1)。a 型:纯鞍内-鞍膈下型。b 型:鞍内-鞍上、鞍膈下-鞍上型。c 型:鞍膈上、视交叉旁、脑室外型。d 型:脑室内、外型。e 型:第三脑室旁型。f 型:纯脑室内型。

颅咽管瘤 Kassam 分型包括垂体柄前型、贯穿垂体柄型、垂体柄后型以及脑室内型 4 种类型。

根据肿瘤起源和垂体柄周围是否存在蛛网膜包膜,漆松涛等提出颅咽管瘤 QST 分型(图 10-2)。

(1)Q 型颅咽管瘤:起源于鞍膈下的垂体中间叶或垂体柄鞍膈下段,因此最有可能累及垂体;MRI 上的形状类似于字母"Q",因此被命名为 Q 型。

(2)S 型颅咽管瘤:起源于鞍膈上垂体柄的蛛网膜袖套内、外段,更可能累及垂体柄。垂体清晰可见,鞍膈和基底蛛网膜大部分完整,位于肿瘤下方。第三脑室底可因肿瘤向上推移。垂体柄常被肿瘤挤压而扭曲,在 MRI 上呈"S"样,故命名为 S 型。S 型颅咽管瘤可分为累及多个脑池和仅累及单个脑池的肿瘤。

(3)T 型颅咽管瘤:起源于垂体柄疏松部袖套内段,与结节漏斗有广泛粘连,肿瘤通过第三脑室底转向第三脑室底内或蛛网膜内生长,结节漏斗部正中结构被推挤变形,难以辨认,第三脑室内膜延续于肿瘤上方,第三脑室底内层蛛网膜及 Lilliequist 膜的间脑叶将肿瘤与脚间池相隔。垂体柄中下段和垂体腺通常是正常的。

洪涛将颅咽管瘤分为中央型和偏侧型,其中偏侧型又分为下丘脑垂体柄型、鞍上垂体柄型和鞍内垂

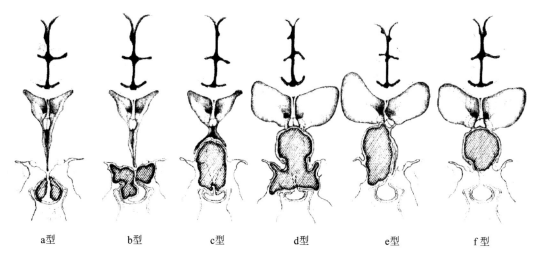

a型   b型   c型   d型   e型   f型

图 10-1   颅咽管瘤 Yaşargil 分型

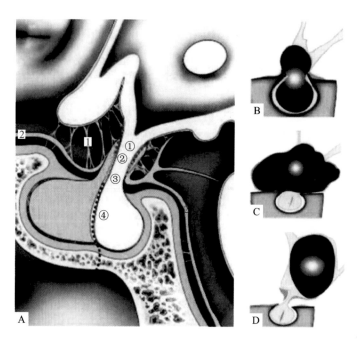

图 10-2   基于膜性概念的垂体柄分段及颅咽管瘤 QST 分型示意图

A. 垂体柄分段：①蛛网膜袖套内（疏松）段，红色；②蛛网膜袖套间段，绿色；③蛛网膜袖套外-鞍膈上段，青色；④鞍膈下段，蓝色。颅咽管瘤分型：Q 型（亦称鞍膈下型，蓝色虚线）、S 型（亦称鞍上-蛛网膜腔型，绿色及青色虚线）、T 型（亦称结节漏斗型，红色虚线）。蛛网膜：1. 内层蛛网膜；2. 外层蛛网膜（紫色线，室管膜；绿色线，蛛网膜；黄色线，软膜；浅蓝色线，硬膜）。B. Q 型颅咽管瘤的生长方式模式图。C. S 型颅咽管瘤的生长方式模式图。D. T 型颅咽管瘤的生长方式模式图。B、C、D 图中，绿色线为蛛网膜，褐色线为硬膜，黑色部分为肿瘤

体柄型 3 种亚型。

七、辅助检查

（一）影像学检查

肿瘤位于鞍区，可向各个方向生长，可呈类圆形或分叶状等不同形态。肿瘤可为囊性、实性、混合性（图 10-3）。ACP 以囊性、混合性多见，PCP 以实性多见。

1. 计算机断层扫描（CT）   囊液在 CT 上多为低密度影。实性成分在 CT 上为不均匀的等或稍高密度影。CT 在显示钙化上具有优势。ACP 多见点状、团块状、蛋壳样等不同形态的钙化。

2. 磁共振成像（MRI）   MRI 可以更清楚地显示肿瘤与周围结构的解剖关系，以及肿瘤与其他需鉴

别病变的差异。MRI 平扫显示肿瘤在 T1 加权成像上呈高低不等信号,在 T2 加权成像上受钙化信号的影响呈高信号或低信号。在 MRI 增强扫描时,实性肿瘤或囊性肿瘤的囊壁可见强化。MRI 在术后判断肿瘤是否全切以及复查时判断是否复发方面具有重要意义。

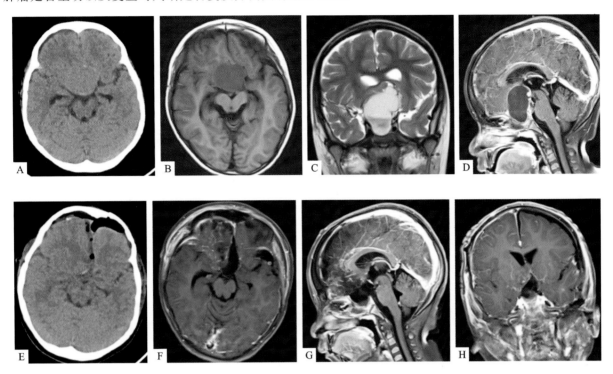

图 10-3　颅咽管瘤(女,5 岁)

A. 术前水平位 CT 平扫显示肿瘤囊壁有钙化。B~D. 术前颅脑 MRI 影像学显示肿瘤呈大囊小结节膨胀性生长,囊壁强化明显,压迫下丘脑。肿瘤位于鞍内、鞍上,在鞍膈下。未合并脑积水。如按漆松涛 QST 分型应为 Q 型颅咽管瘤。经额底纵裂入路显微镜下全切肿瘤。E~H. 术后影像学提示肿瘤无残留

3. 其他影像学检查　CTA、MRA 与数字减影血管造影(DSA)等,可明确血管与病变的关系。蝶窦冠状位薄层 CT 对经蝶入路有重要参考价值。

在术前影像学综合评估上,术前明确肿瘤的分型、病变侵犯的范围、肿瘤的质地、钙化的范围、囊性与实性成分的比例,与视交叉、下丘脑、大脑前动脉、前交通动脉、海绵窦等周围重要结构间的关系,对指导手术、制订手术方案是有重要意义的。

(二)视力、视野检查

通过视力检查可以判断患儿当前的视力受损情况,通过视野检查可以判断患儿是否存在偏盲以及视野缺损的类型。

(三)内分泌检查

通过激素水平检查可判断患儿的内分泌功能,为激素替代治疗提供参考。垂体前叶激素水平测定:皮质醇(上午 8:00 采血)水平、促肾上腺皮质激素(ACTH)水平、甲状腺功能(游离三碘甲腺原氨酸(FT$_3$)水平、游离甲状腺素(FT$_4$)水平、促甲状腺激素(TSH)水平等)、生长激素(GH)水平、胰岛素样生长因子-1(IGF-1)水平、性激素 6 项(卵泡刺激素(FSH)水平、黄体生成素(LH)水平、睾酮(T)水平、雌二醇(E$_2$)水平、孕激素(P)水平及催乳素(PRL)水平)、24 h 尿游离皮质醇水平。清晨皮质醇为 3~18 mg/L 时需要进行 ACTH 激发试验。

(四)尿量

评估患儿是否存在中枢性尿崩症,如测定 24 h 尿量、24 h 尿游离皮质醇水平、尿比重、尿渗透压及尿电解质情况,作为是否适当补充垂体后叶素的参考。对于确诊中枢性尿崩症困难的患者,应行加压素试

验,以明确是否存在中枢性尿崩症。

（五）生化、电解质

评估患儿是否存在水、电解质紊乱以及检测肝肾功能,判断药物对患儿肝肾等器官的影响。监测血清离子(钾离子、钠离子、氯离子)水平、血浆渗透压。

（六）生长发育情况

测定身高、体重、体重指数(BMI)等指标,结合相应的年龄,评估患儿的生长发育及营养状况,是否存在肥胖。

（七）其他检查

检查体液(血液、脑脊液等)中肿瘤标志物,如α甲胎蛋白(AFP)、人绒毛膜促性腺激素(HCG),以供鉴别诊断。

八、诊断

颅咽管瘤患者典型表现是颅内压增高与内分泌异常。为明确诊断,应详细收集家族史与病史,进行生化、内分泌评估以及详细的神经影像学评估。鉴别诊断常包括低级别胶质瘤(low-grade glioma,LGG)、生殖细胞肿瘤(germ cell tumor,GCT)以及 Rathke 囊肿等,因为在诊断时病变体积较小,所以视觉损害、下丘脑受损以及内分泌低下的发生率相对较低。此外,也应该考虑到功能性垂体腺瘤、自发激素水平低引起的临床表现。结合病史、症状、影像学检查及其他辅助检查,可确立诊断。

九、鉴别诊断

需要与其他的鞍区肿瘤性病变及非肿瘤性病变相鉴别。

（一）肿瘤性病变

1.胶质瘤(图 10-4) 视交叉-下丘脑胶质瘤与颅咽管瘤的发病年龄重合。临床表现以视力障碍为主,少数可有内分泌改变。影像学上表现复杂多样,部分患者可合并外生结节。主要呈实性,一般没有垂体受累。可伴有钙化(巨大钙化)、囊性变、出血等。可具有实性、混合性、环形强化等影像学特点。与颅咽管瘤的影像学鉴别要点如下:颅咽管瘤起源于垂体柄结节部,垂体柄显示不清,视神经及视交叉多被压迫推挤,肿瘤很少在视交叉上方生长。

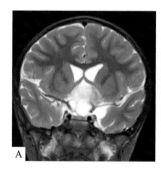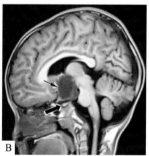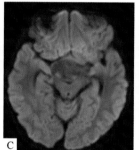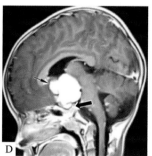

图 10-4　胶质瘤(男,4 岁)
A.MRI 冠状位 T2 示鞍上-第三脑室病变呈长 T2 信号改变;B.MRI 矢状位 T1 示视交叉-第三脑室病变呈长 T1 信号改变(小箭头)、蝶鞍内正常垂体组织(大箭头);C.水平位 DWI 示鞍上病变弥散不受限;D.增强 MRI 示鞍上病灶内明显均匀强化(小箭头)、蝶鞍内正常垂体组织明显强化(大箭头)

2.生殖细胞肿瘤 非分泌型肿瘤呈实性,分泌型肿瘤呈囊性。平扫 T1 加权成像上垂体后叶的高信号在生殖细胞肿瘤中缺失。平扫 T2 加权成像上包含等低信号(图 10-5),与颅咽管瘤相似。生殖细胞肿瘤占颅内肿瘤的 0.1%~3.4%,37%发生于鞍区,同样好发于儿童及青少年,多以多饮多尿起病,可有视力、视野改变。影像学方面,头颅 CT 为高密度,MRI 可呈分叶状或结节状,视交叉可见增粗。生殖细胞肿瘤影像学上以实性或混合性为主,增强扫描可有特征性的泡沫样强化表现,与周围组织边界清楚,可见垂体柄增粗,神经垂体的 T1 高信号消失,如果有松果体区同样占位及脑脊液播散,可明确诊断,如存在 α 甲胎蛋白及人绒毛膜促性腺激素异常即可确诊。

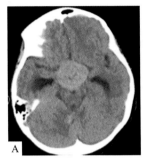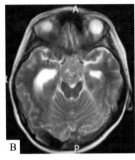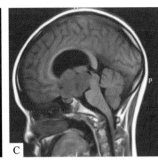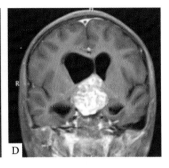

图 10-5　生殖细胞肿瘤(男,9 岁)

A.CT 示鞍上实性病变呈稍高密度改变;B.MRI 水平位 T2 示实性病变呈等 T2 信号改变;C.矢状位 T1 示病变呈等 T1 信号改变;D.矢状位增强 MRI 示鞍上病灶明显强化

3. 垂体腺瘤　垂体腺瘤在儿童中少见。垂体微腺瘤(直径≤1.0 cm)发病高峰在 20～50 岁,垂体大腺瘤(直径>1.0 cm)发病高峰在 20～40 岁。影像学上,垂体大腺瘤可通过鞍膈孔形成典型的束腰征。

4. 垂体细胞瘤　垂体细胞瘤罕见。垂体细胞瘤的发生、发展与神经垂体密切相关,主要分布在垂体后叶和垂体柄,肿瘤生长至较大时可进入第三脑室,并压迫下丘脑。垂体细胞瘤与非功能性垂体腺瘤相似,其肿瘤细胞本身无内分泌功能。因此,垂体细胞瘤患者早期不易被发现,通常直到肿瘤增大并且产生占位效应,进而出现一系列临床表现时,患者才就医。垂体细胞瘤在 MRI 上多为实性、局限的鞍上或鞍内肿物,T1 加权成像上呈等信号,T2 加权成像上呈高信号,增强扫描时明显均匀强化。垂体细胞瘤也可累及鞍上和鞍内,单纯鞍内少见。部分患者显示不均匀的强化,罕见有囊性成分病例。

(二)非肿瘤性病变

1. Rathke 囊肿　鞍区常见的囊性病变,常与囊性颅咽管瘤相混淆。该种病变不具有基因突变。

2. 黄色肉芽肿　鞍区的慢性炎症性病变,含有胆固醇结晶、肉芽肿等结构。

十、治疗选择

因为肿瘤与视交叉、下丘脑毗邻,手术对于经验丰富的医生同样具有挑战性。医生对肿瘤的处理水平随着显微神经外科的发展而提高。然而,目前的治疗策略存在争议。无论是激进的完全切除,还是注重下丘脑保护及术后生存质量的部分切除,在临床上均有广泛应用。但是,在保护垂体-下丘脑功能及视路结构的前提下全切肿瘤,仍是治疗的首选目标。

(一)手术治疗

颅咽管瘤的治疗以手术为主。理想的全切为在不损伤下丘脑的前提下,将肿瘤完全切除。未全切引起的肿瘤残余是复发的根源。常见的入路包括经额底纵裂入路、经额下入路、经翼点入路、经鼻蝶入路等。颅咽管瘤切除的关键为明确肿瘤与下丘脑-垂体柄以及与下丘脑组织之间的关系。肿瘤与颅内正常结构之间存在蛛网膜、软脑膜以及胶质反应层界面。

手术入路设计应利用合适的解剖间隙,术前规划切除肿瘤的起始处、肿瘤的切除程度以及可能累及的结构。可借助术前影像学检查评估肿瘤与下丘脑、垂体柄、鞍膈、视交叉等结构的关系,明确患者是否合并脑积水,明确肿瘤是否堵塞室间孔或中脑导水管;明确第三脑室底下部的肿瘤与蛛网膜分隔的范围。对于斜坡、颅中窝和外侧裂生长的肿瘤,可利用肿瘤切除后的空间,为进一步手术提供操作余地。必要时需在术中决定肿瘤切除的程度以及是否行扩大或联合入路手术。

经额底纵裂入路的优势为可经视交叉前间隙切除鞍上肿瘤下极,经终板间隙切除视交叉后与第三脑室内的肿瘤。大多数鞍上肿瘤从第三脑室向鞍底方向生长,第三脑室前间隙闭塞,突向终板,部分第三脑室底结构与终板融合,形成菲薄的终板融合膜,切开终板后,可直接切除肿瘤,对下丘脑核团结构并无损伤。对于生长于鞍内的肿瘤,可通过视交叉前间隙磨除蝶骨平板,开放蝶窦,扩大视交叉前间隙后切除粘连于鞍内和海绵窦内侧壁的肿瘤。采用经额底纵裂入路、经额下入路以及经蝶窦入路直接切除肿瘤均有困难。通过磨开视神经管和前床突,可切除颈内动脉窝和视神经隐窝内的肿瘤,并可进一步扩大视神经前间隙和蝶鞍窝,直视下切除肿瘤。切除肿瘤后开放的蝶窦用骨蜡填塞,亦可采用肌肉筋膜或脂肪封闭。开放蝶窦有增加术后脑脊液漏发生的风险。

随着显微神经外科的发展,经鼻内镜手术应用广泛。经鼻内镜手术优势明显:镜像清晰,无死角,利于全切肿瘤;牵拉较小,术后并发症发生率低;直视肿瘤及周围结构,便于及时调整手术策略。

(二)放射治疗

放射治疗应用广泛。对于多次复发、不能根治、年龄较大或难以耐受手术的患者可进行放射治疗。放射治疗可引起周围结构损伤,可能引起下丘脑功能障碍,粘连加重,对再次手术造成障碍。对于儿童患者,要尽量避免放射治疗,以减少对儿童智力和内分泌方面的可能影响。

(三)囊内治疗

对于明显的囊性肿瘤,囊内治疗可以作为手术治疗的替代方案。对于囊性颅咽管瘤,当与 Ommaya 囊连接时,可通过囊内导管反复进行减压。考虑到渗漏情况下的神经毒性,博来霉素灌注的治疗方式已过时。系统性干扰素治疗还没有被证明是有效的预防实性颅咽管瘤的方式。

Ommaya 囊植入并用同位素放射治疗也是一种治疗囊性颅咽管瘤的方法,对于一些不愿意接受手术的儿童患者,可以通过植入 Ommaya 囊来推迟手术治疗。接受 Ommaya 囊植入并不影响远期的预后,但可以有效推迟手术时间。要注意的是,囊液会刺激周围组织形成肉芽,这样会导致引流管的各个洞口周围有很多组织包绕引流管生长,有的甚至长入引流管的引流口内,加大了手术切除的难度,术者需要特别注意这种情况。

(四)靶向治疗

PCP 的 BRAF 与 MEK 抑制剂靶向治疗已有明显的效果,ACP 的靶向治疗目前没有理想的靶向治疗方法。

(五)内分泌治疗

存在下丘脑-垂体轴受损的患者需要进行内分泌治疗,根据患儿激素缺乏的种类与程度,在合适的时机准确补充。对于内分泌功能难以恢复的患者,需要终生补充激素。

十一、后续治疗和注意事项

(一)影像学复查

术后行影像学复查监测肿瘤是否复发或残留部分是否再生长。观察非手术治疗患者的肿瘤变化情况。

(二)内分泌检查

监测患者内分泌功能的恢复情况,作为激素类药物剂量调整的依据。

(三)激素补充

根据患者的激素水平及时补充激素。轻度尿崩症,无须药物处理;中重度尿崩症,补充体液丢失量的同时需补充抗利尿激素(ADH),控制尿量在 200 mL/h 左右。术后 1 个月内每周检查血电解质水平。术后 1～6 个月每个月检查电解质和肌酐水平。根据血浆渗透压和血钠浓度调整剂量和给药间隔时间。部分低钠血症可通过补充糖皮质激素进行治疗,可经验性使用氢化可的松(50～100 mg/8 h,静脉给药),逐渐调整剂量到 15～25 mg/d。

对于肾上腺皮质激素分泌不足的患者,首选氢化可的松替代治疗(15～25 mg,2～3 次/天),也可应用泼尼松。儿童用药剂量为 6～10 mg/(m² · d),分 2～3 次服药。应该使用最小剂量的糖皮质激素模拟皮质醇生理分泌节律进行给药,50%～60%剂量在白天给药,使患者皮质醇水平达到正常值。剂量调整主要依据临床经验及调整后患者是否出现新发症状或症状是否缓解,不合理地提升糖皮质激素剂量也容易导致肾上腺危象的发生。

甲状腺激素缺乏者建议用左甲状腺素治疗,从低剂量开始逐渐增至每 1～2 周 25 μg,儿童应根据其体重进行剂量的调整。应先排除中枢性肾上腺皮质功能减退,再使用左甲状腺素,以免出现肾上腺危象。如果在未评估肾上腺功能时开展了左甲状腺素治疗,可预防性使用类固醇激素(氢化可的松或醋酸可的松)。治疗过程中需 1～2 个月调整 1 次剂量,使 FT_4 逐渐升高到正常范围的中值水平。不应根据 TSH 水平调整剂量。

如果肿瘤切除术后 1～2 年,无复发迹象,可考虑生长激素替代治疗,生理剂量的生长激素不会促进肿瘤复发。对于儿童和成人,补充生长激素都具有重要的意义。生长激素长期治疗过程中,应定期进行影像学复查。对于骨骺未闭合的患儿,使用生理剂量(0.1 U/kg)或更小剂量的生长激素,有助于身高增长,同时改善机体物质代谢,减少腹部脂肪,治疗效果良好。治疗期间,应监测身高增长幅度、甲状腺激素水平、血糖、IGF-1 水平和骨龄。在替代治疗过程中,甲状腺激素的剂量往往需要增加。IGF-1 水平升高到相应生物年龄(最好是骨龄)阶段的正常值范围内为宜。成人生长激素缺乏症的替代治疗应当遵循个体化原则,而不是根据体重决定剂量。建议从小剂量人重组生长激素开始(0.2 mg,睡前用),逐渐增加剂量,当恢复至正常 IGF-1 水平或出现疑似不良反应或临床症状改善(如体脂分布、运动能力、神经心理表现、骨密度恢复,心血管事件危险因素减少)时,停止增加剂量。小于 30 岁的患者起始剂量要相应提高,而大于 60 岁的患者起始剂量应控制在 0.2 mg/d 以上。此外,对于垂体-性腺轴正常或口服雌激素或绝经后接受雌激素治疗的女性,生长激素替代治疗剂量应适当提高。替代治疗目标为维持血浆 IGF-1 水平在相应年龄阶段的正常范围中上水平,剂量调整期内每 1～2 个月复查 1 次,以后每 6 个月复查 1 次。

暂时无生育需求的成年患者,应给予长期性激素替代治疗,以维持第二性征、增加骨密度。为推迟儿童患者骨骺闭合而获得更好的最终身高,应该在女童 12～13 岁、男童 14～15 岁开始少量补充性激素。对于成年男性患者,在排除禁忌证(红细胞增多症、严重睡眠呼吸暂停综合征、前列腺癌)后,应根据年龄、症状和可能的合并症调整睾酮剂量,使血浆睾酮水平尽量接近正常值。可选择的药物有十一酸睾酮口服制剂(40～80 mg,3 次/天)或长效十一酸睾酮注射制剂(250 mg 肌内注射,1 次/月)。睾酮替代治疗期间,应通过检测男性胡须生长量、肌肉质量及力量、血红蛋白水平、红细胞计数及血细胞比容水平、血脂水平、前列腺特异性抗原(PSA)水平及前列腺体积、骨量来评估疗效。乳腺癌和前列腺癌患者,血细胞比容>50%,未经治疗的严重睡眠呼吸暂停综合征、严重下尿道梗阻以及严重心力衰竭(简称心衰)是睾酮替代治疗的禁忌证。

对于年轻成年女性患者,可用雌激素和孕激素序贯替代治疗,保持女性体态和月经来潮,最常用的替代疗法为口服雌二醇(2 mg/d)。对于子宫结构完整的患者,还需要在每月初的 10～12 天加用甲羟孕酮(10 mg/d),避免子宫内膜过度增生,降低子宫癌变风险。对于年龄较大、不考虑月经来潮的女性患者,在完善宫颈刮片、乳腺超声和子宫卵巢超声后,如无其他禁忌证(高凝状态、乳腺癌家族史),可予替勃龙(1.25～2.5 mg/d)口服。服药期间,应每年常规进行妇科检查。雌激素可降低皮质醇结合球蛋白数量,因此同时口服雌激素的女性患者应适当提高糖皮质激素剂量。

(四)身高、体重测量

观察患者身高生长发育,关注患者营养状态,评估患者是否出现下丘脑性肥胖。

十二、随访

随访能及时发现肿瘤复发,对水、电解质及内分泌状态进行及时的纠正和治疗。应在术后 14 天、30 天、3 个月、6 个月及 1 年进行内分泌、电解质、肝肾功能及鞍区 MRI 检查(必要时增高随访频率),并且记录体重指数及生活质量评估结果。1 年以后,每年随访至少 1 次,除以上所有内容,还应包括骨龄(儿童)

或骨密度(成人)检查。鉴于颅咽管瘤大部分在 5 年内复发,建议对所有患者随访至少 5 年。同时患者应注意饮食摄入及体重情况,进行必要的控制,避免因下丘脑功能障碍,出现过度饮食,导致过度肥胖,出现相关并发症。

十三、预后

现代神经影像技术、神经内分泌学、神经重症医学的发展促进了颅咽管瘤的术前评估、术中切除、术后管理和远期随访的不断完善和改进,使颅咽管瘤的手术疗效快速提高,手术死亡率快速下降至 3%,全切率可达 90% 以上。颅咽管瘤预后与患者的具体情况相关,随着手术技术的提高,术后死亡率下降,但总体预后并不理想。主要的预后不良情况为内分泌紊乱、下丘脑功能损害、肿瘤复发、生存质量低等。

十四、讨论

颅咽管瘤的治疗相当棘手,需要长期维护患者的状况。需要开发适应风险的多学科神经外科和放射治疗策略,才能使颅咽管瘤患者预后改善,为患者提供医学和社会心理支持。期待新的治疗与康复策略来降低肿瘤复发率,减少下丘脑功能损害,提高患者的生存质量。

(赵传　林志雄)

参 考 文 献

[1]　石祥恩. 颅咽管瘤的手术入路选择[J]. 现代神经疾病杂志,2003,3(4):202-204.

[2]　石祥恩. 颅咽管瘤治疗现状及存在的问题[J]. 中国微侵袭神经外科杂志,2008,13(8):337-338.

[3]　石祥恩,吴斌,孙玉明,等. 手术切除颅咽管瘤后的长期随访[J]. 中国微侵袭神经外科杂志,2008,13(8):349-351.

[4]　吴斌,石祥恩,周忠清,等. 经额底纵裂入路切除颅咽管瘤(附 83 例分析)[J]. 中国微侵袭神经外科杂志,2008,13(8):341-343.

[5]　石祥恩,周忠清,吴斌,等. 颅咽管瘤切除术与下丘脑功能保护(附 1182 例报告)[J]. 中华神经外科杂志,2017,33(11):1107-1112.

[6]　漆松涛. 颅咽管瘤的现状及展望[J]. 中华医学杂志,2017,97(17):1281-1282.

[7]　张亚卓. 提高颅咽管瘤的临床研究和诊疗水平[J]. 中华神经外科杂志,2017,33(11):1081-1082.

[8]　颅咽管瘤治疗专家共识编写委员会,中华医学会神经外科学分会小儿神经外科学组. 颅咽管瘤患者长期内分泌治疗专家共识(2017)[J]. 中华医学杂志,2018,98(1):11-18.

[9]　包赟,刘帆,潘军,等. 不同 QST 分型儿童颅咽管瘤的临床特点及其在预后中的作用[J]. 中华神经外科杂志,2019,35(8):782-787.

[10]　中国医师协会内镜医师分会神经内镜专业委员会,中国医师协会神经外科医师分会神经内镜专业委员会,中国医师协会神经修复学专业委员会下丘脑垂体修复与重建学组. 神经内镜经鼻颅咽管瘤切除技术专家共识[J]. 中华神经外科杂志,2020,36(11):1088-1095.

[11]　中华人民共和国国家卫生健康委员会. 儿童颅咽管瘤诊疗规范(2021 年版)[J]. 全科医学临床与教育,2021,19(8):676-679.

[12]　徐湘平,阳吉虎,黄国栋. 垂体细胞瘤的诊疗现状[J]. 中华神经外科杂志,2021,37(7):744-746.

[13]　Yaşargil M G, Curcic M, Kis M, et al. Total removal of craniopharyngiomas. Approaches and long-term results in 144 patients[J]. J Neurosurg,1990,73(1):3-11.

[14]　Sekine S, Shibata T, Kokubu A, et al. Craniopharyngiomas of adamantinomatous type harbor β-catenin gene mutations[J]. Am J Pathol,2002,161(6):1997-2001.

[15]　Buslei R, Nolde M, Hofmann B, et al. Common mutations of β-*catenin* in adamantinomatous

craniopharyngiomas but not in other tumours originating from the sellar region[J]. Acta Neuropathol,2005,109(6):589-597.

[16] Bartels U,Laperriere N,Bouffet E,et al. Intracystic therapies for cystic craniopharyngioma in childhood[J]. Front Endocrinol (Lausanne),2012,3:39.

[17] Brastianos P K,Taylor-Weiner A,Manley P E,et al. Exome sequencing identifies BRAF mutations in papillary craniopharyngiomas[J]. Nat Genet,2014,46(2):161-165.

[18] Martinez-Gutierrez J C,D'Andrea M R,Cahill D P,et al. Diagnosis and management of craniopharyngiomas in the era of genomics and targeted therapy[J]. Neurosurg Focus,2016,41(6):E2.

[19] Pan J,Qi S,Liu Y,et al. Growth patterns of craniopharyngiomas:clinical analysis of 226 patients [J]. J Neurosurg Pediatr,2016,17(4):418-433.

[20] Gabel B C,Cleary D R,Martin J R,et al. Unusual and rare locations for craniopharyngiomas: clinical significance and review of the literature[J]. World Neurosurg,2017,98:381-387.

[21] Goschzik T,Gessi M,Dreschmann V,et al. Genomic alterations of adamantinomatous and papillary craniopharyngioma[J]. J Neuropathol Exp Neurol,2017,76(2):126-134.

[22] Roque A,Odia Y. BRAF-V600E mutant papillary craniopharyngioma dramatically responds to combination BRAF and MEK inhibitors[J]. CNS Oncol,2017,6(2):95-99.

[23] Müller H L,Merchant T E,Warmuth-Metz M,et al. Craniopharyngioma[J]. Nat Rev Dis Primers,2019,5(1):75.

[24] Apps J R,Stache C,Gonzalez-Meljem J M,et al. CTNNB1 mutations are clonal in adamantinomatous craniopharyngioma[J]. Neuropathol Appl Neurobiol,2020,46(5):510-514.

[25] Goldman S,Pollack I F,Jakacki R I,et al. Phase Ⅱ study of peginterferon alpha-2b for patients with unresectable or recurrent craniopharyngiomas:a pediatric brain tumor consortium report [J]. Neuro Oncol,2020,22(11):1696-1704.

[26] Soldozy S,Yeghyayan M,Yağmurlu K,et al. Endoscopic endonasal surgery outcomes for pediatric craniopharyngioma:a systematic review[J]. Neurosurg Focus,2020,48(1):E6.

第二节 垂体腺瘤

一、概述

垂体腺瘤(pituitary adenoma,PA)是成人颅内常见的良性肿瘤,发病率可排在需外科治疗的原发性脑肿瘤中第三位。近年报道,垂体腺瘤在普通人群中的患病率约为17%。虽可以发生于任何年龄,但在儿童中少见,仅占儿童原发性脑肿瘤的2%～3%。10岁以内儿童的发病率仅约0.5%,10～20岁年龄段发病率增高到10%,以女性更多发,到15～19岁达到一个高峰。

垂体是由腺垂体和神经垂体组成的复合神经内分泌组织,两部分在形态学上、胚胎学上和功能上都有明显区别。腺垂体占整个垂体体积的80%,包括远侧部、中间部和结节部三个部分(图10-6);神经垂体分为神经部和漏斗部(包括漏斗柄和正中隆起)两部分。腺垂体中远侧部最大,中间部位于远侧部与神经部之间,结节部围绕在漏斗部周围,漏斗部与下丘脑相连。腺垂体的远侧部和结节部又合称为垂体前叶,神经垂体的神经部和腺垂体的中间部又合称为垂体后叶。从组织学角度看,腺垂体主要包含嗜色细胞和嫌色细胞。嗜色细胞包括嗜酸性染色的生长激素分泌细胞(占分泌细胞总数的50%)和催乳素分泌细胞,及嗜碱性染色的促甲状腺激素分泌细胞、促肾上腺皮质激素分泌细胞和促性腺激素分泌细胞,上述分泌细胞分别合成和分泌生长激素(growth hormone,GH)、催乳素(prolactin,PRL)、促甲状腺激素

(thyroid stimulating hormone，TSH)、促肾上腺皮质激素(adrenocorticotropic hormone，ACTH)、卵泡刺激素(follicle stimulating hormone，FSH)和黄体生成素(luteinizing hormone，LH)。神经垂体主要接收下丘脑视上核和室旁核等部位大细胞合成的血管升压素(vasopressin，VP)和缩宫素(oxytocin，OT)。垂体的两叶都可能发生肿瘤,但绝大多数垂体腺瘤起源于腺垂体。在组织学上多为良性肿瘤,但部分病例可出现侵袭性生长,甚至恶性生物学行为。

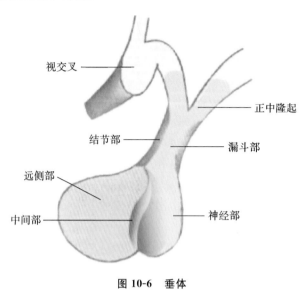

图 10-6　垂体

二、发病机制

垂体腺瘤的发病机制仍未清楚,最可能是遗传倾向、特定的体细胞突变和内分泌因子等多步骤、多因素共同促成的结果。垂体腺瘤大多是散发的,只有少数垂体腺瘤是遗传的或家族性综合征的一个表型。

(一)遗传相关的疾病

(1)多发性内分泌腺肿瘤 1 型(multiple endocrine neoplasia type 1，MEN1):MEN1 是一种常染色体遗传相关的内分泌肿瘤综合征,由肿瘤抑制基因 MEN1 的同源性缺失引起,与多个腺体的肿瘤有关。Kameya 报道,约 2.7% 的垂体腺瘤患者发现 MEN1 突变。

(2)卡尼复合征(Carney complex，CNC):高达 75% 的 CNC 患者有无症状性的 GH、IGF-1 或 PRL 水平升高。垂体腺瘤多在 30 岁后出现,组织学上表现为催乳素分泌细胞增生。

(3)McCune-Albright 综合征。

(4)遗传性嗜铬细胞瘤和副神经节瘤综合征:与琥珀酸脱氢酶基因相关。

(5)家族性孤立性垂体腺瘤(familial isolated pituitary adenoma，FIPA):20%~40%FIPA 患者有芳香烃受体相互作用蛋白(aryl hydrocarbon receptor interacting protein，AIP)基因突变。

(6)X 连锁肢端肥大性巨人症(X-linked acrogigantism，X-LAG):由 Xq26.3 微重复和 G 蛋白偶联受体 101(GPR101)突变导致的早发性巨人症。X-LAG 发病年龄早,且患者具有特殊的组织病理学表现和严重的临床表现。大多数与这些家族性综合征相关的肿瘤分泌 GH 和(或)PRL,也可表现为非功能性垂体腺瘤。

(二)散发性垂体腺瘤相关参与基因

(1)最常见的遗传改变是鸟嘌呤核苷酸结合蛋白刺激 α 亚基(guanine nucleotide-binding protein stimulatory alpha subunit，GNAS)基因的体细胞突变,该基因突变在 40% 的散发性 GH 型垂体腺瘤中被发现,导致 cAMP 通路上调。

(2)AIP 基因:非综合征型巨人症与 AIP 基因突变相关。

(3)USP8 基因:36%~62% 的散发性 ACTH 型垂体腺瘤中发现了 USP8 基因突变导致 EGFR 通路

上调。

（4）gsp 癌基因：在 GH 型垂体腺瘤中常被检出，欧美国家的发生率甚至高达 40%，但是在亚洲人群中检出率不到 5%，日本的研究结果仅为 4.4%。

（5）垂体肿瘤转化基因（pituitary tumor transforming gene，PTTG）：在侵袭性垂体腺瘤、垂体癌及多种恶性肿瘤中，很多患者并没有检测到 PTTG 编码区的突变，但是 PTTG 的表达水平却有着明显的升高，因此 PTTG 高水平表达对肿瘤细胞转化的介导作用可能是由基因调控区域的突变造成 PTTG 调控异常导致。

（6）RB1 基因：有多项关于垂体腺瘤中 RB1 基因等位性缺失的研究见诸报道，但 RB1 基因突变与垂体腺瘤发生的相关性尚待研究。

（7）野生型 p53 基因：研究显示，侵袭性垂体腺瘤中野生型 p53 基因异常聚集，其检出率显著性增高，提示野生型 p53 基因异常表达是侵袭性垂体腺瘤的生物学标志，与垂体腺瘤的侵袭性生长有关。其他还有磷酸化的磷酸酶和张力蛋白同源物（PTEN）基因、存活蛋白基因、Hst 基因、Pit21 基因、Ki-67 基因、erb-2 基因、ER 基因等，均可能参与垂体腺瘤的发生。

（三）表观遗传因素

与垂体腺瘤发生的表观遗传因素研究中，microRNA（miRNA）为参与转录后基因表达调控的非编码单链 RNA 小分子。一些 miRNA 及其解除调控 MEN1 与肿瘤的发生有关。Müssnich 等的研究显示，miR-374b 和 miR-17 被上调，miR-432 和 miR-410 在促性腺激素型垂体腺瘤（gonadotropin-secreting pituitary adenoma，G-PA）中被下调，miR-410 下调最显著。有报道称，miR-410 调控的靶基因中 G2/有丝分裂特异性细胞周期蛋白-B1（CCNB1）基因在垂体肿瘤的发展中起着关键作用，CCNB1 基因与垂体腺瘤细胞增殖和介导的细胞周期有关，CCNB1 的高水平表达与垂体腺瘤的浸润程度有关，CCNB1 表达水平的下调抑制了垂体腺瘤的上皮间质转化（epithelial-to-mesenchymal transition，EMT）。Grzywa 等的研究认为，PRL 型垂体腺瘤（prolactin-secreting pituitary adenoma，PRL-PA）患者中 miR-34c-3p、miR-34b-5p、miR-338-5p 和 miR-375 的表达水平显著降低。非功能性垂体腺瘤（non-functional pituitary adenoma，NF-PA）患者 miR-493-5p 和 miR-124-3p 表达水平显著下调，而 miR-181b-5p 表达水平显著上调。在 GH 型垂体腺瘤（growth hormone-secreting pituitary adenoma，GH-PA）患者中，miR-184 表达水平明显上调，而 miR-124-3p 表达水平明显下调。Grzywa 等报道，miR-410-3p 在 ACTH 型垂体腺瘤（adrenocorticotropic hormone-secreting pituitary adenoma，ACTH-PA）和 G-PA 中可作为一种致癌因子（oncogenic miRNA，oncomiR），而在 GH-PA 中可作为一种肿瘤抑制因子。有关在垂体腺瘤患者中差异表达的 miRNA 调控机制受到越来越多学者的关注。

三、病理

过去曾根据肿瘤细胞质的染色特性将垂体腺瘤的病理学分型分为嗜酸性、嗜碱性和嫌色性三类。但因此种分型存在很大缺陷，无法区别不同激素型垂体腺瘤的内分泌特性，现已在临床上停用。随着近年内分泌检测新技术、免疫组化、电镜等检测技术的发展，人们开始结合形态与功能特点对垂体腺瘤进行分类：功能性垂体腺瘤和非功能性垂体腺瘤。其中功能性垂体腺瘤主要包括：①催乳素型垂体腺瘤（PRL-PA），垂体腺瘤最多见的一型；②生长激素型垂体腺瘤（GH-PA）；③促肾上腺皮质激素型垂体腺瘤（ACTH-PA）；④促性腺激素型垂体腺瘤（G-PA）；⑤促甲状腺激素型垂体腺瘤（TSH-PA）；⑥多种激素型垂体腺瘤。在儿童中仍以功能性垂体腺瘤为多，多数文献认为 PRL-PA 最多见，ACTH-PA 在手术治疗报道的垂体腺瘤中占比最多。而 Perry 等统计 1978—2015 年间 37 篇英文文献报道的经手术治疗的 1284 例儿童垂体腺瘤患者数据，ACTH-PA 最常被报道（占 43%），其次是 PRL-PA（37%）、GH-PA（12%）和非功能性垂体腺瘤（7%），另外，多种激素型垂体腺瘤占 3%。有学者认为 ACTH-PA 占比最多可能有偏倚存在，因为神经外科和内分泌学术界对小儿库欣病关注度较高。国内报道的数据也有差异。王静楠等报道了 140 例儿童及青少年垂体腺瘤患者，其中 ACTH-PA 50 例（35.7%），PRL-PA 36 例

（25.7％），GH-PA 17 例（12.1％），非功能性垂体腺瘤 36 例（25.7％），多种激素型（PRL＋GH）垂体腺瘤 1 例（0.7％）。韩冲等报道了 74 例垂体腺瘤，其中 PRL-PA、非功能性垂体腺瘤、ACTH-PA 及 GH-PA 分别为 43 例（58.1％）、16 例（21.6％）、10 例（13.5％）和 5 例（6.8％）。复旦大学附属华山医院王涛等报道了 42 例垂体腺瘤，其中 PRL-PA 22 例（52.4％），非功能性垂体腺瘤 7 例（16.7％），GH-PA 5 例（11.9％），多种激素型垂体腺瘤 2 例（4.8％），TSH-PA 2 例（4.8％），ACTH-PA 4 例（9.5％）。2017 年 WHO 垂体腺瘤新分类结合激素含量、组织学特异性和免疫组化特征进行分类。非功能性垂体腺瘤的诊断要求检测转录因子和腺垂体激素的免疫反应性。垂体后叶肿瘤的诊断要结合甲状腺转录因子-1（thyroid transcription factor-1，TTF-1）表达情况。

四、分类

依据不同分类标准有不同分类。

（一）按病理分类

见"三、病理"中相关内容。

（二）按影像学分类

从大体形态上，垂体腺瘤可分为微腺瘤（直径＜1.0 cm）、大腺瘤（直径为 1.0～3.0 cm）和巨大腺瘤（直径＞3.0 cm）。侵袭性垂体腺瘤常用 Wilson 分类系统（据 Hardy 分类改良）和 Knosp 分类法。

Wilson 分类系统（据 Hardy 分类改良）：

扩展

　鞍上扩展

　　0：无

　　A：进入鞍上池

　　B：到达第三脑室前壁

　　C：第三脑室底完全移位

　鞍旁扩展

　　D*：颅内（硬膜下）

　　E：进入海绵窦内或下方（硬膜外）

　　*详细说明：①颅前窝；②颅中窝；③颅后窝。

侵犯/转移

　鞍底完整

　　Ⅰ：蝶鞍正常或局部扩张；肿瘤＜10 mm

　　Ⅱ：蝶鞍扩大；肿瘤≥10 mm

　蝶骨

　　Ⅲ：鞍底局部穿透

　　Ⅳ：鞍底弥漫性破坏

　远处转移

　　Ⅴ：经脑脊液或血-骨转移

Knosp 分类法：最常用的是 Knosp 垂体腺瘤五级分类法。采用测量海绵窦冠状位 MRI 上垂体腺瘤与颈内动脉海绵窦段（C4）及床突上段（C2）血管管径的连线（图 10-7），来判断垂体腺瘤与海绵窦的关系（图 10-8）。

0 级（正常型）：海绵窦形态正常，有海绵窦静脉丛的强化，肿瘤未超过 C2～C4 血管管径的内切线。

1 级：肿瘤超过 C2～C4 血管管径的内切线，但没有超过 C2～C4 血管管径的中心线，海绵窦内侧部静脉丛消失。

2 级：肿瘤超过 C2～C4 血管管径的中心线，但没有超过 C2～C4 血管管径的外切线，可致海绵窦上

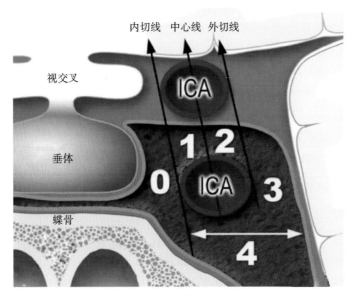

图 10-7 海绵窦冠状位 MRI 上垂体腺瘤与颈内动脉海绵窦段(C4)及床突上段(C2)血管管径的连线示意图

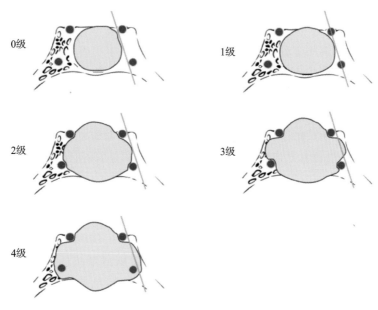

图 10-8 Knosp 垂体腺瘤五级分类法示意图

部或下部静脉丛消失。

3 级:肿瘤超过 C2~C4 血管管径的外切线,海绵窦内侧、上部和(或)下部静脉丛消失,其外侧静脉丛也可消失。

4 级:海绵窦段颈内动脉被完全包裹,导致内径狭窄,各部静脉丛消失,海绵窦的上壁和外壁呈球状向外扩展突出。

(三)按生物学行为分类

1. 良性垂体腺瘤 随着肿瘤逐渐增大,肿瘤推挤、压迫鞍区周围重要组织结构,从而引起视力视野缺损、垂体功能改变等一系列非侵袭性改变。

2. 难治性垂体腺瘤 2004 年 WHO 垂体腺瘤的分类中,依据 Ki-67 指数和 p53 基因表达水平,垂体腺瘤可分为典型垂体腺瘤、非典型垂体腺瘤和垂体癌。当垂体腺瘤 Ki-67 指数>3%、有丝分裂计数增加和 p53 免疫反应活性升高时,定义为非典型垂体腺瘤(atypical pituitary adenoma),其占所有垂体腺瘤的

2.7%～15%。但是通过10余年的研究,选择Ki-67指数和p53基因表达水平作为预后标志物并未能确立。2017年WHO垂体腺瘤新分类中,取消非典型垂体腺瘤的定义,同时以"高危垂体腺瘤(high-risk pituitary adenoma)"取代之,临床医生将此定义为难治性垂体腺瘤(aggressive pituitary adenomas)。其组织学类型包括稀疏颗粒型生长激素细胞垂体腺瘤、男性催乳素细胞垂体腺瘤、Crooke细胞腺瘤、静默性促肾上腺皮质激素细胞垂体腺瘤和多激素Pit-1阳性垂体腺瘤。难治性垂体腺瘤的临床特征如下:①生长迅速、频繁复发、对常规治疗易耐受;②MRI和术中观察显示肿瘤侵袭性生长;③Ki-67指数高。

(四)按肿瘤在体内的分泌活性分类

(1)功能性垂体腺瘤:不同类型垂体腺瘤分泌不同的激素,出现相应的临床症状。

(2)非功能性垂体腺瘤:不表现出高水平分泌状态。

五、临床表现

功能性垂体腺瘤异常分泌激素或影响激素调控,导致相应激素水平异常增高,引起相关症状;肿瘤增大压迫下丘脑-垂体、视神经等周围组织,引起垂体功能低下、视力视野受损等占位性症状。根据是否为功能性垂体腺瘤、肿瘤体积大小、侵袭周围组织程度等具体情况不同,不同患者临床表现可有差异。

(一)内分泌异常

1.垂体相关激素水平异常升高

(1)PRL-PA:儿童和青少年中最常见或第二常见的垂体腺瘤类型,是儿童早期最常见的功能性垂体腺瘤。在青少年中的发病率高于年幼的儿童,女性中的发病率高于男性,但男性比女性更容易出现垂体大腺瘤。青春期前起病的患者可表现为原发性性腺功能减退,即女孩原发性闭经,男孩无性腺发育,睾丸容积小。在育龄女性引起溢乳、闭经、不孕三联症(Forbes-Albright综合征)。在男性出现性欲减退、阳痿、男性特征退化、射精量及精子数目减少、不育等表现。正常的神经内分泌间相互作用——下丘脑促性腺激素释放激素(GnRH)的分泌促进性激素的作用及抑制卵巢中孕酮的合成,这种作用在患肿瘤时可能被改变或完全中断。因此,高催乳素血症可延缓青春期的成熟和生长,对于骨骺未融合的儿童,生长可能受阻。

(2)GH-PA:占儿童垂体腺瘤的10%～15%。在青少年期,患者表现为巨人症。到成年期,表现为肢端肥大症,出现脸部增长、耳鼻增大、嘴唇增厚、舌大而厚等面貌改变。出现头部骨骼变化,前额骨、颧骨、下颌骨面区骨骼增大,眉弓、颧弓、下颌突出。四肢长骨不能再增长,但见增粗,手指、足趾增粗,手背、足背增厚并增宽。皮肤变粗糙、增厚,多色素沉着,多汗。可伴有糖耐量减低、胰岛素抵抗或糖尿病、高血压、心脏肥大、左心室功能不全、冠状动脉硬化性心脏病,甚至心衰,危及生命。患者声音变粗沉,因舌体肥大,通气障碍,可出现睡眠呼吸暂停综合征。内脏普遍肥大,胃肠道息肉、结肠癌、肺癌、甲状腺癌等发生率可能增高。

(3)ACTH-PA:尽管在儿童肿瘤中很少见,但ACTH-PA可占发生在儿童时期垂体腺瘤的一半。多见于青壮年,女性为主。出现库欣病的临床表现,脂肪、蛋白质、糖、电解质代谢紊乱。首发和主要症状为向心性肥胖,占91%,其他表现有非特异性高血压、乏力、烦躁、抑郁、体重增加、新发的糖尿病或已有的糖尿病恶化,全身皮肤呈进行性色素沉着。

(4)G-PA:罕见,多见于中年以上男性。早期可无症状,晚期可有性功能减退,女性闭经,男性表现为阳痿、精子数目减少、不育。

(5)TSH-PA:单纯TSH-PA很少见,占垂体腺瘤的0.5%～3.0%。TSH分泌过多引发甲状腺毒症及甲状腺肿大的相关临床表现,如心悸、多汗、大便次数增加、体重下降、易激惹、失眠及甲状腺不同程度肿大并伴有结节等。有些患者并发甲状腺功能亢进症(甲亢)合并周期性麻痹、甲亢性心脏病和甲亢危象。一般不伴有突眼、黏液性水肿等自身免疫性甲状腺疾病的相关表现。TSH-PA可以同时分泌其他垂体前叶激素,并出现相应的临床表现。最常见的是GH分泌过多,引发肢端肥大症或巨人症,也有患者合并PRL分泌过多,引发闭经泌乳综合征。

（6）多种激素型垂体腺瘤：分泌不同的激素，产生相应的内分泌亢进症状。

2. 垂体功能低下　部分肿瘤体积大的患者，肿瘤压迫下丘脑-垂体结构，可出现垂体功能低下；尤其在垂体大腺瘤发生急性卒中时，甚至可出现垂体功能危象，出现发热或低体温、意识不清、抽搐、血压下降、低血钠、低血糖等，处理不及时甚至危及生命。术前尿崩症极少见于垂体腺瘤，多见于累及鞍区的非垂体病变，术前出现尿崩症应警惕非垂体病因的鞍区肿瘤（如颅咽管瘤）、炎症、感染或转移瘤等。非 GH 型垂体腺瘤儿童出现发育迟缓，表现为生长发育停止，身材矮小。ACTH-PA 因糖皮质激素增多，抑制 GH 的释放；而 PRL-PA 和非功能性垂体腺瘤与肿瘤增大、鞍内压增高使垂体分泌 GH 减少相关。

（二）共有表现

1. 头痛　头痛是最常见的早期症状，与肿瘤生长对鞍膈的牵拉，刺激分布于鞍膈的三叉神经第一支相关。肿瘤突破鞍膈，鞍内压下降后，头痛可缓解。晚期头痛，与肿瘤向鞍旁发展，刺激颅底硬脑膜、大血管等痛觉敏感组织，侵犯三叉神经相关。当肿瘤向第三脑室生长影响脑脊液循环，引起高颅压，或肿瘤突发出血致瘤内压急剧增高，可引起急性剧烈头痛。

2. 视力视野损害　视力视野损害是最常见的体征，多因肿瘤向鞍上生长，对其上方的视觉通路产生机械性压迫及干扰视交叉局部微循环而发生供血障碍所致。视交叉的解剖位置分为鞍膈中央上方（约 79%）、前置型和后置型，以鞍膈中央上方最多。因肿瘤的体积、生长方向和视神经受压的病程长短等差异，患者可出现交叉盲、单眼盲、视敏度受损、中心性瞳孔盲、视乳头水肿、视神经萎缩和全盲等不同表现。

3. 周围组织压迫症状

（1）肿瘤向鞍上生长：①下丘脑损害症状：肿瘤向鞍上生长，压迫下丘脑，可引起尿崩症、性早熟、进行性肥胖、体温异常、睡眠障碍、定向力障碍、意识障碍等症状。②脑积水：肿瘤压迫室间孔、第三脑室、中脑导水管，引起脑脊液循环障碍，出现脑积水相关表现。③其他神经功能障碍：肿瘤向鞍上、向前生长，压迫额叶，可引起精神症状、癫痫、嗅觉障碍等。

（2）肿瘤向下生长：肿瘤突入蝶窦、鼻腔，可引起脑脊液漏，诱发颅内感染。

（3）肿瘤向两侧侵犯海绵窦，可引起第Ⅲ、Ⅳ、Ⅴ、Ⅵ对脑神经麻痹表现；侵犯颞叶，可引起癫痫。

（4）肿瘤向后方生长：压迫脑干，可出现意识障碍、交叉性神经功能障碍等。

六、辅助检查

（一）内分泌检查

垂体腺瘤患者术前需判断有无内分泌异常，通过测定垂体及其靶腺分泌激素的基础值和动态值进行评估。最基本的内分泌筛查包括以下激素：PRL、GH、IGF-1、TSH、FT_3、FT_4、LH、FSH、睾酮、雌激素和皮质醇。根据情况，增加其他的刺激兴奋试验、动态试验及特殊激素分析，以确定是何种内分泌异常。

1. 催乳素（PRL）　静脉取血测 PRL 的要求如下：正常进食早餐（种类为碳水化合物，避免摄入蛋白质和脂肪类食物），于上午 10:30—11:00 休息 0.5 h 后静脉穿刺取血。儿童的 PRL 可靠参考范围尚未确定，但通常认为女孩 5~25 ng/mL 和男孩 5~15 ng/mL 是正常的，其峰值出现在青春期。垂体腺瘤引起血清 PRL 升高的原因有以下两种：①非 PRL-PA 引起 PRL 分泌调控异常：在正常人中 PRL 的分泌受到下丘脑抑制和多种抑制因子调控。其中由下丘脑释放的多巴胺抑制作用最强，它通过垂体门脉循环抑制垂体前叶中的 PRL 细胞释放 PRL。当下丘脑或垂体柄受压或局部病变时，这种抑制效应丧失，导致血清 PRL 水平中度升高，一般 PRL 水平＜150 ng/mL。②PRL-PA 引起 PRL 分泌异常：PRL 水平常高于 150 ng/mL。注意垂体腺瘤以外的因素引起 PRL 水平升高：①在孕期或哺乳期出现生理性升高；②药物性因素引起的升高，包括神经安定药、抗抑郁药、甲氧氯普胺、甲基多巴、利血平、维拉帕米、卡比多和阿片类等；③病理性因素，如肝硬化、肾衰竭、甲状腺功能减退症、影响下丘脑或垂体柄的病变。

2. 生长激素（GH）　GH 在生后 2 个月开始出现分泌节律，自然分泌呈脉冲式，夜间入睡后分泌量最高，易受包括运动、压力、禁食状态和睡眠等在内的一系列生理活动影响。GH 水平随年龄变化而波动，儿童高于成人,到青年时 GH 的分泌量最大,以后随年龄增长而逐渐减少。检查空腹或随机血清 GH 水平、葡萄糖负荷后血清 GH 水平。儿童参考值为 GH 水平<20 μg/L。成人空腹或随机血清 GH 水平<2.5 μg/L 时可判断为 GH 正常。若成人空腹或随机血清 GH 水平≥2.5 μg/L,则需要进行口服葡萄糖耐量试验(OGTT)确定诊断。单项测定 GH 意义有限,应进行动态监测。

3. 胰岛素样生长因子-1(IGF-1) GH 的作用主要经 IGF-1 介导来完成,血清 IGF-1 水平与肢端肥大症患者病情活动的相关性较血清 GH 水平更密切。活动期肢端肥大症患者血清 IGF-1 水平升高。由于血清 IGF-1 水平的正常范围与年龄和性别显著相关,当患者血清 IGF-1 水平高于与性别和年龄相匹配的正常值范围上限时,判断为血清 IGF-1 水平升高。

4. 促肾上腺皮质激素(ACTH) ACTH 的分泌有昼夜节律,早晨 8:00 浓度最高,夜晚 10:00 至凌晨 2:00 最低。清晨 8:00 采血,因 ACTH 的半衰期很短,取血后需要将血标本放在冰浴上,并尽快低温离心后测定。国外报道,血清 ACTH 水平>20 pg/mL 有意义,须排除异位 ACTH 产生,通常使用大剂量地塞米松抑制试验(HDDST)和促肾上腺皮质激素释放激素(CRH)刺激试验。

5. 肾上腺皮质激素

(1)24 h 尿游离皮质醇(24 h UFC):24 h UFC 测定的是游离皮质醇,故不受皮质醇结合球蛋白(cortisol binding globulin,CBG)的浓度影响,超过正常范围上限判断为阳性,至少测定 2 次。饮水过多(≥5 L/d)、任何增加皮质醇分泌的生理或病理应激状态都会使 24 h UFC 水平升高而出现假阳性结果;在中、重度肾功能不全患者中,肾小球滤过率(GFR)<60 mL/min 时可出现 24 h UFC 水平明显降低的假阴性结果。

(2)午夜血清/唾液皮质醇测定:人体皮质醇分泌呈现明显的昼夜节律变化,一般以上午 8:00 和凌晨 2:00 的血清皮质醇水平分别表示其峰浓度和谷浓度。库欣综合征(Cushing syndrome,CS)患者凌晨 2:00 血清皮质醇低谷会消失。如凌晨 2:00 进行血清皮质醇测定,应尽量保证采血时患者处于睡眠状态。

(3)经典大剂量地塞米松抑制试验(HDDST,8 mg/d×48 h):检查前测 24 h UFC 或清晨 8:00 血清皮质醇水平作为对照,之后口服地塞米松 2.0 mg,q6h,连续 2 天,在服药的第 2 天再测 24 h UFC 或服药 2 天后测定清晨 8:00 血清皮质醇水平,若 24 h UFC 或者清晨 8:00 血清皮质醇下降到对照值的 50% 以下,则为经典 HDDST 被抑制,支持库欣病的诊断。

6. 双侧岩下窦静脉取血(BIPSS)+去氨加压素(DDAVP)刺激试验 对于 ACTH 依赖性库欣综合征患者,若临床、生化、影像学检查结果不一致或难以鉴别病因,建议行 BIPSS 以鉴别 ACTH 来源。经股静脉插管至双侧岩下窦后,可应用数字减影血管造影证实插管位置是否正确和岩下窦解剖结构是否正常。在基线状态岩下窦(inferior petrosal sinus,IPS)与外周(peripheral,P)血浆 ACTH 比值≥2 和(或)DDAVP 刺激后该比值≥3,则提示库欣病。采用 BIPSS+DDAVP 刺激试验具有很好的可行性,是确诊库欣病的金标准。

7. 性腺激素

(1)睾酮(testosterone)是男性最重要的雄激素(androgen),睾酮的分泌具有昼夜节律性,上午 8:00 为分泌高峰。因此,测定上午 8:00 的睾酮浓度对评价男性睾丸分泌功能具有重要价值。

(2)血浆雌二醇测定与血浆孕酮测定。雌二醇(estradiol,E_2)是一种重要的雌激素,由睾丸、卵巢和胎盘分泌,或由其他雌激素转化而来。E_2 促进女性生殖器官的发育和副性征的出现,并维持女性正常状态。孕酮(progesterone)由黄体和卵巢所分泌,使经雌激素作用的、已处于增殖期的子宫内膜继续发育增殖、增厚肥大、松软和分泌黏液,为受精卵着床做准备。

8. 甲状腺激素 生理情况下,99.5% 的甲状腺素(T_4)与血清甲状腺素结合球蛋白(thyroxine-binding globulin,TBG)结合,而血清游离甲状腺素(free thyroid hormone,FT_4)含量极少。结合型 T_4 不能进入外周组织细胞,只有转变为 FT_4 后才能进入组织细胞发挥其生理作用。T_4 在肝脏和肾脏中经过脱碘后转变为 3,5,3'-三碘甲状腺原氨酸(3,5,3'-triiodothyronine,T_3)。TSH-PA 表现为 FT_4、FT_3 水平增高,血清 TSH 水平正常。

9. 抗利尿激素(antidiuretic hormone, ADH)　ADH 又称血管升压素(vasopressin, VP),是下丘脑视上核神经元产生的一种含有 9 个氨基酸的多肽激素。血中的 VP 水平有明显生理波动性,夜间高于白天,半衰期为 10~20 min。

上述参考值可因各单位的检测方法差异而存在差异。

(二)眼科学评估

眼科学评估内容包括视敏度、色觉、视野、瞳孔对光反射、眼球运动的检查。

(三)放射学评估

1. 计算机断层扫描(CT)　CT 检查目的:①薄层三维扫描,术前明确蝶鞍区骨性解剖、鞍底蝶窦气化情况、蝶窦内骨性分隔情况;②对于拟选择经鼻蝶窦入路切除肿瘤的患者,此术前评估是必要的;③了解病变处有无钙化;④CT 血管成像(CTA)有助于排除蝶鞍区颅内动脉瘤等潜在血管异常,对巨大侵袭性垂体腺瘤,CTA 有助于了解肿瘤与重要血管的关系。

以下表现提示垂体微腺瘤:①直接征象:多数为鞍内低密度区,少数呈高密度,表现为等密度的微腺瘤,需结合间接占位征象进行诊断。②间接征象:垂体高度>7 mm;鞍膈饱满或膨隆,不对称。但 CT 对小于 5 mm 的垂体微腺瘤发现率低,增强 CT 的发现率仅 30%。垂体腺瘤钙化罕见。

2. 磁共振成像(MRI)　一般垂体前叶与脑组织的 MRI 信号强度相等,但在妊娠期及产后,垂体前叶T1 加权成像的信号可略高于脑组织。新生儿垂体前叶 PRL 细胞增生及蛋白质合成活跃,其垂体前叶T1 加权成像呈高信号。神经垂体在 T1 加权成像上呈现均匀的高信号。正常垂体柄直径<4 mm。在增强图像上,垂体腺均匀强化,漏斗部均匀强化,形态逐渐变细。

显示垂体微腺瘤的最佳显像序列是 T1 加权冠状位,80%~85% 的垂体微腺瘤呈现比残存垂体更低的信号;垂体大腺瘤可有囊性病变、坏死,甚至出血;如果肿瘤内有出血,则 T1 加权成像呈高信号。T2加权成像上信号变化较大。囊性垂体腺瘤钙化罕见(图 10-9)。垂体大腺瘤中 80% 的病例垂体后叶"亮斑"移至鞍膈上水平。在增强 MRI 中,大多数垂体微腺瘤强化程度比正常垂体腺体弱,强化速率较邻近正常垂体慢;囊性垂体腺瘤常见边缘或边缘伴结节状强化。

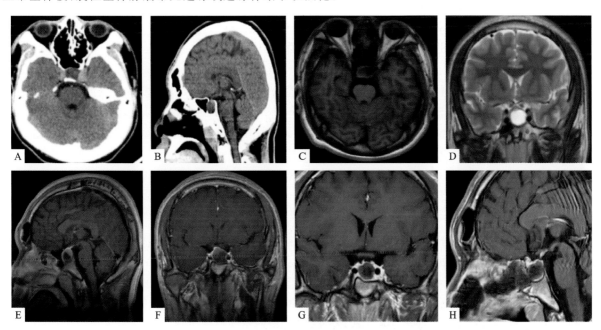

图 10-9　垂体腺瘤(男,16 岁)

A、B. 水平位和矢状位 CT 示蝶鞍内混合性类圆形病变呈低密度改变;C. MRI 水平位 T1 示病变实性部分呈等信号,囊性部分长T1 信号改变;D. 冠状位 T2 示病变主体囊性部分呈长 T2 信号改变,实性部分呈等信号;E、F. 矢状位、冠状位增强 MRI 示鞍上区病灶实性部分稍强化,但较正常残余垂体组织强化弱;G、H. 经鼻蝶窦入路鞍区肿瘤切除术后矢状位、冠状位增强 MRI 示病灶切除

七、诊断

(一)功能性垂体腺瘤

功能性垂体腺瘤诊断依据有以下三条。

1.相应的临床表现　内分泌异常表现、视力视野损害、头痛等。

2.内分泌检查结果

(1)PRL-PA:血清 PRL 水平>100 μg/L,并排除其他特殊原因引起的高催乳素血症,则支持 PRL-PA 的诊断。

(2)GH-PA:①血清 GH 水平的测定:活动期的肢端肥大症患者血清 GH 水平持续升高且不被高血糖所抑制。OGTT 中 GH 不被抑制。②活动期肢端肥大症患者血清 IGF-1 水平升高。当患者血清 IGF-1 水平高于与其性别和年龄相匹配的正常值范围上限时,判断为血清 IGF-1 水平升高。

(3)ACTH-PA:①患者凌晨 2:00 血清皮质醇低谷消失。诊断库欣综合征的凌晨 2:00 血清皮质醇水平≥50 nmol/L(1.8 μg/dL),敏感性达 100%,但特异性仅为 20%。清醒状态下血清皮质醇水平≥207 nmol/L(7.5 μg/dL),诊断的敏感性>96%,特异性 87%。②24 h UFC 升高至正常值 2 倍较有意义。③血清 ACTH 水平>4.4 pmol/L(20 pg/mL),则考虑为 ACTH 依赖性库欣综合征。④库欣病为在经典小剂量地塞米松抑制试验(LDDST)中不被抑制,而在 HDDST 中被抑制。⑤有条件者行 BIPSS＋DDAVP 刺激试验:在基线状态岩下窦与外周血浆 ACTH 比值≥2 和(或)DDAVP 刺激后该比值≥3,则提示库欣病。

(4)G-PA:①FSH-PA 可见 FSH 水平及 α-亚基浓度明显升高。病程早期,LH 及睾酮浓度正常,晚期 LH 及睾酮水平相继下降。②LH-PA:血清 LH 及睾酮水平明显升高,FSH 水平下降。③FSH/LH-PA:血清 FSH、LH 及睾酮水平升高。

(5)TSH-PA:FT$_4$、FT$_3$ 水平增高,血清 TSH 水平正常。

3.影像学检查　影像学检查在鞍区发现腺瘤的相关影像学表现。

(二)非功能性垂体腺瘤

诊断依据:仅有鞍区占位相关临床表现但内分泌检查正常,部分肿瘤较大患者出现垂体功能减退表现及垂体相关激素降低,影像学检查在鞍区发现腺瘤的相关影像学表现。

(三)难治性垂体腺瘤

中国垂体腺瘤协作组制定的《中国难治性垂体腺瘤诊治专家共识(2019)》推荐的难治性垂体腺瘤包括以下 4 个特点:①肿瘤在影像学上呈侵袭性生长,且生长快速,Ki-67 指数≥3%;②即使手术全切,肿瘤短期(6 个月)内复发;③手术、化学治疗和放射治疗等常规治疗后肿瘤继续生长;④全身检查未见颅脑椎管内或全身其他系统的转移灶。

八、鉴别诊断

(一)颅咽管瘤

垂体腺瘤向鞍上发展时需与颅咽管瘤(图 10-10)鉴别。颅咽管瘤是儿童最常见的鞍上占位肿瘤,在儿童有一个发病高峰期,临床表现多为垂体功能低下、发育障碍,1/3 的患者可有尿崩症。病变以鞍上为多见,常表现为混合性且以囊性为主,病变内多有一定量的肿瘤实质,囊内成分复杂,信号混杂。CT 平扫见鞍上病变囊性部分呈低密度,实性部分呈等密度,颅咽管瘤钙化率高,CT 见钙化部分呈高密度表现。增强 CT 可见实性部分和囊壁强化。鞍上的病变可见蝶鞍内垂体结构正常。

(二)脑膜瘤

脑膜瘤(图 10-11)的影像学特征:肿瘤中心位于鞍上,病变可向鞍内发展,可见到垂体柄受压向后移位。增强影像可见具有特征性的脑膜尾征。在增强影像中,脑膜瘤多呈均匀的强化,而垂体腺瘤强化不明显、不均匀,常可鉴别。

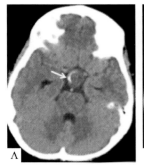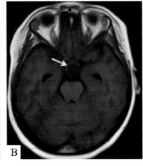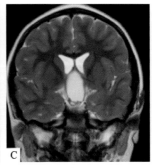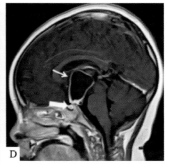

图 10-10　造釉细胞型颅咽管瘤（男，4 岁）

A. CT 示鞍膈上-第三脑室病变呈大囊小实性病变，囊壁周边有明显高密度钙化（箭头处）；B. MRI 水平位 T1 示病变主体囊性部分呈长 T1 信号改变，实性部分呈等信号（箭头处）；C. 冠状位 T2 示病变主体囊性部分呈长 T2 信号改变，囊壁呈等信号；D. 矢状位增强 MRI 示鞍上区病灶实性及囊壁呈明显强化（小箭头），蝶鞍内正常垂体组织明显强化（大箭头）

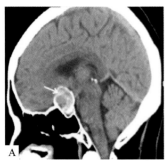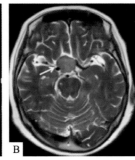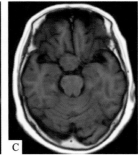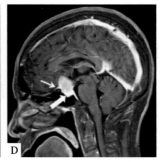

图 10-11　纤维型脑膜瘤（女，71 岁）

A. CT 示鞍区病变呈等密度改变，病灶周边部分有明显高密度钙化；B. MRI 水平位 T2 示病变呈短 T2 信号改变；C. 水平位 T1 示病变呈等 T1 信号改变；D. 矢状位增强 MRI 示鞍区病灶较均匀强化，可见脑膜尾征（小箭头），蝶鞍内垂体组织更明显强化（大箭头）

（三）Rathke 囊肿

Rathke 囊肿由 Goldzieher 于 1913 年首先报道，1943 年 Frazier 和 Alpers 首次提出其起源于 Rathke 囊。人胚胎发育第 4 周时，原口外胚层上皮向背侧突出形成 Rathke 囊，此囊迅速增大，并与漏斗相连，囊前壁的上皮细胞分化成垂体前叶，后壁与后叶相连，形成中间部，囊腔由前叶细胞充满而逐渐退化，到幼年可遗留一裂隙，此裂隙可持续存在，到成年才完全消失。当此裂隙内液体积聚时，即形成 Rathke 囊肿（图 10-12）。该病多见于 20～40 岁，多数患者可无症状。少数患者囊肿增大，压迫垂体柄、视交叉、下丘脑等周围结构，出现头痛、视力障碍、垂体功能低下等症状。Rathke 囊肿直径多为 3～10 mm，边界清楚，病变主体多位于垂体窝内，小部分囊肿向鞍上发展。影像学上 CT 平扫可见低密度囊性病变。在 MRI 影像上随囊内容物不同，信号可有不同，多见长 T1（多较脑脊液信号稍高）和长 T2 信号，也有短 T1 和长 T2 信号，还可有等 T1、T2 或短 T2 信号改变，信号改变较均匀。增强影像一般无强化。

九、治疗选择

（一）药物治疗

儿童和青少年 PRL-PA 仍首选药物治疗。通过药物治疗可使 PRL 分泌正常化和肿瘤缩小，这两者对药物治疗都有非常好的反应。多巴胺激动剂包括溴隐亭和卡麦角林，可使 PRL 分泌正常化，并可缩小 80%～90% 的患者肿瘤。有研究表明，多巴胺激动剂的治疗效果在很大程度上取决于肿瘤体积，其中 90% 以上的垂体微腺瘤和 70% 的垂体大腺瘤可以通过多巴胺激动剂控制。据报道，选择性 D_2 受体激动剂（如卡麦角林）对其他多巴胺激动剂难治的肿瘤有更高的控制率。由于卡麦角林疗效好，国外有指南将其作为治疗 PRL-PA 的首选药物。一旦 PRL 达到正常水平，一些患者可能会停止药物治疗，并在不进一

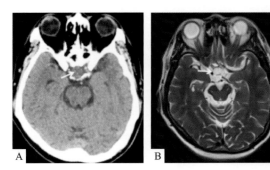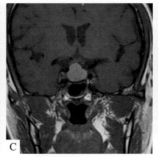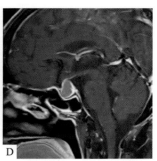

图 10-12　Rathke 囊肿(男,59 岁)

A. CT 示鞍区病变呈略低密度改变;B. MRI 水平位 T2 示病变呈脑脊液样长 T2 信号改变;C. 冠状位 T1 示蝶鞍内-鞍膈上病变呈短 T1 信号改变;D. 矢状位增强 MRI 示鞍区病灶内无强化,垂体组织强化

步药物治疗的情况下维持正常水平。然而,大多数 PRL-PA 患者需要终生药物治疗。这些药物通常耐受性良好,低剂量溴隐亭和卡麦角林多无明显的长期不良反应。在 GH-PA 中,长效生长抑素类似物也显示出良好的肿瘤生长控制效果,但很少使 GH 和 IGF-1 水平正常化。药物治疗也可以有效地减小肿瘤体积。有报道,GH 受体拮抗剂(如培维索孟)联用长效生长抑素类似物可在一定程度上使 IGF-1 水平达到正常化。

(二)手术治疗

垂体腺瘤手术治疗目的如下:切除肿瘤,缓解周围结构长期受压产生的临床症状;纠正内分泌功能紊乱;保留正常垂体功能;明确肿瘤组织学。手术治疗仍是药物不敏感 PRL-PA 及除 PRL 外其他类型垂体腺瘤的主要治疗方法。

1. 手术指征

(1)经鼻蝶窦入路手术:①存在症状的垂体腺瘤卒中。②垂体腺瘤的占位效应引起压迫症状。可表现为视神经、动眼神经等邻近脑神经受压症状以及垂体受压引起的垂体功能低下,排除 PRL-PA 后应首选手术治疗。③难以耐受药物不良反应或对药物治疗产生抵抗的 PRL-PA 及其他高分泌功能性垂体腺瘤(主要为 ACTH-PA、GH-PA)。④垂体部分切除和(或)病变活检。垂体部起源且存在严重内分泌功能紊乱(尤其是垂体性 ACTH 水平明显增高)的病变可行垂体探查或部分切除手术;垂体部病变术前不能判断性质但需治疗者,可行活检明确其性质。⑤经鼻蝶窦入路手术的选择还需考虑到以下几个因素:瘤体的高度,病变形状,瘤体的质地与血供情况,鞍膈面是否光滑完整,颅内及海绵窦侵袭的范围大小,鼻窦发育与鼻腔病理情况,患者全身状况及手术意愿。

(2)开颅垂体腺瘤切除手术:不能行经鼻蝶窦入路手术者,鼻腔感染患者。

(3)联合入路手术:肿瘤主体位于鞍内、鞍上、鞍旁,呈"哑铃"形。

手术禁忌证:①经鼻蝶窦入路手术:垂体激素病理性分泌亢进导致系统功能严重障碍或者垂体功能低下导致患者全身状况不佳为手术相对禁忌证,应积极改善患者的全身状况后手术。a. 活动性颅内或者鼻腔、蝶窦感染,可待感染控制后再手术。b. 全身状况差不能耐受手术。病变主要位于鞍上或呈"哑铃"形。c. 残余或复发肿瘤无明显症状且手术难以全部切除者。②开颅垂体腺瘤切除手术:a. 垂体微腺瘤;b. 有明显的垂体功能低下者,需先纠正再行手术治疗。

2. 围手术期处理

1)术前评估

(1)垂体功能评估。

①垂体-肾上腺轴:用早晨 8:00 血清皮质醇水平来评估术前肾上腺皮质功能状态。对继发肾上腺功能不全者需进一步评估,予促皮质激素 25 μg 后,血清皮质醇水平峰值>496.8 nmol/L(18 μg/dL)提示肾上腺功能正常。另一种方法是胰岛素耐量试验(ITT),若接受试验后,血清皮质醇水平峰值>496.8 nmol/L(18 μg/dL),提示肾上腺功能正常。老年患者、冠心病或癫痫患者禁止做 ITT。围手术期予地塞

米松。虽然地塞米松可抑制下丘脑-垂体轴,但因术后可能需重新评估肾上腺功能,所以地塞米松不影响皮质醇检测的结果。

②垂体-甲状腺轴:检测 FT$_3$、FT$_4$、TSH。存在中枢性甲状腺功能减退时,甲状腺素替代治疗应在术前开始。需注意的是,在用 T$_4$ 替代治疗前需先进行肾上腺皮质功能评估和糖皮质激素替代治疗,避免在肾上腺皮质功能改善前,先补充 T$_4$,而加重肾上腺皮质功能不全。

(2)术前影像学评估。

①蝶窦冠状位薄层 CT 平扫:对于考虑经鼻蝶窦入路切除肿瘤的患者,通过蝶窦冠状位薄层 CT 平扫评估鞍底蝶窦气化情况、蝶窦内骨性分隔情况,指导术中正确入路非常重要。

②颅脑 CTA:尤其在侵袭性垂体腺瘤患者中,术前行 CTA 排除蝶鞍区颅内动脉瘤等潜在血管异常,了解肿瘤与颈内动脉及其主要分支之间的关系,对制订手术方案是有积极意义的。

③MRI 平扫+增强:进行影像学分类,术前了解肿瘤侵袭范围,评估肿瘤与视交叉、下丘脑、海绵窦、颈内动脉及其主要分支等重要组织之间的关系,T2 加权成像有利于了解病变质地,非出血性的高信号提示组织含水量高,组织质地较软,易于切除。术前充分了解这些信息有利于术前制订合理的治疗计划。

(3)功能性垂体腺瘤相关的重要脏器评估。

①气道评估:肢端肥大症和库欣综合征会影响患者的气道保护能力。肢端肥大症患者出现面颅骨增大,伴有咽喉部软组织肥大,会厌襞肥大、喉头钙质沉着及喉返神经麻痹,这都给气管插管造成技术性的困难。疾病对气道的影响分为四级:Ⅰ级,无影响;Ⅱ级,鼻咽部软组织肥大,未累及声门;Ⅲ级,声门狭窄或声带麻痹;Ⅳ级,鼻咽部软组织肥大和声门狭窄同时存在。术前喉部 CT 平扫和喉镜检查对肢端肥大症患者术前了解气道情况有益。Ⅲ、Ⅳ级患者易出现插管困难、术后拔管困难或通气困难。库欣病患者常伴有病态肥胖,也需注意气道情况。

②心血管系统评估:肢端肥大症患者可出现心脏肥大,早期为左心室舒张功能障碍,渐发展到晚期严重心室扩大、心肌收缩功能障碍和充血性心力衰竭。未经治疗的肢端肥大症患者死亡的主要原因是心功能障碍。库欣病的心血管表现由同时存在的严重高血压所致,引起左心室肥大。术前完善心脏超声心动图、心电图以评估心脏功能是必要的。

③内环境评估:垂体腺瘤卒中、垂体功能低下、库欣综合征等患者术前易合并内环境紊乱,注意术前调整。

2)围手术期管理

(1)对于并发心血管病变者,包括肢端肥大症性心肌病、心功能不全、心律失常等,术前、术后需经心血管内科会诊,给予强心利尿、血管紧张素转换酶抑制剂和 β 受体阻滞剂等治疗;如果 GH-PA 患者术前已发现明确心脏病变,即使其心功能可以耐受手术,也可以先使用中长效生长抑素类药物,改善其心脏病变,再予手术治疗。对于合并高血压、糖尿病的患者,手术前后均应给予相应的对症处理,积极控制血压和血糖。垂体腺瘤尤其是 GH-PA 合并睡眠呼吸暂停综合征(SAS)的患者麻醉风险高,术前应请麻醉医生和心血管科医生共同会诊,在围麻醉期应及时调整麻醉深度,酌情给予心血管活性药物,防止血流动力学剧烈波动,降低围麻醉期心血管意外的发生率。

(2)术后水、电解质紊乱和尿崩症的处理:对垂体腺瘤术后患者应常规记录 24 h 出入液量,监测血电解质和尿比重。如果术后即出现尿崩症症状,根据出入量和电解质情况,必要时给予抗利尿激素等治疗。有约 10% 的患者在术后 1 周左右会出现不适当的抗利尿激素分泌失调综合征(SIADH),故术后的电解质、尿量监测是重要的,应及时发现、早期干预。

(3)围手术期的激素替代治疗:垂体腺瘤患者术前需进行腺垂体功能的评估,包括垂体-甲状腺轴、垂体-肾上腺轴、垂体-性腺轴功能和 GH、IGF-1 等激素水平的测定。对于存在继发性甲状腺功能减退和继发性肾上腺皮质功能减低的患者,需要给予生理替代剂量的相应激素进行治疗。垂体腺瘤患者手术当日补充应激剂量的糖皮质激素(库欣病患者除外),术后调整糖皮质激素的剂量以维持患者的正常生命体征和水、电解质平衡,并逐渐降低糖皮质激素的剂量至生理替代剂量。垂体腺瘤患者术后应规范随诊,进行临床评估及垂体功能评价。评估下丘脑-垂体轴,包括肾上腺功能轴、中枢性甲状腺轴、生长激素、性腺功能,以调整激素替代治疗剂量,部分患者需要终生行腺垂体激素替代治疗。如果术前及术后早期未出现明显垂体功能低下,出院后2~3个月仍需定期监测。

3. 手术方式

1)经鼻蝶窦入路手术　主要适用于肿瘤向鞍上、鞍后上生长,轻度向鞍前及鞍上两侧生长者。对于肿瘤巨大、向颅中窝明显生长者,可能需分两期手术,一期行部分切除以改善患者视力情况。

(1)手术要求:①充分的术前准备,结合解剖标志术中定位,必要时结合X线或神经导航进行术中准确定位;②切除肿瘤,更好地保护垂体功能;③做好鞍底及脑脊液漏的修补,解剖生理复位。

(2)手术方法。

①显微镜下经鼻蝶窦入路手术方法。术前准备:抗生素溶液滴鼻,修剪鼻毛。体位:仰卧位,根据肿瘤生长方向适当调整头后仰的角度。经鼻中隔黏膜下沿中线进入,暴露蝶窦前壁及蝶窦开口,打开蝶窦前壁后处理蝶窦黏膜,暴露鞍底骨质;打开鞍底骨质,确定定位后,剪开鞍底硬脑膜,暴露肿瘤后沿一定顺序用环形刮匙、吸引器、肿瘤钳切除肿瘤;瘤腔用止血材料适度填塞,结合已有的条件重建鞍底(必要时使用自身筋膜、肌肉或脂肪等进行修补),将鼻中隔及黏膜复位,适度填塞鼻腔。要注意的是,儿童、青少年鼻腔小,术中应使用小的鼻黏膜牵开器;在儿童颅底解剖中,蝶窦的不完全气化、颅底骨的厚度和颈内动脉间距小,增大了手术难度。蝶窦气化过程主要发生在3~7岁,完成可能要到9~12岁。借助神经导航系统,还有学者结合增强现实(augmented reality,AR)技术来保障更精准的术中定位,保障手术的安全,降低术中并发症的发生率。

②经内镜经鼻蝶窦入路手术方法:a.内镜进入选定的鼻孔(常规经右侧),在鼻中隔的外侧可见下鼻甲。用浸有肾上腺素稀释液的棉片依次填塞下鼻道(下鼻甲与鼻中隔之间)、中鼻道及上鼻道,使得鼻道间隙明显扩大后,将神经内镜沿鼻道进入蝶筛隐窝,可发现蝶窦开口。b.在中鼻甲根部下缘向上,沿蝶窦开口前缘向内侧在蝶窦前壁及鼻中隔的筛骨垂直板上做弧形切开,将黏膜瓣翻向后鼻孔(近中鼻甲根部有蝶腭动脉分支),显露蝶窦前壁。c.用高速磨钻磨除蝶窦前壁骨质及蝶窦腔内分隔,充分暴露鞍底。可见视神经-颈内动脉隐窝(OCR)、视神经管隆起、颈内动脉隆起、斜坡隐窝、蝶骨平台等解剖标志。充分打开鞍底骨质。穿刺确认非动脉瘤后,切开鞍底硬脑膜,可以采用沿肿瘤假包膜分离或者采用刮匙和吸引等方式切除肿瘤。切除肿瘤后采用可靠方法进行鞍底重建,对蝶窦前壁黏膜瓣及鼻甲予以复位后撤镜。需注意的是,因解剖因素,13岁以下儿童的鼻中隔黏膜瓣可能难以留置,影响颅底重建,增高发生脑脊液漏的风险。

2)开颅手术

(1)经额下入路:主要适用于肿瘤较大、向鞍上及鞍前生长者。①头皮切口与骨瓣:多采用发际内冠状切口。一般做右侧额骨骨瓣,前方尽量靠近前颅底。②肿瘤切除:切开硬脑膜,前方与眶上平齐。释放侧裂脑脊液,降低颅内压。探查同侧视神经和颈内动脉,显露视交叉前方的肿瘤。穿刺确认非动脉瘤,切开肿瘤假包膜,先行囊内分块切除肿瘤。游离肿瘤周边,逐步切除肿瘤。术中注意保护肿瘤周边的穿支动脉和垂体柄。

(2)经翼点入路:主要适用于肿瘤较大、向一侧鞍旁生长者。①皮瓣及骨瓣:皮肤切口尽量在发际线内。骨瓣靠近颅底,蝶骨嵴尽可能磨除,以便减轻对额叶的牵拉。②肿瘤切除:锐性打开侧裂池,释放脑脊液。牵开额叶,显露视神经和颈内动脉。主要从视交叉前后、视神经-颈内动脉隐窝和颈内动脉外间隙操作,暴露和切除肿瘤。

3)联合入路手术　联合内镜或显微镜经鼻蝶窦手术。

神经内镜对向鞍上生长或海绵窦侵犯的肿瘤有优势。然而,内镜技术也存在技术局限性,因为儿童鼻腔小,器械暴露有限,儿童患者可能显露受限。

无论何种手术方式,关键在于定位。定位可以通过使用透视或神经导航来辅助,以识别中线、确认蝶鞍及其周围重要结构的位置,包括视神经管隆起、颈动脉隆起和视神经-颈内动脉隐窝。这对于具有蝶窦鞍前型或甲介型的儿科患者尤其有用。在鞍区切开前通过多普勒超声进一步识别颈动脉,以降低血管损伤的风险。

4. 手术疗效评估和随访 治愈标准和随访:①GH-PA:随机生长激素水平<1 μg/L,IGF-1 水平降至与性别、年龄相匹配的正常范围为治愈标准。②PRL-PA:没有多巴胺受体激动剂等治疗情况下,女性 PRL 水平<20 μg/L,男性 PRL 水平<15 μg/L,术后第 1 天 PRL 水平<10 μg/L 提示预后良好。③ACTH-PA:术后 2 天内血清皮质醇水平<20 μg/L,24 h 尿游离皮质醇和 ACTH 水平在正常范围或低于正常水平。术后 3～6 个月血清皮质醇,24 h 尿游离皮质醇和 ACTH 水平在正常范围或低于正常水平,临床症状消失或缓解。④TSH-PA术后 2 天内 TSH、FT$_3$ 和 FT$_4$ 水平降至正常。⑤G-PA 术后 2 天内 FSH 和 LH 水平降至正常。⑥非功能性垂体腺瘤术后 3～6 个月 MRI 检查无肿瘤残留。

对于功能性垂体腺瘤,术后激素水平恢复正常持续 6 个月以上为治愈基线;术后 3～4 个月进行首次 MRI 检查,之后根据激素水平和病情需要 3～6 个月复查 1 次,达到治愈标准时,MRI 检查可每年进行 1 次。

垂体腺瘤的术后随诊:常规应在术后早期(1 周内)进行 1 次垂体增强 MRI 检查,作为基线的判断。术后 3 个月进行 1 次复查,此后根据临床情况决定影像学检查的间隔及观察的期限。

(三)放射治疗

放射治疗是垂体腺瘤的辅助治疗手段,包括常规放射治疗(radiotherapy,RT)、立体定向放射外科(stereotactic radiosurgery,SRS)治疗和立体定向放射治疗(stereotactic radiotherapy,SRT)。RT、SRS 治疗、SRT 用于垂体腺瘤的指征:①手术后残留或复发者;②侵袭性生长或恶性者;③PRL-PA 药物治疗无效或不能耐受不良反应者,同时不能或不愿接受手术治疗者;④因其他疾病不适宜接受手术或药物治疗者。手术后反复复发或恶性垂体腺瘤者适合选择 RT,包括调强放射治疗(IMRT)、图像引导放射治疗(IGRT)等。小型的、与视神经有一定间隔的(视神经与病灶之间的边界>3 mm,肿瘤体积<3 cm^3)肿瘤,适宜选择一次性的 SRS 治疗。介于以上两者之间的病变,可以考虑 SRT。放射治疗后最常见的并发症是垂体功能减退,10%～12%的成人在 SRS 治疗后需要进行慢性激素补充。儿童患者放射治疗后 86%～100%出现 GH 缺乏症。

(四)其他治疗

当多种治疗对难治性垂体腺瘤、垂体恶性病变治疗效果不佳时,化疗可能仍是最后一道防线。替莫唑胺是一种广泛应用的耐受性良好的脱氧核糖核酸(DNA)烷基化剂,在难治性垂体腺瘤和垂体腺癌治疗中为一线治疗药物。新的靶向治疗也在积极研究中,侵袭性垂体腺瘤的二线、合并或替代药物包括抗血管内皮生长因子(anti-VEGF)单克隆抗体贝伐单抗、哺乳动物雷帕霉素靶蛋白(mTOR)抑制剂依维莫司和表皮生长因子受体 2(EGFR2)抑制剂拉帕替尼。

十、后续治疗和注意事项

术后 2～3 个月,评估患者的整个下丘脑-垂体轴,包括检测肾上腺功能不全、中枢性甲状腺功能减退、生长激素缺乏、性腺功能减退或尿崩症。

药物治疗指征:①病理学证实为 PRL-PA 或以 PRL-PA 为主的混合垂体腺瘤,如术后 PRL 水平仍高于正常值,且伴有相应症状,则需要接受多巴胺受体激动剂;②GH-PA 术后 GH 水平或 IGF-1 水平仍未下降者,且 MRI 提示肿瘤残留(尤其是残留肿瘤位于海绵窦者),可以接受生长抑素类似物治疗,对伴有 PRL 阳性的混合垂体腺瘤,也可以尝试接受多巴胺受体激动剂治疗;③ACTH-PA 术后未缓解者,可选用生长抑素类似物或针对高皮质醇血症的药物治疗;④垂体功能低下者可进行激素替代治疗。

十一、讨论

垂体腺瘤的主要临床表现有头痛、视力视野损害和相应功能性垂体腺瘤症状和体征。诊断可依据相应临床表现、内分泌学检查和影像学检查结果。治疗上以手术治疗为主,术后可辅以放射治疗。

PRL-PA等类型可首选药物治疗。由于垂体腺瘤复发率较高,患者需长期定时复查,观察临床症状、监测垂体功能和行影像学检查以进行疗效评价。虽存在少部分恶性生物学行为的垂体腺瘤,但多数患者经规范化的治疗能获得较好疗效和预后。

（刘智强　林志雄）

参 考 文 献

[1]　王涛,李士其,王镛斐,等.儿童及青少年垂体瘤的手术治疗(附 42 例临床分析)[J].中国临床神经科学,2009,17(3):276-281.

[2]　韩冲,潘源,陈高明,等.儿童和青少年垂体瘤的临床诊治分析[J].临床肿瘤学杂志,2012,17(11):1028-1032.

[3]　中华医学会神经外科学分会,中国垂体腺瘤协作组,中华医学会内分泌学分会.中国肢端肥大症诊治指南(2013)[J].中华神经外科杂志,2013,29(10):975-979.

[4]　Osborn A G.脑部影像诊断学[M].2 版.吴卫平,黄旭升,张兴文,等译.北京:人民卫生出版社,2013.

[5]　中国垂体腺瘤协作组.中国垂体催乳素腺瘤诊治共识(2014 版)[J].中华医学杂志,2014,94(31):2406-2411.

[6]　周良辅.现代神经外科学[M].2 版.上海:复旦大学出版社,2015.

[7]　中国垂体腺瘤协作组.中国垂体腺瘤外科治疗专家共识[J].中华医学杂志,2015,95(5):324-329.

[8]　王忠诚.王忠诚神经外科学[M].2 版.武汉:湖北科学技术出版社,2015.

[9]　江载芳,申昆玲,沈颖.诸福棠实用儿科学[M].8 版.北京:人民卫生出版社,2015.

[10]　王伟民.垂体腺瘤发病机理的基因表达谱分析及 B10 细胞在放疗后垂体腺瘤组织中变化的研究[D].济南:山东大学,2016.

[11]　王静楠,王立翔,连伟,等.儿童及青少年垂体腺瘤的临床特点及手术治疗疗效[J].中华医学杂志,2016,96(37):2998-3002.

[12]　中国垂体腺瘤协作组.中国库欣病诊治专家共识(2015)[J].中华医学杂志,2016,96(11):835-840.

[13]　Greenberg M S.神经外科手册[M].8 版.赵继宗,译.南京:江苏凤凰科学技术出版社,2017.

[14]　中国垂体腺瘤协作组.中国垂体促甲状腺激素腺瘤诊治专家共识(2017)[J].中华医学杂志,2017,97(15):1128-1131.

[15]　万学红,卢雪峰.诊断学[M].9 版.北京:人民卫生出版社,2018.

[16]　中国垂体腺瘤协作组,中华医学会神经外科学分会.中国难治性垂体腺瘤诊治专家共识(2019)[J].中华医学杂志,2019,99(19):1454-1459.

[17]　Kovacs K,Scheithauer B W,Horvath E,et al. The World Health Organization classification of adenohypophysial neoplasms. A proposed five-tier scheme[J]. Cancer,1996,78(3):502-510.

[18]　Kameya T,Tsukada T,Yamaguchi K. Recent advances in *MEN1* gene study for pituitary tumor pathogenesis[J]. Front Horm Res,2004,32:265-291.

[19]　Ozfirat Z,Korbonits M. AIP gene and familial isolated pituitary adenomas[J]. Mol Cell Endocrinol,2010,326(1-2):71-79.

[20]　Müssnich P,Raverot G,Jaffrain-Rea M L,et al. Downregulation of miR-410 targeting the cyclin B1 gene plays a role in pituitary gonadotroph tumors[J]. Cell Cycle,2015,14(16):2590-2597.

[21]　Mete O,Lopes M B. Overview of the 2017 WHO classification of pituitary tumors[J]. Endocr Pathol,2017,28(3):228-243.

[22]　Molitch M E. Diagnosis and treatment of pituitary adenomas:a review[J]. JAMA,2017,317(5):516-524.

［23］ Perry A,Graffeo C S,Marcellino C,et al. Pediatric pituitary adenoma:case series,review of the literature,and a skull base treatment paradigm[J]. J Neurol Surg B Skull Base,2018,79（1）:91-114.

［24］ Li B,Zhu H B,Song G D,et al. Regulating the CCNB1 gene can affect cell proliferation and apoptosis in pituitary adenomas and activate epithelial-to-mesenchymal transition[J]. Oncol Lett,2019,18（5）:4651-4658.

［25］ Grzywa T M,Klicka K,Rak B,et al. Lineage-dependent role of miR-410-3p as oncomiR in gonadotroph and corticotroph pituitary adenomas or tumor suppressor miR in somatotroph adenomas via MAPK,PTEN/AKT,and STAT3 signaling pathways[J]. Endocrine,2019,65（3）:646-655.

［26］ Donati S,Ciuffi S,Marini F,et al. Multiple endocrine neoplasia type 1:the potential role of microRNAs in the management of the syndrome[J]. Int J Mol Sci,2020,21（20）:7592.

［27］ Kontogeorgos G. Update on pituitary adenomas in the 2017 World Health Organization classification:innovations and perspectives[J]. Hormones（Athens）,2021,20（2）:287-291.

第十一章　生殖细胞肿瘤

颅内生殖细胞肿瘤(intracranial germ cell tumor,iGCT)是儿童及青少年中枢神经系统常见的恶性肿瘤,占儿童原发性神经系统肿瘤的 5.4%~15.3%,但西方国家资料显示,iGCT 发生率占颅内肿瘤的比例小于 4%。iGCT 男性多见,男女比例为(4~5)∶1,但鞍区以女性居多。常发生于松果体区、鞍区和基底节区,少数可发生于第三脑室、脑干、胼胝体等中线部位。

第一节　临床表现

一、症状和体征

iGCT 的临床症状和体征常由肿瘤所在部位及肿瘤大小决定。

(一)松果体区

松果体区生殖细胞肿瘤患者表现为颅内压增高症状,一般病程较短,约数月。常因肿瘤突向第三脑室后部,阻塞中脑导水管上口,或向前下发展压迫中脑导水管发生阻塞性脑积水,引起颅内压增高,出现头痛、呕吐、视乳头水肿及视力减退、外展神经麻痹等。帕里诺(Parinaud)综合征患者肿瘤压迫四叠体上丘,引起眼球上下运动困难、瞳孔散大及对光反射消失,也可伴有瞳孔不等大。肿瘤较大时也可压迫四叠体下丘和内侧膝状体,引起耳鸣和听力减退。肿瘤压迫小脑上脚和上蚓部时,可出现躯体共济失调及眼球震颤。内分泌系统失调主要为性发育紊乱,多数表现为性早熟,在绒毛膜癌和畸胎瘤患儿中更多见;少数表现为性征发育停滞或不发育。

(二)鞍区

鞍区生殖细胞肿瘤患者病程多较缓慢,可长达数年。尿崩症(diabetes insipidus)为首发症状,占89%,并可在相当长一段时间为唯一症状。24 h 尿量可达 4000~6000 mL,多者可达 8000 mL 以上,尿比重明显低于正常值。下丘脑-垂体功能紊乱也比较多见,主要是生长发育停滞、矮小及消瘦。部分患者有早熟现象。视力障碍也很常见,部分患者就诊时几乎失明。其原因或为肿瘤直接压迫或为巨大肿瘤阻塞室间孔引起脑积水而致高颅压。高颅压所致的头痛、呕吐等也较常见。

(三)丘脑、基底节区

丘脑、基底节区生殖细胞肿瘤患者病程缓慢,平均为 2.6 年,首发症状以锥体束或锥体外系症状为主,如单侧肢体无力、步态不稳等,无性早熟和内分泌功能等改变,因肿瘤出血突然起病者较其他部位为多。

二、辅助检查

(一)影像学检查

影像学上,iGCT 的 CT、MRI 表现多种多样,缺乏特异性。从影像学上很难鉴别肿瘤的类型。

(1)纯生殖细胞瘤在 CT 上为边界清楚的类圆形病灶(图 11-1),可为囊性或实性,实性肿瘤多为等密度或稍高密度,均匀增强;囊性肿瘤密度稍低。在松果体区多见弹丸样钙化。典型生殖细胞瘤在 MRI 上,T1W 常为等或稍低信号,T2W 为稍高信号,增强后明显强化,呈蝴蝶征;囊性变病灶在 T1W 为低信号,T2W 为更高信号,非囊性变部分增强后可有强化(图 11-2)。肿瘤边缘不规则常提示肿瘤向四周浸润。

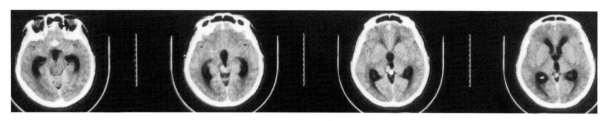

图 11-1　松果体区生殖细胞瘤 CT
可见稍高密度病灶内有弹丸样钙化

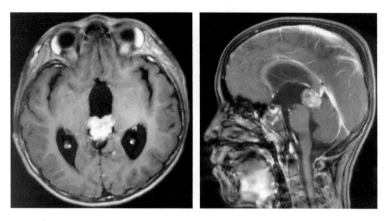

图 11-2　松果体区生殖细胞瘤 MRI
增强后见松果体区均匀强化病灶,轴位示病灶呈蝶形。伴幕上脑积水

　　(2)成熟畸胎瘤在 CT 和 MRI 上边界清楚,内部结构复杂多样,CT 上密度高低不等,其中低密度代表脂肪成分或囊性病变,高密度则为骨性物质及钙化;在 MRI 上,其信号混杂,T1W 可为等或稍低混杂信号,高信号代表其中的脂肪成分;T2W 多为高或稍高混杂信号,偶见点状不规则低信号,提示内部的骨性物质或钙化斑块,增强后强化不均匀(图 11-3)。未成熟畸胎瘤和恶性畸胎瘤与成熟畸胎瘤在影像学上表现类似,但往往边界模糊不清,病灶周围水肿严重,囊性变较少,钙化区也较小。其他非生殖细胞性肿瘤的 CT、MRI 表现亦多种多样,缺乏特异表现,绒毛膜癌有时可为类似于血肿样的特征性改变。CT 和 MRI 均能发现肿瘤阻塞脑脊液循环而致的脑积水。

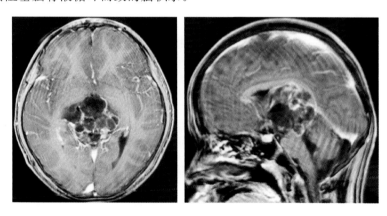

图 11-3　松果体区畸胎瘤
增强 MRI 显示松果体区病灶不均匀强化

　　(3)混合性生殖细胞肿瘤常表现为实性。MRI T1W 通常呈等或低信号,若 T1W 出现稍高或混杂信号,则考虑肿瘤卒中可能;T2W 为不均匀高信号,增强后有明显不均匀强化;而且恶性程度越高,肿瘤强化就越明显。未成熟畸胎瘤因内部不同组织成分增殖速度不同且多有囊性变,呈不规则结节状或分叶状,肿瘤周边呈泡状突出;胚胎性癌和绒毛膜癌成分常伴出血。

多灶性肿瘤:常见于生殖细胞瘤,最常见的组合形式为松果体区＋鞍上区双灶型肿瘤(图11-4)。此外,生殖细胞瘤常常存在脑室壁上的播散灶,如松果体区＋鞍上区＋脑室壁、松果体区＋脑室壁、鞍上区＋脑室壁等。

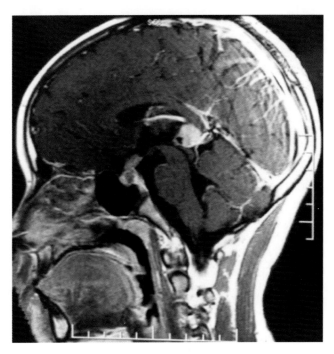

图 11-4　矢状位增强 MRI 显示松果体区与鞍上区双灶型生殖细胞瘤

脊髓播散灶:脊髓播散常见于生殖细胞瘤及含有生殖细胞瘤成分的混合性生殖细胞肿瘤,脊髓 MRI 可发现髓内占位或软脊膜强化。

(二)血清/脑脊液肿瘤标志物检查

术前血清或脑脊液检查发现人绒毛膜促性腺激素(HCG)、α甲胎蛋白(AFP)、胎盘碱性磷酸酶(PLAP)增高有助于诊断。含有绒毛膜癌成分者常伴有 HCG 水平明显升高,含有卵黄囊成分者常伴有 AFP 水平明显升高,含有未成熟畸胎瘤者 AFP 和 HCG 水平均有可能升高。PLAP 水平升高见于生殖细胞瘤。

(三)脑脊液脱落细胞检查

腰椎穿刺或脑室获取的脑脊液离心后行脱落细胞检查,有时能发现肿瘤细胞。

第二节　病理检查

在 2016 年 WHO 神经系统肿瘤分类中,iGCT 分为八类,见表11-1。其中生殖细胞瘤和成熟畸胎瘤之外的类型称为非生殖细胞瘤性生殖细胞肿瘤。

表 11-1　2016 年 WHO 对 iGCT 的分类

肿瘤分类	ICD-O 编码
生殖细胞瘤	9064/3
胚胎癌	9070/3
卵黄囊瘤	9071/3
绒毛膜癌	9100/3
畸胎瘤	9080/1
成熟型	9080/0

续表

肿瘤分类	ICD-O 编码
未成熟型	9080/3
畸胎瘤上皮成分恶性转化	9084/3
混合性生殖细胞肿瘤	9085/3

一、生殖细胞瘤

1. 大体所见 生殖细胞瘤约占 iGCT 的 2/3,肿瘤色灰红,大多呈侵袭性生长,与周围脑组织边界不清,质软而脆,呈结节状,肿瘤组织易于脱落,也有肿瘤呈胶冻状,瘤内可出血、坏死和囊性变。肿瘤经常以直接蔓延的形式向周围脑组织浸润破坏,更可沿脑室壁"匍匐"生长。在松果体区,肿瘤可完全取代松果体腺;在鞍上区,肿瘤可直接压迫甚至浸润性侵犯视神经、视交叉和下丘脑。

2. 镜下观察 显微镜下,肿瘤细胞有大、小两种。大细胞类似上皮细胞,呈圆形,大小一致,细胞质丰富,色灰白,有时嗜伊红色的细胞质内含有数量各异的糖原颗粒(PAS 反应阳性);细胞核圆形,常见一突出的核小体,并有核分裂象。小细胞混杂于大细胞中间,属于淋巴细胞,免疫学标记显示的主要是 T 细胞。某些区域还可见到非干酪样肉芽肿浸润,并有异物巨细胞存在,造成诊断困难,尤其是立体定向穿刺活检的标本。小细胞的细胞质很少,细胞核染色浓且细胞核内结构不清楚。两种细胞呈散在状态或各自呈巢状,彼此互相穿插分布。淋巴细胞常密集于血管周围。肿瘤间质较少,血管多少不一。可以看到肿瘤呈小灶状或片状坏死,有小出血灶,偶见点状钙化,部分肿瘤分化较差。

3. 免疫组化 胎盘碱性磷酸酶(placental alkaline phosphatase,PLAP)在大多数(70%~100%)生殖细胞瘤的细胞膜和细胞质中存在,而非生殖细胞瘤性生殖细胞肿瘤以及其他组织如肺、宫颈等均很少出现该酶的阳性染色。生殖细胞瘤通常含有其他生殖细胞肿瘤成分,最多见的是畸胎瘤。半数生殖细胞瘤对人绒毛膜促性腺激素(HCG)表达阳性。但如果生殖细胞瘤患者血清和脑脊液中发现 α 甲胎蛋白(AFP)和 HCG 标记阳性,常提示肿瘤为混合类型,因为生殖细胞瘤本身一般不出现 AFP 染色,临床上往往因为标本量过少而未能发现其他病理成分。生殖细胞瘤可随脑脊液转移,但神经系统外转移罕见。

二、畸胎瘤

畸胎瘤由 2 种或 3 种胚层分化而成,这些组织虽然同时存在,但排列无序,外观上也不像正常可辨的组织器官。畸胎瘤可分为成熟型(组织分化充分,似成人结构)和未成熟型(组织类似于发育中的胎儿结构)。两种类型可同时存在,有时不容易辨别。

1. 大体所见 成熟畸胎瘤有完整包膜,边界清楚,表面光滑或呈结节状、球状或卵圆形,囊性变十分常见,切面可见大小不等的囊腔和实性肿瘤团块以及软骨、骨、毛发等,包膜与脑组织可有粘连。未成熟畸胎瘤边界不清,常有局部浸润;肿瘤中心区域的出血和坏死比成熟畸胎瘤更多见。

2. 镜下观察 在显微镜下,成熟畸胎瘤常可见沿着软骨、骨、腺上皮和横纹肌分布的鳞状上皮,囊壁由纤维结缔组织构成,囊内为多胚层混合的组织结构,如皮肤及其附属器、软骨、脂肪、肌肉、神经、呼吸道上皮、肠上皮和柱状上皮等;类似于神经元和神经胶质细胞的神经上皮组织也常可见到。未成熟畸胎瘤除发生于松果体区和鞍上区外,还较多见于第四脑室,有浸润性,可随脑脊液播散。脑内畸胎瘤有时包含有生殖细胞瘤、绒毛膜癌或一些幼稚的上皮成分,这种情况应诊断为恶性畸胎瘤或畸胎癌。因此诊断畸胎瘤时应观察囊内各种结构,以免遗漏恶性畸胎瘤的证据而延误诊断和治疗。

3. 免疫组化 畸胎瘤结构复杂,免疫组化也呈多样性。胶质细胞组织分化处有胶质纤维酸性蛋白(GFAP)表达。神经元及神经母细胞分化区有神经元特异性烯醇化酶(NSE)表达。S-100 蛋白在胶质细胞和神经元中均有表达。有滋养细胞分化区者 HGG、人胎盘催乳素(HPL)、妊娠特异性 β_1 糖蛋白(SP$_1$)检测为阳性。有鳞状上皮分化区者细胞角蛋白(CK)、上皮膜抗原(EMA)检测阳性。但纯畸胎瘤者

AFP、HCG 检测均为阴性。

三、卵黄囊瘤

1. 大体所见 卵黄囊瘤以有内胚窦存在为特征。一般肿瘤质地稍韧,可见出血坏死,肿物可局部浸润,通常也会随脑脊液播散。

2. 镜下观察 卵黄囊瘤细胞为原始内胚窦的未分化上皮细胞。肿瘤细胞内和细胞间的间质内均有嗜伊红和 PAS 反应阳性的结节,这些结节在免疫组化染色时 AFP 呈阳性。有时肿瘤细胞可形成乳头状,乳头中心为一血管及其周围的黏液性间质,单层细胞周围形成的上皮管套为一个诊断特征。另外,透明小球是另一个诊断特征,位于肿瘤细胞内或游离的间质中,大小不一,呈球状,均质透明,嗜酸性。

3. 免疫组化 部分卵黄囊瘤对 PLAP 呈阳性表达,多数卵黄囊瘤对 AFP、CK 呈阳性表达。对 EMA、HPL、SP_1、波形蛋白(vimentin)呈阴性表达。

四、胚胎癌

1. 大体所见 肿瘤色灰白,质脆,常浸润周围脑组织,常伴有坏死。

2. 镜下观察 胚胎癌由原始低分化上皮性成分构成,细胞呈多角形,柱状或立方体状。细胞核呈泡状,可见核仁,核分裂象多见。常伴有出血和坏死,有时可有软骨结构。

3. 免疫组化 PLAP 呈阳性表达。对 EMA、HPL、SP_1、波形蛋白呈阴性表达。

五、绒毛膜癌

1. 大体所见 绒毛膜癌是生殖细胞肿瘤(GCT)中最少见的一种类型,单纯原发于颅内的绒毛膜癌极为少见,仅见数例报道。绒毛膜癌可以在蛛网膜下腔广泛转移,近 23% 的病例出现颅外转移,主要是肺,颅外转移的病灶通常是单纯的绒毛膜癌。

2. 镜下观察 主要病理特征之一是含合体滋养层细胞,此细胞也常在生殖细胞瘤、卵黄囊瘤和畸胎瘤等中作为主要成分出现;绒毛膜癌的另一个重要的细胞组成是细胞滋养层。合体滋养层细胞胞体较大,边界欠清,细胞质嗜伊红,核多形,HCG 染色阳性;细胞滋养层胞体较小,细胞边界清楚,细胞质染色清亮,核椭圆。

3. 免疫组化 HCG、HPL、SP_1 可呈阳性表达,尤其 HCG 可呈强阳性表达。PLAP、EMA 可部分阳性表达。但 AFP、波形蛋白呈阴性表达。

第三节 诊断与鉴别诊断

iGCT 的诊断需结合临床表现,CT 和 MRI 检查的影像学证据,以及血清肿瘤标志物。血清肿瘤标志物阳性结合影像学证据即可诊断 iGCT。血清肿瘤标志物阴性的 GCT,如生殖细胞瘤、畸胎瘤以及部分血清肿瘤标志物阴性的非成熟畸胎瘤,需要手术通过病理检查明确。病理诊断是诊断肿瘤标志物阴性的 iGCT 的金标准。混合性生殖细胞肿瘤因含有多个亚型的成分,故含有多亚型的病理特征。但值得一提的是,临床上时有出现因取材不足导致混合性生殖细胞肿瘤漏诊为单一成分的 iGCT。故我们建议,iGCT 的病理诊断提倡多点取材,尽可能地捕捉到混合性生殖细胞肿瘤的各种亚型成分。此外,在对化疗或放疗后的肿瘤进行后继探查手术后所获的标本,因肿瘤受到放疗和化疗的影响,部分原始肿瘤坏死或经放疗、化疗的诱导分化,在病理检查中往往以畸胎瘤或未成熟畸胎瘤为主要或仅剩的成分。

一、诊断

(1)影像学检查:术前头颅 MRI(平扫加增强)、CT、术前颈胸腰椎 MRI(增强)(如术前未评估 MRI,需在术后 72 h 内或术后至少 21 天后行 MRI 检查以减少手术后反应性改变对影像学评估的干扰)。

（2）血清和脑脊液中的肿瘤标志物：AFP 和 HCG。

（3）鞍区肿瘤患者尚需对垂体/下丘脑功能（内分泌功能）进行评估：①下丘脑-垂体-肾上腺轴（HPA 轴）；②下丘脑-垂体-甲状腺轴（HPT 轴）；③下丘脑-垂体-性腺轴（HPG 轴）；④生长激素（GH）与血清 IGF-1；⑤催乳素（PRL）；⑥垂体后叶。记录 24 h 尿量，测定血钠、尿比重、血渗透压、尿渗透压。

（4）视力视野检查。

（5）神经心理基线检查（内分泌功能不足及高颅压症状缓解后）。

（6）查体（包括神经系统查体）。

二、鉴别诊断

（一）松果体区

1. 松果体母细胞瘤　神经影像学上不易与松果体区混合性生殖细胞肿瘤区别，但肿瘤无性别倾向，患者 AFP 和 HCG 均为阴性。

2. 低级别胶质瘤　常为毛细胞型星形细胞瘤或 WHO Ⅱ级的星形细胞瘤，起源于四叠体或第三脑室后壁。星形细胞瘤在儿童通常不大，但早期引起梗阻性脑积水，MRI 见肿物比较局限并与四叠体融为一体，压迫中脑导水管，使其狭窄或闭锁，注药后多不强化或轻度强化，称为"顶盖星形细胞瘤"。

3. 脂肪瘤　松果体区脂肪瘤为先天性病变，实际上为胎儿生长发育过程中脂肪组织异位的结果。影像学随诊时肿物体积可终生不变，也不引起症状。CT 可见松果体区极低密度肿物，MRI 表现为 T1W 高信号肿物，边界清楚，无强化。多无须手术。

4. 上皮样囊肿　可较大，CT 为低密度，CT 值低于脑脊液（CSF）；MRI 在 T1W 为低信号，T2W 为高信号，DWI 上为不均匀高信号。上皮样囊肿边界可不规则，部分边界可呈虫蚀状或锯齿状。皮样囊肿 CT 为不均匀低密度，边界清楚；MRI 可表现为混杂信号，有的患者在脑室内可见液态油脂，有流动性。

（二）鞍区

1. 颅咽管瘤　颅咽管瘤为先天性胚胎残余组织发生的肿瘤，多见于儿童，多有垂体功能低下，发育矮小和性征不发育。有时也呈向心性肥胖，生殖器呈幼稚型。症状中不像鞍上生殖细胞肿瘤那样以尿崩症为首发症状，颅咽管瘤首发症状为视力视野改变和颅内压增高，尿崩症发生率低（30％左右）且常在肿瘤的晚期才出现。CT 以钙化为特点（钙化率大于 95％），周边为蛋壳样，也可在瘤内呈斑块状散在钙化，越接近鞍部，钙化越明显，常阻塞室间孔，使侧脑室对称性扩张。MRI 在 T1W 显示为高低不等信号，实性成分常为等或低信号，增强后强化。囊性成分可为等或高信号，尽管囊性成分和实性成分在 T2W 皆为高信号，但囊性区的胆固醇结晶成分比实性成分信号还高，囊壁强化明显。

2. 下丘脑和视交叉胶质瘤　下丘脑和视交叉胶质瘤也是儿童鞍区常见的肿瘤，多数为毛细胞型星形细胞瘤。可发源于丘脑下部，但多数发源于视交叉，如肿瘤巨大，则很难判断具体的原发部位。下丘脑星形细胞瘤多为实性，CT 为等或稍低密度，无钙化。MRI 在 T1W 为等或稍低信号，T2W 为高信号，质地均匀，可明显强化。两者皆很少有钙化。AFP 和 HCG 均为阴性。不易鉴别时则主要凭临床症状，即生殖细胞瘤在鞍区者多以多饮多尿起病，而下丘脑和视交叉胶质瘤者多以视力障碍起病，很少有尿崩症的表现。

3. 垂体腺瘤　垂体腺瘤多见于成人，发生于垂体前叶，非功能性垂体腺瘤患者可有内分泌功能低下，出现闭经、性欲下降等表现；PRL-PA 表现为闭经泌乳综合征；GH-PA 在儿童表现为巨人症，在成人表现为肢端肥大症；ACTH-PA 表现为库欣综合征，表现为向心性肥胖、满月脸、水牛背、高血压及皮肤紫纹等。在冠状位扫描可呈葫芦状，蝶鞍可有明显扩大，可有瘤内出血或囊性变，在 CT 及 MRI 上显示密度和信号不均匀，可由鞍内向鞍上发展，注药后强化明显。

4. 垂体柄组织细胞增多症　垂体柄组织细胞增多症者累及垂体柄和下丘脑时可有尿崩症，CT 及 MRI 可见鞍区肿物，表现很像下丘脑-神经垂体的生殖细胞瘤，但本病多有骨溶解病灶或肺部病变，AFP 和 HCG 均为阴性。确诊需做活检。

5. 淋巴性漏斗神经垂体炎　淋巴性漏斗神经垂体炎又名淋巴细胞性垂体炎,本病可引起垂体增大,出现头痛,有尿崩症,多发生于成人。MRI 可见垂体柄粗大及垂体后叶增大,正常垂体后叶在 T1W 上的高信号消失。术前很难与生殖细胞瘤鉴别。

6. 下丘脑错构瘤　发病多在婴幼儿期,表现为痴笑样癫痫和性早熟。在乳头体或灰结节处有等密度或等信号肿物,可突入第三脑室底部或向下突入脚间池,有些可伴有颅内先天畸形。无论 CT 还是 MRI,无任何强化。肿物不具有生长性,自出生后至成人如重复行 MRI 或 CT 检查,可显示肿物无增大。

(三)基底节区

1. 低级别胶质瘤　儿童此部位低级别胶质瘤在临床上多以癫痫及轻偏瘫起病。CT 平扫为低密度或等密度,可有钙化,瘤周常有水肿,肿瘤常累及额颞岛叶。MRI 上 T1W 常为低信号,T2W 为高信号。强化不明显。

2. 海绵状血管瘤　在 CT 及 MRI 上常见出血征象。CT 上呈高密度,MRI 上可因出血时相不同而信号混杂,典型时在 T2W 上病灶周边有低信号的含铁血黄素沉积带。

第四节　分　　型

一、病理分型

根据 2016 年 WHO 病理分类方法,iGCT 可分为生殖细胞瘤、成熟畸胎瘤、未成熟畸胎瘤、胚胎癌、卵黄囊瘤、绒毛膜癌和混合性生殖细胞肿瘤等不同的亚型。根据治疗上的不同常将其分为纯生殖细胞瘤和非生殖细胞瘤性生殖细胞肿瘤(nongerminomatous germ cell tumor,NGGCT)。NGGCT 通常为混合性生殖细胞肿瘤。

二、肿瘤标志物分型

根据治疗前血清和(或)脑脊液肿瘤标志物检查结果,如人绒毛膜促性腺激素(HCG)或 α 甲胎蛋白(AFP)水平的升高程度,iGCT 可分为分泌型 GCT 与非分泌型 GCT。

1. 分泌型 GCT　分泌型 GCT 血清和(或)脑脊液 HCG≥50 IU/L 且 AFP≥10 IU/L。但不同地区对于肿瘤指标的界定略有差异。北美协作组认为,如果血清和(或)脑脊液 AFP 水平为 10 IU/mL 或更高和(或)HCG 水平为 50 IU/L 或更高,则肿瘤为分泌型 GCT 或混合型 GCT。欧洲协作组将血清和(或)脑脊液 AFP 水平为 50 IU/mL 或更高和(或)HCG 水平为 100 IU/L 或更高的肿瘤称为分泌型 GCT。

2. 非分泌型 GCT　需符合原发性中枢神经系统肿瘤标准,并且血清和(或)脑脊液 HCG 阴性或大于正常值但小于 50 IU/L,和(或)AFP 阴性或大于正常值但小于 10 IU/L。

三、预后分型

Matsutani 等根据 iGCT 的预后提出了对治疗选择具有指导价值的分类方法:①预后良好组:纯生殖细胞瘤和成熟畸胎瘤。②预后中等组:含合体滋养层细胞的生殖细胞瘤、未成熟畸胎瘤、伴有恶变的畸胎瘤和以生殖细胞瘤或畸胎瘤为主要成分的混合性生殖细胞肿瘤。③预后不良组:胚胎癌、卵黄囊瘤、绒毛膜癌和以这三者为主要成分的混合性生殖细胞肿瘤。

第五节　治　　疗

iGCT 的治疗应强调手术治疗、放疗、化疗相结合的综合治疗方案。根据血清肿瘤标志物,肿瘤部位、大小,患者症状和脑积水的严重程度,综合判断以决定治疗方案。手术治疗是主要的治疗方法。手术目的如下:①解除脑积水;②明确病理性质;③切除肿瘤。对于 NGGCT,全切肿瘤可有效提高 5 年生存率。对于松果体病灶引起的脑积水,可采用脑室镜下第三脑室底造瘘术,而鞍上病灶引起的脑积水,可使用脑室-腹腔分流术。肿瘤组织活检是明确肿瘤性质的客观标准。位于松果体区、脑室内的病灶可采用脑室镜下活检,位于基底节区的病灶可采用立体定向穿刺活检,位于鞍内的病灶可采用显微镜下或内镜下经蝶入路进行活检,位于视交叉、视神经、垂体柄等不易穿刺部位的病灶则需采用开颅手术活检。对于畸胎瘤或其他 NGGCT 经化疗和(或)放疗后的残留部分,则需行开颅手术切除。

一、初诊患者

(一)初治成熟畸胎瘤

对于成熟畸胎瘤,手术治疗是首选,最大范围手术切除(maximal surgical resection)是最基本的治疗方法。放化疗等辅助治疗仅适用于次全切除病例,且存在争议。

(二)3 岁以上的初治纯生殖细胞瘤

对于 AFP 及 HCG 阴性患者,需脑室镜或立体定向穿刺或开颅活检获得病理结果。

1. 单纯放疗 纯生殖细胞瘤对放疗高度敏感。传统上,采用手术后全脑全脊髓放疗(craniospinal irradiation,CSI)(24 Gy)加局部补量放疗(总剂量 30～40 Gy)。放疗是颅内生殖细胞瘤的标准治疗方法。

2. 化疗方案 生殖细胞瘤对化疗敏感。一般来讲,化学药物多数以铂类为基础,联合长春新碱(V)、依托泊苷(E)、环磷酰胺(C)、博来霉素(B)、甲氨蝶呤(M)等。但长期观察发现,单独化疗的长期疗效较差。总体来讲,目前初治的纯生殖细胞瘤在放疗基础上加用化疗并没有生存期的获益,但是对儿童有可能降低放疗的剂量和缩小脊髓照射范围,因此可能减少放疗不良反应。但相关研究尚未取得最后肯定结果。纯生殖细胞瘤化疗方案见表 11-2。

表 11-2 纯生殖细胞瘤化疗方案

方案	药物		备注
EP	依托泊苷(E)		• 每个疗程 21 天,共 4 个疗程;
	顺铂(P)		• 放疗在全部化疗结束后血常规恢复时即开始
EC	依托泊苷		• 每个疗程 21 天,共 4 个疗程;
	卡铂(C)		• 放疗在最后 1 次化疗结束后血常规恢复时即开始,不晚于 6 周
KSPNO G051/G081	A	依托泊苷(E)	• A 方案和 B 方案交替,每个疗程 21 天,共 4 个疗程;
		卡铂(C)	
	B	依托泊苷(E)	• 放疗在全部化疗结束后 4～5 周开始
		环磷酰胺(C)	
		美司钠	

3. 试验性放疗的应用 当血清和(或)脑脊液 HCG 大于正常值但小于 50 IU/L 和(或)AFP 大于正常值但小于 10 IU/L,可尝试行试验性放疗。

4. 神经内分泌功能低下的替代治疗 GCT 患者特别是鞍区 GCT 患者,治疗前后全程内分泌支持和治疗是治疗的重要一环,是提高患者肿瘤治愈后身体状况和生存质量的关键。

(1)肾上腺皮质轴:首选氢化可的松 7～9 mg/(m^2·d),分 3 次,晨起剂量最大,应激状况适当加量;临床评估生长速度、体重、服药后血皮质醇水平有助于剂量调整。

(2)甲状腺轴:选用优甲乐,所需剂量与缺乏程度和体重相关,12.5～100 μg 不等;开始治疗 1 个月后复查 T_4(FT_4)和 T_3(FT_3)。目标:T_4 和 FT_4 在正常中间值,FT_3 和 T_3 在正常范围;达标后每 3～6 个月复查以调整剂量;成年后可延长到半年到一年复查一次。GH 治疗期间应缩短复查间隔。

（3）尿崩症：选用去氨加压素，可从最小剂量（每日 12.5 μg）开始，根据尿量调整。

（4）垂体-性腺轴替代较为复杂，治疗方案不仅与年龄和性别相关，而且尚需评估肿瘤是否彻底治愈。

（三）3 岁以上初治非生殖细胞瘤性生殖细胞肿瘤（NGGCT）

NGGCT 有几种不同的组织病理类型，不同的病理类型预后不同，治疗方案也有所不同。对于不含任何恶性成分的成熟畸胎瘤，首选手术切除，而含有生殖细胞瘤成分的成熟畸胎瘤需要全切肿瘤后按照生殖细胞瘤方案进行治疗。其他恶性 NGGCT 标准治疗方案是先以铂类为基础的联合化疗后进行放疗和手术治疗。

1. 化疗　化疗是重要的治疗方法。当分泌型 NGGCT 体积较大（如肿瘤最大径超过 3 cm）时，化疗常为首先实施的治疗方法。目的是减少肿瘤血供，缩小肿瘤体积，为全切肿瘤创造条件。化疗仍以铂类为基础。目前对于初治分泌型 NGGCT 的化疗方案有三种，见表 11-3。

表 11-3　初治分泌型 NGGCT 的化疗方案

方案		药物	备注
ICE		异环磷酰胺（I）	每个疗程 28 天，共 3 个疗程
		美司钠	
		卡铂（C）	
		依托泊苷（E）	
ACNS0122	A	依托泊苷（E）	• A 方案和 B 方案交替，每个疗程 21 天，共 6 个疗程； • 化疗在手术后 31 天内开始； • 放疗在最后一次化疗结束后血常规恢复时即开始，不晚于 6 周
		卡铂（C）	
	B	异环磷酰胺（I）	
		美司钠	
		依托泊苷（E）	
PEI		异环磷酰胺（I）	共 4 个疗程
		美司钠	
		顺铂（P）	
		依托泊苷（E）	

2. 化疗后放疗

（1）NGGCT 的放疗方案：目前采用 CSI 30～36 Gy，局部病灶加量至 54 Gy。

（2）美国儿童肿瘤协作组 ACNS0122：化疗（6 个疗程）后接受 CSI（36 Gy）加局部补量（总剂量 54 Gy），102 例符合研究条件的病例（M0）中，5 年无事件生存率为 84%±4%，5 年总生存率为 93%±3%。

（3）欧洲国际儿童肿瘤协作组 SIOP-CNS-GCT96：化疗（4 个疗程）后接受局部放疗（54 Gy），116 例符合研究条件的病例（M0）中，5 年无进展生存率为 72%±4%，5 年总生存率为 82%±4%。

（4）美国儿童肿瘤协作组 ACNS0132：化疗（同 ACNS0122 研究）后，接受全脑室放疗（30.6 Gy）加局部补量（总剂量 54 Gy），66 例符合研究条件的病例（M0）中，3 年无进展生存率为 87.8%±4.04%，3 年总生存率为 92.4%±3.3%。

3. 后继探查手术（second look surgery）　国内有学者译为二次手术，我们认为相对于首次治疗，译为后继探查手术更加符合原意。首次治疗包括化疗、放疗和（或）手术治疗。后继探查手术特指对首次治疗后残留或者复发的肿瘤做手术切除，以达到根治肿瘤的目的，有时并非第二次手术。后继探查手术的意义在于明确残留肿瘤的病理性质，以及全切肿瘤给予患者在生存期上的获益。在 iGCT 治疗过程中，以下两种情况，需要实施手术治疗。

（1）生长性畸胎瘤综合征（growing teratoma syndrome）：化疗过程中肿瘤指标达到正常，但肿瘤持续增大，以畸胎瘤为主要成分。手术是唯一有效的治疗方法。

（2）残留病灶（residual mass）：经过有效化疗，40％～50％ NGGCT 患者无法达到完全缓解（肿瘤指标正常且影像学未见肿瘤）或部分缓解（肿瘤指标正常但 MRI 上所有病灶三个垂直直径的乘积之和减小65％以上）。手术切除可以帮助确定残留病灶性质，以及进一步确定治疗路径。

（3）后继探查手术的时机：应在化疗第 2 疗程前开始评估，以避免生长性畸胎瘤现象的出现，导致因化疗时的骨髓抑制而出现肿瘤突然生长导致的高颅压危象。

（4）内分泌代谢异常的治疗：见上述纯生殖细胞瘤的治疗。

二、复发患者

针对复发儿童 iGCT 的临床研究非常有限，以下治疗选择可供参考。

（1）初始治疗时未曾接受放疗的纯生殖细胞瘤：再次化疗后接受放疗。

（2）初始治疗时已经接受放疗的纯生殖细胞瘤：大剂量化疗联合自身造血干细胞移植，有条件者尽可能接受再次放疗。

（3）初始治疗时已经接受化疗及放疗的 NGGCT：有条件者进行手术治疗，然后大剂量化疗联合自身造血干细胞移植，并尽可能接受再次放疗。

（黄翔　张荣）

参 考 文 献

［1］　Ostrom Q T，Gittleman H，Liao P，et al. CBTRUS statistical report：primary brain and other central nervous system tumors diagnosed in the United States in 2010—2014［J］. Neuro Oncol，2017，19 （suppl_5）：v1-v88.

［2］　Committee of Brain Tumor Registry of Japan. Report of Brain Tumor Registry of Japan （1969—1996）［J］. Neurol Med Chir （Tokyo），2003，43 Suppl：ⅰ-ⅶ，1-111.

［3］　Goodwin T L，Sainani K，Fisher P G. Incidence patterns of central nervous system germ cell tumors：a SEER study［J］. J Pediatr Hematol Oncol，2009，31(8)：541-544.

［4］　Villano J L，Propp J M，Porter K R，et al. Malignant pineal germ-cell tumors：an analysis of cases from three tumor registries［J］. Neuro Oncol，2008，10(2)：121-130.

［5］　黄翔，张荣，周良辅. 颅内非生殖细胞瘤性恶性生殖细胞肿瘤的分级诊治［J］. 中华医学杂志，2009，89(33)：2333-2336.

［6］　Biassoni V，Schiavello E，Gandola L，et al. Secreting germ cell tumors of the central nervous system：a long-term follow-up experience［J］. Cancers （Basel），2020，12(9)：2688.

［7］　Calaminus G，Bamberg M，Harms D，et al. AFP/beta-HCG secreting CNS germ cell tumors：long-term outcome with respect to initial symptoms and primary tumor resection. Results of the cooperative trial MAKEI 89［J］. Neuropediatrics，2005，36 (2)：71-77.

［8］　Breen W G，Blanchard M J，Rao A N，et al. Optimal radiotherapy target volumes in intracranial nongerminomatous germ cell tumors：long-term institutional experience with chemotherapy，surgery，and dose- and field-adapted radiotherapy［J］. Pediatr Blood Cancer，2017，64(11)：e26637.

［9］　Matsutani M，Japanese Pediatric Brain Tumor Study Group. Combined chemotherapy and radiation therapy for CNS germ cell tumors—the Japanese experience［J］. J Neurooncol，2001，54 (3)：311-316.

［10］　Goldman S，Bouffet E，Fisher P G，et al. Phase Ⅱ trial assessing the ability of neoadjuvant chemotherapy with or without second-look surgery to eliminate measurable disease for nongerminomatous germ cell tumors：a children's oncology group study［J］. J Clin Oncol，2015，

33(22):2464-2471.

[11] Abu Arja M H,Bouffet E,Finlay J L,et al. Critical review of the management of primary central nervous nongerminomatous germ cell tumors[J]. Pediatr Blood Cancer,2019,66(6):e27658.

[12] Calaminus G, Frappaz D, Kortmann R D, et al. Outcome of patients with intracranial non-germinomatous germ cell tumors-lessons from the SIOP-CNS-GCT-96 trial[J]. Neuro Oncol,2017,19 (12):1661-1672.

[13] Fangusaro J,Wu S,MacDonald S,et al. Phase Ⅱ trial of response-based radiation therapy for patients with localized CNS nongerminomatous germ cell tumors:a children's oncology group study[J]. J Clin Oncol,2019,37 (34):3283-3290.

[14] Liang S Y,Yang T F,Chen Y W,et al. Neuropsychological functions and quality of life in survived patients with intracranial germ cell tumors after treatment[J]. Neuro Oncol,2013,15 (11):1543-1551.

[15] 黄翔,张超,汪洋,等.血清肿瘤标志物阴性颅内未成熟畸胎瘤的治疗策略和预后[J].中华神经外科杂志,2020,36(9):891-895.

[16] Cho J,Choi J U,Kim D S,et al. Low-dose craniospinal irradiation as a definitive treatment for intracranial germinoma[J]. Radiother Oncol,2009,91 (1):75-79.

[17] Bamberg M,Kortmann R D,Calaminus G,et al. Radiation therapy for intracranial germinoma: results of the German cooperative prospective trials MAKEI 83/86/89[J]. J Clin Oncol,1999,17 (8):2585-2592.

[18] Shibamoto Y,Abe M,Yamashita J,et al. Treatment results of intracranial germinoma as a function of the irradiated volume[J]. Int J Radiat Oncol Biol Phys,1988,15 (2):285-290.

[19] Huang P I,Chen Y W,Wong T T,et al. Extended focal radiotherapy of 30 Gy alone for intracranial synchronous bifocal germinoma:a single institute experience[J]. Childs Nerv Syst,2008,24 (11):1315-1321.

[20] Eom K Y,Kim I H,Park C I,et al. Upfront chemotherapy and involved-field radiotherapy results in more relapses than extended radiotherapy for intracranial germinomas:modification in radiotherapy volume might be needed[J]. Int J Radiat Oncol Biol Phys,2008,71 (3):667-671.

[21] Buckner J C,Peethambaram P P,Smithson W A,et al. Phase Ⅱ trial of primary chemotherapy followed by reduced-dose radiation for CNS germ cell tumors[J]. J Clin Oncol,1999,17 (3):933-940.

[22] Cheng S,Kilday J P,Laperriere N,et al. Outcomes of children with central nervous system germinoma treated with multi-agent chemotherapy followed by reduced radiation [J]. J Neurooncol,2016,127 (1):173-180.

[23] Lee D S,Lim D H,Kim I H,et al. Upfront chemotherapy followed by response adaptive radiotherapy for intracranial germinoma:prospective multicenter cohort study[J]. Radiother Oncol,2019,138:180-186.

[24] Allen J C,DaRosso R C,Donahue B,et al. A phase Ⅱ trial of preirradiation carboplatin in newly diagnosed germinoma of the central nervous system[J]. Cancer,1994,74 (3):940-944.

[25] Kretschmar C,Kleinberg L,Greenberg M,et al. Pre-radiation chemotherapy with response-based radiation therapy in children with central nervous system germ cell tumors:a report from the Children's Oncology Group[J]. Pediatr Blood Cancer,2007,48 (3):285-291.

[26] Khatua S,Dhall G,O'Neil S,et al. Treatment of primary CNS germinomatous germ cell tumors with chemotherapy prior to reduced dose whole ventricular and local boost irradiation[J]. Pediatr

Blood Cancer,2010,55 (1):42-46.

[27] O'Neil S,Ji L,Buranahirun C,et al. Neurocognitive outcomes in pediatric and adolescent patients with central nervous system germinoma treated with a strategy of chemotherapy followed by reduced-dose and volume irradiation[J]. Pediatr Blood Cancer,2011,57 (4):669-673.

[28] Michaiel G,Strother D,Gottardo N,et al. Intracranial growing teratoma syndrome (iGTS):an international case series and review of the literature[J]. J Neurooncol,2020,147(3):721-730.

[29] García García E,Gómez Gila A L,Merchante E,et al. Endocrine manifestations of central nervous system germ cell tumors in children[J]. Endocrinol Diabetes Nutr (Engl Ed),2020,67(8):540-544.

[30] Weksberg D C,Shibamoto Y,Paulino A C. Bifocal intracranial germinoma:a retrospective analysis of treatment outcomes in 20 patients and review of the literature[J]. Int J Radiat Oncol Biol Phys,2012,82 (4):1341-1351.

[31] Sawamura Y,Ikeda J L,Tada M,et al. Salvage therapy for recurrent germinomas in the central nervous system[J]. Br J Neurosurg,1999,13 (4):376-381.

[32] Lorch A,Bascoul-Mollevi C,Kramar A,et al. Conventional-dose versus high-dose chemotherapy as first salvage treatment in male patients with metastatic germ cell tumors:evidence from a large international database[J]. J Clin Oncol,2011,29(16):2178-2184.

[33] Selle F,Wittnebel S,Biron P,et al. A phase II trial of high-dose chemotherapy (HDCT) supported by hematopoietic stem-cell transplantation (HSCT) in germ-cell tumors (GCTs) patients failing cisplatin-based chemotherapy:the multicentric TAXIF II study[J]. Ann Oncol,2014,25(9):1775-1782.

[34] Huang X,Zhang R,Zhou L F. Diagnosis and treatment of intracranial immature teratoma[J]. Pediatr Neurosurg,2009,45(5):354-360.

第十二章 松果体区肿瘤

本章所述松果体区肿瘤排除生殖细胞肿瘤。

一、松果体区的解剖

松果体区位于大脑中心部位,其周围神经血管解剖结构复杂。狭义的松果体区范围较窄,前部以四叠体、松果体、缰核为界,胼胝体压部构成此区的顶,颞叶、枕叶、丘脑枕形成松果体区的侧界,上蚓部构成松果体区的底面。而广义上的松果体区则指以松果体为中心,前方达第三脑室中间块,后方至小脑幕尖,上方至胼胝体压部,下方至小脑中脑裂,两侧由环中脑后膜的升段构成此区的外侧界(图 12-1)。松果体区主要供血动脉有大脑后动脉及其分支、小脑上动脉、脉络膜后内侧动脉、矩状动脉、顶枕动脉、松果体动脉等;松果体区主要引流静脉为深静脉系统,包含大脑大静脉、大脑内静脉、基底静脉、枕叶内侧静脉、小脑前中央静脉、松果体静脉等。

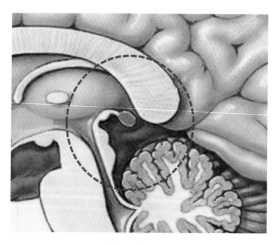

图 12-1　松果体区解剖示意图

二、病理类型

虽然儿童松果体区肿瘤的发病率较低,但病理类型复杂多样,可达 30 余种。根据 2021 年 WHO 中枢神经系统肿瘤分类,儿童松果体区肿瘤除生殖细胞肿瘤外,可分为两大类,即松果体实质肿瘤和其他来源肿瘤,具体分类见表 12-1。

松果体实质肿瘤起源于松果体实质细胞,在松果体区肿瘤中占 3%~32%。在欧美地区,松果体实质肿瘤所占的比例较高,占松果体区肿瘤的 23%~32%。而在东亚地区,其占比较低,日本的报道为 3%~12%。

表 12-1　松果体区肿瘤(排除生殖细胞肿瘤)的病理分型

病理类型	举例
松果体实质肿瘤	松果体细胞瘤 中分化松果体实质肿瘤 松果体母细胞瘤 松果体区乳头状瘤 松果体区促纤维增生性黏液样肿瘤,SMARCB1 突变型

续表

病理类型	举例
其他来源肿瘤	胶质瘤、神经胶质肿瘤和神经元肿瘤
	脑膜瘤
	转移瘤
	颅咽管瘤
	黑色素瘤
	脂肪瘤
	血管外皮细胞瘤

1. 松果体细胞瘤(图 12-2) 从组织病理学观察,松果体细胞瘤是一种良性肿瘤,WHO Ⅰ级。它是由松果体实质细胞分化而成,占松果体实质肿瘤的 14%~60%,可发生在任何年龄段,多见于成人,发病率男女比为 0.6:1。该类肿瘤一般不会通过脑脊液播散转移,全切除手术后预后良好。

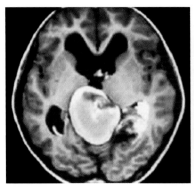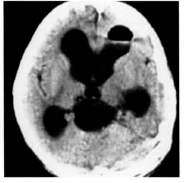

图 12-2 松果体细胞瘤全切除术前及术后表现

大体上观,肿瘤有相对较清晰的边界,质软,呈灰白-粉红色,罕有坏死,有时有出血和囊性变。组织学上,瘤细胞罕见有丝分裂活动,不出现细胞多形性,无坏死。肿瘤的细胞结构特征是松果体细胞菊形团的形成。细胞一般有卵圆形核,偶可见细小的核仁。肿瘤有一个模糊的小叶结构代替了腺体正常的精致的网硬蛋白纤维间隔,这是一个可以辨别正常松果体与高分化肿瘤的特征。松果体细胞瘤免疫组化可见突触素(Syn)、神经元特异性烯醇化酶(NSE)和神经丝蛋白(NF)强阳性。

2. 松果体母细胞瘤 来源于松果体实质的原始细胞,类似于髓母细胞,占松果体实质肿瘤的 45%,组织病理学定为 WHO Ⅳ级。松果体母细胞瘤好发于儿童,尤其是 10 岁以下的儿童。男女性发病率无显著差异。儿童松果体母细胞瘤发病可能伴发双侧视网膜母细胞瘤,此时称为三侧性视网膜母细胞瘤。该肿瘤呈侵袭性生长,复发率高,可发生脑室系统播散转移,预后差。临床观察发现,该肿瘤对放疗及化疗均较为敏感。

大体观:肿瘤体积通常较大,边界不清,侵犯周围神经结构,包括脑室系统和蛛网膜下腔,脑室和脊髓转移。镜下观:肿瘤细胞密集,核异型性明显,细胞质少。坏死、囊性变及出血多见。核分裂象和内皮增殖较为常见,无松果体细胞菊形团形成。免疫组化:NSE、Syn、NF 多数为阳性。使用甲基化分析,松果体母细胞瘤可分为 4 种分子亚型:①miRNA 加工改变 1 型,见于儿童且以 DICER1、DROSHA 或 DGCR8 突变为特征;②miRNA 加工改变 2 型,多见于大龄儿童且预后相对较好,也以 DICER1、DROSHA 或 DGCR8 突变为特征;③MYC/FOXR2 激活型,见于婴儿,有 MYC 激活和 FOXR2 过表达;④RB1 突变型,见于婴儿且与视网膜母细胞瘤类似。

3. 中分化松果体实质肿瘤(PPTID) PPTID 在任何年龄均可发病,发病率无明显性别差异,生长速度和生物学行为不一,多见于成人,高发年龄为 38 岁左右。研究表明,WHO Ⅲ级 PPTID 的恶性生物学行为明显高于 WHO Ⅱ级,WHO Ⅱ级和 WHO Ⅲ级 PPTID 患者的 5 年生存率分别为 74% 和 39%,而复发率则分别为 26% 和 56%,直径超过 2.5 cm 的高级别肿瘤患者预后较差,说明 PPTID 仍有较高的复发率。瘤体多呈膨胀性生长。PPTID的组织病理学显示细胞呈弥漫性片状或分叶状排列,肿瘤细胞密度大小不一,密度中等或相对稀疏,核染色质加深,核分裂活性呈中低水平,核形不规则,镜下可见肿瘤组织可表现为松果体细胞瘤和松果体母细胞瘤的特征。当病理表现为松果体细胞瘤特征时可见特征性的松果体细胞菊形团,核分裂象不多,无肿瘤性坏死;当病理表现为松果体母细胞瘤时,可见弥漫性、巢片状分布,可见 Hormer-Wright 菊形团、Flexner-Wintersteiner 菊形团,此时核分裂象较多,可见肿瘤性坏死。

4. 松果体区乳头状瘤　一种位于松果体区的神经上皮性肿瘤,WHO Ⅱ～Ⅲ级,同时具有乳头状和上皮样细胞性实体区域(CK18 阳性)。该类肿瘤可以发生于儿童与成人(平均 35 岁)。松果体区乳头状瘤容易复发(5 年复发率为 58%),但脊髓播散少见。5 年总生存率为 75%,10 年总生存率为 71.6%。光镜下,松果体区乳头状瘤可见具有乳头样特性的上皮样肿瘤组织,细胞密度高,常呈室管膜样分化。

三、临床表现

儿童松果体区肿瘤的临床表现取决于肿瘤生长方式和毗邻部位,因为肿瘤邻近脑脊液循环通路,多数患者病程较短,发病快,症状重。

(一)颅内压增高

肿瘤突入第三脑室后部梗阻中脑导水管上口,有时使整个中脑导水管受压变扁而狭窄甚至闭塞,发生梗阻性脑积水而形成颅内压增高,在病变早期常表现为头痛、呕吐及视乳头水肿,其他尚有视力减退、脑神经麻痹等症状,少数病例继发视神经萎缩。随着肿瘤的进一步增大,脑积水加重,可引起意识状态的改变。对儿童而言,可特异性地表现为头围增大、前囟张力增高、癫痫等症状和体征。若肿瘤发生急性出血,即引起松果体区肿瘤卒中,患者可出现急性颅内压增高,导致意识障碍。

(二)神经系统压迫症状

1. 帕里诺(Parinaud)综合征　帕里诺综合征又称四叠体受压综合征,是松果体区肿瘤的重要特征性体征之一。肿瘤压迫或累及中脑四叠体上丘和顶盖前区,通常表现为眼球上视不能,并伴有瞳孔散大及对光反射消失,而瞳孔调节反射存在。但在临床实际工作中,典型的帕里诺综合征并不多见,所以有时单纯的眼球上视不能亦称为帕里诺综合征、中脑背侧综合征或中脑导水管综合征。

2. 听力障碍　肿瘤生长较大时,可压迫中脑四叠体下丘及内侧膝状体,产生耳鸣及听力减退。但由于小儿往往不能正确表达及配合临床检查,听力障碍的阳性检出率不高。

3. 小脑体征　肿瘤向后下发展可压迫小脑上蚓部和小脑上脚,或影响中脑的皮质脑桥束,出现躯干性共济失调及水平眼球震颤等小脑体征。

4. 下丘脑损害表现　肿瘤直接侵犯第三脑室底或肿瘤细胞沿脑脊液播散转移到下丘脑所致。主要表现为尿崩症(视上核受损),少数患者亦可出现嗜睡、肥胖、发育迟缓或停顿等下丘脑损害症状。

(三)内分泌系统紊乱症状

主要为性征发育紊乱,多数表现为性早熟,少数亦有性征发育迟缓或停滞。正常松果体细胞可分泌褪黑素,可抑制腺垂体的功能,特别是降低腺垂体内促性腺激素的含量并减少该激素的分泌,使性征发育与全身的发育相协调。儿童及青春期前的松果体作用非常活跃,因而抑制了性征的发育,青春期后松果体开始退化,使性征得以发育。肿瘤的破坏使褪黑素的合成与分泌减少,正常的生理平衡发生紊乱,使性征提前发育,故而出现性早熟。而松果体功能的亢进可使青春期延后,性征发育迟缓,起源于松果体实质细胞的肿瘤可表现为性征发育迟缓或停滞。

(四)其他症状

松果体区肿瘤患儿可因颅内压增高及中脑受压而出现单侧或双侧锥体束征。部分患儿可出现癫痫发作。松果体区的生殖细胞瘤、松果体细胞瘤和松果体母细胞瘤均可发生细胞脱落并沿脑脊液播散转移到椎管内,引起相应的临床症状。

四、辅助检查

(一)影像学检查

影像学检查能显示松果体区肿瘤的部位、大小、生长方式,及其与邻近结构的关系,明确钙化、囊性变或出血以及脑积水程度,判断病变累及区域,但 CT 和 MRI 很难明确病变性质。松果体细胞瘤影像学主要表现为松果体区圆形或类圆形、浅分叶、边界清楚的肿块,CT 呈稍高密度,MRI 表现为 T1W 呈低信号,T2W 呈稍高信号,增强扫描一般表现为均匀强化,部分可呈现不均匀强化。松果体母细胞瘤影像学表现:肿瘤呈深分叶状,形态不规则,肿瘤内部可见出血、囊性变、坏死,增强扫描呈现明显不均匀强化。建议行全脊髓增强 MRI 以明确有无脊髓转移等远处播散转移。脑血管造影或 CT 动脉造影(CTA)、CT静脉造影(CTV)主要用于手术前了解松果体区肿瘤的供血动脉和周围引流静脉血管结构与肿瘤的相互关系,以利于术前手术策略的制订和手术入路的选择。

(二)实验室检查

松果体区肿瘤患儿均应进行脑脊液或血液肿瘤标志物检查,帮助判断病变性质和预后、选择治疗方案。除纯生殖细胞瘤外,松果体区生殖细胞肿瘤患儿肿瘤标志物检测往往为阳性,具有较好的鉴别诊断意义。松果体实质肿瘤患儿上述肿瘤标志物检测均为阴性。褪黑素和羟基吲哚-氧-甲基转移酶有助于松果体实质肿瘤的诊断。

五、治疗方式

(一)手术治疗

松果体区肿瘤位置较深,邻近重要脑组织结构及深部血管,手术难度较大。随着现代神经影像学诊断方法及麻醉学、神经显微技术的发展,以及对局部显微解剖的深入研究,松果体区肿瘤直接手术的致死率和致残率显著降低,手术疗效明显改善。目前大多数学者主张直接切除肿瘤,除非病变已有远处转移,患儿不能耐受手术。直接切除肿瘤理由如下:①对于良性肿瘤,一期手术效果最佳;②对于术前合并脑积水的患儿,手术可以直接打通脑脊液通道,缓解脑积水;③手术能获得较大肿瘤标本,对病灶性质了解更全面;④手术能最大限度缩小肿瘤体积,利于术后其他个体化辅助治疗。近年来,内镜辅助及全内镜下松果体区肿瘤切除报道日渐增多。同时,对于合并急性脑积水的患儿,常常需要术前行外引流缓解高颅压。

此外,松果体区肿瘤的最佳治疗方案取决于组织病理诊断。第一步是获得病理组织,因此包括立体定向手术在内的外科干预尤为重要。立体定向活检术相对微创、简便和具有较低的致死率、致残率,但其比开放性手术方式具有更高的误检率,且开放性显微或内镜手术能获得更多的病理组织,提供更为精确的诊断。同时,对于非生殖细胞肿瘤的松果体区肿瘤,手术主要目的是在保证功能的前提下达到肿瘤最大化切除。完整切除肿瘤已被明确为良性肿瘤的最佳治疗方式。但对松果体母细胞瘤等恶性肿瘤来说,根治性手术仍存在很大争议,尽管很多研究结果都得出根治性手术切除有利的结论。此外,最大限度地切除恶性肿瘤,有利于控制术后急性脑积水的发生及降低术后残留肿瘤出现的风险。

松果体区的手术入路有很多种,可归纳为两类。一类是经轴内入路,包括额部经侧脑室入路、顶枕部经胼胝体后部入路及颞枕部经三角区入路;另一类是经轴外入路,包括枕部经小脑幕入路、幕下小脑上入路和幕上下经窦联合入路。目前,最常用的手术入路有幕下小脑上入路和枕部经小脑幕入路。

1. 幕下小脑上入路(Krause 入路)　幕下小脑上入路由 Krause 于 1911 年首次提出,主要适合位于中线、大脑大静脉下方的中小型肿瘤。可采取多种体位:坐位、3/4 俯卧位、侧卧位等。

手术步骤:做枕后正中直切口,上自枕外隆凸上 3 cm,下至 C1 棘突。横窦上方上矢状窦两侧和横窦下方中线旁 5 cm 两侧枕骨钻孔,骨窗上缘过横窦和窦汇,下缘达枕骨大孔。沿硬脑膜基底向横窦呈半圆形切开。切断小脑幕和小脑上表面之间的桥静脉(包括半球静脉和小脑蚓部静脉),小脑因重力下坠。有时为暴露松果体区而结扎小脑中央前静脉。广泛切开增厚蛛网膜后,就可辨别肿瘤与深静脉结构(大脑大静脉、大脑内静脉、基底静脉等)之间的关系。肿瘤多位于小脑中央前静脉前方,大脑大静脉下方,基底静脉的内侧。对于一些小的包裹良好的肿瘤,当四周分离后可行完整切除。如肿瘤较大,宜先行囊内分块切除,内减压后将肿瘤的上缘和外侧缘自中间帆腔、丘脑后结节、第三脑室壁上分离下来,肿瘤下方与四叠体常粘连在一起,小心切除肿瘤,避免损伤脑干。

此入路的优点:位于中线,容易定位;松果体区位于深静脉下方,减少了对重要神经、血管的损伤;没有顶叶和(或)枕叶的神经系统受损。缺点:由于小脑幕阻碍了向侧方和上方的视线,手术视野狭窄,当肿瘤较大时,特别是向背侧扩展超过小脑幕缘和(或)向外侧进入侧脑室三角区时不宜采用此入路;术中可能要牺牲外侧桥静脉和(或)小脑中央前静脉,可引起小脑肿胀,特别是对于发育很好的小脑中央前静脉或四叠体上下静脉,更不能轻易切断;有时小脑上蚓部阻挡术野,为达到松果体区,不得不将其切开。

2. 枕部经小脑幕入路(Poppen 入路)　枕部经小脑幕入路由 Heppner 于 1959 年提出,后经 Poppen 等改良,适用于大部分松果体区肿瘤。该入路可取坐位、倾斜位、3/4 倾斜位和公园椅位等。

手术步骤:常从右侧开颅,由基底向枕部做马蹄形切口。骨窗向下暴露横窦,向中线内侧暴露窦汇和上矢状窦。采用 3/4 倾斜位时,枕叶因重力而下坠,避免过度牵拉枕叶内侧。从横窦前方到小脑幕缘,在直窦外侧 1～1.5 cm 作一平行线,切开小脑幕以暴露小脑上表面。在大脑大静脉及其分支之间切除肿瘤。当肿瘤向上发展较为明显时,胼胝体压部常被肿瘤向上抬起压扁,为获得更大视野,必要时可将胼胝体压部切开;当松果体区肿瘤向下扩展到小脑时,可切开下矢状窦和对侧小脑幕,充分暴露肿瘤周围的解剖结构及肿瘤与深静脉的关系,以避免手术时损伤深静脉系统。

此入路的优点:在枕极内侧与直窦、横窦、矢状窦之间少有桥静脉,因此可以在不切断内侧桥静脉的情况下向外上方牵拉枕叶;该入路手术视野较宽敞,对脑深部静脉显露较为清楚;利于控制起源于肿瘤背侧的血管出血,切除位置深的松果体区病变。缺点:对第三脑室后壁、对侧四叠体区和同侧丘脑后结节的显示欠佳;要保护走行于四叠体池到达枕叶前内侧面的枕叶内静脉,切断此静脉可以造成枕叶梗死和水肿,引起偏盲。

3. 顶枕部经胼胝体后部入路(Brunner-Dandy 入路)　1913 年 Brunner 提出经胼胝体后部入路,主要适用于侵犯胼胝体位于大脑大静脉上方的肿瘤及扩展进入第三脑室的肿瘤。常用侧卧位或 3/4 倾斜位,大脑半球受重力作用下坠而使镰旁间隙扩大。

手术步骤:切开头皮,翻向一侧,颅骨钻孔时注意避免损伤上矢状窦,中线侧骨缘应到达上矢状窦,骨窗形成后,切开硬脑膜并翻向矢状窦侧,显露中线部位,自大脑镰轻轻牵拉顶叶暴露胼胝体,切开大脑镰和小脑幕,充分暴露松果体区,胼胝体压部多已被肿瘤压迫而变薄,切开压部少许,暴露肿瘤,根据肿瘤的性质、血供和质地情况,进行肿瘤切除。

此入路的优点:无论脑室大还是小,均可以到达松果体区,是到达松果体区的最短途径。缺点:如对大脑半球牵拉太重,会影响中央静脉回流,导致患者术后发生偏瘫这一严重并发症;过多切开压部会导致术后出现"裂脑人综合征";牵拉枕叶可出现同向偏盲。

4. 幕上下经窦联合入路(Sekhar 入路)　1992 年 Sekhar 和 Goel 首先应用这种术式行大型小脑幕脑膜瘤切除,此入路提供了对大型松果体区肿瘤的最大暴露,同时减少对脑组织的牵拉。Ziyal 等提出其手术适应证如下:肿瘤直径>4.5 cm;瘤体在小脑幕平面上下扩展;肿瘤在受压的小脑平面以下极大扩展;肿瘤血管丰富并且包裹重要静脉结构,需要从不同方向解剖肿瘤。但该入路现已较少运用。

手术步骤:取半前倾位,非优势半球侧横窦在下,有助于重力对枕叶的牵拉。做一马蹄形皮瓣,将皮瓣和肌肉全层向枕下翻起。在上矢状窦两侧和左、右横窦下方分三处打开骨瓣,先移开枕下侧骨瓣,再移开上矢状窦下侧骨瓣,自颅骨上分离横窦后,在另一边行枕骨瓣开颅。在上矢状窦内侧纵向切开枕部硬脑膜,直达横窦,切开非优势半球侧横窦及小脑幕,轻微牵拉枕叶和小脑,充分暴露松果体区,以常规方法切除肿瘤。术中切开横窦前应辨明为非优势半球侧,肿瘤切除后缝合横窦。

(二)放疗

松果体区生殖细胞肿瘤具有极高的放疗敏感性,且有研究表明对该类肿瘤进行直接放疗的 10 年生存率高达 90%。但对儿童松果体区非生殖细胞肿瘤来说，应该根据病理采取个体化的辅助治疗策略，包括局部放疗、脑室系统放疗、全脑放疗、立体定向放疗。对于松果体区良性肿瘤，全切除肿瘤后患儿无须放疗；但对于恶性肿瘤，根据患儿年龄、术后情况、肿瘤病理等因素制订个体化的放疗方案是可取的。同时，放疗对于恶性肿瘤虽然疗效肯定，但也有一些不良反应，特别是儿童和青少年，大剂量放疗后可导致脑萎缩、多发软化灶、局灶性脑坏死等，放疗数年后还可能出现智力降低、学习困难、生长发育障碍等。因此，对 3 岁以下患儿应首先化疗，直到能耐受放疗。但是，由于绝大多数松果体恶性肿瘤具有随脑脊液播散的能力，因此局部的放疗存在高比例的失败报道，这一现象在松果体母细胞瘤中表现最为突出，需要未来进行进一步研究。

（三）化疗

随着对松果体区肿瘤认识和研究的深入，人们对这一区域肿瘤辅助化疗越来越重视。提倡对松果体区肿瘤进行化疗的学者指出，特别是对儿童患者来说，化疗可以减少放疗剂量、延迟放疗时间等，同时能显著增强手术及放疗的效果，改善患儿的预后。同时在临床上，有研究表明，为了减少全脑照射给儿童患者带来的严重认知障碍和内分泌问题，国内外学者都在努力寻求其他治疗方法，包括化疗和立体定向放疗。对于松果体母细胞瘤等恶性肿瘤，以铂类为基础的化疗方案是否能达到与生殖细胞肿瘤类似的临床效果尚不明确，由于临床报道较少，尚需大样本研究。另外，一些临床试验将全脑照射放疗无效患儿纳入，把化疗作为一线治疗，也取得了一定的疗效。对原始神经外胚层肿瘤（松果体区和非松果体区的）的临床试验已经普遍提倡尽可能地手术全切除和集中发展化疗，以有效减少患者所需放疗的有效剂量。

（陈礼刚）

参 考 文 献

[1] 方陆雄,徐书翔,张立,等.标志物正常的松果体区肿瘤临床分析及神经内镜下活检的适应证探讨[J].广东医学,2015,36(17):2638-2640.

[2] 方陆雄,宋烨,漆松涛.松果体区肿瘤诊断与治疗策略[J].中国现代神经疾病杂志,2020,20(4):255-257.

[3] 许新科,李军亮,陈程,等.婴幼儿松果体区肿瘤临床特点及治疗策略[J].中华小儿外科杂志,2021,42(3):193-197.

[4] 杨磊,王煜,陈劲草.坐位经幕下小脑上入路切除松果体区肿瘤的初步探讨[J].中国神经精神疾病杂志,2016,42(6):379-380.

[5] 张耀范,尹建章,苏琴,等.松果体区瘤立体定向术下近距离内放疗[J].中国微侵袭神经外科杂志,2002,7(1):48-49.

[6] de Kock L,Rivera B,Foulkes W D. Pineoblastoma is uniquely tolerant of mutually exclusive loss of *DICER1*,*DROSHA* or *DGCR8*[J]. Acta Neuropathol,2020,139(6):1115-1118.

[7] Li B K,Vasiljevic A,Dufour C,et al. Pineoblastoma segregates into molecular sub-groups with distinct clinico-pathologic features：a Rare Brain Tumor Consortium registry study[J]. Acta Neuropathol,2020,139(2):223-241.

[8] Lo A C,Hodgson D,Dang J,et al. Intracranial germ cell tumors in adolescents and young adults：a 40-year multi-institutional review of outcomes[J]. Int J Radiat Oncol Biol Phys,2020,106(2):269-278.

[9] Pfaff E,Aichmüller C,Sill M,et al. Molecular subgrouping of primary pineal parenchymal tumors reveals distinct subtypes correlated with clinical parameters and genetic alterations[J]. Acta Neuropathol,2020,139(2):243-257.

第十三章　脑室内肿瘤

第一节　第三脑室肿瘤

儿童原发于第三脑室的肿瘤在临床少见,多为鞍区肿瘤、松果体区肿瘤向第三脑室内发展而来。第三脑室为脑脊液循环的重要驿站,位置深,毗邻重要结构;一旦有了肿瘤,切除困难,术后并发症多。

一、常见肿瘤类型

(一)颅咽管瘤(craniopharyngioma)

颅咽管瘤起源于颅咽管的残余细胞,多发生在鞍区垂体柄,常向鞍旁、鞍上发展,或延伸至第三脑室内。一些起源于第三脑室底部漏斗区和灰结节区的颅咽管瘤也是第三脑室颅咽管瘤重要来源。发病高峰在5~14岁,成人发病率低。颅咽管瘤有两种病理类型:造釉细胞型和乳头型,儿童以前者多见。除了引起垂体柄、垂体前叶、垂体后叶功能异常外,颅咽管瘤还可引起视丘下部损伤以及梗阻性脑积水表现。与鞍区颅咽管瘤相比,累及第三脑室的颅咽管瘤引起的神经内分泌功能紊乱更为严重,如肥胖、睡眠问题。

(二)星形细胞瘤(astrocytoma)

第三脑室的星形细胞瘤较少见,多起源于第三脑室前部结构,常见星形胶质细胞瘤和星形胶质母细胞瘤,好发于儿童及青壮年。儿童星形细胞瘤中,尤以毛细胞型星形细胞瘤多见,根据WHO组织学分类,此类属于低级别胶质瘤。完全切除后,复发率低,多见于小脑、脑干,幕上和脑室少见。

(三)松果体细胞瘤(pineal cell tumor)

松果体细胞瘤在成人中约占所有中枢神经系统肿瘤的0.4%,而在19岁以下儿童及成人中则高达2.8%。松果体区毗邻第三脑室后部以及中脑导水管,此区肿瘤向第三脑室内发展,会逐渐引发梗阻性脑积水。肿瘤组织来源多样,以恶性肿瘤居多,可能源于松果体实质细胞。

(四)生殖细胞肿瘤(germ cell tumor)

儿童生殖细胞肿瘤好发于松果体区、丘脑基底节区,也可脱落后随脑脊液转移到脑池、脑室,以及蛛网膜下腔。根据组织病理,颅内生殖细胞肿瘤分为生殖细胞瘤(germinoma)和非生殖细胞瘤样生殖细胞肿瘤(nongerminomatous germ cell tumors,NGGCT),后者包括卵黄囊瘤、胚胎癌、绒毛膜癌、畸胎瘤及混合性生殖细胞肿瘤。在生殖细胞肿瘤中,NGGCT约占40%。这些肿瘤极易发生脱落转移,造成瘤细胞沿脑脊液播散。第三脑室的生殖细胞肿瘤,可以是松果体区生殖细胞肿瘤侵犯第三脑室而致,也可由脑脊液带入第三脑室内形成。

(五)室管膜瘤(ependymoma)

室管膜瘤起源于室管膜细胞和胶质上皮细胞,好发于儿童及青少年,占所有儿童中枢神经系统肿瘤的6%~10%,常见于第四脑室和侧脑室,男性较女性多发。原发于第三脑室的室管膜瘤较少,侧脑室室管膜瘤可经室间孔而向第三脑室内发展。一旦造成单侧或双侧室间孔堵塞,将引起严重脑积水。

(六)中枢神经细胞瘤(central neurocytoma)

儿童少见,好发于青壮年。肿瘤常发生于透明隔室间孔附近,多占据一侧或双侧侧脑室,瘤体也可向下长入第三脑室。通常症状隐匿,多在脑脊液循环梗阻造成脑室明显扩张时,出现颅内压增高症状。

（七）脉络丛乳头状瘤（choroid plexus papilloma）

脉络丛乳头状瘤起源于脑室内脉络丛上皮,常见于侧脑室、第四脑室及小脑脑桥角区。发生在第三脑室的脉络丛乳头状瘤相对少见。

（八）胶样囊肿（colloid cyst）

胶样囊肿发病率低,好发于青年。胶样囊肿一般位于第三脑室,个别较大者向侧脑室延展。囊肿壁薄,内容物为淡黄色或灰白色黏液。较大的胶样囊肿可压迫第三脑室前部周边结构导致神经内分泌异常,也可阻塞室间孔,造成梗阻性脑积水。

二、临床表现

第三脑室肿瘤患者的临床表现与肿瘤的位置、大小和生长方式有关。

（一）高颅压症状

室间孔或中脑导水管受瘤体压迫造成脑脊液循环受阻,患儿有头痛、呕吐、淡漠、视乳头水肿表现,重者外展神经麻痹。婴儿或低龄儿童可有继发性慢性脑积水表现,如头围增大、头部静脉怒张等。

（二）视力改变

视神经、视交叉、视束等直接或间接受瘤体压破,造成视力减退,视野缺损。

（三）神经内分泌改变

肿瘤压迫下丘脑或垂体柄、垂体前后叶,引起生长激素、促性腺激素等分泌不足,造成患儿发育迟缓和第二性征发育不全,催乳素分泌异常导致闭经泌乳综合征,抗利尿激素分泌不全导致患儿出现尿崩症。

（四）邻近结构受累症状

第三脑室瘤体较大,侵犯穹窿柱时,可以出现不同程度的记忆障碍。间脑受侵犯,可出现癫痫。瘤体压迫四叠体时,患儿表现为双眼同向上视困难（Parinaud 综合征典型表现）。

三、影像学检查

影像学检查对于了解肿瘤的大小、形状、质地、血供、生长特征,以及其与周围重要结构的毗邻关系极为重要,有助于判断肿瘤性质,明确诊断,并为治疗原则的建立和手术方案的选择提供重要依据。

（一）颅咽管瘤

原发于鞍上、侵犯第三脑室底部的颅咽管瘤（图 13-1）,可以是囊性、实性、混合性,边界清楚,CT 显示周边蛋壳样钙化灶或瘤体内钙化灶；MRI 显示等或长 T1、长 T2 信号,瘤体不均匀强化,可呈多房性改变；CTA 或 MRI 显示瘤体周边血管移位。完全实性颅咽管瘤相对少见。

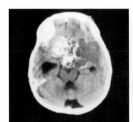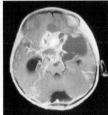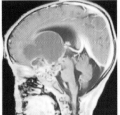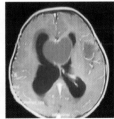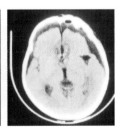

图 13-1　颅咽管瘤（男,5 岁）

CT:混合性,部分钙化。MRI:占据鞍上池并向周边发展,进入第三脑室、侧脑室,堵塞室间孔,导致梗阻性脑积水。经前纵裂颅底中线入路手术。病理:造釉细胞型颅咽管瘤。术后复查:瘤体全切,伴双侧硬膜下积液

(二)松果体细胞瘤和生殖细胞肿瘤

二者常难以鉴别;血浆、脑脊液肿瘤标志物,如 AFP、HCG 水平明显增高,提示生殖细胞肿瘤可能性大;生殖细胞瘤患儿(图 13-2)的这些肿瘤标志物检测阴性。CT 显示松果体区占位,占据第三脑室后部,等密度或稍高密度,常有局部钙化灶,表面可呈结节状或分叶状,伴脑室扩张。MRI 显示肿块呈均匀信号,少数病例显示不均匀混杂信号,T1 和 T2 可显示囊性成分或钙化成分,瘤体一般显示均匀增强。生殖细胞肿瘤具有脱落转移倾向,如松果体区占位,伴脑池、脑室、蛛网膜下腔多发病灶,提示生殖细胞肿瘤可能性大。

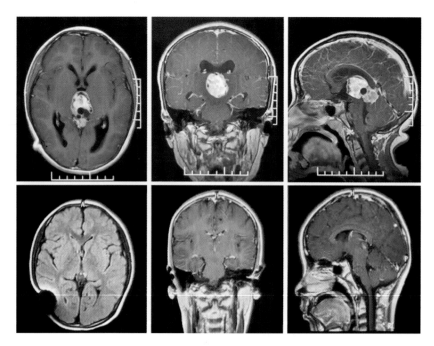

图 13-2　生殖细胞瘤(男,10 岁)

第三脑室后部及松果体区占位,不均匀强化,伴侧脑室扩张。血浆 HCG、AFP 水平正常。诊断:生殖细胞瘤。放疗后,肿瘤消失

(三)中枢神经细胞瘤、室管膜瘤和胶样囊肿

这三种肿瘤多位于室间孔附近,占据双侧或单侧侧脑室前部,少数病例瘤体小部分向第三脑室前部发展。MRI 一般信号均匀,多呈轻到中度强化。胶样囊肿周边圆钝光滑,MRI 呈长 T1、短 T2 信号,囊内无强化,囊壁偶可强化。室管膜瘤 CT 可显示钙化灶;MRI 显示长 T1、长 T2 信号,可出现局部囊性或坏死,可有程度不同的增强;也常伴有病变转移。

(四)星形胶质细胞瘤和星形胶质母细胞瘤

这两种肿瘤多位于脑实质,向第三脑室侵犯发展,信号不均匀,明显不均匀增强,周边脑组织水肿明显,进展快,常伴有局部出血坏死。第三脑室星形细胞瘤(图 13-3、图 13-4)中,毛细胞型星形细胞瘤多见,边界清楚,增强明显或不明显,周边与实质内可存在钙化灶,与颅咽管瘤鉴别困难。

(五)脉络丛乳头状瘤

CT 可见局部钙化灶,瘤体边缘呈颗粒状凹凸不平或呈分叶状;MRI 显示瘤体明显强化,表面多凹凸不平,瘤体内可见桑葚状低强化区。

(六)鞍上池囊肿(图 13-5)

鞍上池囊肿位于鞍上池,良性,多为先天性,为蛛网膜或室管膜囊肿。内含无色透明囊液。囊肿体积增大,可逐渐向第三脑室前部发展,堵塞室间孔,引起梗阻性脑积水。MRI 显示长 T1、长 T2 囊性信号,无增强。

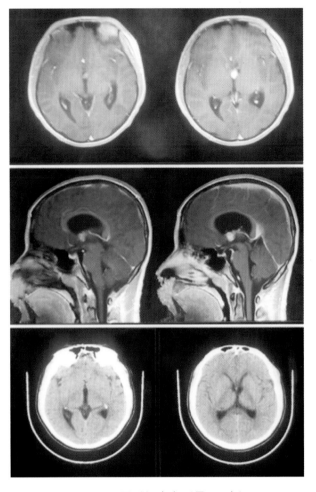

图 13-3　星形细胞瘤 1(男,18 岁)

　　MRI 增强:第三脑室前部占位,堵塞左室间孔。经左额-侧脑室-室间孔-第三脑室前部入路切除肿瘤。病理:星形细胞瘤,WHO Ⅱ级

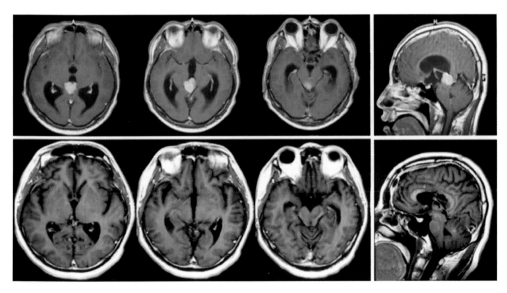

图 13-4　星形细胞瘤 2(男,11 岁)

　　MRI 增强:第三脑室后部占位,堵塞中脑导水管。经纵裂胼胝体-侧脑室-脉络裂-第三脑室入路切除肿瘤。病理:星形细胞瘤,WHO Ⅱ级

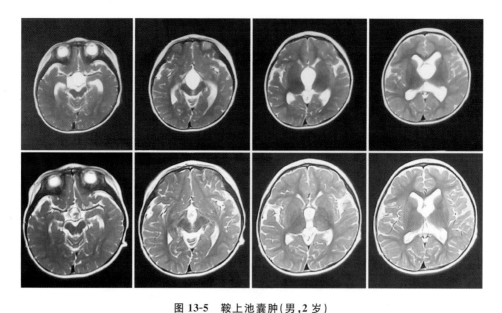

图 13-5 鞍上池囊肿(男,2 岁)
MRI:鞍上囊性占位,占据第三脑室。经右侧翼点入路,囊肿脑池多点造瘘。术后囊肿消失

四、治疗

(一)手术

手术切除是主要和常用的措施。第三脑室结构复杂,与丘脑、下丘脑,大脑内静脉、大脑动脉环,以及第三脑室后下部的中脑导水管等重要结构相邻;分离、显露瘤体界面以及切除肿瘤过程中,应审慎保护瘤体周边重要结构,避免术中损伤脑功能区,防止术后严重并发症,在此前提下实现瘤体的尽可能全切。

充分显露肿瘤是安全切除的首要前提。术前应做影像学全面评估,选择合适的手术入路。术中充分释放脑脊液,实现脑的松塌,柔和牵开脑组织,实现显露第三脑室肿瘤的最佳视野。瘤体的周边分离与分块切除交替进行。第三脑室肿瘤伴有严重脑积水患儿颅内压慢性增高,精神萎靡,食欲差,水、电解质紊乱,甚至垂体-下丘脑轴功能减退,围手术期风险大。可先行脑室穿刺外引流释放脑脊液,或皮下安置Ommaya囊定期抽出脑脊液;或脑室-腹腔分流,逐渐将脑脊液引入腹腔;或在第三脑室底部与脑池间造瘘,解除脑室-脑池间脑脊液通路梗阻等。上述措施均可缓解高颅压,旨在调整术前机体状况,为手术做充分准备。

常见手术入路:经额叶-侧脑室-室间孔-第三脑室入路,适合第三脑室前部肿瘤;经纵裂胼胝体-透明隔-穹窿间入路,切开胼胝体2~3 cm,从顶部进入第三脑室,适合第三脑室体部和后部的肿瘤,损伤皮质少,但胼胝体切开不可避免地会造成记忆力损害,且当遇到顶叶汇入上矢状窦的引流静脉阻挡时,牵拉损伤引流静脉或主动牺牲引流静脉,将会造成静脉引流区脑组织水肿,严重者出现对侧肢体瘫痪和感觉障碍。经纵裂胼胝体-侧脑室-脉络裂-第三脑室入路,可避免穹窿损伤。鞍区肿瘤长入第三脑室前部者,可经翼点-终板入路,或前纵裂颅底中线入路;对于松果体细胞肿瘤长入第三脑室后部者,也可选用枕部经小脑幕入路(Poppen 入路),或幕下小脑上入路(Krause 入路)。以上操作在显微镜辅助下微创实施。近年来,神经内镜技术发展迅速,颅底镜辅助下经扩大鼻蝶入路切除第三脑室内颅咽管瘤,以及脑室镜辅助显微镜下经室间孔切除第三脑室肿瘤,已逐渐广泛应用于临床。尤其是电子软镜的使用,使第三脑室肿瘤的微创活检或小肿瘤的完全切除成为可能,术后反应轻微。

(二)围手术期管理

强调术前全面评估,纠正水、电解质紊乱,以及纠正甲状腺素、促性腺激素水平异常。术后注意意识状态变化,动态监测电解质。高钠血症患者,可补充等渗盐水或糖盐水逐渐降低血钠,切忌血钠降低太快,血钠降低太快会造成脑弥漫性水肿,重者可致意识障碍或昏迷。通常,血钠的纠正速度为每小时0.5

mmol/L,即 24 h 不超过 12 mmol/L。

(三)术后综合治疗

1. 放疗 生殖细胞肿瘤对放疗极为敏感,已成为活检证实病理后最为推荐的治疗方式。照射范围:除病灶区或术区外,全脑脊髓均应予以放疗。研究表明,纯生殖细胞瘤单纯放疗,5 年生存率在 90% 左右,放化疗联合较单纯放疗能延长患者的无进展生存期(PFS)和总生存期(OS)。非生殖细胞瘤样生殖细胞肿瘤(NGGCT)对放疗敏感性较低,单纯放疗 5 年生存率仅为 40% 左右,单纯化疗 5 年生存率约为62%,复发率约为 50%;因而大多需要手术治疗,术后结合化疗和放疗,5 年生存率可达到 70%。

星形胶质细胞瘤或星形胶质母细胞瘤,术后应根据 Ki-67 指数判断预后,并制订放疗方案。2019 版WHO 中枢神经系统肿瘤分类中,强调基因检测和分子分型在肿瘤预后判断中的重要价值。IDH 突变、ATRX 缺失、TP53 突变、无 1p/19q 联合缺失是弥漫性星形细胞瘤的分子特征,IDH 突变、TERT 启动子突变、1p/19q 联合缺失是少突胶质细胞瘤的分子特征。毛细胞型星形细胞瘤,相对于弥漫性星形细胞瘤、少突胶质细胞瘤,尽管是低级别胶质瘤,但预后好,如做到全切,通常也可免于放疗。星形胶质母细胞瘤恶性程度高,预后差,易复发,应积极进行放疗。但是对于小于 3 岁的儿童,由于考虑到放射线对患儿认知功能的损伤问题,常难以进行。放疗可能诱导程序性死亡配体 1(PD-L1)的水平上调,故放疗过程中联合 PD-L1 中和抗体有助于增强抗肿瘤免疫治疗效果。质子治疗的损伤相对轻微,但价格相对昂贵,其效果尚处于长期验证中。

对于室管膜瘤患儿尤其是不典型室管膜瘤患儿,放疗也应作为首选治疗方式考虑。

2. 化疗 目前提倡放化疗同步进行,以减少单一治疗剂量带来的不良反应,提高治疗效果。选择生物利用度高且易透过血脑屏障的化疗药物,是提高治疗效果的重要因素,常见药物有替莫唑胺、洛莫司汀等。卡铂、顺铂、长春新碱、依托泊苷等药物的选择、剂量与治疗时程的确定,以及骨髓抑制不良反应的防治,在儿童应用中还存在明显的个体化问题,尚难以达成操作性强的共识。O^6-甲基鸟嘌呤-DNA 甲基转移酶(MGMT,一种 DNA 修复酶)在肿瘤耐药性中起重要作用。MGMT 表达阳性者比 MGMT 表达阴性者,对烷化剂类抗癌药耐药性更强,即瘤体 MGMT 阴性时,对烷化剂敏感,烷化剂治疗效果良好。抗血管生成药,如贝伐珠单抗,对于血供丰富、易复发的恶性胶质瘤,有较大的治疗意义。对于脑室内室管膜瘤,目前还没有可靠的化疗方案。随着临床研究的不断深入,有希望的化疗药物正在增多。

3. 靶向治疗 靶向治疗是针对肿瘤细胞的恶性表型分子,作用于促进肿瘤细胞生长、存活的特异性细胞受体、信号转导等通道,以及新生血管形成和细胞周期调节等环节的一类药物,可产生抑制肿瘤细胞生长或促进其凋亡的效应。分子靶向治疗特异性强,不良反应少,价格高。贝伐珠单抗和拉帕替尼的联合应用在复发性室管膜瘤患儿中耐受良好,但治疗效果未明确。对于高级别胶质瘤,术后同步放化疗尽管可明显提高患者近期疗效及生存率,但不良反应较重;靶向治疗联合化疗,有助于降低血小板下降、肝损伤等不良反应的发生率,提升治疗的安全性。目前仅研发出针对肿瘤发生发展某些环节的靶向药物,靶向治疗是第三脑室肿瘤非手术综合治疗的发展方向。

4. 细胞免疫治疗 T 细胞上的程序性死亡受体 1(PD-1)与肿瘤细胞上的 PD-L1(即配体)结合后,会导致 T 细胞杀伤肿瘤细胞的能力下降。因而,如能阻断二者的结合,则可以增强 T 细胞杀伤肿瘤细胞的能力。抗 PD-1 的药物,如纳武单抗(nivolumab),有良好的临床应用潜能,其治疗效果日益明确。嵌合抗原受体 T 细胞(CAR-T)免疫疗法因增强了机体 T 细胞对肿瘤细胞的识别力,大大提高了 T 细胞杀伤肿瘤细胞的精度和效度,目前已应用于高级别胶质瘤的治疗。

(贾怡斌 贺晓生)

参 考 文 献

[1] 奚良晨,李先明.颅内生殖细胞瘤的诊疗分析:12 例报告并文献学习[J].世界最新医学信息文摘(连续型电子期刊),2021,21(26):10-13.

[2] 王俊华,张玉琪.儿童中枢神经系统生殖细胞肿瘤的诊断与治疗策略[J].临床小儿外科杂志,2021, 20(5):401-404.

[3] 贺晓生.强化儿童颅内肿瘤外科治疗中微侵袭理念和技术[J].中华神经外科杂志,2020,36(9): 865-868.

[4] 叶玉勤,琚玲丽,杨永祥,等.儿童颅咽管瘤术后基于快速康复外科理念的水电解质管理效果分析 [J].中华神经外科杂志,2020,36(9):903-907.

[5] 漆松涛,刘忆,汪潮湖,等.基于 QST 分型的颅咽管瘤与第三脑室底脑膜层次的关系[J].中华神经 外科杂志,2020,36(3):232-237.

[6] 韩波,隋大立.手术治疗第三脑室肿瘤的临床分析[J].临床误诊误治,2018,31(12):44-47.

[7] 王杰瑞,张金岭,车峰远.颅内生殖细胞瘤诊断方法研究进展[J].精准医学杂志,2018,33(5): 467-470.

[8] 李欣明,贾洪顺,任云燕,等.第三脑室占位性病变的 MRI 诊断[J].中国临床医学影像杂志,2017, 28(4):229-232,249.

[9] 倪峰,李红伟.第三脑室肿瘤的显微外科治疗[J].中华外科杂志,2006,44(10):691-692.

[10] 王忠诚.王忠诚神经外科学[M].2 版.武汉:湖北科学技术出版社,2015.

[11] Kong Z,Wang Y,Dai C,et al. Central nervous system germ cell tumors:a review of the literature [J]. J Child Neurol,2018,33(9):610-620.

[12] Bogusz A,Müller H L. Childhood-onset craniopharyngioma:latest insights into pathology, diagnostics,treatment,and follow-up[J]. Expert Rev Neurother,2018,18(10):793-806.

[13] Hung A L,Maxwell R,Theodros D,et al. TIGIT and PD-1 dual checkpoint blockade enhances antitumor immunity and survival in GBM[J]. Oncoimmunology,2018,7(8):e1466769.

[14] Pajtler K W,Mack S C,Ramaswamy V,et al. The current consensus on the clinical management of intracranial ependymoma and its distinct molecular variants[J]. Acta Neuropathol,2017,133 (1):5-12.

第二节　第四脑室肿瘤

儿童颅内肿瘤以幕下肿瘤占多数,其中第四脑室肿瘤占比最高。第四脑室位于脑桥和延髓的背侧、小脑的腹侧;上端为中脑导水管下口,脑脊液由第三脑室经此口进入第四脑室;下端出口为正中孔(Magendie 孔),正中孔与枕大池相通,左、右两侧经外侧孔(Luschka 孔)与小脑脑桥角相通。第四脑室呈菱形,是脑脊液由脑室进入脑池的最后环节;小脑延髓池宽大,接纳第四脑室流出的脑脊液,包含小脑后下动脉主干及其分支等重要结构。第四脑室肿瘤包括起源于第四脑室的肿瘤和长入第四脑室的肿瘤。主要组织病理类型有髓母细胞瘤、室管膜瘤、星形细胞瘤、脉络丛乳头状瘤、血管网状细胞瘤等。

一、常见肿瘤类型

(一)髓母细胞瘤(medulloblastoma)

髓母细胞瘤是儿童最常见的第四脑室肿瘤,占儿童脑肿瘤的 20%～25%,4～7 岁为发病高峰期,中位诊断年龄为 9 岁。传统组织病理学,将髓母细胞瘤分为经典型、促纤维增生/结节型、大细胞型、间变型。实践证明,组织病理分型未能对临床治疗选择和精准评估预后提供良好指导。近十年来的研究表明,从生物学特征、临床表现以及预后等差异来看,分子病理分型对治疗选择和预后评估更有意义。2021年 WHO 中枢神经系统肿瘤分类中将髓母细胞瘤分为 WNT 活化型、SHH 活化型、非 WNT/非 SHH 活化型,各型还可分成许多亚型。WNT 活化型的 5 年生存率可达 95%以上;SHH 活化型的 5 年生存率较低,为 67%;而非 WNT/非 SHH 活化型的 5 年生存率更低,可低至 43%。髓母细胞瘤来源于胚胎残余组织原始髓样上皮细胞,多数起自第四脑室顶以上的小脑蚓部,肿瘤细胞极易脱落转移,可随脑脊液向脑室、脑池及脊髓蛛网膜下腔转移,表现出高度恶性的生物学特征。

（二）室管膜瘤(ependymoma,EPE)

室管膜瘤起源于脑室与脊髓中央管室管膜细胞。颅内室管膜瘤多见于儿童,其中60%～70%位于幕下,儿童期任何年龄都可起病,但发病高峰在4岁以内。儿童颅后窝室管膜瘤多见于第四脑室,其次为小脑及附近脑池;第四脑室室管膜瘤也可以向周边小脑和脑池侵犯发展。根据组织病理,室管膜瘤可分为三级:WHO Ⅰ级(室管膜下瘤、黏液乳头型室管膜瘤)、WHO Ⅱ级(细胞型、乳头型、透明细胞型、伸展细胞型室管膜瘤)、WHO Ⅲ～Ⅳ(间变性或不典型性室管膜瘤)。间变性室管膜瘤恶性程度高,其在低龄儿童第四脑室室管膜瘤中占比较高。近年来,随着室管膜瘤分子病理研究的深入,分子分型对预后评估的意义逐渐被认识。2021年WHO中枢神经系统肿瘤分类中,室管膜瘤按发生部位分为三类:幕上室管膜瘤(supratentorial ependymoma,EPN-ST)、脊髓室管膜瘤(spinal ependymoma,EPN-SP)及颅后窝室管膜瘤(posterior fossa ependymoma,EPN-PF)。每个大类均含3个亚型。颅后窝室管膜瘤的三个亚型是EPN-PFA、EPN-PFB、室管膜下室管膜瘤(subependymoma)。颅后窝室管膜瘤的EPN-PFA与EPN-PFB两个亚型,在发病年龄、预后、治疗方法上有明显差异(表13-1)。

表13-1　颅后窝室管膜瘤EPN-PFA亚型与EPN-PFB亚型特征

亚型	EPN-PFA	EPN-PFB
特征	CpG岛高甲基化	CpG岛低甲基化
	染色体平衡易位	染色体不稳定改变
	多偏离中线	多位于中线
	好发年龄<5岁	好发年龄>5岁
	男性多于女性	女性多于男性
	标准治疗方案为手术切除加术后放疗	可仅手术切除
	预后较差	预后较好
	仍可继续分型	尚无继续分型证据
	可出现1q染色体扩增	无1q染色体扩增

（三）星形细胞瘤(astrocytoma)

儿童颅后窝星形细胞瘤以小脑多见,部分起源于第四脑室周边并向第四脑室内发展,发生率仅低于第四脑室髓母细胞瘤和室管膜瘤。毛细胞型星形细胞瘤是最常见的类型。临床统计显示,毛细胞型星形细胞瘤在儿童患者中分别占大脑和小脑星形细胞瘤的10%和85%,小脑半球、脑干常见,其次为第四脑室。毛细胞型星形细胞瘤为低级别胶质瘤的一种类型,多数为WHO Ⅰ级,少数毛细胞黏液型星形细胞瘤生物活性稍强,可为WHO Ⅱ级。此类肿瘤生长较为缓慢、边界清晰,易发生液化、坏死。影像学检查显示瘤体边界清楚,易囊性变。预后相对较好,彻底切除肿瘤后,患儿5年生存率可达90%。2021年WHO中枢神经系统肿瘤分类指出,毛细胞型星形细胞瘤具有KIAA1549-BRAF融合基因、BRAF基因突变的特征性改变。

（四）脉络丛乳头状瘤(choroid plexus papilloma)

脉络丛乳头状瘤起源于脉络丛上皮或脑室壁胶质细胞,具有分泌脑脊液的特性,一般生长缓慢,极少发生恶变。在儿童中,此瘤好发于侧脑室,少数见于第三脑室及第四脑室。脉络丛乳头状瘤多沿脑室内生长,一般体积不大,表面有不规则的乳头状突起,形如菜花,呈结节样生长,暗红色,与周围脑组织边界清楚。第四脑室脉络丛乳头状瘤除堵塞脑脊液流出通道外,还因其脑脊液过度分泌,临床上极易造成梗阻性脑积水。恶性脉络丛乳头状瘤罕见,呈侵袭性生长,称脉络丛乳头状癌。

(五)血管网状细胞瘤(angioreticuloma)

血管网状细胞瘤又称血管母细胞瘤(hemangioblastoma),起源于中胚叶胚胎残余组织,为颅内真性血管源性肿瘤。发病率较低,约占颅内肿瘤的 2%,多来源于第四脑室脉络丛的血管,占位于小脑半球、第四脑室、小脑延髓池。瘤体有液化坏死倾向,影像上可将其分为囊性、实性、混合性三种类型。实性血管网状细胞瘤的血供丰富,是手术困难的主要原因。血管网状细胞瘤多合并其他脏器的血管瘤性病变和红细胞增多症;视网膜和脑内同时发生肿瘤者称希佩尔-林道(von Hippel-Lindau)病,此病是一种以几个器官肿瘤或肿瘤样变为特征的常染色体显性遗传病,主要是因为染色体中相关的抑癌基因发生突变。血管网状细胞瘤依据病理可分为四型:①毛细血管型:毛细血管为主,常伴较大囊性变。②细胞型:较少见,以网状内皮细胞为主,血管极少,无囊性变。③海绵型:主要成分为管径大小不同的血管或血窦。④混合型:以上几种类型的混合。

第四脑室肿瘤应与下列疾病鉴别。

(1)第四脑室脑囊虫病:脑囊虫病(cerebralcysticercosis)多因猪肉绦虫感染导致,是一种多发于颅内的顽固性疾病。误食猪肉绦虫虫卵后,虫卵在体内发育成囊尾蚴,经人体消化道穿出肠壁进入肠系膜小静脉,再经体循环到达脑膜、脑实质以及脑室内形成病灶,逐渐增大发展为内含囊虫的囊肿。第四脑室脑囊虫病容易造成梗阻性脑积水,应与其他第四脑室肿瘤性占位鉴别。

(2)孤立第四脑室囊肿:发病率低,良性,囊壁为蛛网膜结构。有占位效应,逐渐堵塞第四脑室脑脊液循环通路,引发梗阻性脑积水。本病需与丹迪-沃克(Dandy-Walker)综合征、Blake 囊肿鉴别。CT 或 MRI 检查:孤立性第四脑室囊肿位于第四脑室内,第四脑室切迹正常;而丹迪-沃克综合征者小脑蚓部缺如,第四脑室开放,占据颅后窝脑池,并将小脑幕抬高;Blake 囊肿者小脑蚓部存在,与第四脑室底形成"钥匙齿"征。手术均需要打开囊肿,或对囊肿进行引流,以解除第四脑室局部梗阻,使脑脊液循环通畅。

二、临床表现

第四脑室肿瘤尽管类型有别,但患儿临床表现基本相同:小脑受累引起共济失调;脑干背侧核团或中、后组脑神经及颈神经受侵,造成相应神经功能异常;锥体束受累,出现肢体肌力、肌张力改变;晚期脑脊液循环受阻,颅内压增高。由于肿瘤发生部位和生长方向不同,患儿首发或早期表现有所差别;首发症状常可提示肿瘤的原发部位,晚期多具有类似的临床症状。当肿瘤增大充填第四脑室,或向上发展堵塞中脑导水管下口,或向下发展堵塞第四脑室出口和小脑延髓池时,均可造成脑脊液循环障碍,引起脑室系统扩张,引发颅内压增高表现,如头痛、呕吐和视乳头水肿,即所谓的颅内压增高三联征(又称库欣综合征);婴儿和低龄幼儿患者头皮静脉怒张,颅缝增大,头颅增大,双眼球上移困难,呈"落日"征。肿瘤压迫小脑半球可造成肢体共济失调,指鼻试验阳性、跟膝胫试验阳性;小脑蚓部受累时,可表现为躯干性共济失调,如站立倾斜,走路不稳,闭目直立试验(龙贝格(Romberg)征)阳性。当肿瘤压迫刺激延髓的呕吐中枢时,可导致不伴头痛的发作性呕吐。面神经核受侵犯时,患儿可出现核性面瘫;外展神经核或纤维受损时,患儿出现眼球内斜、复视;舌咽及迷走神经受累时,患儿声音沙哑,饮水呛咳,进食、吞咽困难;脑干受侵犯时,患儿可出现锥体束征,肢体痉挛性瘫痪,肌张力增高,腱反射亢进。当肿瘤增大,向颅底颈椎管发展时,可刺激颈上段的脊神经根,造成颈项强直,克尼格(Kernig)征阳性。随第四脑室肿瘤增大,颅后窝压力增高,一旦超过代偿极限,会突发枕骨大孔疝,患儿意识丧失,呼吸骤停,死亡率极高。

三、影像学检查

影像学检查在第四脑室肿瘤的诊断中具有重要价值。

(一)髓母细胞瘤(图 13-6)

CT 显示稍高或等密度影,有钙化或囊性变,部分可见出血灶;中度或明显增强,强化欠均匀。MRI 显示 T1 为等或低信号,T2 为等信号至高信号,出血、钙化、囊性变时信号不均匀;FLAIR 序列为高信号,DWI 呈高信号且扩散受限,ADC 为低信号;肿瘤中度至明显不均匀增强;MRS 中,肿瘤区乳酸(Lac)和胆碱(Cho)峰增高,N-乙酰天冬氨酸(NAA)峰降低,Cho/肌酸(Cr)、Cho/NAA 值增高。脑室不同程度扩张。

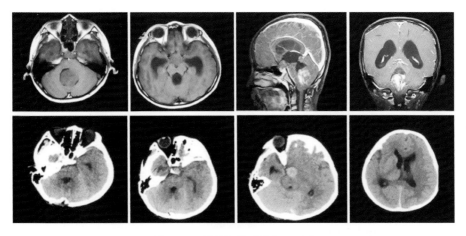

图 13-6　髓母细胞瘤(男,13 岁)

MRI 平扫:第四脑室、鞍区占位,T1 低信号,中脑导水管、脑室扩张积水;明显不均匀强化。经膜帆入路切除
第四脑室肿瘤,脑积水改善;鞍区肿瘤留待术后放疗

(二)室管膜瘤(图 13-7)

CT 显示等密度或稍高密度影,常见低密度囊性变区,可见斑点状钙化,小部分可见出血灶;肿瘤多呈
均匀或不均匀的轻中度强化。MRI 显示,由于坏死、囊性变、钙化及出血等情况,肿瘤信号常混杂,囊性

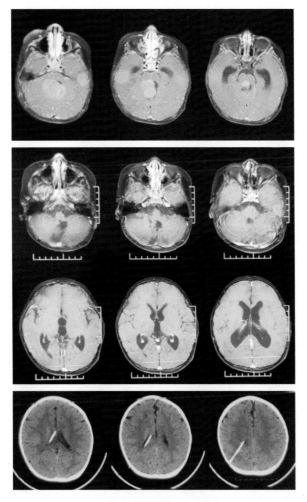

图 13-7　室管膜瘤(男,2 岁)

MRI:第四脑室增强占位,堵塞中脑导水管,脑室扩张、积水。经膜帆入路切除肿瘤。术后 3 个月复查,瘤体
消失,脑积水无改善。行脑室-腹腔分流术,分流 9 个月后复查,脑室恢复正常

变部分在 T1 上的信号略高于脑脊液，T2 高信号；出血区域呈短 T1、长 T2 信号，SWI 低信号，可有液平面；肿瘤实质部分为 T1 等或低信号、T2 高信号；增强明显且相对均匀；DWI 扩散受限，呈高信号，ADC 值越低，间变性室管膜瘤的可能性越大；MRS 中，病变区 Cho 峰增高、NAA 峰降低，Cho/Cr、Cho/NAA 值增高。脑室不同程度扩张。

（三）脉络丛乳头状瘤（图 13-8）

CT 显示第四脑室稍高密度影，增强后病灶均匀强化，肿瘤包绕正常脉络丛，表面呈菜花状、分叶状或颗粒状，可有点状钙化灶。MRI 显示肿瘤 T1 等或低信号，T2 高信号，边界清楚，明显均匀强化，表面不光滑，内可见局灶出血、钙化与血管流空影。

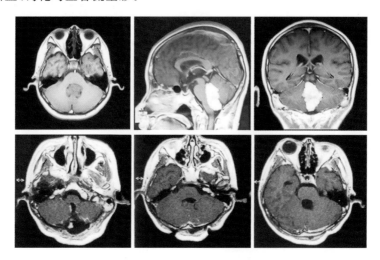

图 13-8　脉络丛乳头状瘤（男，15 岁）

MRI：第四脑室占位，均匀明显强化，表面不光滑，呈乳头状。经膜帆入路切除瘤体

（四）星形细胞瘤

CT 显示病灶多呈低密度影。MRI 显示肿瘤实性部分呈低 T1、高 T2 信号。低级别胶质瘤一般占位效应不明显，无瘤周水肿，瘤内出血、坏死少见，可局部强化，但多数无强化或强化不明显；毛细胞型星形细胞瘤（图 13-9）可以呈均匀密度（CT）或均匀信号（MRI），也可囊性变，或囊性与实性部分混杂，实性区也可明显强化；高级别胶质瘤边界不清，周围水肿明显，不均匀强化，常见出血与坏死性变化。MRS 显示病变区 Cho 及 Lac 峰增高，NAA 峰下降，Cho/Cr、Cho/NAA 值增高；MRS 可作为低级别星形细胞瘤与脑梗死、炎症病变鉴别的参考依据。

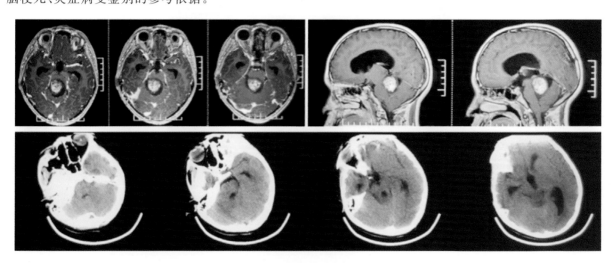

图 13-9　毛细胞型星形细胞瘤（男，12 岁）

MRI：第四脑室占位，不均匀明显强化，脑室扩张、积水。经膜帆入路切除瘤体

(五)血管网状细胞瘤(图13-10)

血管网状细胞瘤分囊性、实性、混合性。CT显示实性肿瘤为类圆形高密度影,囊性者为低密度影,可见高密度结节突向囊腔内;瘤结节和囊壁呈均匀增强,肿瘤周围可见低密度水肿带;CTA可显示肿瘤的供血动脉。MRI显示囊性病灶T1信号强度高于脑脊液(稍短T1)、T2为高信号,瘤结节多为T1等信号、T2高信号;T2有肿瘤周围高信号水肿带;瘤体和囊壁明显强化;DWI为低信号,SWI可显示瘤内出血。环形强化和壁结节强化,以及瘤内和瘤周血管流空影为血管网状细胞瘤的典型影像特征。

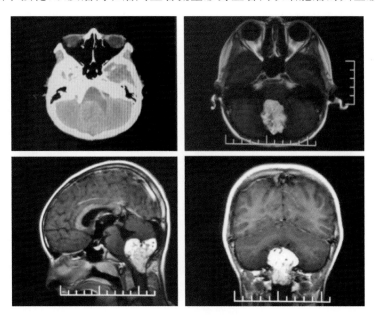

图13-10 血管网状细胞瘤(女,13岁)

CT:小脑蚓部、第四脑室出口高密度占位。MRI:小脑延髓池、第四脑室出口占位,分叶状,明显强化,瘤内有丰富的血管流空影,表明血供极为丰富

(六)脑囊虫病

CT显示第四脑室囊性占位,囊内或壁上有结节,密度不均匀,已死亡的囊虫可钙化。MRI显示囊壁为等T1信号,囊液信号略高,T2为高信号;强化时囊壁可轻度强化;FLAIR序列上囊液信号被抑制,囊壁为等或略高信号;DWI显示扩散未受限。

四、治疗

(一)手术治疗

手术治疗是儿童第四脑室肿瘤的首选措施,在保证神经功能的前提下尽可能全切肿瘤,明确解除脑脊液循环通路的梗阻,避免术后出现脑积水,或术前脑积水无改善或加重。

第四脑室肿瘤的手术入路,传统上用经小脑蚓部入路,即纵向切开小脑蚓部进入第四脑室,显露并切除瘤体;切除小脑蚓部术后常出现躯干性共济失调,站立和行走平衡障碍,以及小脑性缄默等并发症。另一种入路是脉络膜-下髓帆入路,或称膜帆入路,即经小脑延髓裂,显露脉络膜和下髓帆,切开脉络膜和下髓帆,可以扩大第四脑室出口,从下向上扩大视野,显露肿瘤,大大方便了肿瘤切除。膜帆入路可以很好显露第四脑室全界,有利于切除侵及第四脑室上口、下口、底部、尖顶部,以及外侧隐窝和外侧孔处的瘤体。

当症状严重、体质较差、手术条件不具备时,可先行脑室穿刺外引流脑脊液,以缓解症状,加强周身一般状况支持,择期手术;也可在术中开颅前,先行脑室穿刺外引流脑脊液,以降低颅内压,便于手术显露。经小脑蚓部入路和膜帆入路,均采用颅后窝枕下正中入路。患者取俯卧位或侧卧位,在显微镜下进行分离、显露、切除等操作。术前经脑室穿刺外引流或术中彻底开放蛛网膜下腔池,充分释放脑脊液,有利于避开脑牵拉,或减轻脑牵拉损伤。大多数第四脑室肿瘤存在较清楚的边界,且质地软,瘤体周边的分离与肿瘤的分块切除交替进行。术中应仔细止血,瘤床可用止血材料(止血纱、瘤体胶、止血粉等)或明胶海绵贴覆压迫止血。切忌强力牵拉、电凝脑干背侧(第四脑室底部、闩部),否则会引起严重的术后并发症,如面神经和外展神经功能障碍、昏迷等。肿瘤切除后应能确定中脑导水管下口通畅,有脑脊液不断流出。术毕,用生理盐水冲净术区,防止蛛网膜下腔粘连,造成术后脑积水;严密缝合硬膜,以防头皮各层渗血回流入颅内,引起蛛网膜下腔积血造成发热、头痛等,甚至减少后期蛛网膜下腔粘连、堵塞可能。当肿瘤巨大向一侧或两侧发展,已累及小脑脑桥角时,分离切除瘤体的操作应仔细,仔细保护脑神经;有时宁愿遗留少量肿瘤组织,留待以后行放疗,也不可过度钳取、电灼瘤组织,造成脑神经或脑干损伤。术中行神经电生理监测,如监测肌电图、脑干听觉诱发电位、皮质运动诱发电位等,可以对脑干核团、锥体束、脑神经提出受损预警,以利于手术在安全条件下进行。

由于髓母细胞瘤极易种植转移,手术时应保护好术区周边,防止瘤细胞沿脑脊液向蛛网膜下腔扩散。实性血管网状细胞瘤血供丰富,与周边组织分离困难。术前全面评估极为重要,对于 CTA、MRA 或数字减影血管造影(DSA)明确有较大的供血动脉时,可术前先行血管内介入治疗,封堵供血动脉,以保障手术切除肿瘤时相对容易控制出血。血管网状细胞瘤多由小脑后下动脉分支供血,切除瘤体造成小脑后下动脉主干损伤时,完成主干远近端血管吻合重建对于防止术后脑干缺血有重大意义。

术后小脑性缄默、脑积水、脑神经功能障碍,以及小脑后下动脉痉挛造成脑干缺血是常见的并发症,应注意防治。

(二)术后综合治疗

放疗、化疗以及靶向治疗是肿瘤切除后应采取的重要辅助措施,尤其是针对复发率高、易发生种植转移的髓母细胞瘤、间变性室管膜瘤。

髓母细胞瘤患儿的年龄、手术切除程度和残余瘤体大小、有无种植转移、组织病理和分子病理,决定了其不同的预后风险等级。术后辅助治疗方案应根据患儿术后风险分级进行个体化制订。对于 3 岁以上患儿,术后 4 周开始放疗,除对术区瘤床进行局部照射外,还应对全脑和全脊髓进行放疗;高危患儿放疗剂量大于一般危险患儿。放疗结束后 4 周开始化疗,如洛莫司汀(CCNU)+顺铂(DDP)+长春新碱(VCR)方案,或环磷酰胺(CTX)+DDP+VCR 方案。对于 3 岁以下(含 3 岁)患儿,为避免放射线对小儿的脑认知功能产生损伤,术后不建议放疗,可在术后 2~4 周行 CTX+VCR[或大剂量甲氨蝶呤(HD-MTX)、卡铂(CBP)]+依托泊苷(VP16)化疗。治疗过程中,应注意剂量的个体化计算,防止因剂量过大、时程过长引起骨髓抑制,进而出现机体免疫功能衰竭。

第四脑室室管膜瘤尚缺乏明确有效的化疗方案,术后常用放疗。2016 年,欧洲神经肿瘤学会对儿童第四脑室室管膜瘤的放疗提出以下建议:3 岁患儿术后放疗总剂量为 59.4 Gy(每次 1.8 Gy),12~18 个月后剂量可减至 54 Gy。神经功能较差的儿童相应减量。

根据肿瘤分子分型进行预后风险评估,具有更高的精准性。随着研究的深入,一些新的肿瘤分子靶点逐渐被发现,为治疗带来了希望。对于髓母细胞瘤,针对 Hedgehog 信号通路的 SMO 抑制剂,以及影响 GFI1 致癌活性的 LSD1 抑制剂等,提高了患儿的 5 年生存率。未来,基于分子病理亚型的风险分级、个体化治疗策略,以及靶向药物的研究成果,有望继续提高髓母细胞瘤患儿的生存率。现已发现,对于颅后窝室管膜瘤,DNA 甲基化抑制剂地西他滨与 5-氮杂胞苷(5-AZA)、选择性 EZH2 抑制剂 GSK343、组蛋白去乙酰化酶抑制剂(HDACI)SAHA 等,均可抑制瘤体生长,但治疗效果仍处于进一步临床试验验证中。

近年来,质子治疗颇受青睐。与传统放疗相比,质子治疗精准度更高,放射损伤轻微,对患儿的视力、神经认知、生长发育等影响极小。对于 3 岁以下儿童的脑室内肿瘤,质子治疗更是放疗难以取代的治疗手段。

(王冠一　贺晓生)

参 考 文 献

[1] 中国抗癌协会小儿肿瘤专业委员会.儿童髓母细胞瘤多学科诊疗专家共识(CCCG-MB-2017)[J].中国小儿血液与肿瘤杂志,2018,23(4):169-174.

[2] Indelicato D J,Ioakeim-Ioannidou M,Bradley J A,et al. Proton therapy for pediatric ependymoma: mature results from a bicentric study[J]. Int J Radiat Oncol Biol Phys,2021,110(3):815-820.

[3] Eid A M,Heabah N A E. Medulloblastoma:clinicopathological parameters,risk stratification,and survival analysis of immunohistochemically validated molecular subgroups[J]. J Egypt Natl Canc Inst,2021,33(1):6.

[4] Ellison D W,Dalton J,Kocak M,et al. Medulloblastoma:clinicopathological correlates of SHH, WNT,and non-SHH/WNT molecular subgroups[J]. Acta Neuropathol,2011,121(3):381-396.

[5] Ghali M G Z. Telovelar surgical approach[J]. Neurosurg Rev,2021,44(1):61-76.

[6] Gajjar A,Robinson G W,Smith K S,et al. Outcomes by clinical and molecular features in children with medulloblastoma treated with risk-adapted therapy:results of an international phase Ⅲ trial (SJMB03)[J]. J Clin Oncol,2021,39(7):822-835.

[7] Hovestadt V,Ayrault O,Swartling F J,et al. Medulloblastomics revisited:biological and clinical insights from thousands of patients[J]. Nat Rev Cancer,2020,20(1):42-56.

[8] Hübner J M, Müller T, Papageorgiou D N, et al. EZHIP/CXorf67 mimics K27M mutated oncohistones and functions as an intrinsic inhibitor of PRC2 function in aggressive posterior fossa ependymoma[J]. Neuro Oncol,2019,21(7):878-889.

[9] Louis D N,Perry A,Wesseling P,et al. The 2021 WHO classification of tumors of the central nervous system:a summary[J]. Neuro Oncol,2021,23(8):1231-1251.

[10] Mercier P, Bernard F, Delion M. Microsurgical anatomy of the fourth ventricle [J]. Neurochirurgie,2021,67(1):14-22.

[11] Mack S C, Witt H, Piro R M, et al. Epigenomic alterations define lethal CIMP-positive ependymomas of infancy[J]. Nature,2014,506(7489):445-450.

[12] Orr B A. Pathology,diagnostics,and classification of medulloblastoma[J]. Brain Pathol,2020,30 (3):664-678.

[13] Ostrom Q T,Patil N,Cioffi G,et al. CBTRUS statistical report:primary brain and other central nervous system tumors diagnosed in the United States in 2013—2017[J]. Neuro Oncol,2020,22 (12 Suppl 2):iv1-iv96.

[14] Pajtler K W,Witt H,Sill M,et al. Molecular classification of ependymal tumors across all CNS compartments,histopathological grades,and age groups[J]. Cancer Cell,2015,27(5):728-743.

[15] Pomeroy S L, Tamayo P, Gaasenbeek M, et al. Prediction of central nervous system embryonal tumour outcome based on gene expression[J]. Nature,2002,415(6870):436-442.

[16] Rudà R,Reifenberger G,Frappaz D,et al. EANO guidelines for the diagnosis and treatment of ependymal tumors[J]. Neuro Oncol,2018,20(4):445-456.

[17] Sedano P,Segundo C G,De Ingunza L,et al. Real-world data for pediatric medulloblastoma:can we improve outcomes？[J]. Eur J Pediatr,2021,180(1):127-136.

[18] Sharma T,Schwalbe E C,Williamson D,et al. Second-generation molecular subgrouping of medulloblastoma:an international meta-analysis of Group 3 and Group 4 subtypes[J]. Acta Neuropathol,2019,138(2):309-326.

[19] Shih D J,Northcott P A,Remke M,et al. Cytogenetic prognostication within medulloblastoma

subgroups[J]. J Clin Oncol,2014,32(9):886-896.

[20] Toescu S M,Samarth G,Layard H H,et al. Fourth ventricle tumors in children:complications and influence of surgical approach[J]. J Neurosurg Pediatr,2020,27(1):52-61.

[21] Villano J L,Parker C K,Dolecek T A. Descriptive epidemiology of ependymal tumours in the United States[J]. Br J Cancer,2013,108(11):2367-2371.

[22] Wright K D,Gajjar A. Current treatment options for pediatric and adult patients with ependymoma[J]. Curr Treat Options Oncol,2012,13(4):465-477.

第三节　侧脑室肿瘤

一、概述

侧脑室肿瘤(lateral ventricular tumor)是指起源于侧脑室壁且完全位于侧脑室内的肿瘤,常来源于侧脑室壁、脉络膜组织及异位组织,不包括起源于脑室旁组织、突入侧脑室的肿瘤。侧脑室肿瘤占颅内肿瘤的0.75%～2.8%,占脑室内肿瘤的44.7%。儿童侧脑室肿瘤的发生率较成人高。因此,对儿童侧脑室肿瘤的认识在小儿神经外科具有重要的临床意义。儿童侧脑室肿瘤根据肿瘤生长部位、患儿临床表现及影像学、病理学特点不同,而具有不同的特征。

侧脑室(图13-11)位于大脑半球的深部,左、右各一,室腔呈"C"形,内衬室管膜,腔内充满脑脊液。两侧脑室借正中矢状界板分开,称透明隔。每侧脑室均经室间孔,通第三脑室。每一侧脑室包括一个位于顶叶内的中央部及伸向额、枕、颞叶的前角、后角和下角。侧脑室脉络丛附于背侧丘脑背面,向前经室间孔与第三脑室脉络丛相连,向后经侧副三角绕背侧丘脑向后,继而转向前下,沿海马伞伸至下角前端。侧脑室分为5个部分:前角(额角)、下角(颞角)、后角(枕角)、体部和房部(三角区)。前角在额叶,体部在中央叶与顶叶,后角在枕叶,下角在颞叶。

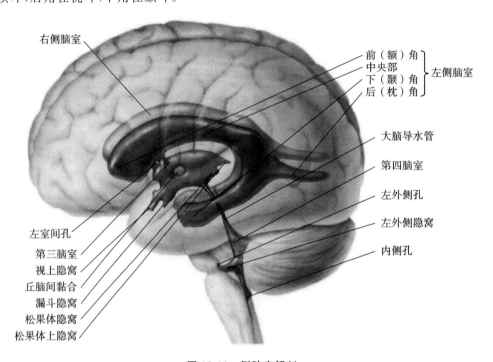

图 13-11　侧脑室解剖

此图引自《奈特神经科学彩色图谱(第3版)》

侧脑室肿瘤多发生于侧脑室的前角及三角区。一般侧脑室前角以胶质瘤多见,脉络丛乳头状瘤则多发生于三角区,并可向脑室的其他部位延伸,有时可通过室间孔而长入第三脑室。侧脑室周围脑组织、丘脑或室管膜下生长的胶质瘤也可长入脑室内。

二、病因

侧脑室肿瘤大多为神经外胚层来源的肿瘤，常见的有脉络丛乳头状瘤、室管膜瘤、侧脑室脑膜瘤、室管膜下巨细胞星形细胞瘤等，也可见表皮样囊肿（胆脂瘤）、畸胎瘤等。除表皮样囊肿（胆脂瘤）、畸胎瘤为胚胎发育过程中残留组织所致外，其他肿瘤多病因不明，可能与相关肿瘤基因突变有关，需进一步研究。

三、临床表现

侧脑室肿瘤较小时常无临床症状，多于体检和外伤后查头颅 CT 或 MRI 时被发现。当肿瘤增大时，患儿临床表现因年龄及肿瘤位置、病理特点不同而不同。

1. 一般症状　以头痛、记忆力减退、癫痫等一般症状较为常见，较少出现局灶症状。

2. 颅内压增高　颅内压增高为儿童患者最早出现的症状，多以头痛为首发症状，年龄较小的患儿表现为间断哭闹、吃奶差、喷射状呕吐。年龄大一些的患儿变现为进行性加重的头痛，当室间孔或脑室的一部分（上角或下角）被阻塞时，造成梗阻性脑积水和脑室的急剧扩张，常出现剧烈的头痛、恶心、呕吐，甚至产生脑疝、昏迷和死亡；当体位或头位发生变动使脑室受阻的情况解除时，患者头痛可很快消失；如再次阻塞，则头痛再次出现，如此可反复多次发作。长期颅内压增高的患者可因视乳头水肿致视力减退，儿童可有头围的增大，叩之呈"破壶音"，双眼"落日"征等颅内压增高的表现。

3. 局灶症状（或称定位体征）　当肿瘤体积较小未压迫或未侵犯周围脑组织时，不产生任何定位体征，当肿瘤对各不同部位的周围脑组织产生压迫或破坏时，可出现各种不同的脑损害症状和体征。前部病变可累及内囊、基底节，出现偏身型或单肢型瘫痪和感觉障碍、病灶对侧较轻的中枢性面瘫和同向性偏盲等；病变累及左侧颞、顶、枕交界区时，可发生失用、失认和失语等。

4. 精神症状　颅内压增高患儿出现不同程度的精神症状，如记忆力减退、周身软弱无力、对周围事物反应迟钝及精神萎靡等。

5. 视觉症状　颅内压增高的早期表现为视乳头水肿、边界不清、生理凹陷的消失，偶可见呈放射状的小血管影，片状呈绒毛样的血管团及静脉波动。晚期表现为继发性的视神经萎缩，视力减退甚至失明，患者常在视力减退以前出现一过性黑矇，即阵发性的眼前发黑。

6. 癫痫发作　少数患者可出现癫痫发作，表现为一过性强直性痉挛性发作或局灶发作，没有定位意义。

四、辅助检查

1. 头颅 CT 和头颅 MRI　头颅 CT 和 MRI 检查是确诊侧脑室肿瘤的主要方法。根据患儿的年龄、肿瘤位置及影像学特点可做出定性判断，同时明确肿瘤的大小、形态、血供以及是否合并脑积水来进一步指导手术治疗。脑膜瘤和脉络丛乳头状瘤常见于侧脑室三角区；侧脑室内脑膜瘤与脑室外脑膜瘤相似，CT 上呈等高密度，钙化约占 50%，MRI 上 T1 呈等或低信号，T2 呈稍高信号，增强扫描强化明显。脉络丛乳头状瘤常见于 10 岁以下儿童，可刺激脉络丛分泌脑脊液，常导致交通性脑积水；MRI 示"花瓣样"肿块是其特征性表现。室管膜下室管膜瘤通常发生在 15 岁以上的患者，MRI 增强扫描没有强化是与其他肿瘤鉴别的要点。中枢神经细胞瘤（图 13-12）是位于室间孔附近，附着于透明隔，并可延伸到两侧脑室和第三脑室的混合性肿块，MRI 上 T2 呈"海绵状"，增强扫描呈中等强化。侧脑室室管膜瘤常发生于侧脑室体部，青少年多见，肿瘤常浸润邻近的脑实质，MRI 示 T1 等或低信号，T2 等或高信号，增强扫描强化不均匀。

2. 脑脊液检查　临床中脑脊液常规、生化检测及脑脊液人绒毛膜促性腺激素（HCG）检查应用较多，并可通过脑脊液检测肿瘤脱落细胞。高颅压患儿注意权衡腰椎穿刺风险，避免因腰椎穿刺留取脑脊液过多、过快造成脑疝的发生。

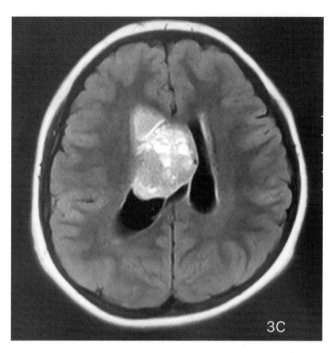

图 13-12　右侧脑室中枢神经细胞瘤 MRI 表现

3. 脑室造影　目前已少用。可直接显示肿瘤的大小及位置,并做出定位甚至定性诊断。常可见因室间孔阻塞所致的脑室扩大,肿瘤侧更明显,脑室内可见充盈缺损及肿瘤影,侧脑室三角区较大的肿瘤气脑造影可见有气体包绕的肿块,有时可见侧脑室向对侧移位。

4. 脑电图　对于临床以癫痫起病的患儿有指导价值,部分病例位于室间孔附近的肿瘤可见局灶性慢波,α 节律减少或消失。

5. 血清学检查　对于脑室内的生殖细胞瘤,需要检测患儿血清人绒毛膜促性腺激素水平变化;对于畸胎瘤,需要检测 α 甲胎蛋白(AFP)水平变化。

五、诊断及鉴别诊断

根据侧脑室肿瘤特殊的临床表现和影像学辅助检查所获得的结果不难诊断,鉴别诊断主要是对肿瘤的病理特征进行鉴别。

六、病理特征

1. 室管膜瘤　室管膜瘤是起源于脑室壁或脊髓中央管的肿瘤,通常来源于这些部位上的室管膜细胞或室管膜静止细胞,由肿瘤性室管膜细胞构成。主要发生在小儿和年轻人,男性患儿比例稍高。在侧脑室的前角及体部多见。肿瘤生长缓慢,早期症状不明显。肿瘤体积较大,尤其是累及丘脑、内囊与基底节时,可表现为对侧肢体轻偏瘫、偏侧感觉障碍和中枢性面瘫。当肿瘤体积增大引起脑脊液循环受阻时,出现颅内压增高症状。

2. 脑膜瘤　侧脑室脑膜瘤起源于侧脑室脉络丛,以三角区多见。常见于成人,儿童发病较少,左侧多见。临床表现以高颅压表现、同向性偏盲、对侧半身感觉和运动障碍较为常见,部分病例可有癫痫发作。影像学特征与其他部位的脑膜瘤相似,但肿瘤钙化明显高于其他部位的脑膜瘤,可见脉络膜动脉供血及引流的大脑大静脉。肿瘤较大时出现瘤周白质水肿。侧脑室脑膜瘤有完整的包膜,主要组织学形态为脑膜内皮细胞型和纤维型,全切后一般不会复发,预后良好。

3. 脉络丛乳头状瘤　脉络丛乳头状瘤起源于脉络丛上皮,是儿童最常见的侧脑室肿瘤,可分为良性和恶性。前者占绝大部分,多位于三角区。但即使肿瘤是良性的,也可沿脑脊液进行转移。临床表现有呕吐、萎靡、头围增大等。

4. 室管膜下巨细胞星形细胞瘤 起源于室管膜外层的星形细胞,是结节性硬化症的特征性病理改变,常发生于侧脑室前部,可向侧脑室及第三脑室突入并阻塞室间孔,造成梗阻性脑积水。临床表现与梗阻性脑积水和颅内压增高有关,因局部压迫和侵犯可出现局部体征和癫痫。

5. 中枢神经细胞瘤 起源于侧脑室的透明隔或室管膜下残存的神经元,是一种相对良性的肿瘤。大部分位于侧脑室体部近室间孔处,多见于青少年。临床上可出现记忆力丧失,双额叶功能障碍引起的精神症状,少数可有内分泌异常。当脑脊液循环受阻时,可产生颅内压增高症状,但由于肿瘤在脑室内产生"活瓣"作用,故在相当长的时间内,头痛多为发作性,不易被发现。

6. 其他侧脑室肿瘤 如星形细胞瘤、胶样囊肿、皮样囊肿、表皮样囊肿、血管母细胞瘤、生殖细胞瘤和转移瘤等。近年仍有一些罕见病理类型报道,如菊形团形成型胶质神经元肿瘤(RGNT)(图 13-13)和非典型畸胎样/横纹肌样瘤(AT/RT)(图 13-14)等。

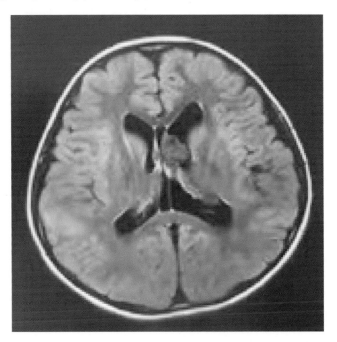

图 13-13 左侧脑室菊形团形成型胶质神经元肿瘤 MRI 表现

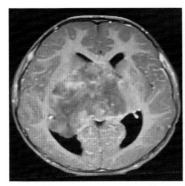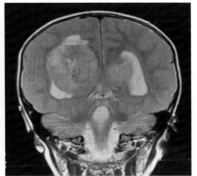

图 13-14 双侧脑室非典型畸胎样/横纹肌样瘤 MRI 表现

七、治疗选择

侧脑室肿瘤的手术应采用个体化方案,根据肿瘤位置、大小、血供及是否合并脑积水选择适当的手术入路,并尽可能地切除肿瘤,同时减少或避免严重的神经、血管损伤。

手术入路主要分为经胼胝体入路和经大脑皮质入路两大类。经胼胝体前、后入路可进入两侧脑室,且在两侧脑室均可操作,同时减少了对大脑皮质的破坏,降低了术后癫痫的发生率,特别适用于侧脑室中线附近的肿瘤。其缺点是额叶的内侧回缩,常阻挡侧脑室外侧和上方的视野,同时可能损伤连接上矢状窦的引流静脉;尤其是经胼胝体后入路,由于胼胝体压部的切开,可能造成大脑半球之间的信息传递障碍、视觉空间传递障碍、双手运动的学习障碍和记忆障碍。近年来,脑室镜的应用为侧脑室肿瘤微创治疗提供了新的思路。

八、围手术期处理

术前积极控制高颅压,完善术前准备。侧脑室肿瘤术后 6～8 h 应常规行头颅 CT 或 MRI 平扫＋强化检查,以评估肿瘤切除程度和脑室大小。侧脑室肿瘤的术后并发症有术区出血、脑积水、颅内感染、癫痫、偏瘫等。侧脑室肿瘤切除术后的主要死亡原因为术区出血。血肿淤积造成脑室梗阻,且脑室空腔较大,术区出血在较长时间内可无症状,往往在术后 3～5 天病情突然发生变化。因此,在术后 1 周应密切监测患者的意识、瞳孔、脑室引流管中引流液的颜色等,必要时复查头颅 CT,及时判断脑室内出血情况。

九、预后

绝大多数低级别儿童侧脑室肿瘤,经积极手术全切肿瘤,可达到治愈效果。对于一些高级别肿瘤,需要配合术后的放化疗,临床预后根据病理类型不同而有差异。

十、讨论

儿童侧脑室肿瘤比较少见,临床表现不典型,常以高颅压症状起病,治疗以手术全切肿瘤为主。手术前应充分考虑肿瘤的大小、位置、血供及是否合并脑积水等因素,根据不同的情况选择合适的手术入路;术中避免过度牵拉及损伤正常脑组织,术后及时发现并发症,调整治疗方案,改善预后。

(张庆江　张春燕)

参 考 文 献

[1] 吴晓军,周坦峰,王义欢.脑室内肿瘤影像学表现及临床特点[J].实用癌症杂志,2017,32(8):1237-1239.

[2] 周伟,邵雪非,狄广福,等.侧脑室肿瘤 42 例临床分析[J].临床神经外科杂志,2020,17(3):335-338,342.

[3] Agarwal A,Kanekar S. Intraventricular tumors[J]. Semin Ultrasound CT MR,2016,37(2):150-158.

[4] Elwatidy S M,Albakr A A,Al Towim A A,et al. Tumors of the lateral and third ventricle:surgical management and outcome analysis in 42 cases[J]. Neurosciences (Riyadh),2017,22(4):274-281.

[5] Pandey S K,Mani S E,Sudhakar S V,et al. Reliability of imaging-based diagnosis of lateral ventricular masses in children[J]. World Neurosurgery,2019,124:e693-e701.

[6] Lin H,Leng X,Qin C H,et al. Choroid plexus tumours on MRI:similarities and distinctions in different grades[J]. Cancer Imaging,2019,19(1):17.

[7] Felten D L,O'Binion M Y,Maida M S.奈特神经科学彩色图谱[M].3 版.北京:北京大学医学出版社,2018.

第十四章　小脑半球肿瘤

第一节　小脑星形细胞瘤

小脑星形细胞瘤(cerebellar astrocytoma,CA)是儿童常见的颅后窝肿瘤之一,约占儿童颅内肿瘤的12%,发病率仅次于髓母细胞瘤,多位于小脑半球,平均发病年龄为7岁,发病率无性别差异。

一、病理

小脑星形细胞瘤中60%位于幕下,大多数为WHO Ⅰ~Ⅱ级,肿瘤生长缓慢,病程相对较长,高度恶性者比较少见。组织学上,星形细胞瘤可分为毛细胞型和纤维型。毛细胞型星形细胞瘤为WHO Ⅰ级,大多数肿瘤质地柔软,呈灰白色,瘤内或瘤旁可见肿瘤囊性成分。组织切片上,小脑毛细胞型星形细胞瘤细胞由疏松区和致密区构成双向型结构(图14-1),致密区有长而细的突起,富含罗森塔尔(Rosenthal)纤维的纤维细胞为圆形或椭圆形不规则透明红染物,疏松区由多数微囊样结构、嗜酸性小体构成。免疫组化中GFAP、S-100和OLIG2表达阳性或强阳性(图14-2)。基本所有的毛细胞型星形细胞瘤都表现出影响MAPK通路的某些改变,这些改变包括NF1突变、BRAF突变、KRPS突变等。最常见的遗传学改变是涉及BRAF基因的染色体7q34串联重复,产生致癌的BRAF融合蛋白。

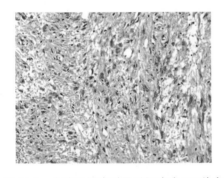

图14-1　小脑毛细胞型星形细胞瘤HE染色

HE染色可见肿瘤细胞呈双向型排列,致密区可见细胞核细长、细胞质丰富的长梭形肿瘤细胞,细胞含均质红染的罗森塔尔纤维;疏松区细胞核为圆形或卵圆形,胞体小,可见大小不等的嗜酸性小体

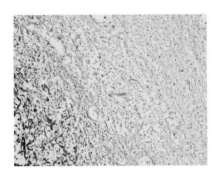

图14-2　小脑毛细胞型星形细胞瘤GFAP免疫组化

免疫组化GFAP(+)

二、诊断

根据患儿病史、临床表现、神经系统检查,结合影像学检查可明确诊断。

(一)临床表现

小脑星形细胞瘤的临床表现多与脑积水有关,如头痛、恶心、呕吐等。患儿最常见症状为头痛或伴有呕吐,头痛症状不具有特异性,往往容易被忽视。一些患儿呕吐症状频繁,常常被认为是胃肠道疾病。肿瘤生长缓慢,在出现高颅压症状之前,患儿会出现肢体抖动、眼球震颤、共济失调、躯干共济失调等小脑受损症状,这些表现容易被家长或医生所忽视。

（二）影像学检查

小脑星形细胞瘤多为混合性肿瘤,质地软,CT 上囊性部分呈明显低密度,肿瘤囊壁、壁结节及实性部分呈等或稍低密度。肿瘤囊性部分在 T1WI 上表现为明显长 T1 低信号,在 T2WI 上大多表现为长 T2 高信号;肿瘤实性部分、囊壁及壁结节在 T1WI 上呈等或稍低信号,在 T2WI 上呈稍高信号,增强后不均匀强化。小脑星形细胞瘤在 CT 或 MRI 上可有三种表现形态:①实性瘤体型(图 14-3):肿瘤无明确边界,无或有小的囊性变,瘤体不均匀强化,瘤体周边轻度水肿。②瘤在囊内型(图 14-4):在一个巨大的囊腔边缘有较大的实性肿瘤结节,囊壁光滑无强化,瘤体周边无水肿表现。③囊在瘤体内型(图 14-5):肿瘤有一个巨大囊性变,囊壁较厚、有明确强化,瘤体周围无水肿表现。

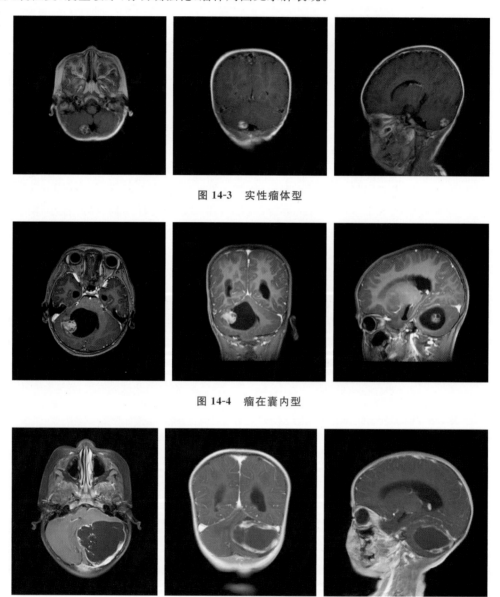

图 14-3 实性瘤体型

图 14-4 瘤在囊内型

图 14-5 囊在瘤体内型

三、鉴别诊断

1. 血管母细胞瘤 好发于小脑、延髓、脊髓,小脑血管母细胞瘤呈圆形或类圆形,CT 平扫呈囊性低密度,MRI 平扫呈长 T1、长 T2 信号,以大囊小结节为特征,强化 CT 或 MRI 均可见肿瘤壁结节强化较毛细胞型星形细胞瘤显著,瘤旁常可见增粗的血管。

2. 髓母细胞瘤　髓母细胞瘤主要见于 15 岁以下的儿童,好发于小脑蚓部,CT 平扫为稍高或等密度,钙化少见,肿瘤囊性变坏死较少,MRI 增强呈中等不均匀强化。

3. 第四脑室室管膜瘤　儿童发病高峰为 1~5 岁,肿瘤呈不规则形态,可有分叶,边界清晰,CT 平扫见混合密度区可伴有钙化灶,MRI 的 T1 呈混合信号或等信号,T2 呈不均匀高信号或混合信号;但肿瘤强化不均匀,边缘不光整,肿瘤周围脑组织水肿明显。

4. 脉络丛乳头状瘤　好发部位为第四脑室、侧脑室和第三脑室,CT 平扫可见第四脑室内肿块,圆形或类圆形,等或稍高密度,瘤内可发生钙化,MRI 增强扫描呈显著强化。

四、治疗

小脑星形细胞瘤以手术治疗为主,手术全切可明显降低肿瘤的复发率。小脑星型细胞瘤患儿往往入院时伴有高颅压症状,当出现急性梗阻性脑积水和脑疝时,需立即静脉输注甘露醇以降低颅内压,为脑脊液分流术做好准备,脑脊液压力要缓慢释放,以免出现小脑幕切迹上疝、视网膜灌注异常等问题。

儿童小脑星形细胞瘤手术入路多采用枕下后正中入路,如果肿瘤偏向一侧,可采用枕下旁正中入路。患儿采用俯卧位,头架或头托固定头部,整个身体抬高 20°~30°,这样有利于大脑静脉回流。手术切口自枕外隆凸上方 2 cm 向下延长至 C1~C2 棘突水平,可根据小脑扁桃体下疝情况进一步延长切口,寰椎切除宽度小于 1.5 cm。依据枕外隆凸与双侧外耳道连线进行横窦体表定位。手术切口沿后正中无血管区(白线)纵向切开皮肤及深部组织到达枕骨下方。切口沿无血管区的筋膜可以避免术后颈部疼痛的发生。在枕外隆凸下方和枕窦两侧各钻一骨孔,骨孔上方可暴露出横窦。术者在颅颈交界区操作时需注意此处硬脑膜无骨性结构覆盖,操作需轻柔,避免穿透硬脑膜及分离椎旁肌肉时损伤椎动脉,在寰椎侧方分离时要小心使用低功率电凝。"Y"形剪开硬脑膜,硬脑膜切口上缘达横窦下方,下方可达 C1~C2 水平。儿童患者枕窦往往比较发达,可通过逐步悬吊硬脑膜边缘或用止血夹、硬脑膜缝扎止血。暴露小脑半球及小脑扁桃体后缓慢释放枕大池脑脊液,进一步降低颅后窝压力。对于实性瘤体,要尽量沿肿瘤外侧界探查并分离,尽量完整切除,降低肿瘤复发风险。混合性肿瘤体积较大时可先释放部分囊液,沿肿瘤实性成分外壁及囊壁进行分离,争取完整切除,避免残留。

小脑星形细胞瘤切除术后部分患儿脑积水未见明显缓解,术后需进一步行侧脑室-腹腔分流术,术后并发症包括幕上血肿、共济失调、言语异常、眼球震颤、轮替动作障碍等。

儿童小脑星形细胞瘤多数为低级别胶质瘤,以手术治疗为主,术后定期随访,如有肿瘤复发,可根据肿瘤复发大小及侵犯部位,考虑再次手术治疗或行放化疗。小脑毛细胞型星形细胞瘤化疗首选一线化疗药物卡铂联合长春新碱。

(赵阳　田帅伟)

参 考 文 献

[1] Steinbok P,Hentschel S,Cochrane D D,et al. Value of postoperative surveillance imaging in the management of children with some common brain tumors[J]. J Neurosurg,1996,84(5):726-732.

[2] Sutton L N,Schut L. Cerebellar astrocytoma[M]//McLaurin R L. Pediatric neurosurgery:surgery of the developing nerous system. 2nd ed. Philadelphia:Saunders,1998:338-346.

[3] Malik A,Deb P,Sharma M C,et al. Neuropathological spectrum of pilocytic astrocytoma an indian series of 120 cases[J]. Pathol Oncol Res,2006,12(3):164-171.

[4] Linabery A M,Ross J A. Trends in childhood cancer incidence in the U. S. (1992-2004)[J]. Cancer,2008,112(2):416-432.

[5] Liu F,Xiong Y,Zhao Y,et al. Identification of aberrant microRNA expression pattern in pediatric gliomas by microarray[J]. Diagn Pathol,2013,8:158.

[6] Zhao Y, Jiang F, Wang Q, et al. Cytoplasm protein GFAP magnetic beads construction and application as cell separation target for brain tumors[J]. J Nanobiotechnology,2020,18(1):169.

第二节　髓母细胞瘤

髓母细胞瘤(medulloblastoma,MB)于 1925 年由 Bailey 和 Cushing 首先报道并引入这一名称。Cushing 最初将 MB 描述为胶质瘤的一个分支,并详细地描述了这些肿瘤的许多关键特征,包括它们产生于小脑皮质的倾向,以及表现出蛛网膜转移的倾向。与神经病理学家 Bailey 一起,Cushing 在组织病理学上描述 MB 细胞含有大量有丝分裂、小圆形核且细胞质很少。两人认识到 MB 细胞类似于胚胎阶段的未分化细胞,并认为 MB 产生于"髓母细胞",即被认为存在于神经管的多能干细胞。Cushing 和 Bailey 在定义这种肿瘤的临床特征、操作技术和组织病理学方面的基础性工作,形成了人们对 MB 的基本认识。

来自英国的放疗先驱 Paterson 和其同事在 1953 年报道了针对 MB 的规范化全脑全脊髓放疗方案和详细方法,且该研究表明,接受颅脑脊髓放疗后,患者的生存率明显提高,这是 MB 治疗的第一个里程碑式变化(图 14-6)。

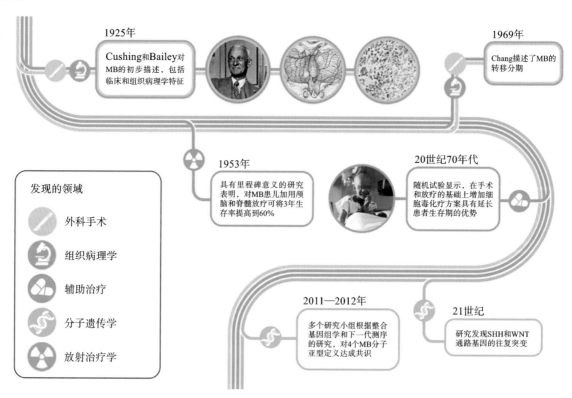

图 14-6　MB 的关键发现时间表

Juraschka K,Taylor M D. J Neurosurg Pediatr,2019

在过去的 20 年,分子遗传学的快速发展为人们对 MB 的认识提供了新的契机。基因表达芯片研究表明,MB 是一个不同于其他中枢神经系统胚胎性肿瘤的实体。近年来,专家们对 MB 的分子生物学改变及其预后意义展开了研究,并达成了共识,将 MB 分成 4 个分子亚型:WNT 型、SHH 型、G3 型和 G4 型。分子亚型已经影响了当代临床试验的设计,由此学者们完善了 MB 的临床前研究,这些亚型已被采纳到 2016 年 WHO 中枢神经系统肿瘤分类中。

MB 是儿童时期中枢神经系统最常见的胚胎性恶性肿瘤,占所有儿童颅内肿瘤的 25%。MB 在儿童时期发病高峰年龄在 5～10 岁,以男性多见,男女比例为(1.5～2):1。MB 由原始神经干细胞演化而成,一部分起源于后髓帆中向外颗粒层分化的室管膜增殖中心的原始细胞,这部分 MB 往往位于颅后窝的中线部位;另一部分 MB 则起源于小脑皮质的胚胎颗粒层而偏向于一侧生长。MB 可沿着脑脊液循环通路向软脑膜扩散,沿蛛网膜下腔发生播散和脊髓种植。马尾神经、颅前窝底是常见的受累部位,少数转移至大脑各部位,极少数可因血液循环播散发生远处转移。

MB 的标准治疗策略是外科手术联合全脑全脊髓放疗和辅助化疗,并根据危险因素进行分层治疗。经过综合治疗,目前标危型 MB 的 5 年无复发生存率可达到 70%～80%,高危型 MB 的 5 年无复发生存率可达 60%。

一、症状和体征

MB 的临床特征取决于肿瘤的位置、发病时的年龄和肿瘤扩散与否。MB 大多累及第四脑室,使第四脑室和(或)中脑导水管受压,进而出现梗阻性脑积水,并且许多症状都继发于颅内压增高。MB 以高颅压为主要症状,表现为头痛、呕吐,其次是共济运动障碍,表现为步态蹒跚,甚至站立摇晃和站坐不稳,以及局部运动异常、癫痫发作和感觉障碍。肿瘤若侵犯小脑上蚓部,患儿可向前倾倒,侵犯小脑下蚓部则多向后倾倒。由于肿瘤常侵犯小脑下蚓部,故向后倾倒较为常见,导致患侧肢体共济运动障碍。原发于小脑半球的 MB 患儿可表现为小脑性语言障碍、眼肌共济失调。肿瘤如果压迫延髓,可出现吞咽呛咳和锥体束征,表现为肌张力及腱反射低下。出现小脑扁桃体下疝时往往有颈项强直、斜颈等表现。

MB 的先兆症状包括儿童头围增大,清晨头痛伴呕吐、易怒和嗜睡。每天早晨恶心、呕吐和(或)头痛是颅内压增高的表现,需要及时进行诊断评估。眼底镜检查可显示颅内压增高的患儿有视乳头水肿,因此,有上述症状和体征的儿童都应进行眼底镜检查。最初的症状往往很轻,且这些症状可能是隐匿性的,导致诊断可能会延迟。

二、影像学表现

由于 MB 大部分起源于髓帆,因此以蚓部或中线部位的肿瘤占绝大多数。多数 MB 与脑干之间存在脑脊液带,少数 MB 侵袭脑干,这有别于第四脑室室管膜瘤。MB 在影像学上往往有相对清晰的边界,40%～50% 的患儿在初诊时已有脑脊液播散。所以建议术前完善头颅和脊髓的 MRI 检查。

1. CT　CT 是首选的神经影像学检查方法,常被用作一线诊断方法,可以在紧急情况下和急诊室使用,而且速度快。MB 的典型 CT 特征是颅后窝、中线部位稍高密度占位病变,均匀或不均匀强化的小脑蚓部肿块,可见于 30%～55% 的患儿。不典型的 CT 表现包括瘤内囊性改变、低密度非强化性病变和钙化。囊性变(约 40%)和钙化(20%～25%)常见,囊性变也可见于第四脑室外孔周围。

2. MRI　MB 的典型 MRI 特征包括 T1WI 不均匀的等或低信号肿块、T2WI 等或高信号肿块,介于灰质和白质之间,这是 MB 区别于其他中枢神经系统肿瘤的一个特征,后者显示 T2WI 高信号。造影剂强化通常是不均匀的,也可出现均匀或斑片状强化的非典型特征。磁共振波谱(MR spectroscopy,MRS)检查可显示该病变部位的 N-乙酰天冬氨酸(NAA)峰下降,胆碱(choline,Cho)峰和脂质(lipid,Lip)峰升高。40% 的 MB 有种植转移的风险,种植转移最常见于腰骶部和胸段脊髓区域,在增强 T1WI 上更容易发现,因此术前增强全脑和全脊髓 MRI 检查是十分必要的,有助于对患者进行危险分层。MB 转移表现为"糖霜"样的外观,这种典型的特征难以与神经根丛或软脑膜强化相鉴别。弥散张量成像(DTI)可用于评估术前和术后皮质脊髓束是否受侵袭,MB 表现为扩散受限(图 14-7 至图 14-9)。

不同亚型 MB 的发生部位不同,WNT 型倾向于小脑脑桥角区域,SHH 型则倾向于一侧的小脑半球。G3 型和 G4 型 MB 大部分发生于中线部位、小脑蚓部,并填充第四脑室,其中 G3 型常伴有明显的强化(图 14-10)。

三、诊断和鉴别诊断

完整的病史和查体对于诊断 MB 至关重要。在影像学方面,CT 用于筛查和判定是否伴有脑积水和钙化,MRI 则是最好的成像诊断手段,可显示肿瘤与周围结构之间的详细病理解剖关系,并可提供肿瘤

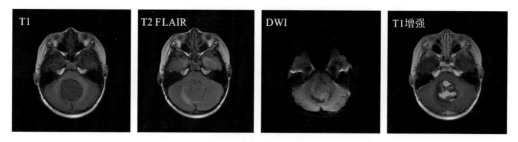

图 14-7 髓母细胞瘤(MB)的 MRI 影像

患儿,男,7 岁。代主诉:头痛 1 个月伴呕吐半个月。MRI 提示颅后窝占位,T1 低信号,T2 FLAIR 等信号,DWI 高信号,增强见明显强化

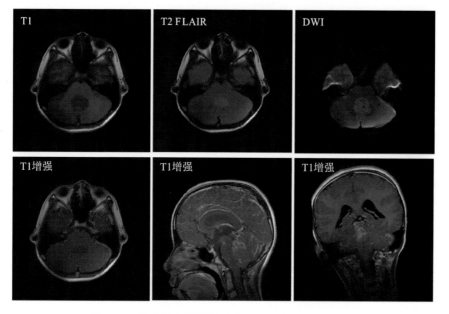

图 14-8 伴有颅内播散转移的髓母细胞瘤(MB)影像

患儿,女,10 岁。代主诉:头痛伴呕吐 20 天。MRI 提示 T1 低信号,T2 FLAIR 高信号,DWI 高信号,增强后不均匀强化,小脑幕、脑膜多发结节强化影。延髓表面可见多发线样、结节样强化灶

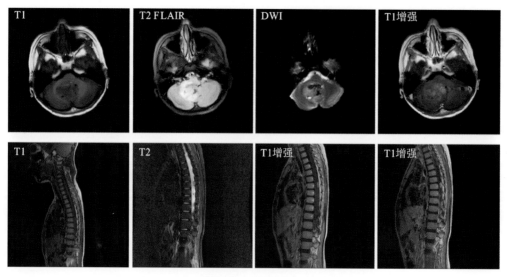

图 14-9 伴有脊髓转移的髓母细胞瘤(MB)影像

患者,女,8 岁。代主诉:口角向左歪斜 1 周,双下肢疼痛、乏力 1 个月。MRI 提示 T1 低信号,T2 FLAIR 高信号,DWI 高信号,增强后不均匀强化,小脑幕、脑膜多发结节强化影。胸髓表面可见多发线样、结节样强化灶

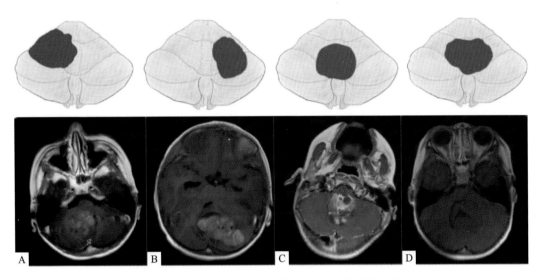

图 14-10　四种分子亚型髓母细胞瘤(MB)的影像学特点
A. WNT 型;B. SHH 型;C. G3 型;D. G4 型

是否扩散的准确证据以及肿瘤的血供情况等,这是鉴别 MB 与其他肿瘤的有力证据。全脊髓 MRI 和常规的腰椎穿刺脑脊液细胞学检查可用来评估肿瘤是否发生种植转移。

根据 2016 年 WHO 中枢神经系统胚胎性肿瘤分类及分型,MB 主要分为以下几种分子亚型:WNT型、SHH 型(TP53 突变型和 TP53 野生型)、非 WNT/非 SHH 型(G3 型、G4 型)(表 14-1)。

表 14-1　2016 年 WHO 中枢神经系统胚胎性肿瘤分类及分型

肿瘤分类及分型	ICD-O 编码	肿瘤分类及分型	ICD-O 编码
髓母细胞瘤分子分型		髓母细胞瘤组织学分型	
WNT 型	9475/3 *	经典型	9470/3
SHH 型(TP53 突变型)	9476/3 *	促纤维增生/结节型	9471/3
SHH 型(TP53 野生型)	9471/3	广泛结节型	9471/3
非 WNT/非 SHH 型	9477/3 *	大细胞/间变型	9474/3
G3 型		NOS	9470/3
G4 型			

注:(1)ICD-O 编码为肿瘤性疾病国际分类的形态学编码,其中"/3"代表恶性肿瘤;
(2) * 为被国际癌症研究机构和世界卫生组织(IARC/WHO)委员会批准的新增 ICD-O 编码;
(3)所有中枢神经系统胚胎性肿瘤均为 WHO Ⅳ级,NOS 代表"非特指"。

每种亚型具有不同的基因组特征、转录组特征、表观遗传组特征、临床行为和预后。

(1)WNT 型髓母细胞瘤(medulloblastoma,WNT-activated):主要发生于 4 岁以上儿童及年轻人(中位年龄约 11 岁),男女比例均衡。约占所有 MB 的 10%。在形态上常具有经典型组织学特征。一般预后较好,5 年生存率超过 95%。该亚型主要分子遗传学特征为 6 号染色体单体和(或)CTNNB1 基因突变(编码 β-连环蛋白)。其他常见的变异基因还包括 DDX3X,SMARCA4 和 TP53。

(2)SHH 型髓母细胞瘤(medulloblastoma,SHH-activated):有 2 个明确发病年龄群,即小于 3 岁的婴儿和大于 17 岁的人,约占这些年龄组 MB 病例的 2/3,大约占所有 MB 病例的 25%。典型的分子遗传学特征是相关基因发生胚系或体细胞突变、扩增、缺失等变异,涉及的基因主要为 SHH 信号通路上的基因,如 PTCH1、SUFU、SMO、GLI1、GLI2、TERT、TP53 等。常见染色体变异包括 9q、10q、14q 和 17p 染色体的丢失,以及 2 号和 9p 染色体的增加。根据 TP53 状态,SHH 型 MB 可分为 TP53 突变型和 TP53野生型,两者有明显不同的临床特征。TP53 突变型预后更差,术后需要完善的放疗及定期的随访 MRI检查,以确定肿瘤复发和转移等情况。

（3）非 WNT/非 SHH 型髓母细胞瘤（medulloblastoma，non WNT/non SHH-activated）：包括 G3 和 G4 两个亚型。G3 型约占所有 MB 的 25%，主要发生于儿童，几乎不发生在超过 18 岁的人群中，而 G4 型约占所有 MB 的 35%，可见于所有年龄人群中。组织学分型大多是大细胞/间变型和经典型，但大细胞/间变型主要见于 G3 型中。MYC 基因扩增是 G3 型最特别的分子变异，且与较差的预后关系密切，MYC 基因扩增的患者预后更差，更容易发生转移和复发。MYCN 和 CDK6 基因扩增则是 G4 型较为显著的分子变异。17q 等臂染色体在两个亚型中都常见（见于 50% 以上患者），是较有特征性的染色体异常。为了探究 G3 型和 G4 型 MB 内部的差异，有研究者通过单细胞转录组测序技术检测了儿童 MB 样品，发现 G3 型和 G4 型的主要差异在于不同类型的细胞比例，并通过计算推测出 G3 型和 G4 型的可能起源和致癌通路。研究发现，G3 型存在未分化和已分化两种细胞类型，而 G4 型却只存在已分化的细胞类型。因此，G3 型和 G4 型的差异其实是不同肿瘤细胞比例的差异，这也解释了为什么部分肿瘤样本会出现介于两者之间的状态。

MB 分子生物学进展快，不同分子亚型预后不同。建议采用免疫组化和基因检测等方法进行分子亚型检测。免疫组化方法目前已有 β-连环蛋白、SFRP1、GAB1、NPR3、YAP1 和细丝蛋白 A 等多种抗体可用于免疫组化染色鉴别 MB 分子亚型，但由于免疫组化检测具有一定的局限性和主观性，必须有分子生物学方法确认和补充。目前，国际上推荐采用 DNA 甲基化芯片分析鉴定 MB 亚型，同时 DNA 甲基化检测 MB 也是目前分子分型的金标准，可获得更加准确的 MB 分子分型，有助于对 MB 患儿进行更加精准的危险分层和治疗。

四、临床分期和危险分层

肿瘤侵犯范围评估对于肿瘤临床分期、危险分层和后续治疗方案选择非常重要，需要对患儿进行术前、术中和术后评估。

MB 侵犯范围定义如下（参照 Chang 氏分期系统）：

局限期：M0，肿瘤局限，无转移证据。

转移期：M1，仅脑脊液肿瘤细胞阳性。

M2，小脑蛛网膜下腔和（或）侧脑室或第三脑室肉眼可见结节状种植。

M3，脊髓蛛网膜下腔肉眼可见结节状种植。

M4，颅外转移。

根据年龄、手术切除程度、有无转移、病理类型，可将 MB 分为以下两组。

1. 年龄≥3 岁组

（1）标危：肿瘤完全切除或近完全切除，残留病灶≤1.5 cm²，而且无转移（M0）。

（2）高危：肿瘤手术次全切除，残留病灶>1.5 cm²；肿瘤转移；有神经影像学播散性转移证据。手术后 14 天腰椎穿刺得到的肿瘤细胞或脑室脑脊液肿瘤细胞阳性或有颅外转移；病理组织学见弥漫间变性。

2. 年龄<3 岁组

（1）标危：需同时符合下述标准，肿瘤完全切除或近完全切除（残留病灶≤1.5 cm²），无扩散转移（M0）和病理亚型为促纤维增生型和广泛结节型。

（2）高危：除标危外全部定为高危。

结合分子分型的 MB 危险分层见表 14-2。

表 14-2 年龄≥3 岁髓母细胞瘤（MB）结合分子分型的危险分层

危险分层	WNT 型	SHH 型	G3 型	G4 型
低危	<16 岁 且无转移			无转移，但伴 11 号染色体丢失
中危		TP53 野生型 • 无 MYCN 基因扩增 • 无转移	无转移且无 MYC 基因扩增	无转移且无 11 号染色体丢失

续表

危险分层	WNT 型	SHH 型	G3 型	G4 型
高危		• 转移 • MYCN 基因扩增 （上述 1 或 2 个）		转移
极高危		TP53 突变	转移	

五、治疗

（一）手术治疗

既往认为肿瘤全切除（GTR）是 MB 治疗的基础，当前对肿瘤切除范围研究有了新的进展。Thompson 研究指出，与近全切除（NTR）相比，GTR 对无进展生存率或总生存率无明显益处。当然对于 G4 型 MB，NTR 能提升无进展生存率，但对总生存率无明显提升。因此，考虑到 GTR 可能会损害正常组织，一味追求 GTR 已不适合当前标准，必须充分考虑获益与风险，保护正常组织，减少或改善术后并发症。

（二）放疗

不管切除的程度如何，术后几乎总会残留肿瘤细胞继续生长和扩散，最终导致肿瘤复发。MB 对放化疗非常敏感，既往术后予以全脑全脊髓放疗是儿童 MB 术后的首选方案。但由于有严重副作用，结合新近的危险分层，当前的研究讨论热点主要是如何在保证疗效的情况下减少放疗剂量，从而减少放疗并发症。代表性研究如下：经过标准疗法治疗后，低危组患者的生存率接近 100%，为减少放疗副作用，将新诊断的 WNT 型 MB 患者的颅脑脊髓放疗剂量由 24 Gy 减少至 18 Gy；有研究予以适形调强放疗从而减少副作用。传统放疗是运用光子放疗（XRT），有研究报道，与 XRT 相比，质子放疗（PRT）减少了对正常组织的剂量，从而在放疗后智力保留方面更具优势。

（三）化疗

化疗也是 MB 重要的治疗方案之一，尤其是对于 3 岁以下的患儿，化疗几乎是术后唯一的有效治疗手段。当前化疗药物及方案很多，如长春新碱、铂类以及环磷酰胺等，新近的研究焦点主要是如何提高疗效并降低药物毒性、耐药性。

（四）综合治疗策略

1. 初诊年龄＞3 岁儿童

（1）手术：治疗的首选方法。手术主要原则：尽可能全切除，打通脑脊液循环通路。术中行颅后窝骨瓣开颅，经小脑延髓裂入路，避免小脑蚓部及小脑半球的手术损伤，减少术后小脑性缄默等并发症的发生。术后 72 h 内评价有无肿瘤残留以及肿瘤残留体积，评估脑积水缓解情况。如仍存在梗阻性脑积水，则在脑脊液化验正常后，行脑室-腹腔分流术。肿瘤切除术后 4 周内，根据具体情况进行术后治疗。

（2）放疗：手术后 4 周开始放疗。放疗前评估肿瘤情况。根据手术切除情况、影像学和脑脊液检查等结果和术后病理类型，评估患儿危险分层。根据不同的危险分层采用不同的放疗剂量。放疗期间建议予长春新碱（VCR）1.5 mg/m²，每周 1 次，静脉注射，共 6～8 次。放疗剂量及范围如下：①标危患者行颅后窝或局部瘤床 54～55 Gy 放疗，全脑和全脊髓 23.4 Gy 放疗；②高危患者行颅后窝或局部瘤床 54～55 Gy 放疗，全脑和全脊髓 36 Gy 放疗。

（3）化疗：放疗结束后 4 周开始辅助化疗。根据不同的危险分层采用不同强度的化疗方案。

①标危患者：放疗结束后 4 周开始行辅助化疗，化疗方案为洛莫司汀（CCNU）＋顺铂（DDP）＋VCR，每 6 周重复，共 8 个疗程，或者环磷酰胺（CTX）＋DDP＋VCR，每 3 周重复，共 8 个疗程。顺铂的应用须遵循大剂量顺铂化疗常规，进行水化、利尿，监测尿量和尿常规等，慎防顺铂的肾毒性。CCNU 口服前需要口服止吐药。

②高危患者:放疗结束后 4 周开始化疗,化疗方案和剂量同标危患者。采用 CCNU＋DDP＋VCR 方案化疗,每 6 周重复,共 8 个疗程,或者 CTX＋DDP＋VCR 方案,每 3 周重复,共 8 个疗程。顺铂的应用须遵循大剂量顺铂化疗常规,进行水化、利尿,监测尿量和尿常规等,慎防顺铂的肾毒性。如条件许可,可行自体造血干细胞移植支持下超大剂量化疗。如选择自体造血干细胞移植支持下超大剂量化疗,化疗疗程可减少至 6 个。

2. 初诊年龄≤3 岁儿童

(1)手术:治疗的首选方法。手术主要原则同 3 岁以上患儿,但更需避免术中出血,在术中备好血,根据出血情况随时输血。肿瘤切除术后 4 周内,根据具体情况进行术后治疗。

(2)放疗:标危患者不放疗。高危患者延迟至 3 岁后放疗或化疗后行局部瘤床放疗或姑息放疗。如果化疗结束年龄未达 3 岁,可行局部瘤床放疗,3 岁后也不做全脑全脊髓放疗。

(3)化疗。

①标危患者。

a.化疗时机:手术后 2～4 周开始辅助化疗(Ⅱ级推荐)。

b.化疗方案:建议采用目前国际上公认对年幼儿童 MB 最好的化疗方案。即德国 HIT 2000 方案,此方案组成包括系统性多药化疗联合脑室内 MTX 化疗。主要药物和用法:CTX＋VCR/HD-MTX/CBP＋VP16 交替化疗 3 个周期,共 12 个疗程。每个周期 4 个疗程,每 2 个疗程间隔 2 周。每 2 个周期间隔 3 周。小于 6 月龄者化疗剂量是标准剂量的 66%,7～12 月龄者化疗剂量是标准剂量的 80%。

c.脑室或鞘内化疗:有条件者建议埋置 Ommaya 囊行脑室内 MTX 化疗。无条件行脑室内化疗患者,可采用常规鞘内 MTX 化疗。

②高危患者。

a.化疗时机:术后 2～4 周开始化疗(Ⅱ级推荐)。

b.化疗方案:用法和剂量同标危患者。给予 CTX＋VCR/HD-MTX/CBP＋VP16 交替化疗 3 个周期 12 个疗程,每个周期 4 个疗程。每 2 个周期间隔 3 周,每 2 个疗程间隔 2 周。小于 6 月龄者化疗剂量是标准剂量的 66%,7～12 月龄者化疗剂量是标准剂量的 80%。有条件者可行自体造血干细胞移植支持下超大剂量化疗。

c.延迟放疗或者姑息放疗:患者化疗结束后年龄接近或达到 3 岁,可衔接放疗。按照年龄＞3 岁 MB 患者放疗剂量进行放疗。如果化疗期间进展,可以根据患者情况行姑息放疗。

③自体造血干细胞移植支持下超大剂量化疗。

a.适应证:年龄≤3 岁高危 MB。年龄≤3 岁高危 MB 患者目前治疗结果仍较差,自体造血干细胞移植(ASCT)支持下大剂量化疗是治疗选择之一。可以采用 1 次或多次 ASCT。

b.预处理方案(TCE):

噻替派(thiotepa),300 mg/(m² · d),3 天;

卡铂(carboplatin),500 mg/(m² · d),3 天;

依托泊苷(etoposide),250 mg/(m² · d),3 天。

3. 复发儿童

(1)手术:能手术的患者尽量争取先手术切除肿瘤。如肿瘤广泛,不能手术,建议活检获取明确病理诊断后行挽救化疗,肿瘤缩小、转移病灶消失后再做手术评估。治疗后 3～5 年复发患者需要手术或活检明确诊断排除第二肿瘤。

(2)放疗:既往未放疗的患者,如经挽救化疗后获得缓解,可参考上述高危患者的放疗策略进行放疗。既往已放疗的患者,须根据已接受的放疗剂量、范围、间隔时间,仔细评估有无再次放疗可能。

(3)挽救化疗:

①伊立替康(CPT-11)＋替莫唑胺(TMZ)＋长春新碱(VCR)方案;

②IE 或 CE 或者 VIP 方案。

(赵阳　王佳甲)

参 考 文 献

［1］　中国抗癌协会小儿肿瘤专业委员会.儿童髓母细胞瘤多学科诊疗专家共识（CCCG-MB-2017）［J］.中国小儿血液与肿瘤杂志,2018,23(4):169-174.

［2］　中华医学会病理学分会脑神经病理学组.2016 世界卫生组织中枢神经系统肿瘤分类第 4 版修订版胚胎性肿瘤部分介绍［J］.中华病理学杂志,2017,46(7):449-452.

［3］　Beccaria K,Padovani L,Bouchoucha Y,et al. Current treatments of medulloblastoma［J］. Curr Opin Oncol,2021,33(6):615-620.

［4］　Dhanyamraju P K,Patel T N,Dovat S. Medulloblastoma:"onset of the molecular era"［J］. Mol Biol Rep,2020,47(12):9931-9937.

［5］　Eid A M,Heabah N A E. Medulloblastoma:clinicopathological parameters,risk stratification,and survival analysis of immunohistochemically validated molecular subgroups［J］. J Egypt Natl Canc Inst,2021,33(21):6.

［6］　Hill R M,Richardson S,Schwalbe E C,et al. Time,pattern,and outcome of medulloblastoma relapse and their association with tumour biology at diagnosis and therapy:a multicentre cohort study［J］. Lancet Child Adolesc Health,2020,4(12):865-874.

［7］　Juraschka K,Taylor M D. Medulloblastoma in the age of molecular subgroups:a review［J］. J Neurosurg Pediatr,2019,24(4):353-363.

［8］　Lian H,Han Y P,Zhang Y C,et al. Integrative analysis of gene expression and DNA methylation through one-class logistic regression machine learning identifies stemness features in medulloblastoma［J］. Mol Oncol,2019,13(10):2227-2245.

［9］　Michalski J M,Janss A J,Vezina L G,et al. Children's Oncology Group phase Ⅲ trial of reduced-dose and reduced-volume radiotherapy with chemotherapy for newly diagnosed average-risk medulloblastoma［J］. J Clin Oncol,2021,39(24):2685-2697.

［10］　Northcott P A,Robinson G W,Kratz C P,et al. Medulloblastoma［J］. Nat Rev Dis Primers,2019,5(1):11.

［11］　Sidaway P. Medulloblastoma:prognostic subtypes revealed［J］. Nat Rev Clin Oncol,2021,18(3):131.

［12］　Thomas A,Noël G. Medulloblastoma:optimizing care with a multidisciplinary approach［J］. J Multidiscip Healthc,2019,12:335-347.

［13］　Yan J,Liu L,Wang W,et al. Radiomic features from multi-parameter mri combined with clinical parameters predict molecular subgroups in patients with medulloblastoma［J］. Front Oncol,2020,10:558162.

［14］　Zhao Y,Jiang F,Wang Q,et al. Cytoplasm protein GFAP magnetic beads construction and application as cell separation target for brain tumors［J］. J Nanobiotechnology,2020,18(1):169.

［15］　Zheng H,Li J,Liu H,et al. Clinical-MRI radiomics enables the prediction of preoperative cerebral spinal fluid dissemination in children with medulloblastoma［J］. World J Surg Oncol,2021,19(1):134.

第十五章　脑干胶质瘤

脑干胶质瘤(brainstem gliomas,BSG)指发生在中脑、脑桥和延髓的胶质瘤。儿童脑干胶质瘤具有明显的异质性:各种不同病理性质的肿瘤会产生不同的临床症状,进而导致预后差异很大。儿童脑干胶质瘤占儿童颅内肿瘤的10%~20%,占幕下肿瘤的20%~30%。脑干胶质瘤可发生于各年龄组,最常见于儿童。

与小脑及幕上肿瘤不同,脑干胶质瘤因累及具有重要功能的神经组织,曾被认为是手术禁区。随着神经影像技术、神经导航、显微神经外科技术的发展,以及人们对脑干胶质瘤的分子生物学、肿瘤基因组学认识的不断加深,脑干胶质瘤的诊断及治疗产生了巨大变化。脑干胶质瘤是一组具有高度异质性的疾病,不同年龄组和不同部位的肿瘤具有不同的发病机制、生长特点以及预后,尽管脑干胶质瘤的手术安全性和切除程度已经取得了显著的进步,但是脑干仍然是中枢神经系统中手术风险最高的部位。而且脑干内不同部位、不同生长方式的肿瘤在手术方案的选择、手术并发症及围手术期护理方面具有不同的特点。

一、发病率

儿童(≤14岁)脑干胶质瘤每年每10万人的发病率为0.31~0.67,在美国,每年新诊断的脑干胶质瘤有200~300例。目前国内没有确切的脑肿瘤注册登记数据,因此中国没有比较准确的脑干胶质瘤的发病率。根据美国脑肿瘤登记中心(CBTRUS)于2021年发布的美国2014—2018年原发于脑及其他中枢神经系统肿瘤的数据,脑干胶质瘤平均每年新发1219例,占全年龄组1.4%,脑干胶质瘤占全部胶质瘤4.3%,在儿童及青少年(<19岁)中,脑干胶质瘤占10.1%。在儿童中枢神经系统肿瘤中,居第一位的是小脑肿瘤,占17.3%,居第二位的是其他脑肿瘤,占13.1%,居第三位的就是脑干肿瘤,占12.4%。在15~39岁人群中,脑干胶质瘤占2.4%。脑干胶质瘤在儿童中发病明显多于成人,有人估计,儿童脑干胶质瘤发病率为成人的9~10倍。在儿童,脑干胶质瘤占颅后窝肿瘤的1/4。

二、性别及发病年龄

脑干胶质瘤患者男性略多于女性,≤14岁患儿占全年龄组患者总数的48.6%(611/1256)。Lassman报道的27例脑桥胶质瘤中,男性14例,女性13例。Ingraham报道的31例脑干胶质瘤中,男性14例,女性17例。笔者统计的96例脑干胶质瘤中,男性55例,女性41例。张玉琪等报道的32例脑干胶质瘤患儿的男女比例为2.2∶1.0,发病年龄为(6.8±3.4)岁。

脑干胶质瘤年龄最小者为Luse报道的1例足月男婴,该男婴出生后呼吸不规律,双侧声带麻痹,用呼吸机维持6天后死亡,尸检证实为延髓混合性胶质瘤。文献报道,儿童脑干胶质瘤的平均发病年龄为7~9岁。早年笔者统计,本病高发年龄为8~9岁,而6~11岁者占67.7%。有人报道,5~8岁脑干胶质瘤患儿占脑干肿瘤总数的2/3。

三、病因

脑干胶质瘤的病因尚不清楚,近几年相关研究显示,H3F3A、HIST1H3B/C、IDH1、TP53、PPM1D、ACVR1、BRAF等基因突变与脑干胶质瘤发病相关。除此之外,部分脑干胶质瘤患者与1型神经纤维瘤病(NF1)相关且此类患者的临床进展往往好于非NF1患者。

四、部位

肿瘤部位虽有中脑、脑桥及延髓之分,实际上多呈侵袭性生长及沿神经纤维束向上、下蔓延,以桥延部最为多见。首都医科大学附属北京天坛医院(后文简称天坛医院)1257 例脑干胶质瘤患者中,14.6%的肿瘤主体位于中脑,35.0%位于脑桥,21.0%位于延髓;31.9%为弥漫内生型脑桥胶质瘤(diffuse intrinsic pontine glioma,DIPG),其余 68.1%为非 DIPG,DIPG 的生长方式以中心型(37.9%)和偏侧型(32.9%)为主。Tokuriki 报道,肿瘤位于脑桥者占 57.3%,而局限在脑桥者为 22.9%,位于延髓者占 8.3%,位于中脑者占 2.1%,而侵犯全脑干者为 9.4%,故肿瘤单纯侵犯延髓和中脑者少见。

五、病理

肿瘤在脑干内浸润生长,使脑干均匀增粗,局限者可使脑干局限性隆起。病理上,几乎皆为胶质瘤,以星形细胞瘤和胶质母细胞瘤多见,少数可有室管膜瘤或神经节胶质瘤。尽管室管膜瘤属于神经轴外肿瘤,但亦可因局部压迫、浸润而表现为脑干肿瘤,尤以延颈髓者多见。

《脑干胶质瘤综合诊疗中国专家共识》建议根据分子病理将脑干胶质瘤分为 4 种分子亚型。

(1)H3F3A K27M(编码组蛋白 H3.3)突变型:H3F3A K27M 突变为目前脑干胶质瘤中所发现的最高频突变,该类型脑干胶质瘤对放疗不敏感,易转移复发,预后较差。

(2)HIST1H3B/C K27M(编码组蛋白 H3.1)突变型:常见于年龄 <5 岁的 DIGP 患者,预后比 H3F3A K27M 突变型好,常伴有 ACVR1 突变。

(3)IDH1/2 突变型:仅见于成人,主要为非 DIPG,中位诊断年龄为 43 岁,预后较好。

(4)其他类型:小部分患者并无 IDH1/2、H3F3A K27M/HIST1H3B K27M 突变,为双阴型。该类患者的发病机制尚需进一步研究。

六、临床表现

脑干胶质瘤患者表现为脑神经麻痹、长束体征和小脑体征等。

(一)脑神经麻痹

可为一条或多条脑神经麻痹,首发症状可为眼球内收(外展神经麻痹,图 15-1)和嘴歪(面神经麻痹);如持续时间较长,则为低级别的胶质瘤,症状进展后可出现走路不稳(侵犯桥臂)和吞咽发呛(舌咽神经及迷走神经麻痹),少数可有伸舌偏斜、舌肌萎缩(图 15-2)和震颤(舌下神经损害)。笔者统计的 96 例脑干胶质瘤中,外展神经(单侧或双侧)损害者占 70.8%,舌咽及迷走神经损害者占 47.9%,而面神经损害者占 38.5%,三叉神经损害者因检查时不配合而发生率低(28.1%),舌下神经麻痹者占 15.6%,听神经损害和副神经损害少见,动眼神经麻痹者不到 10%。

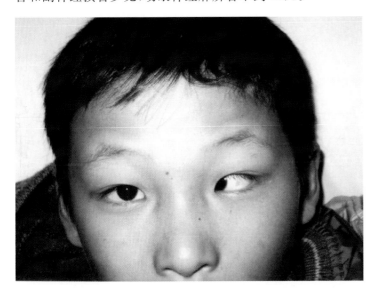

图 15-1　左侧外展神经麻痹,眼球内收位

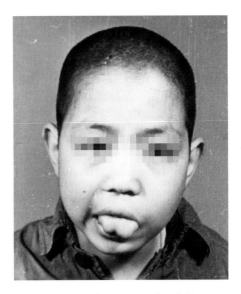

图 15-2　左侧面瘫及舌肌萎缩

(二)长束体征

脑干胶质瘤有长束体征者占 83.3%,可为单侧,但因长束相距很近而常为双侧受侵,单侧损害可有一侧肢体肌力弱、肌张力增高及病理征阳性,而损害多在脑神经对侧,一般称之为"交叉性麻痹",少见病例长束体征在脑神经损害的同侧。Ingraham 指出,长束体征在病程的早中期出现;Lassman 发现,肢体肌力弱多先从下肢开始,继之发展到同侧上肢,这与侵犯脑干内长束的先后顺序有关。长束受侵在来诊时已为双侧者达 55.2%。

(三)小脑体征

小脑体征在儿童脑干胶质瘤中十分常见,有时可因走路不稳被家长注意到而作为首发症状就诊,此为侵犯桥臂所致,表现为走路呈醉酒步态和闭目难立征(Romberg 征)阳性。Lassman 报道,有小脑体征者占 81%。脑干胶质瘤患者的小脑体征表现为有粗大水平、垂直或旋转性眼球震颤,共济失调及闭目难立征阳性。

(四)颅内压增高

国外文献报道,脑干胶质瘤患者多有颅内压增高症状,发生率为 15%～23.3%;天坛医院早年脑干胶质瘤患者中颅内压增高者达半数以上,这与肿瘤向背侧生长使第四脑室和中脑导水管狭窄或闭塞有关。而随着神经影像学检查的进步,近十年有颅内压增高症状的脑干胶质瘤下降到 20%左右。

(五)其他症状

脑干胶质瘤患儿可有精神及智力改变,如 Lassman 报道脑干胶质瘤有精神改变者达 29.6%,尸检证实多为肿瘤侵犯延髓。Foserter 也发现,半数以上延髓肿瘤患者有精神症状。脑干胶质瘤精神改变者表现为学习成绩下降,表情呆滞、强笑或强哭等;少数患者有头晕,与肿瘤影响前庭神经核有关。

七、神经影像学检查

1. CT CT 平扫缺乏特异性表现,脑干部位为低或等密度占位,也可为混杂密度,肿瘤多为实性,少囊性变,可无明显强化或不均匀强化。

(1)DIPG:肿瘤起源于脑桥,占据脑桥的至少 2/3,脑干呈弥散性肿胀,肿瘤呈等或低密度影,通常向上累及中脑,向下累及延髓的比较少见,可累及小脑脚,可向腹侧生长包绕基底动脉(图 15-3 和图 15-4)。

(2)顶盖胶质瘤:等或低密度,中脑导水管受压出现幕上梗阻性脑积水。

(3)部分局灶型脑干胶质瘤:可有囊性低密度区,多为毛细胞型星形细胞瘤(PA)。

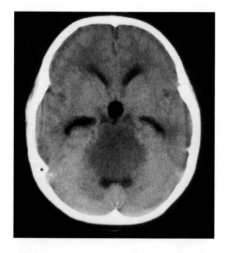

图 15-3 CT 平扫显示脑干低密度肿胀

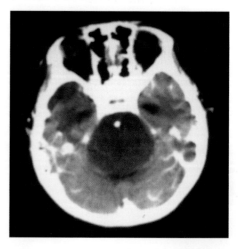

图 15-4 增强 CT 显示脑干低密度肿胀,无强化,包绕基底动脉

2. MRI 对于明确脑干胶质瘤的病变范围有重要意义,是脑干胶质瘤影像学诊断的主要依据。

(1)T1加权成像(T1WI):肿瘤通常表现为低或等信号,混合性肿瘤可呈混杂信号;PA边界清楚、锐利;WHO Ⅱ~Ⅳ级的肿瘤往往呈侵袭性生长,肿瘤和正常脑干之间的边界不清。

(2)T2加权成像(T2WI):多为高信号或混杂信号;PA边界清楚、锐利,无瘤周水肿;WHO Ⅱ~Ⅳ级的肿瘤边界不清,往往有不同程度的瘤周水肿。

(3)液体衰减反转恢复(FLAIR)序列:高信号;肿瘤内出现囊性变、坏死时可表现为混杂信号。

(4)增强扫描(CE T1WI):多数PA明显强化;DIPG初诊时一般无强化,病情进展时局部出现强化并逐渐扩展到整个肿瘤。强化与病理学级别以及患者的预后之间无相关性,因为PA和高级别(WHO Ⅲ~Ⅳ)肿瘤均有强化。

(5)磁共振波谱成像(MRS):N-乙酰天冬氨酸(NAA)峰降低,胆碱(Cho)峰升高,Cho/肌酸(Cr)值明显升高,Cho/NAA值明显升高。Cho/Cr和Cho/NAA值越高提示肿瘤生长越快,预后越差。乳酸(Lac)峰和脂质(Lip)峰的出现提示恶性程度高,生长快,预后差。Lac峰的出现提示肿瘤生长过快,内部存在无氧代谢;Lip峰的出现表示肿瘤内部存在坏死。

(6)弥散张量成像(DTI):可以在体显示肿瘤与脑干内白质纤维束的位置关系。DTI所显示的纤维束是在数学模型基础上后期重建获得的,纤维束形态和数量受图像采集和重建参数影响较大,建议将DTI作为制订手术入路的辅助性参考依据。

3. 正电子发射断层成像(PET) PET可以显示肿瘤的高代谢区,不同的探针反映不同的代谢活动,且具有不同的敏感性和特异性。^{18}F-氟代脱氧葡萄糖(^{18}F-FDG)PET和^{11}C-蛋氨酸(^{11}C-MET)PET分别反映肿瘤内部葡萄糖和氨基酸的代谢水平。肿瘤内出现代谢增高灶提示肿瘤进展,恶性程度高。

八、分型

目前脑干胶质瘤尚无统一的分型标准,《脑干胶质瘤综合诊疗中国专家共识》提出了中国的脑干胶质瘤分型。

(1)根据MRI将脑干胶质瘤分为以下3型。

Ⅰ型:外生型,肿瘤向外生长,主体位于脑干外部。

Ⅱ型:内生型,可分为Ⅱa型(即局灶内生型)和Ⅱb型(即弥散内生型)。

Ⅲ型:特殊类型,Ⅲa型为顶盖胶质瘤;Ⅲb型为中脑导水管胶质瘤,其发生率较低,以梗阻性脑积水为首发症状,病理类型以低级别胶质瘤为主;Ⅲc型为NF1相关脑干胶质瘤,可分布在脑干内任何部位,可表现出各种生长方式和影像学特点。

(2)根据DTI中皮质脊髓束(corticospinal tract,CST)与肿瘤的位置关系将脑干胶质瘤分为以下3型。

A型:推挤型,CST受到肿瘤推挤发生移位,患者四肢肌力为4~5级。

B型:推挤+破坏型,CST同时受到肿瘤的推挤和破坏,患者受累肢体肌力为2~3级。

C型:穿过型,CST从肿瘤内部穿过,患者受累肢体肌力为3~5级。

分型的目的是判断肿瘤是否适合外科治疗,预估手术风险及判断预后。在众多分型方法中,最重要的参考依据是肿瘤的生长方式,其次是肿瘤的起源部位,目前国际上应用较多的是将脑干胶质瘤分为弥漫内生型脑桥胶质瘤(diffuse intrinsic pontine glioma,DIPG)、顶盖胶质瘤、局限型胶质瘤、外生型胶质瘤及延颈髓型胶质瘤五种。

(1)弥漫内生型脑桥胶质瘤(diffuse intrinsic pontine glioma,DIPG):脑干最常见的肿瘤,尤其以儿童多见,而成人较少。2016年WHO中枢神经系统肿瘤病理学分类中提出了"伴有H3K27M突变的弥漫性中线胶质瘤",该类肿瘤主要见于儿童患者,病理以高级别胶质瘤为主。DIPG在2021年WHO中枢神经系统肿瘤病理学分类中被归为儿童型弥漫性高级别胶质瘤:弥漫性中线胶质瘤,伴H3K27M改变。

绝大多数这类肿瘤的中心位于脑桥,沿传导束向上浸润至中脑,向下达延髓,偶尔向上可延伸至丘脑,向下达颈髓。脑干表现为弥漫性肿胀,因多在脑桥,故有人称之为"胖大脑桥"(图 15-5 和图 15-6),可以包绕基底动脉。临床上表现为症状的弥散性:受累的脑神经常为双侧,累及脑干的多个层面,以第Ⅴ、Ⅵ、Ⅶ、Ⅸ和Ⅹ对脑神经受累较为常见,一般同时伴有锥体束征或小脑体征,表现为轻度运动无力、反射亢进及共济失调,而早期很少有颅内压增高,阻塞第四脑室而发生脑积水者亦少见。但随着疾病的进展,后期约 15%的患者会出现脑积水而需要行脑脊液引流手术。

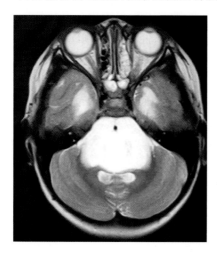

图 15-5　MRI 轴位平扫 T2 像
显示脑桥弥漫性肿胀,均一长 T2 信号,包绕基底动脉

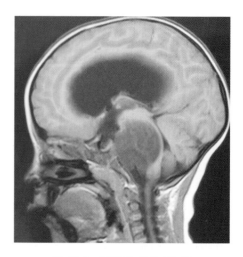

图 15-6　MRI 矢状位 T1 像
显示脑桥弥漫性肿胀,病变向上侵入中脑,向下累及延髓,部分向腹侧突出包绕基底动脉

　　文献报道,此类肿瘤发病多在 6~10 岁,表现为走路不稳和多发脑神经麻痹。在门诊看到的此类肿瘤患儿通常走路东倒西歪、表情呆滞、口歪眼斜、流口水。检查可见第Ⅵ~Ⅻ对脑神经麻痹,可单侧也可双侧,双侧面瘫者可有假面具面容,严重患儿不仅站立不稳,甚至坐着时也摇晃,但这些患儿眼底多数正常,极少数在晚期有颅内压增高症状。

　　(2)顶盖胶质瘤(tectal glioma,TG):脑干局限型胶质瘤中的一种起源于中脑顶盖或四叠体的特殊类型脑干胶质瘤,占儿童脑干胶质瘤的 1.3%~6.5%,儿童相对多见。TG 有很强的特征性:起病隐匿,有时在一次外伤后做 CT 时被发现,可无脑神经损害或轻度眼球外展差或上视稍差,CT 只能看到有严重的幕上脑室扩大,余无异常;MRI 可见四叠体等信号肿物,与脑组织融合在一起,增强扫描一般无强化,肿物通常较小(直径 1~2 cm),但因早期梗阻中脑导水管使之闭塞而脑室扩张较为明显,此种肿瘤患者无长束体征及其他脑干症状。TG 多数进展缓慢且预后良好,但有部分 TG 呈进展性生长甚至恶变。由于病变邻近中脑导水管,因此 TG 患者主要表现为梗阻性脑积水症状,如头疼、视乳头水肿、恶心、呕吐。帕里诺综合征非常少见。天坛医院报道的 88 例 TG 患者(<18 岁)均表现为梗阻性脑积水,其中男性 48 例,女性 40 例,就诊时中位年龄为 9.3 岁,中位病程为 9.9 个月。典型者 MRI 表现为等 T1、等 T2 信号,增强扫描后无强化(图 15-7 和图 15-8)。

　　(3)局限型胶质瘤:可起源于脑干的任意部位,典型表现是脑干局限性功能障碍持续数月至数年,并且仅限于受累的脑干,其他层面的脑干功能多不受影响。

　　位于中脑被盖的肿瘤可导致动眼神经麻痹,可伴有或不伴有长束体征;位于脑桥的肿瘤可导致面瘫、面部麻木,听力减退或丧失,或长束体征;而位于延髓的胶质瘤患者常表现为呼吸道感染及肺炎,随后出现声音嘶哑、呛咳、吞咽困难等,也可出现一侧舌肌萎缩、长束体征及步态不稳等。

　　局限型脑桥或延髓肿瘤鲜有颅内压增高者,脑干局限型胶质瘤的临床表现一般进展较慢。若患儿表现为局限性脑干症状,但进展迅速,虽然 MRI 显示脑干为局限性病灶,也极有可能为脑干恶性胶质瘤。此外,虽然 MRI 显示脑干为局限性病灶,但患儿临床表现为脑干多个层面受累,亦为恶性胶质瘤。

　　局限型胶质瘤占脑干胶质瘤的 25%以下,其病理类型包括低级别的纤维型星形细胞瘤、毛细胞型星形细胞瘤、神经节胶质瘤、原始神经上皮性肿瘤及神经节细胞瘤等(图 15-9)。

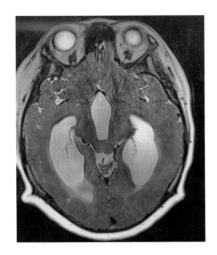

图 15-7　MRI 轴位 T2 像

显示病变位于中脑顶盖,等信号

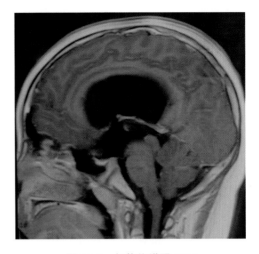

图 15-8　矢状位增强 MRI

显示中脑顶盖增大变厚,中脑导水管受压,等信号,无强化

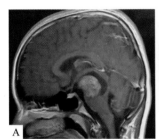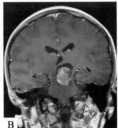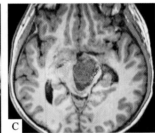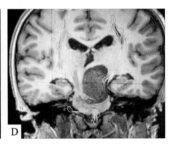

图 15-9　MRI 显示中脑局限型胶质瘤(毛细胞型星形细胞瘤)

A. 矢状位强化显示中脑脑桥局限性强化病变;B. 冠状位显示中脑脑桥内局限性强化病变,边界清楚;C. 轴位 DTI 显示肿瘤与传导束关系;D. 冠状位 DTI 显示传导束位于病变外侧

(4)外生型胶质瘤:起源于室管膜下的胶质细胞,常常向外生长至第四脑室,由于肿瘤的 90% 以上部分位于第四脑室,因而脑干受累较轻。肿瘤一般生长缓慢,相应的症状逐步出现,绝大多数病程在 1 年以上。加拿大儿童医院 1974—1980 年收治此型的胶质瘤患者 18 例,占全部脑干胶质瘤的 17%。由于外生型胶质瘤易阻塞脑脊液循环,因此患者常表现为颅内压增高、脑室扩大、视乳头水肿及小脑扁桃体下疝。婴幼儿患者常表现为顽固性呕吐、发育迟缓,较大儿童则表现为头痛、呕吐、共济失调等。病理类型与脑干局限型胶质瘤相似。向外侧和腹侧生长的肿瘤一般为间变性胶质瘤,向背侧生长的多为低级别胶质瘤,这对是否手术有指导意义(图 15-10)。

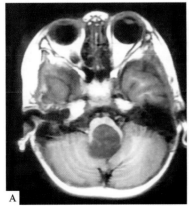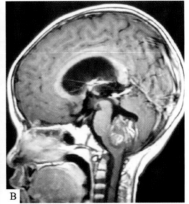

图 15-10　延髓星形细胞瘤,部分毛细胞型星形细胞瘤(女,5 岁)

A. MRI 轴位 T1WI 显示肿瘤自延髓向背外侧生长;B. 矢状位增强 MRI 显示肿瘤起源于延髓栓部,向后上方生长,不均匀强化

（5）延颈髓型胶质瘤：主要位于延髓，但部分已伸入上颈髓。由于脑干的代偿性强，此型肿瘤可很大（占据延髓大部分）但症状不太严重，可有轻度吞咽呛咳和强迫头位，而长束体征不明显。肿瘤可能原发于延髓，向下生长，亦可能为颈髓胶质瘤向上生长导致，此型以低级别胶质瘤多见。

笔者在门诊根据 CT 及 MRI 统计，42 例脑干胶质瘤患儿中 DIPG 34 例（81.0%）、局限型胶质瘤 4 例（9.5%）、外生型胶质瘤 3 例（7.1%）、延颈髓型胶质瘤 1 例（2.4%）。

九、诊断及鉴别诊断

临床病史及肿瘤的 MRI 表现对于儿童脑干胶质瘤治疗方案的选择和预后极为重要，因此必须详细询问病史，包括近期有无反复发作的呼吸道感染、肺炎、声音的改变，最好能查看患者早期的照片来确定面瘫发生的时间；对于学龄期儿童，也应询问其在校学习情况，因为长期的脑积水可导致智力下降。

儿童若出现眼球内收（复视）、周围性面瘫、言语不清、吞咽呛咳、走路不稳，应想到此病的可能，若检查有一侧脑神经麻痹和对侧（或双侧）锥体束征，应考虑为脑干胶质瘤；要想明确诊断，应进一步做 CT 及 MRI 检查，后者对肿物的大小及范围显示十分清晰。

中脑肿瘤：由于中脑肿瘤容易阻塞中脑导水管，故临床上主要表现为梗阻性脑积水、动眼神经麻痹，伴有或不伴有长束体征。

脑桥肿瘤：主要表现为面瘫、听力下降或长束体征。

延髓肿瘤：主要表现为后组脑神经症状，如声音低沉、吞咽困难等，可伴有长束体征。

延颈髓肿瘤：主要表现为吞咽困难、上呼吸道感染、构音障碍、睡眠呼吸暂停综合征等延髓症状，或表现为颈部慢性疼痛、肢体无力、痉挛等颈髓症状。

自从应用 MRI 后，鉴别诊断已变得容易，对于早期较小的脑干局限型肿瘤，可随访观察：如肿物有增大的趋势，则病变应考虑为肿瘤；如脑干病变信号多年无改变，则可能为缺血性软化或变性疾病。对于一些特定病例，只有活检才能明确诊断。

活检：尽管 MRI 技术对于脑干胶质瘤的检测极为敏感，但特异性不够。文献报道，MRI 对脑干胶质瘤的诊断有 20% 左右的误诊率。活检分为开放式活检（开颅手术部分切除）及立体定向活检。对于 DIPG，十余年前主流观点认为没有必要活检，依靠 MRI 即可诊断治疗。但随着分子病理学的发展，2021 年 WHO 中枢神经系统肿瘤分类将 DIPG 归为儿童型弥漫性高级别胶质瘤：弥漫性中线胶质瘤，伴 H3K27M 改变，因此《脑干胶质瘤综合诊疗中国专家共识》推荐通过肿瘤活检明确病理学诊断，若肿瘤偏向一侧，特别是偏向桥臂或向脑干背侧生长，则可以进行减瘤手术。减瘤手术的目的是在保护神经功能的前提下减小肿瘤的体积，避免放疗后肿瘤组织肿胀导致脑积水。

十、治疗

脑干胶质瘤的治疗以综合治疗为主，包括手术、放疗、化疗、基因靶向治疗以及免疫治疗等。手术可显著改善外生型及局限型低级别肿瘤患者的预后。

（一）手术

手术原则是在保护功能的前提下最大限度地切除肿瘤，以延长患者的生存期；部分有脑积水或高颅压症状但不适宜切除肿瘤的患者可选择减压术、分流术缓解症状。

1. 手术适应证

（1）外生型脑干胶质瘤。

（2）局限内生型脑干胶质瘤。

（3）伴有局限性强化的 DIPG。

（4）不伴有局限性强化的 DIPG，可选择开放式活检或立体定向活检。

（5）观察期间表现出恶变倾向的胶质瘤（体积变大、MRI 增强扫描出现强化、侵及周围结构）。

2. 手术禁忌证

（1）弥散型脑干胶质瘤累及整个脑干（中脑、脑桥、延髓）。

（2）伴有软脑膜播散或种植的脑干胶质瘤。

（3）Karnofsky功能状态（KPS）评分＜50分，脑干功能严重衰竭。

（4）合并多脏器功能异常，无法耐受手术。

3.手术方案的制订　不同部位的脑干胶质瘤应采用不同的手术入路。手术入路的选择应参考脑干安全进入点，建议在纤维束导航及术中神经电生理监测的引导下避开脑干内重要的传导束和核团，选择脑干表面离肿瘤最近的区域进入，应沿纤维束走行方向切开脑干，避免对纤维束造成过多的损伤。术中尽可能减少对脑干的机械牵拉，尽可能避免对脑干正常供血动脉和引流静脉的损伤。

中脑肿瘤：尽管多数中脑肿瘤在解决梗阻性脑积水后即可保守观察，但有一些肿瘤还是需要手术切除。中脑背侧的肿瘤主要为中脑顶盖胶质瘤，此类肿瘤主要表现为梗阻性脑积水，而对于梗阻性脑积水，首选治疗方式为经内镜第三脑室底造瘘（部分病例可同时做肿瘤活检），成功率为85.7%。部分进展的胶质瘤，需要手术切除；天坛医院报道的88例患儿的中位随访时间为39.5个月（4～288个月），其中12例早期行开颅手术治疗，余76例随访中发现52例无进展，24例出现肿瘤进展，进展率为31.6%，中位进展时间为19个月（3～144个月）。中脑背侧肿瘤（图15-11）可采用幕下小脑上入路（Krause入路）、枕部经小脑幕入路（Poppen入路）或胼胝体-脉络膜裂入路；若中脑背侧肿瘤生长入一侧丘脑，则三角区入路显露更为充分（图15-12）。对于中脑腹侧的肿瘤，若肿瘤靠近脚间窝，手术可采用经典的翼点入路或额眶颧入路（图15-13）；若肿瘤靠近腹外侧，则可采用颞下经小脑幕入路，切开小脑幕来暴露肿瘤。

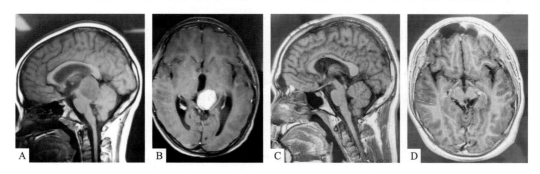

图15-11　中脑顶盖胶质瘤（男，12岁）

A.MRI矢状位T1显示中脑顶盖占位；B.轴位T1增强显示肿瘤明显强化；C.术后3年矢状位T1显示肿瘤无残留或复发；D.术后3年轴位增强显示中脑左后方肿瘤切除后局部缺损

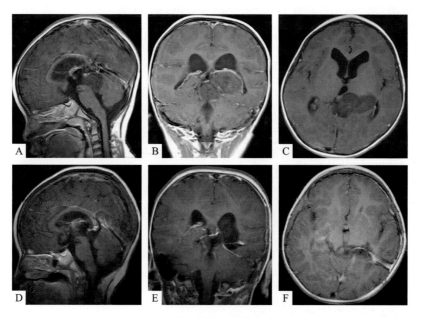

图15-12　中脑丘脑星形细胞瘤（男，8岁）

A、B、C.术前MRI显示中脑背侧至左侧丘脑占位，无明显强化；D、E、F.三角区入路全切肿瘤，术后2年复查无肿瘤残留

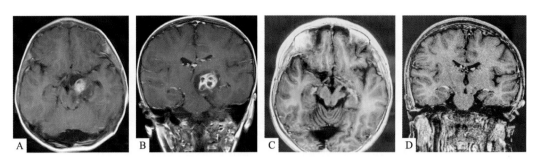

图 15-13　左丘脑大脑脚毛细胞型星形细胞瘤（男，5 岁）

A、B. 术前 MRI 显示左大脑脚丘脑肿瘤部分强化；C. 左额颞开颅肿瘤全切除术后 5 年复查可见左大脑脚局部缺如；D. 术后 5 年 MRI 冠状位可见左丘脑大脑脚内线样手术痕迹，无肿瘤复发

脑桥腹侧肿瘤可采用颞下经小脑幕入路（图 15-14），脑桥背外侧肿瘤可选用乙状窦后入路或经小脑水平裂入路，脑桥背侧肿瘤可采用枕下后正中入路（图 15-15）。

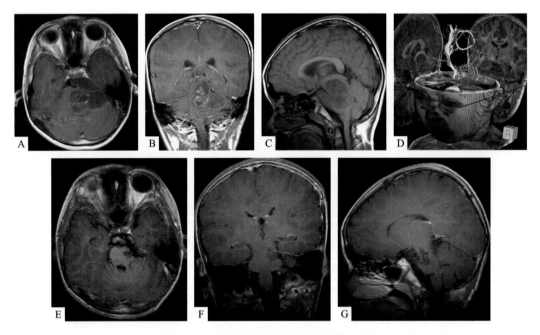

图 15-14　脑桥腹外侧星形细胞瘤（男，8 岁）

A、B、C. 术前 MRI 可见肿瘤自脑桥向腹侧、外侧及中脑生长，不均匀灶状强化；D. DTI 显示肿瘤与传导束关系；E、F、G. 颞下经小脑幕入路全切肿瘤，术后 2 年肿瘤无复发

延颈侧方、腹侧、腹外侧的肿瘤可采用远外侧入路（图 15-16），延髓背侧肿瘤可采用后正中入路（图 15-17）。

手术治疗脑干胶质瘤应注意以下几个要点：①脑干胶质瘤的手术仍然是中枢神经系统肿瘤中最具挑战性、死亡率最高的手术；②术中诱发电定位及监测脑干的神经核团（如第 Ⅶ、Ⅸ、Ⅹ 及 Ⅻ 对脑神经核团）对于手术顺利进行极为重要；③充分利用超声吸引器（CUSA）和激光切除肿瘤可减少术后并发症，降低死亡率；④毛细胞型星形细胞瘤和毛黏液型星形细胞瘤，更易做到全切除或近全切除，其他类型肿瘤较为困难；⑤多数脑干胶质瘤是不能完全切除的，这些肿瘤中的大部分周围没有胶质增生带，边界不清，肿瘤周围的脑干传导束及神经核团极易受损，而它们一旦受损，则会产生严重的神经功能障碍，甚至产生致命的危险；⑥延颈髓胶质瘤切除术中易导致血压明显下降、心率明显缓慢或暂停、心率过速、气管痉挛等，此时不可强行切除。

手术并发症及处理：

（1）脑干水肿：脑干手术后的常见并发症，严重者有意识障碍、肢体瘫痪（肌力 1～2 级）、肌张力低、腱

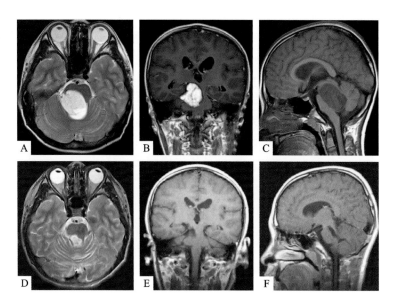

图 15-15　脑桥背侧毛细胞型星形细胞瘤（男，14 岁）

A、B、C. 术前 MRI 显示肿瘤明显强化；D、E、F. 枕下后正中入路全切肿瘤，术后 1 年肿瘤无残留或复发

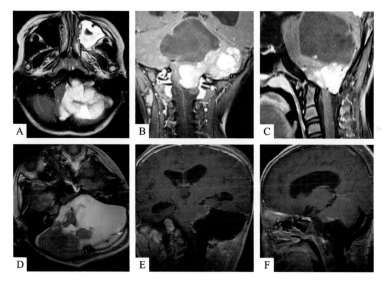

图 15-16　延髓毛细胞型星形细胞瘤（女，11 岁）

A、B、C. 术前 MRI 显示延颈髓左侧混合性肿瘤；D、E、F. 左远外侧入路全切肿瘤术后

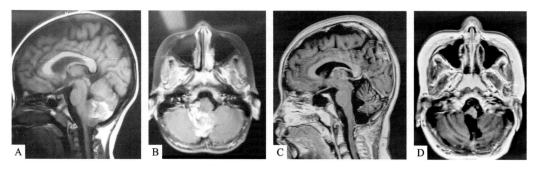

图 15-17　延髓桥臂毛细胞型星形细胞瘤（女，8 岁）

A. MRI 矢状位 T1 显示肿瘤起源于延髓，伴有肿瘤卒中；B. MRI 轴位强化显示肿瘤明显强化；C. 后正中开颅近全切除肿瘤，术后 4 年复查 MRI 矢状位强化显示无明显肿瘤残留；D. 术后 4 年轴位 MRI 强化显示无肿瘤残留或复发

反射无法引出等类似脊髓休克的表现。建议术后早期予甘露醇、甲基强的松龙控制脑干水肿(建议应用甲基强的松龙不超过1周)。严密观察患者的意识状态、生命体征、脑干反射,根据病情变化及时复查脑部CT。脑干水肿多在数日内消退,临床表现也随之缓解。

(2)呼吸功能障碍:延髓肿瘤切除术后的常见并发症,根据损伤的结构及严重程度不同可分为完全丧失自主呼吸功能、呼吸缓慢或浅快、通气量不足导致的CO_2潴留和低氧血症。前者为损伤延髓闩部所致,后者为损伤迷走神经三角所致。应予以呼吸机人工通气或辅助呼吸。

(3)后组脑神经功能障碍:延髓肿瘤切除术后的常见并发症,主要表现为咳嗽反射变弱、咳痰障碍、声音嘶哑、饮水呛咳、伸舌及吞咽困难。单侧后组脑神经麻痹症状较轻者,可首先保留气管插管,观察神经功能的代偿或恢复情况。如果症状较重、短时间内无法恢复、对侧无法代偿,应尽早行气管切开、鼻饲饮食。

(4)睡眠呼吸暂停综合征:累及呼吸中枢的延髓肿瘤切除术后的常见并发症。患者清醒状态下可维持正常的呼吸频率和节律,但夜间睡眠时可出现中枢性呼吸暂停,建议对于术后出现呼吸节律、频率改变的患者加强夜间护理,常规行夜间呼吸监测。对于存在睡眠呼吸暂停综合征的患者,建议夜间予以呼吸机辅助呼吸。出院恢复期间,建议睡眠时应用家用呼吸机。

(5)肺部并发症:主要包括肺部感染和神经源性肺水肿,后者尤为凶险,严重者主要表现为呼吸窘迫,病情发展较迅速,可导致患者死亡,一旦出现,应予呼吸机正压通气。

(6)消化道应激性溃疡或出血:延髓肿瘤切除术后的常见并发症,术后应用抑酸、保护消化道黏膜等措施予以预防。

(7)脑积水:中脑、脑桥肿瘤切除术后的常见并发症,多表现为术后数日突然出现头痛、意识障碍。术后应密切观察患者意识及生命体征的变化,术后定期复查脑部CT,观察脑室变化,必要时及时进行脑室-腹腔分流术。

(二)放疗

多年来,放疗被认为是治疗脑干胶质瘤的主要手段,但放疗无法延长多数患者的总生存期,只能在短时间内缓解症状,症状缓解期因病理级别而异。有报道显示,70%～90%的患儿在接受第1个疗程放疗后症状和体征可有明显好转,这被称为早期反应,星形细胞瘤的这种早期反应较明显,而恶性程度较高的肿瘤可无此反应或反应轻微,这对病变性质的良恶有一定参考价值。对于颅内压增高不明显、边界不清的弥散型实性肿瘤,放疗被列为首选治疗方式。一般放疗剂量为50～55 Gy。有人认为低于50 Gy时,疗效较差,高于55 Gy时,发生放射性坏死的可能性会明显增加。放疗结束后,大多数患者症状可缓解半年左右,但很少超过1年,仅1/5的患者缓解可超过2年。低级别胶质瘤全切术后应密切观察,若出现肿瘤进展,可行放疗,近全切除或大部切除者应积极放疗,部分病例可获得良好效果(图15-18);大部切除或活检者视分子病理结果选择放疗和(或)化疗。中脑顶盖星形细胞瘤首选观察,肿瘤进展时选择手术切除或立体定向活检,明确组织病理及分子病理类型,指导后续治疗。放疗虽然是DIPG的标准治疗方案,但是只能短期缓解症状,并不能延长总生存期,而目前的各种化疗方案均未能显著改善DIPG患者的预后,只有少部分病例可获益(图15-19)。

(三)化疗

目前为止,各种化疗方案均未能改善脑干胶质瘤患者的预后。

1.脑干低级别胶质瘤的化疗　15%～20%的儿童脑干胶质瘤是低级别星形细胞瘤,具有低级别胶质瘤的特征,呈现慢性发展过程,化疗对部分病例有效,低龄(通常小于10岁)儿童可以推迟或避免放疗。

(1)适应证:临床诊断、活检提示脑干低级别胶质瘤或手术未全切除的脑干低级别胶质瘤,复发的脑干低级别胶质瘤。

(2)化疗方案:①细胞毒药物化疗:卡铂+长春新碱方案或硫鸟嘌呤+甲基苄肼+洛莫司汀+长春新碱方案。②分子靶向药物化疗:对有BRAF-MEK-ERK通路及PI3K-AKT-mTOR通路相关分子改变的脑干低级别胶质瘤,可行相应分子靶向药物治疗,如索拉菲尼、威罗菲尼、依维莫司等。

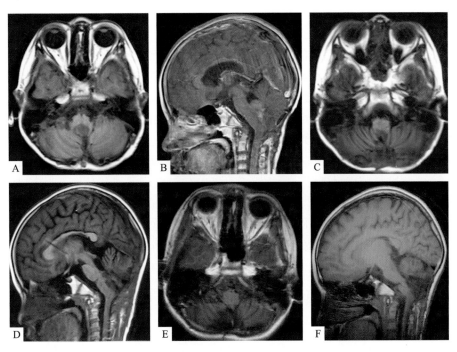

图 15-18　延髓星形细胞瘤大部切除，放疗后残留肿瘤明显缩小（女，7 岁）

A、B. 术前；C、D. 术后；E、F. 放疗后 3 年残留肿瘤缩小

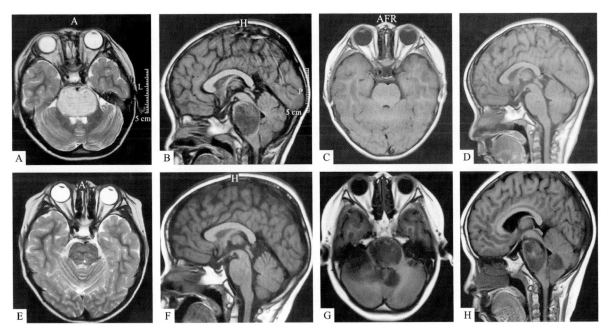

图 15-19　弥漫性星形细胞瘤（男，6 岁）

A、B. 术前 MRI 显示脑桥弥漫性肿胀；C、D. 放疗后 3 个月肿瘤消失；E、F. 放疗后 1.5 年肿瘤无复发；G、H. 放疗后 3 年肿瘤复发、进展，累及桥臂、小脑

2. DIPG 的化疗　目前尚无有效的化疗药物，放疗是其标准治疗方法。迄今为止，无论是传统细胞毒药物，还是替莫唑胺、贝伐珠单抗等多种化疗方案，均未能改善 DIPG 患者的预后。基因组学研究发现，H3.3K27M 突变是 DIPG 特征性基因突变，故 H3.3K27M 可作为 DIPG 的免疫治疗靶点，免疫治疗有望成为 DIPG 新的治疗方法。由天坛医院张立伟教授发起的增强型组蛋白 H3.3K27M 突变抗原肽疫苗治疗 DIPG 患者的安全性和初步临床效果评价的 I 期临床试验已于 2020 年 10 月通过医院伦理委员会批准并在美国临床试验资料库注册（NCT04749641），其临床结局值得期待。

十一、预后

脑干胶质瘤的预后与病理性质、部位、大小、手术方式和术后放化疗有关,但总的来说,无论何种治疗方法,弥散型者多在诊断后2年内死亡,而其他类型亦有长期存活者。有人认为脑干低级别星形细胞瘤术后可不放疗,如Pollack报道,18例手术治疗外生型脑干胶质瘤中,16例为星形细胞瘤Ⅰ～Ⅱ级,1例为Ⅲ级,另1例为神经节胶质瘤。虽然尽可能多地切除肿瘤,但实际上没有1例能做到全切除。术后仅2例做放疗(其中1例为Ⅲ级星形细胞瘤),17例随诊33个月～8.8年仍存活,平均随诊时间为4.7年;其中15例用影像学检查,残余肿瘤已完全消失者3例,残余肿瘤稳定者8例,肿瘤较前增大者4例。Sanghavi等报道,17例脑桥胶质瘤患者采用放疗后1年生存率为53%。部分作者报道,外生型或局限型的脑干胶质瘤5年生存率为30%～40%,10年生存率为10%～20%。张力伟(2021)等报道天坛医院脑干胶质瘤单中心十年病例回顾:672例经治疗的患者均经临床随访,至末次随访,完成579例,失访93例,死亡317例。中位随访时间(四分位数)为18.8(9.3～42.3)个月,672例患者的总体1年、3年、5年及10年生存率分别为72.1%、51.4%、45.9%及40.7%,中位生存期为40.1个月。14岁及以下DIPG患者共157例,中位生存期为10.2个月。

(李春德)

参 考 文 献

[1] 崔文耀,何文博,滕海波,等.儿童弥漫性脑干胶质瘤临床特点及预后分析[J].华西医学,2021,36(8):1048-1055.

[2] 盖菁菁,李程,郤志孟,等.卡铂联合长春新碱改良方案治疗儿童脑干低级别胶质瘤[J].中华神经外科杂志,2017,33(5):451-455.

[3] 葛明,杨伟,李少武,等.儿童脑干胶质瘤的临床特点及预后分析[J].中华神经外科杂志,2021,37(7):679-683.

[4] 刘巍,马振宇,张衡,等.儿童顶盖胶质瘤的临床特征及治疗策略[J].中华神经外科杂志,2020,36(9):874-879.

[5] 罗世祺,李春德.脑干胶质瘤[M]//罗世祺.儿童神经系统肿瘤.北京:北京大学医学出版社,2006:139-155.

[6] 孙涛,刘玉含,泮长存,等.多模态技术辅助手术切除儿童局灶型脑干胶质瘤[J].中华神经外科杂志,2017,33(12):1204-1208.

[7] 王忠诚,张俊廷,刘阿力.311例脑干胶质瘤的临床特征与手术治疗[J].中国医学科学院学报,2005,27(1):7-12.

[8] 王俊华,张玉琪,陈拓宇,等.儿童脑干胶质瘤的临床诊治及预后分析[J].中华神经外科杂志,2021,37(7):684-689.

[9] 中华医学会神经外科学分会肿瘤学组,脑干胶质瘤综合诊疗中国专家共识编写委员会.脑干胶质瘤综合诊疗中国专家共识[J].中华神经外科杂志,2017,33(3):217-229.

[10] 张力伟.再谈脑干胶质瘤[J].中华神经外科杂志,2021,37(7):669-671.

[11] 张鹏,泮长存,孙涛,等.脑干胶质瘤的临床诊疗分析及长期随访研究——单中心十年病例回顾[J].中华神经外科杂志,2021,37(7):672-678.

[12] Benesch M,Lackner H,Moser A,et al. Outcome and long-term side effects after synchronous radiochemotherapy for childhood brain stem gliomas [J]. Pediatr Neurosurg, 2001, 35 (4): 173-180.

[13] Bouffet E,Raquin M,Doz F,et al. Radiotherapy followed by high dose busulfan and thiotepa:a

prospective assessment of high dose chemotherapy in children with diffuse pontine gliomas[J]. Cancer,2000,88(3):685-692.

[14] Chen L H,Pan C,Diplas B H,et al. The integrated genomic and epigenomic landscape of brainstem glioma[J]. Nat Commun,2020,11(1):3077.

[15] Elmaraghi C,Bishr M K,Mousa A G,et al. Pediatric low grade focal brainstem glioma:outcomes of different treatment strategies and prognostic factors [J]. Future Oncol, 2020, 16 (30): 2401-2410.

[16] Farmer J P,Montes J L,Freeman C R,et al. Brainstem gliomas. A 10-year institutional review [J]. Pediatr Neurosurg,2001,34(4):206-214.

[17] Fisher P G,Breiter S N,Carson B S,et al. A clinicopathologic reappraisal of brain stem tumor classification. Identification of pilocystic astrocytoma and fibrillary astrocytoma as distinct entities[J]. Cancer,2000,89(7):1569-1576.

[18] Freeman C R,Kepner J,Kun L E,et al. A detrimental effect of a combined chemotherapy-radiotherapy approach in children with diffuse intrinsic brain stem gliomas? [J]. Int J Radiat Oncol Biol Phys,2000,47(3):561-564.

[19] Holzapfel J,Kandels D,Schmidt R,et al. Favorable prognosis in pediatric brainstem low-grade glioma:report from the German SIOP-LGG 2004 cohort[J]. Int J Cancer, 2020, 146 (12): 3385-3396.

[20] Jallo G I,Biser-Rohrbaugh A,Freed D. Brainstem gliomas[J]. Childs Nerv Syst,2004,20(3):143-153.

[21] Jennings M T,Sposto R,Boyett J M,et al. Preradiation chemotherapy in primary high-risk brainstem tumors:phase Ⅱ study CCG-9941 of the Children's Cancer Group[J]. J Clin Oncol, 2002,20(16):3431-3437.

[22] Kansal S,Jindal A,Mahapatra A K. Brain stem glioma—a study of 111 patients[J]. Indian J Cancer,1999,36(2-4):99-108.

[23] Khalid S I,Kelly R,Adogwa O,et al. Pediatric brainstem gliomas:a retrospective study of 180 patients from the SEER database[J]. Pediatr Neurosurg,2019,54(3):151-164.

[24] Larson J D,Kasper L H,Paugh B S,et al. Histone H3.3 K27M accelerates spontaneous brainstem glioma and drives restricted changes in bivalent gene expression[J]. Cancer Cell,2019, 35(1):140-155. e7.

[25] Louis D N,Perry A,Wesseling P,et al. The 2021 WHO classification of tumors of the central nervous system:a summary[J]. Neuro Oncol,2021,23(8):1231-1251.

[26] Ostrom Q T,Cioffi G,Waite K,et al. CBTRUS statistical report:primary brain and other central nervous system tumors diagnosed in the United States in 2014—2018[J]. Neuro Oncol,2021,23 (12 Suppl 2):iii1-iii105.

[27] Patil N,Kelly M E,Yeboa D N,et al. Epidemiology of brainstem high-grade gliomas in children and adolescents in the United States,2000—2017[J]. Neuro Oncol,2021,23(6):990-998.

[28] Sanghavi S N,Needle M N,Krailo M D,et al. A phase Ⅰ study of topotecan as a radiosensitizer for brainstem glioma of childhood:first report of the Children's Cancer Group-0952[J]. Neuro Oncol,2003,5(1):8-13.

[29] Sun T,Xu Y,Pan C,et al. Surgical treatment and prognosis of focal brainstem gliomas in children:a 7 year single center experience[J]. Medicine (Baltimore),2020,99(36):e22029.

[30] Upadhyaya S A,Koschmann C,Muraszko K,et al. Brainstem low-grade gliomas in children-

excellent outcomes with multimodality therapy[J]. J Child Neurol,2017,32(2):194-203.

[31] Wellons J C Ⅲ,Tubbs R S,Banks J T,et al. Long-term control of hydrocephalus via endoscopic third ventriculostomy in children with tectal plate gliomas[J]. Neurosurgery,2002,51(1):63-67.

[32] Xiao X,Kong L,Pan C,et al. The role of diffusion tensor imaging and tractography in the surgical management of brainstem gliomas[J]. Neurosurg Focus,2021,50(1):E10.

第十六章　下丘脑错构瘤

下丘脑错构瘤是一种临床极少见的先天性发育异常(发病率约 1/100000),病变多位于下丘脑的灰结节。下丘脑错构瘤往往伴有难治性癫痫发作、认知功能障碍、行为异常/障碍、中枢性性早熟。下丘脑错构瘤的临床表现各异。痴笑发作是其特异性的临床表现,多在儿童时期疾病早期阶段出现,随着病情进展,痴笑发作可演变成各种复杂类型的癫痫发作。下丘脑错构瘤合并癫痫的发病率估计为 1/200000。功能性磁共振成像(fMRI)和颅内脑电图监测提示癫痫可能起源于下丘脑错构瘤本身。在治疗上,手术是下丘脑错构瘤合并痴笑发作患者的首选治疗方式。

一、主要临床表现

(一)痴笑发作(gelastic seizure,GS)

痴笑发作是指神经元异常放电引起的面部肌群不自主抽搐,形如怪笑,可频繁发生。痴笑发作多在童年早期发病,甚至新生儿期就可见。其特点是短暂发作、反复发作、表现为怪笑或做鬼脸。若没有手术干预,大多数痴笑发作会演变成为其他的发作类型,如强直发作、肌阵挛发作、继发全身性发作以及发作间期棘波的下调等。错构瘤本身具有致癫痫特性,手术切除下丘脑错构瘤能显著控制癫痫发作。随着功能性磁共振成像和神经电生理监测的发展,人们发现癫痫波可能起源于下丘脑错构瘤,经过穹窿传导至颞叶,而后经过扣带回神经纤维束传导至额叶。通过手术离断癫痫波的传导途径是关键,因此,影响手术效果的关键因素在于切除下丘脑错构瘤的部位和范围。

痴笑发作多属于药物难治性癫痫,而且可能发展为严重的癫痫性脑病和儿童灾难性癫痫。痴笑发作的儿童多为男孩,影像学上多表现为无蒂型下丘脑错构瘤伴第三脑室受压变形。而累及灰结节的下丘脑错构瘤患者多表现为中枢性性早熟。

(二)中枢性性早熟

仅表现为中枢性性早熟的下丘脑错构瘤患儿大多数(86.4%)影像学检查可见病变位于下丘脑旁,且不累及第三脑室。这种错构瘤约有一半是带蒂型。许多中枢性性早熟的下丘脑错构瘤与漏斗隐窝、结节区域的神经分泌细胞核团相关。

(三)认知功能障碍

下丘脑主要传入纤维和传出纤维包括穹窿、杏仁核、海马边缘系统以及颞叶皮质,且各种神经分泌细胞共存,大多数神经纤维缺乏髓鞘。因此,儿童下丘脑错构瘤容易累及相关神经元和神经传导纤维,往往会表现出不同程度的认知障碍。这类患者中近一半罹患严重的记忆力减退。另外,反复的痴笑发作或复杂性部分发作也会损伤患儿的认知功能。这类癫痫发作的频率和严重程度与认知功能障碍直接相关。有研究发现,下丘脑错构瘤合并认知功能障碍的患者中有 75% 有注意缺陷多动障碍,83.3% 有叛逆性格。随着手术技术的进步,切除下丘脑错构瘤手术较安全,能明显改善患者癫痫发作,而且近 50% 患者伴有认知行为的显著改善。下丘脑错构瘤合并痴笑发作对儿童的整体发育和行为性格塑造具有重要的影响,临床上对下丘脑错构瘤合并痴笑发作患者发生认知功能障碍的真正机制知之尚少。

(四)行为异常/障碍

在下丘脑错构瘤患者中,攻击性行为或多动症等的临床发病率显著上升。高达 58% 的癫痫患儿符合攻击行为的诊断标准。难治性癫痫合并认知功能障碍或行为异常/障碍是下丘脑错构瘤常见的临床表现。直接开颅手术切除部分下丘脑错构瘤对难治性癫痫的控制率达 50% 以上,而且手术后患者在行为异常方面亦有明显改善。手术是其治疗方式的选项之一。

二、辅助检查

(一)磁共振成像(MRI)

MRI 检查对下丘脑错构瘤具有首位诊断价值。下丘脑错构瘤在 MRI 上多表现为 T2W 高信号(93%)和 T1W 低信号(74%),病变无强化,极少伴有脑皮质发育不良。影像学上对下丘脑错构瘤分类很多。依据肿瘤附着部位分为宽基底型和带蒂型,依据肿瘤最大直径分为大型(最大直径≥10 mm)和小型(最大直径<10 mm),依据肿瘤生长特性分为内生型和下丘脑旁型,依据肿瘤累及部位分为视交叉型、漏斗隐窝型和第三脑室型。其中带蒂型是指错构瘤有较细的柄与下丘脑相连,内生型是指错构瘤侵袭进入下丘脑组织中。临床研究发现,带蒂型下丘脑旁型错构瘤往往仅表现为中枢性性早熟,而不伴有癫痫或发育迟滞等。这类下丘脑错构瘤与正常的下丘脑灰质之间边界分明,手术容易分离(图 16-1)。近年来,MRI 的应用得到不断扩展,尤其是在胎儿神经系统领域。与传统 B 超相比,胎儿 MRI 对胎儿颅内错构瘤的变化显像更直观。

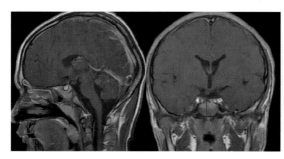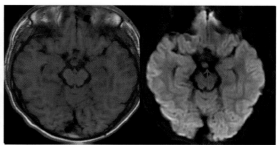

图 16-1　下丘脑错构瘤仅合并中枢性性早熟典型 MRI 表现

红色箭头指示带蒂型下丘脑错构瘤,最大直径<10 mm,T1W 等信号,无强化

(二)脑电图(EEG)

下丘脑错构瘤患者中,EEG 检测的结果往往是非特异性的表现。约 87.5% 的患者在发作间期也有脑电图异常表现。临床上,下丘脑错构瘤相关的癫痫几乎都是药物难治性癫痫。而随着癫痫大发作的出现,间歇期的 EEG 往往能够表现为双侧同步的广泛的癫痫样活动。在手术中利用深部电极记录下丘脑错构瘤内部电生理活动亦能获得棘波和慢波(图 16-2)。

(三)病理学

从病理角度看,下丘脑错构瘤主要包含分化良好的神经元以及散在分布的胶质细胞。几乎所有病例都有正常的神经元和胶质细胞。各种大小不一的神经元结节灶和散的胶质细胞分布是常见的病理表现。在细胞形态上,大部分病例中的神经元小而且数量多,中间夹杂着少量大形态的神经节细胞。简而言之,下丘脑错构瘤的细胞主体是大量成熟的小形态神经元。大量神经元结节样结构对错构瘤的病情进展或有重要的决定性作用。约有 5% 的下丘脑错构瘤患者与 Pallister-Hall 综合征相关。7 号染色体 p 臂发生体细胞变异可诱导错构瘤的发生。GLI3 基因变异是下丘脑错构瘤发生的重要病理机制之一。

三、治疗

许多痴笑发作患儿在疾病早期往往被误认为小孩爱笑或表情丰富而已。延迟治疗干预会加重患儿的认知功能障碍和行为异常/障碍。手术治疗下丘脑错构瘤可取得明显的疗效,尤其在癫痫的控制方面。

(一)显微手术

在临床上严格把握手术适应证,部分下丘脑错构瘤能够在手术安全的前提下获得全切除或与下丘脑完全离断。临床实践证明,切除或离断与下丘脑邻近的错构瘤而不损伤下丘脑功能在临床上具有一定的

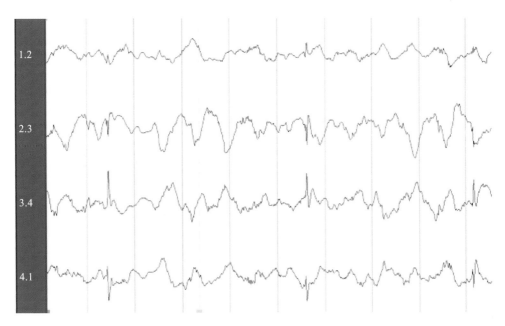

图 16-2　下丘脑错构瘤内部记录的棘波棒状电极有 4 条记录端

慢波背景上频发棘波,其中 3.4 电极波幅最大,提示手术切除或离断的参考深度

可行性。完全离断错构瘤与下丘脑乳突体之间的联系对控制癫痫发作具有重要的意义。

下丘脑错构瘤合并难治性癫痫时,手术切除或离断是首选治疗方式。在手术细节的选择方面,经胼胝体穹窿入路切除下丘脑错构瘤能有效控制癫痫发作,且手术相对安全。通常翼点入路适合于下丘脑错构瘤的离断治疗,进行肿瘤完整暴露和切除具有一定难度。Iman 认为无柄/蒂的错构瘤最适合经胼胝体穹窿入路,而翼点入路适合充分暴露带蒂型下丘脑错构瘤的蒂部。显微手术切除下丘脑错构瘤的并发症主要包括丘脑梗死、视力障碍、尿崩症、短期记忆障碍和脑积水。

（二）内镜

虽然显微手术切除下丘脑错构瘤能有效控制其临床癫痫发作,但总体而言,大脑深部病变切除手术始终存在一定的并发症或死亡风险。内镜离断性治疗第三脑室内的错构瘤是相对安全的。无论通过何种方法或手段来阻断下丘脑错构瘤异常放电的传导途径,都能有效控制下丘脑错构瘤相关性癫痫发作。

（三）定向毁损治疗

伽玛刀是立体定向放疗的主要手段,如同显微手术一样有效安全。理论上,伽玛刀也能避开重要的神经、血管结构区域,也是下丘脑错构瘤手术治疗的选择之一。可以借助立体定向设计,精准离断错构瘤与下丘脑内侧前脑束及背侧纵束之间的联系,从而阻断癫痫电活动的传导途径,实现对癫痫发作的控制。放疗外科治疗儿童下丘脑错构瘤的价值和安全性评估尚有待进一步的全面观察。

与传统手术相比,射频毁损下丘脑错构瘤并发中枢性高热和术后发热更常见。立体定向射频毁损下丘脑错构瘤的临床效果肯定,手术创伤相对小,而且没有明显的手术禁忌证。对于下丘脑错构瘤病变残留的癫痫患者,反复射频毁损治疗依然安全有效。无论下丘脑错构瘤的大小如何,位置如何,尤其是儿童患者,立体定向射频毁损始终是治疗方案上的可选项之一。

（王保成）

参 考 文 献

［1］　Abla A A,Rekate H L,Wilson D A,et al. Orbitozygomatic resection for hypothalamic hamartoma and epilepsy:patient selection and outcome[J]. Childs Nerv Syst,2011,27(2):265-277.

［2］　Amstutz D R,Coons S W,Kerrigan J F,et al. Hypothalamic hamartomas:correlation of MR imaging and spectroscopic findings with tumor glial content[J]. Am J Neuroradiol,2006,27(4): 794-798.

［3］　罗世琪,李春德,马振宇,等.214 例下丘脑错构瘤分型与临床症状[J].中华神经外科杂志,2009,25 (9):788-792.

［4］　Prigatano G P,Wethe J V,Gray J A,et al. Intellectual functioning in presurgical patients with hypothalamic hamartoma and refractory epilepsy[J]. Epilepsy Behav,2008,13:149-155.

［5］　Celedin S,Kau T,Gasser J,et al. Fetal MRI of a hypothalamic hamartoma in Pallister-Hall syndrome[J]. Pediatric Neurology,2010,42(1):59-60.

第十七章　脊髓髓内肿瘤

脊髓髓内肿瘤(intramedullary spinal cord tumor,IMSCT)是罕见疾病,占所有儿童原发性中枢神经系统肿瘤的 4%～6%,发病率小于 1/100000。大部分脊髓髓内肿瘤是胶质瘤,主要包括室管膜瘤和星形胶质细胞瘤;血管母细胞瘤居第 3 位;海绵状血管瘤居第 4 位,其余为脂肪瘤、少突胶质细胞瘤、畸胎瘤、转移瘤等少见肿瘤。与颅内胶质瘤相比,脊髓胶质瘤恶性程度较低,病程较长,起病隐匿,早期诊断难度较大。

一、症状与体征

脊髓髓内肿瘤的首发症状以自发性疼痛最常见,包括颈、肩、腰、腿、胸背部疼痛,引起疼痛的原因是多方面的,如肿瘤压迫脊髓丘脑束的纤维或侵及后角细胞,或因脊髓局部缺血肿胀。与脊髓髓外肿瘤引起的神经根痛相比,脊髓髓内肿瘤引起的疼痛程度较轻,部位较模糊,不沿神经根走向分布,多笼统主诉为颈、肩、腰、腿或胸背部疼痛;其次是肢体麻木或皮肤灼热感、束带感等感觉异常。感觉异常可发生在病变水平以下较远部位,如颈髓髓内肿瘤出现腰部束带感或足趾麻木感,因此无定位价值。肌力减退、肢体运动障碍居第 3 位。以括约肌功能障碍或肌束颤动(俗称肉跳感)为首发症状者不多见,延颈段脊髓髓内肿瘤常以吞咽困难、饮水呛咳为首发症状。

脊髓髓内肿瘤的浅感觉障碍以靠近肿瘤水平节段较重并自上而下发展为其特征。如果肿瘤主要在脊髓周边或偏侧生长,或已至晚期,则难以查到这种改变。室管膜瘤首发症状以感觉方面的障碍为主,包括自发性疼痛、感觉异常、感觉减退;星形胶质细胞瘤首发症状以运动方面的障碍为主,包括肢体乏力和肌束颤动。

二、影像学表现

MRI 已成为诊断脊髓髓内肿瘤的首选方法。MRI 不仅可以准确定位,而且在不同脉冲序列及增强扫描下,不同肿瘤显示出不同强度信号,可用于定性诊断,并与脊髓空洞症鉴别。

不同脊髓髓内肿瘤的 MRI 表现如下。

(1)星形胶质细胞瘤(图 17-1):大多数呈信号较均匀且局限的梭形膨大,在 T1W 上为等信号或略高信号,在 T2W 上为高信号,脊髓梭形增粗,注射钆剂(Gd-DTPA)后呈轻度或中度强化。当肿瘤发生出血、囊性变时,根据血红蛋白分解产物和囊液内容物不同而出现高、等、低异常信号和各种混杂信号。

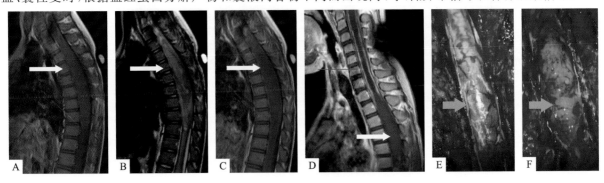

图 17-1　T1～T9 髓内毛细胞型星形胶质细胞瘤(WHO Ⅰ级)

C1～C7 为脊髓空洞。A. 肿瘤 T1W 等信号;B. T2W 等高混杂信号;C、D. 增强 MRI 显示肿瘤无明显强化;E、F. 术中见胸髓膨隆苍白,切开皮质见肿瘤质地较韧、边界不清。白色箭头示肿瘤,红色箭头示脊髓空洞,蓝色箭头示术中肿瘤情况

（2）室管膜瘤（图 17-2）：倾向于发生在脊髓中央，随着生长对称地扩展脊髓，大多数边界清楚，在瘤体上、下方多继发范围广泛的空洞形成，星形胶质细胞瘤和室管膜瘤均可发生囊性变，T1W 上为等信号，T2W 和质子加权成像上为略高信号。

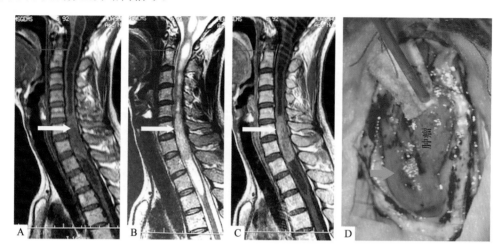

图 17-2　C5～T1 髓内室管膜瘤（WHO Ⅱ级）

C1～C4 以及 T2～T3 为脊髓空洞。A.肿瘤 T1W 等信号；B. T2W 略高信号；C. 增强 MRI 显示肿瘤轻度强化；D. 术中见肿瘤质地偏软、边界清楚。白色箭头示肿瘤，红色箭头示脊髓空洞，蓝色箭头示术中肿瘤情况

（3）黏液乳头型室管膜瘤（图 17-3）：通常累及脊髓圆锥、终丝及马尾，虽然是一种生长缓慢的肿瘤（WHO Ⅰ级），但容易复发和沿脑脊液播散转移；在 T1W 上，由于黏蛋白堆积，瘤体与脊髓等信号，或信号强度较脊髓高；在 MRI T2W 上，其信号强度高于脊髓，在增强 MRI 上，肿瘤呈明显均匀或不均匀强化。

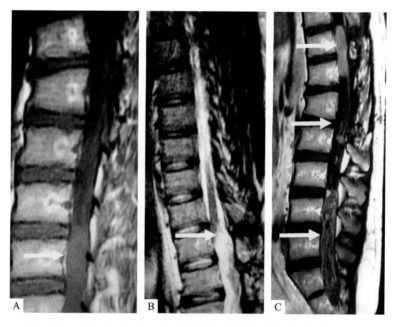

图 17-3　T11～T12、L2 及 L4～S2 复发髓内黏液乳头型室管膜瘤（WHO Ⅰ级）

该肿瘤通常累及脊髓圆锥、终丝及马尾，虽然是一种生长缓慢的肿瘤，但容易复发和沿脑脊液播散转移。A. 在 T1W 上，由于黏蛋白堆积，瘤体与脊髓等信号，或信号强度较脊髓高；B. 在 T2W 上，其信号强度高于脊髓；C. 在增强 MRI 上，肿瘤呈明显均匀或不均匀强化。白色箭头示肿瘤

（4）血管母细胞瘤（图 17-4）：在 T1W 和 T2W 上，信号强度与胶质瘤相似，也可伴有广泛的空洞形成，但在 T1W 和 T2W 上均可于瘤区或肿瘤边缘见点状或曲线状比脑脊液信号更低的异常信号影，这种异常信号影是迂曲的肿瘤血管；Gd-DTPA 增强后 T1W 上肿瘤呈边界清楚的明显高信号影。

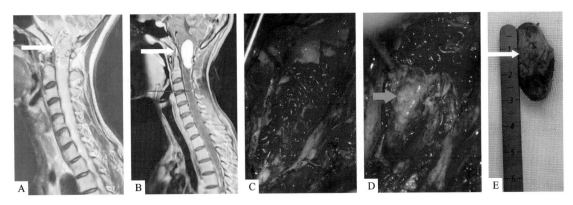

图 17-4 C1～C2 髓内血管母细胞瘤

C3～T1 为脊髓空洞。A.肿瘤 T2W 等信号;B.增强 MRI 显示肿瘤明显强化;C.肿瘤切除前;D.肿瘤切除后;E.切除的肿瘤。在 T2W 上于肿瘤边缘见点状或曲线状比脑脊液信号更低的异常信号影,术中证实是迂曲的肿瘤血管。白色箭头示肿瘤,红色箭头示脊髓空洞,蓝色箭头示术中肿瘤切除后脊髓界面光滑清楚

(5)海绵状血管瘤(图 17-5):在 T1W 和 T2W 像上为边界清楚、中央混杂信号的病灶(代表陈旧出血和血红蛋白的代谢产物),在 T1W 和 T2W 上病灶周围均有狭条状环形低信号带(代表含铁血黄素沉着),不增强或仅病灶周边轻微增强。

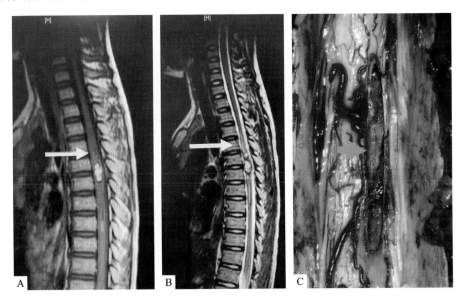

图 17-5 T5～T6 髓内海绵状血管瘤

A.肿瘤 T1W 高信号;B.T2W 混杂信号,T1W 和 T2W 上病灶周围均有狭条状环形低信号带是其特征性表现;C.术中见这个环形低信号带是肿瘤周围的含铁血黄素沉着带。白色箭头示肿瘤,蓝色箭头示术中肿瘤情况

三、诊断和鉴别诊断

由于脊髓髓内肿瘤发病率较低,所以当其临床表现不典型或首次就诊不在神经外科时易被误诊为颈椎病、腰椎间盘突出症、坐骨神经痛、骨质增生、肩周炎、颈椎退行性病变、风湿病甚至于落枕等骨科常见病,或多发性硬化、多发性神经炎、炎性脱髓鞘病等神经内科疾病。

以腰骶部及下肢酸痛为主诉者易被误诊为坐骨神经痛,以单侧肢体近关节部位疼痛不适为主诉者易被误诊为风湿病、关节炎,而当病情有波动、影像学无典型表现时易被误诊为多发性硬化、多发性神经炎、炎性脱髓鞘病等神经内科疾病。

表 17-1 是脊髓髓内肿瘤和脊髓髓外肿瘤的鉴别要点,需要综合病程、症状、体征以及 MRI 表现做出判断;缺乏对脊髓髓内肿瘤疾病的认识,忽视病史特点和基本查体,是造成误诊的根本原因。

表 17-1　脊髓髓内肿瘤和脊髓髓外肿瘤的鉴别要点

鉴别要点	脊髓髓内肿瘤	脊髓髓外肿瘤
常见病理类型	星形胶质细胞瘤、室管膜瘤	神经鞘瘤、脊膜瘤
病程	病程短,进展快	病程较长,进展缓慢
神经根痛	少见,无定位意义	多见,有定位意义
感觉异常	病变节段最明显,自上而下发展	下肢最明显,自下而上发展
胸腰部束带感	常见	少见
脊髓半切综合征	少见	多见
大小便障碍	较早出现且显著	较晚出现且不明显
MRI T2W 病变节段脊髓	膨胀	受压变窄
MRI T2W 脊髓空洞	常见	罕见

四、治疗

儿童脊髓髓内肿瘤治疗要求很高,既要控制疾病,又要保持脊柱的稳定性,这样脊柱才能正常生长,否则需要进行脊柱畸形内固定融合手术。目前手术仍然是治疗脊髓髓内肿瘤的主要方式,手术目的需要兼顾病理学检查、脊髓和神经根减压、保持脊柱稳定性这三个方面。

(一)脊髓髓内肿瘤的手术时机

脊髓髓内肿瘤的手术需要切开脊髓,对术后脊髓的感觉或者运动功能可能有影响,因此手术的最佳时间点是存在争议的。有研究证实,如果脊髓髓内肿瘤手术前症状持续不到 1 个月,术后发生脊柱畸形而需要融合的概率降低较多。另一项研究表明,术前 McCormick 评级(表 17-2)小于Ⅲ级以及肿瘤范围小于 5 个节段水平与随访结果良好显著相关。这些都支持对于脊髓髓内肿瘤,应该在出现明显的临床症状之前或者实质性肿瘤开始生长之前手术。

表 17-2　脊髓髓内肿瘤患者 McCormick 评级标准

分级	定义
Ⅰ级	神经功能正常;轻度局灶功能异常;但不影响患肢功能,轻度痉挛或反射异常,步态正常
Ⅱ级	感觉运动损害的表现影响患肢功能,轻度到重度步态不稳;严重的疼痛或感觉迟钝影响患者的生存质量,但仍然能独立行走
Ⅲ级	比较严重的神经功能损害;需要手杖支持辅助行走,或明显的双上肢功能损害;可以或者不能自理
Ⅳ级	十分严重的神经功能损害;无法行走(需要轮椅),或者手杖助行合并双上肢功能损害;不能独立活动,需要依靠他人辅助

(二)脊髓髓内肿瘤的手术技巧

最近的技术进步,包括脊髓 MR 锥体束成像、术中超声、超声外科吸引器和手术激光的使用,使脊髓髓内肿瘤的全切除率不断提高;而术中电生理监测,包括 D 波监测技术、电位翻转技术、体感诱发电位(SEP)和运动诱发电位(MEP)监测,使手术安全性不断提高。虽然这些新技术的使用方兴未艾,但传统脊髓髓内肿瘤的手术仍然需要遵循以下原则:①胶质瘤:多可沿背正中切开脊髓皮质,用无损伤缝线悬吊软脊膜,将脊髓皮质牵开,暴露肿瘤;先做肿瘤囊内切除,如肿瘤合并空洞,可在肿瘤与空洞腔交界处游离出肿瘤的一极,再沿肿瘤与胶质增生带之间的边界分离肿瘤;若肿瘤两极较细、较深在或者与正常脊髓粘连较紧,无继发空洞形成,则可在肿瘤中部分离,囊内分块切除肿瘤,发现理想的肿瘤边界后,再分别向上、下端分离显露腹侧肿瘤界面,直至肿瘤全切除;若肿瘤边界不清,则不必强求全切除肿瘤,可行肿瘤次全切除,以尽量减少医源性脊髓损伤。②血管母细胞瘤:应先电凝切断背外侧的供血动脉,然后在肿瘤的上极或下极(远离肿瘤主要引流静脉的那一极)剪开软脊膜。如合并脊髓空洞,可先进入空洞腔,逐渐暴露肿瘤;若不伴有脊髓空洞,则直接电凝皱缩肿瘤包膜,游离出肿瘤的一极。然后沿肿瘤边界分离腹侧肿瘤,并离断余下的腹侧供血动脉,直至肿瘤自脊髓上完全游离下来,最后离断主要的引流静脉,整块全切除肿瘤。切忌在离断主要供血动脉之前电凝引流静脉和进入瘤内做分块切除,以免引起难以控制的出血或瘤体急剧肿大,从而影响肿瘤切除和误伤脊髓。③海绵状血管瘤:周围可见草绿色或黄白色的胶质增生带,手术时沿肿瘤与胶质增生带之间电凝皱缩肿瘤包膜,多可顺利游离并全切除肿瘤。

(三)术后脊柱稳定性问题

综合文献报道,接受脊髓髓内肿瘤切除手术的儿童中有 3.7%～27% 在术后长期随访中出现进行性脊柱畸形(图 17-6),需要再次做脊柱内固定及融合手术。年龄小于 13 岁、术前脊柱侧凸畸形(Cobb 角＞10°)、胸腰椎交界处受累和肿瘤相关脊髓空洞,独立增大术后进行性畸形需要内固定融合手术的概率分别为 4.4 倍、3.2 倍、2.6 倍和 3.4 倍。具有上述一个或多个特征的患者应密切监测术后进行性脊柱畸形的发生情况。目前,多数学者支持椎板成形术(laminoplasty),相比于椎板切除术(laminectomy),椎板成形术可以降低术后进行性脊柱畸形的发生率,具体方法如图 17-7 所示,用椎板铣刀沿椎板的关节突内侧缘,自上而下或者自下而上将椎板和黄韧带全程完整切断,保留棘间韧带,取下棘突椎板复合体,显露硬脊膜囊;手术结束时用短的钛钉和钛连接片将棘突椎板复合体原位固定。

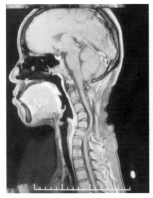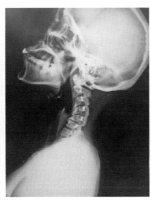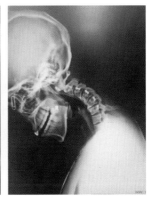

图 17-6　C4～C7 髓内室管膜瘤

术中做了椎板切除,没做椎板成形或者内固定融合,术后 5 年出现左上肢疼痛,复查 MRI 发现颈椎曲度反弓,过伸、过曲位 X 线片提示椎体活动度变差

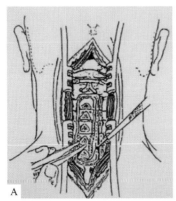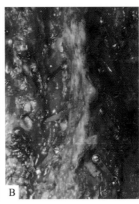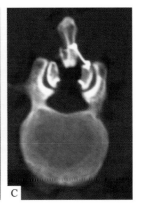

图 17-7　椎板成形术

A.手术示意图;B.术中照片;C.术后 CT 表现

五、预后

(一)室管膜瘤

大多数髓内室管膜瘤是 WHO Ⅱ级的室管膜瘤,关于自然病程与治疗反应的最大宗数据,来源于一

项观察性病例系列研究，该研究纳入 47 年间在 6 家机构接受治疗的 126 例髓内室管膜瘤患者，其中约70％病例恶性程度为 WHO Ⅱ级，治疗包括对 63 例（50％）进行全切除，其中 12 例（19％）接受了术后放疗。在接受部分切除或仅活检的 58 例患者中，47 例（81％）接受了术后放疗。中位随访时间约为 4 年。15 年时的无进展生存率和总体生存率分别为 35％和 75％。多变量分析结果支持进行肿瘤全切除非常重要，但是并未证明辅助放疗的益处。化疗对髓内室管膜瘤的作用尚未得到证实。

（二）黏液乳头状室管膜瘤

髓内黏液乳头状室管膜瘤在生物学及形态学上不同于其他室管膜瘤。这些肿瘤最常发生于腰骶部脊髓和终丝，虽然是生长缓慢的胶质瘤，但易在整个中枢神经系统播散，美国国家综合癌症网络（National Comprehensive Cancer Network，NCCN）发表的共识指南建议，对已接受次全切除术或活检的髓内黏液乳头状室管膜瘤患者进行术后放疗。大多数观察性研究已发现，术后放疗与局部控制和无进展生存期的延长相关，但对总体生存情况的影响还不太清楚。在大型病例系列研究中，估计 10 年总体生存率超过 90％，但高达 1/3 的患者在诊断后约 2 年时复发。

（三）间变性室管膜瘤

此类高级别室管膜瘤在组织学检查时可见间变性特征（坏死、核分裂、血管增生、细胞多形性以及细胞核重叠）。此类肿瘤相对少见，在一项大型病例系列研究中，仅占髓内室管膜瘤的 5％。相比于低级别的室管膜瘤，髓内间变性室管膜瘤复发率更高，生存情况更差。

（四）星形胶质细胞瘤

星形胶质细胞瘤可发生于整个脊髓的任何部位。髓内星形胶质细胞瘤的病理学特征可预测疾病的生物学行为和临床病程。约一半的髓内星形胶质细胞瘤是毛细胞型星形胶质细胞瘤，另一半是浸润性星形胶质细胞瘤。与浸润性星形胶质细胞瘤患者相比，毛细胞型星形胶质细胞瘤患者的生存率更高（10 年生存率 78％ vs.17％）。与更好预后相关的其他因素包括肿瘤不位于颈段、肿瘤沿脊髓的累及范围有限以及症状持续时间更长（＞180 日）。术后放疗并不影响毛细胞型星形胶质细胞瘤患者的结局，但可以使浸润性星形胶质细胞瘤患者的结局改善。尚未明确化疗在该疾病中的作用。

（五）血管母细胞瘤和海绵状血管瘤

这两种肿瘤都是良性肿瘤，肿瘤与脊髓边界清楚，可以手术全切除肿瘤；除非有家族遗传史，手术全切除肿瘤可以治愈这两种疾病。

（丁兴华　张荣）

参 考 文 献

[1] McCormick P C，Torres R，Post K D，et al. Intramedullary ependymoma of the spinal cord[J]. J Neurosurg，1990，72(4)：523-532.

[2] Newton H B，Henson J，Walker R W. Extraneural metastases in ependymoma[J]. J Neurooncol，1992，14(2)：135-142.

[3] Waldron J N，Laperriere N J，Jaakkimainen L，et al. Spinal cord ependymomas：a retrospective analysis of 59 cases[J]. Int J Radiat Oncol Biol Phys，1993，27(2)：223-229.

[4] Welch W C，Erhard R，Clyde B，et al. Systemic malignancy presenting as neck and shoulder pain [J]. Arch Phys Med Rehabil，1994，75(8)：918-920.

[5] Allen J C，Aviner S，Yates A J，et al. Treatment of high-grade spinal cord astrocytoma of childhood with "8-in-1" chemotherapy and radiotherapy：a pilot study of CCG-945. Children's Cancer Group [J]. J Neurosurg，1998，88(2)：215-220.

[6] Lowis S P，Pizer B L，Coakham H，et al. Chemotherapy for spinal cord astrocytoma：can natural

history be modified? [J]. Childs Nerv Syst,1998,14(7):317-321.

[7] Sevick R J,Wallace C J. MR imaging of neoplasms of the lumbar spine[J]. Magn Reson Imaging Clin N Am,1999,7(3):539-553.

[8] Doireau V,Grill J,Zerah M,et al. Chemotherapy for unresectable and recurrent intramedullary glial tumours in children. Brain Tumours Subcommittee of the French Society of Paediatric Oncology (SFOP)[J]. Br J Cancer,1999,81(5):835-840.

[9] Akyurek S,Chang E L,Yu T K,et al. Spinal myxopapillary ependymoma outcomes in patients treated with surgery and radiotherapy at M. D. Anderson Cancer Center[J]. J Neurooncol,2006,80 (2):177-183.

[10] Abdel-Wahab M,Etuk B,Palermo J,et al. Spinal cord gliomas:a multi-institutional retrospective analysis[J]. Int J Radiat Oncol Biol Phys,2006,64(4):1060-1071.

[11] Mora J,Cruz O,Gala S,et al. Successful treatment of childhood intramedullary spinal cord astrocytomas with irinotecan and cisplatin[J]. Neuro Oncol,2007,9(1):39-46.

[12] Yao K C,McGirt M J,Chaichana K L,et al. Risk factors for progressive spinal deformity following resection of intramedullary spinal cord tumors in children:an analysis of 161 consecutive cases[J]. J Neurosurg,2007,107(6 Suppl):463-468.

[13] McGirt M J,Chaichana K L,Atiba A,et al. Incidence of spinal deformity after resection of intramedullary spinal cord tumors in children who underwent laminectomy compared with laminoplasty[J]. J Neurosurg Pediatr,2008,1(1):57-62.

[14] Pica A,Miller R,Villà S,et al. The results of surgery,with or without radiotherapy,for primary spinal myxopapillary ependymoma:a retrospective study from the rare cancer network[J]. Int J Radiat Oncol Biol Phys,2009,74(4):1114-1120.

[15] Bagley C A,Wilson S,Kothbauer K F,et al. Long term outcomes following surgical resection of myxopapillary ependymomas[J]. Neurosurg Rev,2009,32(3):321-334.

[16] Minehan K J,Brown P D,Scheithauer B W,et al. Prognosis and treatment of spinal cord astrocytoma[J]. Int J Radiat Oncol Biol Phys,2009,73(3):727-733.

[17] Eroes C A, Zausinger S, Kreth F W, et al. Intramedullary low grade astrocytoma and ependymoma. Surgical results and predicting factors for clinical outcome[J]. Acta Neurochir (Wien),2010,152(4):611-618.

[18] McGirt M J,Garcés-Ambrossi G L,Parker S L,et al. Short-term progressive spinal deformity following laminoplasty versus laminectomy for resection of intradural spinal tumors:analysis of 238 patients[J]. Neurosurgery,2010,66(5):1005-1012.

[19] Duong L M,McCarthy B J,McLendon R E,et al. Descriptive epidemiology of malignant and nonmalignant primary spinal cord, spinal meninges, and cauda equina tumors, United States, 2004—2007[J]. Cancer,2012,118(17):4220-4227.

[20] Lee S H,Chung C K,Kim C H,et al. Long-term outcomes of surgical resection with or without adjuvant radiation therapy for treatment of spinal ependymoma:a retrospective multicenter study by the Korea Spinal Oncology Research Group[J]. Neuro Oncol,2013,15(7):921-929.

[21] Babu R,Karikari I O,Owens T R,et al. Spinal cord astrocytomas:a modern 20-year experience at a single institution[J]. Spine,2014,39(7):533-540.

[22] Weber D C,Wang Y,Miller R,et al. Long-term outcome of patients with spinal myxopapillary ependymoma:treatment results from the MD Anderson Cancer Center and institutions from the Rare Cancer Network[J]. Neuro Oncol,2015,17(4):588-595.

［23］ NCCN. Treatment by Cancer Type［EB/OL］.［2023-04-10］http://www. nccn. org/professionals/
physician_gls/f_guidelines. asp♯site.

［24］ Spacca B，Giordano F，Donati P，et al. Spinal tumors in children：long-term retrospective
evaluation of a series of 134 cases treated in a single unit of pediatric neurosurgery［J］. Spine J，
2015，15(9)：1949-1955.

［25］ Fuller G N. The WHO classification of tumours of the central nervous system，4th edition［J］.
Arch Pathol Lab Med，2008，132(6)：906.

［26］ Moinuddin F M，Alvi M A，Kerezoudis P，et al. Variation in management of spinal gliobastoma
multiforme：results from a national cancer registry［J］. J Neurooncol，2019，141(2)：441-447.

［27］ Chou S C，Kuo M F，Lai D M，et al. Contemporary management of pediatric spinal tumors：a
single institute's experience in Taiwan in the modern era［J］. J Neurooncol，2020，146（3）：
501-511.

第十八章 脊柱肿瘤及脊髓髓外肿瘤

第一节 脊柱肿瘤

一、背景

脊柱肿瘤在儿童中很少见，与成人相比，儿童脊柱肿瘤呈现出许多特殊的特点。原发性脊柱肿瘤可分为良性脊柱肿瘤（主要有椎体血管瘤、骨样骨瘤、成骨细胞瘤、动脉瘤样骨囊肿和嗜酸性肉芽肿等）和恶性或侵袭性脊柱肿瘤（如尤文氏肉瘤（图18-1和图18-2）或骨源性肉瘤等）。继发性脊柱肿瘤（转移性脊柱肿瘤）可侵及不同的肿瘤组织（表18-1）。

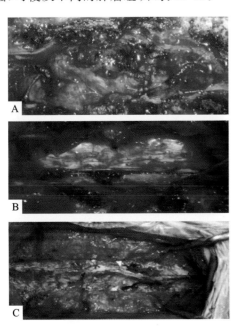

图 18-1 尤文氏肉瘤

A.肿瘤分界清，包膜完整，血运丰富；B.肿瘤切除后所见，肿瘤经椎间孔向椎管外生长；C.椎板复位并钛板及钛钉固定

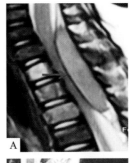

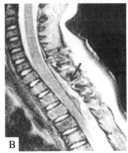

图 18-2 胸段尤文氏肉瘤

A.术前 MRI；B.术后 MRI

表 18-1 常见小儿脊柱肿瘤

分类	举例
良性脊柱肿瘤	椎体血管瘤、骨样骨瘤、成骨细胞瘤、骨巨细胞瘤、动脉瘤样骨囊肿、嗜酸性肉芽肿、神经鞘瘤、骶尾部畸胎瘤
恶性或侵袭性脊柱肿瘤	骨源性肉瘤、尤因肉瘤、脊索瘤、软骨肉瘤
转移性脊柱肿瘤	横纹肌肉瘤、神经母细胞瘤（图18-3）、视网膜母细胞瘤、肾母细胞瘤、畸胎瘤、白血病

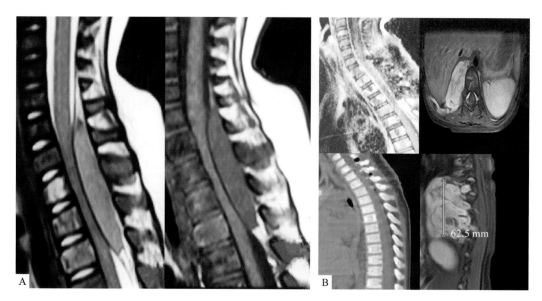

图 18-3　神经母细胞瘤
A. 术前 MRI；B. 术后复查示椎管内病灶已全切除。椎旁病灶转儿科进一步放化疗

二、诊断及手术治疗

小儿脊柱肿瘤最常见的症状是疼痛，若儿童患有持续性背痛，在鉴别诊断时应考虑并检查是否为肿瘤。肿瘤相关疼痛具有如下特点：①局灶性；②发生在夜间；③使儿童从睡眠中惊醒；④疼痛强度随时间增强；⑤与活动无关。局部恶性或侵袭性脊柱肿瘤的一个警告信号是短时间内疼痛强度迅速增强或任何强度极强的疼痛。在年龄较小的患儿中，疼痛可能无法有效表达。因此，疼痛可能表现为易怒或拒绝行走。同时由于这种沟通上的潜在限制，在年幼的儿童中，诊断往往延迟到更明显的神经功能缺陷出现时。在临床产生怀疑之后，初步评估可能需要 3D CT 和 MRI。大多数病例推荐行穿刺活检，以提高诊断率。

小儿脊柱肿瘤病理类型多样，低度恶性比高度恶性更常见。虽然文献中的流行病学研究显示，儿童脊柱肿瘤的解剖、病理和时间模式有很大的差异，但手术仍然是症状性病变的主要治疗方法。手术有多种目的，包括肿瘤控制、功能恢复和机械稳定。对于恶性脊柱肿瘤，术后处理通常需要联合放疗和化疗。

所有患者均可经后路手术。除以下情况外，所有患者均行椎板成形术：①青少年胸腰椎肿瘤；②椎板被肿瘤破坏；③明显脊柱畸形或不稳。手术争取全切除肿瘤。目前暂不清楚具有更高死亡率的整体切除术相比于分块切除术是否长期效果更好。姑息手术可用于诊断、止痛并改善功能。

在目前的神经外科实践标准下，小儿脊柱肿瘤手术的复发率和死亡率较低。近一半的病例需要术后辅助治疗。对于脊柱畸形需要特别注意，有时还需要手术矫正。儿童脊柱肿瘤的现代治疗能够有效地消除病变，并为大多数患者带来良好的结果。

三、手术细节及术前准备

脊柱肿瘤的治疗发生了巨大变化。脊柱矫形及儿童同期后路手术治疗方法及技术使外科医生能更彻底地治疗这些病变，更有效地重建脊柱。脊柱稳定及肿瘤外科手术治疗极大地改善了患儿预后。可以应用成人脊柱矫形衍生的融合技术，但此技术不适用于年幼患儿（1 岁以下）。1 岁半儿童可以使用枕颈螺钉固定，避免使用外部固定设施，如头环背心或石膏，因为儿童对这些的耐受力很差。椎弓根螺钉矫形适用于 4 岁及以上儿童。就敏感性或对矫形反应而言，8 岁以上儿童脊柱解剖及构型与成人脊柱并无差异。评定区术前薄层 CT 有助于外科医生判断患儿是否可接受矫形。应参照术前 CT 预估螺钉长度及轨迹。

相比于脊柱后路矫形术，脊柱前路矫形术用得更少。儿童脊柱前路矫形术放置前路硬体时最主要的缺陷在于可能需要二次手术行术后病理减压或后路脊柱矫形放置。胸椎间脊柱肋骨横突切除或外侧入路法均可以同时开展脊柱前路矫形放置以及后路脊柱矫形。

就后路矫形器械而言,标准脊柱矫形器械如钛或聚醚醚酮(PEEK)网笼可能太大,不适用于儿童。仔细研究术前 CT 来判定患儿骨骼是否可以接受前路矫形是十分必要的。其他可能的并发症如下:神经根受损;内固定松动移动,重要血管结构受损,如颈动脉、主动脉或下腔静脉;脊髓及其覆盖物受损;内脏受损;脊髓相关节段疾病,尤其是颈椎移位;狭窄以及应力性结构不稳定。

如需频繁磁共振成像(MRI)追踪肿瘤残留或复发情况,应采用钛合金植入。与不锈钢相比,使用钛合金形成的图像分散失真度更小,可保证更佳的肿瘤随访。肿瘤病灶处或其背侧不应放置节段性植入物,因为放置节段性植入物可能会造成术后影像质量不佳。

幼儿期之后的儿童可顺利实现脊柱稳定矫形,且术后出现并发症的风险并不会升高。但需进行随访研究确定未成熟儿童脊柱排列及生长的长期效果。

四、预后及术后管理

婴儿期之后的儿童可顺利接受脊柱稳定矫形,同时术后即刻发生并发症风险不高。但是,需进行随访研究确定发育中儿童脊柱排列及生长的长期效果。某些研究报告发现,上颈椎内固定融合对锥体排列和生长影响最小,而对儿童 C2 以下的脊柱影响尚不清楚。

小儿脊柱肿瘤的治疗取决于肿瘤的位置、受累程度和生物学行为。

第二节　脊髓髓外肿瘤

一、背景

小儿脊髓髓外原发性肿瘤非常少见,脊髓髓外肿瘤占所有硬膜内肿瘤的约 30%,并且病理表现多样。这个区域常见的肿瘤包括神经鞘瘤(图 18-4)、神经纤维瘤病(图 18-5)、施万细胞瘤、脊膜瘤(图 18-6 至图 18-8)等,非肿瘤性病变常见的有表皮样囊肿、蛛网膜囊肿等(表 18-2)。

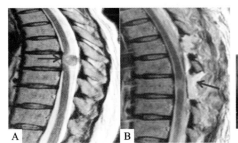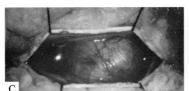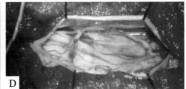

图 18-4　神经鞘瘤
A. 术前 MRI;B. 术后 MRI;C. 充分显露肿瘤;D. 肿瘤完全切除后

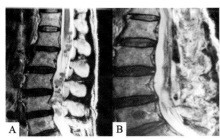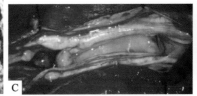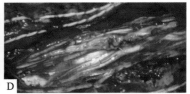

图 18-5　多发神经纤维瘤病
A. 术前 MRI;B. 术后 MRI;C. 充分显露肿瘤;D. 肿瘤完全切除后

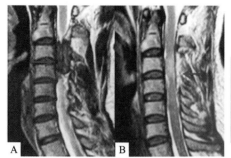
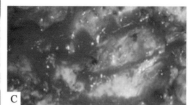
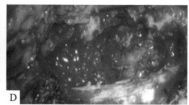

图 18-6　颈段脊膜瘤

A. 术前 MRI；B. 术后 MRI；C. 充分显露肿瘤；D. 肿瘤完全切除后

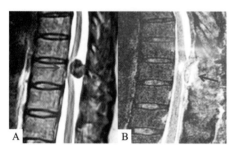
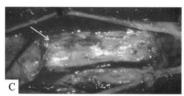
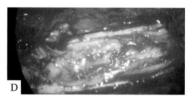

图 18-7　胸段脊膜瘤

A. 术前 MRI；B. 术后 MRI；C. 充分显露肿瘤；D. 肿瘤完全切除后

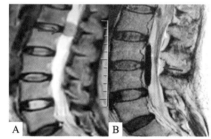
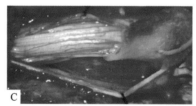
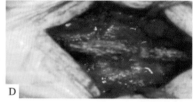

图 18-8　腰段脊膜瘤

A. 术前 MRI；B. 术后 MRI；C. 充分显露肿瘤；D. 肿瘤完全切除后

表 18-2　常见的小儿脊髓髓外占位

分类	举例
肿瘤性病变	神经纤维瘤病、施万细胞瘤、黏液乳头型室管膜瘤、非典型畸胎样横纹肌样肿瘤、原始神经外胚层肿瘤
非肿瘤性病变	表皮样囊肿、皮样囊肿、蛛网膜囊肿、神经管原肠囊肿

　　脊髓髓外肿瘤多发展较慢，病情常常被延误，肿瘤常位于脊髓后外侧部，多因背部及侧面不适，节段性脊髓或神经根受压等临床表现就诊。最常见的主诉是模糊的背痛、肢体乏力、括约肌功能障碍，以及感觉障碍。经常在脊柱侧凸或无关外伤检查中发现占位性病灶。而根性疼痛、感觉障碍等表现一般出现较晚。对于任何有明显背痛或腿痛的患儿，或有明显下肢乏力等运动神经元发育迟缓表现的患儿，应引起重视，仔细检查。

二、诊断及手术适应证

　　磁共振成像（MRI）是明确髓外硬膜内病变的首选方法。计算机断层扫描（CT）一般用来研究病灶周围的骨重建或病变内的钙化情况。然而,增强 MRI 可以明确病变与脊髓以及病变与周围软组织平面之间的界限。MRI 可能很难区分脑膜瘤与神经鞘瘤,因为它们的 T1 和 T2 信号类似。神经鞘瘤通常表现出更多不均匀 T2 信号,并且引起锥体扇形病变和神经孔扩大。如果肿瘤有硬脊膜尾征或有钙化,可提示脑膜瘤。

根据临床症状,外科适应证可有紧急和急迫之分。前者主要包括神经影像学提示的脊柱不稳,或直肠、膀胱功能障碍。而后者主要包括神经系统体征的变化和渐进型脊柱畸形保守治疗难以缓解的持续疼痛。一般急诊手术适应证为有进展性脊柱畸形和(或)神经功能缺失,应在完成检查的几小时内进行手术,特别是应在神经功能缺失的 48 h 内进行。

三、手术目标

对于髓外病变,手术的理想目标是尽可能全切除。对于侵袭性或浸润性病变,如 1 型神经纤维瘤病(NF1)患者,彻底切除病变比较困难,因为会造成相应节段神经功能缺失或脊柱不稳。准确的荧光定位可避免椎板过度切除,而且关节突的保存有助于降低脊柱后凸畸形发生的风险。临床研究发现,颈椎硬膜内病变接受椎板切除术或椎管扩大成形术的患儿中,大约有 33% 的患儿发展为后凸畸形。如果辅助放疗,发病率更高。颈椎的渐进性后凸畸形的危险因素包括患者年龄小于 3 岁、原有脊柱畸形,伴有脊髓症状和 3 个或更多椎板切除或关节突切除。

此外,如果诊断明确,一些病变可以进行辅助治疗,包括化疗和立体定向放疗。

四、手术禁忌证

儿童脊髓髓外肿瘤外科手术治疗的绝对禁忌证包括未经治疗的全身系统性感染(因其可导致脑膜炎)和正在进行抗凝治疗(因其可能导致硬膜下出血)。

五、术前准备

术前应详细询问患者相关病史、做好查体以及完善神经影像学检查。做好术前神经功能评估,以便在患者术后进行临床评估,并确保将来症状与肿瘤的复发没有相关性。MRI 可以确定肿瘤的位置和范围。术前需要包括整个大脑的中枢神经 MRI 检查来评估源于大脑的脊髓转移肿瘤。

术前 X 线检查可以用于评估脊柱稳定性和畸形,以及病变累及椎弓根和椎体的情况。在这些情况下,进行脊柱 CT 来评估椎弓根大小是必要的。

脊髓体感诱发电位(SEP)和运动诱发电位(MEP)监测可以在手术切除时用于监测脊髓束和神经功能。可以组织麻醉科、外科、电生理人员进行术前讨论,以确保提供适当的全身麻醉剂量及维持合适的平均动脉压。

六、手术相关注意事项

专家建议,手术过程中对于病灶位置,应进行透视成像及超声确认。术中定位和术前 MRI 进行对比,可以缩小手术切口及在病灶切除时暴露神经节段。局限性椎板切除可以通过维持后侧骨韧带张力来避免术后脊柱后凸畸形。同时也要非常小心以避免暴露和破坏关节突,降低脊柱失稳风险。这些原则尤其适用于颈椎,因为颈椎在解剖上存在更多垂直方向关节面,如果损伤,则很容易发生进行性脊柱后凸畸形。

硬膜暴露的一个关键步骤是核实是否完全显露病灶头尾部。可采用术中超声确保暴露病灶上、下硬膜。硬膜打开后要明确髓外占位是否和硬膜粘连。如果肿瘤包膜完整,整个手术过程比较容易。保留缝线,牵开硬膜,使之呈帐篷样打开,以确保手术切除时有足够视野。沿着病灶上、下节段打开硬膜,轻柔分离瘤体和脊髓。用显微器械帮助分离界面,整个显微操作应远离界面。

有许多内在风险因素与脊髓髓外肿瘤切除有关。脊髓损伤可在暴露过程或切除过程中发生。应避免广泛操作而造成邻近脊髓牵拉扭曲。另外,如果存在严重占位造成的椎管狭窄,残留脊髓顺应性将无法适应操作带来的压迫和干扰。

麻醉和术后引导期间患者有足够的平均动脉压,维持轻度高血压状态,可以确保正常脊髓微循环灌注。关于是否行椎板成形仍有争议。

大多数情况下如果涉及广泛切除,肿瘤内减压时应使用超声吸引器。术中 MEP 以及 SEP 监测可以明确手术切除及暴露的限度。如果发现 SEP 和 MEP 有变化,应立即评估是否还要继续手术切除。依据具体情况分析,由麻醉科、外科以及电生理人员共同研究做出决定。如果监测电位消失,术者需要结束手术,明确病因,并择期切除。

七、预后和术后管理

手术后,患儿常规入 ICU 观察。如果可以,严密监测神经功能,维护心血管参数,如平均动脉压。如果脊柱内有固定物或担心进行性脊柱畸形,有必要佩戴颈托或腰椎矫形器。在术后早期,患者处于俯卧位有助于防止发生脑脊液漏,并有助于 24～72 h 的硬脑膜愈合。术后严格卧床时,鼓励辅以物理治疗。脊髓后部受累可能损伤脊髓脊柱本体感觉功能,起初要限制独立行走。理疗师、重症监护病房医生、外科医生的综合治疗将有助于促进患者术后早期活动和恢复。

术后 24～48 h 复查 MRI 有助于建立一个影像学基线,进行后期评估比较,以确保肿瘤全切或次全切除。依据受影响的脊柱水平可能需要连续 MRI 复查,并确保没有额外的肿瘤生长。儿童必须由神经外科医生随访,因为他们有被延误和发展为渐进性脊柱畸形的风险。

八、并发症

椎管内脊髓髓外肿瘤切除手术引起的并发症包括脑膜炎、局部皮肤感染、脑脊液漏、需要手术引流的硬膜下出血,病灶平面以下的无力和感觉变化以及本体感觉障碍导致的行走困难。当病变涉及多个节段时,这种神经系统的改变往往更为明显,即使手术十分成功,也应向家属告知上述情况。对于仅出现背部疼痛的患者,可以给予镇痛药物对症处理。更严重的并发症包括瘫痪、失明、持续性神经性疼痛和永久性神经功能损伤引起的感觉功能障碍。

(刘景平)

参 考 文 献

[1] Cohen A R. 儿童神经外科学[M]. 史航宇,译. 世界图书出版公司,2019.

[2] 孙宁,郑珊. 小儿外科学[M]. 北京:人民卫生出版社,2016.

[3] Noh T,Vogt M S,Pruitt D W,et al. Pediatric intramedullary spinal cord tumor outcomes using the WeeFIM scale[J]. Childs Nerv Syst,2018,34(9):1753-1758.

[4] Bhimani A D,Rosinski C L,Denyer S,et al. Acute surgical risk profile of intramedullary spinal cord tumor resection in pediatric patients:a pediatric national surgical quality improvement program analysis[J]. World Neurosurg,2019,121:e389-e397.

第十九章　儿童脑肿瘤的综合治疗

儿童脑肿瘤包含多类不同病理特征、不同生物学行为的肿瘤。其治疗方式与预后也截然不同。外科手术在多种儿童脑肿瘤的治疗中居重要地位,然而,部分脑肿瘤由于其特异的生物学行为(如对放化疗敏感,依靠放化疗可获得治愈等),以及特殊的解剖位置,仅接受手术治疗难以获得根治,在此类肿瘤中,包括放化疗在内的传统治疗,以及靶向治疗、免疫治疗等在内的新型抗肿瘤治疗的重要性更加凸显。综合治疗手段翻开了儿童脑肿瘤治疗的新篇章。

一、放疗

放疗是儿童脑肿瘤多学科综合治疗的重要组成部分,放疗联合其他治疗带来了肿瘤的局部控制时间与生存时间的延长。然而放疗可能对发育中的儿童造成功能损伤,并有诱发二次肿瘤的风险。这些远期毒性与受辐射组织的体积及剂量相关,低龄儿童被认为更容易受影响。现代放疗技术的进展,以及临床决策者对远期毒性的深入了解使放疗在儿童脑肿瘤中的应用越来越精准,以期减少远期毒性的发生。为了最大限度地扩大疗效和毒性之间的治疗窗口,近几十年来,放疗经历了革命性的变化,如调强放疗(intensity modulated radiation therapy,IMRT)、容积调强放疗(volumetric modulated arc therapy,VMAT)和质子束放疗(proton beam radiation therapy,PBRT)得到发展。与传统方法(如三维适形放疗)相比,这些放疗技术提高了肿瘤靶区的剂量覆盖率,并对正常组织提供了更好的保护。

(一)放射线及放疗方式

在现代儿童放疗中使用的两种主要放射线是光子和质子。光子或质子的辐射均可导致细胞 DNA 的双链断裂而破坏细胞分裂。

光子射线具有剂量建成效应,即当光子穿过组织时,剂量一边衰减,一边在沿途的所有组织中沉积。由于剂量沿着光束路径沉积,光子放疗时放疗靶区(如肿瘤或瘤床)以及周围组织均会受到照射。正是这种对周围组织的辐射,导致放疗的近期副作用,以及对患者的生存质量造成重大影响的远期副作用。质子是一种高能射线,不同于光子,在进入人体时只会释放较低能量,在达到特定深度时速度突然降低并中止,释放出最大能量,即布拉格(Bragg)峰效应。临床上可通过调节质子射束的能量,并且按照肿瘤大小扩展峰的宽度,使高剂量区集中在不同深度和不同大小的肿瘤部位。

光子通过直线加速器实施放疗。肿瘤放射科医生与物理师共同参与计划的设计,计划需满足剂量对目标组织的均匀覆盖并需考虑周围正常组织所接受的剂量,并保证在每次放疗中可重复实施。当邻近的被危及器官不能耐受太高剂量时,往往需减少外围靶区的处方剂量;当病灶为多靶区或者为不规则的几何形状,如凹陷或凸出时,剂量难以满足既均匀覆盖靶区又能与靶区形状高度契合。通过预先设定处方剂量和覆盖范围,以及对正常组织的剂量限制来进行放疗计划设计的技术,被称为逆向调强放疗技术。逆向调强放疗是通过在治疗过程中调制辐射束的强度来实现的。容积旋转调强放疗则是在治疗期间通过不断调节辐射束强度,以及使机架围绕患者旋转,从而缩短治疗时间。与三维适形放疗相比,这些方法可以使直线加速器对不同解剖位置的任何病灶进行精确剂量分布。

质子传送的方式主要有两种:被动散射(passive scatter,PS)和笔形束扫描(pencil beam scanning,PBS)。这类似于分别通过三维适形放疗和 IMRT 传输光子。PBS 可提供更好的剂量分布。它能够将剂量沉积到肿瘤的远端边缘以及近端边缘。在剂量分布上,使用 PS 或 PBS 的质子辐射都优于光子辐射。质子射线可减少肿瘤周边组织及整个身体接受的散射剂量,从而减轻急性和晚期放射性毒性,并有可能降低发生二次肿瘤的风险,对于脑肿瘤特别是需要进行全脑全脊髓照射的肿瘤具有较好的剂量学优势。由于设备场地等限制,目前我国的质子放疗并未全面开展。质子放疗在儿童脑肿瘤中具有广阔的应用前景。

(二)常见儿童脑肿瘤的放疗

儿童脑肿瘤的组织学范围较广。治疗方案主要根据肿瘤的组织学特征、部位、年龄决定。下面介绍几种常见儿童脑肿瘤的放疗。

儿童胶质瘤起源于中枢神经系统的神经胶质细胞,根据肿瘤的病理类型和解剖位置,临床表现不一。儿童胶质瘤中大部分为低级别胶质瘤。低级别胶质瘤经全切除后可获得超过95%的5年总生存率,约80%的局部控制率。然而许多低级别胶质瘤由于毗邻或累及重要器官,如丘脑、视路以及脑干,无法进行全切除。对于此类无法全切除的肿瘤,放疗可单独使用或者在化疗后使用。由于低级别胶质瘤通常对化疗反应好,目前在10岁内的儿童中,化疗常优先于放疗。现代放疗技术如IMRT和PBRT,可大大减少由于其他大脑组织辐射暴露而产生的放疗副作用。然而在质子放疗中需注意,由于浸润肿瘤无法在影像中完全显示,可能增高亚临床病灶无剂量覆盖的风险。质子放疗可减少周边正常组织的放射剂量,但是不能减少被肿瘤累及组织的放疗剂量。

髓母细胞瘤是儿童中最常见的中枢神经系统胚胎性肿瘤。髓母细胞瘤位于颅后窝,常因为肿瘤阻碍脑脊液循环而导致梗阻性脑积水。在年龄≥3岁的患者中,标准治疗包括手术和放化疗。需进行全脑全脊髓放疗(craniospinal irradiation,CSI),并对瘤床及亚临床病灶区进行更高剂量的照射。CSI处方剂量取决于患者风险分级。标准风险组CSI剂量为23.4~24 Gy/(12~14 f),高危风险组CSI剂量为36 Gy/(18~20 f)。两组患者的瘤床均需加量至54 Gy。目前髓母细胞瘤较常用的分子分型为WNT型、SHH型、G3型和G4型。这些分型具有一定的预后意义,其中WNT型患者预后最好,而G3型预后最差。目前根据分子分型决定放疗剂量的临床试验尚在进行中。

室管膜瘤是一类常见的儿童脑肿瘤。约2/3的室管膜瘤起源于颅后窝,1/3起源于幕上。2021年,WHO对室管膜瘤进行2级划分,Ⅱ级为室管膜瘤,Ⅲ级为间变性室管膜瘤;并根据分子学特征提出了一个新的分子分型,即RELA融合基因阳性型室管膜瘤。当室管膜瘤为局限病灶不伴转移时,主要治疗方案是最大安全范围的手术切除及术后放疗。术后瘤床接受54~59.4 Gy/(30~33 f)放疗。当患者存在中枢神经系统内的播散时,则需要将CSI作为治疗方案的一部分。可接受CSI的年龄界限目前存在争议,一般认为在3岁及3岁以上儿童中实施CSI是安全的,对于部分伴随不良预后因素、进展较快、化疗无法控制的3岁以内的儿童,也可酌情使用CSI。幕下A型室管膜瘤(无H3K27三甲基化)伴随1q获得与不良预后基因(如tenascinC、EGFR)表达率高,则预后较差;幕上室管膜瘤伴随RELA基因融合(C11orf95-RELA融合基因阳性),则预后较差。美国儿童肿瘤协作组(Children's Oncology Group,COG)评估了临床试验ACNS0121中对室管膜瘤手术后进行放疗的疗效,在全切除或近全切除手术联合放疗的患者中5年无进展生存率为65%~70%,与不完全切除术联合化疗组5年无进展生存率(37%)对比,有明显差异。

脑干胶质瘤是起源于脑干神经胶质细胞的胶质瘤,其中弥漫内生型脑桥胶质瘤(diffuse intrinsic pontine glioma,DIPG)占脑干胶质瘤的75%~80%。DIPG的标准治疗为受累区域放疗。放疗剂量通常为54 Gy,常规分割放疗。对于大部分患者,单纯放疗可带来暂时改善,约90%的患者在诊断后18个月内死亡。在放疗结束后数月内,放疗的肿瘤进展被抑制,然而此时如出现病灶内的强化,需将疾病进展与放射性损伤进行鉴别。

颅内原发性生殖细胞肿瘤起源于原始胚胎生殖细胞,分为纯生殖细胞瘤及非生殖细胞瘤性生殖细胞肿瘤。纯生殖细胞瘤对放射线高度敏感,既往治疗中单纯放疗即可取得较好的疗效,放疗方案为CSI 24~36 Gy,局部病灶加量至40~50 Gy。因纯生殖细胞瘤的预后较好,5年总生存率可达90%以上,目前的治疗模式倾向于在不降低抗肿瘤效果的前提下加大化疗强度,减少放疗剂量及减小放疗范围以减轻放疗带来的晚期毒性。在目前的放疗方案中,部分患者接受全脑室放疗24 Gy后局部病灶加量至30~40 Gy,在严密的观察中该方案减少了CSI带来的远期放射性毒性,且疗效并未变差。然而进一步缩小放疗靶区,如单纯进行局部照射,出现脑室内复发的概率明显增高。非生殖细胞瘤性生殖细胞肿瘤目前多采用新辅助化疗联合放疗的综合治疗模式。即初诊的非生殖细胞瘤性生殖细胞肿瘤使用 6 个周期的化疗后评估肿瘤，肿瘤达到完全缓解（CR）或近完全缓解（PR）后接受 CSI 30.6～36 Gy，局部病灶加量至 54～60 Gy。有研究指出，在新辅助化疗后接受全脑室放疗的局部控制效果不亚于 CSI，然而在脊髓内播散的概率高于后者，由于复发后治疗难度加大，因此对初诊患者是否采用全脑室放疗需谨慎选择。

（三）特殊情况下的放疗

对于儿童脑肿瘤放疗后复发，使用再手术和（或）联合系统性化疗后仍有继续进展的可能。近年来，放疗技术不断发展，首程放疗和再程放疗均可实现较好的靶区剂量覆盖和正常组织的保护。再程放疗作为复发肿瘤的治疗选择并不罕见。对复发髓母细胞瘤、室管膜瘤实施再程放疗的患者取得了显著的生存获益。如复发髓母细胞瘤再程放疗后可获得 6.5～12 个月的局部控制，以及 17.5～29 个月的生存期。脑桥胶质瘤放疗后复发进行再程放疗 18～20 Gy，治疗耐受性良好，患者可获得近 5 个月的无进展生存期。再程放疗带来的毒性远大于首程放疗，但放射性脑坏死等严重毒性属于晚期毒性，患者的短生存期意味着患者剩余生存期生活质量的获益可能超过晚期毒性带来的弊端。再程放疗需由肿瘤放射科医生与物理治疗师在充分评估放疗难度及邻近被危及器官的剂量分布，评估临床获益及风险后共同制订计划。

二、化疗

儿童脑肿瘤是一类实体肿瘤，目前化疗仍然是儿童脑肿瘤的主要治疗方法。多个儿童脑肿瘤组织进行了各种试验探索，使化疗在儿童脑肿瘤的治疗中取得了一定进展。然而由于儿童脑肿瘤起源的多样化，以及血脑屏障使药物的利用度不高，目前许多儿童脑肿瘤最佳的化疗方案仍然未定。在临床中探索最佳化疗方案以及联合治疗方案仍然是目前神经肿瘤科医生面临的挑战。

（一）常见的化疗药物

烷化剂主要通过与 DNA 分子内鸟嘌呤碱基上 N_7 或腺嘌呤 N_3 形成交联，或者在 DNA 和蛋白质之间形成交联影响 DNA 的修复与转录。在儿童脑肿瘤中常用到的亚硝脲类药物（洛莫司汀、卡莫司汀、司莫司汀等）、环磷酰胺、异环磷酰胺、达卡巴嗪，以及达卡巴嗪的咪唑四嗪衍生物替莫唑胺都属于烷化剂。此外，金属类抗肿瘤药物顺铂和二代铂类药物卡铂的作用机制与烷化剂类似，通过烷基化鸟嘌呤 N_7 位置形成 DNA 链内交联。与其他药物联合应用于各种方案中。铂类药物也被用作"辐射增敏剂"，因为它们可能阻止耐辐射基因克隆的产生。铂类对室管膜瘤、髓母细胞瘤、进展性低级别胶质瘤均有效。在毒性上，顺铂存在听力丧失、肾毒性、恶心、呕吐等副作用，卡铂的耳毒性、肾毒性较顺铂小，但有更强的骨髓抑制作用。

长春花类植物的生物碱（长春碱、长春新碱、长春瑞滨等）通过微管蛋白解聚细胞内微管，从而导致有丝分裂停止和细胞死亡，从而发挥细胞毒性作用。长春新碱在儿童脑肿瘤中应用广泛，主要用于髓母细胞瘤及其他胚胎性肿瘤的联合治疗，对儿童低级别胶质瘤也有一定疗效。长春新碱的毒性作用主要为肠道神经麻痹引起的腹胀、便秘，以及周围神经病变。

抗代谢类药物与体内某些代谢物类似，但不具备生理功能，在体内可干扰核酸、蛋白质等大分子的生物合成和利用，导致肿瘤细胞的死亡。抗代谢类药物包括甲氨蝶呤、阿糖胞苷、氟尿嘧啶、6-巯基嘌呤等。大剂量甲氨蝶呤可穿过血脑屏障，扩散到实体瘤中，在髓母细胞瘤、室管膜瘤中均有应用。大剂量甲氨蝶呤可产生严重的毒性，如肾衰竭、骨髓抑制、肝功能损害等，在静脉滴注后需用亚叶酸钙进行解毒处理。

拓扑异构酶Ⅰ抑制剂（羟喜树碱、伊立替康、托泊替康等）通过阻止 DNA 复制时双链解螺旋后的重新接合，造成 DNA 双链断裂。鬼臼毒素（依托泊苷、替尼泊苷）为拓扑异构酶Ⅱ抑制剂，通过稳定 DNA 底物与拓扑异构酶Ⅱ之间形成的共价中间体，导致单链和双链 DNA 断裂。依托泊苷被应用于髓母细胞瘤、室管膜瘤、生殖细胞肿瘤以及复发性脑肿瘤的联合治疗。主要毒性为骨髓抑制、黏膜炎等。长期使用亦可能导致继发性白血病。

（二）常见儿童脑肿瘤的化疗及特殊情况下的化疗

化疗是胶质瘤、髓母细胞瘤、生殖细胞肿瘤等儿童肿瘤的重要治疗手段。在一些低龄（年龄＜3 岁）

儿童的脑肿瘤中,化疗是连接手术和放疗的枢纽。由于本年龄段常见的肿瘤,如髓母细胞瘤、非典型畸胎样/横纹肌样瘤(atypical teratoid/rhabdoid tumors,AT/RT)、室管膜瘤等,具有侵袭性,为了延迟或减少放疗,这部分患儿通常接受高强度化疗。如年龄<3岁儿童的髓母细胞瘤通常使用顺铂、长春新碱、依托泊苷、环磷酰胺、甲氨蝶呤等多种化疗药物交替化疗,并可使用自体造血干细胞移植支持下大剂量化疗。在美国COG的ACNS0334试验中,此种疗法在低龄髓母细胞瘤患儿中显示了较好的疗效,但大剂量化疗是否引发远期毒性,还需进一步随访观察。对于脑干胶质瘤、室管膜瘤,由于尚无明确有效的化疗方案,美国COG的ACNS0121试验中,对于18月龄以上的室管膜瘤患儿,在术后即可给予放疗。

三、靶向治疗

在过去的20年里,像其他肿瘤一样,儿童脑肿瘤的基因组及表观基因组信息不断被完善。随着研究者对肿瘤信号通路的深入了解,以及靶向药物研制的不断进步,儿童脑肿瘤方面进行了多项关于靶向治疗的探索。

(一)常见儿童脑肿瘤的分子靶点

大多数低级别胶质瘤丝裂原活化蛋白激酶(MAKP)信号通路中发生Ras/Raf/MEK/ERK途径的改变。Ras/ERK通路的改变导致该通路的结构性激活,从而导致肿瘤生长和维持。在低级别胶质瘤中,最常见的遗传改变是7q34的串联复制,这导致了基因KIAA1549和BRAF之间的融合。这种融合导致Ras/ERK通路的组成型激酶激活,从而导致肿瘤生长。BRAF密码子600(BRAF-V600E)突变在多形性黄色星形细胞瘤(66%)和神经节胶质瘤(18%)中也有很高的发生率,在2%~9%毛细胞型星形细胞瘤中发现了该类突变。BRAF-V600E的激活基因突变,导致一个单一的缬氨酸替换为谷氨酸,与KIAA1549-BRAF融合类似,会导致Ras/ERK通路的激活。在低级别胶质瘤中,其他不太常见的突变包括KRAS,及影响FGFR1和NTRK家族受体激酶的畸变。在患有1型神经纤维瘤病(neurofibromatosis type 1,NF1)的儿童中,肿瘤抑制基因NF1的突变也容易发展为低级别胶质瘤和周围神经鞘瘤(神经纤维瘤病和恶性周围神经鞘瘤)。NF1的缺失导致Ras/ERK和(或)PI3K-AKT信号通路的过度激活,这些信号通路调节哺乳动物雷帕霉素靶蛋白(mTOR)通路的活性,最终导致大脑胶质细胞和周围神经系统施万细胞的过度增殖。

低级别胶质瘤的靶向治疗方案很大程度上借鉴了成人体部肿瘤的成功案例。随着大型临床试验的成功开展,抑制Ras/ERK通路的MEK抑制剂和BRAF抑制剂已经获得美国食品药品监督管理局(FDA)批准,并越来越多地用于相关信号通路突变肿瘤包括儿童低级别胶质瘤的一线治疗。MEK抑制剂的初步试验结果对大多数低级别胶质瘤患儿很有希望。然而,由于研究仍在进行中,这些药物的长期获益和潜在风险仍不清楚。BRAF-V600E突变的治疗选择还包括BRAF抑制剂。尽管这些药物在研究中产生了积极的结果,早期临床前和临床研究表明,第一代BRAF抑制剂使Ras/ERK通路的复杂激活导致BRAF融合阳性肿瘤加速生长。因此,BRAF融合阳性肿瘤大多被排除在BRAF抑制剂治疗之外。基于mTOR通路也有类似报道。在低级别胶质瘤中激活的mTOR抑制剂也被纳入临床试验,并获得了成功。室管膜下巨细胞星形细胞瘤是一种低级别胶质瘤,常见于患有脑病的儿童结节性硬化症,作为单独治疗儿童脑肿瘤的先驱案例之一,自21世纪初以来,研究者已成功使用mTOR抑制剂治疗此种肿瘤。

儿童高级别胶质瘤突变谱比低级别胶质瘤更具有异质性,治疗也变得更加多样化,包括分子靶向治疗药物的组合应用。与低级别胶质瘤相似,高级别胶质瘤也有BRAF-V600E突变和NF1突变,尽管发生率低得多。最近的研究表明,NF1或BRAF-V600E突变患者的高级别胶质瘤可能是一类独特的继发性高级别胶质瘤。这些肿瘤通常伴有CDKN2A和CDKN2B突变,与原发性高级别胶质瘤相比,这些肿瘤患者总生存率略有提高。BRAF抑制剂和MEK抑制剂已被用于BRAF-V600E突变型肿瘤,最初使用单药治疗,目前多使用多药联合治疗。TRK融合(NTRK1、NTRK2、NTRK3)最初与婴儿纤维肉瘤和先天性肾母细胞瘤相关,在高达40%的婴儿高级别胶质瘤中发现TRK融合,TRK融合在其他儿童高级别胶质瘤中发生的频率要低得多。这些肿瘤对泛TRK抑制剂反应良好,目前美国FDA已批准将其用于成人和儿童 TRK 融合阳性肿瘤的治疗中。儿童高级别胶质瘤也可存在 EGFRvⅢ 突变,血小板衍生生长因子受体(platelet-derived growth factor receptor,PDGFR)A 和 B 的异常激活。约 10% 的儿童高级别胶质瘤中发现 MET 癌基因融合。这些靶向突变通常与 TP53 突变或 CDKN2A/B 缺失同时发生,提示 MET 癌基因融合的发生依赖于细胞周期调控的破坏。PI3K-AKT 通路的改变也存在于高级别胶质瘤中,最常见的是 PIK3CA 或 PIK3R1 突变。尽管每种突变都有特定的抑制剂可用,但这些抑制剂仍很少作为单一疗法使用。未来最大的挑战将是如何将这些新药物联合用于高级别胶质瘤的治疗中,考虑到这些肿瘤的高度异质性,新的临床试验正在设计中。目前一项正在进行中的研究包括肿瘤的实时 RNA 和 DNA 测序,以根据所确定的分子靶点为患者实施个体化治疗。

弥漫内生型脑桥胶质瘤(DIPG)和其他中线高级别胶质瘤具有独特的分子特征。其中组蛋白 3(H3) K27M 突变最为常见,已被纳入 2016 年 WHO 儿童弥漫性胶质瘤分类指南。在 H3 体细胞突变的肿瘤中,组蛋白修饰酶的活性变得不平衡,导致组蛋白去乙酰化酶(HDAC)的过度表达,因此,HDAC 抑制剂如帕比司他(panobinostat)已被用于儿童 DIPG 和其他 H3 突变高级别胶质瘤临床试验。目前可能导致治疗失败的原因之一是帕比司他和其他 HDAC 抑制剂的血脑屏障通透率不高。为了通过血脑屏障,一种新的水溶性帕比司他配方(MTX110)已经被开发出来,它可以通过增强的输送系统直接输送到肿瘤,目前已通过临床试验用于新诊断的 DIPG 患者。DIPG 中其他常见的突变基因包括 TP53、ACVR1、PIK3CA、FGFR1 和 PDGFR,新的 DIPG 临床试验使用了从组织活检获得的分子信息,以制订个体化治疗方案。目前仍无联合治疗的长期数据披露。

髓母细胞瘤 WNT 型和 SHH 型的特征是各自信号通路的异常激活,G3 型和 G4 型肿瘤是根据肿瘤内是否存在其他转录或染色体异常进行分类的。WNT 型髓母细胞瘤的 5 年生存率最高,而 G3 型肿瘤的 5 年生存率最低。SMO 蛋白是 SHH 信号通路中的关键蛋白。与 SMO、SUFU 或 GLI2 突变的患者相比,PTCH1 突变的患者更有可能对 SMO 抑制剂产生应答。蛋白激酶 CK2 对 SHH 型髓母细胞瘤中 GLI2 的活性和稳定也很重要。个体化的分子疗法也被纳入儿童髓母细胞瘤的临床试验中。例如,PTEN 缺失、mTOR 或 PIK3A 激活突变的儿童可以在美国 COG 的 MATCH 研究中接受 PI3K/mTOR 抑制剂治疗。同样,在 NCT03598244 研究中,c-MET 抑制剂现在可用于 MET 扩增或突变、HGF 扩增或 7q 染色体非整倍体的髓母细胞瘤患者中。

非典型畸胎样/横纹肌样瘤(AT/RT)的分子特征包括 INI1 缺失(SMARCB1)或 BRG1 缺失(SMARCA4)被识别出来。AT/RT 的靶向治疗药物主要包括极光(aurora)激酶抑制剂和 EZH2(Zeste2 的增强子)抑制剂。极光激酶 A 编码一种蛋白质,在有丝分裂期间调节纺锤体的形成和促进其稳定。当被抑制时,它会导致染色体不一致和分离缺陷,随后导致细胞死亡。极光激酶抑制剂阿立塞替(alisertib)在 AT/RT 中的早期研究产生了有希望的结果。SMARCB1 在 AT/RT 中可导致 EZH2 过表达,导致肿瘤细胞增殖。临床前研究表明,抑制 EZH2 可抑制 AT/RT 细胞的生长,增加细胞凋亡。目前 EZH2 抑制剂他泽司他(tazemetostat)治疗 AT/RT 尚在试验中。

室管膜瘤的分子特征与预后相关,如颅后窝室管膜瘤 A 组以多基因遗传变异和染色体 1q25 增加为特征,预后较差;B 组染色体畸变相关预后较好。A 组为 CpG 岛甲基化表型(CpG island methylator phenotype,CIMP)阳性,B 组为 CIMP 阴性。幕上室管膜瘤由 11 号染色体上的两类融合所定义:C11orf95 和 RELA 的融合以及 YAP1 的融合。针对室管膜瘤的特异性分子靶向治疗尚无明显进展。

(二)靶向治疗的挑战

尽管取得了一定的成绩,儿童脑肿瘤的靶向治疗仍面临以下几个方面的挑战。①靶向抑制减弱、替代途径上调或其他机制产生的耐药性;②中枢神经系统药物通透性差;③治疗过程需要长期用药,远期毒副作用尚不明确;④癌细胞的固有异质性和基因组转化造成耐药。只有这些挑战被解决后,靶向治疗才有希望成为儿童脑肿瘤治疗的主要方法。

四、免疫治疗

免疫治疗的进展提高了一些肿瘤的治疗效果。在某些肿瘤如黑色素瘤和白血病中,免疫治疗在传统治疗模式失败后产生了显著的疗效。目前免疫治疗已经成为传统手术、化疗和放疗的补充。

程序性死亡受体-1(programmed death-1,PD-1)也称为 CD279,是一种重要的免疫抑制分子,其配体为 PD-L1。PD-1 和 PD-L1 结合启动 T 细胞的程序性死亡,使肿瘤细胞获得免疫逃逸。PD-1 抑制剂是阻断 PD-1 的一类新药,可激活免疫系统以攻击肿瘤。PD-1 抑制剂包括纳武单抗(nivolumab)、帕博利珠单抗(pembrolizumab)、信迪利单抗(sintilimab)、替雷利珠单抗(tislelizumab)等。在 PD-1 抑制剂治疗肿瘤的临床实践中发现,肿瘤突变负荷(tumor mutational burden,TMB)即肿瘤基因组每个编码区域的突变数量,可能是预测临床对特定癌症类型 PD-1 抑制剂反应的关键。一项综述显示,在 27 种人类癌症中,PD-1 或 PD-L1 抑制剂单药治疗后的反应率与肿瘤突变负荷相关,在此研究中,胶质母细胞瘤(GBM)表现出相对较低的突变负荷,对 PD-1 也表现出较低的客观反应率。存在种系双等位基因错配修复缺陷(biallelic mismatch repair deficiency,bMMRD)的 GBM 对免疫治疗反应良好,存在 2 例 bMMRD 导致 GBM 超突变的儿童患者,与散发性儿童胶质瘤相比具有更高的肿瘤突变负荷,2 例患者接受纳武单抗的治疗,均有显著的临床疗效。对于胚系突变引起高突变的儿童肿瘤,特别是复发/难治性肿瘤,可考虑使用免疫治疗。然而,在没有胚系高突变综合征的脑肿瘤儿童患者中,对 PD-1 的疗效尚未见报道。PD-1 抑制剂是否会成为儿童脑肿瘤有效的治疗方式仍有待观察。未来的试验将研究以儿童肿瘤中的高突变基因作为标志物,以及免疫节点抑制剂与其他免疫疗法联合治疗的效果。

嵌合抗原受体(chimeric antigen receptor,CAR)-T 细胞免疫治疗是一种过继细胞免疫治疗的形式。CAR 是一种混合受体,是与抗原识别结合域融合的 T 细胞受体(TCR)的嵌合分子,可达到特异性攻击肿瘤细胞的目的。与免疫节点抑制剂类似,CAR-T 细胞免疫治疗首先在恶性血液病中取得成功。与依赖内源性免疫应答的免疫节点抑制剂不同的是,CAR-T 细胞免疫治疗以肿瘤特异性抗原为靶点,可能对缺乏高体细胞肿瘤突变负荷的小儿脑肿瘤更有用。2016 年,对一例复发的成人 GBM 患者的脑室内和鞘内反复注射靶向白介素-13 受体 α2(IL-13Rα2)的 CAR-T 细胞,肿瘤多个病灶显著消退,6 个月后又复发,出现抗原逃逸肿瘤(IL-13Rα2 阴性)。尽管存在抗原逃逸肿瘤的复发,但这项研究证实,CAR-T 细胞可以安全地进入大脑,而不会出现严重的神经毒性或细胞因子释放综合征。目前的恶性胶质瘤 CAR-T 细胞免疫治疗的靶点还包括 HER2,以及表皮生长因子受体Ⅲ突变体(EGFRvⅢ)。伴有 H3K27M 突变的弥漫性中线胶质瘤(diffuse midline glioma,DMG)细胞表面均匀且高度表达神经节苷脂 GD2,抗 GD2 CAR-T 细胞在 DMG 中的应用目前正在临床研究中。CAR-T 细胞免疫治疗脑肿瘤的前提是 CAR-T 细胞进入肿瘤内,这在成人 GBM 患者手术切除脑实质组织中检测到了 CAR-T 细胞后已被证实可行。治疗安全性也是限制 CAR-T 细胞免疫治疗开展的一个因素。在靶向 EGFRvⅢ 的 CAR-T 细胞免疫治疗中观察到了治疗相关性死亡。另外,CAR-T 细胞的持续性及是否出现免疫逃逸肿瘤细胞是治疗成功与否的关键。值得注意的是,目前已发表的研究 CAR-T 细胞免疫治疗 GBM 的临床试验是基于成人的,只包含小部分儿童患者的治疗。与成人相比,同样的生理机制可能不适用于儿童正在发育的大脑。

肿瘤疫苗是指将肿瘤抗原导入患者体内,克服肿瘤引起的免疫抑制状态,诱导机体细胞免疫和体液免疫应答,从而达到抑制或清除肿瘤的目的。肿瘤疫苗包括全细胞疫苗、肿瘤多肽疫苗、基因工程疫苗和抗体肿瘤疫苗。全细胞疫苗根据细胞来源又可分为肿瘤细胞疫苗和树突状细胞(DC)疫苗。美国 FDA 批准了首个 DC 疫苗 sipuleucel-T(provenge)用于治疗前列腺癌。目前正在研究的脑肿瘤病毒疫苗包括使用麻疹病毒治疗复发性儿童髓母细胞瘤的疫苗和使用脊髓灰质炎病毒治疗复发性胶质母细胞瘤的疫苗。Rindopepimut 是一种由 EGFRvⅢ 特异性结合肽组成的结合疫苗,临床前研究在负荷脑内黑色素瘤的 C3H 小鼠中观察到了表达 EGFRvⅢ 的黑色素瘤细胞对 EGFRvⅢ 的免疫反应。与未经治疗的对照组相比,治疗组的中位生存率提高了 600%。在 DMG 中,组蛋白 3 基因 H3F3A 的驱动突变发生在组蛋白 3.1(H3.1K27M)和组蛋白 3.3(H3.3K27M)中。靶向这种突变基因在临床前模型中显示出了希望。在主要组织相容性复合体(MHC)人化的小鼠模型中用 27 肽(人 H3.3K27M)接种诱导 CD^{4+} 和 CD^{8+} T 细胞应答,通过测量 IFN-γ 分泌水平、增殖指数(Ki-67 指数)和颗粒酶 B 表达水平,研究者发现,肽疫苗的加工导致 H3.3K27M 肽在Ⅰ类和Ⅱ类人类白细胞抗原(HLA)上均提呈。H3.3K27M 特异性肽疫苗与佐剂联合的 I 期临床试验 poly ICLC 目前正在进行中,该试验旨在治疗 H3K27M 突变的 DMG 或其他儿童胶质瘤。另一种 HLA-A2 限制性疫苗是一种基于肽段的疫苗,由 EphA2、IL-13Rα2 和 survivin 多肽组成,与一个泛 MHC 辅助表位混合,在新诊断的儿童 DMG 及高级别胶质瘤中显示出了较好的安全性和耐受性。这两种多肽疫苗都很有前景,但目前仅限用于携带 HLA-A2 等位基因的儿童。

五、常见儿童脑肿瘤综合治疗案例

(一)低级别胶质瘤

中枢神经系统肿瘤是儿童中最常见的实体瘤,每 100000 例患者中有 5.4~5.6 例诊断为中枢神经系统肿瘤。0.7/100000 的儿童死于该类疾病,是儿童癌症相关死亡的主要原因。而儿童低级别胶质瘤(pLGG)最常见,约占所有儿童脑肿瘤的 30%。全切除是患者预后的最有利预后因素。但对于浸润性肿瘤或术后残留,通常要进行辅助放化疗。毛细胞型星形细胞瘤(pilocytic astrocytoma,PA)约占中枢神经系统肿瘤的 15%。发病高峰年龄为 5~14 岁,0~4 岁及 15~19 岁次之。PA 为 WHO I 级,生长缓慢,有自发消退的可能。常发生于小脑、下丘脑,也可生长于大脑半球、脑干和脊髓。在新诊断的 PA 中,有 3%~5% 可发生播散转移。患有 1 型神经纤维瘤病(NF1)的儿童易患 PA,7 岁前,有 15%~20% 的 1 型神经纤维瘤病儿童发生 PA,且主要位于视神经通路。治疗上以外科手术为主,对于小的无症状的视神经通路的 PA,首选随访观察。肿瘤增大导致视力下降时,应及时积极治疗。术后病变残留时可行化疗,对于化疗效果差、复发播散者,若存在 KIAA1549-BRAF 融合突变,可采取靶向治疗。

病例展示:患儿,女,5 岁 11 个月,因视神经通路毛细胞型星形细胞瘤活检术后 44 个月,右侧肢体乏力 2 个月入院。

治疗前 MRI 表现:视交叉、下丘脑占位(图 19-1)。

诊疗经过:患儿 27 月龄时,因视力下降行 MRI 检查,提示视神经通路占位性病变,行 CV 方案(卡铂 560 mg/(m² · d),第 1 天;长春新碱 1.5 mg/(m² · d),第 1、8、15、21 天重复)8 个疗程,肿瘤逐渐缩小,右侧肢体乏力减轻(图 19-2 和图 19-3 为该患者在治疗过程中的影像演变)。

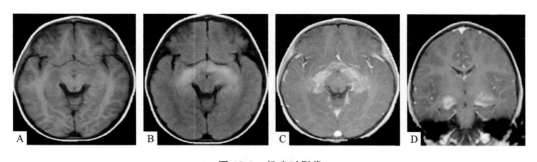

图 19-1 起病时影像

双侧视束、视交叉、下丘脑占位。A. T1WI 轴位;B. T2 FLAIR 轴位;C. T1WI 增强轴位;D. T1WI 增强冠状位

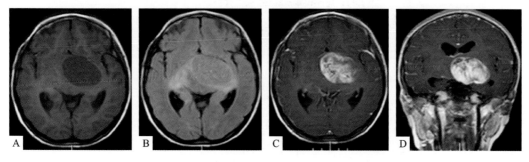

图 19-2 视神经通路 PA 活检术后 44 个月肿瘤进展

A. T1WI 轴位;B. T2 FLAIR 轴位;C. T1 增强轴位;D. T1 增强冠状位

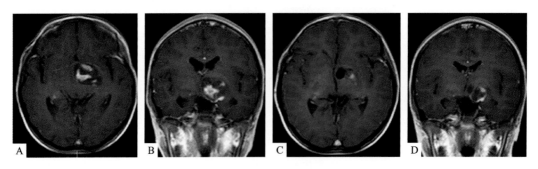

图 19-3　化疗后病灶变化

　　A、B.3 个疗程化疗后,病变明显缩小;C、D.8 个疗程化疗后,囊性部分略有增大,实性部分局部强化较前减轻。A、C 为 T1 增强轴位,B、D 为 T1 增强冠状位

(二)室管膜瘤

　　室管膜瘤是一种少见的中枢神经系统上皮性肿瘤,起源于脑室系统及脊髓中央管的室管膜细胞或脑内白质室管膜细胞巢。儿童室管膜瘤 90% 发生于颅内,其中 2/3 起源于幕下,最常见于第四脑室。最大限度切除肿瘤依然为首选治疗方案。术后 2～3 周应进行脊髓 MRI 检查及脑脊液细胞学检查,如果脑脊液细胞学检查为阴性,可行瘤床局部放疗,如果有播散转移,建议 CSI 联合局部瘤床放疗。复发后应在最大限度切除肿瘤的基础上,联合再次足量放疗。在复发的室管膜瘤中,如果无法行再程局部放疗,化疗是必要的,特别是对具有良好状态的患者来说。化疗药物的选择依赖于之前的治疗方式,应积极参与临床试验。

　　病例展示:患儿,女,8 岁,因反复呕吐 1 个月余,头痛 1 周入院。

　　术前头颅 MRI:第四脑室占位性病变(图 19-4)。

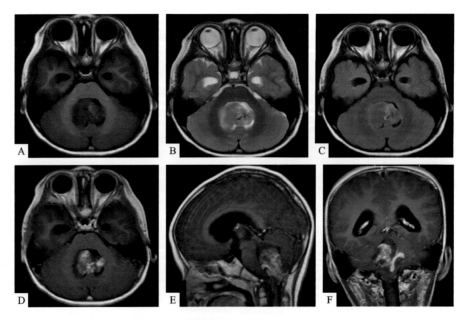

图 19-4　术前 MRI 检查提示第四脑室占位,合并梗阻性脑积水

A. T1 平扫;B. T2 平扫;C. T2 FLAIR;D. T1 增强轴位;E. T1 增强矢状位;F. T1 增强冠状位

　　诊疗经过:患儿排除手术禁忌证后急诊行第四脑室占位病变切除术,术后病理提示间变性室管膜瘤(WHO Ⅲ级)。术后 MRI 示肿瘤全切除,全脊髓 MRI 未见播散。术后行局部放疗,DT 59.4 Gy/33 f 完成放疗,复查影像未见肿瘤复发(图 19-5)。放疗后 15 个月,患儿出现腰痛、进行性双下肢乏力,逐渐不能行走。颅脑 MRI 未见肿瘤复发,全脊髓 MRI 提示全脊髓广泛病灶并局部肿块形成,考虑肿瘤播散转移。急诊行 CSI,DT 36 Gy/20 f,胸段、骶尾部残留病灶推量至 45 Gy/25 f,放疗期间同步替莫唑胺 75

mg/（m² · d）联合贝伐珠单抗 5 mg/kg，每 2 周重复，治疗后肿瘤完全消失，患儿能缓慢行走（图 19-6）。

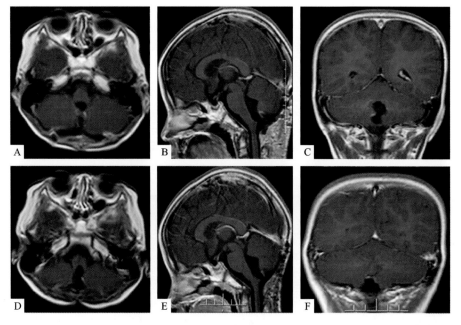

图 19-5　放疗后复查 MRI 未见复发
A～C. 放疗后 1 个月；D～F. 放疗后 10 个月。A、D. T1 增强轴位；B、E. T1 增强矢状位；C、F. T1 增强冠状位

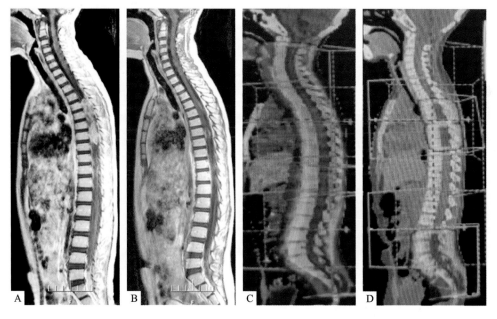

图 19-6　脊髓复发后经同步放化疗肿瘤缩退
A. 脊髓复发时 T1 增强矢状位脊髓拼接 MRI；B. 放疗后 T1 增强矢状位脊髓拼接 MRI；C、D. 放疗靶区剂量分布

（三）脑干胶质瘤

脑干肿瘤占儿童脑肿瘤的 10%～15%。儿童胶质瘤中有一半发生在脑干部位，其中发生于脑桥的弥漫内生型脑桥胶质瘤（diffuse intrinsic pontine glioma，DIPG）最常见，占整个儿童脑干胶质瘤的 75%～80%。儿童脑干胶质瘤的组织病理可包括各种 WHO Ⅰ～Ⅳ级的胶质瘤病理类型。2016 年 WHO 中枢神经系统肿瘤病理学分类中新增了"伴有 H3K27M 突变的弥漫性中线胶质瘤"，该分型包含了绝大多数 DIPG。2021 年 WHO 中枢神经系统肿瘤病理学分类中将伴有 H3K27 突变的儿童弥漫性中线胶质瘤归于儿童弥漫性高级别胶质瘤中，基因/分子变异特点包括 H3K27 改变、TP53 突变、ACVR1 突变、PDGFRA

扩增等。与组织活检相比,脑干胶质瘤脑脊液活检具有微创、安全性高、费用少的优点,脑脊液基因检测可辅助诊断,检出 H3K27M 突变者,可作为诊断脑干弥漫性中线胶质瘤的依据。在治疗方面,放疗是儿童 DIPG 的标准治疗方案;目前各种化疗方案均无法延长脑干胶质瘤患者的总生存期;贝伐珠单抗可快速缓解症状,但不能延长总生存期,可在放疗期间用于改善患儿的神经系统症状。脑干胶质瘤的靶向及免疫治疗仍处于临床研究阶段。儿童 DIPG 的预后极差,患儿中位生存期仅为 9 个月,2 年生存率为10%,5 年生存率小于 1%。

病例展示:患儿,女,8 岁 10 个月,因发现左眼外展不能伴走路不稳 5 天首次入院。

入院 MRI 表现:脑干占位性病变,考虑儿童弥漫性高级别胶质瘤,待排除弥漫性中线胶质瘤可能(图19-7)。弥散张量成像(DTI)检查:脑干-左侧桥臂病变内纤维束中断,邻近纤维束受压;双侧皮质脊髓束脑干段局部未见显示(图 19-7E)。

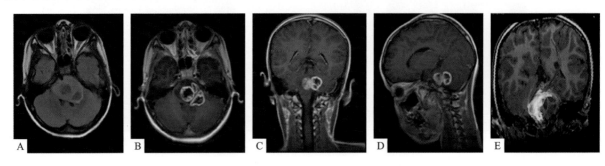

图 19-7　治疗前 MRI 示脑干占位性病变
A. 轴位 T2 FLARI;B. 轴位 T1 增强;C. 冠状位 T1 增强;D. 矢状位 T1 增强;E. DTI

诊疗经过:完善相关检查,排除手术禁忌证后,行机器人辅助下经皮质穿刺脑桥占位病变活检术,术后病理示弥漫性中线胶质瘤,H3K27M 突变型(免疫组化法),WHO Ⅳ级。术后行同步放化疗,放疗计划剂量为 54 Gy/30 f,同步给予替莫唑胺 75 mg/d 口服。放疗 DT 39.6 Gy/22 f 时复查 MRI 示脑干病灶较前增大,并继续行同步放化疗。放疗 DT 54 Gy/30 f 时复查 MRI 示脑干病灶明显缩小(图 19-8C、D)。

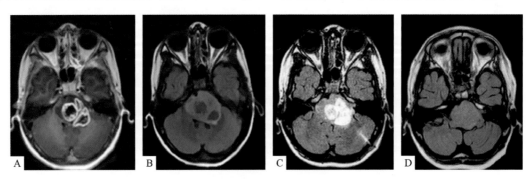

图 19-8　治疗过程中影像变化
A、B. 治疗前 MRI;C、D. 同步放化疗 54 Gy/30 f 时 MRI,病灶明显缩小

(四)髓母细胞瘤

髓母细胞瘤是儿童中最常见的中枢神经系统胚胎性肿瘤。髓母细胞瘤位于颅后窝,常因为肿瘤阻碍脑脊液循环而导致梗阻性脑积水。在 3 岁及以上患者中,标准治疗包括手术治疗和放化疗。放疗需进行全脑全脊髓放疗(craniospinal irradiation,CSI)并对瘤床进行更高剂量的照射。CSI 处方剂量取决于患者风险分级。标准风险组 CSI 剂量为 23.4 Gy/13 f,高危风险组 CSI 剂量为 36 Gy/(18~20 f)。两组患者瘤床均需加量至 54 Gy。目前髓母细胞瘤较常用的分子分型有 4 种:WNT 型、SHH 型、G3 型和 G4型。这些分型具有一定的预后意义,其中,WNT 型患者预后最好,G3 型预后最差。目前根据分子分型决定放疗剂量的临床试验尚在进行中。

病例展示:患儿,男,2 岁 4 个月,因间断呕吐 6 周,步态不稳 3 周就诊。

颅脑 MRI 平扫＋增强:第四脑室内不规则混合性肿块,松果体结节,两个肿块未相连,考虑种植结节可能;第三脑室、双侧侧脑室轻度梗阻性脑积水(图 19-9A～C)。

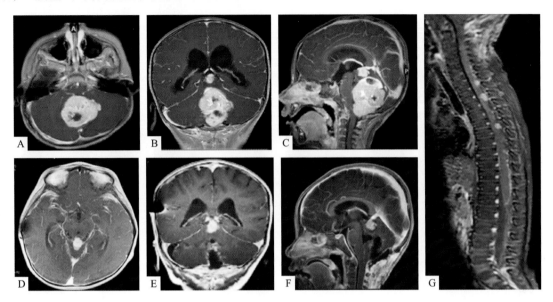

图 19-9　手术前后影像

A～C.术前影像,分别是头部轴位、冠状位、矢状位 T1 增强影像;D～G.术后影像,分别为头部轴位、冠状位、矢状位 T1 增强影像,及脊髓矢状位 T1 增强影像

诊疗经过:排除手术禁忌证后,先后行脑室-腹腔分流术及第四脑室占位性病变切除术,术后病理提示髓母细胞瘤,WHO Ⅳ 级。肿瘤组织基因检测示 SHH 型,TP53 野生型,PTEN 基因突变。术后 4 周颅脑 MRI 及脊髓 MRI 提示松果体区病变增大,脊髓广泛播散(图 19-9D～G)。多疗程化疗后肿瘤进展,患儿肢体乏力及步态不稳加重。CSI 联合局部加量后肿瘤完全缓解(图 19-10B1、B2),并继续进行辅助化疗后 4 个月,肿瘤复发(图 19-10C1、C2)。更改化疗方案无效。维莫德吉靶向治疗后 9 天,肿瘤完全缓解,患儿症状明显改善(图 19-10D1、D2)。

(五)生殖细胞肿瘤

原发性中枢神经系统生殖细胞肿瘤为颅内常见原发性恶性肿瘤,常见于儿童和青少年。原发性中枢神经系统生殖细胞肿瘤最常发生于颅内中线部位,如松果体区、鞍上区等脑脊液循环通路。原发性中枢神经系统生殖细胞肿瘤为高度恶性肿瘤,肿瘤呈侵袭性生长。生殖细胞肿瘤容易沿着脑脊液播散,常见的转移部位为颅内及脊髓的其他部位,颅外其他部位出现转移较为少见。对于首诊为纯生殖细胞瘤患儿,应先行化疗,根据化疗后肿瘤标志物及影像学变化情况,调整后续放疗的靶区和剂量,进而减少放疗相关的毒副作用。化疗、放疗、手术相结合的综合治疗模式可明显延长原发性中枢神经系统生殖细胞肿瘤患者的生存期。

病例展示:患儿,女,7 岁 2 个月,因头痛头晕 1 个月,恶心呕吐 1 周就诊。

头颅 MRI 示鞍上区占位,梗阻性脑积水(图 19-11)。血清肿瘤标志物检查提示 α 甲胎蛋白阴性,血清人绒毛膜促性腺激素阴性。

诊疗经过:患儿行鞍上区占位切除术,术后病理提示生殖细胞瘤。术后 23 天,患儿出现精神萎靡,头颅 CT 提示脑积水,行双侧脑室外引流术。术后 29 天行脑室外引流支持下鞍上区病灶局部放疗,患儿肢体乏力减轻,放疗 9 次后,症状缓解,拔除脑室外引流管,局部放疗 18 Gy/10 f。脊髓 MRI 示异常强化,考虑播散转移,继续 CSI 36 Gy/20 f,鞍上区残留病灶立体定向放疗,中心剂量 6 Gy。放疗后行 4 周期 EP 方案化疗(顺铂 20 mg/(m² · d),第 1～5 天,依托泊苷 60 mg/(m² · d),第 1～5 天,每 4 周重复),治疗后肿瘤基本消失(图 19-12)。

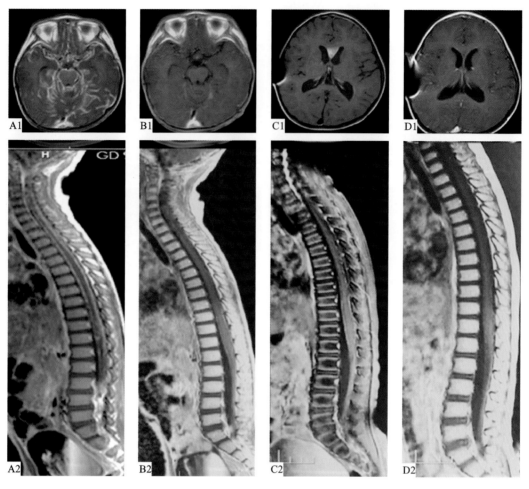

图 19-10   放化疗及靶向治疗过程中的影像变化

A1～D1. MRI 轴位 T1 增强；A2～D2. 脊髓拼接片 T1 增强。A1、A2 为放疗前影像；B1、B2 为放疗后影像，放疗后肿瘤完全缓解；
C1、C2 为放疗后 4 个月维莫德吉靶向治疗前，颅脑 MRI 示胼胝体、脊髓肿瘤播散；D1、D2. 维莫德吉靶向治疗后肿瘤完全缓解

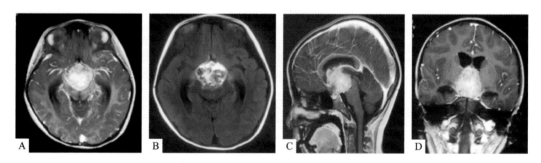

图 19-11   术前 MRI 提示鞍区及鞍上区见巨大不规则肿物

A. 轴位 T1 增强；B. 轴位 T2WI；C. 矢状位 T1 增强；D. 冠状位 T1 增强

六、展望

目前儿童胶质瘤的综合治疗仍以手术治疗、放疗、化疗为主要治疗手段。对预后良好的肿瘤，综合治疗需平衡治疗效果与治疗副作用；对预后较差的肿瘤，寻找新的治疗模式和治疗方法是目前面临的最大挑战。随着人们对儿童脑肿瘤基因及生物学行为认识的深入，靶向及免疫治疗也将进入常规治疗选择中。

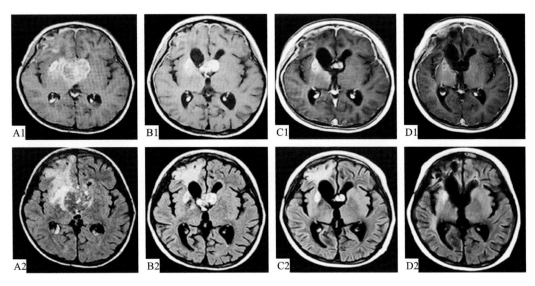

图 19-12　治疗期间肿瘤逐渐缩小

A1、A2. 放疗前；B1、B2. 放疗结束时；C1、C2. 放疗后 1 个月；D1、D2. 治疗后 1 年；A1～D1. 轴位 T1 增强；A2～D2. 轴位 T2 FLAIR

（蔡林波　赖名耀　李娟）

参 考 文 献

［1］ Gross G，Waks T，Eshhar Z. Expression of immunoglobulin-T-cell receptor chimeric molecules as functional receptors with antibody-type specificity［J］. Proc Natl Acad Sci U S A，1989，86（24）：10024-10028.

［2］ Cohen B H，Zeltzer P M，Boyett J M，et al. Prognostic factors and treatment results for supratentorial primitive neuroectodermal tumors in children using radiation and chemotherapy：a Childrens Cancer Group randomized trial［J］. J Clin Oncol，1995，13（7）：1687-1696.

［3］ Robertson P L，Darosso R C，Allen J C. Improved prognosis of intracranial non-germinoma germ cell tumors with multimodality therapy［J］. J Neurooncol，1997，32（1）：71-80.

［4］ Buckner J C，Peethambaram P P，Smithson W A，et al. Phase Ⅱ trial of primary chemotherapy followed by reduced-dose radiation for CNS germ cell tumors［J］. J Clin Oncol，1999，17（3）：933-940.

［5］ Heimberger A B，Archer G E，Crotty L E，et al. Dendritic cells pulsed with a tumor-specific peptide induce long-lasting immunity and are effective against murine intracerebral melanoma［J］. Neurosurgery，2002，50（1）：158-164.

［6］ Iwai Y，Ishida M，Tanaka Y，et al. Involvement of PD-L1 on tumor cells in the escape from host immune system and tumor immunotherapy by PD-L1 blockade［J］. Proc Natl Acad Sci U S A，2002，99（19）：12293-12297.

［7］ Marec-Berard P，Jouvet A，Thiesse P，et al. Supratentorial embryonal tumors in children under 5 years of age：an SFOP study of treatment with postoperative chemotherapy alone［J］. Med Pediatr Oncol，2002，38（2）：83-90.

［8］ Miralbell R，Lomax A，Cella L，et al. Potential reduction of the incidence of radiation-induced second cancers by using proton beams in the treatment of pediatric tumors［J］. Int J Radiat Oncol Biol Phys，2002，54（3）：824-829.

［9］ Packer R J，Biegel J A，Blaney S，et al. Atypical teratoid/rhabdoid tumor of the central nervous system:report on workshop[J]. J Pediatr Hematol Oncol,2002,24(5):337-342.

[10] Calaminus G,Bamberg M,Jürgens H,et al. Impact of surgery,chemotherapy and irradiation on long term outcome of intracranial malignant non-germinomatous germ cell tumors:results of the German Cooperative Trial MAKEI 89[J]. Klinische Pdiatrie,2004,216(3):141-149.

[11] Geyer J R,Sposto R,Jennings M,et al. Multiagent chemotherapy and deferred radiotherapy in infants with malignant brain tumors:a report from the Children's Cancer Group[J]. J Clin Oncol,2005,23(30):7621-7631.

[12] Grill J, Sainterose C, Jouvet A, et al. Treatment of medulloblastoma with postoperative chemotherapy alone:an SFOP prospective trial in young children[J]. Lancet Oncol,2005,6(8): 573-580.

[13] Gallia G L,Rand V,Siu I M,et al. *PIK3CA* gene mutations in pediatric and adult glioblastoma multiforme[J]. Mol Cancer Res,2006,4(10):709-714.

[14] Grundy R G, Wilne S A, Weston C L, et al. Primary postoperative chemotherapy without radiotherapy for intracranial ependymoma in children:the UKCCSG/SIOP prospective study[J]. Lancet Oncol,2007,8(8):696-705.

[15] Fangusaro J, Finlay J, Sposto R, et al. Intensive chemotherapy followed by consolidative myeloablative chemotherapy with autologous hematopoietic cell rescue (AuHCR) in young children with newly diagnosed supratentorial primitive neuroectodermal tumors (sPNETs): report of the Head Start Ⅰ and Ⅱ experience[J]. Pediatr Blood Cancer,2008,50 (2):312-318.

[16] Pfister S,Janzarik W G,Remke M,et al. *BRAF* gene duplication constitutes a mechanism of MAPK pathway activation in low-grade astrocytomas[J]. J Clin Invest,2008,118(5):1739-1749.

[17] Bax D A,Gaspar N,Little S E,et al. EGFRvⅢ deletion mutations in pediatric high-grade glioma and response to targeted therapy in pediatric glioma cell lines[J]. Clin Cancer Res,2009,15(18): 5753-5761.

[18] Bouffet E,Capra M,Bartels U. Salvage chemotherapy for metastatic and recurrent ependymoma of childhood[J]. Childs Nerv Syst,2009,25(10):1293-1301.

[19] Merchant T E,Conklin H M,Wu S,et al. Late Effects of conformal radiation therapy for pediatric patients with low-grade glioma:prospective evaluation of cognitive, endocrine, and hearing deficits[J]. J Clin Oncol,2009,27(22):3691-3697.

[20] Chintagumpala M, Hassall T,Palmer S,et al. A pilot study of risk-adapted radiotherapy and chemotherapy in patients with supratentorial PNET[J]. Neuro Oncol,2009,11(1):33-40.

[21] Newhauser W D,Fontenot J D,Mahajan A,et al. The risk of developing a second cancer after receiving craniospinal proton irradiation[J]. Phys Med Biol,2009,54(8):2277-2291.

[22] Yan H,Parsons D W,Jin G,et al. *IDH1* and *IDH2* mutations in gliomas[J]. N Engl J Med, 2009,360(8):765-773.

[23] Hartmann C,Hentschel B,Wick W,et al. Patients with *IDH1* wild type anaplastic astrocytomas exhibit worse prognosis than *IDH1*- mutated glioblastomas,and *IDH1* mutation status accounts for the unfavorable prognostic effect of higher age:implications for classification of gliomas[J]. Acta Neuropathol,2010,120(6):707-718.

[24] Kretschmar C,Kleinberg L,Greenberg M,et al. Pre-radiation chemotherapy with response-based radiation therapy in children with central nervous system germ cell tumors:a report from the Children's Oncology Group[J]. Pediatr Blood Cancer,2010,48(3):285-291.

[25] Merchant T E, Hua C H, Shukla H, et al. Proton versus photon radiotherapy for common

pediatric brain tumors: comparison of models of dose characteristics and their relationship to cognitive function[J]. Pediatr Blood Cancer,2010,51(1):110-117.

[26] Tatevossian R G,Lawson A R,Forshew T,et al. MAPK pathway activation and the origins of pediatric low-grade astrocytomas[J]. J Cell Physiol,2010,222(3):509-514.

[27] Gajjar A,Bowers D C,Karajannis M A,et al. Pediatric brain tumors: innovative genomic information is transforming the diagnostic and clinical landscape[J] J Clin Oncol,2015,33(27): 2986-2998.

[28] Hanahan D,Weinberg R A. Hallmarks of cancer: the next generation[J]. Cell,2011,144(5): 646-674.

[29] Oh K S,Hung J,Robertson P L,et al. Outcomes of multidisciplinary management in pediatric low-grade gliomas[J]. Int J Radiat Oncol Biol Phys,2011,81(4):e481-e488.

[30] Wisoff J H,Sanford R A,Heier L A,et al. Primary neurosurgery for pediatric low-grade gliomas: a prospective multi-institutional study from the Children's Oncology Group[J]. Neurosurgery, 2011,68(6):1548-1555.

[31] Ater J L,Zhou T,Holmes E,et al. Randomized study of two chemotherapy regimens for treatment of low-grade glioma in young children:a report from the Children's Oncology Group [J]. J Clin Oncol,2012,30(21):2641-2647.

[32] Khuong-Quang D A,Buczkowicz P,Rakopoulos P,et al. K27M mutation in histone H3.3 defines clinically and biologically distinct subgroups of pediatric diffuse intrinsic pontine gliomas[J]. Acta Neuropathol,2012,124(3):439-447.

[33] Kool M,Korshunov A,Remke M,et al. Molecular subgroups of medulloblastoma: an international meta-analysis of transcriptome,genetic aberrations,and clinical data of WNT, SHH,Group 3,and Group 4 medulloblastomas[J]. Acta Neuropathol,2012,123(4):473-484.

[34] Lee S M,Choi I H,Lee D Y,et al. Is double inactivation of the *Nf1* gene responsible for the development of congenital pseudarthrosis of the tibia associated with NF1? [J]. J Orthop Res, 2012,30(10):1535-1540.

[35] Paganetti H,Athar B S,Moteabbed M,et al. Assessment of radiation-induced second cancer risks in proton therapy and IMRT for organs inside the primary radiation field[J]. Phys Med Biol, 2012,57(19):6047-6061.

[36] Palucka K,Banchereau J. Cancer immunotherapy via dendritic cells[J]. Nat Rev Cancer,2012,12 (4):265-277.

[37] Taylor M D,Northcott P A,Korshunov A,et al. Molecular subgroups of medulloblastoma:the current consensus[J]. Acta Neuropathol,2012,123(4):465-472.

[38] Brennan C W,Verhaak R G,McKenna A,et al. The somatic genomic landscape of glioblastoma [J]. Cell,2013,155(2):462-477.

[39] Calaminus G,Kortmann R,Worch J,et al. SIOP CNS GCT 96:final report of outcome of a prospective,multinational nonrandomized trial for children and adults with intracranial germinoma,comparing craniospinal irradiation alone with chemotherapy followed by focal primary site irradiation for patients with localized disease[J]. Neuro Oncol,2013,15(6):788-796.

[40] Jones D T W,Hutter B,Jäger N,et al. Recurrent somatic alterations of *FGFR1* and *NTRK2* in pilocytic astrocytoma[J]. Nature Genetics,2013,45(8):927-932.

[41] Sadelain M,Brentjens R,Rivière I. The basic principles of chimeric antigen receptor design[J]. Cancer Discov,2013,3(4):388-398.

[42] Zhang J，Wu G，Miller C P，et al. Whole-genome sequencing identifies genetic alterations in pediatric low-grade gliomas[J]. Nat Genet,2013,45(6):602-612.

[43] Fontebasso A M，Gayden T，Nikbakht H，et al. Epigenetic dysregulation：a novel pathway of oncogenesis in pediatric brain tumors[J]. Acta Neuropathol,2014,128(5):615-627.

[44] Ladra M M,Edgington S K,Mahajan A,et al. A dosimetric comparison of proton and intensity modulated radiation therapy in pediatric rhabdomyosarcoma patients enrolled on a prospective phase Ⅱ proton study[J]. Radiother Oncol,2014,113(1):77-83.

[45] Pollack I F，Jakacki R I，Butterfield L H，et al. Antigen-specific immune responses and clinical outcome after vaccination with glioma-associated antigen peptides and polyinosinic-polycytidylic acid stabilized by lysine and carboxymethylcellulose in children with newly diagnosed malignant brainstem and nonbrainstem gliomas[J]. J Clin Oncol,2014,32(19):2050-2058.

[46] Strother D R，Lafay-Cousin L，Boyett J M，et al. Benefit from prolonged dose-intensive chemotherapy for infants with malignant brain tumors is restricted to patients with ependymoma：a report of the Pediatric Oncology Group randomized controlled trial 9233/34[J]. Neuro Oncol,2014,16(3):457-465.

[47] Allen J C,DaRosso R C,Donahue B,et al. A phase Ⅱ trial of preirradiation carboplatin in newly diagnosed germinoma of the central nervous system[J]. Cancer,2015,74(3):940-944.

[48] Collins V P,Jones D T,Giannini C,et al. Pilocytic astrocytoma：pathology,molecular mechanisms and markers[J]. Acta Neuropathol,2015,129(6):775-788.

[49] Cynthia W，James B，Li S，et al. Alisertib is active as single agent in recurrent atypical teratoid rhabdoid tumors in 4 children[J]. Neuro-oncology,2015,17(6):882-888.

[50] Gilbert M R,Armstrong T S,Pope W B,et al. Facing the future of brain tumor clinical research [J]. Clin Cancer Res,2015,20(22):5591-5600.

[51] Goldman S，Bouffet E，Fisher P G，et al. Phase Ⅱ trial assessing the ability of neoadjuvant chemotherapy with or without second-look surgery to eliminate measurable disease for nongerminomatous germ cell tumors：a Children's Oncology Group study[J]. J Clin Oncol,2015, 33(22):2464-2471.

[52] Grasso C S，Tang Y，Truffaux N，et al. Functionally defined therapeutic targets in diffuse intrinsic pontine glioma[J]. Nature Medicine,2015,21(6):555-559.

[53] Jakacki R I，Burger P C，Kocak M，et al. Outcome and prognostic factors for children with supratentorial primitive neuroectodermal tumors treated with carboplatin during radiotherapy：a report from the Children's Oncology Group[J]. Pediatr Blood Cancer,2015,62(5):776-783.

[54] Kaul A，Toonen J A，Cimino P J，et al. Akt- or MEK-mediated mTOR inhibition suppresses *Nf1* optic glioma growth[J]. Neuro Oncol,2015,17(6):843-853.

[55] Le D T，Uram J N，Wang H，et al. PD-1 blockade in tumors with mismatch-repair deficiency[J]. N Engl J Med,2015,372(26):2509-2520.

[56] Mistry M，Zhukova N，Merico D，et al. *BRAF* mutation and *CDKN2A* deletion define a clinically distinct subgroup of childhood secondary high-grade glioma[J]. J Clin Oncol, 2015, 33 (9): 1015-1022.

[57] Reddy A T，Janss A J，Phillips P C，et al. Outcome for children with supratentorial primitive neuroectodermal tumors treated with surgery，radiation，and chemotherapy[J]. Cancer,2015,88 (9):2189-2193.

[58] Bouffet E，Larouche V，Campbell B B，et al. Immune checkpoint inhibition for hypermutant

glioblastoma multiforme resulting from germline biallelic mismatch repair deficiency[J]. J Clin Oncol,2016,34(19):2206-2211.

[59]　Brown C E,Alizadeh D,Starr R,et al. Regression of glioblastoma after chimeric antigen receptor T-cell therapy[J]. N Engl J Med,2016,375(26):2561-2569.

[60]　Johanns T M,Miller C A,Dorward I G,et al. Immunogenomics of hypermutated glioblastoma:a patient with germline POLE deficiency treated with checkpoint blockade immunotherapy[J]. Cancer Discov,2016,6(11):1230-1236.

[61]　Kindy M S,Yu J,Zhu H,et al. A therapeutic cancer vaccine against GL261 murine glioma[J]. J Transl Med,2016,14(1):1-9.

[62]　Ramaswamy V,Hielscher T,Mack S C,et al. Therapeutic impact of cytoreductive surgery and irradiation of posterior fossa ependymoma in the molecular era:a retrospective multicohort analysis[J]. J Clin Oncol,2016,34(21):2468-2477.

[63]　Ahmed N,Brawley V,Hegde M,et al. HER2-specific chimeric antigen receptor-modified virus-specific T cells for progressive glioblastoma:a phase 1 dose-escalation trial[J]. JAMA Oncol,2017,3(8):1094-1101.

[64]　Irina A,Birks D K,Harris P S,et al. Inhibition of EZH2 suppresses self-renewal and induces radiation sensitivity in atypical rhabdoid teratoid tumor cells[J]. Neuro Oncol,2013,15(2):149-160.

[65]　O'Rourke D M,Nasrallah M P,Desai A,et al. A single dose of peripherally infused EGFRvⅢ-directed CAR T cells mediates antigen loss and induces adaptive resistance in patients with recurrent glioblastoma[J]. Sci Transl Med,2017,9(399):eaaa0984.

[66]　Yarchoan M,Hopkins A,Jaffee E M. Tumor mutational burden and response rate to PD-1 inhibition[J]. N Engl J Med,2017,377(25):2500-2501.

[67]　Chen Q,Wu J,Ye Q,et al. Treatment of human glioblastoma with a live attenuated Zika virus vaccine candidate[J]. mBio,2018,9(5):e01683-18.

[68]　June C H,O'Connor R S,Kawalekar O U,et al. CAR T cell immunotherapy for human cancer [J]. Science,2018,359(6382):1361-1365.

[69]　Laetsch T W,DuBois S G,Mascarenhas L,et al. Larotrectinib for paediatric solid tumours harbouring NTRK gene fusions:phase 1 results from a multicentre,open-label,phase 1/2 study [J]. Lancet Oncol,2018,19(5):705-714.

[70]　Mount C W,Majzner R G,Sundaresh S,et al. Potent antitumor efficacy of anti-GD2 CAR T cells in H3-K27M$^+$ diffuse midline gliomas[J]. Nat Med,2018,24(5):572-579.

[71]　Ostrom Q T,Gittleman H,Truitt G,et al. CBTRUS statistical report:primary brain and other central nervous system tumors diagnosed in the United States in 2011—2015[J]. Neuro Oncol,2018,20(suppl 4):iv1-iv86.

[72]　Singleton W G B,Bienemann A S,Woolley M,et al. The distribution,clearance,and brainstem toxicity of panobinostat administered by convection-enhanced delivery[J]. J Neurosurg Pediatr,2018,22(3):288-296.

[73]　Albert C M,Davis J L,Federman N,et al. TRK fusion cancers in children:a clinical review and recommendations for screening[J]. J Clin Oncol,2019,37(6):513-524.

[74]　Goff S L,Morgan R A,Yang J C,et al. Pilot trial of adoptive transfer of chimeric antigen receptor-transduced T cells targeting EGFRvⅢ in patients with glioblastoma[J]. J Immunother,2019,42(4):126-135.

［75］ Merchant T E，Bendel A E，Sabin N D，et al. Conformal radiation therapy for pediatric ependymoma，chemotherapy for incompletely resected ependymoma，and observation for completely resected，supratentorial ependymoma［J］. J Clin Oncol，2019，37(12)：974-983.

［76］ Samstein R M，Lee C H，Shoushtari A N，et al. Tumor mutational load predicts survival after immunotherapy across multiple cancer types［J］. Nat Genet，2019，51(2)：202-206.

［77］ Toll S A，Tran H N，Cotter J，et al. Sustained response of three pediatric BRAF^{V600E} mutated high-grade gliomas to combined BRAF and MEK inhibitor therapy［J］. Oncotarget，2019，10(4)：551-557.

第四篇

小儿脑/脊髓血管病

第二十章 脑动静脉畸形

一、概述

动静脉畸形(arteriovenous malformation,AVM)是一种先天性血管畸形,其为一组异常的血管聚集团,动脉血不经毛细血管床直接汇入引流静脉,在畸形血管团中不含脑实质(图20-1)。大多数AVM为先天性病变,体积随年龄增长而增大,并经常从刚出生时的低流量状态发展到成年时的中到高流量、高压力状态。AVM在大体标本上可看到为相互缠绕的一组血管,包括边界清晰的中心(畸形血管团)和引流的"红色静脉"(含有动脉血的静脉)。脑动静脉畸形(cerebral arteriovenous malformation,CAVM)是儿童颅内自发性出血的最常见原因,年出血率高达2%~4%,进而导致20%~25%的并发症发生率及较高死亡率。

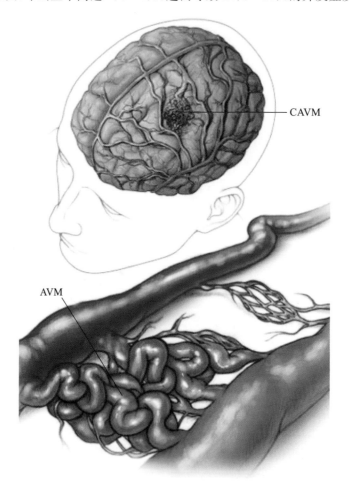

图20-1 动静脉畸形(AVM)

二、分型与分级

(一)分型

CAVM可分为以下几种类型。

(1)脑实质 AVM：①软膜型；②皮质下型；③脑室旁型；④混合型。

(2)单纯硬膜 AVM。

(3)脑实质和硬膜混合 AVM(罕见)。

(二)分级

CAVM 的 Spetzler-Martin 分级见表 20-1。

表 20-1　CAVM 的 Spetzler-Martin 分级

分级标准	评分
大小	
小型(<3 cm)	1
中型(3~6 cm)	2
大型(>6 cm)	3
邻近脑组织是否为重要脑功能区	
无重要结构	0
存在重要结构	1
静脉回流类型	
仅脑表浅静脉	0
脑深部静脉	1

注：(1)总分对应相应等级(1~5 级)，分值越高，术后发生永久性神经功能缺损的风险越大；另有第 6 级指无法手术的病变，其病灶覆盖重要脑功能区，如下丘脑、脑干。

(2)重要脑功能区指易识别的脑功能区，损伤后导致神经功能缺损，包括感觉、运动、言语和视觉功能区，下丘脑和丘脑，内囊，脑干，小脑脚，小脑深部神经核。

(3)非重要脑功能区是指非常精细的脑功能区，损伤后不会导致持续的神经功能缺损，如额叶前部、颞叶前部和小脑皮质。

三、临床表现

1. 出血　CAVM 破裂后多数以蛛网膜下腔出血为主要表现。CAVM 的出血发生率为 38%~70%，而每年的出血率为 2%~4%，出血后第一年的再出血率约为 6%，首次出血的死亡率约为 10%，以后再出血的死亡率约为 20%。

2. 头痛　有 60% 以上的 CAVM 病例有头痛史，可为全头痛或偏于一侧，呈阵发性发作。

3. 癫痫　以癫痫为首发症状的 CAVM 约占 38%，引发癫痫的 CAVM 主要分布于大脑表面，以额颞区病变为最多，儿童发生癫痫的概率略低于成人，发作时多表现为杰克逊型的局部性发作。因此，患儿若有癫痫病史，以后又出现蛛网膜下腔出血，应想到本病。

4. 肢体运动障碍　30%~40% 的 CAVM 患者会发生肢体运动障碍，发生的原因如下：①CAVM 破裂后引起颅内血肿，脑组织受到血肿压迫而出现突发性肢体瘫痪；②畸形的血管发生盗血，使相应运动区的神经功能发生损害，逐渐出现对侧肢体肌力减退，伴有肌萎缩。

5. 颅内压增高　CAVM 引起颅内压增高并不少见。发生的原因可有以下几个方面：①由于病变的出血，血管痉挛而继发脑水肿；②病变位于中线，使脑脊液循环发生障碍而引起继发性脑积水；③CAVM 的团块较大，颅内血流量相应增加，颅内容积增大；④合并颅内血肿，形成占位性病变。

四、辅助检查

(1)CT：CT 平扫是排除急性出血的首选检查，亦可显示钙化灶。增强 CT 可以显示强化的血管及畸形血管团的边缘(CAVM 中央高密度影)。

(2)MRI：CAVM 在 MRI 中的典型表现如下。

①在 T1WI 和 T2WI 上的流空现象。

②存在供血动脉。

③存在引流静脉。

④部分翻转角(flip angle)的信号增强,可与钙化灶在 T1WI 及 T2WI 上的信号缺失相鉴别。

⑤若在 MRI 上见病变周围有明显的水肿,则相比于 CAVM 更可能是肿瘤出血。

⑥梯度回波序列(GRASS)可显示病变周围的含铁血黄素,提示曾出现严重出血。

⑦如病变周围存在完整的环状低密度影(由含铁血黄素造成),则提示该病变为 CAVM 而不是肿瘤。

(3)脑血管造影:CTA、MRA、DSA。

CAVM 在脑血管造影中的典型表现如下。

①血管缠绕。

②扩张的供血动脉。

③扩张的引流静脉。

④引流静脉可在动脉期显示。

脑血管造影并不能显示所有 CAVM,有少数海绵状血管瘤及静脉血管瘤也不能通过脑血管造影显示。

五、诊断

儿童及青少年有蛛网膜下腔出血时首先应想到可能有 CAVM 的存在,若病史中有癫痫发作的既往史,则 CAVM 的诊断已基本可以成立。然而,最后的确诊需依据脑血管造影和 CT 检查。脑血管造影可清楚显示畸形的部位、大小、供血动脉及引流静脉。CT 则可确定出血的部位和血肿的大小,是脑血管造影的补充。对于出血的病例,可先行 CT 检查,进行筛选,然后行脑血管造影。

六、治疗方式

CAVM 的理想治疗方法是全切除。目前,脑的几乎所有重要区域(运动区、基底核及脑干)及非重要区域的 CAVM 均可达到全切除。因此,除了 CAVM 穿透脑干或基底核,其大小和位置均不影响全切除。巨大迂曲的 CAVM 在儿童中并不多见,儿童 CAVM 通常是小的血管畸形。儿童位置隐匿的 CAVM 可能是对外科医生最大的挑战。直径在 1 cm 左右、邻近或位于脑室的 CAVM 或者位于大脑半球凹面深部的 CAVM,切除时难以分离,特别是当畸形血管团位于手术入路和血肿之间时。

此外,大脑半球凸面的 CAVM 并不总位于皮质表面,也可能位于皮质下,唯一的表面标志可以是一支异常走行的供血动脉或是一支呈红色的回流至邻近静脉窦的引流静脉。最可靠的表面标志是静脉,因为静脉不论起自何处,都在某一点横穿过脑表面。立体定向技术可能对分离隐匿的 CAVM 有所帮助,尤其是在功能区,畸形可以被精确定位,从而有助于制订手术计划。对于运动或言语区皮质的 CAVM,以及第一次手术残余的小畸形血管团,立体定向技术特别有价值。

由于 80% 的儿童 CAVM 以自发性颅内出血为主要表现,应该紧急进行神经诊断学评估和手术准备,以确定和清除血肿。然而由于 CAVM 的切除手术过程复杂而漫长,无论何时,如果条件允许,应尽量行择期手术。因此如果只有脑室内出血,或者脑实质内出血量不多,患者状态稳定,可以考虑延期手术。在此期间,对患者应予密切监测。CAVM 患儿很少发生血管痉挛,但是可能再次出血。如果手术可以延迟到出血后 3~7 天,患者就可以进行充分的术前准备,而且血肿已经部分液化。但是,由于颅内血肿的存在,一部分患者可能出现病情不稳定。此时医生别无选择,只能急诊行血肿清除手术,一旦颅内压减低,就可以进行颅内选择性血管造影。

还有 20% 的患者不发生自发性颅内出血等紧急情况,不需紧急处理。应该进行常规检查,关键在于判断手术切除畸形血管团是否会引起癫痫、头痛或发育问题,是否应行手术。

(一)手术治疗

学术界对 CAVM 的手术适应证一直存在不同的观点。近年来对积极手术的主张明显增加,原因是与非手术疗法相比,摘除畸形血管团对防止出血、血管痉挛及盗血引起的脑缺血性功能障碍均具有明显的优越性。归纳起来,手术的适应证有以下几点:①年龄越小,再出血的可能性越大,所以儿童及青少年患者应积极采取手术治疗;②病灶小且易切除者,尽管没有出血,也应手术切除;③持续性高颅压,经脱水治疗无效;④一次大出血或多次反复出血;⑤出现进行性神经功能障碍;⑥难以用药物控制的癫痫;⑦顽固性头痛;⑧智力逐渐减退。

CAVM 的部位、大小、供血动脉和引流静脉不同,因此手术的难度有很大的差异,这就要求有一个判断 CAVM 手术难度及手术疗效的标准。1984 年,史玉泉等对 CAVM 的分级标准提出建议。通过他们的分级可明确知道 CAVM 病情的轻重和手术的难度,并可初步预计手术的疗效,他们的分级是一个较为理想的分级标准,对 CAVM 的治疗及手术方法具有指导意义,虽尚不如动脉瘤手术规范,但手术切除 CAVM 仍有一些原则可以遵循:①合并颅内血肿者,应尽快清除血肿,降低颅内压。②行脑血管造影时,因造影剂沿 CAVM 最短的路径分流,所以畸形的血管团内仍有许多血管未被造影剂所充盈,术中所见的异常血管团要比血管造影所见的更大、更复杂,术前应充分评估,骨窗也要做得大一些。③一旦决定切除病灶,就应该进行到底,因为若不把病灶切除,就很难止血。切除手术中,应在畸形血管团周围的脑组织进行分离,这些脑组织往往没有功能,不必担心造成损伤,且不能在畸形血管团中分离,否则会引起难以控制的大出血。④摘除畸形血管团必须先处理供血动脉,最后阻断引流静脉,若先阻断引流静脉,则畸形血管团立即由于血管的扩张而膨大,并可造成血管的破裂,继之而来的是急剧的脑肿胀,使手术难以继续进行,导致难以设想的后果。⑤切除畸形血管团之后,病灶区的血流动力学发生改变,血流由切除前扩张的动脉移向切除后的 CAVM 周围脑组织的小血管而产生了一种所谓的"过度灌注"现象,有的可出现严重的脑水肿和脑肿胀,这时需行内或外减压,以控制颅内压的迅速增高。⑥近年来由于手术显微镜的应用,手术的范围扩大到重要的功能区,但对丘脑、基底节、中脑、脑桥和延髓等深部结构 CAVM 的手术切除仍应持慎重态度,因为这些部位的手术仍然非常危险。

(二)血管内栓塞

可吸收性栓塞材料、不可吸收性固体和液体栓塞材料和其他栓塞材料已经越来越多地应用于血管内栓塞治疗来消除儿童大脑和脊髓的病变。血管内栓塞适合病灶范围大或病灶位于重要功能区的病例。近年来常采用放射介入法治疗 CAVM,方法是在 X 线荧光屏幕的监视下将导管插入动脉管腔内,沿着血管将导管推进到病灶附近的供血动脉,然后经导管打入金属弹簧栓子或明胶海绵,阻断 CAVM 的血供,使畸形血管团缩小或闭塞。这种方法对于不能手术切除的病灶无疑是一种可取的方法,但目前仍然存在一些困难,主要是导管不易到达病变的部位,因此,栓塞疗法往往不够彻底,复发率也较高。今后,随着插管技术的经验不断积累和发展,放射介入法的治疗前景是十分乐观的。

(三)放射外科治疗

放射外科治疗在儿童 CAVM 中的地位尚未明确。直到最近还很少有关于应用放射外科治疗儿童 CAVM 的报道,不过近来有某些报道选择合适的病例行放射外科治疗,取得了良好的初步疗效。Altschuler 等报道了 15 例年龄小于 18 岁的 CAVM 患者行放射外科治疗的结果,1 年后随访,7 例行动脉造影检查,结果 3 例 CAVM 完全消失,3 例体积变小。Levy 等利用布拉格峰对 25 例儿童和青少年 CAVM 进行放射外科治疗,治疗 2 年后 18 例患者中有 14 例血管畸形完全闭塞。笔者在这方面的有限经验支持这些报道的观点,即放射外科治疗后需要等待一段时间畸形血管团才能逐渐消失。

(陈礼刚)

参 考 文 献

[1]　Al-Smadi A S,Ansari S A,Shokuhfar T,et al. Safety and outcome of combined endovascular and

surgical management of low grade cerebral arteriovenous malformations in children compared to surgery alone[J]. Eur J Radiol,2019,116:8-13.

[2] Byyny R L,Mower W R,Shum N,et al. Sensitivity of noncontrast cranial computed tomography for the emergency department diagnosis of subarachnoid hemorrhage[J]. Ann Emerg Med,2007, 51(6):697-703.

[3] Blauwblomme T,Naggara O,Brunelle F,et al. Arterial spin labeling magnetic resonance imaging: toward noninvasive diagnosis and follow-up of pediatric brain arteriovenous malformations[J]. J Neurosurg Pediatr,2015,15(4):451-458.

[4] Chang S D,Marcellus M L,Marks M P,et al. Multimodality treatment of giant intracranial arteriovenous malformations[J]. Neurosurgery,2003,53(1):1-11.

[5] Delgado Almandoz J E,Schaefer P W,Forero N P,et al. Diagnostic accuracy and yield of multidetector CT angiography in the evaluation of spontaneous intraparenchymal cerebral hemorrhage[J]. Am J Neuroradiol,2009,30(6):1213-1221.

[6] Davidson A S,Morgan M K. How safe is arteriovenous malformation surgery? A prospective, observational study of surgery as first-line treatment for brain arteriovenous malformations[J]. Neurosurgery,2010,66(3):498-505.

[7] Derdeyn C P,Zipfel G J,Albuquerque F C,et al. Management of brain arteriovenous malformations: a scientific statement for healthcare professionals from the American Heart Association/American Stroke Association[J]. Stroke,2017,48(8):e200-e224.

[8] Fullerton H J,Achrol A S,Johnston S C,et al. Long-term hemorrhage risk in children versus adults with brain arteriovenous malformations[J]. Stroke,2005,36(10):2099-2104.

[9] Guo Y,Saunders T,Su H,et al. Silent intralesional microhemorrhage as a risk factor for brain arteriovenous malformation rupture[J]. Stroke,2012,43(5):1240-1246.

[10] Gross B A,Du R. Natural history of cerebral arteriovenous malformations: a meta-analysis[J]. J Neurosurg,2013,118(2):437-443.

[11] Josephson C B,White P M,Krishan A,et al. Computed tomography angiography or magnetic resonance angiography for detection of intracranial vascular malformations in patients with intracerebral haemorrhage[J]. Cochrane Database Syst Rev,2014(9):CD009372.

[12] Kakizawa Y,Nagashima H,Oya F,et al. Compartments in arteriovenous malformation nidi demonstrated with rotational three-dimensional digital subtraction angiography by using selective microcatheterization[J]. J Neurosurg,2002,96(4):770-774.

[13] Kim H,Al-Shahi Salman R,McCulloch C E,et al. Untreated brain arteriovenous malformation: patient-level meta-analysis of hemorrhage predictors[J]. Neurology,2014,83(7):590-597.

[14] Oulasvirta E,Koroknay-Pál P,Hafez A,et al. Characteristics and long-term outcome of 127 children with cerebral arteriovenous malformations[J]. Neurosurgery,2019,84(1):151-159.

[15] Post N,Russell S M,Huang P,et al. Frame-based stereotactic resection of subcentimeter arteriovenous malformations in deep or eloquent regions of the brain: indications and technique with eight consecutive operations[J]. Minim Invasive Neurosurg,2008,51(2):114-118.

[16] Pandey P,Marks M P,Harraher C D,et al. Multimodality management of Spetzler-Martin grade Ⅲ arteriovenous malformations[J]. J Neurosurg,2012,116(6):1279-1288.

[17] Pierot L, Cognard C, Herbreteau D, et al. Endovascular treatment of brain arteriovenous malformations using a liquid embolic agent:results of a prospective,multicentre study (BRAVO) [J]. Eur Radiol,2013,23(10):2838-2845.

［18］ Russell S M,Woo H H,Joseffer S S,et al. Role of frameless stereotaxy in the surgical treatment of cerebral arteriovenous malformations：technique and outcomes in a controlled study of 44 consecutive patients［J］. Neurosurgery,2002,51(5)：1108-1116.

［19］ Szeifert G T,Levivier M,Lorenzoni J,et al. Morphological observations in brain arteriovenous malformations after gamma knife radiosurgery［J］. Prog Neurol Surg,2013,27：119-129.

［20］ Spetzler R F,Martin N A. A proposed grading system for arteriovenous malformations［J］. J Neurosurg,1986,65(4)：476-483.

［21］ Schneider B F,Eberhard D A,Steiner L E. Histopathology of arteriovenous malformations after gamma knife radiosurgery［J］. J Neurosurg,1997,87(3)：352-357.

第二十一章 脑动脉瘤

19 世纪,Eppinger 第一次报道了经尸检证实在运动过程中发生脑动脉瘤破裂的儿童,并提出儿童脑动脉瘤的病因与主动脉缩窄有关。大宗病例临床报道则出现于 20 世纪。1965 年,Matson 发表了关于 14 例儿童脑动脉瘤的文章,指出儿童的尸检或血管造影术均未发现偶发脑动脉瘤。该报道表明,相对于成人,儿童脑动脉瘤手术治疗是可行的,疗效更好。1966 年,Locksley 及其同事发表了关于脑动脉瘤和蛛网膜下腔出血的研究,其中包括 6000 多个病例,只有 4% 的破裂脑动脉瘤患者年龄小于 20 岁。

脑动脉瘤属于罕见病,在总的动脉瘤中所占比例不到 5%。在对 3000 例 12 岁以下儿童进行的大型尸检研究中,未发现偶发性脑动脉瘤。此外,在分析 225 例和 120 例神经系统表现正常儿童经 MRI 偶然发现疾病的两项研究中,均未发现偶发性脑动脉瘤。这些研究均表明脑动脉瘤的年龄分布不典型,很多报道提示脑动脉瘤在儿童和青少年的年龄段,分布是均匀的,男女性发病率几乎相等。

儿童发生创伤性脑动脉瘤的风险较高,主要发生在闭合性头部损伤后。同样,儿童感染性脑动脉瘤的发病率也较高。这些脑动脉瘤的起源主要是细菌感染,或是由于窦或乳突气细胞感染直接累及颅内动脉,或是心内膜炎所致感染性栓塞。

以下情况可能会增高患脑动脉瘤的风险:①肾脏疾病:多囊肾病患者有较高的脑动脉瘤发生风险。②心血管疾病:主动脉缩窄增高了发生脑动脉瘤的风险。③血液系统疾病、炎症和自身免疫疾病:镰状细胞贫血患儿脑动脉瘤更常见。④系统性血管炎综合征:如川崎病和多发大动脉炎,也可导致脑动脉瘤的形成。⑤神经皮肤综合征:结节性硬化症和 NF1 似乎与脑动脉瘤相关。⑥遗传性结缔组织疾病:据报道,埃勒斯-当洛(Ehlers-Danlos)综合征和马方(Marfan)综合征患儿可出现脑动脉瘤。⑦感染:患有先天性心脏病或风湿性心脏病的儿童患细菌性心内膜炎的风险增高。⑧1 型糖尿病。

一、病因和分类

儿童脑动脉瘤通常分为以下几类,病因与结构往往存在关联:囊状("浆果")脑动脉瘤、非创伤性夹层脑动脉瘤、巨大脑动脉瘤、创伤性脑动脉瘤、感染性("真菌性")脑动脉瘤、医源性脑动脉瘤(发生在外科手术后,如脑肿瘤切除术或放疗后)。

儿童发生于后循环的脑动脉瘤比例高于成人。

二、病理

(一)分子病理学

(1)易感因素:儿童脑动脉瘤的遗传因素主要是镰状细胞贫血、神经皮肤综合征(如结节性硬化症、NF1)和遗传性结缔组织疾病(如埃勒斯-当洛综合征和马方综合征)。

(2)特征:潜在遗传病理学的重要影响是多发性脑动脉瘤的发生率较高(60% 的病例)且在年轻(年龄 <40 岁)时出现,镰状细胞贫血最为明显。

(二)组织病理学

内弹力膜异常:内弹力膜缺失或不规则破裂是最常见的组织病理学表现。

三、症状和体征

(1)头痛:急性头痛通常由脑动脉瘤破裂引起,描述为突发剧烈头痛。感染性脑动脉瘤常出现亚急性头痛。

(2)局灶性神经功能缺损:这种表现形式可能发生在患有夹层脑动脉瘤(可导致缺血性卒中)或巨大脑动脉瘤(可产生局部肿块效应)的儿童身上。

(3)脑积水:可由出血或脑动脉瘤本身的肿块效应引起。

(4)意识受损、易怒、呕吐:这些症状表明颅内压增高。

(5)癫痫发作。

四、诊断

儿童脑动脉瘤由于以下原因造成诊断困难。

(1)低发病率:因为发病率低,医生对这种情况的了解往往很少,可能会延误诊断。

(2)不良病史:很难获得确凿的病史。低龄儿童甚至无法表达,例如突然出现严重头痛。

(3)延迟表现:在创伤性脑动脉瘤的病例中,创伤和临床表现之间较长的时间间隔可能会导致难以诊断。

儿童脑动脉瘤诊断要点如下。

(1)查体:查体应包括对意识水平的基本评估(例如,通过格拉斯哥昏迷量表评估)和神经学检查,以检测局部缺陷。

(2)既往史:关注风险因素,尤其需关注易感疾病或既往头部创伤史。

(3)诊断成像:非增强CT是诊断颅内出血的初始方法。尽管DSA仍然是金标准,但CT血管造影能够检测脑动脉瘤。MRI和MRA可为诊断提供更多信息(图21-1和图21-2)。

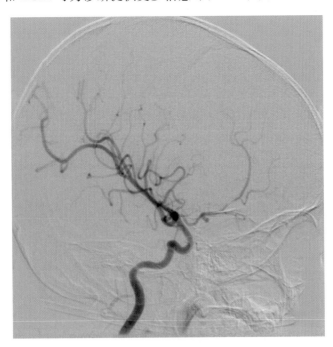

图 21-1 前交通脑动脉瘤

女,6岁,突发头痛、呕吐,进行性意识障碍,头颅CT提示鞍上池积血及蛛网膜下腔出血,DSA检查发现
前交通脑动脉瘤

(4)腰椎穿刺:在某些诊断不明确的病例中,可以进行腰椎穿刺以排除蛛网膜下腔出血。腰椎穿刺前,应排除颅内占位性病变。

尽管破裂脑动脉瘤在儿童中非常少见,但仍有一些"危险信号"显著影响诊断和治疗的紧迫性。下列情况均需紧急治疗:①突发性严重头痛;②颅内压增高的迹象,这些迹象与年龄有关,包括意识障碍、嗜睡、易怒、恶心呕吐、囟门张力增高以及凝视异常(如帕里诺综合征);③昏迷患者的脑疝症状,包括单侧或

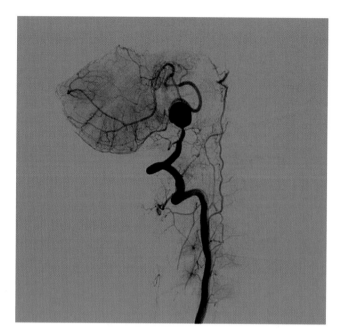

图 21-2　右侧椎动脉-小脑后下动脉处脑动脉瘤

男,3 岁,突发头痛、呕吐,颈项强直,头颅 CT 提示枕大池及第四脑室出血,DSA 检查提示右侧椎动脉-小脑后下动脉处脑动脉瘤

双侧瞳孔扩大和库欣反应(即心率和呼吸减慢,血压升高)。

五、治疗

(一)手术

手术的目的是选择性夹闭脑动脉瘤(图 21-3)以防止再出血,同时保留所有正常血管并避免对大脑造成额外伤害。鉴于儿童的预期寿命较长,手术应具有较低的复发率和死亡率,并应提供持久的疗效。手术治疗的适应证如下:①破裂的脑动脉瘤;②症状性未破裂脑动脉瘤;③偶发性脑动脉瘤。

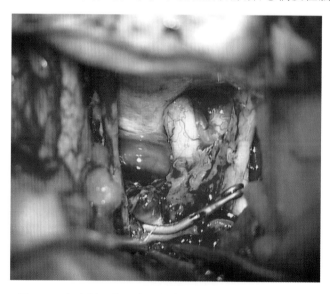

图 21-3　经右侧翼点入路行脑动脉瘤夹闭术(图 21-1 病例)

实际临床中,即使是成人,脑动脉瘤的手术治疗适应证仍存在争议。倾向于手术治疗的因素包括不同脑动脉瘤破裂史、阳性家族史、脑动脉瘤直径>7 mm、脑动脉瘤呈分叶状、脑动脉瘤生长、预期寿命长

和个体治疗风险低。

脑血管痉挛被认为是脑动脉瘤破裂后影响预后的主要因素。它被定义为蛛网膜下腔出血后大脑动脉狭窄。在成人中,高达70％的病例在蛛网膜下腔出血后的血管造影中被发现存在脑血管痉挛。在成人中有多达30％的病例出现迟发性脑缺血,即血管痉挛引起的新的神经功能缺损的表现。

在儿童中,10％的病例出现了血管痉挛,大多数作者仅在儿童血管造影中观察到血管痉挛;症状性血管痉挛似乎很少见。儿童对血管痉挛和迟发性脑缺血易感性较低,与成人相比,儿童侧支循环代偿更好。

血管痉挛的治疗:儿童血管痉挛可选择血流动力学治疗、尼莫地平给药或血管内介入(球囊血管成形术和动脉内给予罂粟碱/尼莫地平)。

(二)血管内治疗

现状:对2000年后发表的儿童脑动脉瘤文献的回顾性分析发现,35％的儿童脑动脉瘤病例采用血管内治疗(图21-4),包括应用支架辅助手术和血流导向装置。

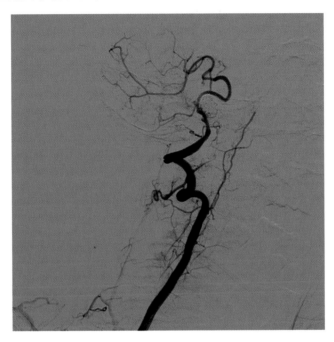

图21-4　行脑动脉瘤栓塞术后(图21-2病例)

临床证据:没有比较儿童脑动脉瘤治疗方案的随机对照试验文献发表。然而,单中心报道都显示了良好的结果。

国际蛛网膜下腔动脉瘤试验(ISAT)以前瞻性随机对照研究方式对成人破裂脑动脉瘤的血管内弹簧圈栓塞和外科夹闭进行了比较。主要发现是血管内治疗组1年后的依赖或死亡风险显著降低。值得注意的是,与手术治疗组的0.063％相比,血管内治疗组的晚期再出血率为每年0.21％。考虑到儿童更长的预期寿命,在规划儿童脑动脉瘤治疗方案时,需注意到弹簧圈栓塞脑动脉瘤可能会增高复发性出血的风险。

对脑动脉瘤治疗后的儿童应进行定期影像学随访,因为儿童每年复发的风险(2.6％)和每年新发脑动脉瘤的风险(7.8％)高于成人。基于现有文献,笔者提出以下建议。

(1)首次随访时间为术后4～6周。

(2)年随访:建议进行年随访和MRI扫描,包括MRA,尤其是对于栓塞脑动脉瘤患者。

术后血管造影应在治疗后1年和5年进行。

六、预后

85％的儿童脑动脉瘤预后良好,7％的儿童预后不良,8％的儿童死亡。儿童脑动脉瘤预后与Hunt-

Hess 分级以及 Fisher 分级相关。

大约 60% 的脑动脉瘤成人患者在蛛网膜下腔出血后恢复到病前状态,而 15% 的患者预后不佳,25% 的患者在 6 个月内死亡。脑动脉瘤性蛛网膜下腔出血后预后的一个主要决定性因素是脑血管痉挛,它显著增高死亡率并降低良好预后比例。

儿童脑动脉瘤治疗后完全闭塞率为 90%,年复发率为 2.6%(成人年复发率<0.5%)。每年新发脑动脉瘤的比例为 7.8%(成人为 1.8%)。

脑动脉瘤是先天性病变的假说已被推翻。现代研究表明,脑动脉瘤确实存在永久性结构变化,并受到多种因素的影响,如炎症、血流动力学应激、重塑和遗传易感性。然而,这一领域的绝大多数流行病学、临床和实验室研究只关注成人。由于儿童脑动脉瘤在许多方面都是一个独特的实体,因此有必要对其发病机制进行单独研究。由于这些病变很少见,多中心研究可能会有所帮助。

(江峰)

参 考 文 献

[1] Aeron G,Abruzzo T A,Jones B V. Clinical and imaging features of intracranial arterial aneurysms in the pediatric population[J]. Radiographics,2012,32(3):667-681.

[2] Agid R,Jonas Kimchi T,Lee S K,et al. Diagnostic characteristics and management of intracranial aneurysms in children[J]. Neuroimaging Clin N Am,2007,17(2):153-163.

[3] Agid R,Souza M P S,Reintamm G,et al. The role of endovascular treatment for pediatric aneurysms[J]. Childs Nerv Syst,2005,21(12):1030-1036.

[4] Ahn J H,Phi J H,Kang H S,et al. A ruptured middle cerebral artery aneurysm in a 13-month-old boy with Kawasaki disease[J]. J Neurosurg Pediatr,2010,6(2):150-153.

[5] Navarro R,Brown B L,Beier A,et al. Flow diversion for complex intracranial aneurysms in young children[J]. J Neurosurg Pediatr,2015,15(3):276-281.

[6] Andaluz N,Zuccarello M. Treatment strategies for complex intracranial aneurysms:review of a 12-year experience at the University of Cincinnati[J]. Skull Base,2011,21(4):233-242.

[7] Aryan H E,Giannotta S L,Fukushima T,et al. Aneurysms in children:review of 15 years experience[J]. J Clin Neurosci,2006,13(2):188-192.

[8] Beez T,Steiger H J,Hänggi D. Evolution of management of intracranial aneurysms in children:a systematic review of the modern literature[J]. J Child Neurol,2016,31(6):773-783.

[9] Benson P J,Sung J H. Cerebral aneurysms following radiotherapy for medulloblastoma[J]. J Neurosurg,1989,70(4):545-550.

[10] Blount J P,Oakes W J,Tubbs R S,et al. History of surgery for cerebrovascular disease in children. Part Ⅰ. Intracranial arterial aneurysms[J]. Neurosurg Focus,2006,20(6):E9.

[11] Börcek A Ö,Egemen E,Güngör G,et al. Intracranial aneurysm in childhood and interrupted aortic arch[J]. Childs Nerv Syst,2013,29(1):11-15.

[12] Burger I M,Murphy K J,Jordan L C,et al. Safety of cerebral digital subtraction angiography in children:complication rate analysis in 241 consecutive diagnostic angiograms[J]. Stroke,2006,37(10):2535-2539.

[13] Dandy W E. Intracranial aneurysm of the internal carotid artery:cured by operation[J]. Ann Surg,1938,107(5):654-659.

[14] Dashti S R,Baharvahdat H,Spetzler R F,et al. Operative intracranial infection following craniotomy[J]. Neurosurg Focus,2008,24(6):E10.

［15］ Egemen E,Massimi L,Di Rocco C. Iatrogenic intracranial aneurysms in childhood:case-based update[J]. Childs Nerv Syst,2012,28(12):1997-2004.

［16］ Etminnan N,Beseoglu K,Barrow D L,et al. Multidisciplinary consensus on assessment of unruptured intracranial aneurysms:proposal of an international research group[J]. Stroke,2014, 45(5):1523-1530.

［17］ Etminan N,Buchholz B A,Dreier R,et al. Cerebral aneurysms: formation, progression, and developmental chronology[J]. Transl Stroke Res,2014,5(2):167-173.

［18］ Etminan N,Dreier R,Buchholz B A,et al. Exploring the age of intracranial aneurysms using carbon birth dating:preliminary results[J]. Stroke,2013,44(3):799-802.

［19］ Etminan N, Vergouwen M D I, Ilodigwe D, et al. Effect of pharmaceutical treatment on vasospasm, delayed cerebral ischemia, and clinical outcome in patients with aneurysmal subarachnoid hemorrhage:a systematic review and meta-analysis[J]. J Cereb Blood Flow Metab, 2011,31(6):1443-1451.

［20］ Ferroli P,Ciceri E,Parati E,et al. Obliteration of a giant fusiform carotid terminus-M1 aneurysm after distal clip application and extracranial-intracranial bypass. Case report[J]. J Neurosurg Sci, 2007,51(2):71-76.

［21］ Fujita K, Yanaka K, Kamezaki T, et al. Ruptured middle cerebral artery aneurysm with intramural myxoid degeneration in a child[J]. Pediatr Neurosurg,2003,39(2):108-111.

［22］ Gauvrit J Y,Leclerc X,Ferré J C,et al. Imaging of subarachnoid hemorrhage[J]. J Neuroradiol, 2009,36(2):65-73.

［23］ Gibbs G F,Huston J Ⅲ,Bernstein M A,et al. Improved image quality of intracranial aneurysms: 3. 0-T versus 1. 5-T time-of-flight MR angiography[J]. Am J Neuroradiol,2004,25(1):84-87.

［24］ Guglielmi G,Viñuela F,Dion J,et al. Electrothrombosis of saccular aneurysms via endovascular approach. Part 2:preliminary clinical experience[J]. J Neurosurg,1991,75(1):8-14.

［25］ Heffren J,McIntosh A M,Reiter P D. Nimodipine for the prevention of cerebral vasospasm after subarachnoid hemorrhage in 12 children[J]. Pediatr Neurol,2015,52(3):356-360.

［26］ Housepian E M,Pool J L. A systematic analysis of intracranial aneurysms from the autopsy file of the Presbyterian Hospital,1914 to 1956[J]. J Neuropathol Exp Neurol,1958,17(3):409-423.

［27］ Huang J,McGirt M J,Gailloud P,et al. Intracranial aneurysms in the pediatric population:case series and literature review[J]. Surg Neurol,2005,63(5):424-433.

［28］ Jayaraman M V,Mayo-Smith W W,Tung G A,et al. Detection of intracranial aneurysms:multi-detector row CT angiography compared with DSA[J]. Radiology,2004,230(2):510-518.

［29］ Kakarla U K, Beres E J, Ponce F A, et al. Microsurgical treatment of pediatric intracranial aneurysms: long-term angiographic and clinical outcomes [J]. Neurosurgery, 2010, 67 (2): 237-250.

［30］ Kassell N F,Torner J C,Haley E C,et al. The international cooperative study on the timing of aneurysm surgery. Part 1:overall management results[J]. J Neurosurg,1990,73(1):18-36.

［31］ Kassell N F, Torner J C,Jane J A,et al. The international cooperative study on the timing of aneurysm surgery. Part 2:surgical results[J]. J Neurosurg,1990,73(1):37-47.

［32］ Kidwell C S,Chalela J A,Saver J L,et al. Comparison of MRI and CT for detection of acute intracerebral hemorrhage[J]. JAMA,2004,292(15):1823-1830.

［33］ Kim B S,Illes J,Kaplan R T,et al. Incidental findings on pediatric MR images of the brain[J]. Am J Neuroradiol,2002,23(10):1674-1677.

[34] Kim L J, Tariq F, Sekhar L N. Pediatric bypasses for aneurysms and skull base tumors: short-and long-term outcomes[J]. J Neurosurg Pediatr, 2013, 11(5): 533-542.

[35] Koroknay-Pál P, Lehto H, Niemelä M, et al. Long-term outcome of 114 children with cerebral aneurysms[J]. J Neurosurg Pediatr, 2012, 9(6): 636-645.

[36] Krings T, Lasjaunias P L, Geibprasert S, et al. The aneurysmal wall. The key to a subclassification of intracranial arterial aneurysm vasculopathies? [J]. Interv Neuroradiol, 2008, 14 (Suppl 1): 39-47.

[37] Krings T, Geibprasert S, terBrugge K G. Pathomechanisms and treatment of pediatric aneurysms [J]. Childs Nerv Syst, 2010, 26(10): 1309-1318.

[38] Lasjaunias P, Wuppalapati S, Alvarez H, et al. Intracranial aneurysms in children aged under 15 years: review of 59 consecutive children with 75 aneurysms[J]. Childs Nerv Syst, 2005, 21(6): 437-450.

[39] Lilova M I, Petkov D L. Intracranial aneurysms in a child with autosomal recessive polycystic kidney disease[J]. Pediatr Nephrol, 2001, 16(12): 1030-1032.

[40] Linn F H, Rinkel G J, Algra A, et al. Incidence of subarachnoid hemorrhage: role of region, year, and rate of computed tomography: a meta-analysis[J]. Stroke, 1996, 27(4): 625-629.

[41] Loch Macdonald R. Management of cerebral vasospasm [J]. Neurosurg Rev, 2006, 29 (3): 179-193.

[42] Locksley H B. Natural history of subarachnoid hemorrhage, intracranial aneurysms and arteriovenous malformations. Based on 6368 cases in the cooperative study[J]. J Neurosurg, 1966, 25(2): 219-239.

[43] Locksley H B, Sahs A L, Knowler L. Report on the cooperative study of intracranial aneurysms and subarachnoid hemorrhage. Section Ⅱ. General survey of cases in the central registry and characteristics of the sample population[J]. J Neurosurg, 1966, 24(5): 922-932.

[44] Magge S N, Chen H I, Stiefel M F, et al. Multiple ruptured cerebral aneurysms in a child with Takayasu arteritis[J]. J Neurosurg Pediatr, 2008, 1(1): 83-87.

[45] Matson D D. Intracranial arterial aneurysms in childhood[J]. J Neurosurg, 1965, 23(6): 578-583.

[46] Mayfield F H, Kees G. A brief history of the development of the Mayfield clip. Technical note [J]. J Neurosurg, 1971, 35(1): 97-100.

[47] Miglioretti D L, Johnson E, Williams A, et al. The use of computed tomography in pediatrics and the associated radiation exposure and estimated cancer risk[J]. JAMA Pediatr, 2013, 167(8): 700-707.

[48] Molyneux A J, Kerr R S C, Birks J, et al. Risk of recurrent subarachnoid haemorrhage, death, or dependence and standardised mortality ratios after clipping or coiling of an intracranial aneurysm in the International Subarachnoid Aneurysm Trial (ISAT): long-term follow-up[J]. Lancet Neurol, 2009, 8(5): 427-433.

[49] Molyneux A, Kerr R, Stratton I, et al. International Subarachnoid Aneurysm Trial (ISAT) of neurosurgical clipping versus endovascular coiling in 2143 patients with ruptured intracranial aneurysms: a randomised trial[J]. Lancet, 2002, 360(9342): 1267-1274.

[50] Ostergaard J R, Voldby B. Intracranial arterial aneurysms in children and adolescents [J]. J Neurosurg, 1983, 58(6): 832-837.

[51] Oyesiku N M, Barrow D L, Eckman J R, et al. Intracranial aneurysms in sickle-cell anemia: clinical features and pathogenesis[J]. J Neurosurg, 1991, 75(3): 356-363.

[52] Piastra M,Chiaretti A,Tortorolo L. Ruptured intracranial mycotic aneurysm presenting as cerebral hemorrhage in an infant:case report and review of the literature[J]. Childs Nerv Syst,2000,16(3):190-193.

[53] Preul M C,Cendes F,Just N,et al. Intracranial aneurysms and sickle cell anemia:multiplicity and propensity for the vertebrobasilar territory[J]. Neurosurgery,1998,42(5):971-978.

[54] Raabe A,Nakaji P,Beck J,et al. Prospective evaluation of surgical microscope-integrated intraoperative near-infrared indocyanine green videoangiography during aneurysm surgery[J]. J Neurosurg,2005,103(6):982-989.

[55] Regelsberger J,Heese O,Martens T,et al. Intracranial aneurysms in childhood:report of 8 cases and review of the literature[J]. Cent Eur Neurosurg,2009,70(2):79-85.

[56] Rinkel G J E,Djibuti M,Algra A,et al. Prevalence and risk of rupture of intracranial aneurysms:a systematic review[J]. Stroke,1998,29(1):251-256.

[57] Sanai N,Quinones-Hinojosa A,Gupta N M,et al. Pediatric intracranial aneurysms:durability of treatment following microsurgical and endovascular management[J]. J Neurosurg,2006,104(2 Suppl):82-89.

[58] Seki A,Uchiyama H,Fukushi T,et al. Incidental findings of brain magnetic resonance imaging study in a pediatric cohort in Japan and recommendation for a model management protocol[J]. J Epidemiol,2010,20 (Suppl 2):S498-S504.

[59] Sorteberg A,Dahlberg D. Intracranial non-traumatic aneurysms in children and adolescents[J]. Curr Pediatr Rev,2013,9(4):343-352.

[60] Stehbens W E. Etiology of intracranial berry aneurysms[J]. J Neurosurg,1989,70(6):823-831.

[61] Szelényi A,Langer D,Kothbauer K,et al. Monitoring of muscle motor evoked potentials during cerebral aneurysm surgery:intraoperative changes and postoperative outcome[J]. J Neurosurg,2006,105(5):675-681.

[62] Takemoto K,Tateshima S,Golshan A,et al. Endovascular treatment of pediatric intracranial aneurysms:a retrospective study of 35 aneurysms[J]. J Neurointerv Surg,2014,6(6):432-438.

[63] Vergouwen M D I,Vermeulen M,van Gijn J,et al. Definition of delayed cerebral ischemia after aneurysmal subarachnoid hemorrhage as an outcome event in clinical trials and observational studies:proposal of a multidisciplinary research group[J]. Stroke,2010,41(10):2391-2395.

[64] Yaşargil M G,Vise W M,Bader D C. Technical adjuncts in neurosurgery[J]. Surg Neurol,1977,8(5):331-336.

[65] Yuan M K,Lai P H,Chen J Y,et al. Detection of subarachnoid hemorrhage at acute and subacute/chronic stages:comparison of four magnetic resonance imaging pulse sequences and computed tomography[J]. J Chin Med Assoc,2005,68(3):131-137.

第二十二章 脑海绵状血管瘤

脑海绵状血管瘤(cerebral cavernous malformation,CCM)是一种单发或多发的常染色体显性遗传病,由众多薄壁扩张的畸形血管组成,这些畸形血管紧密相贴,扩张的血管内壁缺少内皮细胞间的紧密连接,血管壁缺乏肌层和弹力纤维层,血管之间没有或极少有脑实质组织。它们并非真性肿瘤,其病变直径大小不一。脑海绵状血管瘤被认为是隐性血管畸形,约 1/3 可以合并发育性静脉异常。

脑海绵状血管瘤在临床并不少见,是中枢神经系统第二大类血管病(占 10%~15%),发病率不足 1%(0.4%~0.8%),脑出血每年发生比例约为 3%,出血后患者每年再出血比例为 5%~20%。中青年人最常见,无明显性别差异。

一、病因与病理

(一)遗传因素

30%~50%脑海绵状血管瘤具有家族聚集特征,且以多发病灶常见,常染色体显性遗传,常见突变基因为 KRIT1(CCM1)、malcavernin(CCM2)、PDC10(CCM3),以无义突变、框移突变和剪切位点突变导致激发无功能蛋白质表达增多为常见。这三个基因造成的血管畸形在临床特征、影像学特征以及组织病理特征等方面未见明显差异。散发的病例可以是种系细胞突变或者体细胞突变后接受放疗诱发,以单发病灶多见,12%~20%的病例出现多发病灶,常无临床症状,容易合并静脉畸形。

(二)后天性学说

放疗、病毒感染、妊娠期间激素水平变化均可诱发脑海绵状血管瘤。放疗相关的脑海绵状血管瘤潜伏期达数年,放疗诱导的脑海绵状血管瘤更容易出现多发病灶,更容易出血。

二、影像学特点

MRI 是诊断脑海绵状血管瘤的首选。CT 上多表现为高密度影,没有明显的占位效应。高密度影来源于钙化和血液影响。MRI 特征性表现为边界清晰,分叶状病变。病灶核心多为 T1WI、T2WI 混杂信号。其中,高铁血红蛋白、血栓多表现为高信号,而钙化、纤维胶质增生、急性亚急性出血表现为低信号。T2WI 或梯度回波序列上表现为病灶周围脑实质因为含铁血黄素和铁离子沉积出现特征性的环状低信号。脑室内海绵状血管瘤可以没有含铁血黄素环。脑海绵状血管瘤在 DSA 上多表现为阴性,部分病例可以出现脑静脉畸形(海蛇头征),毛细血管晕染。DSA 检查对诊断脑海绵状血管瘤价值不高。Zabramski 根据 MRI 将脑海绵状血管瘤分为 4 型。Ⅰ 型可发生亚急性出血,表现为高铁血黄素在 T1WI 上均质性高信号;Ⅱ 型具有典型的爆米花征,T1WI、T2WI 呈混杂信号;Ⅲ 型表现为 T1WI、T2WI 等或低信号,因为此型有持续性慢性出血改变;Ⅳ 型表现为 T1WI、T2WI 微小斑点状低信号,多为多发病灶,在磁敏感序列(SWI)表现更明显。随着病灶的进展,影像学表现随之变化。上述 MRI 特点不是脑海绵状血管瘤特异性的,其动态 MRI 特征更具有诊断价值。

三、临床表现

男女性发病率无明显差异。

大多数患者无明显临床症状。脑海绵状血管瘤在临床上可表现为癫痫、头痛或局灶性神经功能障碍,临床上,约 1/3 因脑出血症状就诊,1/5 表现为癫痫,15% 表现为局灶性神经功能障碍,无症状而意外被发现者占 28%。按病部位分析,一般发生于大脑半球区域,约 20% 发生于脑干,8% 发生于基底节,6% 发生于小脑半球。发病部位与临床症状密切相关,癫痫发作与大脑半球海绵状血管瘤更密切,脑干病变更多表现为脑出血和局灶性神经功能障碍。

散发病例多表现为单个实性病灶,家族性病例多表现为中枢神经系统多发病变,更容易出现癫痫和脑出血症状。海绵状血管出血的相关风险因素包括年龄小、女性、脑干/深部病变、已经发生脑出血。

四、治疗原则

脑海绵状血管瘤的治疗主要包括临床观察、手术切除、放疗、激光消融等。治疗方式主要根据病变部位和临床症状来决定。

(1)临床观察也不是没有风险。无症状脑海绵状血管瘤的观察策略主要依据年龄和病变部位来制订。脑海绵状血管瘤的脑出血多为少量出血,临床需要预估新的脑出血会不会造成严重后果。即使是症状性脑海绵状血管瘤,如果手术风险过高,也可以考虑临床观察。

(2)针对脑海绵状血管瘤,目前没有药物可用于治疗。抗癫痫药物仅用来控制癫痫。目前尚无明确治疗指南。

(3)手术全切除是治疗脑海绵状血管瘤的金标准。

手术考虑因素主要包括出血风险、多发病灶、神经功能障碍、进展性癫痫等。脑海绵状血管瘤伴发的发育性静脉异常(developmental venous anomaly,DVA)应该在术中完整保留。如果手术目标包括控制癫痫,术中建议清除病变周围胶质增生带。脑海绵状血管瘤属于低流量血管畸形,手术策略可以是全切除,也可以是分块切除,或者瘤内减压后完整切除。

(4)放疗和立体定向激光消融可以用于无法手术的病例,以利于延缓病程进展。

(王保成)

参 考 文 献

[1] Akers A,Al-Shahi Salman R,Awad I A,et al. Synopsis of guidelines for the clinical management of cerebral cavernous malformations:consensus recommendations based on systematic literature review by the angioma alliance scientific advisory board clinical experts panel[J]. Neurosurgery,2017,80(5):665-680.

[2] Flemming K D,Graff-Radford J,Aakre J,et al. Population-based prevalence of cerebral cavernous malformations in older adults:mayo clinic study of aging[J]. JAMA Neurol,2017,74(7):801-805.

[3] Flemming K D,Link M J,Christianson T J,et al. Prospective hemorrhage risk of intracerebral cavernous malformations[J]. Neurology,2012,78(9):632-636.

[4] Horne M A,Flemming K D,Su I C,et al. Clinical course of untreated cerebral cavernous malformations:a meta analysis of individual patient data[J]. Lancet Neurol,2016,15(2):166-173.

[5] Li D,Jiao Y M,Wang L,et al. Surgical outcome of motor deficits and neurological status in brainstem cavernous malformations based on preoperative diffusion tensor imaging:a prospective randomized clinical trial[J]. J Neurosurg,2018,130(1):286-301.

[6] Rigamonti D,Hadley M N,Drayer B P,et al. Cerebral cavernous malformations. Incidence and familial occurrence[J]. N Engl J Med,1988,319(6):343-347.

[7] Zafar A,Quadri S A,Farooqui M,et al. Familial cerebral cavernous malformations[J]. Stroke,2019,50(5):1294-1301.

第二十三章　烟雾病

烟雾病(moyamoya disease,MMD)即颅底异常血管网形成,一般认为是由于大脑动脉环主干狭窄或闭塞之后,各深穿支增生和扩张,互相吻合而形成血管网,从而建立丰富的侧支循环。在脑血管造影时,这种异常的血管网影像呈烟雾状,故而得名。一般女性发病多于男性,好发于 10 岁以下的儿童。

一、病理

烟雾病的特征是床突以上颈内动脉及大脑动脉环自发性进展性梗死,并在颅底出现大量侧支代偿血管。基本病理改变主要为颅内狭窄段动脉的内膜呈纤维细胞性增厚,内弹力膜增生分层,中膜平滑肌层变薄。

二、临床表现

烟雾病是一种慢性进展性闭塞性脑血管病,临床上主要有脑缺血和脑出血两类表现。在早期,因血管狭窄或闭塞,侧支循环尚未完全建立,多以短暂的脑血管病发作或脑梗死的形式发病,表现为突然偏瘫或肢体无力(可左右交替)、失语及抽搐等,在一定时期内反复发作,最后固定于一侧。到晚期,由于侧支循环已完全建立,异常的血管网小血管扩张,血管壁变薄,继而破裂出血。

三、诊断

除临床表现外,确诊主要依靠 DSA。

(1)颈内动脉颅内段的终末部分(虹吸段末端)和大脑中、前动脉起始部狭窄或闭塞(图 23-1)。

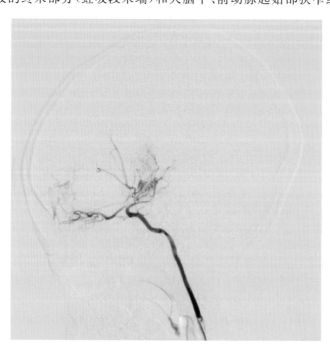

图 23-1　烟雾病患者颈内动脉 DSA 侧位片

颈内动脉分叉部严重狭窄,大脑前动脉未显影,眼动脉扩张经额底代偿。大脑中动脉不狭窄,烟雾状血管形成

（2）在动脉显影期于闭塞（或狭窄）病灶的邻近部位可见到异常血管网（烟雾状血管）。

双侧均有上述表现。在儿童中，有时烟雾状血管首发于一侧，随着年龄的增长，另一侧病变逐渐出现，因而发生于儿童的单侧病变通常被认为是烟雾病。

MRI 及 MRA 也可有类似发现，可作为不适合做 DSA 患者的补充诊断手段。

四、治疗

烟雾病发病突然，临床表现严重，出血型烟雾病患者死亡率高。保守治疗主要是应用血管扩张剂、钙通道阻滞剂及抗血栓药物等，效果不佳；外科治疗主要是脑血管重建手术，包括直接血管重建术和间接血管重建术。直接血管重建术即颅外血管与皮质血管之间的直接吻合手术，多采用颞浅动脉和皮质动脉吻合。间接血管重建术（图 23-2）不做血管吻合，将带血管组织附着于脑组织表面，手术简单，术后血供增加的效果在儿童中明显比成人好，包括脑-颞肌贴敷术、脑-硬膜-动脉贴敷术、脑-硬膜-动脉-颞肌贴敷术、颅骨多点钻孔术。儿童由于颅内血管直径较小，一般多行间接颅内外血管重建术。

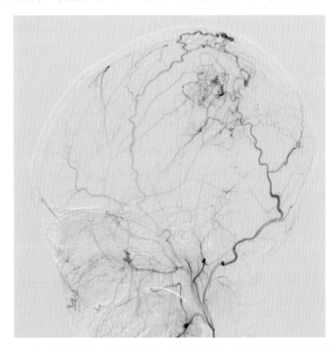

图 23-2　烟雾病间接血管重建术后，颅外血管经手术部位代偿额顶部皮质

（江峰）

参 考 文 献

［1］　烟雾病和烟雾综合征诊断与治疗中国专家共识编写组，国家卫生计生委脑卒中防治专家委员会缺血性卒中外科专业委员会.烟雾病和烟雾综合征诊断与治疗中国专家共识（2017）［J］.中华神经外科杂志，2017，33（6）：541-547.

［2］　Suzuki J，Takaku A. Cerebrovascular "moyamoya" disease. Disease showing abnormal net-like vessels in base of brain［J］. Arch Neurol，1969，20（3）：288-299.

［3］　Duan L，Bao X Y，Yang W Z，et al. Moyamoya disease in China：its clinical features and outcomes［J］. Stroke，2012，43（1）：56-60.

第二十四章 脑动静脉瘘

一、概述

小儿脑血管疾病可分为出血性及缺血性两大类,其中缺血性脑血管疾病占多数。常见的出血性脑血管疾病包括脑动脉瘤、脑动静脉畸形、脑动静脉瘘、大脑大静脉动脉瘤样畸形、脑海绵状血管瘤等,缺血性脑血管疾病主要包括动脉缺血性卒中、烟雾病、脑静脉窦血栓形成等。

脑动静脉瘘(arteriovenous fistula,AVF)是指一条或多条动脉与静脉之间直接沟通形成的高血流量的血管畸形,不伴有中间血管网形成,根据其所在部位可分为硬脑膜动静脉瘘(dural arteriovenous fistula,dAVF)和软脑膜动静脉瘘(pial arteriovenous fistula,pAVF)。两者的发生率略有不同,据统计,5岁及以下儿童dAVF年发生率约为0.03/10万,约占儿童脑AVF的14%,而pAVF在儿童脑AVF中比例相对较高,可达17.2%。与成人相比,儿童脑AVF进展迅速且预后较差,而且儿童(特别是婴幼儿)颅脑和血管系统仍处于发育成熟过程中,其治疗极具挑战性。

二、病因

一般认为,AVF是一种先天性的血管病变,这种病变被认为是在胚胎形成期血管通道未能成功分化为成熟动脉、毛细血管和静脉,从而导致动静脉直接沟通而没有中间毛细血管网的介入。Yaşargil提出,病灶内动脉和静脉之间可能形成了一种增殖性异常毛细血管。目前认为脑AVF的病因尚不完全清楚,但一些因素可能与脑AVF有关:①血栓形成和血栓性静脉炎;②颅脑损伤和开颅手术损伤;③静脉窦炎和颅内感染;④高凝状态(如妊娠、口服避孕药);⑤先天性解剖变异及奥斯勒-韦伯-朗迪(Osler-Weber-Rendu)病。对儿童来说,其主要的病因为先天性因素,如产伤、母体感染、母体激素水平异常、子宫内静脉血栓形成等,也可能与外伤性或医源性脑血管损伤有关。

三、临床表现

既往研究报道,儿童脑AVF的首发症状可以是癫痫、充血性心力衰竭和发育迟缓。其原因主要为高流量动静脉分流所导致的继发性改变:一方面,高流量动静脉分流的存在使得有效循环血量大量减少,不仅心脏循环负荷显著增加,病变周围脑组织的血供也会因盗血作用的影响而减少;另一方面,高流量的动脉血经瘘口进入静脉窦,可使静脉窦内皮增生进而发生狭窄甚至闭塞,静脉回流压力的升高不仅可导致颅内正常静脉回流障碍,也会使脑脊液经静脉窦回吸收途径受阻。因此儿童脑AVF的临床表现根据其病理机制可分为两类:①与皮质静脉高压相关的侵袭症状,如脑出血、突发头痛、神经功能缺损以及非出血性神经功能缺损(包括癫痫发作、脑神经麻痹、小脑功能障碍、感觉异常、失用)等;②静脉窦引流增多症状,如耳鸣(常表现为波动性耳鸣)和眼部症状(常见症状包括视力减退、眼球突出、球结膜水肿)等。

儿童脑AVF因年龄差异,脑出血的临床症状可能不同,婴幼儿临床表现一般为烦躁、哭闹不安及进行性意识障碍、前囟饱满等高颅压症状,较大儿童的临床表现多为头痛、呕吐、意识障碍、偏瘫等,与成人相似。此外,癫痫也是儿童脑AVF较常见的临床表现。

脑AVF患儿癫痫发生率虽较出血发生率低,但也不容忽视。与小的脑AVF容易出血相比,较大的脑AVF,尤其是在额、颞、顶叶部位的脑AVF,由于邻近脑组织受到压迫,更容易出现癫痫。可能由于盗血现象,脑组织局部缺血继而出现脑组织变性,脑AVF慢性出血部位周围含铁血黄素增多等,刺激大脑皮质,导致癫痫发作。

头痛多数为颅内出血所致,儿童脑 AVF 破裂所致的头痛通常是急性的、剧烈的;未破裂的儿童脑 AVF 所引起的头痛一般无明显搏动,且在病灶同侧,通常是反复发作、顽固性的,给予对症治疗等治疗后能够缓解,并且不具有定位意义,可能与颅内脑血管扩张有一定关系。

神经功能局灶损害症状因脑萎缩区域及脑 AVF 所在部位不同而不同,常见的有智力和情感障碍、计算力障碍、感觉障碍、言语障碍、偏盲以及空间定向障碍、失用、共济失调、脑神经麻痹等。这些症状可能是渐进性的或持续性的,全部或部分是可逆的。对于发生这种症状,一种解释是儿童脑 AVF 对周围脑组织形成占位效应,另一种可能的解释是发生了盗血,导致周围脑组织缺血从而出现神经功能障碍。

其他不典型症状包括颅内杂音(AVF 位置表浅的患者,由于血流动力学的异常改变,有时可闻及异常颅内杂音)、颅内压增高、精神症状等。应该特别注意的是,在儿童期,因颅内短路的血液循环,颅内血流量增加,回心血量相应增加,可出现心力衰竭,尤其是累及大脑大静脉者,甚至唯一的临床症状可能是心力衰竭。

四、辅助检查及诊断

由于儿童脑 AVF 具有高度危害性及可复发性,建议所有患儿均于术前行头颅增强 MRI,以及 CTA、MRA 或 DSA 检查。对于脑 AVF 位于功能区的患儿,术前须行 DTI,以评估脑 AVF 与皮质脊髓束及视神经通路的解剖位置关系,并评价脑 AVF 的血管构筑和治疗风险。另外,由于急性期血管痉挛、血肿压迫等影响,必要时需连续或者重复检查,以明确或排除诊断。及时、正确的诊断始终是规范化及个体化治疗的前提。

(一)CT

CT 是急性期检查的首选,主要目的在于确认有无脑出血,另外,CT 在诊断蛛网膜下腔出血、识别颅内钙化灶时较 MRI 有一定优势,也更适合存在镇静困难的部分患儿。但由于儿童脑组织仍处于高速发育的过程中,选择 CT 时必须考虑电离辐射及造影剂的潜在危害。

儿童脑 AVF 的影像学特点如下。①部位:常见于颅后窝与颅底部,乙状窦、横窦、海绵窦及大脑大静脉常受累,其中累及大脑大静脉时导致其瘤样扩张,称为大脑大静脉动脉瘤样畸形。上矢状窦与直窦较少受累。②CT 平扫可无异常,或显示迂曲扩张的深静脉及静脉窦,呈等或稍高信号。此外,CT 上有时还可见一些脑 AVF 的继发改变。最常见的表现为出血,包括蛛网膜下腔出血和脑出血,还可有硬膜下血肿及脑白质密度减低、静脉窦血栓形成和脑积水等改变。增强扫描可见管状、结节状及斑片状强化,累及的深静脉及静脉窦明显及均匀强化。

(二)三维 CTA 及其后处理技术(VR、MIP)

在脑血管疾病中,三维 CTA 及其后处理技术(VR、MIP)应用非常广泛,也有其优缺点。

1. 三维 CTA 的优点

(1)立体形态描述好。

(2)受患儿病情因素限制少,检查时间短,病变定位准确,显示效果好,可用于出血性卒中患儿的急性期检查。

(3)简便、迅速、无创,患儿易于配合,而且设备和检查费用低。

2. 三维 CTA 的缺点　对脑 AVF 来说,小血管在 CTA 上显影效果欠佳,可失真,血管成像细节描述有时会遗漏或不易分辨引流静脉;虽然通过三维螺旋能够形成立体图像,但仍依赖于静态观察,无法动态显示供血管床、供血动脉、引流静脉的状态及其与脑 AVF 的结构关系。

(三)MRI

MRI 是目前大多数脑血管疾病检查的最佳方式,具有较高的组织分辨率,在不使用造影剂的情况下即可获得脑血管图像。

儿童脑 AVF 的 MRI 平扫可见大量血管流空现象,严重时可见大脑皮质静脉呈蚯蚓状广泛迂曲。

MRA 能显示异常增粗、迂曲的血管,还能较清楚地显示瘘口。MRV 对静脉窦血栓形成的诊断也有很大帮助。因此,头部 MRI 平扫见广泛的血管流空现象,常提示有 dAVF 的可能,应进一步结合 MRA、MRV 或建议行 DSA 检查来争取明确诊断。三维 TOF MRA 通常可显示病变的静脉窦或异常血流增强的皮质静脉引流,根据是否存在皮质静脉引流及引流特点,MRI 也有不同表现。三维 TOF MRA 对于诊断伴有中高流量的脑 AVF 是可靠的,但在显示供血动脉和引流静脉方面不够敏感,易漏诊低流量脑 AVF,其敏感度和特异度均弱于三维 CTA。

磁敏感加权成像(susceptibility weighted imaging,SWI)技术利用组织间磁敏感度差异和血氧水平依赖效应形成影像。在脑 AVF 患儿,静脉引流出现和静脉压力增加使皮质静脉充血、静脉长期瘀滞,导致静脉吸氧量增加,因此,患儿在 SWI 中通常表现为皮质静脉高信号,这使 SWI 在显示静脉扩张与充血方面优于常规 MRI,能较为准确地描述脑 AVF 相关性皮质静脉回流,在伴有皮质静脉回流的脑 AVF 患者中,SWI 检测出皮质静脉高信号的敏感度可达 $88\%\sim100\%$。

MRI 平扫也可显示脑 AVF 周围的其他继发改变,如脑萎缩、胶质增生、水肿等。对于颅后窝病变,由于 MRI 不受颅骨伪影的影响,其诊断价值明显高于 CT,为是否做 DSA 检查提供了主要根据。此外,MRA 能提供三维血管结构,较好地显示引流静脉、供血动脉和瘤巢的关系,但三维 TOF MRA 不能提供血流动力学方面的信息,而且由于饱和效应,其对小血管的显示欠佳,对慢血流不敏感,有较多边缘伪影,对合并小动脉瘤的检出率较低,分辨率不及 DSA,因此目前尚无法取代 DSA。DTI 和 fMRI 对功能区和累及传导束的脑 AVF 的手术切除均有一定的指导价值。

值得注意的是,MRI 得到的血管成像是基于血液的流空效应,对儿童较小的血管直径及相对缓慢的血流来说,有可能对血管的狭窄程度产生放大效应,出现失真现象,此时必须结合临床表现进行鉴别。

(四)DSA

随着材料及设备的飞速发展,神经介入越来越多地应用于儿童脑血管疾病的诊断与治疗,虽然儿童存在血管条件及体重等方面的限制,但文献报道,在有经验的中心接受 DSA 检查和治疗的儿童术中和术后并发症发生率与成人相似甚至更低,但尽管如此,也必须始终考虑电离辐射及造影剂对儿童的损伤,尽量避免不必要的检查并采取保护措施(包括超声引导穿刺股动脉、优化造影程序、缩短曝光时间、合理使用光栅遮挡、减小增强器与患儿之间的空隙、对非检查部位给予铅帘保护、使用非离子型等渗造影剂并对半稀释,以及必要时将治疗分期进行等)。

尽管存在放射性辐射问题,DSA 仍是大多数脑血管病诊断的金标准。现在三维 DSA 具有的旋转功能可有效排除常见因素的干扰,包括血管成角、重叠等,能从多角度观察病灶及其与邻近血管的关系,为术者提供最佳工作角度以进行血管内治疗。

1. DSA 的优点

(1)可连续动态观察造影剂进出病灶,了解造影剂的流动方向,显示病灶的血流动力学特点。

(2)能清晰地显示各级血管,对细小动静脉、毛细血管显示较好。

(3)视野大,整个大脑的血液循环都能清楚显示。

(4)可以一边操作一边进行治疗。

2. DSA 的缺点   DSA 为有侵袭性、创伤性的操作检查,检查费用高、时间长,患者并发症多,不适合配合欠佳的儿童、高龄患者、急诊出血患者及危重患者,也不适合筛查及术后复查脑血管疾病;出血患者因颅内有血肿,出血后引起的血管痉挛、血肿压迫部分相关血管,致使 DSA 不能清晰显示实际情况。

五、治疗

与成人患者相比,儿童的预期寿命更长,并且有证据表明其神经系统预后更佳,因此提倡对儿童脑 AVF 进行治愈性治疗,以预防未来的颅内出血。根据脑 AVF 形态和血流动力学,儿童脑 AVF 积极治疗的方法有以下几种:血管内介入栓塞、手术切除以及联合治疗、放射外科治疗。大多数患儿经恰当而有效的治疗均可获得痊愈,回归正常生活和学习。一般而言,对于具有手术适应证的患儿,血管内介入栓塞是首选的治疗方式,对于复杂病例也可考虑开颅手术治疗或联合治疗。

(一)术前准备工作及注意事项

(1)完善的术前准备是手术的有力保障。考虑到儿童尤其是婴儿的体表面积/体重较大、脂肪少且代谢率高,引起低体温的可能性较大,加上术中可能失血较多较快,有体温进一步降低的危险,严重低温(33℃以下)可能诱发心律失常,不能耐受失血,为了避免年幼儿童手术时出现体温过低,在手术室应常规使用暖风机加热,保持患儿术中体温正常。

(2)由于手术过程中可能会出现失血较多较快的情况,因此手术开始前应建立高负荷的外周静脉通路及中心静脉置管。

(3)儿童的凝血机制正常是确保手术顺利进行的重要条件,应严密监测凝血酶原时间、部分凝血活酶时间、血小板计数及出血时间。

(4)儿童可耐受的失血量较小,成人可耐受的失血量对于低龄儿童有可能是致命的,且脑 AVF 切除术有可能发生术中失血较多的情况,因此在手术前,要将准备的血液制品(新鲜冰冻血浆及血小板)送至手术室,且开始输血后,才能进行开颅手术。

(二)血管内治疗

随着血管内介入栓塞技术的发展及应用,越来越多的脑 AVF 患者获益于血管内治疗,设备及材料的进步(如复合手术室的广泛应用、4D-DSA 图像的应用、可解脱微导管及新型液体栓塞剂的出现、高压锅技术及经静脉入路等栓塞理念的更新)极大地提高了脑 AVF 患儿血管内介入栓塞的安全性和治愈率。

目前脑 AVF 的血管内介入栓塞治疗主要分为单纯栓塞剂(Glubran 胶、Onyx 胶等)栓塞、单纯弹簧圈栓塞、弹簧圈联合栓塞剂栓塞、球囊微导管辅助栓塞剂栓塞等方式。因病变组织血流量高,供血动脉及引流静脉粗大等原因,单纯栓塞剂栓塞容易导致栓塞剂异位或造成肺栓塞等严重并发症,单纯弹簧圈栓塞容易导致病变的残留或复发以及会形成永久性占位效应,目前已较少采用。单纯使用 Glubran 胶时,一方面会因高浓度的 Glubran 胶在病变处弥散时间过短导致无法可控地完全闭塞瘘口及引流静脉起始部,从而易导致病变的残留;另一方面,如引流静脉起始部的瘤样扩张在栓塞后短期内不能完全闭塞,容易因"唧筒效应"引起附近细小软膜吻合支的加入,从而导致病变的复发。近年来,多项病例报道显示,单纯弹簧圈栓塞或球囊微导管辅助栓塞剂栓塞能更安全和可靠地闭塞病变,因此成为目前治疗高流量脑 AVF 的主要方式。

血管内介入栓塞治疗成为儿童脑 AVF 诊疗过程中不可或缺的一部分,对于位于功能区未破裂的脑 AVF、有深部引流静脉及供血动脉的患者,采用术前血管栓塞联合显微手术的治疗方案可明显提高治疗效果。Onyx 胶为常用的非黏性栓塞剂,多用于脑血管畸形、脑 AVF 的临床治疗中,具有注胶时间长、可控性强、栓塞率高等优点,近年来广泛应用于脑 AVF 的治疗中。对于部分存在高流量或位于功能区、脑组织深部的复杂血管畸形,单纯采用 Onyx 胶栓塞治疗难以获得满意效果。可采用弹簧圈近端辅助技术,以提供足够的近端阻力,促进 Onyx 胶向远端弥散,从而扩大单支动脉的栓塞范围,缩短操作时间及减少射线剂量。栓塞过程中,双微导管由于对血管的支撑作用,可降低血管的迂曲程度,弹簧圈也可控制反流长度,故即使注射较长时间,也很少出现拔管困难,使栓塞过程更便捷,降低误栓风险。此外,弹簧圈还可降低血流量,避免过早误栓引流静脉。手术时可先撤出 Marathon 微导管,发生出血时,还可通过另一根微导管注入栓塞剂,及时控制出血。

对于年龄较大、供血动脉较粗大且迂曲较少者,可采用双微导管技术进行栓塞,即经球囊微导管在供血动脉近段临时阻断血流,使用另一微导管向瘘口附近注射栓塞剂,以达到良好致密弥散的目的;对于年龄较小、供血动脉过度迂曲者,可首先经微导管向静脉瘤样扩张处及供血动脉远段疏松填塞大直径弹簧圈以降低血流量,并提供栓塞剂黏附支架,然后使用较低浓度 Glubran 胶或 Onyx 胶对瘘口进行完全闭塞,静脉瘤样扩张处的弹簧圈或 Glubran 胶可促进其管腔内的血栓形成,从而降低病变复发的风险。对于存在多支供血动脉的高流量病变,如果其引流静脉或静脉窦存在明显狭窄,可采用分期栓塞治疗策略,一方面可降低引流静脉或静脉窦因急性血栓形成而影响其正常静脉引流的功能,另一方面可减轻高血流量血管瘘口突然闭塞所导致的对婴幼儿循环负荷的影响。此外,介入栓塞手术中使用造影剂和射线的总剂量也是决定是否进行分期栓塞的考量因素之一。

(三)手术治疗

对于介入栓塞治疗效果不佳,复发或难治性儿童脑 AVF,也可考虑开颅手术治疗。但术前应仔细阅读 CT、MRI 及 DSA 结果,尤其是 DSA 结果,做到对畸形团的位置、供血动脉和引流静脉位置及数量心中有数;术中将血压控制在较患者正常血压低 10%～20% 的水平,对于减少术中出血有重要意义。

手术过程:常规麻醉、消毒、铺巾、开颅,剪硬脑膜时必须小心谨慎,因为有时表浅的引流静脉与硬脑膜粘连在一起,如果手术一开始就造成引流静脉破裂,会给手术造成灾难性的影响;术中沿脑表面表浅的引流静脉及沿蛛网膜下腔分离找到脑 AVF,然后沿着脑 AVF 周边胶质层进行,尽量避免进入脑 AVF 内部,逐一电凝切断脑 AVF 周边的动脉后离断引流静脉,切除全部脑 AVF。对于供血动脉出血,烧灼的血管长度应为血管直径的 3～5 倍,必要时用动脉瘤夹夹闭供血动脉;对于引流静脉或脑 AVF 的出血,可以用止血纱布或明胶海绵,外加棉条压迫止血。如果有粗大的主要引流静脉出血,需进行切断时,须做到沉稳、耐心并快速将脑 AVF 切除。

(四)手术＋血管内治疗(复合手术)

复合手术可简化治疗流程,减少低龄患儿全身麻醉次数,缩短住院时间,尤其适用于位于功能区、结构复杂或弥散型脑 AVF,同时也适用于既往曾接受过外科治疗的患儿,可使手术更安全、畸形团切除更彻底。

手术过程大体如下:患儿仰卧,行气管插管全身麻醉,常规双侧腹股沟区消毒铺巾,经右股动脉穿刺置入 4F 动脉鞘,无近期清晰的 DSA 图像者,开颅前先行 DSA 检查,若发现动脉瘤样结构,即刻换为 5F 动脉鞘,行选择性动脉瘤样结构介入栓塞治疗,而后行复合手术切除脑 AVF。

根据 DSA 定位,选择患儿手术体位。病变位于幕上大脑半球额颞岛叶、基底节区者,采取仰卧位;病变累及顶枕叶、小脑者,选择侧俯卧位。采用可透视 DORO 头架(德国 Doro 公司)固定头部,用无菌贴膜固定留置的股动脉鞘,以便术中实时进行 DSA 检查。头部消毒铺巾,在脑 AVF 投射的体表部位做"马蹄"形切口,有既往开颅手术史的患儿仍取原手术切口入颅,锥体束运动区受累者,术中须监测双侧运动诱发电位。术中严格按照脑 AVF 与脑组织边界分离,遵循先控制离断供血动脉,再离断引流静脉的原则,若存在多支引流静脉,可先离断次要引流静脉;对于弥散型脑 AVF,需适当扩大分离切除范围;伴颅内血肿者,可通过清除远离畸形团的血肿以获得手术空间,保留脑 AVF 周围血肿,防止畸形团出血;对于已栓塞的无血供脑 AVF 病变,无须手术切除。术中实时复查 DSA 以明确是否达到全切除,直至全切除。复查 DSA 证实脑 AVF 全切除后关颅,结束手术。术后留置皮下引流管,引流 24～48 h 拔管。

(五)放疗

立体定向放疗的栓塞率不高,治疗期内仍存在出血风险及电离辐射的危害决定了其只能作为儿童患者的辅助治疗手段。

六、预后及随访

儿童脑 AVF 术后有复发倾向,这一点与儿童动脉瘤术后复发率高于成人类似,因此多数学者建议对患儿进行长期甚至终生随访。对低危患儿可以选择 MRA 复查,但 DSA 仍是复查的金标准,建议术后 1 年、5 年各复查 1 次 DSA,同时每 2 年复查 1 次 MRA,复查一直持续到患儿 18 岁,18 岁时可再次行 DSA 检查以评估预后。

(李强　贾艳飞)

参 考 文 献

[1]　Abaunza-Camacho J F, Vergara-Garcia D, Perez F, et al. Direct transcranial coil and Onyx

embolization of a dural arteriovenous fistula:technical note and brief literature review[J]. J Clin Neurosci,2020,80:232-237.

[2] Baharvahdat H,Ooi Y C,Kim W J,et al. Updates in the management of cranial dural arteriovenous fistula[J]. Stroke Vasc Neurol,2020,5(1):50-58.

[3] Cornet M C,Li Y,Simmons R L,et al. Outcome of neonates presenting with severe cardiac failure due to cerebral arteriovenous fistula[J]. Pediatr Neurol,2022,131:25-29.

[4] Ertl L, Brückmann H, Kunz M, et al. Endovascular therapy of low-and intermediate-grade intracranial lateral dural arteriovenous fistulas: a detailed analysis of primary success rates, complication rates, and long-term follow-up of different technical approaches[J]. J Neurosurg, 2017,126(2):360-367.

[5] Gross B A,Albuquerque F C,McDougall C G,et al. A multi-institutional analysis of the untreated course of cerebral dural arteriovenous fistulas[J]. J Neurosurg,2018,129(5):1114-1119.

[6] Hetts S W,Moftakhar P,Maluste N,et al. Pediatric intracranial dural arteriovenous fistulas:age-related differences in clinical features,angioarchitecture,and treatment outcomes[J]. J Neurosurg Pediatr,2016,18(5):602-610.

[7] Iryo Y,Hirai T,Kai Y,et al. Intracranial dural arteriovenous fistulas:evaluation with 3-T four-dimensional MR angiography using arterial spin labeling[J]. Radiology,2014,271(1):193-199.

[8] Jain N K,Kannath S K,Kapilamoorthy T R,et al. The application of susceptibility-weighted MRI in pre-interventional evaluation of intracranial dural arteriovenous fistulas[J]. J Neurointerv Surg, 2017,9(5):502-507.

[9] Koide S,Hatakeyama M,Uemura M,et al. Dural arteriovenous fistula causing complex visual hallucinations without an anopsia[J]. Rinsho Shinkeigaku,2020,60(6):425-428.

[10] Lin N,Smith E R,Scott R M,et al. Safety of neuroangiography and embolization in children: complication analysis of 697 consecutive procedures in 394 patients[J]. J Neurosurg Pediatr, 2015,16(4):432-438.

[11] Madsen P J,Lang S S,Pisapia J M,et al. An institutional series and literature review of pial arteriovenous fistulas in the pediatric population:clinical article[J]. J Neurosurg Pediatr,2013,12 (4):344-350.

[12] Navalpotro-Gomez I, Rodríguez-Campello A, Vivanco-Hidalgo R M, et al. Progressive gait disorder and epilepsy secondary to venous stroke due to dural arteriovenous fistula type Ⅲ[J]. Neurologia,2015,30(7):450-451.

[13] Oh S H,Choi J H,Kim B S,et al. Treatment outcomes according to various treatment modalities for intracranial dural arteriovenous fistulas in the Onyx era:a 10-year single-center experience [J]. World Neurosurg,2019,126:e825-e834.

[14] Rabinov J D,Yoo A J,Ogilvy C S,et al. ONYX versus n-BCA for embolization of cranial dural arteriovenous fistulas[J]. J Neurointerv Surg,2013,5(4):306-310.

[15] Saway B F, Porto G B F, Sattur M G, et al. Giant pediatric dural arteriovenous fistula management using a combined operative approach in a hybrid neuroendovascular surgery suite: technical nuances and review of literature[J]. Oper Neurosurg (Hagerstown), 2023, 24(4): e248-e254.

[16] Srinivasan V M,Chintalapani G,Duckworth E A,et al. Application of 4-dimensional digital subtraction angiography for dural arteriovenous fistulas[J]. World Neurosurg,2016,96:24-30.

[17] Starke R M,McCarthy D J,Chen C J,et al. Evaluation of stereotactic radiosurgery for cerebral

dural arteriovenous fistulas in a multicenter international consortium[J]. J Neurosurg,2019,132(1):114-121.

[18] Sugiyama T,Nakayama N,Ushikoshi S,et al. Complication rate,cure rate,and long-term outcomes of microsurgery for intracranial dural arteriovenous fistulae:a multicenter series and systematic review[J]. Neurosurg Rev,2021,44(1):435-450.

[19] Tong X,Li J,Ye M,et al. Seizure outcome in patients with seizure-associated dural arteriovenous fistulas[J]. World Neurosurg,2021,155:e738-e747.

[20] Torok C M,Nogueira R G,Yoo A J,et al. Transarterial venous sinus occlusion of dural arteriovenous fistulas using Onyx[J]. Interv Neuroradiol,2016,22(6):711-716.

[21] Yadav V,Bhatt S,Athaullah,et al. Rare occurrence of dural arteriovenous fistula in a child: multi-modality imaging and literature review[J]. Radiol Case Rep,2021,16(4):879-883.

[22] Yamaguchi S,Hamabe J,Horie N,et al. Hypointensity of draining veins on susceptibility-weighted magnetic resonance images might indicate normal venous flow and a lower risk of intracerebral hemorrhage in patients with intracranial arteriovenous shunt(s)[J]. J Clin Neurosci,2020,80:250-256.

第二十五章　大脑大静脉动脉瘤样畸形

一、概述

大脑大静脉亦称 Galen 静脉。大脑大静脉动脉瘤样畸形(VGAM)是一种少见的颅内先天性血管畸形,约占所有颅内血管畸形疾病的 1%。1989 年 Raybaud 等证实它位于脉络膜裂中的蛛网膜下腔,并且在胚胎学上与脉络丛的发育相关。

Lasjaunias 的团队对这种疾病的概念进行了改进,他们将 VGAM 定义为向胚胎发育期间的大脑大静脉前体(即前脑正中静脉)引流的动静脉瘘,并将其进一步分为脉络膜型和腔壁型。

引起成熟大脑大静脉扩张的疾病可分为大脑大静脉动脉瘤样扩张(vein of Galen aneurysmal dilation,VGAD)及大脑大静脉曲张(vein of Galen varix,VGV)。大脑大静脉动脉瘤样扩张通常指一组由软脑膜或硬脑膜动脉向成熟大脑大静脉及其分支分流而引起的血管畸形,是由动静脉向深静脉系统引流而导致的大脑大静脉的继发性扩张。与 VGAM 不同的是,大脑大静脉动脉瘤样扩张中位于中线的扩张静脉是胚胎学上成熟的大脑大静脉,接受来自正常或畸形大脑的引流。这通常是由软脑膜动静脉畸形引起的,但硬脑膜动静脉瘘也可导致大脑大静脉扩张。大脑大静脉曲张是指无引流血管的大脑大静脉扩张。儿童中常见的大脑大静脉曲张分两种。一种为新生儿时期短暂的无症状的大脑大静脉曲张,多在其他原因引起心衰时被发现。这种情况多在超声检查中被发现,且心脏症状好转数日后消失。另一种情况是脑的静脉引流向深静脉系统汇聚时的解剖变异,例如在发育性静脉异常的情况下,多数患者也无明显症状,但这种静脉引流方式可能增加未来静脉血栓及缺血性症状出现的频率。对于这两种疾病本章不进行展开叙述。

二、病因

脉络膜型 VGAM 由胚胎期前脑正中静脉的多个动静脉瘘组成,主要位于脉络膜裂内侧的中间帆池。其主要供血动脉包括双侧脉络膜前、后动脉及大脑前动脉的分支胼周动脉。通常还有来自四叠体动脉和丘脑穿通动脉的血供。这些供血动脉互相沟通,在瘘管之前形成动脉-动脉吻合。部分动静脉瘘血流量极高,往往表现为新生儿期的高输出性心衰。血液流速较慢时则多表现为血流动力学紊乱或其他症状。

腔壁型 VGAM 既可以位于中间帆池,也可位于四叠体池。它由位于前脑正中静脉后部扩张的血管壁上的一个或几个瘘管组成。四叠体动脉和(或)脉络膜后动脉通常为其供血动脉。不同于脉络膜型 VGAM,腔壁型 VGAM 中动静脉瘘更少,其特征性的表现为前脑正中静脉的圆形扩张。这一型患儿在婴儿期多表现出血流动力学障碍的症状,如头围增大、脑积水和发育不良,亦可能与相对轻度的心衰或无症状的心脏肥大有关。

从胚胎发育的角度而言,脉络膜在血管穿透脑实质前形成,并由周围血管化的原始脑膜滋养。脉络膜的发育和相应供血动脉及引流静脉的发育相伴随。脉络丛的供血动脉包括大脑前动脉、脉络膜前动脉和脉络膜后动脉。此时四叠体动脉的发育与四叠体板的发育同时进行。四叠体动脉数目众多,并由原始脑膜中的脑膜毛细血管网络相互连接,这与 VGAM 的模式相近。因此,早在胚胎发育的第 5 周,最早分化成脉络膜及四叠体动脉的血管构成了 VGAM 的主要供血动脉。

间脑顶部的端脑脉络丛的扩张诱导了一条引流双侧脉络膜的静脉的发育。这是第一条引流脑内结构的静脉,被称为前脑正中静脉,这支静脉在胚胎发育的第 2 个月和第 3 个月的前半个月具有功能性。

脑内血管化的进展和基底神经节的发育导致双侧脑内静脉的形成,脉络丛的静脉随后向其引流。这也导致除尾部之外的前脑正中静脉退化,未退化部分汇入脑内静脉,组成大脑大静脉。基于对 VGAM 的解剖学和胚胎学的分析,Raybaud 等估计血管畸形的形成可能发生在胚胎发育的第 6～11 周(身长 21～50 mm)时。

关于 VGAM 的致病基因,近年来亦有少量研究。在一部分病例中报道了 RASA1 基因突变。这种突变导致常染色体显性遗传,可导致毛细血管畸形-动静脉畸形(CM-AVM)。文献中报道了 50 种与毛细血管畸形-动静脉畸形相关的 RASA1 基因突变,然而其中只有 8 种突变类型与 VGAM 导致的动静脉畸形相关。两篇单独的病例报道中提到 VGAM 患者中存在两种已知导致遗传性出血性毛细血管扩张症的基因突变:突变活化素受体样激酶 1(ACVRL1 /ALK1)、内皮糖蛋白(ENG/CD105)。

三、病理生理学

胎儿期的动静脉瘘可以引起患儿解剖结构和生理性的损害。颅内高血流的改变可以引起高输出性心衰,并且伴随颅内和全身性低血压和酸中毒。这种颅内动静脉瘘也可引起脑静脉和肺动脉高压,从而造成对脑组织和肺组织的损害。当患儿出生后,严重的颅内静脉高压尚可引起脑积水、慢性大脑缺血和脑出血。患儿的损害程度和临床表现与年龄有一定的关系,病程、长期预后和有效的治疗方法与出现临床症状的时间有密切的关系。

低血流阻力的胎盘循环虽然能明显地减少脑血流量,但是这种变化也不能避免颅内动静脉瘘造成的脑损伤。由于心脏和脑损伤出现的时间较早,超声检查可以在部分患儿出生前诊断出这种血管畸形。

在胎儿期已经出现明确脑损伤的患儿,在其出生后可以表现为脑实质内有钙化和由脑萎缩引起的脑室扩大。这类患儿的治疗效果和预后极差。由于颅内动静脉瘘的高血流量改变,患儿出生后对心输出量的要求很高,婴儿可迅速发展为高输出性心衰、肺动脉高压和酸中毒,且这种继发性损害对内科治疗效果不佳。除非采取降低颅内动静脉瘘血流量的紧急治疗方法,否则患儿将很快死亡。

如果颅内动静脉瘘的血流量较小,VGAM 产生临床表现的时间可能较晚,患儿可以只表现出轻到中度的颅内静脉高压和头颅增大,可伴有轻度的心衰。药物治疗可有效地控制心衰。

学龄期或青春期患者可出现头痛、学习成绩差、身体强直和癫痫等,少数患者可能有蛛网膜下腔出血。所有 VGAM 均可引起进行性的病理生理学改变,因此,减少血流量或夹闭动静脉瘘可以改善患者的预后。极个别的患者可无任何临床表现,这种患者预后最好。

四、分型

目前,根据患者的年龄将 VGAM 分为三种类型:①新生儿型;②婴幼儿型;③大龄儿童和成人型。

(一)新生儿型

新生儿期患儿主要表现为高输出性心衰和肺动脉高压,严重病例可出现全身多器官功能衰竭。有临床表现的新生儿在出生后即可出现明显心前区搏动。胸片可提示心脏扩大等心衰表现,患儿出现代谢性酸中毒、尿量减少、肺功能下降、最终死亡。在头部和胸部可听诊到明显的机器样杂音。颈部的静脉和动脉搏动强烈,表明患儿的心血管系统极度紊乱。高输出性心衰引起的心肌缺血可导致心肌梗死。如存在这种情况,患儿将出现不可逆性心衰。

(二)婴幼儿型

婴幼儿期患儿通常伴有脑积水、癫痫发作或者神经认知功能障碍等。患儿在半岁内头颅呈进行性增大,听诊可有明显的颅内杂音。部分 VGAM 可通过面部静脉系统向颅外引流,可有眶上静脉的扩张。患儿有轻度的心衰,内科治疗在一定程度上有效。头颅增大过程中可同时存在硬脑膜下腔积液,脑室扩大,甚至发展为脑积水。少数患儿因快速发展的脑积水使病情加重,同时伴有脑出血的危险。治疗上,无论采取何种治疗方法,此类患儿预后明显好于新生儿型。

(三)大龄儿童和成人型

大龄儿童和成人型 VGAM 对中枢神经系统的损害较轻,临床症状多表现为无明显诱因的头痛、蛛网膜下腔出血和癫痫发作等。值得注意的是,此期患儿所出现的 VGAM 相关性心衰多为轻中度,可通过药物控制,且血管内栓塞治疗效果很好。

五、临床表现

VGAM 患者主要表现为心脏和中枢神经系统症状。具体临床表现因发病年龄不同而异。

(一)心脏症状及相关并发症

VGAM 由于其动静脉瘘口存在"高流量,低阻力"的特点,导致其血容量和心输出量代偿性增加,此类患者脑血流量可占全心输出量的 80% 左右。当患儿处于胚胎期时,胎盘动脉中可有小动脉瘤形成,同样属于低阻力系统,可与 VGAM 竞争血供从而减少其血流量。但随着分娩后这一竞争机制的消失,VGAM 的血流量会有一个短期迅速增加的过程。

诱发心衰的因素包括:①静脉回心血量的增加引起肺动脉高压;②动脉导管和(或)卵圆孔未闭导致静脉回心血量进一步增加,加重肺动脉高压;另外,心脏右向左分流可引起冠状动脉血流量降低,诱发心肌缺血。同时降主动脉内舒张期可发生血液逆流,导致肝脏、肾脏等器官血流灌注量减少,诱发器官功能不全。

(二)中枢神经系统症状

脑功能的正常发育有赖于细胞内外、血管与组织间隙间稳定的体液平衡。VGAM 患者由于颅内静脉高压和静脉淤血的存在,颅内体液调节失衡,从而影响脑组织功能及其正常发育。静脉淤血可造成脑萎缩和不可逆的脑损伤。若发生在分娩期、新生儿期或婴幼儿期,多提示预后不佳。而对于儿童期患者,起初通常无明显表现,但随时间推移会出现癫痫发作,神经和认知功能的进行性减退。磁共振成像上可出现钙化灶,脑组织萎缩。大多数学者认为,神经功能障碍是由 VGAM 瘘口的盗血现象造成脑供血不足,而发育迟缓则归结于静脉淤血。

对于婴幼儿型 VGAM,脑积水和"巨颅"征是典型临床表现。虽然扩张的大脑大静脉压迫中脑导水管可引起梗阻性脑积水,但其发生机制以颅内静脉高压引起脑脊液重吸收障碍从而引起的交通性脑积水为主。

大龄儿童和成人型 VGAM 则常常出现头痛和癫痫等症状。此外,还可出现蛛网膜下腔出血和脑实质内出血。虽然大龄儿童和成人型 VGAM 多较小且瘘口少,但其供血动脉网中可有小动脉瘤形成。

六、辅助检查

大部分 VGAM 在新生儿期检出。对于高度怀疑患有 VGAM 的患儿,应进行全面、详尽的检查与评估,以此作为制订临床治疗方案的依据。临床评估包括患儿一般状况(如体重、头围等)、心脏超声检查(用于评估患儿心功能,有无心衰及其严重程度)、必要的实验室检查(以发现有无肝肾功能不全,特别是对于存在心功能不全的患儿尤为重要)。对于颅缝未闭的患儿,可经前囟行超声检查来判断颅内血流动力学改变和病灶内血流形态、有无脑实质萎缩,以及评估脑室扩大程度。有条件者应行床旁脑电图监测,明确癫痫发作类型。经阴道超声可以发现胎儿 VGAM,并且可以在治疗后对血流模式的改变进行跟踪随访。

CT 和 MRI 检查是目前诊断 VGAM 的有效手段,同时能有效评价它所伴随的脑结构改变,如脑积水、颅内缺血或出血、动静脉畸形和静脉窦的情况。增强 CT 能显示明显强化的病灶。MRI 在显示脑缺血、VGAM 的 3D 解剖关系及供血动脉、引流静脉等方面优于 CT,且有助于对畸形类型进行鉴别。而CT 对病理性钙化的提示作用优于 MRI。CTA 和 MRA 检查作为无创性血管成像方法可清晰显示 VGAM 的供血动脉和引流静脉情况,CTA 相对于 MRA,成像速度更快、空间分辨率更高。

DSA 是确诊 VGAM 的标准方法,可显示畸形血管的类型和部位,有利于血管内治疗和外科治疗方案的制订。VGAM 的供血动脉可存在单根或多根。按胚胎来源,它们可分为下列两组:①前脑来源组,有大脑前动脉、胼周后动脉、脉络膜后外侧动脉。②中脑来源组,包括脉络膜后内侧动脉、丘脑穿通动脉和小脑上动脉等。此外,大脑中动脉的分支、豆纹动脉等也可参与供血。引流静脉一般经直窦、横窦和乙状窦,最后到达颈静脉球。由于直窦常有局限性狭窄,迫使静脉部分经前方翼腭静脉丛、海绵窦、眶静脉、蝶顶窦、大脑中静脉等回流。但要注意,单凭 MRI/MRA 等无创检查也可做出 VGAM 的诊断。因此 DSA 应作为血管内介入治疗的前期规划来进行,而不应该单纯为了明确诊断。

七、诊断

临床上对 VGAM 的诊断较为容易,除 VGAM 外,极少有其他外周性或中枢性血管瘤能导致心衰。新生儿的高输出性心衰的原因有两点:一是由于 VGAM 或脑膜变异引起的颅内血管短路;二是原发性心衰。VGAM 的新生儿常出现高输出性心衰、心前区剧烈搏动、颈静脉和头部静脉扩张、头颅和颈部血管杂音。年龄越大的患儿,其临床表现越不明显。但是对于脑积水、癫痫发作、蛛网膜下腔出血、进行性痉挛发作、头痛和学习能力较差的儿童,要高度怀疑 VGAM 的可能。

八、鉴别诊断

在胚胎期,大脑大静脉作为一条前脑中静脉常在胚胎发育的第 5～7 周退化消失。在胚胎发育期和新生儿期,位于前脑血管床间的直接瘘管是永久性血管旁路的基础。这种永久性旁路瘘和大脑大静脉一样,是前脑静脉的异常残留,引起真性 VGAM。继发性 VGAM 来源于邻近部位的硬脑膜和脑实质动静脉分流,导致正常发育的大脑大静脉扩张。在血管造影上,可以很明显地区分真性畸形和继发性畸形。大脑大静脉扩大也见于其他情况或病变,应注意识别。因为它们在治疗上有别于原发性 VGAM:大脑大静脉扩大,见于脑 AVM 引起的继发性 VGAM 或硬脑膜动静脉瘘引起的大脑大静脉代偿性扩大。显然,对于这两种病变的治疗应处理原发性病变,而非大脑大静脉本身;大脑大静脉曲张属正常变异,不伴动静脉短路。

九、治疗

19 世纪 80 年代出现的血管内栓塞治疗是治疗 VGAM 的重大突破,而在此之前的手术治疗效果都很差。Mickle 和 Quisling 在 1986 年提出经颅静脉入路途径控制严重的充血性心衰。Lasjaunias 在 1989 年还提出可以通过完全经动脉栓塞治疗 VGAM。如果治疗及时,加之训练有素的儿科、介入科和神经外科团队的配合,VGAM 栓塞术通常是一种有效的治疗方式,预后较好。而药物治疗、手术治疗和放疗等手段通常被视为血管内治疗的辅助治疗手段。

(一)治疗指征和治疗目标

VGAM 治疗的最终目标是完全闭塞畸形血管,使患儿正常发育而无神经功能缺损,而治疗目标取决于患者的年龄和临床表现。

1. 新生儿 VGAM 的治疗　对于新生儿,治疗的主要目标是改善其充血性心衰,从而改善患儿进食和增加体重。之后患儿可以在出院几个月后继续口服治疗心脏病的药物以及进行后续治疗。在患儿 8 岁前,应每隔 6～10 周做一次头部 CT 平扫,监测患儿脑室大小的变化以及有无新的皮质下钙化形成。另外,应定期进行头围测量、发育预期评估以及神经系统检查。值得注意的是,对这一年龄段的患儿,由于手术并发症较多及造影剂用量的限制,完全阻断血管畸形并不是治疗的主要目标。由于造影剂对心肾功能负荷较大,故对患儿行栓塞术前造影时,应注意造影剂的用量。如果患儿临床症状轻,体重较出生时重,其治疗也会更安全、更容易。如果头部 CT、超声、MRI 等影像学检查已提示存在明显的中枢神经系统损伤,不建议立即对畸形进行治疗,因为即使达到解剖治愈,其临床预后通常也较差。

2. 婴幼儿和大龄儿童 VGAM 的治疗　对于婴幼儿和大龄儿童,其手术的主要目标如下:①恢复正常的静脉平衡,使患儿正常发育;②尽早行血管内治疗以避免行脑室分流术。如果在严重脑积水形成前行供血动脉的栓塞,则可以有效降低静脉窦内压力,改善脑脊液循环障碍的症状,从而避免行脑室外引流术。

因此,当患儿出现头围迅速增大、发育迟缓,CT 或 MRI 等影像学检查提示脑室扩大、皮质下钙化或者其他颅内压增高的证据时,应紧急行血管内栓塞治疗;如果在脑积水完全发展后再行血管内栓塞治疗,其治疗效果通常不好,此时应考虑行第三脑室造瘘术或脑室分流术。值得注意的是,应在脑室分流术后短期内避免行脑室分流术,以避免幕上压力迅速下降造成上部小脑疝。对于腔壁型 VGAM,通常可在 1~2 个疗程的血管内治疗后达到完全栓塞的目的。而对于脉络膜型 VGAM,可能需要在数年时间内通过几次分期栓塞实现畸形血管的完全栓塞。各次栓塞的治疗间隔是由患儿对治疗的反应决定的。完全栓塞畸形的动静脉瘘并不是实现静脉平衡和稳定症状所必需的。如果患者稳定,下一次治疗通常在前一次治疗后 3~6 个月进行,直到畸形血管被完全栓塞或因技术限制不能进行进一步安全、有效的栓塞。如果脑及软脑膜静脉充血严重引起急性局灶性神经功能缺损、癫痫或脑出血,应紧急行血管内治疗以降低颅内静脉高压,其术后改善往往十分明显,表现为面部侧支循环的消失和神经功能改善。而对于已经出现神经功能障碍或严重智力障碍的患者,我们仍建议其接受血管内治疗。即使畸形不能完全栓塞,仍可以改善患者认知,缓解头痛,提高生活质量。

总的来说,尽早干预的治疗指征如下:①给予积极的药物治疗仍有进行性加重的心衰;②头围增大明显或脑积水进展明显;③认知功能发育迟缓或影像学检查示静脉缺血改变,如钙化;④软膜静脉高压。而对于保守治疗的患者,应按规律每月测量患儿头围和体重,并且每 3 个月复查头部磁共振。如果磁共振检查显示任何脑积水进展,或脑实质缺血的征象,应尽早行血管内治疗。因为 CT 容易获得且能提供脑脊液循环和病理性钙化情况的信息,所以对于长期随访的保守治疗患儿,可交替行 CT 或 MRI 平扫。

(二)治疗前评估

对 VGAM 患者行术前评估应完善以下检查:①查体,包括测量体重、头围及其在一段时间内的变化。②核磁共振检查,如 MRA 和磁共振静脉成像(MRV)等,以观察供血动脉、扩张畸形的静脉和静脉窦血栓。③经囟门超声获得有关脑组织的情况,如充血、脑软化灶、脑萎缩、钙化和脑室大小。④CT。⑤通过患者状态和心脏彩超评估心脏状态。⑥肝肾功能和凝血常规检查。通常只有在考虑行血管内治疗时,我们才建议对新生儿和婴儿行血管造影,而不应行诊断性血管造影。

治疗的指征和时机:应在仔细评估神经系统症状、生长发育、心功能、脑实质及血管畸形的影像后再进行手术治疗。如果患儿一般状态稳定,无须心脏支持,则 5~6 月龄时再行手术是适宜的。Lasjaunias 等在 2006 年提出了一个联合心、脑、呼吸、肝和肾功能的 21 分制新生儿综合评分系统。根据该评分系统,8 分以下无须治疗;8~12 分提示须紧急血管内治疗,12 分以上提示应在 5 月龄以上再行手术治疗。

(三)血管内治疗

VGAM 的血管内治疗可由经动脉和经静脉两种方式开展,其中经股动脉的血管内栓塞是我们早期和首选的治疗手段。而新生儿的股动脉尺寸过小,多普勒超声下穿刺有助于定位。此外,新生儿也可选择经脐动脉血管内栓塞,但新生儿专家应在婴儿出生时就建立并确保脐动脉通路,最好使用 3F 导管。有些医疗中心也尝试采用经动脉与经静脉的联合血管内栓塞。对于存在高血流量血管瘘的 VGAM 患者,早期治疗阶段不应采用经静脉血管内栓塞,因为膨大的引流静脉和正常大脑静脉之间的联系可能会被高血流量血管瘘堵塞。

经股动脉穿刺通常选用 4F 动脉鞘以及一种低渗非离子型的造影剂。有时对于体重较轻的新生儿来说,通过手术暴露股动脉是必需的。对于已发生充血性心衰的新生患儿,注射造影剂后应随即早期进行经动脉的血管内栓塞治疗。患儿能够耐受的造影剂总量受操作过程的时长和患儿尿量的影响,大多数新生儿可以较好地耐受至多 8 mL/kg 的造影剂。对于年龄较大的患儿,则可以在开展血管内栓塞治疗之前实施完整的血管造影。治疗的首要目标是在 MRI 或 MRA 上观察到的动静脉瘘最明显的部位进行栓塞,通常为左侧或右侧椎动脉。

1. 经动脉血管内栓塞　最常用的栓塞剂是聚丁基氰基丙烯酸酯（N-butyl-cyanoacrylate，NBCA）生物胶。这种材料是封闭高血流量血管瘘最好的选择，也是治疗成功的关键。通常选用超过70%的高浓度NBCA，同时混合乙碘油和钽粉以产生辐射不透性。高浓度NBCA混合物应在全身性低血压条件下注射，从而避免混合物向肺部扩散。使用弹簧圈栓塞容易出现分支近端封闭，侧支循环无法栓塞的情况，使得进一步治疗更加困难。对腔壁型VGAM的完全性封闭通常可一次手术完成。对于动脉血供复杂的血管畸形，栓塞术应该分阶段开展。接受部分栓塞的患者，临床表现往往也会有所改善。

2. 经静脉血管内栓塞　VGAM经静脉血管内栓塞通过经皮经股动脉入路进行。如果硬脑膜静脉窦闭塞导致经股动脉无法到达膨大的引流静脉，也可经窦汇进行治疗。经窦汇穿刺栓塞既可通过手术暴露窦汇，也可通过对其表面覆盖的硬脑膜进行超声介导下经皮穿刺来完成。为了完全封闭膨大的大脑大静脉，必须确认在静脉囊和正常大脑的引流静脉之间没有相互连通。但即便这样，经静脉血管内栓塞也比经动脉血管内栓塞有着更高的术后出血风险。原因在于VGAM膨大的静脉囊有可能通过脉络膜静脉或不发达大脑内静脉深层结构下的其他静脉与室管膜下静脉相连通。这种情况下静脉囊的闭塞会引起室管膜下静脉或其他深静脉压力升高，引起出血。某些情况下，血管瘘的经静脉栓塞中，对静脉囊的开放性做出一些保留是可行的，同时会比封闭整个静脉囊更为安全。对于一些置管困难、栓塞风险较大的残留的小VGAM，在多次经动脉血管内栓塞后可以进行经静脉血管内栓塞。这种方式通常是针对疗程末段、残留血管瘘较小、预期出血风险也较小的患儿。

对于血管内治疗手段无法改善症状的患儿，如进展期乙状窦闭塞或颈静脉闭塞，以及严重颅内静脉高压时，也可以考虑血管成形术、置入硬脑膜静脉窦支架等治疗方法。然而置入硬脑膜静脉窦支架治疗的长期可靠性仍需进一步观察。

（四）手术治疗

由于疗效均较差，手术治疗不再是VGAM的首选治疗方法。1987年Johnston及其同事的评估显示，VGAM的整体死亡率为38%～91%，接受手术后的死亡率为33%～77%。

（五）立体定向放疗

通过伽玛刀或直线加速器进行立体定向放疗在VGAM的治疗过程中效果有限，尤其是对于高血流量血管瘘的患者。在年龄更大、残留血管瘘血流量更低的患者接受血管内治疗后，立体定向放疗可能有效。

（六）治疗效果

大量文献显示保守治疗和手术治疗的结果都较差，尤其是对于新生儿和婴幼儿患者。Johnston等报道了新生儿组近91.4%的死亡率，且大多是在诊断或治疗后1周内发生的。另外，未经治疗患者（12例）的死亡率为100%，药物治疗的死亡率为95%，手术治疗的死亡率为82%。1～5岁患儿整体死亡率为42%，未经治疗的患儿死亡率为67%，术中死亡率为35%。1～12岁患儿的整体死亡率为48%，且存活患儿中的50%出现神经功能缺损。在各年龄段中都有很多存活的患儿在接受了手术治疗或保守治疗措施后出现了严重的神经功能缺损。

Lasjaunias等则在2006年报道了216例经血管内治疗的VGAM，其中包括新生儿23例、婴幼儿153例、大龄儿童40例。患儿的整体死亡率为10.6%，其中新生儿为52%，婴儿为7.2%，大龄儿童为0。他们首选NBCA生物胶进行经动脉血管内栓塞。在193例接受栓塞术后存活的患儿中，74%神经功能正常，15.6%有中等智力障碍，10.4%有严重智力障碍。这些结果都提示血管内治疗效果明显好于保守治疗及手术治疗。

十、总结

对VGAM的解剖学、病理生理学和临床特征等的认识的逐渐加深，以及血管内栓塞治疗手段的进步，已经极大改善了患有这种畸形者的预后。目前大部分患儿在接受适当的血管内治疗后不但存活，且其神经功能发育正常。经动脉血管内栓塞仍是 VGAM 的首选治疗方式。闭塞瘘口是有效栓塞的关键。另外,为了使治疗风险最小化,应该考虑分步栓塞复杂的血管瘘。在许多病例中,早期栓塞也可避免心室分流术的进行。

(李蕴潜)

参 考 文 献

[1] Agarwal H,Sebastian L J,Gaikwad S B. et al. Vein of Galen aneurysmal malformation-clinical and angiographic spectrum with management perspective:an institutional experience[J]. J Neurointerv Surg,2017,9 (2):159-164.

[2] Berenstein A,Paramasivam S,Sorscher M,et al. Vein of Galen aneurysmal malformation:advances in management and endovascular treatment[J]. Neurosurgery,2019,84(2):469-478.

[3] Bhatia K,Mendes Pereira V,Krings T,et al. Factors contributing to major neurological complications from vein of Galen malformation embolization[J]. JAMA Neurol,2020,77 (8):992-999.

[4] Borthne A,Carteret M,Baraton J,et al. Vein of Galen vascular malformations in infants:clinical, radiological and therapeutic aspect[J]. Eur Radiol,1997,7(8):1252-1258.

[5] Casasco A,Lylyk P,Hodes J E,et al. Percutaneous transvenous catheterization and embolization of vein of Galen aneurysms[J]. Neurosurgery,1991,28(2):260-266.

[6] Cater S W,Boyd B K,Ghate S V. Abnormalities of the fetal central nervous system:prenatal US diagnosis with postnatal correlation[J]. Radiographics,2020,40(5):1458-1472.

[7] Dowd C F,Halbach V V,Barnwell S L,et al. Transfemoral venous embolization of vein of Galen malformations[J]. AJNR,1990,11(4):643-648.

[8] Duran D,Zeng X,Jin S C,et al. Mutations in chromatin modifier and ephrin signaling genes in vein of Galen malformation[J]. Neuron,2019,101(3):429-443. e4.

[9] Dürr N R,Brinjikji W,Pohrt A,et al. Non-enhanced MR imaging for preinterventional assessment of the angioarchitecture in vein of Galen malformations[J]. J Neurointerv Surg,2018,10(10):999-1004.

[10] Friedman D M,Verma R,Madrid M,et al. Recent improvement in outcome using transcatheter embolization techniques for neonatal aneurysmal malformations of the vein of Galen[J]. Pediatrics,1993,91(3):583-586.

[11] Fullerton H J,Aminoff A R,Ferriero D M,et al. Neurodevelopmental outcome after endovascular treatment of vein of Galen malformations[J]. Neurology,2003,61(10):1386-1390.

[12] Ganesan V. Vein of Galen malformation:beyond life or death[J]. Dev Med Child Neurol,2020,62 (6):666.

[13] Goelz R,Mielke G,Gonser M,et al. Prenatal assessment of shunting blood flow in vein of Galen malformations[J]. Ultrasound Obstet Gynecol,1996,8(3):210.

[14] Gokhale S,Laskowitz D T. Teaching neuroimages:vein of Galen aneurysm mimicking pineal mass in a young adult[J]. Neurology,2013,80(22):c240.

[15] Gopalan V,Rennie A,Robertson F,et al. Presentation, course, and outcome of postneonatal presentations of vein of Galen malformation:a large, single-institution case series[J]. Dev Med Child Neurol,2018,60(4):424-429.

[16] Gupta A K,Rao V R,Varma D R,et al. Evaluation,management,and long-term follow up of vein

of Galen malformations[J]. J Neurosurg,2006,105(1):26-33.

[17] Hackett J,Hall L,Sadiq M,et al. Vein of Galen aneurysmal malformation affecting cotwin in dichorionic diamniotic pregnancy[J]. Ultrasound Obstet Gynecol,2020,56(3):474-475.

[18] Heling K S,Chaoui R,Bollmann R. Prenatal diagnosis of an aneurysm of the vein of Galen with three-dimensional color power angiography [J]. Ultrasound Obstet Gynecol, 2000, 15 (4): 333-336.

[19] Hoang S,Choudhri O,Edwards M,et al. Vein of Galen malformation[J]. Neurosurg Focus,2009, 27(5):E8.

[20] Hosmann A, El-Garci A, Gatterbauer B, et al. Multimodality management of vein of Galen malformations-an institutional experience[J]. World Neurosurg,2018,112:e837-e847.

[21] Johnston I H, Whittle I R, Besser M, et al. Vein of Galen malformation: diagnosis and management[J]. Neurosurgery,1987,20(5):747-758.

[22] Komiyama M, Miyatake S, Terada A, et al. Vein of Galen aneurysmal malformation in monozygotic twin[J]. World Neurosurg,2016,91:672. e11-e15.

[23] Kortman H, Navaei E, Raybaud C A, et al. Deep venous communication in vein of Galen malformations:incidence,imaging,and implications for treatment[J]. J Neurointerv Surg,2021, 13(3):290-293.

[24] Lasjaunias P. Vein of Galen malformations[J]. Neurosurgery,1989,25(4):666-667.

[25] Lecce F, Robertson F, Rennie A, et al. Cross-sectional study of a United Kingdom cohort of neonatal vein of Galen malformation[J]. Ann Neurol,2018,84(4):547-555.

[26] Malarbi S, Gunn-Charlton J K, Burnett A C, et al. Outcome of vein of Galen malformation presenting in the neonatal period[J]. Arch Dis Child,2019,104(11):1064-1069.

[27] Meila D,Melber K,Grieb D,et al. Fistulous-type vein of Galen malformation phantom model for endovascular training and research[J]. J Neurointerv Surg,2017,9(9):880-886.

[28] Mendes G A, Iosif C, Silveira E P, et al. Transvenous embolization in pediatric plexiform arteriovenous malformations[J]. Neurosurgery,2016,78(3):458-465.

[29] Meschia J F. Discovery of a cause of vein of Galen malformations[J]. Brain,2018,141 (4): 936-938.

[30] Mickle J P, Quisling R G. The transtorcular embolization of vein of Galen aneurysms[J]. J Neurosurg,1986,64(5):731-735.

[31] Monteagudo A. Vein of Galen aneurysmal malformation[J]. Am J Obstet Gynecol,2020,223(6): B27-B29.

[32] Norman M G, Becker L E. Cerebral damage in neonates resulting from arteriovenous malformation of the vein of Galen[J]. J Neurol Neurosurg Psychiatry,1974,37 (3):252-258.

[33] Raybaud C A,Strother C M,Hald J K. Aneurysms of the vein of Galen:embryonic considerations and anatomical features relating to the pathogenesis of the malformation[J]. Neuroradiology, 1989,31(2):109-128.

[34] Saliou G,Vraka I,Teglas J P,et al. Pseudofeeders on fetal magnetic resonance imaging predict outcome in vein of Galen malformations[J]. Ann Neurol,2017,81(2):278-286.

[35] Smith A,Abruzzo T,Mahmoud M. Vein of Galen malformation and high-output cardiac failure [J]. Anesthesiology,2016,125(3):597.

[36] Starke R M,McCarthy D,Sheinberg D,et al. Genetic drivers of vein of Galen malformations[J]. Neurosurgery,2019,85(2):E205-E206.

[37] Stone McGuire L,Nikas D. Vein of Galen malformation[J]. N Engl J Med,2020,383(15):e90.

[38] Taffin H,Maurey H,Ozanne A,et al. Long-term outcome of vein of Galen malformation[J]. Dev Med Child Neurol,2020,62(6):729-734.

[39] Triffo W J,Bourland J D,Couture D E,et al. Definitive treatment of vein of Galen aneurysmal malformation with stereotactic radiosurgery[J]. J Neurosurg,2014,120 (1):120-125.

[40] Tsai Y S,Chen Y R,Chen L W. Mystery case:intracranial hemorrhage in adult vein of Galen malformation[J]. Neurology,2015,85(13):e94-e95.

[41] Tsutsumi Y,Kosaki R,Itoh Y,et al. Vein of Galen aneurysmal malformation associated with an endoglin gene mutation[J]. Pediatrics,2011,128(5):e1307-e1310.

[42] Vivanti A,Ozanne A,Grondin C,et al. Loss of function mutations in *EPHB4* are responsible for vein of Galen aneurysmal malformation[J]. Brain,2018,141(4):979-988.

[43] Winkler O,Brinjikji W,Lanfermann H,et al. Anatomy of the deep venous system in vein of Galen malformation and its changes after endovascular treatment depicted by magnetic resonance venography[J]. J Neurointerv Surg,2019,11 (1):84-89.

[44] Yan J,Wen J,Gopaul R,et al. Outcome and complications of endovascular embolization for vein of Galen malformations:a systematic review and meta-analysis[J]. J Neurosurg,2015,123 (4):872-890.

[45] Yukhayev A,Meirowitz N,Madankumar R,et al. Uncommon second-trimester presentation of vein of Galen malformation[J]. Ultrasound Obstet Gynecol,2018,51 (3):421-423.

第二十六章　颅内外沟通的血管病变

儿童头皮颅内外沟通的血管病变中以颅骨骨膜窦最为常见。

一、定义及流行病学

颅骨骨膜窦是一种发生于头皮/颅骨的静脉血管畸形,发生在颅骨骨膜上或骨膜下,附着于颅骨外板,常借助粗细不等的板障静脉、导静脉与颅内静脉窦相通,颅外部分形成由静脉血管组成的血窦,偶有搏动感,外观上与其他头皮肿物无异。

颅骨骨膜窦常发生于颅内静脉窦附近,以额、顶部中线区皮下为好发部位(主要为上矢状窦附近,尤以上矢状窦中后部多见,偶可见于横窦附近)。好发于婴幼儿和青年,成人相对少见。男性较女性稍多。

二、发病机制及分型

目前关于颅骨骨膜窦的形成机制仍众说纷纭。Gandolfo 等对颅骨骨膜窦的定义为颅骨骨膜窦是一个异常的引流静脉,帽状腱膜下静脉引流增加,代替了部分静脉窦引流,沟通颅内外血管的不是板障静脉,而是颅骨的增生静脉。Fevre 和 Modec 根据骨膜窦与颅内静脉窦的关系将颅骨骨膜窦分为 3 类:①闭锁型(又称骨膜下血性囊肿),表现为颅外单纯的静脉囊,收集来自颅内静脉窦的血液;②交通型,由板障静脉沟通颅内外静脉系统,影像学上多属于此型;③颅内引流静脉畸形。亦有学者根据连接颅外血窦和颅内静脉窦的交通静脉大小,将颅骨骨膜窦分成大、中、小 3 型。根据本病发生原因可将颅骨骨膜窦分为 2 型:①先天性:多见,好发于婴幼儿,且与许多先天性疾病共存,如希佩尔-林道病(小脑血管母细胞瘤伴视网膜血管瘤)、头皮海绵状血管瘤及舌的血管瘤等。由于头皮内静脉血管团与颅骨外膜长时间黏附,板障静脉长入,形成颅内外沟通。此外,婴幼儿发育过程中位于静脉窦附近的骨缝闭合不全或骨化异常亦可诱发本病。先天原因目前尚不明确,有学者提出胚胎发育晚期一过性的静脉高压对静脉发育影响是早期诱因,后期在先天性血管发育异常、颅骨的慢性疾病、静脉病变或遗传缺陷所致的导静脉异常增多等的基础上,再因可使颅内压增高的动作使静脉破裂等原因形成。②获得性(即继发性颅骨骨膜窦):多见于成人头部外伤后,颅骨骨折合并静脉窦及板障静脉损伤,形成骨膜下血肿,血肿经血管与颅内静脉窦相通,或因颅骨外板骨折,加上凝血机制障碍以及蛛网膜粒压迹较深,导致本病发生。

另有学者根据颅骨骨膜血窦和硬脑膜静脉窦的关系将颅骨骨膜窦分为两类:①脑组织血流直接汇入颅外的颅骨骨膜窦,而不与硬脑膜静脉窦相通,此类血管内栓塞可能导致脑梗死或出血;②脑组织血流同时汇入颅骨骨膜窦和静脉窦,或者脑组织血流直接汇入硬脑膜静脉窦,再通过板障静脉与颅外异常血管相通。

三、临床表现

本病病程进展缓慢,病变较小时可无症状,多因局限波动性头皮肿物就诊,肿块表面皮肤可完全正常。当病变较大时,患儿可出现头痛、眩晕并伴有恶心、呕吐症状,同时伴有头皮血管怒张,局部头皮颜色正常或呈微红色或青蓝色,部分情况下病变表面伴有毛细血管扩张。该病变常于平卧位或头低位,咳嗽、哭闹及憋气等增加颅内压动作时增大,头高或直立位时减小甚至消失,压迫双侧颈静脉时肿物又重新出现。

四、影像学表现

1. X 线片　可见颅骨蜂窝状侵蚀,当颅骨变薄到一定程度和范围时,可见颅骨斑片状透光样改变。

2. CT 检查　显示头皮下呈略高密度团块状肿物,骨窗可见颅骨压痕甚至侵蚀、变薄,伴有大小不同的筛孔;增强 CT 三维成像显示肿块内的异常血管团,周围放射样分布的引流静脉及肿块下方 1 个到多个不等骨孔甚至筛孔样改变,内有沟通静脉通过(图 26-1)。

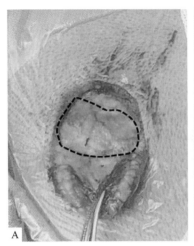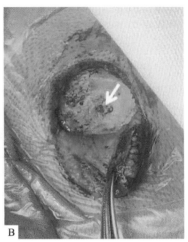

图 26-1　骨膜窦大体外观及基底部颅骨筛孔

A. 病变扁丘状,外观呈青蓝色(黑色虚线范围内);B. 病变切除后基底部可见骨孔(白色箭头)

3. DSA 检查　静脉期可见颅骨外畸形静脉湖,通过扩张的板障静脉与颅内硬脑膜窦(主要为上矢状窦,偶可见横窦)沟通。

4. MR 检查　肿块呈扁丘状,边界清楚,局部头皮下簇状血管流空信号,与颅内静脉窦沟通。在 T1WI 呈低信号,在 T2WI 呈稍高信号,在 FLAIR 序列上呈稍高信号。MRV 可以显示与静脉窦相通的颅外静脉结构。

五、病理学观察

大体外观可见骨膜窦呈蓝色,切面为大量血窦样组织,镜下可见病变由增生、扩张的无肌层血管组成,血管壁内衬单层扁平内皮细胞,部分病例伴有静脉窦内血栓形成。

六、鉴别诊断

1. 皮样囊肿　好发于颅骨中线部位,与本病发病部位相仿,但皮样囊肿触诊可扪及坚韧肿块。

2. 脑膨出　好发于颅骨中线部位,与本病发病部位相仿,可通过影像学检查进行鉴别,脑膨出无颅内外沟通静脉。

3. 头皮海绵状血管瘤　婴幼儿常见的头皮良性病变,脑血管造影难以显示,必要时可行局部穿刺造影加以鉴别。

七、治疗

对于无症状的小的颅骨骨膜窦可不处理,有报道部分颅骨骨膜窦能够自行性减小,甚至自愈,但是多数患者仍需要手术治疗。手术前应该评估颅骨骨膜窦在颅内静脉回流中的作用,如果颅骨骨膜窦为颅内静脉回流的主要通道就不适宜手术,手术可能造成重要脑组织的引流障碍,继发颅内压增高。若颅骨骨膜窦不是颅内静脉回流的主要通道,对于中小型颅骨骨膜窦,可通过单纯手术切除肿块,电灼静脉出颅骨处的骨孔,局部骨蜡封堵;部分病例因离断血管回缩到颅骨内,无法彻底止血,导致术中大量出血及空气栓塞。对于颅骨蜂窝状破坏较重的病例,则可通过手术切除颅骨骨膜窦并封闭交通静脉,必要时开颅切断引流静脉甚至术前 DSA 时一期栓塞部分血管,术中常需按压粗大引流静脉与窦连接处以防止大出血。术中常见到基底部血管与板障静脉相连,电凝切断这些血管,切除骨膜窦,颅骨上可见多个出血小孔,需电凝及骨蜡封闭。有时颅骨光滑,骨蜡封闭效果差,用磨钻在小孔处磨除颅骨皮质,再用骨蜡封闭。当病变范围较广时可考虑超声引导下通过蝴蝶针注射博来霉素,直接作用于畸形静脉的血管内皮细胞使其萎缩。

　　颅骨骨膜窦与动静脉畸形有关,或者与相关区域的血流动力学改变导致局部静脉高压有关。动静脉畸形导致颅内静脉压增高是颅骨骨膜窦复发的重要因素。因此,处理合并的颅内静脉畸形对于避免颅骨骨膜窦复发至关重要。局部大面积颅骨缺损同样是骨膜窦形成和复发的重要因素,在最初的手术中用甲基丙烯酸甲酯修补大的颅骨缺损,但在原始病变附近的部位形成了新的静脉通道。当骨缺损较小时,骨蜡封闭足矣;然而,当存在较大的骨缺损时,可使用自体骨或丙烯酸树脂等行人工骨移植。颅内静脉高压可能会导致颅骨在压力作用下侵蚀和变薄,最终使静脉穿过颅骨。为防止复发,去除所有异常血管和封闭颅骨骨性通道很重要,因此,手术切除肿块、电凝基底部血管和封闭骨缺损三者联合是手术治疗防止复发的重要步骤。血管内治疗是手术治疗外的另一种治疗方案选择,考虑到复发的罕见性、局部感染和破坏成骨的潜在风险,丙烯酸树脂不作为术中首选修复材料,应用整块自体颅骨代替、用可吸收网状结构整合骨碎片或使用其他材料人工骨代替,密封颅骨缺损处或重建颅骨变薄区域。

八、预后

　　该病整体预后良好,即使采用保守治疗,自发性出血的概率也很低。部分病例血栓形成后甚至可自愈。

(张海波　江峰)

参 考 文 献

[1] Bekelis K,Eskey C,Erkmen K,et al. Scalp arteriovenous malformation associated with a superior sagittal sinus,sinus pericranii[J]. Int Angiol,2011,30(5):488-492.

[2] David L R,Argenta L C,Venes J,et al. Sinuspericranii[J]. J Craniofac Surg,1998,9(1):3-10.

[3] Gandolfo C,Krings T,Alvarez H,et al. Sinus pericranii:diagnostic and therapeutic considerations in 15 patient[J]. Neuroradiology,2007,49(6):505-514.

[4] Ryu J Y,Lee J H,Lee J S,et al. Combined treatment of surgery and sclerotherapy for sinus pericrani[J]. Arch Craniofac Surg,2020,21(2):109-113.

[5] Fujimoto Y,Ishibashi R,Maki Y,et al. A simple surgical technique for pediatric sinus pericranii:intraoperative manual compression of a major shunting point[J]. Pediatr Neurosurg,2021,56(3):286-291.

第二十七章　脊髓血管畸形

脊柱脊髓血管畸形也常被称作脊髓血管畸形(spinal cord vascular malformation,SCVM)。在成人，SCVM约占脑脊髓血管畸形的十分之一；在小儿(<14岁)，SCVM占脑脊髓血管畸形的6.16%～19.4%。广州市妇女儿童医疗中心神经外科2015年1月至2020年12月诊治情况为SCVM病例数：脑脊髓血管畸形病例数=15:219,前者占比约6.85%)。由于SCVM发病罕见、对其认识不足、临床表现不典型、影像学检查易漏诊,同时脊髓供血来源广泛、实施血管造影难度大等,各种因素累加导致漏诊、误诊误治现象较突出,严重影响诊治效果及患儿预后,应引起大家的重视。由于其他SCVM类型在小儿中病例极少,因此本章仅讨论脊髓动静脉畸形(spinal arteriovenous malformation,SAVM)及髓周动静脉瘘(perimedullary arteriovenous fistula,PMAVF)。

一、分类

SCVM分类较多,国内凌锋将累及脊柱、脊髓及椎旁组织的血管畸形均包含在内,分类较全面;下面介绍Spetzler于2002年提出的分类,该分类较简洁,将SCVM分为四大类:血管源性肿瘤、动脉瘤、动静脉瘘和动静脉畸形。

(1)血管源性肿瘤:①血管母细胞瘤;②海绵状畸形。

(2)动脉瘤。

(3)动静脉瘘。

①硬膜外。

②硬膜内。

a.腹侧:小瘘口、中瘘口、大瘘口。

b.背侧:单支供血、多支供血。

(4)动静脉畸形。

①硬膜内外。

②硬膜内:髓内、小型的、广泛的、圆锥的。

二、血管解剖和致病机制

(一)脊髓和脊膜的正常血管解剖

了解脊髓、脊膜的供血动脉对正确理解脊髓血管病变、选择合理的治疗方法及提高手术安全性和改善疗效至关重要。脊髓的供血动脉来自三大组。第一组来自锁骨下动脉的椎动脉、颈升动脉(甲状颈干分支)、颈深动脉和第1肋间动脉(肋颈干分支),它们均参与脊髓颈段的供血,其中双侧椎动脉颅内段分别发出脊髓前动脉,合并为一支后供应脊髓前2/3区域,发出脊髓后动脉,左右独自下行供应脊髓后1/3区域。第二组来自主动脉的肋间动脉和腰动脉,肋间动脉通常为7～11对,腰动脉多为4对。第三组来自髂内动脉的髂腰动脉、骶正中动脉及骶外侧动脉(图27-1)。在胚胎期上述动脉共发出31对根动脉,沿神经根穿过椎间孔进入椎管内,又分为前根动脉和后根动脉,这些根动脉分布于:①神经根和硬脊膜;②软脊膜和脊髓周边;③脊髓实质,其中供应脊髓实质的根动脉称为根髓动脉,加入脊髓前动脉的称为前根髓动脉,加入脊髓后动脉的称为后根髓动脉(图27-2、图27-3)。到成人时,根髓动脉大部分已退化,前根髓动脉仅6～8支,后根髓动脉仅10～23支。由此可知,脊髓动脉的起源广泛而不恒定,所以全脊髓血管造影必须包括三大组的所有动脉的选择性造影。

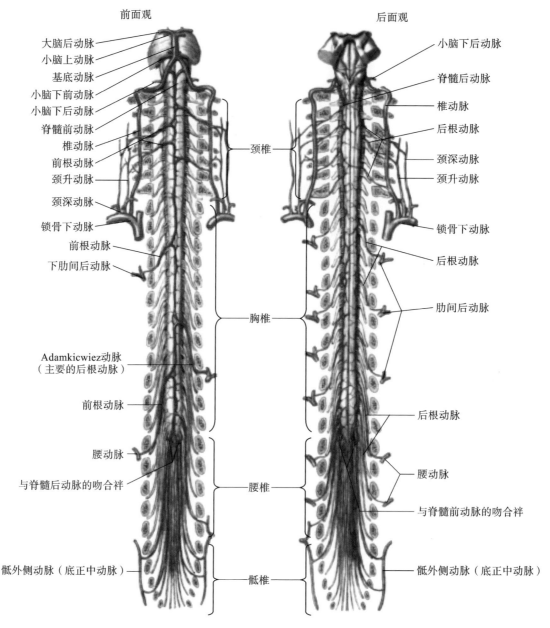

图 27-1　脊髓的供血动脉

（二）致病机制

SCVM 的致病机制如下。

1. 脊髓静脉高压　动脉血通过病变进入低压的静脉,静脉回流系统内压力增高,影响正常脊髓静脉回流,导致脊髓肿胀、缺血、神经元变性和坏死。

2. 出血　不多见,但常引起症状突然加重。

3. 占位效应　出血所致的血肿、动脉瘤或扩张迂曲的引流静脉及静脉球压迫脊髓。

4. 盗血　动脉血经低阻力瘘口及畸形团快速进入静脉,造成脊髓缺血。

三、临床表现

与脊髓肿瘤相比,SCVM 一般起病缓慢,病程较长,运动、感觉及括约肌功能障碍逐渐加重,但出血或急性血栓形成时也可突然起病。需注意 SCVM 的以下临床特点:疾病早期运动和感觉障碍的平面可不固定,定位症状和体征仅反映病变所造成的脊髓损伤的平面,往往由静脉引流的方向和范围决定,可能

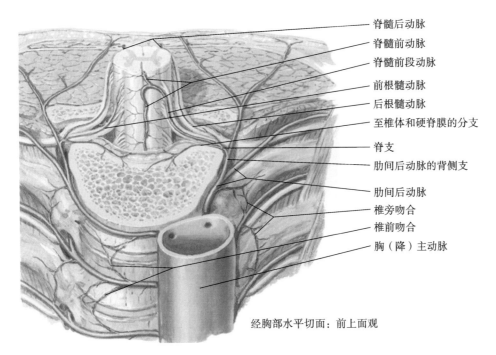

图 27-2 脊髓供血动脉局部观

脊髓后动脉
脊髓前动脉
脊髓前段动脉
前根髓动脉
后根髓动脉
至椎体和硬脊膜的分支
脊支
肋间后动脉的背侧支
肋间后动脉
椎旁吻合
椎前吻合
胸（降）主动脉

经胸部水平切面：前上面观

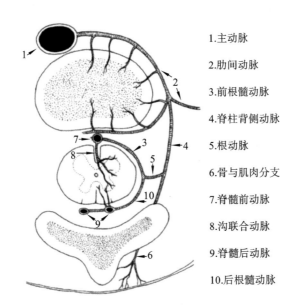

1.主动脉

2.肋间动脉

3.前根髓动脉

4.脊柱背侧动脉

5.根动脉

6.骨与肌肉分支

7.脊髓前动脉

8.沟联合动脉

9.脊髓后动脉

10.后根髓动脉

图 27-3 脊髓的供血动脉局部观横断面

与病变部位不相符。根性疼痛少见,括约肌功能障碍明显,通常先便秘,后小便失禁。

四、诊断和鉴别诊断

（一）诊断

SCVM 与其他脊髓病变相比,其临床表现无明显特异性,是漏诊、误诊误治的原因之一。影像学是主要的诊断方法。

1. CT 和 CTA 高质量的 CT 和 CTA 可以提供较高的空间分辨率,显示 SCVM 病变、扩张的血管和畸形团,以及骨质受压缺损或破坏情况。

2. MRI MRI 是目前 SCVM 首选的无创检查方法和随访手段。典型 MRI 表现为在 T1、T2 上脊髓表面存在"虫噬样"迂曲的血管流空影,同时对判断脊髓水肿、变性、软化的范围,出血或血栓形成,病变所在的精确节段及与脊髓的背腹侧关系均有决定性作用(图 27-4)。

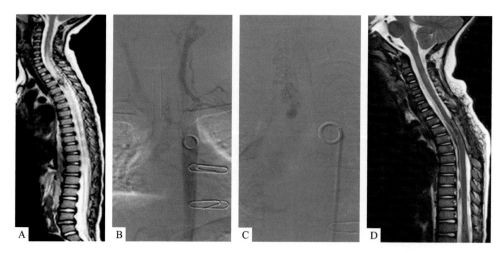

图 27-4   男,2 岁,T2 水平 SAVM,误诊为脊髓炎,治疗 1 个月,双下肢无力逐渐加重

A. MRI T2 显示 C5～T6 水平脊髓水肿变性样改变,无法确诊病变性质,T3 水平低信号类圆形病灶实为静脉球(如图 C 所示);B、C. DSA 是确诊 SAVM 的"金标准",猪尾导管造影显示 T3 水平的 SAVM,合并静脉球样扩张,引流静脉迂曲引向头端,供血动脉自胸主动脉顶端发出,无法超选造影;D. 术后脊髓水肿明显改善,术后 1 个月 Aminoff-Logue 评分由 6 分降为 2 分

3. 全脊髓数字减影血管造影(digital subtraction angiography, DSA)   DSA 是诊断大部分 SCVM 的"金标准",可以明确供血动脉的来源、数目和供血方式,畸形团的大小,有无合并动脉瘤或静脉球,引流静脉的走行等(图 27-4),并指导治疗方案的制订。由于根髓动脉一般上升一段距离后再发出向上及向下的分支加入脊髓前动脉(anterior spinal artery, ASA)或脊髓后动脉(posterior spinal artery, PSA),分支与后者形成明显的夹角,DSA 时可见典型的"发夹样"结构(图 27-5)。脊髓 DSA 常规应包括正侧位,以明确是 ASA 还是 PSA 供血,特别强调行全脊髓三大组血管所有供血动脉的选择性造影。

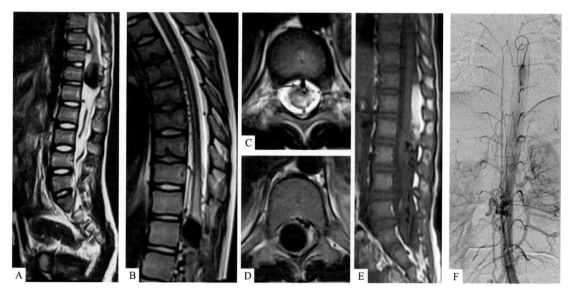

图 27-5   髓周动静脉瘘 MRI 及 DSA 的特征性表现

A. 男,10 岁,T10～T11 水平 PMAVF MRI T2 见迂曲的血管流空影位于脊髓腹侧;B～D. 男,9 岁,T11 水平 PMAVF,B. MRI T2 示脊髓腹侧迂曲血管流空信号、扩张静脉球及脊髓变性水肿,C、D. 横断位进一步显示血管位于脊髓腹侧(箭头);E、F. 男,5 岁,L1～L2 水平 PMAVF 头痛起病,腰椎穿刺提示 SAH,E. MRI T1 显示 T12～L2 水平脊髓背侧血肿,L3 水平及以下椎管内血管流空影;F. 行全脊髓血管造影时,首先取猪尾导管置于胸主动脉内造影,获得初步影像,可协助后续供血动脉的超选造影,这对于有造影剂及射线限制的年幼患儿尤其有帮助,注意"发夹样"结构

（二）鉴别诊断

由于 SCVM 发病率低，对其认识不足，起病隐匿，临床表现不典型，症状节段与病灶不相符，CT 及 MRI 平扫诊断阳性率低，脊髓供血动脉来源广泛且变异大，脊髓血管造影技术未普及，超选困难，耗时长，临床上 SCVM 极易漏诊和误诊。国内多家较大的医学中心如首都医科大学宣武医院、复旦大学附属华山医院等均发表文献分析 SCVM 漏诊误诊原因。SCVM 常被误诊为脊髓炎、脱髓鞘病变、腰椎管狭窄、椎间盘突出、脊髓肿瘤等，对儿童患者，由于脊髓表现为水肿变性，而病变节段与水肿变性节段不一致，往往诊断为脊髓炎，应引起重视。

五、脊髓神经功能和疗效评估

通常采用 Aminoff-Logue 量表（表 27-1）来评估脊髓功能（表 27-2）。

表 27-1　Aminoff-Logue 量表

评分	描述
步态	
0	步态及下肢力量正常
1	下肢力弱，异常步态及站姿，但行走不受限
2	运动耐力受限，但不需要支持物
3	行走时需要一根拐杖或其他一些支持
4	行走时需要双拐
5	不能站立，卧床或需要轮椅
排尿	
0	正常
1	尿急、尿频、尿迟
2	偶尔失禁或潴留
3	持续失禁或潴留
大便	
0	正常
1	轻度便秘，对通便药物反应好
2	偶尔失禁或持续严重便秘
3	持续失禁

表 27-2　对应的脊髓功能状况分级标准

总分	分级	脊髓功能
0～2 分	优	正常或基本正常
3～5 分	良	轻度功能障碍
6～8 分	中	中度功能障碍
9～11 分	差	重度功能障碍

第一节　髓周动静脉瘘

一、概述

髓周动静脉瘘(PMAVF)病因多为先天性,平均发病年龄小于脊髓动静脉畸形(SAVM),好发部位为胸腰段和圆锥。病理改变为供应脊髓的动脉在脊髓表面或软膜下与静脉直接吻合形成瘘口,常伴有引流静脉的瘤样扩张,示意图见图27-6。由于瘘口的盗血和脊髓静脉高压,临床可表现为各种脊髓功能障碍,大多数渐进性起病,以下肢运动障碍最常见,后期常累及大小便功能,出血相对少见。

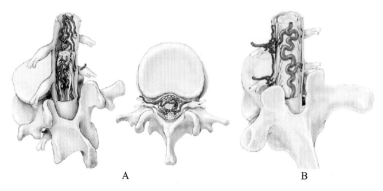

图 27-6　脊髓动静脉瘘示意图

A. PMAVF 示意图(立体及断面观),瘘口位于脊髓表面软脊膜下,供血动脉为供应脊髓的动脉(ASA 或 PSA);B. 硬脊膜动静脉瘘示意图,瘘口位于硬脊膜,供血动脉为根动脉供应硬脊膜的分支,引流静脉位于脊髓表面,两者区别明显

二、诊断与鉴别诊断

根据临床表现和 CT、MRI 等影像学检查诊断,DSA 是确诊的依据。按 DSA 呈现的血管构筑,PMAVF 可分为 3 型:PMAVF Ⅰ 型、PMAVF Ⅱ 型和 PMAVF Ⅲ 型(表 27-3)。区别于 SAVM,PMAVF 不存在畸形血管团,但有些病例即使行 DSA 检查,仍难以区分两者。与硬脊膜动静脉瘘(spinal dural arteriovenous fistula,SDAVF)鉴别:后者瘘口位于神经根附近的硬脊膜,由根动脉的硬脊膜分支供血,血流量低,一般不伴有静脉瘤样扩张,SDAVF 常见于 50~60 岁的男性。

表 27-3　PMAVF 分型、血管构筑及治疗选择

类型	瘘口	供血动脉	引流静脉	治疗建议
Ⅰ	单一瘘口	单支,通常为 ASA	低流量	ASA 供血→栓塞 PSA 供血→栓塞或手术
Ⅱ	单一或多个独立瘘口	多支,ASA 及 PSA	中等流量,静脉迂曲明显	手术、栓塞或者两者联合
Ⅲ	单一巨大瘘口	多支极度扩张的 ASA 或 PSA 汇入单→巨大瘘口	常见快速高流量静脉球	因手术显露困难,首选栓塞或栓塞 ASA 后联合手术

三、治疗

一旦确诊,应及时治疗。治疗的重点是阻断瘘口及瘘口近端的引流静脉,防止复发。目前的治疗方法有显微手术切除、介入栓塞或者两者联合治疗,主要根据血管构筑及瘘口与脊髓的背腹侧关系选择。在全脊髓血管造影的前提下,认真反复读片(包括 CT、MRI)、科室讨论、制订详细预案等均有助于提高手术的疗效和安全性。手术的关键是确认瘘口的位置,任何操作应以严格保护脊髓前动脉(anterior spinal arteria,ASA)为前提,栓塞路径尽量避免选用 ASA。对微导管易超选至瘘口者可首选介入栓塞,对瘘口位于脊髓腹侧手术困难者应首先尝试栓塞；对Ⅱ、Ⅲ型 PMAVF，因瘘口流量大，引流静脉及静脉球张力高，影响手术显露且容易发生大出血，手术困难且风险较大，以栓塞为主或者首先进行栓塞，降低流量后再行手术，以提高疗效（图 27-7）。

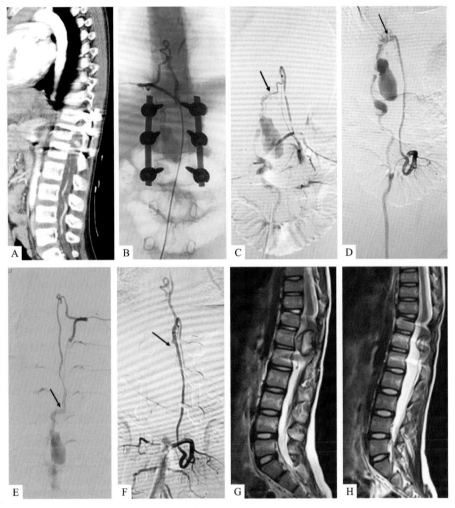

图 27-7　男，10 岁，T10 水平 PMAVF Ⅲ型，栓塞治愈

A. 以"腰部疼痛伴双下肢无力 1 个月"为主诉在外院骨科误诊为脊髓肿瘤，术中发现为静脉球后未进一步治疗，仅行脊柱固定；B～E. DSA 显示为 T10 水平 PMAVF Ⅲ型，多支供血，单一瘘口位于脊髓腹侧，引流静脉迂曲 2 处明显扩张，近端呈静脉球压迫脊髓，箭头示瘘口位置；F. 微导管超选到瘘口后用 50% Glubran 胶栓塞，控制胶不进入静脉球，复查瘘口及静脉球不再显影，脊髓前动脉轴显影；G～H. 术后 5 周及 10 个月复查 MRI，静脉球基本吸收，脊髓受压减轻，术前患儿 Aminoff-Logue 评分为 2＋2＋2＝6 分，休学状态，术后 1 年复学，Aminoff-Logue 评分为 2 分，轻度跛行

第二节　脊髓动静脉畸形

（一）概述

脊髓动静脉畸形（spinal arteriovenous malformation，SAVM）一般认为是先天性疾病，大宗病例报道，SAVM 发病率约为脑 AVM 的 1/10；多见于青年，好发于胸、颈和圆锥。与脑 AVM 一样，SAVM 由供血动脉、畸形团及引流静脉构成。首发症状多为不同部位的疼痛和运动障碍，以急性起病（或病程中突然加重）多见，其原因主要是 SAVM 易出血，引起蛛网膜下腔出血（subarachnoid hemorrhage，SAH）或血肿，不同文献报道，36%～59% 的 SAVM 患者存在 SAH。

(二)诊断和鉴别诊断

MRI 尤其是增强 MRI 可作为首选筛查手段,SAVM 的典型表现有多发血管流空、畸形团、血栓信号等,同时可显示脊髓受压、软化、水肿或变性。DSA 仍是诊断的金标准,SAVM 一般有多支供血动脉,畸形团内可伴有动静脉瘘或动脉瘤,是出血的危险结构,也是介入治疗首选的栓塞靶点。有条件时应用 3D-DSA 重建,可以帮助辨认畸形团的血管构筑,对制订治疗策略、提高疗效及保障手术安全帮助较大。SAVM 可分为髓周型、髓内型及髓周-髓内型(图 27-8)。与 PMAVF 的鉴别要点为是否存在畸形团,但有时区分两者存在困难。

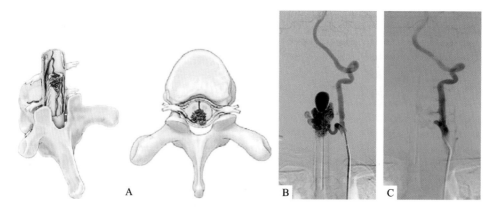

图 27-8 脊髓动静脉畸形的血管构筑

A. SAVM 示意图,畸形团主体位于髓内,ASA 及 PSA 分支均参与供血,静脉向骶端引流;B. 男,2 岁 4 个月,四肢乏力起病,病程中有发热,误诊为神经系统感染;椎动脉造影显示左椎动脉分支供血的 SAVM,伴供血动脉近端动脉瘤;C. 取弹簧圈自动脉瘤近心端开始行介入栓塞,复查造影示治愈

(三)治疗

对 SAVM 的自然病史缺乏了解,有人认为对偶然发现的无症状者或症状轻微病灶位于脊髓中央及腹侧处理困难者可暂行观察。治疗的目的是消除畸形团,对合并有出血危险因素的 AVF 及动脉瘤等,应首先处理。目前治疗方法有栓塞、手术、放疗或联合治疗,栓塞或手术切除 SAVM 均强调对脊髓正常供血动脉尤其是脊髓前动脉的保护,栓塞材料万不可进入脊髓前动脉。手术切除 SAVM 仍遵循紧邻畸形团处理供血动脉、沿相对界面分离及切除、最后处理引流静脉的原则,对难以分离出理想界面,切除困难者不宜强求切除的彻底性,以免损伤正常脊髓功能(图 27-9)。可脱微导管的出现、复合手术室的普及以及术中神经电生理监测的应用在一定程度上提高了 SAVM 的疗效及安全性,但对多数神经外科医生而言,SAVM 仍较复杂,对其认识不足,病例数少,存在诊治经验的积累与提高受限问题。文献指出其预后仍主要取决于术前的脊髓功能损伤程度,术前已瘫痪者,手术后恢复非常困难。

(四)介入栓塞治疗 SAVM

栓塞在 SAVM 的综合治疗中起着重要作用。

(1)根治性治疗:对少数血管构筑简单、微导管到位满意的 SAVM 可达到根治的目的。

(2)辅助手术:栓塞来自脊髓前动脉的供血,降低手术难度;减小畸形团的血管张力,降低出血风险,减少术中对脊髓的创伤。

(3)作为手术的标志,有助于术中理解畸形的血管解剖构筑。

(4)对合并的 AVF 及动脉瘤,采用栓塞消除较手术干预更容易。

(5)姑息治疗:对巨大、高流量及切除困难者,栓塞可减小流量,从而减轻盗血及静脉高压引起的症状。常用栓塞材料有液体栓塞剂(Glubran 胶及 Onyx 胶)、弹簧圈及可脱球囊等。

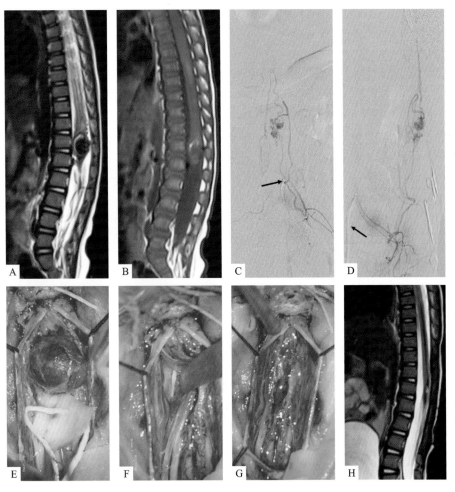

图 27-9 女,6 个月,T12～L1 水平 SAVM 合并动脉瘤,突然起病,双下肢肌力Ⅰ级

A. MRI T2 显示血管流空影及胸段脊髓水肿变性等异常信号。B. MRI T1 高信号提示出血。C、D. 对 6 个月的患儿仍可采用 4F Cobra 导管(箭头)超选左侧 L3 腰动脉,造影显示 SAVM 合并动脉瘤,向骶端引流,并可见逆向充盈右侧根髓动脉,因血管太细,微导管无法超选,行手术切除。造影的价值在于显示了较详细的血管构筑,脊髓正常供血动脉与畸形团的关系,引流静脉位于畸形团的腹侧向骶端引流,指导手术精确切除并提高了手术的安全性。E. 术中首先处理动脉瘤,保护供血动脉。F. 切除畸形团后电凝腹侧的引流静脉近端。G. 切除术后脊髓张力下降,压迫减轻。H. 术后 1 个月复查 MRI T2 显示脊髓肿胀消退,胸段异常信号消失,患儿术后经 1 个月康复,出院时双下肢肌力恢复至Ⅳ级,Aminoff-Logue 评分 3 分

(李军亮 袁宏耀 李方成)

参 考 文 献

[1] 凌锋,李铁林.介入神经放射影像学[M].北京:人民卫生出版社,1998.
[2] 凌锋,张鸿祺,李萌,等.脊髓血管畸形的治疗和长期随访[J].中华神经外科杂志,2004,20(2):122-126.
[3] 马廉亭,杨铭,李俊,等.DSA 与 Dyna-CT、MRI 影像融合新技术在脑脊髓血管病中的应用[J].中华脑血管病杂志(电子版),2014,8(2):30-37.
[4] 王大明,凌锋.14 例脊髓血管畸形早期诊断困难分析[J].中华神经外科杂志,1997,14(6):371-372.
[5] 徐启武,宋冬雷.脊髓动静脉性血管病变的误诊分析[J].诊断学理论与实践,2004,3(3):179-181.
[6] 张晓龙,于波,王巍,等.脊髓血管畸形 DSA 误诊漏诊原因分析[J].中华医学杂志,2004,84(22):1935-1936.
[7] 张鸿祺,吴少帅,李永忠,等.脊髓静脉高压兔模型的初步建立[J].中国脑血管病杂志,2007,4(12):

541-546.

[8] 赵岩,赵继宗,杨俊,等.脊髓血管畸形(附 70 例分析)[J].中国微侵袭神经外科杂志,2004,9(11):484-485.

[9] 杨延辉,李坤成,刘亚欧,等.64 层螺旋 CT 血管成像诊断脊髓血管畸形的价值[J].中华放射学杂志,2009,43(1):38-41.

[10] 周良辅.现代神经外科学[M].2 版.上海:复旦大学出版社,2015.

[11] Aminoff M J,Logue V. The prognosis of patients with spinal vascular malformations[J]. Brain,1974,97(1):211-218.

[12] Bao Y H,Ling F. Classification and therapeutic modalities of spinal vascular malformations in 80 patients[J]. Neurosurgery,1997,40(1):75-81.

[13] Spetzler R F,Detwiler P W,Riina H A,et al. Modified classification of spinal cord vascular lesions[J]. J Neurosurg,2002,96(2 suppl):145-156.

[14] Rodesch G,Hurth M,Alvarez H,et al. Angio-architecture of spinal cord arteriovenous shunts at presentation. Clinical correlations in adults and children[J]. Acta Neurochir(Wien),2004,146(3):217-226.

[15] Kim L J,Spetzler R F. Classification and surgical management of spinal arteriovenous lesions:arteriovenous fistulae and arteriovenous malformations[J]. Neurosurgery,2006,59(5 suppl):195-201.

[16] Veznedaroglu E,Nelson P K,Jabbour P M,et al. Endovascular treatment of spinal cord arteriovenous malformations[J]. Neurosurgery,2006,59(5 suppl 3):S202-S209.

[17] Krings T,Lasjaunias P L,Hans F J,et al. Imaging in spinal vascular disease[J]. Neuroimaging Clin N Am,2007,17(1):57-72.

[18] Lad S P,Santarelli J G,Patil C G,et al. National trends in spinal arteriovenous malformations[J]. Neurosurg Focus,2009,26(1):1-5.

[19] Du J,Ling F,Chen M,et al. Clinical characteristic of spinal vascular malformation in pediatric patients[J]. Childs Nerv Syst,2009,25(4):473-478.

[20] Song D,Garton H J L,Fahim D K. et al. Spinal cord vascular malformations in children[J]. Neurosurg Clin N Am,2010,21(3):503-510.

[21] Meng X L,Zhang H Q,Wang Y B,et al. Perimedullary arteriovenous fistulas in pediatric patients:clinical,angiographical,and therapeutic experiences in a series of 19 cases[J]. Childs Nerv Syst,2010,26(7):889-896.

[22] Shallwani H,Tahir M Z,Bari M E. Concurrent intracranial and spinal arteriovenous malformations:report of two pediatric cases and literature review[J]. Surg Neuro Int,2012,3(1):51.

[23] Rubin M N,Rabinstein A A. Vascular diseases of the spinal cord[J]. Neurol Clin,2013,31(1):153-181.

[24] Cho W S,Wang K C,Phi J H,et al. Pediatric spinal arteriovenous malformations and fistulas:a single institute's experience[J]. Childs Nerv Syst,2016,32(5):811-818.

[25] Felten D L,Józefowicz R F.奈特人体神经解剖彩色图谱[M].崔益群,译.北京:人民卫生出版社,2006.

第五篇

小儿发育和获得性异常

第二十八章　颅颈交界区畸形

第一节　小脑扁桃体下疝畸形

Chiari畸形(又称Arnold-Chiari malformation)是一种较常见的先天性颅颈交界区畸形,由奥地利病理学家Hans Chiari于1891年首次报道,分为4种传统的病理类型,有多种临床症状和解剖异常,最常见的为ChiariⅠ型,因为均存在小脑扁桃体下疝,故有时称为小脑扁桃体下疝畸形。

一、病因及发病机制

目前关于Chiari畸形的形成原因不清楚,多数学者认为是在胚胎时期,中胚层体节枕后部颅骨发育不良,导致枕骨发育落后,而小脑组织正常发育,使得出生后颅后窝狭小,正常发育的部分小脑及脑干组织被挤压,向下疝入颈椎椎管内。也有学者认为由于颅内小脑幕上与幕下之间出现异常的机械压力改变,或者胎儿存在脊髓脊膜膨出,膨出部位脑脊液过度流失而造成潜在的压力梯度。这些原因都可能造成小脑或脑干组织向颈椎椎管内移位,导致小脑扁桃体下疝的形成。

二、病理分型及病理生理改变

Chiari的类型及定义见表28-1。

表28-1　ChiariⅠ～Ⅳ型的定义

类型	定义
ChiariⅠ型	小脑扁桃体疝入颈椎椎管内,并且较枕骨大孔平面低5 mm以上,不伴有脑积水、颈段脊髓空洞症等表现
ChiariⅡ型	部分脑干、第四脑室及小脑蚓部均疝入颈椎椎管内,常合并幕上脑积水、颈段脊髓空洞症等表现
ChiariⅢ型	除有Ⅱ型同样的异常表现外,同时伴有枕部颅骨缺损、枕部脑组织膨出
ChiariⅣ型	小脑发育不良或不发育,同时伴有小脑幕发育不良或缺失

(一)ChiariⅠ型

小脑扁桃体向下疝入颈椎椎管内,较枕骨大孔平面低5 mm以上,延髓和第四脑室位置正常。大约50%ChiariⅠ型患者存在颅底和枕骨大孔区骨性发育异常,常伴有颅底凹陷或扁平颅底。患者颅后窝狭小,小脑及幕上脑组织发育正常,很少伴有脑积水及颈段脊髓空洞症。

(二)ChiariⅡ型

脊髓脊膜膨出的患者影像检查多提示ChiariⅡ型畸形,常合并幕上脑积水及颈段脊髓空洞症,第四脑室及小脑蚓部(可伴有或不伴有小脑扁桃体)经枕骨大孔疝入颈椎椎管内,部分脑干组织可能被拉长、扭曲。

(三)ChiariⅢ型

该型罕见,在Ⅱ型畸形的基础上,患者枕部颅骨缺损,枕部脑组织向外膨出,膨出脑组织往往有形态异常及缺血表现。

（四）Chiari Ⅳ型

Ⅳ型畸形没有颅后窝脑组织疝入椎管内，仅有小脑发育不良或不发育，同时伴有小脑幕发育不良或缺失。

三、临床表现

Chiari Ⅰ型最常见的临床症状是枕颈部疼痛，患者在用力憋气或剧烈咳嗽时疼痛更加明显，儿童难以表述疼痛时表现为爱哭闹、枕颈部强迫体位、不喜欢活动等多种形式，有时会出现吞咽困难、呃逆、声音嘶哑、手脚不灵活或躯干和四肢共济失调等，还有可能出现上肢无力或双手鱼际肌萎缩，下肢强直痉挛等表现。

Chiari Ⅱ型患者大多出生时即有脊髓脊膜膨出，常见的症状是小脑和脊髓功能障碍，如共济失调和四肢无力、大小便功能障碍，也有可能出现脑干功能障碍，如吞咽困难、饮水呛咳和发音障碍。还有的患儿早期可出现呼吸暂停，甚至危及生命。

四、辅助检查

（1）头颅及颈椎 CT 和 X 线平片：常用来评估枕颈部颅骨发育是否正常，如是否合并扁平颅底、颅底陷入或寰枕畸形等。

（2）头颅及颈椎 MR 扫描：可清楚地显示颅后窝及颈椎组织结构，包括小脑扁桃体疝入枕骨大孔的深度、第四脑室是否变形、是否伴有幕上脑室扩大、小脑发育不良等颅内其他发育异常，以及颈段脊髓是否出现脊髓空洞等表现（图 28-1）。

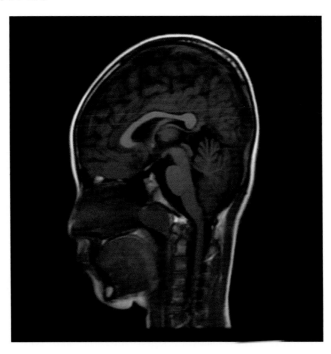

图 28-1　Chiari Ⅰ型畸形头颅 MRI 矢状位片

（3）脑脊液电影检查：近年来，脑脊液电影检查可动态显示枕颈区脑脊液流动情况。Chiari 畸形患者常出现脑脊液流动受阻、流速减慢，术后脑脊液电影检查可以帮助确定枕骨大孔区减压的充分程度。

五、诊断与鉴别诊断

随着 MRI 技术在临床上的广泛应用，因枕颈部疼痛或上肢无力就诊的患者，行头颈部 MRI 检查，有时可发现 Chiari 畸形，可同时明确有无幕上脑积水及颈段脊髓空洞症，目前公认的诊断标准是 MRI

矢状位上一侧或双侧小脑扁桃体下疝较枕骨大孔平面低 5 mm 以上,并结合患者临床表现(如枕颈部疼痛、吞咽困难、声音嘶哑、上肢软弱无力等)即可做出诊断。该病需与颅内占位性病变致小脑扁桃体枕骨大孔疝相鉴别,前者多同时合并有枕颈部其他畸形,而后者经 MRI 检查可显示颅内占位性病变征象。

六、治疗选择

(一)Chiari Ⅰ 型畸形

外科治疗的手段和方法多种多样,未出现临床症状的患者以观察为主;如果合并幕上脑积水,可先行脑室-腹腔分流术,术后观察小脑扁桃体下疝程度,部分患儿下疝程度可逐渐减轻。如果患者临床症状持续存在并伴有明显颈段脊髓空洞症,则应考虑做颅后窝减压术。颅后窝减压术常有两种方式,第一种为单纯骨性减压(去除枕骨鳞部及切开枕骨大孔),第二种为骨性减压同时硬脑膜修补扩大成型。近年来的研究表明,对儿童患者采用第二种手术方法可获得更好的手术效果。

(二)Chiari Ⅱ 型畸形

患儿常合并脊髓脊膜膨出,如何对其进行外科治疗存在争议。修补脊髓脊膜膨出的同时需注意是否合并幕上脑积水,如合并幕上脑积水,需先行脑室-腹腔分流术,在保证分流功能稳定的情况下再评估是否适合行减压手术。无症状性 Chiari Ⅱ 型畸形,如果合并巨大脊髓空洞症,可以考虑行颈椎椎板切除和空洞分流术。有临床症状的 Chiari Ⅱ 型畸形,如果不合并脊髓空洞症,可以考虑行颈椎椎板切除,如果合并脊髓空洞症,则需行颅后窝减压加空洞分流术。

七、并发症及预后

Chiari 减压手术后常见并发症有假性脊膜膨出、脑脊液漏、无菌性脑膜炎、小脑下垂等。有临床症状患者早期治疗预后较好,多数患者术后枕颈部疼痛症状减轻。

(靳文)

参 考 文 献

[1] 雷霆.小儿神经外科学[M].2 版.北京:人民卫生出版社,2011.

[2] 王忠诚.王忠诚神经外科学[M].武汉:湖北科学技术出版社,2005.

[3] Grabb P,Mapstone T,Oakes W. Ventral brainstem compression in pedistric and young adult patients with Chiari Ⅰ malformations[J]. Neurosurgery,1999,44(3):520-528.

[4] Depreitere B,Van Calenbergh F,van Loon J,et al. Posterior fossa decompression in syringomyelia associated with a Chiari malformation:a retrospective analysis of 22 patients[J]. Clin Neurol Neurosurg,2000,102(2):91-96.

[5] Munshi I,Frim D,Stine-Reyes R,et al. Effects of posterior fossa decom pression with and without duraplasty on Chiari malformation-associated hydromyelia[J]. Neurosurgery, 2000, 46 (6): 1384-1390.

[6] Schijman E,Steinbok P. International survey on the management of Chiari Ⅰ malformation and syringomyelia[J]. Childs Nerv Syet,2004,20(5):341-348.

[7] Rocque B G,George T M,Kestle J,et al. Treatment practices for Chiari malformation type Ⅰ with syringomyelia:results of a survey of the American Society of Pediatric Neurosurgeons[J]. J Neurosurg Pediatr,2011,8(5):430-437.

第二节 颅底凹陷症与扁平颅底

一、颅底凹陷症

(一)概述与定义

颅颈交界区畸形是指发生于颅底、枕骨大孔及上位颈椎的畸形，可伴有或不伴有周围软组织和(或)神经系统的病理改变。临床上常见的颅颈交界区畸形包括颅底凹陷症、扁平颅底、小脑扁桃体下疝畸形、颅底压迹、颅骨沉降、寰枢椎脱位、寰枢椎发育畸形、颈椎融合等，以前三者最为常见。以上畸形可单独发生或同时存在，表现形式多样，解剖变异复杂，诊治较为困难，是一直困扰学界的难题。颅底凹陷症与扁平颅底是本节介绍的主要内容。单纯的扁平颅底无须治疗，但其常合并颅底凹陷症，后者是本文讨论的重点内容。

颅底凹陷症(basilar invagination)也称颅底陷入症，是指枕骨大孔周围颅底骨组织内陷进入颅腔，进而寰枢椎向上移位进入颅腔，尤其是齿状突尖移位，造成枕骨大孔狭窄，继而引起脑干、延-颈脊髓腹侧、小脑、后组脑神经(Ⅸ、Ⅹ、Ⅻ)及周围血管受压的一系列临床表现的枕颈部畸形。但临床症状多在个体发育过程中逐渐出现，许多患者成年后发病，儿童期和青少年期即出现临床症状的相对较少，患儿发病前往往存在一定诱因，如摔倒、头部扭伤等，早期可表现为枕颈部疼痛、活动受限等，有可能误诊为"落枕"，后逐渐出现四肢麻木、无力等神经症状。

(二)解剖及发病机制

1. 颅颈交界区的解剖 要理解颅底凹陷症的发病机制，我们首先需要对颅颈交界区的重要解剖结构有清晰的认识。骨性结构的稳定性主要依赖于关节及韧带，而颅颈交界区较重要的两个关节分别是寰枕关节及寰枢关节。寰枕关节由一对向下凹陷的寰椎上关节面及向外凸起的枕髁组成，其主要功能为屈曲及伸展，侧屈范围小。寰枢关节由一对寰椎的下关节面与枢椎的上关节面形成，关节面较为平整，是轴向旋转活动的骨性基础。此外，寰椎横韧带、翼状韧带对维持颅颈交界区的稳定也是至关重要的。寰椎横韧带连接寰椎左右侧块，将齿状突束缚在寰椎前弓的内侧面，可限制寰椎及颅骨向前滑动。翼状韧带左、右各一，连接齿状突尖端及两侧的枕髁，主要限制寰椎及颅骨相对枢椎的轴向旋转，也可防止寰枢关节侧方脱位。

2. 发病机制 颅底凹陷症最早由 Homer 于 1901 年报道，但至今为止学术界对此病的发病机制仍然认识不足。Smoker 等认为颅底凹陷症最可能的发生时期是围产期。据此，他将颅底凹陷症分为原发性和继发性两类。前者由先天性颅颈交界区畸形导致，常合并颈椎畸形，如寰枕融合、寰椎发育不良、齿状突畸形、Klippel-Feil 综合征等。后者是指其他疾病导致的继发性颅底骨质病变引起的颅底凹陷，如佝偻病、感染、甲状腺功能亢进症、肿瘤、类风湿性关节炎、Paget 病等，但此分类是病因分类，对于该病的治疗意义不大。由于目前学术界对颅底凹陷症的发病机制及病理变化尚未有统一认识，因此对其分型和手术方式也有较大的争议。

(三)分型

目前，颅底凹陷症的分型仍缺乏统一的标准。国际上最常用的分型是以 Goel 颅底凹陷症分型为依据。

1998 年，Goel 等根据颅底凹陷症是否合并 Chiari 畸形将其分为两种类型：Ⅰ型，不合并 Chiari 畸形；Ⅱ型，合并 Chiari 畸形。并提出前者采用颅后窝减压术式，前者采用前路手术。

2004 年，Goel 根据是否合并寰枢椎脱位对颅底凹陷症进行重新分型：A 型，颅底凹陷症合并寰枢椎脱位，齿状突尖陷入枕骨大孔内；B 型，颅底凹陷症不合并寰枢椎脱位，斜坡和齿状突解剖对位关系正常，齿状突尖位于 Chamberlain 线以上，但位于 McRae 线及 Wackenheim 线以下。

2011年,王建华等根据是否合并寰枕或寰枢椎的失稳情况,将常见的颅底凹陷症分为稳定型和不稳定型两大类。同样提出了前者采用颅后窝减压术式,后者更适合采用经口前路齿状突复位内固定。

2015年,徐韬等根据是否合并寰枢椎脱位,将颅底凹陷症分为Ⅰ型(脱位型)及Ⅱ型(非脱位型),其中前者又根据寰枢椎脱位是否可以复位分为可复性脱位型(ⅠA型)和难复性脱位型(ⅠB型)两个亚型。

(四)临床表现

颅底凹陷症多在成年后起病,一般呈慢性进展过程,起病隐匿,就诊时多已发生脑干、颈髓的损伤。患者可因头部突然用力或在外伤的情况下出现临床症状或使原有症状突然加重,严重者可出现瘫痪、呼吸困难。

患者可出现典型的外观表现,如短颈、斜颈、蹼颈、后发际低、面颊不对称、身材短小等。

(1)脑干损害:表现为四肢无力、锥体束征、感觉障碍、睡眠呼吸暂停等。

(2)小脑损害:表现为共济失调、行走不稳、眼球震颤、精细动作障碍等。

(3)脊髓损害:表现为枕部疼痛、一侧或双侧上肢麻木、轻瘫、截瘫等。

(4)脊髓空洞症:表现为相应支配区自发性疼痛,节段性分离性感觉障碍,呈短上衣样分布的痛温觉减退或缺失,触觉和深感觉保存;肌肉萎缩、肌束颤动、肌张力减低和腱反射减弱等。

(5)后组脑神经损害:表现为声音嘶哑、吞咽困难、构音障碍和舌肌萎缩等。单侧或双侧的软腭肌瘫和咽反射消失,可导致患儿反复吸入性肺炎、进食困难和体重下降。

(6)颅内压增高:继发于枕骨大孔狭窄及脑脊液循环不通畅导致的脑积水,表现为呕吐、拍头、头围异常增大等。

(五)诊断标准

(1)采用X线或CT正中矢状面上齿状突顶点到以下各线的垂直距离,评估齿状突垂直脱位程度。很多情况下单纯X线检查不能很好地辨认齿状突位置,以及与枕骨大孔和寰椎前弓的关系,必要时需进行动力位检查,主要为颈椎前屈-后伸位X线或CT检查,同时在合并寰枢椎脱位时可判断其是否可以复位,这对手术方式的确定有直接的参考价值。

①Chamberlain线(图28-2中a线):也称钱氏线、腭枕线。系矢状位片上硬腭后缘向枕骨大孔后上缘作一连线,正常齿状突在此连线下方3 mm以下。

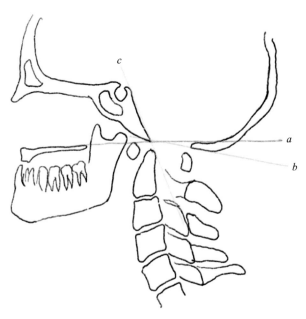

图28-2 颅颈交界正中矢状位X线片

a、b、c线分别示Chamberlain线、McRae线、Wackenheim线

②McRae 线(图 28-2 中 *b* 线):枕骨大孔前后缘连线,正常时齿状突尖应在此线下。

③Wackenheim 线(图 28-2 中 *c* 线):也称斜坡延长线,此线应位于齿状突尖的上方,如有异常,常提示寰枕脱位。

(2)MRI 除了可获得上述传统测量指标外,还可以清楚地显示延颈髓受压变性程度以及是否合并 Chiari 畸形、脊髓空洞症等其他改变。斜腭角:斜坡与硬腭所成角度,选取 T1WI 正中矢状位作为测量层面,沿斜坡中线与硬腭中线各画一条直线,测量其夹角(即斜腭角)的大小。

(六)治疗策略及手术方式

部分无临床症状或临床症状轻微者可暂不手术,建议密切随访。如有临床症状显著或进行性加重、脑脊液循环通路受阻、颅内压增高或合并寰枢椎脱位,手术是主要治疗方法。不论采用何种手术方法,颅底凹陷症手术的目的都是复位减压、固定、融合,其中复位减压是关键,减压程度决定了术后神经症状改善的程度。传统手术方式主要有前路及后路两种减压手术方式,前路是经口咽入路切除齿状突减压,后路是枕骨大孔后缘和寰椎后弓减压。对于合并 Chiari 畸形或脊髓空洞症的患儿,目前大多数被认为是继发于枕骨大孔狭窄及脑脊液循环不通畅,必要时可同期行小脑扁桃体切除术或脊髓空洞症减压术。

针对颅底凹陷症,目前复位矫形已经成为主流手术方式,寰枢椎脱位的复位是手段,而非目的,减压才是最终目的。目前针对难复性寰枢椎脱位的复位矫形方法主要有如下四种。

1. 经口咽松解复位联合后路固定　2006 年,Wang 等首次报道一期经口咽松解复位联合后路固定术治疗颅底凹陷症,手术经口咽入路,术中首先电刀烧灼清理软性瘢痕组织,高速磨钻打磨清除骨痂,随着松解的进行,寰枢椎在头颅牵引的作用下获得解剖复位;随后维持头颅牵引下翻转患者体位,行后路固定。

2. 后路器械撑开复位联合钉棒系统内固定　2010 年,Jian 等首次报道利用术中后路器械撑开钉棒系统复位寰枢关节,无须术前、术中牵引,术中先置入 C2 椎弓根螺钉并和连接棒固定,接着经后路使用器械撑开钉棒系统,复位寰枢关节,最后维持复位状态并拧紧枕骨板螺钉,完成固定。

3. 后路寰枢关节置入垫片联合后路内固定　2004 年,Goel 首次报道后路寰枢关节置入垫片联合后路内固定治疗颅底凹陷症,手术通过后路切断 C2 神经节,暴露并分离寰枢关节,去除软骨后置入自行设计的多孔金属垫片,迫使 C1 侧块上移,同时齿状突下移,最后辅以寰枢内固定。这一技术通过器械复位的方法恢复颅颈椎的正常序列,进而达到减压目的,规避了传统齿状突切除手术的风险,称为 Goel 技术。

4. 经口咽寰枢复位钢板(transoral atlantoaxial reduction plate,TARP)内固定　手术取咽后壁正中切口,充分显露枕骨斜坡和寰枢椎前方结构,首先磨平并切除部分寰椎前结节,清理寰椎前弓与枢椎齿状突间的瘢痕组织,并松解双侧的寰枢椎关节囊,接着用高速磨钻去除寰枢关节软骨,置入合适大小髂骨块,再安装 TARP 进一步复位寰枢,最后置入枢椎逆向椎弓根螺钉或椎体螺钉,整个手术过程维持颅骨牵引,直至内固定完毕。

颅底凹陷症强调个体化治疗,手术方式应由有经验的临床医生选择并担任主刀。如术后发生螺钉松脱或断钉、骨不融合、脑脊液漏、颅后窝大骨窗减压后症状加重等并发症,应再次手术修复并固定骨性结构。术后呼吸困难是较为严重的并发症,必要时需要以呼吸机辅助呼吸或行气管切开术。

(七)疗效及预后

颅底凹陷症治疗后必须长期随访,关注患者的影像学变化及神经功能的恢复情况。颈椎 X 线片(包括中立位、屈伸位)可提供颈椎曲度变化的信息,通过 CT 及骨三维重建可判断寰枢椎是否复位满意,通过 MRI 可判断脑脊液循环是否改善、合并的脊髓空洞是否缩小,最重要的是可判断患儿临床症状是否改善。

二、扁平颅底

扁平颅底(platybasia)是指颅底角(前颅底与斜坡之间的夹角,正常时为 120°~140°)大于 140°,其自身不会引起神经功能改变,因此单纯扁平颅底无须治疗。

(陈程　林锦荣　李方成)

参 考 文 献

[1] 范涛,侯哲,赵新岗,等.先天性颅底凹陷症的临床分型及手术治疗体会(附103例报告)[J].中华神经外科杂志,2014,30(7):658-662.

[2] 菅凤增.颅颈交界区畸形[J].中国现代神经疾病杂志,2012,12(4):382-384.

[3] 王建华,尹庆水,夏虹,等.颅底凹陷症的分型及其意义[J].中国脊柱脊髓杂志,2011,21(4):290-294.

[4] 徐韬,买尔旦·买买提,甫拉提·买买提,等.颅底凹陷症的分型及外科治疗[J].中华骨科杂志,2015,35(5):518-526.

[5] 余新光,尹一恒,菅凤增.中国颅颈交界区畸形诊疗专家共识[J].中华神经外科杂志,2016,32(7):659-665.

[6] 尹庆水,夏虹,吴增晖,等.经口寰枢椎复位内固定钢板-Ⅲ系统在复杂寰枢椎脱位中的应用[J].中华创伤杂志,2011,27(2):106-109.

[7] 尹庆水,艾福志,夏虹,等.寰枢椎前路复位钢板系统的研制及其生物力学[J].中华创伤骨科杂志,2004,6(2):170-173.

[8] 张宝成,蔡贤华,黄卫兵,等.颅底凹陷症的分型及治疗进展[J].中国脊柱脊髓杂志,2014,24(7):660-663.

[9] Chamberlain W E. Basilar impression (platybasia)a bizarre developmental anomaly of the occipital bone and upper cervical spine with striking and misleading neurologic manifestations[J]. Yale J Biol Med,1939,11(5):487-496.

[10] Goel A. Treatment of basilar invagination by atlantoaxial joint distraction and direct lateral mass fixation[J]. J Neurosurg Spine,2004,1(3):281-286.

[11] Goel A,Shah A. Atlantoaxial joint distraction as a treatment for basilar invagination:a report of an experience with 11 cases[J]. Neurol India,2008,56(2):144-150.

[12] Jian F Z,Chen Z,Wrede K H,et al. Direct posterior reduction and fixation for the treatment of basilar invagination with atlantoaxial dislocation[J]. Neurosurgery,2010,66(4):678-687.

[13] Kotil K,Kilincer C. Sizes of the transverse foramina correlate with blood flow and dominance of vertebral arteries[J]. Spine J,2014,14(6):933-937.

[14] McRae D L. Bony abnormalities in the region of the foramen magnum:correlation of the anatomic and neurologic findings[J]. Acta Radiologica,1953,40(2-3):335-354.

[15] Wang C,Yan M,Zhou H T,et al. Open reduction of irreducible atlantoaxial dislocation by transoral anterior atlantoaxial release and posterior internal fixation[J]. Spine,2006,31(11):E306-E313.

第三节 寰枢椎畸形

一、病因和分类

(一)先天性寰枢椎畸形
儿童先天性寰枢椎畸形有以下常见类型。

1.寰椎枕骨化 枕骨化范围可涉及寰椎前弓、后弓、侧块或全部。常常伴有颅底凹陷症和寰枢椎不稳,脊髓腹侧受压引起 Chiari 畸形和脊髓空洞症。

2.C2 和 C3 先天融合 主要由胚胎第3和第8周特定的基因突变导致相应椎节分节不全引起,是

Klippel-Feil 综合征最常见的融合节段。

3. 齿状突游离小骨 齿状突游离小骨指具有光滑完整骨皮质边缘的小骨代替了正常齿状突尖,其与枢椎椎体没有骨性连接。先天性和获得性因素是齿状突游离小骨的两种最主要病因,先天性因素假说认为齿状突游离小骨是一个节段性缺损,是由在胚胎发育过程中齿状突尖与枢椎椎体融合失败或在齿状突顶部的二次骨化中心与齿状突的主体融合失败所致,常常与许多先天畸形疾病同时存在,包括 Klippel-Feil 综合征、枕骨寰椎融合症和颅底凹陷症等,所以齿状突游离小骨也被认为是先天性缺陷所致。获得性因素假说认为齿状突游离小骨是齿状突的隐匿性骨折,翼状韧带和齿状突尖韧带的牵拉导致移位,血供不足导致骨折断端缺血坏死,并在寰枢关节的活动刺激下发生重塑和皮质化。

齿状突游离小骨分为原位型及异位型。原位型指游离的齿状突小骨位于齿状突解剖位置,可与寰椎前弓一起运动,寰枢椎之间是可复性的。异位型指小骨移向斜坡,向寰椎前弓脱位,甚至与颅底融合。游离齿状突与枢椎齿状突基底部间隙平面通常在枢椎上关节面水平上方,可引起寰枢椎不稳。

寰椎前弓和(或)后弓先天性分裂可能与胚胎时期寰枢椎不稳有关,分裂的部分由软组织连接,通常情况下后弓分裂的间隙较前弓大。分裂后寰椎平面椎管有效面积增大,是不稳定的一种缓冲机制,从而有效保护脊髓。寰椎分离的两部分关节向侧方移位,冠状位上枕髁-枢椎间垂直距离相对缩短,出现颅底凹陷症。后弓不连时,前弓受到额外的应力增多,易出现应力性骨折。

4. 其他 如唐氏综合征患儿伴有寰枢关节不稳。

(二)继发性寰枢椎畸形

继发性寰枢椎畸形指在外伤、炎症、结核、肿瘤破坏等病理基础上发生的寰枢椎畸形或旋转畸形,影像学上表现为寰枢椎脱位、半脱位或寰枢椎旋转脱位。

二、临床表现

(1)外貌改变,如短颈、斜颈、发际低等。

(2)感觉异常,颈部肌肉痉挛、疼痛,单肢、一侧肢体、双侧上肢或下肢感觉异常。

(3)运动功能障碍,可表现为向一侧视物时,头颈随躯体转动,单肢、一侧肢体、双侧上肢或下肢肌力减退、瘫痪,步态异常等。

(4)小脑及后组脑神经症状,如共济障碍、眼球震动、闭目难立征阳性,以及饮水呛咳、吞咽困难等。

(5)括约肌功能障碍。

三、影像学诊断

(一)颈椎 X 线检查

通常包括颈椎张口位和侧位 X 线检查。通过颈椎张口位 X 线检查可以判断是否存在两侧寰齿间隙不对称;通过颈椎侧位 X 线检查可测量寰齿前间隙,大于 5 mm 方可诊断为寰枢椎脱位。而通过过伸过屈侧位 X 线检查,可以了解寰枢椎的稳定性,并帮助判断脱位是否可以复位。

(二)CT 及多平面重建 CT

根据 CT 检查结果可以进行多项骨性测量。常用的测量指标包括寰齿间距(ADI)(图 28-3),和测量垂直脱位程度的 Chamberlain 线(图 28-4)、McRae 线(图 28-5)和 Wackenheim 线(齿状突尖部不超过该线,图 28-6)。另外,颅底角、寰枢椎侧方关节夹角,以及颅椎角(斜坡与齿状突后缘的夹角)等均可通过不同的 CT 重建方法进行测量。而动力位 CT(过伸位、过屈位)能够帮助判断脱位是否可以复位。头颈联合 CTA 三维重建不仅可以直观地显示寰椎和枢椎的形态以及与枕骨和其他颈椎融合的情况,而且可以显示椎动脉的走行和变异情况,避免术中损伤椎动脉(图 28-7、图 28-8)。

(三)磁共振成像(MRI)

MRI 是反映寰枢椎畸形患者延髓脊髓受压程度及其内部结构改变情况的主要诊断方法,可以在正

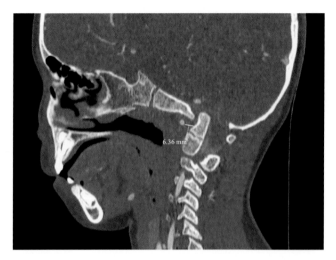

图 28-3   寰齿间距

患儿寰齿间距约为 6.36 mm

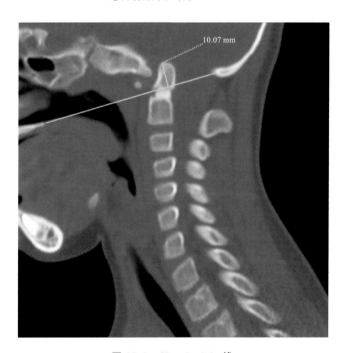

图 28-4   Chamberlain 线

患儿齿状突超出 Chamberlain 线约 10.07 mm

中矢状位面通过测量延髓脊髓角定量判断延髓脊髓前方受压程度,还可以用于判断延髓和脊髓内是否存在空洞(图 28-9)。

四、治疗

(一)非手术治疗

对于无临床症状、影像学显示无神经压迫、力学结构稳定的儿童寰枢椎畸形,一般采取非手术治疗。

若为寰枢椎半脱位,一般仅需使用枕颌带牵引即可复位,复位后建议使用颈椎支具进行 4~6 周的固定,以避免复发。如果是寰枢椎旋转脱位,可采取枕颌带牵引复位,如无法实现复位,则行颅骨牵引治疗。一般采用颈椎双向牵引或背部垫高,头后仰位过伸牵引。牵引重量为 3~4 kg。复位后应维持小重量牵引 3 周以上;然后佩戴颈椎支具制动于略后伸位 2~3 个月,定期复查,防止复发。反复复发的病例需要考虑手术治疗。

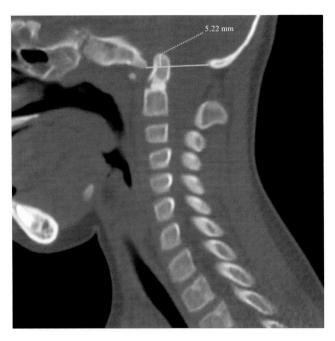

图 28-5　McRae 线

患儿齿状突尖部超过 McRae 线约 5.22 mm。正常情况下，齿状突尖部不应超过 McRae 线，超过 McRae 线即为异常

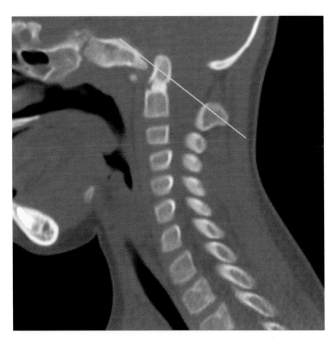

图 28-6　Wackenheim 线

患儿齿状突与该线相交

（二）手术治疗

儿童寰枢椎畸形出现临床症状、影像学提示延髓或脊髓受压、力学结构不稳定时须进行手术治疗。手术治疗的原则为减压和复位，解除延髓、脊髓的压迫，并恢复颅颈交界区的稳定性。

1. 经前路手术　经口咽复位内固定手术。一般来说，大部分儿童寰枢椎畸形可通过后路技术实施固定和融合。但对于一些特殊病例，如对于发生在寰枢椎腹侧的病变或肿瘤，常需要采用经口咽方式实施手术；对于经后路手术无法获得理想复位的颅底凹陷症，不可复性的异位齿状突，寰枢椎后方结构存在畸形或缺陷、无法实施后路固定，有骨痂形成的难复性寰枢椎脱位等，需采取经口松解、复位和内固定技术

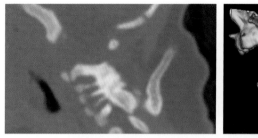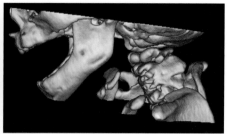

图 28-7　Klippel-Feil 综合征患儿 C2～C5 附件骨性融合,高位肩胛骨合并假关节形成

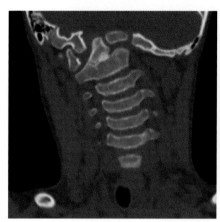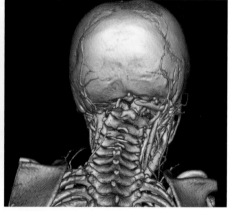

图 28-8　头颈联合 CTA

患儿的 CTA 不仅显示了椎动脉走行,而且提示寰椎后弓先天性分裂,左侧寰椎和枢椎齿状突一同陷入枕骨大孔

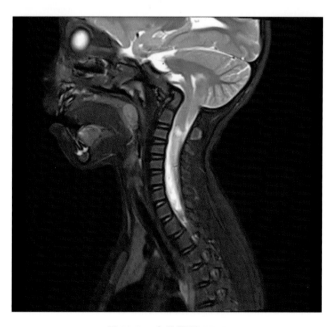

图 28-9　患儿颈髓 MRI

MRI 提示小脑扁桃体下疝畸形伴脊髓空洞症

方可取得较好疗效。

2. 经后路手术　近年来,随着影像诊断技术的发展及经颈椎后路内固定器械的改进,钉棒系统内固定技术越来越受到重视。据 2010 年 Jian 等的报道,90% 以上的先天性寰枢椎脱位患者通过单纯经后路手术即可获得满意疗效,无须再经口腔入路切除齿状突进行减压。Goel 报道,可利用寰枢椎侧方关节松解和颅骨牵引的方式进行复位。菅凤增等首先报道了利用枕骨-枢椎螺钉间撑开复位的理念及技术,从

而减少寰椎侧块在显露及螺钉置入过程中可能遇到的风险。而用于儿童的寰枢椎后路螺钉固定技术主要包括寰枢椎后路经椎弓根螺钉固定技术、寰椎侧块螺钉固定技术、枢椎椎板螺钉固定技术等（图 28-10）。儿童骨皮质结构纤细，个体间形态变异大，手术难度大，风险高，6 岁以下儿童不仅 C1、C2 结构发育不良，多数患儿伴寰枕融合，约 15% 的患儿存在椎动脉走行异常，存在椎动脉损伤的可能性，可切除枕骨大孔后局部减压，完成钉棒置入；术中调整患儿头位于中立位，完成颈枕或寰枢椎内固定，为维持颅颈交界区稳定，需取自体髂骨行骨质、枕颈或寰枢椎融合，因此植骨融合在保证上颈椎的稳定性的过程中起重要作用。

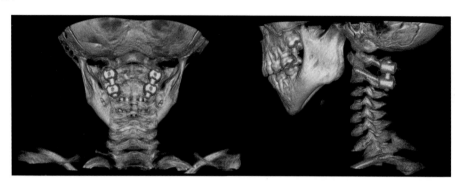

图 28-10　椎弓根螺钉固定技术
寰枢椎畸形伴脱位患儿经颈椎后路行寰枢椎内固定

五、疗效评估

儿童寰枢椎畸形的疗效一般采用日本骨科协会（Japanese Orthopaedic Association，JOA）评估治疗分数进行评估。颈椎 JOA 评分如下。

1. 上肢运动功能（最高 4 分）

0 分：自己不能持筷或勺进餐。

1 分：能持勺，但不能持筷。

2 分：虽手不灵活，但能持筷。

3 分：能持筷及进行一般家务劳动，但手笨拙。

4 分：正常。

2. 下肢运动功能（最高 4 分）

0 分：不能行走。

1 分：即使在平地行走也需用支持物。

2 分：在平地行走可不用支持物，但上楼时需用。

3 分：平地或上楼行走不用支持物，但下肢不灵活。

4 分：正常。

3. 感觉（最高 6 分）

A. 上肢

0 分：有明显感觉障碍。

1 分：有轻度感觉障碍或麻木。

2 分：正常。

B. 下肢

0 分：有明显感觉障碍。

1 分：有轻度感觉障碍或麻木。

2 分：正常。

C. 躯干

0分:有明显感觉障碍。

1分:有轻度感觉障碍或麻木。

2分:正常。

4. 膀胱功能(最高3分)

0分:尿潴留。

1分:高度排尿困难,排尿费力,尿失禁或淋漓。

2分:轻度排尿困难,尿频,排尿踌躇。

3分:正常。

治疗后根据颈髓功能改善率(改善率＝[(术后总分－术前总分)/(17－术前总分)]×100%,即改善率＝改善分/损失分×100%)评估临床治疗效果。

总之,寰枢椎处于颅颈交界区,位置重要,功能意义重大,手术操作困难,是神经脊柱外科的难点。而儿童这一群体往往伴有寰枕及颈椎畸形,个体间形态变异大,使得儿童寰枢椎畸形手术极具挑战性,难度更高、风险更大,其标准化治疗流程和时机尚需进一步形成专家共识和指南。

(陈乾　车东方)

参 考 文 献

[1] 林斌,陈志达,蔡弢艺,等.后路椎弓根螺钉内固定治疗儿童寰枢椎脱位的远期效果[J].中华医学杂志,2018,98(6):422-426.

[2] 罗涛,王曲,刘窗溪,等.改良后路枕颈融合术治疗儿童和青少年寰椎枕骨化并寰枢关节脱位的疗效分析[J].中华神经医学杂志,2019,18(3):268-272.

[3] 王坤,菅凤增.先天性寰枢椎脱位的外科治疗[J].中国现代神经疾病杂志,2012,12(4):385-388.

[4] 王建华,夏虹,马向阳,等.枕颈固定并寰枢植骨融合技术治疗低龄儿童寰枢椎脱位:初步临床报告[J].中国骨科临床与基础研究杂志,2020,12(5):273-278.

[5] Chen Z D,Wu J,Lu C W,et al. C1-C2 pedicle screw fixation for pediatric atlantoaxial dislocation: initial results and long-term follow-up[J]. J Pediatr Orthop,2020,40(2):65-70.

[6] Wang S,Yan M,Passias P G,et al. Atlantoaxial rotatory fixed disl1cation:report on a series of 32 pediatric cases[J]. Spine,2016,41(12):E725-E732.

[7] Salunke P, Karthigeyan M, Sahoo S K, et al. Improvise, adapt and overcome-challenges in management of pediatric congenital atlantoaxial dislocation[J]. Clin Neurol Neurosurg,2018,171:85-94.

[8] Wu X J,Li Y F,Tan M S,et al. Long-term clinical and radiologic postoperative outcomes after C1-C2 pedicle screw techniques for pediatric atlantoaxial rotatory dislocation[J]. World Neurosurg,2018,115:e404-e421.

[9] Zhang Y H,Shao J,Chou D,et al. C1-C2 pedicle screw fixation for atlantoaxial dislocation in pediatric patients younger than 5 years:a case series of 15 patients[J]. World Neurosurg,2017,108:498-505.

[10] Zhang Y H,Zhou F C,Zhang J,et al. Efficacy and safety of atlantoaxial fluoroscopy-guided pedicle screw fixation in patients younger than 12 years:a radiographic and clinical assessment[J]. Spine,2019,44(20):1412-1417.

[11] Zhu C R,Wang J H,Wu Z H,et al. Management of pediatric patients with irreducible atlantoaxial dislocation:transoral anterior release,reduction,and fixation[J]. J Neurosurg Pediatr,2019,14:1-7.

第二十九章　脑膨出

一、概述

脑膨出是指脑组织、软脑膜和脑脊液通过颅骨和硬脑膜缺损处突出颅骨外,也可以是上述成分以任意组合的形式突出颅骨外。脑膨出是罕见的神经系统发育性病变,原发性脑膨出在出生时即存在,继发性脑膨出的病因包括创伤、手术、炎症或肿瘤等。

二、分类

目前主要依据颅骨缺损的解剖位置进行划分。脑膨出最初分为前组和后组。前组脑膨出可位于前顶(额骨和面部骨骼之间)(图 29-1)或基底(由颅底向下突出)(图 29-2),后组脑膨出可位于枕部(图 29-3)、枕颈交界处、颞部或顶部(图 29-4)。通过 CT 或 MRI 检查,我们能够发现膨出的精确位置及其解剖内容物,可进一步进行亚型分类。

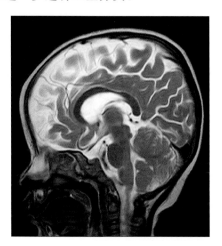

图 29-1　前额底膨出

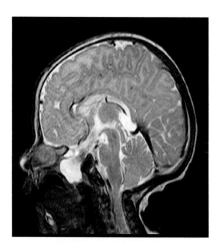

图 29-2　颅底膨出

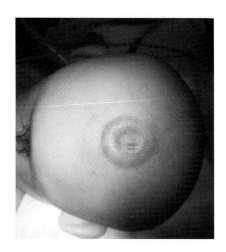

图 29-3　枕部膨出

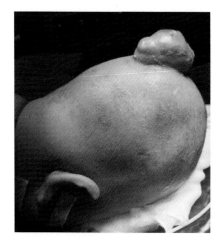

图 29-4　顶部膨出

三、发病机制

潜在的发病机制目前尚未明确。这类病变被认为是初级和次级神经胚形成过程中外胚层的不完全分离,导致神经系统发育异常所致。在妊娠的第 3~4 周形成初级神经胚,通过胚胎折叠和中线融合而形成未来的大脑和大部分脊髓。神经管在头侧神经孔初始闭合期间出现异常,可导致无脑畸形而表现为神经组织暴露且结构紊乱的疾病。初级神经胚形成后,外胚层和神经上皮开始分化。因为膨出组织中通常含有发育良好的、被正常皮肤包裹的神经和间充质组织,所以它们必须在初级神经胚形成之后才能发育。神经组织的特征性突出是中胚层分化过程中形成的。形成脑膜和颅骨的中胚层通常在外胚层和神经上皮之间迁移。然而,这些外胚层的瘢痕形成和随后出现的粘连可阻碍中胚层嵌入。在端脑的快速生长过程中,即使是一小部分间充质组织的缺乏和薄弱,也可能导致脑组织向颅骨外突出。

环境和遗传因素均会促进原发性脑膨出的发展。例如,后组脑膨出与母体纤维蛋白原水平低、使用维生素 A 及接触砷酸钠等有关,而前组脑膨出与接触真菌、霉菌和杀虫剂有关。其他外部因素包括华法林暴露和羊膜带综合征等。

四、流行病学

先天性脑膨出多会引起自发性流产,因此,脑膨出的总发病率尚不清楚。继发性脑膨出的真实发病率也不明确。据报道,脑膨出在活产婴儿中的总发病率为(0.8~3.0)/10000,占所有神经管闭合不全病例的 10%~20%。

五、临床表现及诊断

1. 脑膨出典型症状　一般多为突出颅骨外的圆形或椭圆形的囊性肿块。肿块大小各异,质软而有弹性,触压可有波动感和颅内压增高。覆盖肿块的软组织厚薄相差悬殊,薄的可触及骨缺损的边缘。患病婴儿哭闹时可见肿块增大而张力增高,透光试验阳性,有时可见到膨出的脑组织阴影。

2. 其他症状

(1)神经系统症状:轻者无明显神经系统症状,重者有嗅觉丧失、视觉障碍、智力低下、抽搐、瘫痪、腱反射亢进、不恒定的病理反射、脑神经受累、小脑受损等神经受损表现。

(2)邻近器官受压表现:肿块位于鼻根者常引起面部畸形、鼻根扁宽、眼距增大、眶腔变小、双眼球外移、泪腺受压致泪腺炎;肿块突入鼻腔者可影响呼吸;肿块膨出至眼眶内者可有眼球突出和移位,眼眶增大;肿块位于其他部位者可致头颅外形改变,还可有局部毛发异常。

尽管脑膨出一般在出生时即有明显表现,但轻微脑膨出可能需要仔细检查才能发现,尤其是在合并其他先天性异常的情况下。MRI 可以用来识别这些隐匿性病变。头部 CT 可显示颅骨缺损(图 29-5)及由此向外膨出的具有与脑脊液同样密度的囊性肿物(图 29-6)。MRI 可显示脑组织发育情况,可见膨出物为脑脊液、脑组织、脑血管及硬脑膜组织信号的肿物(图 29-7 至图 29-10)。出生后也可行 MRI 检查从而对脑膨出进行分类,了解神经组织突出的程度,预测囊内功能性脑组织的数量,评估是否存在脑积水及脑积水程度,并确定颅颈部的其他畸形。MRA 可用来评估囊内容物是否存在神经血管结构,了解脑膨出物与周围血管的关系。

通过典型的临床表现并结合颅脑影像学检查,我们可以做出诊断。

六、鉴别诊断

非颅底部位的脑膨出需要和头皮脂肪瘤、颅骨骨膜窦等病变相鉴别。脑膨出多位于中线位置,头皮脂肪瘤无特定的位置,脑膨出的囊性病灶具有波动性及典型的影像学表现,可用于鉴别。颅骨骨膜窦或血管瘤与颅内静脉窦相交通,穿刺可抽到血液。

前颅底型脑膨出可与鼻息肉或鼻腔肿瘤相混淆。但鼻息肉或鼻腔肿瘤在儿童期非常少见,借助头部

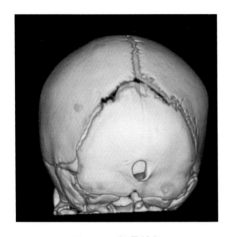

图 29-5　颅骨缺损

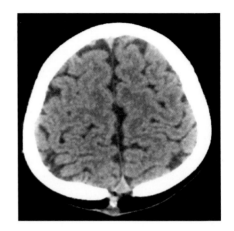

图 29-6　囊性肿物

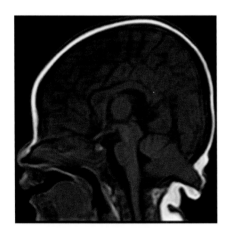

图 29-7　T1 矢状位见脑组织膨出

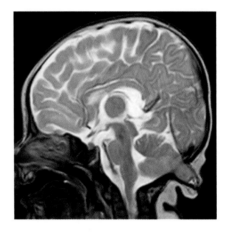

图 29-8　T2 矢状位见脑组织膨出

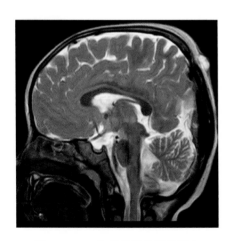

图 29-9　T2 矢状位见脑脊液膨出

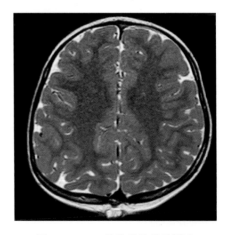

图 29-10　T2 轴位见脑脊液膨出

CT 及 MRI 检查可明确诊断。

七、手术治疗

虽然脑膨出的部位和预后差异很大,但治疗应遵循以下基本原则:①切除肿块;②保留有功能的神经血管组织;③仔细缝合脑膜和发育不良的皮肤,预防脑脊液漏;④矫正畸形。

（一）手术方法

手术前应进行系统的查体和必要的辅助检查,明确患儿脑膨出程度和是否合并全身其他系统畸形。根据病变的部位选择合适的体位和手术切口。如果病变处有神经组织暴露在外,应避免消毒液直接刺激。切开头皮后,逐层分离皮肤至硬脑膜层,打开膨出囊,切除囊内发育不良或坏死的脑组织。接着切除多余的硬脑膜、皮下组织及皮肤,分层严密缝合切口。

颅骨缺损面积较大者,应选用自体颅骨瓣或者人工修补材料进行修补。如缺损面积较小,尤其是当缺损位于枕部肌肉丰富部位,成骨有自行愈合的可能时,不做颅骨修补手术。

对合并严重脑积水的患儿,首先实施脑脊液分流术,再处理膨出物。这样可以减低术中和术后颅内压。

脑膜膨出和积水性脑膨出者,术后有发生脑积水的可能。应重视术后影像学随访,必要时进行脑脊液分流术。

前组脑膨出常合并有唇腭裂、鼻尖部畸形、小眼畸形等颅脑先天性病变。可请相关科室会诊,协同手术。然而,由于小儿对长时间手术的耐受性差,可以考虑分期手术。

对前组脑膨出脑组织突入鼻腔内的患儿,经鼻修补易受污染,增加术后感染的风险。选择经冠状切口前颅底硬脑膜内入路,处理疝出的脑组织,并修补硬脑膜缺损,手术效果较好。手术中应仔细识别、保护视神经、大脑动脉环等颅底重要结构。

（二）围手术期处理

由于接受脑膨出手术治疗的多为婴幼儿甚至新生儿,其体温、血糖等自主调节能力差,故术中应预防低血压、低血糖等情况的发生,并给予全面监护。摆放体位时要避免身体突出部位受压。手术操作要求轻柔,避免医源性损伤。

为预防术后中枢感染,一般术前预防性应用抗生素。如果切口内无污染或感染的存在,术后24 h即可停用抗生素。

术后发生脑脊液漏或伤口裂开,往往因为存在未处理的脑积水。因此尽早进行脑脊液分流术有助于术后伤口的良好愈合。

一旦发生手术部位感染,应立即留取标本送检（做脓液培养）,积极给予换药、全身抗生素应用,并做伤口引流,必要时清创。

八、预后

一般认为,前组脑膨出患儿的生存率和神经功能的保留率都高于后组脑膨出患儿。手术死亡率与病例选择关系较大。不同级别的医疗机构,手术并发症发生率和死亡率也有很大差别。因此,对于预计术后神经功能损伤较大,或合并全身其他系统严重畸形的患儿,应慎重选择手术治疗。

前组脑膨出患儿的神经功能预后大多良好,但往往遗留较为严重的颌面部畸形。后组脑膨出患儿的预后取决于脑膨出的大小、膨出囊内脑组织的多少。如果修补手术后发生进行性脑积水,则表明病情严重,预后不良。

（王广宇）

参 考 文 献

［1］ Jallo G I,Kothbauer K F,Recinos V M R. 儿童神经外科手册［M］. 李云林,贺晓生,顾硕,译. 西安:世界图书出版公司,2020.

［2］ 周良辅. 现代神经外科学［M］. 2 版. 上海:复旦大学出版社,2017.

［3］ Kasprian G J,Paldino M J,Mehollin-Ray A R,et al. Prenatal imaging of occipital encephaloceles［J］. Fetal Diagn Ther,2015,37（3）:241-248.

［4］ Makelarski J A，Romitti P A，Rocheleau C M，et al. Maternal periconceptional occupational pesticide exposure and neural tube defects［J］. Birth Defects Res A Clin Mol Teratol，2015，100 (11)：877-886.

［5］ Alexiou G A，Sfakianos G，Prodromou N. Diagnosis and management of cephaloceles［J］. J Craniofac Surg，2010，21(5)：1581-1582.

［6］ Copp A J. Neurulation in the cranial region-normal and abnormal［J］. J Anat，2010，207(5)：623-635.

［7］ Kotil K，Kilinc B，Bilge T. Diagnosis and management of large occipitocervical cephaloceles：a 10-year experience［J］. Pediatric Neurosurgery，2008，44(3)：193-198.

［8］ Woodworth B A，Schlosser R J，Faust R A，et al. Evolutions in the management of congenital intranasal skull base defects［J］. Arch Otolaryngol Head Neck Surg，2004，130(11)：1283-1288.

第三十章　蛛网膜囊肿

一、概述

蛛网膜囊肿是蛛网膜内衬在蛛网膜下腔或脑室内的膨出。男性发病率高于女性,左侧高于右侧,幕上高于幕下。好发部位包括颅中窝、鞍上区、四叠体区和颅后窝。蛛网膜囊肿通常无症状,但引起症状时需要治疗。CT 和 MRI 可以简单、迅速且无创地诊断蛛网膜囊肿。治疗方案包括开颅囊壁切除和囊肿开窗术、内镜囊肿造瘘术和囊肿-腹腔分流术等。

二、发病机制

Richard Bright 于 1831 年在发表的文章中首次明确描述了蛛网膜囊肿。Richard Bright 确定了积液在蛛网膜内的位置,并在不同患者中发现了不同大小的蛛网膜囊肿,囊肿可引起脑和颅骨的变形。随后有研究者提出了蛛网膜囊肿起源的各种解释,包括创伤和感染等病因。然而,大多数囊肿可能是先天性的,特别是在儿童期诊断的囊肿。显微镜下,囊肿壁为复层的蛛网膜组织。在超微结构研究中,Rengachary 和 Watanabe 发现了囊肿边缘的蛛网膜分裂,伴有蛛网膜囊壁胶原增厚,囊肿内蛛网膜细胞增生,以及典型的蜘蛛样突起。他们推测囊肿在胎儿时期发生,但确切时间尚无法确定。相关发育解剖的研究提示,蛛网膜囊肿可能在妊娠早期的中间时段形成。产前影像学检查在妊娠早期就发现了蛛网膜囊肿。Bannister 等在一项单中心研究中报道了 15 例蛛网膜囊肿胎儿,5 例于妊娠 20 周前确诊,13 例囊肿位于幕上。超声和 MRI 都可运用于产前评估蛛网膜囊肿,但超声诊断有时比较困难。产前诊断发现蛛网膜囊肿的儿童病例中报道伴发畸形的发病率和手术治疗的需求高于出生后诊断的儿童。

蛛网膜囊肿好发于颅中窝、大脑左侧,男性多发,目前尚缺乏可靠的解释。Wester 等推测颞叶前部在生长过程中邻近额叶组织,形成大脑外侧裂,软脑膜组织随脑叶一起发育,使颞叶和额叶蛛网膜组织融合。如果发育中的额叶和颞叶蛛网膜组织未能融合,则可形成囊肿。然而,其他位置的囊肿不宜用类似的机制来解释。对于蛛网膜囊肿好发于男性和大脑左侧尚未提出明确的假说。Fox 和 Al-Mefty 提出鞍上蛛网膜囊肿由 Liliequist 膜的向上憩室形成,开放或内镜手术治疗时发现该部位囊肿比颅中窝蛛网膜囊肿更厚、更坚韧。

关于蛛网膜囊肿内液体如何积聚,目前有三种理论。第一种,手术中观察到蛛网膜组织形成单向裂隙阀,在心动周期的一个阶段流入液体,而后不能流出。Schroeder 和 Gaab 在内镜下观察到鞍上蛛网膜囊肿底部的裂隙阀现象。Santamarta 等在脑脊液电影检查中也观察到了类似的情况。第二种,囊液可能由于渗透压梯度而积聚。Sandberg 等在一组 54 例接受开颅手术治疗的患儿中观察到囊肿液蛋白质浓度升高,这支持了渗透机制。但该研究中,患儿缺乏自身对照,使用的是脑脊液正常参考值进行对比。第三种,蛛网膜可主动分泌囊内液体。Berle 等从 15 例接受手术治疗的患者的蛛网膜下腔和蛛网膜囊肿抽取液体进行分析。尽管囊液中大多数电解质浓度与脑脊液相似,但磷酸盐浓度升高,蛋白质、铁蛋白和乳酸脱氢酶等浓度降低。这与单向裂隙阀和渗透机制相悖,支持蛛网膜主动分泌的机制。目前尚无一种机制能够完全解释蛛网膜囊肿内液体的产生和积聚,有可能几种机制同时存在。

三、流行病学

在对 11738 例蛛网膜囊肿患儿 MRI 进行回顾性分析后,Al-Holou 等报道儿童蛛网膜囊肿的发病率为 2.6%,男性发病率为 3.8%,女性发病率为 1.8%。男性好发情况在所有患儿年龄范围内均存在,男性囊肿平均体积大于女性。发病率不随年龄增加而增高。颅中窝囊肿最为常见,占所有囊肿的47%,颅后窝囊肿占38%,小脑脑桥角囊肿占6%。左侧是右侧的2倍,囊肿侧别之间无性别差异。Al-Holou等用同样的方法对48417例成人患者的MRI资料分析后发现,蛛网膜囊肿的成人发病率为1.4%,以男性为主(男性1.8%,女性1.1%)。不同年龄段的发病率没有变化。

其他颅内多个部位也有蛛网膜囊肿的报道,包括鞍上区、蝶鞍内、四叠体区、大脑凸面、脑室系统内和大脑纵裂等。

Galassi等根据颅中窝蛛网膜囊肿的CT表现和其与周边蛛网膜下腔沟通情况,对囊肿进行了分类(图30-1)。Galassi1型囊肿较小,呈凸透镜状,位于外侧裂近端,不产生任何中线移位,与周边蛛网膜下腔相通,通常不合并颅骨膨隆。Galassi2型囊肿呈三角形或矩形,在外侧裂延伸至岛叶边缘,可能存在极小的中线移位,与周边蛛网膜下腔沟通较少。Galassi3型囊肿呈卵圆形,病变累及整个外侧裂,邻近骨质变薄,中线移位较明显,与周边蛛网膜下腔不相通。Al-Holou等报道的儿童颅中窝囊肿中,68%为Galassi1型,15%为Galassi2型,17%为Galassi3型。在大多数病例系列报道中,Galassi2型或Galassi3型病变需要治疗。

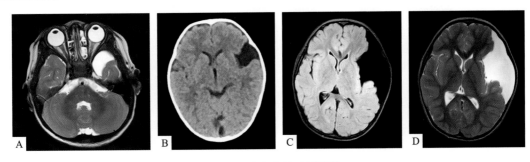

图30-1　颅中窝蛛网膜囊肿

A. Galassi 1型 T2WI水平位;B. Galassi 2型 T1WI水平位;C. Galassi 3型 T1WI水平位;D. Galassi 3型 T2WI水平位

尚无文献报道蛛网膜囊肿有明显的种族或人种趋势,但有报道其有家族性发病情况。在病例报道中,蛛网膜囊肿与多种疾病相关,但考虑到其较高的发病率,这些相关性更可能是同时发生而不是因果关系。但有两种疾病与蛛网膜囊肿的联系紧密。常染色体显性遗传多囊肾病(autosomal dominant polycystic kidney disease,ADPKD)与蛛网膜囊肿发病率增高有关,Schievink等报道一组247例ADPKD患者的蛛网膜囊肿发病率为8.1%;Ⅰ型戊二酸尿症与双侧颅中窝蛛网膜囊肿有关。

四、自然病史

大多数蛛网膜囊肿在初次影像学诊断后体积不再增大,甚至可自发缩小或消失。在一项纳入111例患儿(平均随访3.5年,连续行MRI复查)的研究中,87例囊肿大小保持稳定,11例增大,13例减小。该研究中仅有3例患者出现症状。所有囊肿体积增大的患者在初次诊断时均小于4岁。在同一组研究的成人患者中,共213例蛛网膜囊肿,平均随访3.3年,5例(2.3%)体积增大,2例(0.9%)体积减小。其他研究也确定了诊断时年龄较小与囊肿体积增大的相关性。个别病例随访中囊肿出现影像学消退。

少数情况下,蛛网膜囊肿可由外伤或自发破裂导致硬脑膜下积液或血肿、囊内出血等并发症。这可能与囊肿结构及囊肿内压力状态有关,创伤或咽鼓管充气动作会导致创伤性或自发性囊肿破裂,囊肿壁上有大血管的囊肿破裂或囊肿壁上桥静脉的破裂会引起硬脑膜下血肿;相反,在血管相对少的区域可能只会导致硬脑膜下积液而无出血。文献报道显示,囊肿破裂后即使未进行手术干预,积液也可能会自行吸收,甚至囊肿出现影像学消退。Cress等报道了一家临床试验机构通过影像学数据库识别出的232例蛛网膜囊肿患者中有14例(6.0%)囊肿破裂出血。Cress等通过病例对照,将囊肿破裂患者的年龄、性别、侧别和解剖位置与囊肿未破裂患者又进行配对研究,观察到囊肿尺寸大于5cm和30天内有头部外伤史是囊肿破裂的高危因素。14例囊肿破裂患者中,手术治疗10例,术后效果良好,但2例患者需要永久性脑脊液分流。其他研究报道了更低的出血率。Al-Holou等报道了通过MRI诊断的309例蛛网膜囊肿患儿中有 1 例患儿(0.3%)因为囊肿破裂出血而就诊。Wester 和 Helland 等报道了 246 例成人和儿童患者中有 11 例(4.5%)出现囊肿破裂出血,11 例患者均行手术治疗后痊愈,无术后复发。

五、临床表现

大多数蛛网膜囊肿不会引起临床症状,而是在 CT 或 MRI 检查时被偶然发现。有研究报道,通过影像学确诊的蛛网膜囊肿患者仅有 6.8% 有临床症状。

临床症状可出现在任何年龄段的患者中,相比于成人,婴儿、儿童和青少年出现临床症状更为常见。在婴幼儿患者中,常伴有脑积水(图 30-2),可出现进行性大头畸形、颅缝分裂和帕里诺综合征。在儿童和青少年患者中,头痛、恶心、呕吐、昏睡、外展神经麻痹和视乳头水肿均可发生。在成人患者中,大多为因囊肿占位效应引起的颅内压增高、颅内特定结构受压或移位而产生的症状。

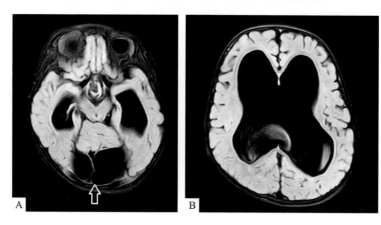

图 30-2　颅后窝蛛网膜囊肿合并脑积水
A.白色箭头所示为颅后窝蛛网膜囊肿;B.合并侧脑室脑积水

头痛是蛛网膜囊肿患者最常见的就诊症状,由感觉神经丰富的硬脑膜受压或移位引起,自发或外伤而导致的囊肿破裂或桥静脉撕裂出血后头痛加剧。蛛网膜囊肿引起的头痛需注意与偏头痛、鼻窦炎等疾病相鉴别,甚至有患者同时存在两种疾病的情况,此时应先进行偏头痛、鼻窦炎等的治疗,而后再考虑蛛网膜囊肿的治疗。

蛛网膜囊肿的部位不同,临床表现各异。颅中窝蛛网膜囊肿可引起眶上、颞部头痛,颅骨的局部膨隆,癫痫发作,眼球活动障碍,语言发育迟缓等症状。鞍上蛛网膜囊肿(图 30-3)可因囊肿压迫垂体柄、下丘脑而产生内分泌功能障碍,如中枢性性早熟、生长激素生成不足、甲状腺功能减退、闭经、低睾酮血症、尿崩症、抗利尿激素分泌失调综合征等;也可因视交叉、视神经受压而产生视力下降和视野缺损;摇头玩偶综合征为鞍上囊肿的特殊表现,可能与丘脑背内侧核受压有关。四叠体区蛛网膜囊肿常因压迫中脑顶盖,导致中脑导水管狭窄从而引起梗阻性脑积水,也可引起帕里诺综合征。小脑脑桥角蛛网膜囊肿可产生眼球震颤、面瘫、耳鸣和听力丧失等症状。大脑纵裂蛛网膜囊肿常引起巨颅症、颅骨不对称性生长,可合并胼胝体发育不全。脑室内的蛛网膜囊肿可因脑积水引起颅内压增高、发育迟缓等。

六、影像学表现

CT 和 MRI 是诊断蛛网膜囊肿的主要影像学工具。蛛网膜囊肿在 CT 上表现为边界清楚,边缘光滑,囊壁无钙化,增强后无强化的占位性病变,囊液与脑脊液相似。可见邻近颅骨变薄,局部膨隆,邻近脑组织受压或移位,脑室大小正常或扩张。在 MRI 上表现为信号与脑脊液相似,T1WI 呈低信号,T2WI 呈中、高信号,增强后无强化,能够更好地显示囊肿的边界、大小和内容物。

在诊断和鉴别诊断中,CT 和 MRI 各有优劣。在识别鞍上病变的钙化方面,CT 优于 MRI。囊壁有钙化的病变更可能是颅咽管瘤,而非鞍上蛛网膜囊肿。对于蛛网膜囊肿和表皮样囊肿,CT 和常规 MRI 的 T1WI 和 T2WI 均不易鉴别。然而,弥散加权成像(diffusion weighted imaging,DWI)有助于鉴别低信

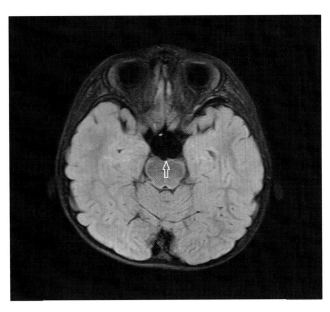

图 30-3　鞍上蛛网膜囊肿

号的蛛网膜囊肿和高信号的皮样囊肿。磁共振波谱（magnetic resonance spectroscopy，MRS）可分析囊性病变中特定代谢物的含量。CT 脑池造影有助于判断蛛网膜囊肿和周边蛛网膜下腔是否相通，以及沟通的部位，但近年来已被脑脊液电影检查取代。

蛛网膜囊肿一经确诊，需要进一步的影像学随访观察。

七、治疗

（一）适应证

对于蛛网膜囊肿的最佳治疗方案，目前尚无前瞻性随机对照研究，治疗的适应证尚存争议。

目前国内较为认可的保守治疗适应证如下：①无症状蛛网膜囊肿。由于该类蛛网膜囊肿常是偶然发现的，大多数囊肿体积不变，个别囊肿还可能自行消失，故一般主张行影像学随访和保守治疗，毕竟手术本身存在风险。蛛网膜囊肿对成人患者和较大年龄的儿童患者脑部发育影响小，故首选定期随访。②完全交通性蛛网膜囊肿。

目前国内较为认可的手术治疗适应证如下：①症状性蛛网膜囊肿，包括高颅压、梗阻性脑积水、癫痫发作、局灶性功能障碍等。②合并有囊内出血或硬脑膜下血肿的蛛网膜囊肿。③随访过程中体积不断增大或脑积水进展的蛛网膜囊肿。④患儿年龄＜3 岁的无症状蛛网膜囊肿可考虑行预防性手术治疗。因为婴幼儿时期是脑部发育的关键时期，囊肿长期压迫脑组织，可能会影响发育；而且婴幼儿患者的囊肿增大的概率较高。

国际上对于蛛网膜囊肿的治疗适应证，同样存在争议。Tamburrini 等调查了来自欧洲、美洲和亚洲（不含中国大陆）的 60 位小儿神经外科专家，根据拟定不同的临床案例，让各位专家发表意见。拟定的患者为一例左侧颅中窝 Galassi 2 型蛛网膜囊肿的 2.7 岁男孩。当该患者为无症状偶然诊断时，82％的专家不建议手术干预，认为应临床随访和（或）定期行 MRI 检查。13.3％的专家建议进行手术干预，以降低预期的远期颅内出血风险。26.5％的专家建议在这种情况下避免剧烈运动。当该患者是因慢性头痛而诊断时，约三分之一的专家建议进行外科手术而不进行进一步评估，24％的专家建议进行进一步的临床和（或）影像学随访，剩余的专家建议进行进一步的研究，例如颅内压监测或动态 MRI 观察。当癫痫发作为该患者的主诉时，至少四分之一的专家建议进行手术，大多数专家的理由是担心因癫痫发作而发生头部创伤引起颅内出血。虽然这样的意见调查并不是制定治疗指南的有力证据，但仍可以为治疗的选择提供参考意见。

对于预防性手术的开展,Cress 等和 Al-Holou 等报道蛛网膜囊肿患者的颅内出血发生率为 0.3%～6%,支持为避免出血而进行预防性手术治疗。也有许多学者表示反对。因为即使在手术后,患者仍有发生颅内出血的风险。Spacca 等报道了在接受内镜治疗颅中窝蛛网膜囊肿的 40 例患者系列中 4 例出现了治疗后症状性迟发性硬脑膜下出血。Levy 等报道了 50 例治疗的患儿中有 2 例因迟发性硬脑膜下出血需要再次手术干预。尽管进行了预防性手术治疗,但是治疗后出血的发生率(4%～10%)似乎与蛛网膜囊肿破裂出血的自然发生率不存在显著性差异。

（二）手术方案

目前治疗蛛网膜囊肿的手术方案主要包括开颅囊壁切除和囊肿开窗术、内镜囊肿造瘘术及囊肿-腹腔分流术等。

1.开颅囊壁切除和囊肿开窗术　目前开颅囊壁切除和囊肿开窗术仍是一线的治疗方案,通过显微外科手术切除囊壁,使囊肿和蛛网膜下腔、脑池或脑室沟通。开放性显微外科手术的优点在于:①比内镜手术视野更加开阔,操作范围广,囊肿周围的解剖标志更易辨认,且术中出血不会影响视野。②可充分减压,并能够进行囊壁组织学活检。③与分流术相比,开窗术为打通自体脑脊液通路而不置入分流装置,无发生分流相关并发症的风险。该术式的缺点在于:①手术创伤较大,更容易发生无菌性脑膜炎,甚至出现室管膜粘连的术后并发症;②突然减压可能导致发生颅内出血。

2.内镜囊肿造瘘术　近年来,随着内镜技术的发展,该术式被越来越广泛地运用于蛛网膜囊肿的治疗。其优点在于:①对组织创伤小,只需直径 15 mm 左右的颅骨钻孔即可将神经内镜置入颅内操作,术后患者恢复快。②手术可在几乎无血的状态下进行,术后发生瘘孔粘连的可能性小。③避免内置分流管,无发生分流相关并发症的风险。缺点包括:①视野有限,内镜的光源效率会随着距离增加而下降,尤其大的囊腔会降低囊壁的可视度,从而难以辨识解剖标志。虽然可利用神经导航进行辅助,但神经导航设备要求高、费用贵,不易普及。②不易止血,如术中出血,会迅速减小视野,甚至完全模糊,使内镜手术难以进行。③由于内镜手术关闭外侧囊壁困难,不能防止术后硬脑膜下积液的形成。

3.囊肿-腹腔分流术　囊肿-腹腔分流术的优点如下:①手术操作简单,对组织创伤小,囊肿消失率高。②在部分病例行开颅囊壁切除和囊肿开窗术后,症状无改善或囊肿复发时,囊肿-腹腔分流术可作为最终补救措施,部分病例在囊肿消失后可以拔除分流管。该术式的缺点主要为存在术后的远期并发症,如分流管堵塞、移位(图 30-4)、断裂,分流管相关性感染,裂隙脑室综合征和最为严重的分流管依赖综合征等。

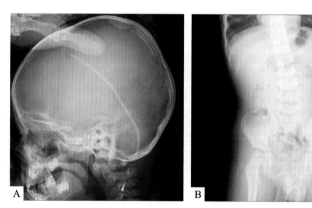

图 30-4　囊肿-腹腔分流术后分流管移位
A.分流管头端移位;B.分流管腹腔端移位至左侧阴囊

（三）术式选择

蛛网膜囊肿术式的选择应根据囊肿大小、分类、部位,患儿年龄、外科医生的经验和可能出现的近/远期并发症等因素进行综合评估,从而选出最佳方案,达到最好的治疗效果。

1.颅中窝蛛网膜囊肿的治疗　国外小儿神经外科中心对于颅中窝蛛网膜囊肿的治疗,大多选择开颅囊壁切除和囊肿开窗术或内镜囊肿造瘘术,而较少首选囊肿-腹腔分流术。Tamburrini 等对国际上小儿神经外科中心的 60 位专家进行调查,其中66.6%的专家选择开颅囊壁切除和囊肿开窗术,28.8%选择内镜囊肿造瘘术,仅有不到 5%首选囊肿-腹腔分流术。多项回顾性研究对开颅囊壁切除和囊肿开窗术和内镜囊肿造瘘术的优劣进行了比较,结论不一,但大多数支持首选开颅囊壁切除和囊肿开窗术。Holst 等、Turhan 等和 Okano 等的研究结果表明,开颅手术的成功率高于内镜手术,而再手术率和并发症发生率低于内镜手术。但也有相反观点,Gangemi 等结合 18 例患者资料和相关文献,主张以内镜囊肿造瘘术为首选手术方案。

国内很多基层医院,由于没有神经内镜、神经导航系统等设备,对于蛛网膜囊肿的治疗首选囊肿-腹腔分流术。对于单纯的蛛网膜囊肿,常采用低压阀门;合并脑积水的囊肿则可通过 Y 形接头行囊肿-脑室-腹腔分流术,常采用中压或可调压阀门。Shim 等报道了使用三种术式治疗 181 例颅中窝蛛网膜囊肿患儿的研究,从囊肿消失率和缩小比例来看,囊肿-腹腔分流术效果最佳。但 19 例行囊肿-腹腔分流术的患者中,术后有 8 例出现分流管依赖综合征,平均在术后 6.1 年出现,开颅囊壁切除和囊肿开窗术及内镜囊肿造瘘术无分流管依赖相关并发症。

Ali 等进行的 Meta 分析研究显示,不同的术式对患者术后 5 年的生存质量的影响无明显差异。

2. 鞍区蛛网膜囊肿的治疗　鞍上蛛网膜囊肿常产生梗阻性脑积水,需要手术治疗。开颅显微外科手术有经额下、经翼点、经侧脑室和经胼胝体入路的报道。Hoffman 等提倡经胼胝体入路,因为它可使囊肿与脑室、脑池系统相通,而经额下和翼点入路等进入脑室较为困难。在不处理蛛网膜囊肿的情况下进行脑积水分流治疗可能会导致囊肿增大。脑积水的存在使得侵入性较小的内镜囊肿造瘘术较前两种术式更具优势。

目前最常用的 2 种内镜囊肿造瘘术为脑室囊肿造瘘术(VC)和脑室囊肿脑池造瘘术(VCC)。Ogiwara 等报道了 2004—2011 年间 6 例患儿的内镜治疗结果。患儿主要症状为进行性大头畸形。其中 3 例患儿的脑池 CT 显示囊肿-蛛网膜下腔交通。所有患儿接受了 VC 或 VCC,6 例患儿中的 5 例主要症状消失,1 例后期需要置入分流管。El-Ghandour 在 25 例患者中对比了 VC 与 VCC 的疗效。两种治疗方法均使所有患者的巨颅畸形和高颅压症状消失,约一半患者的发育迟缓得到改善。VCC 后的囊肿减小比 VC 更明显(100% vs. 81%)。在平均随访 4.6 年时,27%的 VC 患者复发,而 VCC 患者无复发。Crimmins 等、Ozek 等和 Gui 等的研究结果也支持 VCC 优于 VC 的结论。

目前国内针对神经内镜治疗鞍上蛛网膜囊肿已达成专家共识,经侧脑室额角入路囊壁部分切除＋囊肿-脑室或脑池造瘘术为治疗首选,其目的在于使囊肿和脑室、脑池系统充分和永久地沟通。

对于鞍内蛛网膜囊肿的治疗,可通过经蝶窦入路使用显微外科和内镜技术切除囊肿,改善头痛、视力视野缺损等症状。同时鞍内填塞自体脂肪、筋膜或肌肉,防止囊肿复发。但遗憾的是内分泌功能障碍常常难以恢复,需要外源性激素替代才能维持正常生长发育。

3. 四叠体区蛛网膜囊肿的治疗　在最近发表的文献中,内镜囊肿造瘘术是四叠体区蛛网膜囊肿最常用的术式。由于该部位囊肿导致第三脑室梗阻性脑积水的发病率非常高,故囊肿造瘘术联合经内镜第三脑室底造瘘术(endoscopic third ventriculostomy, ETV)为治疗四叠体区蛛网膜囊肿的首选方案。Erşahin 和 Kesikçi 以上述方式治疗了 17 例患者,成功率为 58%。El-Ghandour 等和 Gui 等的研究均显示,通过 VC 联合 ETV 治疗四叠体区蛛网膜囊肿的手术成功率接近 90%。Cinalli 等报道了 14 例四叠体区蛛网膜囊肿的患儿,6 例行 VC 联合 ETV,临床症状完全缓解;8 例仅行 VC,只有 1 例症状缓解,另外 7 例均需再次手术。

4. 颅后窝蛛网膜囊肿的治疗　颅后窝蛛网膜囊肿的患者,可根据囊肿位置决定具体造瘘术式。囊肿位于小脑脑桥角的患者,考虑到手术操作区域较小以及众多的脑神经和血管结构毗邻,大多选择开颅显微手术治疗,放置分流管可能会增加脑神经损伤的风险。Jallo 等报道了 5 例患儿行开颅囊壁切除和囊肿开窗术,其中 3 例主要表现为高颅压症状,2 例有脑干、小脑相关症状。治疗后,高颅压症状得到改善,但脑神经病变未改善。Olaya 等报道了 1 例小脑脑桥角蛛网膜囊肿行内镜开窗术的成功案例,听力丧失和面瘫等症状得到改善。

5. 大脑凸面蛛网膜囊肿的治疗　大脑凸面蛛网膜囊肿较为少见(图30-5)，女性稍多于男性。可采取开颅囊壁切除和囊肿开窗术，切除囊肿的外侧壁，由于内侧壁可能与大脑皮质紧密粘连，故无须剥除。对于巨大凸面囊肿，可直接行囊肿-腹腔分流术。

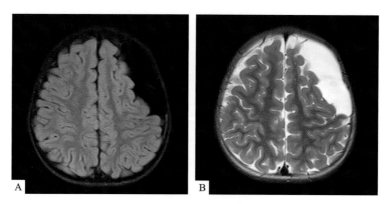

图 30-5　大脑凸面蛛网膜囊肿
A. T1WI 水平位；B. T2WI 水平位

6. 脑室内蛛网膜囊肿的治疗　脑室内蛛网膜囊肿较为罕见。对于侧脑室蛛网膜囊肿，可行开颅或内镜囊肿脑池造瘘术，使囊肿和侧脑室相通。对于第三脑室蛛网膜囊肿，可行内镜囊肿脑池造瘘术(图30-6)。对于第四脑室蛛网膜囊肿，常采用脑室-腹腔分流术缓解脑积水引起的头痛、痴呆以及步态不稳等症状。

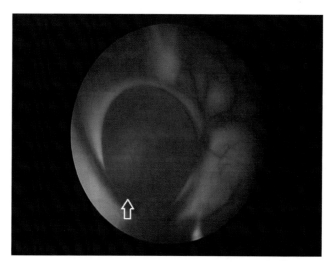

图 30-6　术中内镜观察到第三脑室蛛网膜囊肿(如箭头所示)

7. 大脑纵裂蛛网膜囊肿的治疗　此处蛛网膜囊肿常压迫周围蛛网膜下腔。Yamasaki 等的研究显示，对于大脑纵裂蛛网膜囊肿，首选开颅显微切除囊肿，因为囊肿造瘘较为困难。

八、预后

目前的临床证据表明，大多数蛛网膜囊肿无症状，仅少数囊肿会进行性增大和自发破裂，产生相应的并发症，故避免剧烈运动，行临床和影像学随访即可。在有症状的蛛网膜囊肿患者中，手术治疗对缓解高颅压、脑积水等症状效果显著，对于内分泌障碍相关症状，需要给予外源性激素替代治疗，但对于癫痫、发育迟缓和认知功能障碍等症状的改善，目前仍需进一步的研究。

（顾硕　杨远韬）

参 考 文 献

［1］　胡雪姣,李映良,梁平.儿童颅内蛛网膜囊肿的研究进展[J].中华神经外科杂志,2017,33(2)：213-216.

［2］　黄建煌,林志雄.先天性颅内蛛网膜囊肿手术治疗新进展[J].中华神经外科杂志,2014,30(12)：1293-1294.

［3］　李春德.慎重选择颅内蛛网膜囊肿的手术治疗[J].中华神经外科杂志,2016,32(4)：329-330.

［4］　刘巍,汪雷,孙涛,等.儿童颅内蛛网膜囊肿破裂的临床特点及其治疗[J].中华神经外科杂志,2017,33(1)：57-61.

［5］　孙莲萍,金惠明,马杰,等.儿童颞部蛛网膜囊肿不同术式的疗效分析[J].中国临床神经外科杂志,2009,14(6)：343-345.

［6］　张亚卓,桂松柏,李储忠,等.神经内镜手术治疗鞍上蛛网膜囊肿专家共识[J].中华神经外科杂志,2021,37(2)：109-112.

［7］　周良辅.现代神经外科学[M].2版.上海：复旦大学出版社,2015.

［8］　Jallo G I,Kothbauer K F,Recinos V M R,et al.儿童神经外科手册[M].李云林,贺晓生,顾硕,译.西安：世界图书出版公司,2020.

［9］　Adan L,Bussières L,Dinand V,et al. Growth, puberty and hypothalamic-pituitary function in children with suprasellar arachnoid cyst[J]. Eur J Pediatr,2000,159(5)：348-355.

［10］　Al-Holou W N,Terman S,Kilburg C,et al. Prevalence and natural history of arachnoid cysts in adults[J]. J Neurosurg,2013,118(2)：222-231.

［11］　Alexiou G A,Varela M,Sfakianos G,et al. Shunting for the treatment of arachnoid cysts in children[J]. Neurosurgery,2010,67(6)：1632-1636.

［12］　Ali Z S,Lang S S,Bakar D,et al. Pediatric intracranial arachnoid cysts：comparative effectiveness of surgical treatment options[J]. Childs Nerv Syst,2014,30(3)：461-469.

［13］　Arai H,Sato K,Wachi A,et al. Arachnoid cysts of the middle cranial fossa：experience with 77 patients who were treated with cystoperitoneal shunting[J]. Neurosurgery,1996,39(6)：1108-1112；discussion 1112-1113.

［14］　Arroyo S,Santamaria J. What is the relationship between arachnoid cysts and seizure foci？[J]. Epilepsia,1997,38(10)：1098-1102.

［15］　Bannister C M,Russell S A,Rimmer S,et al. Fetal arachnoid cysts：their site, progress, prognosis and differential diagnosis[J]. Eur J Pediatr Surg,1999,9 Suppl 1：27-28.

［16］　Beier A D,Cheshier S H,Chakraborty A,et al. Suprasellar arachnoid cyst resulting in the syndrome of inappropriate antidiuretic hormone secretion[J]. J Neurosurg Pediatr,2010,6(5)：486-488.

［17］　Benedetti A,Carbonin C,Colombo F. Possible aetiopathogenetic correlation between primary empty sella and arachnoid cyst[J]. Acta Neurochir (Wien),1977,38(3-4)：269-278.

［18］　Berle M,Kroksveen A C,Haaland O A,et al. Protein profiling reveals inter-individual protein homogeneity of arachnoid cyst fluid and high qualitative similarity to cerebrospinal fluid[J]. Fluids Barriers CNS,2011,8：19.

［19］　Berle M,Wester K G,Ulvik R J,et al. Arachnoid cysts do not contain cerebrospinal fluid：a comparative chemical analysis of arachnoid cyst fluid and cerebrospinal fluid in adults[J]. Cerebrospinal Fluid Res,2010,7：8.

［20］　Bhattacharyya K B,Senapati A,Basu S,et al. Bobble-head doll syndrome：some atypical features with a new lesion and review of the literature[J]. Acta Neurol Scand,2003,108(3):216-220.

[21] Bonneville F, Savatovsky J, Chiras J. Imaging of cerebellopontine angle lesions: an update. Part 2: intra-axial lesions, skull base lesions that may invade the CPA region, and non-enhancing extra-axial lesions[J]. Eur Radiol,2007,17(11):2908-2920.

[22] Bretelle F, Senat M V, Bernard J P, et al. First-trimester diagnosis of fetal arachnoid cyst: prenatal implication[J]. Ultrasound Obstet Gynecol,2002,20(4):400-402.

[23] Bristol R E, Albuquerque F C, McDougall C, et al. Arachnoid cysts: spontaneous resolution distinct from traumatic rupture. Case report[J]. Neurosurg Focus,2007,22(2):E2.

[24] Choi J U, Kim D S. Pathogenesis of arachnoid cyst: congenital or traumatic? [J]. Pediatr Neurosurg,1998,29(5):260-266.

[25] Cinalli G, Spennato P, Columbano L, et al. Neuroendoscopic treatment of arachnoid cysts of the quadrigeminal cistern: a series of 14 cases[J]. J Neurosurg Pediatr,2010,6(5):489-497.

[26] Ciricillo S F, Cogen P H, Harsh G R, et al. Intracranial arachnoid cysts in children. A comparison of the effects of fenestration and shunting[J]. J Neurosurg,1991,74(2):230-235.

[27] Couvreur T, Hallaert G, Van Der Heggen T, et al. Endoscopic treatment of temporal arachnoid cysts in 34 patients[J]. World Neurosurg,2015,84(3):734-740.

[28] Cress M, Kestle J R, Holubkov R, et al. Risk factors for pediatric arachnoid cyst rupture/hemorrhage: a case-control study[J]. Neurosurgery,2013,72(5):716-722; discussion 722.

[29] D'Angelo V, Gorgoglione L, Catapano G. Treatment of symptomatic intracranial arachnoid cysts by stereotactic cyst-ventricular shunting[J]. Stereotact Funct Neurosurg,1999,72(1):62-69.

[30] Dagain A, Lepeintre J F, Scarone P, et al. Endoscopic removal of a suprasellar arachnoid cyst: an anatomical study with special reference to skull base[J]. Surg Radiol Anat,2010,32(4):389-392.

[31] El-Ghandour N M. Endoscopic treatment of suprasellar arachnoid cysts in children [J]. J Neurosurg Pediatr,2011,8(1):6-14.

[32] El-Ghandour N M. Endoscopic treatment of intraparenchymal arachnoid cysts in children[J]. J Neurosurg Pediatr,2014,14(5):501-507.

[33] Erşahin Y, Kesikçi H. Endoscopic management of quadrigeminal arachnoid cysts[J]. Childs Nerv Syst,2009,25(5):569-576.

[34] Feletti A, Alicandri-Ciufelli M, Pavesi G. Transaqueductal trans-Magendie fenestration of arachnoid cyst in the posterior fossa[J]. Acta Neurochir (Wien),2016,158(4):655-662.

[35] Fewel M E, Levy M L, McComb J G. Surgical treatment of 95 children with 102 intracranial arachnoid cysts[J]. Pediatr Neurosurg,1996,25(4):165-173.

[36] Fioravanti A, Godano U, Consales A, et al. Bobble-head doll syndrome due to a suprasellar arachnoid cyst: endoscopic treatment in two cases[J]. Childs Nerv Syst,2004,20(10):770-773.

[37] Fox J L, Al-Mefty O. Suprasellar arachnoid cysts: an extension of the membrane of liliequist [J]. Neurosurgery,1980,7(6):615-618.

[38] Galassi E, Tognetti F, Gaist G, et al. CT scan and metrizamide CT cisternography in arachnoid cysts of the middle cranial fossa: classification and pathophysiological aspects[J]. Surg Neurol,1982,17(5):363-369.

[39] Gangemi M, Colella G, Magro F, et al. Suprasellar arachnoid cysts: endoscopy versus microsurgical cyst excision and shunting[J]. Br J Neurosurg,2007,21(3):276-280.

[40] Gangemi M, Seneca V, Colella G, et al. Endoscopy versus microsurgical cyst excision and shunting for treating intracranial arachnoid cysts[J]. J Neurosurg Pediatr,2011,8(2):158-564.

[41] Garcia P, Martins E, Diogo L, et al. Outcome of three cases of untreated maternal glutaric aciduria type I[J]. Eur J Pediatr,2008,167(5):569-573.

[42] Go K G, Blankenstein M A, Vroom T M, et al. Progesterone receptors in arachnoid cysts. An immunocytochemical study in 2 cases[J]. Acta Neurochir (Wien),1997,139(4):349-354.

[43] Gui S B, Bai J W, Wang X S, et al. Assessment of endoscopic treatment for quadrigeminal cistern arachnoid cysts:a 7-year experience with 28 cases[J]. Childs Nerv Syst,2016,32(4):647-654.

[44] Gui S B, Wang X S, Zong X Y, et al. Assessment of endoscopic treatment for middle cranial fossa arachnoid cysts[J]. Childs Nerv Syst,2011,27(7):1121-1128.

[45] Gui S B, Yu S Y, Cao L, et al. Endoscopic treatment of suprasellar cysts without hydrocephalus [J]. J Neurosurg Pediatr,2016,18(4):434-441.

[46] Hald J K, Nakstad P H, Skjeldal O H, et al. Bilateral arachnoid cysts of the temporal fossa in four children with glutaric aciduria type I[J]. AJNR Am J Neuroradiol,1991,12(3):407-409.

[47] Haworth C S, Pobereskin L H. Middle fossa arachnoid cyst eroding into the middle ear: case report[J]. Neurosurgery,1990,26(1):154-155.

[48] Hayashi Y, Futami K, Munemoto S, et al. Congenital arachnoid cyst mimicking meningocele [J]. Pediatr Neurosurg,2002,36(6):324-328.

[49] Helland C A, Wester K. A population-based study of intracranial arachnoid cysts: clinical and neuroimaging outcomes following surgical cyst decompression in children[J]. J Neurosurg,2006, 105(5 Suppl):385-390.

[50] Helland C A, Wester K. A population based study of intracranial arachnoid cysts: clinical and neuroimaging outcomes following surgical cyst decompression in adults[J]. J Neurol Neurosurg Psychiatry,2007,78(10):1129-1135.

[51] Helland C A, Aarhus M, Knappskog P, et al. Increased NKCC1 expression in arachnoid cysts supports secretory basis for cyst formation[J]. Exp Neurol,2010,224(2):424-428.

[52] Hershey A D, Powers S W, Bentti A L, et al. Characterization of chronic daily headaches in children in a multidisciplinary headache center[J]. Neurology,2001,56(8):1032-1037.

[53] Hoffman H J, Hendrick E B, Humphreys R P, et al. Investigation and management of suprasellar arachnoid cysts[J]. J Neurosurg,1982,57(5):597-602.

[54] Holst A, Danielsen P L, Juhler M. Treatment options for intracranial arachnoid cysts: a retrospective study of 69 patients[J]. Acta Neurochir Suppl,2012,114:267-270.

[55] Horiguchi T, Takeshita K. Cognitive function and language of a child with an arachnoid cyst in the left frontal fossa[J]. World J Biol Psychiatry,2000,1(3):159-163.

[56] Hubele F, Imperiale A, Kremer S, et al. Asymptomatic giant arachnoid cyst[J]. Clin Nucl Med, 2012,37(10):982-983.

[57] Hund-Georgiadis M, Yves Von Cramon D, Kruggel F, et al. Do quiescent arachnoid cysts alter CNS functional organization? A fMRI and morphometric study[J]. Neurology,2002,59(12): 1935-1939.

[58] Jallo G I, Woo H H, Meshki C,et al. Arachnoid cysts of the cerebellopontine angle: diagnosis and surgery[J]. Neurosurgery,1997,40(1):31-37; discussion 37-38.

[59] Kandenwein J A, Richter H P, Börm W. Surgical therapy of symptomatic arachnoid cysts-an

outcome analysis[J]. Acta Neurochir (Wien),2004,146(12):1317-1322; discussion 1322.

[60] Kang J K, Lee K S, Lee I W, et al. Shunt-independent surgical treatment of middle cranial fossa arachnoid cysts in children[J]. Childs Nerv Syst,2000,16(2):111-116.

[61] Karabagli H, Etus V. Success of pure neuroendoscopic technique in the treatment of Sylvian arachnoid cysts in children[J]. Childs Nerv Syst,2012,28(3):445-452.

[62] Katzman G L, Dagher A P, Patronas N J. Incidental findings on brain magnetic resonance imaging from 1000 asymptomatic volunteers[J]. JAMA,1999,282(1):36-39.

[63] Kim B S, Illes J, Kaplan R T, et al. Incidental findings on pediatric MR images of the brain[J]. Am J Neuroradiol,2002,23(10):1674-1677.

[64] Koch C A, Moore J L, Voth D. Arachnoid cysts: how do postsurgical cyst size and seizure outcome correlate? [J]. Neurosurg Rev,1998,21(1):14-22.

[65] Kumagai M, Sakai N, Yamada H, et al. Postnatal development and enlargement of primary middle cranial fossa arachnoid cyst recognized on repeat CT scans[J]. Childs Nerv Syst,1986,2 (4):211-215.

[66] Kusaka Y, Luedemann W, Oi S, et al. Fetal arachnoid cyst of the quadrigeminal cistern in MRI and ultrasound[J]. Childs Nerv Syst,2005,21(12):1065-1066.

[67] Lang W, Lang M, Kornhuber A, et al. Neuropsychological and neuroendocrinological disturbances associated with extracerebral cysts of the anterior and middle cranial fossa[J]. Eur Arch Psychiatry Neurol Sci,1985,235(1):38-41.

[68] Lange M, Oeckler R. Results of surgical treatment in patients with arachnoid cysts[J]. Acta Neurochir (Wien),1987,87(3-4):99-104.

[69] Lee J Y, Lee Y A, Jung H W, et al. Long-term endocrine outcome of suprasellar arachnoid cysts [J]. J Neurosurg Pediatr,2017,19(6):696-702.

[70] Levy M L, Wang M, Aryan H E, et al. Microsurgical keyhole approach for middle fossa arachnoid cyst fenestration[J]. Neurosurgery,2003,53(5):1138-1144; discussion 1144-1145.

[71] Li C, Yin L, Jiang T, et al. Shunt dependency syndrome after cystoperitoneal shunting of arachnoid cysts[J]. Childs Nerv Syst,2014,30(3):471-476.

[72] Li L, Zhang Y, Li Y, et al. The clinical classification and treatment of middle cranial fossa arachnoid cysts in children[J]. Clin Neurol Neurosurg,2013,115(4):411-418.

[73] Little J R, Gomez M R, MacCarty C S. Infratentorial arachnoid cysts[J]. J Neurosurg,1973,39 (3):380-386.

[74] Ma G F, Li C Z, Zhang Y Z, et al. A good choice for the patients with prior failed ventriculoperitoneal shunt treatment of suprasellar arachnoid cysts: endoscopic fenestration[J]. Neurosurg Rev,2020,43(5):1373-1381.

[75] Maeda M, Kawamura Y, Handa Y, et al. Value of MR imaging in middle fossa arachnoid cyst with intracystic and subdural hematoma[J]. Eur J Radiol,1993,17(3):145-147.

[76] Maiuri F, Gangemi M, Donati P A, et al. Chronic hydrocephalus and suprasellar arachnoid cyst presenting with rhinorrhea[J]. Minim Invasive Neurosurg,1999,42(2):83-85.

[77] Martínez-Lage J F, Poza M, Sola J, et al. Congenital arachnoid cyst of the lateral ventricles in children[J]. Childs Nerv Syst,1992,8(4):203-206.

[78] McBride L A, Winston K R, Freeman J E. Cystoventricular shunting of intracranial arachnoid cysts[J]. Pediatr Neurosurg,2003,39(6):323-329.

[79] McDonald P J, Rutka J T. Middle cranial fossa arachnoid cysts that come and go. Report of two

cases and review of the literature[J]. Pediatr Neurosurg,1997,26(1):48-52.

[80] McLaughlin N, Vandergrift A, Ditzel Filho L F,et al. Endonasal management of sellar arachnoid cysts: simple cyst obliteration technique[J]. J Neurosurg,2012,116(4):728-740.

[81] Mohn A, Fahlbusch R, Dörr H G. Panhypopituitarism associated with diabetes insipidus in a girl with a suprasellar arachnoid cyst[J]. Horm Res,1999,52(1):35-38.

[82] Mohn A, Schoof E, Fahlbusch R, et al. The endocrine spectrum of arachnoid cysts in childhood [J]. Pediatr Neurosurg,1999,31(6):316-321.

[83] Mottolese C, Szathmari A, Simon E,et al. The parallel use of endoscopic fenestration and a cystoperitoneal shunt with programmable valve to treat arachnoid cysts: experience and hypothesis[J]. J Neurosurg Pediatr,2010,5(4):408-414.

[84] Nadkarni T, Hande A, Nagpal R. Arachnoid cyst within the fourth ventricle—a case report[J]. Br J Neurosurg,1995,9(5):675-678.

[85] Nakase H, Hisanaga M, Hashimoto S, et al. Intraventricular arachnoid cyst. Report of two cases[J]. J Neurosurg,1988,68(3):482-486.

[86] Oberbauer R W, Haase J, Pucher R. Arachnoid cysts in children: a European co-operative study [J]. Childs Nerv Syst,1992,8(5):281-286.

[87] Ogiwara H, Morota N, Joko M, et al. Endoscopic fenestrations for suprasellar arachnoid cysts [J]. J Neurosurg Pediatr,2011,8(5):484-488.

[88] Okano A, Ogiwara H. The effectiveness of microsurgical fenestration for middle fossa arachnoid cysts in children[J]. Childs Nerv Syst,2016,32(1):153-158.

[89] Olaya J E, Ghostine M, Rowe M,et al. Endoscopic fenestration of a cerebellopontine angle arachnoid cyst resulting in complete recovery from sensorineural hearing loss and facial nerve palsy[J]. J Neurosurg Pediatr,2011,7(2):157-160.

[90] Osborn A G, Preece M T. Intracranial cysts: radiologic-pathologic correlation and imaging approach[J]. Radiology,2006,239(3):650-664.

[91] Parsch C S, Krauss J, Hofmann E,et al. Arachnoid cysts associated with subdural hematomas and hygromas: analysis of 16 cases, long-term follow-up, and review of the literature[J]. Neurosurgery,1997,40(3):483-490.

[92] Pierre-Kahn A, Capelle L, Brauner R, et al. Presentation and management of suprasellar arachnoid cysts. Review of 20 cases[J]. J Neurosurg,1990,73(3):355-359.

[93] Poirrier A L, Ngosso-Tetanye I, Mouchamps M, et al. Spontaneous arachnoid cyst rupture in a previously asymptomatic child: a case report[J]. Eur J Paediatr Neurol,2004,8(5):247-251.

[94] Pomeranz S, Constantini S, Lubetzki-Korn I, et al. Familial intracranial arachnoid cysts[J]. Childs Nerv Syst,1991,7(2):100-102.

[95] Qin X W, Wang Y B, Xu S B, et al. Familial arachnoid cysts: a review of 35 families[J]. Childs Nerv Syst,2019,35(4):607-612.

[96] Raeder M B, Helland C A, Hugdahl K, et al. Arachnoid cysts cause cognitive deficits that improve after surgery[J]. Neurology,2005,64(1):160-162.

[97] Rao G, Anderson R C, Feldstein N A,et al. Expansion of arachnoid cysts in children: report of two cases and review of the literature[J]. J Neurosurg,2005,102(3 Suppl):314-317.

[98] Rengachary S S, Watanabe I. Ultrastructure and pathogenesis of intracranial arachnoid cysts[J]. J Neuropathol Exp Neurol,1981,40(1):61-83.

[99] Rengachary S S, Watanabe I, Brackett C E. Pathogenesis of intracranial arachnoid cysts[J]. Surg Neurol,1978,9(2):139-144.

[100]　Russo N，Domenicucci M，Beccaglia M R，et al. Spontaneous reduction of intracranial arachnoid cysts：a complete review[J]. Br J Neurosurg，2008，22(5)：626-629.

[101]　Sandberg D I，McComb J G，Krieger M D. Chemical analysis of fluid obtained from intracranial arachnoid cysts in pediatric patients[J]. J Neurosurg，2005，103(5 Suppl)：427-432.

[102]　Sato K，Shimoji T，Yaguchi K，et al. Middle fossa arachnoid cyst：clinical，neuroradiological，and surgical features[J]. Childs Brain，1983，10(5)：301-316.

[103]　Schievink W I，Huston J 3 Ⅲ，Torres VE，et al. Intracranial cysts in autosomal dominant polycystic kidney disease[J]. J Neurosurg，1995，83(6)：1004-1007.

[104]　Schroeder H W，Gaab M R. Endoscopic observation of a slit-valve mechanism in a suprasellar prepontine arachnoid cyst：case report[J]. Neurosurgery，1997，40(1)：198-200.

[105]　Seizeur R，Forlodou P，Coustans M，et al. Spontaneous resolution of arachnoid cysts：review and features of an unusual case[J]. Acta Neurochir (Wien)，2007，149(1)：75-78；discussion 78.

[106]　Sgouros S，Chapman S. Congenital middle fossa arachnoid cysts may cause global brain ischaemia：a study with ^{99}Tc-hexamethylpropyleneamineoxime single photon emission computerised tomography scans[J]. Pediatr Neurosurg，2001，35(4)：188-194.

[107]　Shim K W，Lee Y H，Park E K，et al. Treatment option for arachnoid cysts[J]. Childs Nerv Syst，2009，25(11)：1459-1466.

[108]　Shou X F，Zhao Y，Li S Q，et al. Ventriculoscopic surgery for arachnoid cysts in the lateral ventricle：a comparative study of 21 consecutive cases[J]. Int J Clin Exp Med，2015，8(11)：20787-20795.

[109]　Sommer I E，Smit L M. Congenital supratentorial arachnoidal and giant cysts in children：a clinical study with arguments for a conservative approach[J]. Childs Nerv Syst，1997，13(1)：8-12.

[110]　Spacca B，Kandasamy J，Mallucci C L，et al. Endoscopic treatment of middle fossa arachnoid cysts：a series of 40 patients treated endoscopically in two centres[J]. Childs Nerv Syst，2010，26(2)：163-172.

[111]　Starzyk J，Kwiatkowski S，Urbanowicz W，et al. Suprasellar arachnoidal cyst as a cause of precocious puberty-report of three patients and literature overview[J]. J Pediatr Endocrinol Metab，2003，16(3)：447-455.

[112]　Tamburrini G，Dal Fabbro M，Di Rocco C. Sylvian fissure arachnoid cysts：a survey on their diagnostic workout and practical management[J]. Childs Nerv Syst，2008，24(5)：593-604.

[113]　Toriumi D M，Cozzens J，Michael M A，et al. Arachnoid cyst manifested as an ethmoid mass with cerebrospinal fluid rhinorrhea[J]. Otolaryngol Head Neck Surg，1987，97(4)：406-408.

[114]　Weber F，Knopf H. Incidental findings in magnetic resonance imaging of the brains of healthy young men[J]. J Neurol Sci，2006，240(1-2)：81-84.

[115]　Wester K. Gender distribution and sidedness of middle fossa arachnoid cysts：a review of cases diagnosed with computed imaging[J]. Neurosurgery，1992，31(5)：940-944.

[116]　Wester K. Arachnoid cysts in adults：experience with internal shunts to the subdural compartment[J]. Surg Neurol，1996，45(1)：15-24.

[117]　Wester K. Peculiarities of intracranial arachnoid cysts：location，sidedness，and sex distribution in 126 consecutive patients[J]. Neurosurgery，1999，45(4)：775-779.

[118]　Wester K. Intracranial arachnoid cysts—do they impair mental functions? [J]. J Neurol，2008，255(8)：1113-1120.

[119] Wester K, Helland C A. How often do chronic extra-cerebral haematomas occur in patients with intracranial arachnoid cysts? [J]. J Neurol Neurosurg Psychiatry,2008,79(1):72-75.

[120] Wester K, Hugdahl K. Arachnoid cysts of the left temporal fossa: impaired preoperative cognition and postoperative improvement[J]. J Neurol Neurosurg Psychiatry, 1995,59(3): 293-298.

[121] Wester K, Hugdahl K. Verbal laterality and handedness in patients with intracranial arachnoid cysts[J]. J Neurol,2003,250(1):36-41.

[122] Xu S Y, Wang Y, Luo Q Z,et al. Endoscopic Fenestration of twenty-six patients with middle fossa arachnoid cyst[J]. J Craniofac Surg,2016,27(4):973-975.

[123] Yalçin A D, Oncel C, Kaymaz A,et al. Evidence against association between arachnoid cysts and epilepsy[J]. Epilepsy Res,2002,49(3):255-260.

[124] Yamasaki F, Kodama Y, Hotta T,et al. Interhemispheric arachnoid cyst in the elderly: case report and review of the literature[J]. Surg Neurol,2003,59(1):68-74.

[125] Yilmaz C, Cetinalp E, Caner H,et al. Dissapearance of arachnoid cyst after rupturing into subdural space[J]. Acta Neurochir (Wien),2007,149(7):731-733.

[126] Zaatreh M M, Bates E R, Hooper S R, et al. Morphometric and neuropsychologic studies in children with arachnoid cysts[J]. Pediatr Neurol,2002,26(2):134-138.

第三十一章 脑积水

一、概述

脑积水是由脑脊液(CSF)的形成、流动和吸收障碍引起的脑室系统内或蛛网膜下腔的脑脊液过量聚积和扩大。婴儿脑积水的发生率约为 3‰,其中单纯性先天性脑积水为 0.9‰~1.5‰,伴有显性脊柱裂者为 1.3‰~2.9‰。脑积水病因复杂,包括先天性和后天性病因。

早期未经治疗的儿童脑积水数据显示预后极差:20 年生存率约 50%,其中仅 38% 的存活者的智商 >85。在有效的分流术不断成熟发展之后,年死亡率约 1%。一项纳入 233 例先天性脑积水患者随访 20 年的数据显示:13.7% 的患者死亡,平均行分流管调整手术 2.7 次,63% 神经心理正常,30% 轻度障碍,7% 严重障碍。另一项研究显示,经合理治疗后 40%~65% 的患儿智力正常,其中尽早分流、分流功能维持正常的患儿,智力正常的可能性更高。

脑脊液的形成主要发生在脑室系统内的脉络丛,极少数来自室管膜。当胚胎发育至第 35 天,脉络丛开始出现在侧脑室、第三脑室和第四脑室。至第 50 天,开始具备分泌脑脊液和进行脑脊液循环的功能。脉络丛是产生脑脊液的主要部位,由中央的毛细血管丛、表面的上皮细胞层和两者之间的基底膜组成。流经毛细血管的血浆可直接滤过毛细血管,但由于上皮细胞层的细胞紧密接合,滤出的血浆必须经过上皮细胞主动耗能的转运过程,才能进入脑室内成为脑脊液。所以,脑脊液的形成由被动过滤和主动耗能两个阶段完成。脑脊液循环动力来自脑室的搏动,是由脑动脉的搏动和呼吸的变化所引起,部分是来自脉络丛有节奏的跳动和室管膜细胞纤毛的活动。脑脊液经脑室系统、脊髓中央管、蛛网膜下腔循环至矢状窦旁的蛛网膜粒被吸收。脑脊液形成速度是每分钟 0.35~0.4 mL,每日脑脊液的形成总量为 432~500 mL。脑脊液在中枢神经系统中起着机械缓冲、参与神经组织代谢、营养神经内分泌因子和调节 pH 值等作用。通过对脑脊液分泌和吸收的调节,脑脊液循环还可以在一定程度上代偿颅内压的变化,进而调节脑灌注压和脑血流量。

随着现代神经影像学、神经解剖学、分子和细胞生物学的进展,研究者对传统脑脊液单向循环理论提出了新的认识。比如,MRI 电影相位对比法显示,在中脑导水管中的脑脊液流向呈往返的双相性,且 MRI 测量的脑脊液流量超过经典理论中脉络丛产生脑脊液量的 2 倍;光镜及电镜研究显示,血管周围间隙(VRS)的层次解剖不同于以往的认识,其中脑脊液流向(净流入或流出)也比以往认识得更为复杂,VRS 在脑脊液分泌和吸收功能中可能较以往认识具有更重要的作用;分子和细胞生物学研究进展揭示星形胶质细胞的足板及室管膜细胞中都存在着一系列的离子通道和水分子通道,特别是介导自由水快速跨膜转运的水通道蛋白(AQP),这显示脑间质液和脑脊液的形成和吸收并不仅仅依靠静水压和渗透压梯度。

脑脊液的分泌和吸收,可能有着更为复杂的生理机制。颅内的细胞外水分,存在于脑组织间质液、VRS、蛛网膜下腔、脑血流这四个单元中,脉络丛只是脑血流和脑脊液直接沟通的界面之一;各种离子通道和水分子通道调控脑表面胶质层、血管内皮、脉络丛和室管膜等屏障内外的水分交换;脑表面胶质层、血管内皮和软脑膜屏障内外的双向水交换量,远远大于以往认为的脑脊液形成速度。从吸收的角度而言,颅内大部分水分,通过 VRS 内小动脉的血管壁内间隙(类淋巴系统)以及通过脑神经周围的蛛网膜下腔间隙,引流至颅底乃至颈部淋巴系统;脑实质内毛细血管和静脉的内皮细胞层,也可能参与水的吸收。在 VRS 内水的流入或流出,还随着呼吸波和脉搏搏动而变化。此外,受自主神经系统调节,脑脊液的夜间产生量是白天的 2 倍以上。

二、病因和病理生理

儿童脑积水的病因包括合并脊柱裂的脑积水、脑出血、中脑导水管闭塞、肿瘤、感染等，文献报道这些病因占比分别为 27.5%、20.8%、7.4%、5%、4.1%，两种或两种以上混合病因占 4.3%，其他 7%，不明病因约占 20%，不同地区、文化和人种会有不同。其他先天性病因包括静脉窦狭窄或阻塞、先天性脑脊液吸收障碍、室间孔闭锁、小脑扁桃体及延髓下疝畸形、Dandy-Walker 畸形等；后天性病因包括颅脑外伤、感染、手术后蛛网膜粘连等。

根据脑脊液动力学变化，脑积水可以分为梗阻性和交通性。较少见的还有脑脊液分泌过多所致的脑积水，如脉络丛乳头状瘤合并脑积水。根据脑积水发生的速度，脑积水可分为急性脑积水和慢性脑积水。极少数脑积水可能停止进展。颅内压、脑脊液的分泌和吸收获得再平衡，无明显临床症状或症状不再进展时，称为静止性脑积水。在临床实践中，根据脑积水形成的先天性或获得性病因、病理生理机制、发生速度、颅内压和脑室大小的代偿状态、在脑室内和脑室外的分布特点、临床症状和表现等，予以全面分类和综合诊断，这对于明确治疗方案和判断预后非常重要。

脑室的扩大可导致室管膜细胞损伤、脑室周围星形胶质细胞化或胶质瘢痕形成。进一步发展，大脑皮质受压变薄，继发脑萎缩。第三脑室的扩张可使下丘脑受压，中脑受压则使眼球垂直运动发生障碍，出现临床所见的落日征。脑积水引起的颅内压增高可使颅内静脉回流受阻、代偿性颈外静脉系统血液回流增加，表现为头皮静脉怒张。同时，脑积水导致高颅压，可引起脑血液循环障碍。

此外，脑积水的病理生理机制中，TGF-β1、VEGF 和水通道蛋白表达改变、氧化应激等均可能不同程度地参与脑积水的发生和发展。

三、临床表现

儿童脑积水因年龄不同临床表现也有所不同。

(一)婴儿期脑积水

最常见的表现为头颅改变，前囟饱满、膨隆，头颅进行性增大；严重者头颅与面部不相称，头皮静脉怒张，眼球出现落日征；晚期可出现嗜睡或昏睡，可伴发抽搐或癫痫发作，以及锥体束征、痉挛性瘫痪、去大脑强直等；智力发育明显低于同龄正常婴儿；颅骨透光试验阳性，头部叩诊可听到破壶音（Macewen 征）。

(二)儿童期脑积水

由于骨缝的闭合，儿童期脑积水的临床表现与婴儿期有所不同，急性脑积水最快可在数小时内出现颅内压增高的症状，可迅速出现意识障碍甚至脑疝而死亡；慢性脑积水表现为慢性颅内压增高，可出现头痛、恶心、呕吐、视乳头水肿或视神经萎缩，智力发育障碍等；随着脑室的进行性扩张，脑室周围的皮质脊髓束受到牵拉损伤，可出现步态异常和下肢运动障碍；若第三脑室过度扩张，可使垂体、下丘脑及松果体受压，出现内分泌异常，包括脑性肥胖症和青春期早熟等。

(三)静止性脑积水

由于脑积水发展到一定程度后，脑脊液的分泌与吸收逐渐平衡，颅内压稳定，脑室不再继续扩大而维持稳定，患儿不出现新的神经功能损害，精神运动发育随年龄增长可有所改善，CT 或 MRI 显示脑室轻到中度扩大，脑室周围没有明显脑脊液的白质浸润。

四、外科治疗

可以将外科治疗归纳为解除脑室系统梗阻病因的手术、脑脊液分流术（又可以分为颅外分流术和颅内分流术）、减少脑脊液分泌的手术。

(一)解除脑室系统梗阻病因的手术

对于梗阻性脑积水且有明确梗阻病因的，手术切除梗阻病变始终是首选方案。儿童好发颅内中线肿瘤,因为占据或推挤第三脑室或第四脑室,造成梗阻性脑积水,首先要切除占位性病变,恢复脑室系统的通畅。肿瘤全切后,脑积水即可缓解,仅一小部分患儿术后有可能因为术后脑室系统粘连或梗阻(闭塞)再次形成脑积水。对于松果体区占位性病变造成梗阻性脑积水,如果血清/脑脊液肿瘤标志物检查提示生殖细胞瘤,可先行第三脑室底造瘘术或脑室-腹腔分流术,再行化疗/放疗;脑室扩大不严重、颅内压增高表现较轻微的,也可以直接行化疗/放疗。行第三脑室底造瘘术的同时,可以利用脑室镜取松果体区病变的标本进行活检,明确病理诊断。

(二)脑室-腹腔分流术

脑室-腹腔分流术是目前最为常用的分流术方法。如患儿有过腹腔手术病史或较为明确的腹膜粘连,可做上腹壁腹直肌切口,将分流管末端置于膈下,并用丝线固定于附近韧带或膈下,如此还可以减少分流管腹腔端经直肠、阴道脱出或疝入阴囊以及鞘膜积液等并发症的发生。

(三)经内镜第三脑室底造瘘术

经内镜第三脑室底造瘘术(endoscopic third ventriculostomy,ETV)治疗儿童梗阻性脑积水,具有简便、微创、安全、更符合生理性脑脊液循环的优点(优势):①无须置入异物,避免了相应感染风险和对患儿的心理影响;②第三脑室底直径>5 mm的瘘口,下方有基底动脉的持续、有力搏动,不易发生瘘口堵塞及闭合;③更接近脑脊液的生理循环,不会过度引流;④不受患儿身高增长的影响;⑤可同时消除病因或处理合并因素,如中脑导水管成形、脑室内囊肿、多囊腔或透明隔的造瘘等;⑥手术创伤小,死亡率低,并发症包括出血、第三脑室神经结构的损伤等,但发生率很低。

(四)脑室-矢状窦分流术

脑室-矢状窦分流术的优点在于,分流后的脑脊液动力学接近生理环境,不会随着体位和活动而显著变化,不需要颅脑以外的脑脊液接受部位,因此避免了相应部位可能发生的并发症。通常选择矢状窦的中后段穿刺置入分流管,也有学者选择一侧横窦作为靶点。为了避免因为剧烈的活动或体位变化导致管内静脉血逆流,有专门设计用于静脉窦分流的分流管,综合了正常颅内压、静脉窦压力、分流管的流出阻力等参数,但尚不普及,可以选择用已有的低压阀分流管替代。手术风险包括静脉窦血栓形成、空气栓塞及手术出血等,分流管静脉窦段可能形成血栓,导致分流失败。

(五)儿童脑积水手术方案的选择

脑积水手术方案需要根据脑积水的病因、脑脊液循环障碍的部位、患者年龄、既往分流术病史、脑脊液容受部位的评估等因素综合决定。

1. 手术方式的选择　对于非肿瘤占位引起的脑积水,首先鉴别是交通性脑积水还是梗阻性脑积水。

对于交通性脑积水,目前最常用的还是脑室-腹腔分流术,对于少数交通性脑积水患儿,ETV也可能有效;在脑室-腹腔分流术失败时可以考虑脑室-矢状窦分流术、脑室-胸腔分流术或者脑室-心房分流术。

对于梗阻性脑积水,年龄是重要考虑因素,小于2岁特别是小于6月龄的婴儿,ETV治疗无效的可能性大。6月龄以下患儿的失败率是6月龄以上患儿的5倍。ETV结合脉络丛电灼术可以提高成功率。有文献报道,对于婴儿脑积水,ETV+脉络丛电灼术(>90%以上),可以显著提高治疗成功率,其成功率甚至超过脑室外分流术成功率。ETV后脑室缩小的速度和程度没有分流术显著,但在患儿认知功能的改善方面,与分流术比较并无显著差异,在术后评估和随诊中需要注意。术后通过脑脊液电影检查可以观察瘘口的脑脊液流通状态。

婴幼儿颅内感染和脑室内出血可能导致较为复杂的脑积水,如脑室的分隔、多囊形成、单纯的第四脑室扩大等。此外,少数脑积水病因为合并脑室内囊肿或Dandy-Walker畸形。此类脑积水可结合神经导航在内镜下进行囊肿或分隔的造瘘、中脑导水管的成形、支架置入或导入连通第三、第四脑室的分流管等。结合第三脑室底造瘘,可减少对脑室-腹腔分流的依赖或分流的次数。对于脑室-腹腔分流术失败的病例,也可以利用神经内镜探查分流管脑室端的状况,行第三脑室底造瘘术并结合脉络丛电灼术等。脑室-腹腔分流术、内镜技术和神经导航的综合应用,为复杂脑积水的手术治疗提供了更多的选择和可能。

2. 脑室-腹腔分流术中分流阀压力的选择　儿童患者因为剧烈哭闹和活跃多动等因素,颅内压、腹压变化幅度较大,脑室-腹腔分流术后较成人更容易出现脑脊液的过度引流。随着抗重力和可调压分流管的应用,此类并发症有所改善。根据患儿的年龄,分流阀的压力一般在 $8\sim12$ cmH$_2$O。需要指出的是,并不是年龄越小,阀门压力设置越低,要根据患儿的日常活动度、脑室扩大程度、颅内压测量值等综合考虑,决定分流阀的压力设定。术后每隔 $2\sim3$ 个月进行随访和影像学检查。对于脑室显著扩大、脑皮质菲薄的婴幼儿患者,需要增大分流阀的压力($2\sim6$ cmH$_2$O 甚至更高),以避免术后脑皮质塌陷,术后随访,根据脑室变化调整。

五、脑室-腹腔分流术相关并发症及其处理

脑室-腹腔分流术仍然是儿童脑积水较常用的方法之一。分流系统阻塞和感染是术后常见的并发症,也是导致分流失败的主要原因。感染和分流系统阻塞多发生于分流术后 2 年内,发生率可分别高达20%和40%。此外,儿童脑积水分流术后容易发生各种脑脊液引流过度并发症。

(一)分流系统阻塞

分流系统阻塞可以发生于分流管脑室端、分流阀和分流管腹腔端。发生于分流管脑室端的阻塞原因包括血凝块或脑组织碎块阻塞、分流管尖端陷入脑实质内、脉络丛的包裹等。分流阀的机械故障或与分流管连接处断裂可导致该处分流堵塞。分流管腹腔端的堵塞原因可能有腹腔大网膜的包裹、局限性囊肿形成等,少数患儿可能因为腹膜腔吸收功能不良而出现腹腔积液、腹胀和分流障碍。

临床表现为再度出现的高颅压症状或头围增大,但一般进展缓慢,症状不明显,在婴幼儿不易被家属察觉,有时仅在复诊时发现影像学上脑室再度增大。因此有必要向家属宣教自查分流阀是否通畅,即按压皮下储液囊是否有阻力或按下之后能否弹起,并定期复诊。也有部分患儿堵管后急性起病,出现显著的高颅压症状。疑诊分流堵塞时,可以进行储液囊的皮下穿刺测压以帮助判断脑室端是否通畅,并且获得脑脊液标本送检以排除隐性感染可能。腹部 B 超检查可判断腹腔是否有囊性包裹或积液,腹部 X 线平片可帮助判断分流管长度、是否移位或断裂等。

一旦诊断分流系统阻塞,需要手术探查并行分流管调整术,或再次行分流术。对于婴儿期初次分流术后已长大成为幼儿或较大年龄儿童的患儿,无论初始诊断为梗阻性脑积水还是交通性脑积水,都可以尝试行 ETV。对于分流管腹腔端形成局部囊性包裹者,要考虑到隐性感染可能。

(二)脑脊液引流过度并发症

1. 裂隙脑室综合征(slit ventricle syndrome,SVS)　根本原因是脑脊液的长期过度引流、脑组织顺应性降低、脑室的缩小和闭塞导致分流管脑室端堵塞、脑脊液引流不畅,相应脑室内压力升高、脑室扩大,被堵塞的分流管侧孔则可以再次开放;分流管闭塞引流不畅时,因为脑组织顺应性降低,导致颅内压急剧增高。典型临床表现为反复发作的剧烈头痛和躁动,可突然缓解,按压分流泵回弹缓慢,静脉注射甘露醇可以部分缓解,腰椎穿刺测得的压力明显增高。间歇缓解期内可以无任何症状,CT 或 MRI 检查提示脑室缩小呈裂隙样。此外,患儿还可伴有嗜睡、恶心、呕吐,甚至癫痫发作、突然失明、意识障碍。年龄越小,特别是婴儿期接受分流术,越容易出现该综合征,一般于术后数年发生。需要注意的是,影像学上呈现裂隙脑室的患儿若没有相应症状,则不能诊断为裂隙脑室综合征。

裂隙脑室综合征的临床处理较为复杂和困难。根据患者具体情况可采取不同措施:少数患儿可直接拔除分流管而不需要另行分流术,这部分患者多为婴儿期脑出血后脑积水术后患者,或者因为脑肿瘤手术行分流术的患者;可换用高压力抗虹吸或可调压脑室-腹腔分流管逐渐升高压力;此外,可采取腰大池-腹腔分流术、蛛网膜下腔-腹腔分流术等方法。

2. 颅内低压综合征　低压性头痛多发生于额部和枕部,与体位有明显的关系,坐位或站立时头痛加重,平卧时很快消失或减轻,患儿被迫卧床不起。但没有裂隙脑室综合征典型的间歇性、周期性的缓解现象,脑室也不一定呈裂隙样缩小,只是表现为颅内压过低。症状严重者需要更换高压力分流阀或可调压脑室-腹腔分流管。

3.颅内血肿和硬脑膜下积液　由于脑脊液的过度引流,特别是在重度脑积水、脑室显著扩大的患儿,脑表面与硬脑膜之间的间隙增大,使脑表面的桥静脉断裂或蛛网膜撕裂,发生硬脑膜下血肿或硬脑膜下积液。对于少量积液或血肿,可以予以观察,或调高分流阀阻力或更换高压力分流阀。分流阀开放压调高 2～3 mmH$_2$O 或更高,一般调压后 1～2 个月硬脑膜下血肿或硬脑膜下积液可能消失;调压后不能消失以及有明显症状者需要手术清除血肿或行硬脑膜下积液引流,并且更换高压分流管或调高分流阀阻力。

4.继发性颅缝早闭　婴幼儿患者在分流术后数年,可继发颅缝早闭、颅骨增厚、蝶鞍变小、颅骨畸形(小头畸形、长头畸形)等。因为颅缝早闭、脑组织继续发育和脑容积增大,还可以导致颅内压增高;颅后窝容积相对变小,可继发慢性小脑扁桃体下疝畸形(继发性 Chiari 畸形)。治疗时可行颅骨扩大成形术、颅后窝减压术、颞肌下去骨瓣减压术等。

(三)分流术后感染

感染是脑脊液分流术后较常见和较严重的并发症之一,也是导致分流系统阻塞和失败较重要的原因之一。术后 2 个月内是分流感染易发时间,且多数为金黄色葡萄球菌及表皮葡萄球菌感染。临床上可表现为术后早期沿分流管表面的皮肤红肿、触痛和有硬结,发展缓慢的也可仅表现为腹部切口皮下的脑脊液积聚、腹腔包裹性囊肿、脑室再度扩大。严重者导致脑室内的急、慢性感染,可表现为发热、嗜睡、呕吐、囟门饱满、厌食、腹痛、腹胀、分流阻塞征象等。少数患儿表现为急腹症就诊。

分流术后感染的诊断需依据临床表现结合脑脊液常规、生化检查和培养。一旦确诊感染,意味着分流失败,一般需要拔出分流系统,另行脑室外引流,或将分流管腹腔端旷置、外引流脑脊液,配合敏感抗生素治疗,直至反复脑脊液培养阴性后,再行脑脊液分流术。

分流术后感染致病菌中最常见的是金黄色葡萄球菌、表皮葡萄球菌。抗感染治疗最终依据脑脊液细菌培养与药物敏感试验结果来确定,往往需要强效抗生素治疗。对于表皮葡萄球菌感染,可选用万古霉素,重症感染时在静脉给药的同时可配合脑室内通过分流管储液囊直接给药 10～20 mg,2～3 次/天。利奈唑胺较万古霉素有更好的血脑屏障透过性。利福平可强力杀死表皮葡萄球菌,且具有很好的透过血脑屏障的能力,口服吸收完全。

分流管感染是一种较严重的并发症,治疗时间长,容易反复,所以预防尤其重要。感染的风险因素包括低龄患儿、伴有其他部位的感染、术后切口愈合不好、脑脊液漏、手术时间过长、分流管反复调整等。目前已有的 Ⅱ～Ⅲ 级临床证据表明:术前使用抗生素可以降低分流感染风险;带抗生素的分流管可降低感染率。最重要的仍然是对各种风险因素进行控制。

(四)腹腔少见并发症

腹腔并发症包括肠梗阻、腹腔积液、内脏穿孔、腹股沟疝或鞘膜积液等,少见的情况为可能发生分流管腹腔端经直肠、阴道脱出或疝入阴囊,更罕见时可能自口腔脱出。肠梗阻多为术后肠粘连所引起。腹腔积液以低龄婴幼儿多见,可能因腹膜腔吸收不良所致。内脏穿孔有结肠穿孔、直肠穿孔、膀胱穿孔等。对于不同腹腔并发症采取不同处理措施,调整、更换或拔出分流管,或采用其他分流方案。

六、胎儿和婴儿脑积水

(一)胎儿脑室扩大/脑积水(ventriculomegaly / hydrocephalus,VM/HC)

VM/HC 是产前胎儿检查中发现的最常见的颅内异常,发生率为 0.1%～0.2%,其中单侧占 50%～60%,双侧占 40%～50%。当有脑室扩大合并颅内压增高的 B 超或 MRI 征象时,可以诊断为脑积水,文献中两个概念常常通用。随着 B 超技术进展和胎儿 MRI 检查的广泛应用,越来越多产前诊断发现胎儿 VM/HC 的孕妇在神经外科门诊就诊和咨询。

VM/HC 胎儿的最终发育结果可以为从神经系统正常至严重障碍不等。因此,对于 VM/HC 胎儿的预后,判断非常困难,在排除宫内感染或颅内出血等继发性原因后,需要有序地进行影像学和遗传学检查。根据不同的影像学和遗传学结果,可能有什么样的胎儿预后、概率有多大、需要间隔多长时间复查、是否终止妊娠或提前分娩对新生儿进行神经外科手术以保护神经功能，是孕妇及其家属和神经外科医师共同面临的问题。

1. 影像学检查

(1)超声检查。研究表明，胎儿侧脑室房部(三角区)直径在孕 15～38 周基本保持不变，平均为 5.4～7.6 mm。测量方法：取侧脑室水平横切面，要求图像中大脑镰居中(此时双侧大脑半球对称)，透明隔间腔、额角和枕角同时显示，经顶枕沟作垂直于侧脑室长轴的直线，该直线与房部内、外侧壁交点之间的距离为侧脑室房部直径。产前超声检查中侧脑室房部直径大于 10 mm 即可诊断为脑室扩大。超声显示脉络丛与侧脑室内侧壁分离超过 3 mm，或多普勒超声示静脉搏动减少等，是脑室扩大并有颅内压增高的脑积水的表现。美国母胎医学学会将脑室扩大程度分为轻度(侧脑室房部直径为 10～12 mm)、中度(侧脑室房部直径为 13～15 mm)、重度(侧脑室房部直径＞15 mm)，预后评估如下：①轻度脑室扩大，此类胎儿存活率为 93%～98%，神经发育正常的可能性超过 90%(与正常胎儿组相似)；②中度脑室扩大，此类胎儿存活率为 80%～97%，但神经功能障碍的风险较高，为 7%～25%；③重度脑室扩大，伴发其他发育异常率高、终止妊娠率高，少数文献报道的存活率接近 80%，但其中仅约 25% 的新生儿神经功能正常。

对于相同大小的脑室，不同超声医师的测量结果会存在差异，这对脑室大小处于临界值的诊断结果影响较大。建议孕期疑诊胎儿 VM/HC 的孕妇，应在神经系统超声诊疗经验丰富的单位接受超声检查评估；同时，经阴道超声评估胎儿神经系统更准确有效。

妊娠晚期进行性脑室扩大和伴发其他发育异常是胎儿发育结果不良的较重要预测指标之一。连续超声检查提示脑室测量值增大超过 3 mm 定义为进展。有研究提示：约 55% 的胎儿脑室大小保持稳定，30% 缩小，15% 进展。超声随访的最佳频率取决于初诊时的胎龄和脑室扩大程度。

(2)磁共振检查。Griffiths 等通过对 306 例脑室扩大胎儿的研究，比较超声和 MRI 对于单纯脑室扩大胎儿的检出率，结果提示 MRI 能额外发现 8.8% 的大脑发育异常；在轻度脑室扩大胎儿中，这一数字降为 4.9%。尤其是与轻度或中度脑室扩大相关的其他发育异常，往往只能通过 MRI 检出，如皮质发育异常和灰质异位等。

妊娠 24 周后胎儿行 MRI 检查最有效，因为此阶段胎儿脑发育影像特征更为显著。在胎儿染色体非整倍性相关异常的影像检出方面，MRI 同超声相比不具优势；但在评估宫内感染、颅内出血引起的继发性脑损伤程度，以及超声已诊断发育缺陷基础上，MRI 可能更具优势且能够进一步显示其他合并异常，如胼胝体或颅后窝发育异常。MRI 测量的侧脑室房部直径通常较超声稍大。

通过胎儿 MRI 检查确诊为单纯性(即不合并其他神经系统发育异常)轻度脑室扩大的胎儿，其神经功能异常的可能性小。

Gezer 等根据 MRI 结果分析胎儿脑室体积与脑实质体积之比，发现该比值越大的单纯性 VM/HC 胎儿的预后越差。Pier 等也认为脑室体积和侧脑室房部直径越大，胎儿预后越差。通过胎儿 MRI 还可观察皮质发育情况，为评估胎儿预后提供了另一观测指标。如胎儿 MRI 检查发现合并其他神经系统发育异常，应基于合并的发育异常类型评估胎儿预后。

2. 遗传学检查　遗传学检查主要包括 21、18、13、X、Y 等常见染色体的非整倍体异常(染色体核型分析)，染色体片段的拷贝数变异(微阵列分析)，L1CAM、AP1S2、CCDC88C、MPDZ 等 VM/HC 相关基因检测以及各种 VM/HC 相关综合征的基因组全外显子检测。

(1)染色体异常。胎儿 VM/HC 相关的染色体异常已有广泛报道。对于染色体异常比例，文献报道差异较大(2%～15%)。相关研究提示：在单纯性轻、中、重度脑室扩大胎儿中，染色体异常发现率分别为 2.7%、14.2% 和 17.4%。常见的异常类型依次为 21、18、13 号染色体三倍体，X 染色体单体或三倍体，以及其他染色体长、短臂的丢失或重复或嵌合(如 1q、7p、5p、4p 及 9 号嵌合体等)。

单纯性 VM/HC 胎儿的核型异常发生率是 1.5%～12%，而合并其他发育异常的 VM/HC 胎儿的发生率是 9.5%～36%。与单纯性轻度脑室扩大胎儿相比，非单纯性重度脑室扩大胎儿更可能与染色体异常相关。

如果仅考虑常见的非整倍性染色体异常,可使用定量 PCR 和 FISH 等方法快速检测。即使是轻度脑室扩大也有较高的染色体异常可能,因此对于所有发现的 VM/HC 胎儿,均建议行产前诊断(如羊水穿刺等)进行核型分析,进而评估胎儿预后。染色体微阵列分析技术(chromosomal microarray analysis,CMA)较传统核型分析更灵敏,而且还能用于检查染色体片段的拷贝数变异(copy number variants,CNV)。

(2)染色体 CNV。文献报道染色体 CNV 在单纯性 VM/HC 胎儿中的检出率为 5%～10%,但和脑室扩大程度似乎没有明确相关性。在单纯性轻度 VM/HC 的胎儿中,与 CNV 相关的胎儿出生后更有可能出现神经功能障碍。Hu 等通过染色体微阵列分析研究 154 例单纯性轻度脑室扩大胎儿的 CNV 情况,并随访胎儿的神经发育,结果显示:有 CNV 的胎儿神经发育更差,无 CNV 的胎儿神经发育均正常。常见的 CNV 包括 22q11.2 微缺失、15q11.2 微缺失、16p13.11 微缺失等。

(3)胎儿 VM/HC 相关基因改变。近年来,随着 DNA 测序技术的进展和普及,研究者发现 100 多种胎儿 VM/HC 相关基因,极少数是单基因异常导致胎儿 VM/HC,多为多基因异常综合征合并 VM/HC。

①L1CAM 基因相关 VM/HC。L1CAM 基因位于 Xq28,编码细胞黏附分子 L1,是导致 VM/HC 的最常见基因,属于 X 连锁遗传,在男性单纯性 VM/HC 病因中约占 10%,其中约 90% 遗传自母体携带者,7% 为自发突变所致。母体携带者有 50% 的概率遗传给子代。L1CAM 基因导致的 L1 综合征(L1 syndrome),还包括其他神经系统异常,如中脑导水管狭窄、智力障碍、语言障碍、痉挛性截瘫、胼胝体发育不良,以及拇指内收畸形(约占 50%,B 超可发现)等,可以合并或不合并先天性 VM/HC,合并 VM/HC 的严重程度也可以为亚临床到严重临床表现不等。

有学者认为,所有不明原因的先天性 VM/HC 男婴都应接受 L1CAM 基因检测,以评估胎儿预后。

②AP1S2 基因相关 VM/HC。AP1S2 是另一个较常见的 X 连锁遗传先天性 VM/HC 致病基因,除了脑室扩大,多数患儿还合并小脑蚓部畸形、基底节钙化、铁沉积等,相关综合征包括 Pettigrew 综合征(PGS)、Dandy-Walker 畸形合并智力障碍等。

此外,胎儿 VM/HC 的单致病基因还包括 CCDC88C、MPDZ 等。CCDC88C、MPDZ 是胎儿 VM/HC 的罕见致病基因,属常染色体隐性遗传。文献中报道 CCDC88C、MPDZ 突变均可引起先天性 VM/HC,导致婴幼儿智力发育落后、癫痫发作等。

③多基因异常综合征合并 VM/HC。文献报道 VM/HC 相关多基因异常综合征包括:a. RAS 病(RASopathies),较常见的遗传病之一,患病率为 1/1000,累及包括 RAS 在内的 MAPK(mitogen activated protein kinase)信号通路上的多种基因,临床表现包括 1 型神经纤维瘤病、Noonan 综合征、毛细血管畸形-动静脉畸形综合征、Costello 综合征和 Legius 综合征等;b. 营养不良聚糖蛋白病,发病机制是多基因异常累及 α-葡萄糖苷的糖基化,临床表现包括 Walker-Warburg 综合征、Dandy-Walker 畸形、胼胝体发育不良等;c. 纤毛病(ciliopathies),累及编码细胞纤毛组分的基因;d. 此外,还包括 Meckel 综合征、Joubert 综合征、Hydrolethalus 综合征、口面指综合征等。

3. 胎儿 VM/HC 的诊治

(1)胎儿 VM/HC 的诊断。产前的影像学检查中侧脑室房部直径>10 mm 即可诊断为脑室扩大。侧脑室房部直径作为诊断标准的原因如下:①胎儿的脑室扩大时,通常是枕角首先扩大,房部较其他区域扩大更显著;②房部较其前部脑室区域更少受到纹状体限制;③已扩大的房部较侧脑室其他区域更容易继续扩大;④侧脑室房部直径在孕 15～38 周基本保持不变;⑤超声检查中,侧脑室房部的壁垂直于超声波束,有利于识别侧脑室房部和脉络丛。

诊断需要排除宫内感染和颅内出血所致 VM/HC,如孕期有无病毒感染的症状(如发热、皮疹、淋巴结肿胀)、弓形虫病携带者接触史、寨卡病毒流行国家旅行史等。然后进行遗传学检查和诊断。

(2)孕期胎儿 VM/HC 的检测和治疗选择。孕期胎儿 VM/HC 的咨询和检测较为复杂。影像结果相同的情况下,胎儿发育结果可完全不同,从神经发育正常到严重障碍都有可能。临床医师应考虑到以下因素:①脑室扩大的程度;②合并影响预后的其他结构发育异常;③染色体和基因检测结果以及感染性疾病检查结果;④随胎龄增大的脑室变化特点等。

孕妇孕期需有序地进行影像学和遗传学检查(图 31-1):通过遗传学检查首先排除染色体整倍体或片段异常;染色体微阵列分析技术除了可检出核型异常外,还可检测染色体片段 CNV,且可提高所有染色体异常的检出率;在染色体未查出异常时,需要进一步排除几种单基因相关 VM/HC 以及多基因异常综合征合并 VM/HC,可行单基因的 PCR 检测或基因组全外显子检测。

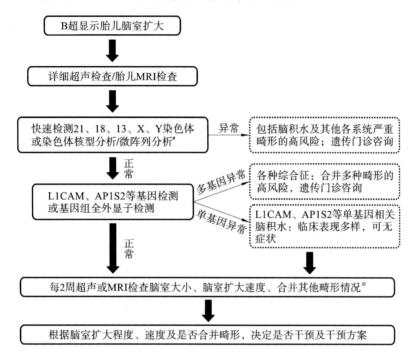

图 31-1 胎儿 VM/HC 诊断检查流程图

#,有条件的单位,特别是对于双侧脑室扩大或合并其他畸形的胎儿,推荐行染色体微阵列分析;※,复查时间间隔根据胎龄、脑室扩大速度、颅内压增高征象等调整

染色体异常和多基因异常综合征合并 VM/HC,多属于严重的胎儿畸形范畴。单基因相关胎儿 VM/HC,如 L1CAM 基因,临床表现可以为完全无症状到严重的神经功能障碍不等,产妇及其家属和临床医师往往难以做出决策。对于单基因相关或未检出明确遗传学异常的 VM/HC 胎儿,建议每 2 周复查 B 超或 MRI,复查时间间隔根据胎龄、脑室扩大速度、颅内压增高征象等调整。

关于终止妊娠的时机和方式,目前缺乏证据表明轻、中度脑室扩大胎儿的提前分娩可改善母体或新生儿的结局;特别是部分单侧脑室扩大的胎儿,排除遗传学异常,可能只是正常发育的变异,出生后神经功能完全正常,无须任何干预。绝大多数 VM/HC 胎儿头围处于正常范围,因此建议基于标准的产科适应证和剖宫产指征确定分娩的时机和方式。部分学者认为胎儿脑室进行性严重扩大的孕妇,可以考虑提前分娩,出生后根据脑脊液、体重、一般情况等条件,采用临时性引流措施或分流术,但需要权衡提前分娩的各种并发症发生以及相关感染和分流障碍发生的风险度。

胎儿脑积水的宫内手术治疗包括脑室穿刺引流术、脑室-羊膜腔分流术、第三脑室底造瘘术等,有其严格的指征,且有其相应风险。胎儿第三脑室底造瘘术对器材和技术要求较高。目前缺乏充分证据显示宫内手术可以使母、婴预后获益。

VM/HC 胎儿出生后应接受小儿神经外科医师长期随访直至 6 岁及以上,重点监测其 VM/HC 相关体征,如头围、学习能力和行为能力,以尽早发现异常。

(二)早产儿脑室内出血后脑积水的诊治

早产儿 VM/HC 中 90% 继发于脑室内出血,以极低体重儿最为常见。目前,对于早产儿脑室出血后 VM/HC 的诊断、干预方式及时机尚无统一定论。

1. 早产儿脑室内出血(IVH)后脑积水的病理生理 IVH 发生于约 30% 的早产儿(低体重早产儿约 15%、小于 1000 g 的极低体重早产儿约 45%)。早产儿 IVH 源于胎儿脑室壁旁富含微小血管的生发基质,因此早产儿 IVH 又特称为生发基质(GM)的 IVH(GM-IVH)。

胎儿脑室壁旁富含微小血管的 GM,一过性存在于孕 8～36 周的胎儿,是位于侧脑室壁下的临时性神经发育层,是胎儿大多数神经元的"工厂"。在孕 15 周后,生发基层快速增殖,在约孕 25 周时达到顶峰,大量的皮质神经元由该结构生成并逐渐迁移至皮质,36 周后退化为室管膜下区(subventricular zone),而室管膜下区仍然是成人脑内神经干细胞的主要存在部位。研究表明,早产儿 GM 具有以下特点:星形胶质细胞末端突触小结对微血管的覆盖有限;纤维连接蛋白表达减少;紧密连接发育不成熟;血管网络复杂,常规的解剖结构如小动脉、毛细血管和静脉并不适用于此。这可能是早产儿 IVH 选择性发生于 GM 的部分原因。Volpe 的研究表明出血通常由薄壁静脉破裂引起,且目前的研究表明低脑血流量(CBF)(如低血压、窒息)、高 CBF(如高血压、体积膨胀、高碳酸血症、低血细胞比容、疼痛)、高脑静脉压(如呼吸窘迫综合征、正压通气、气胸)和 CBF 波动都可能引起早产儿 GM-IVH 的发生。血流动力学因素似乎是小静脉壁破裂的主要原因。

出血后脑室扩大(PHVD)是由直接损伤和继发性炎症相互作用共同决定的复杂过程。脑室内的血肿可使脑室迅速扩张,血液堵塞室间孔、中脑导水管等可形成脑室系统梗阻性积水;也可由于慢性蛛网膜炎从而缓慢进展;血肿继发的炎症和蛛网膜绒毛瘢痕可引起脑脊液再吸收障碍,从而形成交通性脑积水,引起脑室系统整体扩张。Lipina 等的早期研究证实转化生长因子(TGF-β)作为一种重要的炎症因子,可在 IVH 后刺激细胞外基质增生,导致蛛网膜绒毛的瘢痕形成和阻塞。

2. 早产儿 IVH 后 VM/HC 的临床特点 GM-IVH 最常见于极早产儿(出生胎龄<32 周),常于出生后第 1 周发生,早期的研究表明,发病中位时间为胎儿娩出后 24～48 h,然而,大约有 10% 的胎儿 GM-IVH 发生于娩出后 12 h 内。PHVD 是 GM-IVH 的主要并发症之一,尤其多见于 IVH 量较大(Volpe Ⅲ～Ⅳ 级)、伴或不伴实质出血的早产儿(30%～50%),且与不良的神经发育结果相关。在出血开始后的 10～14 天可发生 PHVD。PHVD 的进展大多无明显症状,尤其在早期,仅有约 15% 的患儿可出现抽搐。因此,在诊断为 GM-IVH 后,患儿应进行规律连续的头颅超声(cranial ultrasound,CUS)检查,以期早期诊断,明确进展。

PHVD 可以缓慢进展,也可以迅速进展。在大多数病例(65%)中,脑室缓慢扩张后可自发停滞甚至缩小;其余 PHVD 患儿(30%～35%)的脑室可于数天至数周内迅速增大。

3. 早产儿 IVH 后 VM/HC 的诊断 根据超声结果,早产儿 IVH 严重程度可分为四级(Volpe 分级):Ⅰ 级,脑室内无或少量出血(旁矢状位上小于 10% 的脑室面积);Ⅱ 级,脑室内较多出血(达到旁矢状位上 10%～50% 的脑室面积);Ⅲ 级,大量出血(旁矢状位上大于 50% 的脑室面积);Ⅳ 级,出血合并静脉性梗死。对于 GM-IVH 患儿,连续的 CUS 检查对于 PHVD 的早发现、早诊断起到至关重要的作用,临床常规用于监测 PHVD 的发生发展。但是目前国际不同机构对早产儿确定的 CUS 检查时间和频率差异很大,尚未达成一致意见。

连续规律的 CUS 检查有助于临床医师判断 PHVD 是否进展、进展速度、是否需要外科干预以及确定干预时机、干预方式。常用的评估指标包括:①脑室指数(ventricular index,VI),是目前最常用的评估指标之一,为冠状位上室间孔层面,侧脑室最外侧边界距离中线的距离;②侧脑室前角宽度(anterior horn width,AHW),即过丘脑切迹的冠状面上侧脑室前角的距离;③丘脑枕角距离(thalamo-occipital distance,TOD),通过在矢状面测量枕角获得,因 PHVD 患儿侧脑室前角和后角的扩张可能存在差异,此指标有助于判断 PHVD 的发生及进展,TOD≥25 mm 提示重度脑室扩大。AHW 的增长提示额角圆润增宽,可于 VI 变化之前提示颅内压的增高,因此对于早期的脑室扩大更敏感。但对于何种指标能更好地反应脑室扩大程度目前并未达成共识。

三维 CUS 可准确测定侧脑室体积,有助于对 PHVD 的严重程度和进展进行诊断和评估。然而,二维 VI、AHW 和 TOD 的测量与三维脑室体积测量结果并不一致,仍需进一步研究。除此之外,脑动脉血流阻力指数((收缩期峰值流速－舒张末期流速)/收缩期峰值流速)也可用于评估脑室周围白质灌注情况。多普勒超声表明,随着脑室扩大程度的增加,CBF逐渐减少,阻力指数逐渐增大,且其可随着脑脊液的引流而逐渐改善。

4. IVH后VM/HC对早产儿神经发育的影响　已有的研究表明,大量的GM-IVH(Volpe Ⅲ～Ⅳ级)是不良神经系统后遗症的高风险因素,这可能与出血后躯体运动和感觉回路受到干扰或中断相关。GM-IVH后1周,脑室周围组织的受压和急性炎症反应通常表现为躯体感觉皮质活动的缺失或严重延迟。随后,躯体感觉回路发生显著重塑,可能部分恢复躯体感觉皮质活动。然而,目前还不清楚这种重塑是否可以完全恢复躯体感觉功能。

早产儿IVH及继发的VM/HC对脑发育的不良影响包括脑白质损伤、脑深部灰质和小脑容量减少,通常遗留神经功能障碍,包括从脑瘫到轻微的神经运动功能障碍/发育协调障碍等不同程度的运动功能障碍以及智力障碍、精细动作协调障碍、记忆和执行功能缺陷、慢性疼痛、行为问题、抑郁和焦虑、注意缺陷/多动障碍、视力损害等其他领域的神经功能障碍。

GM-IVH早产儿中两种主要的脑损伤类型为脑室周围出血性梗死(15%)和脑室周围白质软化。脑室周围出血性梗死即脑室周围白质的出血性坏死,可破坏运动神经元和中间神经元轴突,进而演化为单个或多个脑白质囊肿。囊肿通常较大且几乎不对称,可位于脑室周围白质或与侧脑室汇合。而脑室周围白质软化常累及脑室三角区。学者普遍认为,这些病变与大多数患儿的神经后遗症相关。除此之外,患儿发病时的神经功能评分、脑出血量、脑室扩大程度以及脑白质损伤程度,均与患儿的神经功能预后相关。外科干预的时机和方式也对神经功能结局有一定的影响。

5. 早产儿IVH后VM/HC的治疗　发生IVH的早产儿中35%～40%因脑室扩大或脑积水需要外科干预,特别是出血广泛的患儿(Volpe Ⅲ～Ⅳ级)。脑室端置入装置(如Ommaya囊)等临时措施,通过引流含血性、蛋白质和细胞因子成分的脑脊液,可能有助于正常脑脊液循环的重建。尽管目前学者普遍接受PHVD对新生儿神经发育的不良影响,但对于干预PHVD的最佳时机和方案仍未达成一致。

对GM-IVH后PHVD干预时机的争议主要是因为目前无明确证据证明在患儿出现临床症状前、PHVD的早期进展过程中进行干预对其神经发育结局有益。已有的Ⅱ级临床证据(ISRCTN 43171322)表明:对于临时性的穿刺或引流干预,与晚期(VI>正常上限97%百分位+4 mm)干预相比,早期(VI<正常上限97%百分位+4 mm)干预后患儿的神经功能预后更好,但两组患儿最终需进行脑室-腹腔分流术的比例无显著性差异。对于永久性脑室-腹腔分流术,目前缺乏充分证据以特定的体重或脑脊液参数来指导PHVD的手术时机,临床工作中需结合患者实际状况进行判断(Ⅰ级临床证据)。

争论之二在于是否需要穿刺或引流等临时性干预措施。临时性穿刺或引流的优势包括:①有效缓解颅内压;②患儿IVH后脑脊液呈高蛋白状态,可增高分流后堵管风险,临时性干预措施可为患儿争取时间以期达到理想的脑室-腹腔分流术条件;③部分患儿PHVD一段时间后停止进展,不会造成进一步的神经功能损害;④随着年龄增长,患儿可以更好耐受手术。但目前并无证据表明临时性的穿刺和引流可以减慢PHVD的进展或降低后续脑室-腹腔分流可能。且目前国际医疗机构对临时干预措施的制订和实施标准相差甚远,如欧洲多数医疗中心的方案为根据测量发现脑室扩大进展,即给予穿刺或引流等临时性干预措施,之后再根据病情需要决定是否进行脑室-腹腔分流等永久性措施;与之不同,多数北美医疗中心以患儿出现颅内压增高的临床表现为干预时机,初始干预时直接予以脑室-腹腔分流等永久性措施。目前的Ⅲ级临床证据显示:接受早期临时性干预措施的患儿,预后优于晚期直接接受永久性干预的患儿,提示早期实施临时性干预措施利大于弊。

目前常用的临时性干预措施包括:脑室端置入装置(如Ommaya囊)、脑室外引流、脑室帽状腱膜下分流、腰椎穿刺、纤溶治疗干预引流(drainage intervention fibrinolytic therapy,DRIFT)等。在对进展性PHVD进行干预前,需要明确脑脊液梗阻位置。若第三脑室明显增大而第四脑室增大不明显,则梗阻主要位于中脑导水管;若第三、第四脑室均明显增大,则提示第四脑室中间孔及双外侧孔均堵塞。对于梗阻明确的患儿,目前均不推荐腰椎穿刺引流。

回顾两个大型随机对照试验(RCT),均以 VI 或颅内压监测患儿 PHVD 进展情况,一旦 VI≥正常上限 97％百分位＋4 mm 或颅内压增高,即进行临床干预,以腰椎穿刺、脑室端置入装置抽液等临时干预方式作为标准疗法,随机对照组则进行标准治疗＋脱水药物治疗,两组患儿需要后续分流术的概率无差异(60％)。DRIFT 虽早期降低患儿脑室-腹腔分流必要性,但约 35％患儿出现颅内再出血,未出现并发症的患儿发生严重认知障碍、死亡及严重残疾的概率均明显下降。

另外,对于经内镜第三脑室底造瘘术,目前缺乏充分证据(Ⅳ级及以下临床证据)证明此术式对治疗早产儿 IVH 后脑积水有明确效果。这可能与患儿年龄过小、IVH 可继发慢性蛛网膜炎等原因引起瘘口闭合,造瘘失败率较高有关。另外,IVH 后形成蛛网膜下绒毛瘢痕、脑脊液中含铁血黄素及蛋白成分较高等因素引起的交通性脑积水可能导致第三脑室底造瘘术后 PHVD 缓解不明显。

(三)婴幼儿脑外脑积水(external hydrocephalus,EH)

婴幼儿脑外脑积水是主要见于婴儿期的特殊类型脑积水。目前认为主要形成机制是婴儿的蛛网膜粒发育不成熟,脑脊液吸收障碍,由于颅骨的顺应性扩张、脑脊液顺压力梯度,首先在蛛网膜下腔积聚而不伴有脑室扩大,仅少数患儿可能发展至脑室扩大。1 岁后,随着蛛网膜粒的发育成熟,脑脊液吸收增加,多可自行缓解。

临床表现为婴儿头围进行性快速增大,多发生于 6 月龄以前,至 1 岁半之前逐渐稳定;严重表现可有头皮静脉怒张、前额突出、易激惹、肌张力低下、共济失调、癫痫等。部分患儿伴有短暂的运动和语言发育障碍,多数症状可在 2 岁后缓解并赶上正常发育小儿,但扩大的头颅可终生存在。婴幼儿脑外脑积水也被称为良性脑外脑积水(benign external hydrocephalus)。此外,因为多数没有明确病因,婴幼儿脑外脑积水也称为特发性脑外脑积水(idiopathic external hydrocephalus)。少数患儿可能存在遗传因素。文献报道,脑外脑积水患儿在轻微脑损伤或无明显脑外伤时发生硬膜下血肿的概率较高。

影像学表现为脑外间隙增宽,典型特征是以双侧额叶表面和前纵裂为显著的蛛网膜下腔扩大,而脑室没有明显扩大或仅仅轻度扩大,T2WI 可见额叶表面扩大的蛛网膜下腔内走行的桥静脉(图 31-2)。与硬膜下积液的影像学鉴别要点在于:脑外脑积水可见扩大的蛛网膜下腔内的横跨桥静脉,而硬膜下积液由于对蛛网膜下腔的挤压,不会看到横跨的桥静脉。

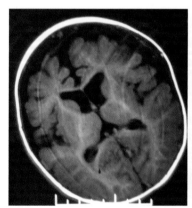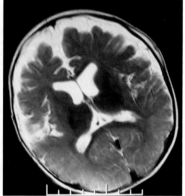

图 31-2   婴儿脑外脑积水影像学表现
可见额叶表面和纵裂池的蛛网膜下腔增宽,T2 像可见额叶表面蛛网膜下腔走行的桥静脉(箭头所示)

目前对于脑外脑积水治疗的主流观点是绝大多数脑外脑积水患儿不需要任何治疗,可在 2 岁前后自行缓解。如果存在明显的高颅压表现,可行蛛网膜下腔或脑室-腹腔分流术、颞肌瓣转移术等。

近来发现婴幼儿期的脑外脑积水可能和成人正常颅内压脑积水之间存在先后关系,推测有一部分成人或老年人正常颅内压脑积水是由婴幼儿期脑外脑积水发展而来,可维持一直无症状状态,也可因为脑室周围白质受压、缺血而出现症状。

(万锋)

参 考 文 献

[1] 蒋先惠.小儿神经外科学[M].北京:人民卫生出版社,1994.

[2] 雷霆.小儿神经外科学[M].2版.北京:人民卫生出版社,2011.

[3] 中国医师协会神经外科医师分会.中国脑积水规范化治疗专家共识(2013版)[J].中华神经外科杂志,2013,29(6):634-637.

[4] Wright Z,Larrew T W,Eskandari R. Pediatric hydrocephalus:current state of diagnosis and treatment[J]. Pediatr Rev,2016,37(11):478-490.

[5] Brinker T,Stopa E,Morrison J,et al. A new look at cerebrospinal fluid circulation[J]. Fluids Barriers CNS,2014,11:10.

[6] 林志雄.脑积水[M].北京:化学工业出版社,2020.

[7] 神经内镜技术临床应用专家共识编写组.神经内镜手术技术治疗脑室脑池系统疾病中国专家共识[J].中华神经外科杂志,2016,32(8):757-766.

[8] Toma A K,Tarnaris A,Kitchen N D,et al. Ventriculosinus shunt[J]. Neurosurg Rev,2010,33(2):147-152.

[9] Baert E J,Dewaele F,Vandersteene J,et al. Treating hydrocephalus with retrograde ventriculosinus shunt:prospective clinical study[J]. World Neurosurg,2018,118:e34-e42.

[10] Eymann R,Schmitt M,Antes S,et al. Dynamics of cerebrospinal fluid flow in slit ventricle syndrome [J]. Acta Neurochir Suppl,2012,113:181-186.

[11] 冯杰雄,郑珊.小儿外科学[M].北京:人民卫生出版社,2014.

[12] Klimo P,Thompson C J,Baird L C,et al. Pediatric hydrocephalus:systematic literature review and evidence-based guidelines. Part 7:antibiotic-impregnated shunt systems versus conventional shunts in children:a systematic review and meta-analysis[J]. J Neurosurg Pediatr,2014,14 Suppl 1:53-59.

[13] Klimo P,Van Poppel M,Thompson C J,et al. Pediatric hydrocephalus:systematic literature review and evidence-based guidelines. Part 6:preoperative antibiotics for shunt surgery in children with hydrocephalus:a systematic review and meta-analysis[J]. J Neurosurg Pediatr,2014,14 Suppl 1:44-52.

[14] Cardoza J D,Goldstein R B,Filly R A. Exclusion of fetal ventriculomegaly with a single measurement:the width of the lateral ventricular atrium[J]. Radiology,1988,169(3):711-714.

[15] Fox N S,Monteagudo A,Kuller J A,et al. Mild fetal ventriculomegaly:diagnosis,evaluation,and management[J]. Am J Obstet Gynecol,2018,219(1):B2-B9.

[16] Etchegaray A,Juarez-Peñalva S,Petracchi F,et al. Prenatal genetic considerations in congenital ventriculomegaly and hydrocephalus[J]. Childs Nerv Syst,2020,36(8):1645-1660.

[17] Kousi M,Katsanis N. The genetic basis of hydrocephalus[J]. Annu Rev Neurosci,2016,39:409-435.

[18] Wang Y,Hu P,Xu Z F. Copy number variations and fetal ventriculomegaly[J]. Curr Opin Obstet Gynecol,2018,30(2):104-110.

[19] Hu P,Wang Y,Sun R,et al. Copy number variations with isolated fetal ventriculomegaly[J]. Curr Mol Med,2017,17(2):133-139.

[20] Vos Y J,De Walle H E K,Bos K K,et al. Genotype-phenotype correlations in L1 syndrome:a guide for genetic counselling and mutation analysis[J]. J Med Genet,2010,47(3):169-175.

[21] Pisapia J M,Sinha S,Zarnow D M,et al. Fetal ventriculomegaly:diagnosis,treatment,and future

directions[J]. Childs Nerv Syst,2017,33(7):1113-1123.

[22] Wang K C,Lee J Y,Kim S K,et al. Fetal ventriculomegaly:postnatal management[J]. Childs Nerv Syst,2011,27(10):1571-1573.

[23] Szaflik K,Czaj M,Polis L,et al. Fetal therapy—evaluation of ventriculo-amniotic shunts in the treatment of hydrocephalus[J]. Ginekol Pol,2014,85(12):16-22.

[24] Peiro J L,Dal Fabbro M. Fetal therapy for congenital hydrocephalus-where we came from and where we are going[J]. Childs Nervous System,2020,36(8):1697-1712.

[25] Ghazi-Birry H S,Brown W R,Moody D M,et al. Human germinal matrix:venous origin of hemorrhage and vascular characteristics[J]. Am J Neuroradiol,1997,18(2):219-229.

[26] Volpe J J. Intraventricular hemorrhage in the premature infant—current concepts. Part Ⅱ [J]. Ann Neurol,1989,25(2):109-116.

[27] Murphy B P,Inder T E,Rooks V,et al. Posthaemorrhagic ventricular dilatation in the premature infant:natural history and predictors of outcome[J]. Arch Dis Child Fetal Neonatal Ed,2002,87(1):F37-F41.

[28] Raets M M,Dudink J,Govaert P. Neonatal disorders of germinal matrix [J]. J Matern Fetal Neonatal Med,2015,28 Suppl 1:2286-2290.

[29] Leijser L M,Miller S P,van Wezel-Meijler G,et al. Posthemorrhagic ventricular dilatation in preterm infants:when best to intervene? [J]. Neurology,2018,90(8):e698-e706.

[30] Cizmeci M N,Khalili N,Claessens N H P,et al. Assessment of brain injury and brain volumes after posthemorrhagic ventricular dilatation:a nested substudy of the randomized controlled ELVIS Trial[J]. J Pediatr,2019,208:191-197.

[31] 张扬,侯新琳,王红梅,等. 脑室帽状腱膜下引流术治疗早产儿脑室内出血后脑积水临床分析 [J]. 中国新生儿科杂志,2015,30(2):94-97.

[32] Mazzola C A,Choudhri A F,Auguste K I,et al. Pediatric hydrocephalus:systematic literature review and evidence-based guidelines. Part 2:management of posthemorrhagic hydrocephalus in premature infants[J]. J Neurosurg Pediatr,2014,14 Suppl 1:8-23.

[33] Zahl S M,Egge A,Helseth E,et al. Benign external hydrocephalus:a review,with emphasis on management [J]. Neurosurg Rev,2011,34(4):417-432.

第三十二章　颅缝早闭

正常胚胎发育过程中颅面分化异常会导致多种颅面畸形。颅缝早闭继发于一条或多条颅缝的过早融合，可能是单纯性或者综合征性的，其发病率为每 2000～2500 个活产儿中出现 1 例。环境因素（如宫内胎头受限、体位异常、羊水过少、致畸剂暴露、母亲吸烟、药物暴露）和基因因素（单基因突变、染色体异常和多基因突变）都可能是该疾病的易感因素。当一条或多条颅缝过早闭合时，脑组织代偿性垂直生长于其余未融合的颅缝，引起颅骨形状异常以及神经功能障碍。

一、颅面解剖学

颅面骨骼的形态发生始于孕 4 周颅中窝和颅前窝的形成时，孕 9～10 周时发育完成。任何偏离正常发育过程的行为都可能导致颅面畸形。新生儿头颅由被颅缝分开的骨板组成，这些骨板彼此相连又相对独立，这使骨板具有可塑性，能够移动。颅缝使婴儿的头骨更容易通过产道，在儿童时期吸收机械力，并且在大脑发育过程中将颅缝推开，从而促进颅脑的生长。头颅主要有 4 条颅缝：额缝、冠状缝、矢状缝和人字缝。前囟是最大的囟门，位于冠状缝、矢状缝和额缝的交界处，呈菱形，前后长约 4 cm，宽约 2.5 cm，通常在 12～18 月龄闭合。后囟是人字缝和矢状缝的交点，在 6～8 周龄闭合。不同类型颅缝早闭的频率如下：矢状缝约 60%，冠状缝约 25%，额缝约 15%，人字缝约 2%。

二、发病机制

颅缝早闭可能发生于任何颅缝，可以是单条，也可以是多条颅缝受累。总体来说，单条颅缝早闭多是散发且孤立的。相比之下，多条颅缝早闭往往是伴有其他畸形的遗传综合征的一个表现。

研究者已经确定了导致颅缝早闭的多种潜在原因，例如与综合征性颅缝早闭相关的几种基因突变。然而，非综合征性颅缝早闭的原因仍然未知。最有可能的病因是生物力学因素，另外还有环境、激素和遗传因素。

(一)生物力学因素

生物力学因素包括妊娠期间的宫内胎头受限。Jacob 等发现，子宫内胎头受限导致了印度刺猬因子（IHH）和头蛋白表达水平的降低，这两者都是影响骨骼发育的重要因素。

(二)环境因素

环境因素是指母亲吸烟和摄取含胺药物等。研究表明，这些环境因素导致颅缝早闭风险增加，可能是通过影响成纤维细胞生长因子受体基因发生的。

(三)激素因素

甲亢引起的颅缝早闭是一种激素介导的颅缝过早闭合。通常认为过高的甲状腺激素水平导致骨骼过早成熟。

(四)遗传因素

在冠状缝早闭的儿童中，双侧病例比单侧病例更常见。据报道，患儿的其他家庭成员也可能在出生后患有相同的疾病，这一发现提示该病与遗传高度相关，包括成纤维细胞生长因子受体 3（fibroblast growth factor receptor 3，FGFR3）和 TWIST 基因的异常。

三、颅缝早闭的分类

颅缝早闭可分为非综合征性颅缝早闭和综合征性颅缝早闭。非综合征性颅缝早闭包括舟状头畸形、斜头畸形、三角头畸形、三叶草头畸形或塔头畸形等，具体取决于受累的颅缝。而在综合征性颅缝早闭中过早闭合的颅缝往往是该种遗传相关的综合征的表现之一。常见的分类见表 32-1 和表 32-2。

表 32-1　非综合征性颅缝早闭的分类

名称	相关颅缝	特点
舟状头畸形	矢状缝	左右宽度减小而前后径增长，形似舟状，约占颅缝早闭病例的 50%
斜头畸形	单侧冠状缝或人字缝	左右头颅不对称生长
三角头畸形	额缝	头颅呈三角状，约占 10%
三叶草头畸形	冠状缝，人字缝，额缝	额部和左右顶骨呈三叶草状，罕见，是颅骨发育不全最严重的形式，几乎所有的这种患者都存在脑积水和智力障碍
塔头畸形	冠状缝，人字缝，额缝	颅顶前高后低，常见于 Crouzon 综合征或 Apert 综合征
短头畸形	双侧冠状缝	头颅的长度缩短，但宽度和高度增加

表 32-2　综合征性颅缝早闭的分类

名称	其他症状或体征	基因
Crouzon 综合征	宽大、突出的眼睛，鹰钩鼻，扁平脸	FGFR2，FGFR3
Apert 综合征	手指或脚趾融合，扁平脸	FGFR2
Crouzonodermoskeletal 综合征	宽大、突出的眼睛，鹰钩鼻，扁平脸，黑色棘皮症，脊柱异常，下颌骨前突	FGFR3
Jackson-Weiss 综合征	宽大、弯曲的大脚趾，扁平脸	FGFR1，FGFR2
Muenke 综合征	手脚骨骼异常，听力损失	FGFR3
Pfeiffer 综合征	宽、短的拇指或大脚趾，蹼状或融合的手指或脚趾	FGFR1，FGFR2
Loeys-Dietz 综合征	宽眼，腭裂，动脉迂曲，主动脉根部扩张，动脉瘤	TGFBR1，TGFBR2，SMAD3
Saethre-Chotzen 综合征	面部不对称，前额发际线低，眼睑下垂，蹼状或融合的手指或脚趾，脚趾增宽	TWIST1
Shprintzen-Goldberg 综合征	突出的眼睛，扁平脸，疝气，细长的手指，发育迟缓	FBN1

　　图 32-1A 中为一颅额缝早闭患儿，表现出典型的三角头畸形。图 32-1B 中为颅矢状缝早闭患儿，表现为左右径减小而前后径增加的舟状头畸形。图 32-1C 一颅单侧冠状缝早闭患儿，表现为左右面部不对称的斜头畸形。图 32-1D 为一多颅缝早闭患儿，同时出现了多种颅面畸形。

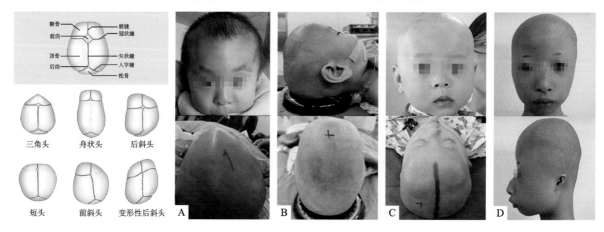

图 32-1　颅缝早闭患儿头面部畸形

图 32-2 展示了两种常见的综合征性颅缝早闭。图 32-2A 为一例典型的 Apert 综合征患儿。Apert 综合征患者通常有复杂性并指,称为"连指手套状并指畸形",患者的第 2、3、4、5 指的骨骼和软组织融合,共用一个甲床。图 32-2B 为一例 Crouzon 综合征患儿,如图所示,该患儿表现为宽大突出的双眼和较为扁平的面部,继发于双侧冠状缝早闭。

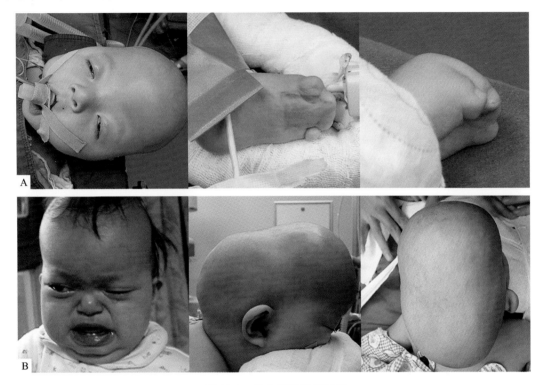

图 32-2　综合征性颅缝早闭

四、诊断

典型的颅缝早闭通常在出生后一年内得到诊断。临床评估需要确定以下内容:①是否存在颅缝早闭;②是否存在提示相关综合征的其他特征;③是否需要紧急或选择性治疗。然而,当临床特征符合多种综合征或者不典型时,诊断会变得复杂。现有的基因检查可用于综合征性颅缝早闭的诊断,包括 Muenke 综合征、Apert 综合征、Crouzon 综合征、Saethre-Chotzen 综合征及 Pfeiffer 综合征等(表 32-2)。

平片通常被认为是检查颅缝早闭的一线影像学方法。但是只有在 3 月龄后,平片的诊断才是可靠的。标准系列包括前后位片、Towne 投影和侧位片。检查的低成本、低辐射和普遍可用性使其成为一个有吸引力的选择。影像学征象包括颅骨骨缝处密度增加,或骨缝完全骨化和骨缝消失等。

多探测器计算机断层扫描提供全面、客观的形态学数据,已成为颅缝早闭成像的金标准。多平面重建和三维绘制技术提高了检查的敏感性和特异性,并促进了后续评估。使用这种方法,可以评估所有颅缝的闭合情况。这些图像结合头部测量和人体测量数据,有助于量化骨骼畸形和制订复杂颅面重建的外科治疗计划。

头颅磁振有助于了解脑实质和脑室系统的变化。通过磁共振成像,可以发现一些与颅缝早闭相关的脑部特征,包括脑室扩大,胼胝体发育不良,大脑皮质发育不良,海马、透明隔发育不全和白质畸变等。

疑似综合征性颅缝早闭的患儿可早期进行基因突变筛查。FGFR2 和 FGFR3 以及转录因子基因(即 TWIST 和 MSX2)是这些疾病中较常见的突变基因。到目前为止,57 个突变的基因已被确定,这些基因和转录因子的突变是颅骨形态发生的基础。

五、与面部不对称的鉴别诊断

一些疾病可以导致面部不对称,必须与颅缝早闭相鉴别。

（一）体位性扁头（体位性斜头畸形）

基于颅缝早闭的斜头畸形与体位性斜头畸形的主要区别在于后者没有颅缝闭合。新生儿头骨的可塑性允许头骨因外力而改变形状。因此，这两者很容易进行鉴别。后者是由出生前或出生后对同一区域反复施压造成的，同侧的耳朵和前额通常向前移位，使头部呈平行四边形。耳朵的位置是正确诊断体位性斜头畸形的可靠指标，耳朵向前移动是体位性斜头畸形的特征。

（二）先天性斜颈

先天性斜颈可能造成前侧体位性斜头畸形。患儿脸朝向一侧而耳朝向另一侧，导致头骨体位性变形，包括同侧颧骨和前额凹陷，以及受累侧的面部变得扁平。

（三）原发性小头畸形

原发性小头畸形在影像学上显示了颅缝闭合，但发生的机制与颅缝早闭不同。其主要原因是大脑发育不全，导致颅缝的提早闭合。可以通过计算机断层扫描（computed tomography，CT）来鉴别。原发性小头畸形患者蛛网膜下腔扩大，而颅缝早闭患者蛛网膜下腔减小。

六、临床表现

颅缝早闭的临床表现包括以下方面。

（1）颅内压增高和脑发育受限。长期未经矫正的头颅生长受限会抑制脑生长，引起颅内压增高和大脑发育受限。

（2）伴发认知功能受损和发育障碍，包括全面发育迟缓、喂养困难以及体重增长缓慢。

（3）累及脑神经，导致视觉、听觉和言语缺陷。

（4）外观异常所致自尊心受损和社交孤立。

七、治疗方法

治疗的目标是改善颅骨形状，尽量减少面部异常。对于颅内压增高的病例，需要手术扩大颅腔体积。不应强调手术在预防神经发育障碍中的作用。研究表明，早期或晚期手术干预均未显示可以改善发育和认知障碍的状况。

如上所述，CT三维表面重建被用于制订复杂颅面重建的外科治疗方案。患者的年龄是选择手术方法的重要依据，可以考虑开颅手术或内镜手术。手术后，可能需要使用头盔进行额外矫正，通常持续4～6个月。在6月龄之前，内镜干预更为合适，此时颅骨活动度大，可以通过内镜进行操作。内镜介入的优点是手术时间短，出血少，术后恢复快。通常情况下，内镜手术应结合塑形头盔使用，并且仅适用于非常年幼的儿童。6月龄后应采用开颅手术，这种方法提供了更高的颅顶和颅底广泛重塑的可能性。手术仅为治疗的一部分，有必要定期随访，控制头围和头颅生长，观察颅内压增高的可能症状和其他潜在并发症。只有通过定期随访，才有可能提前发现再次融合的颅缝，并采取相应措施。

（一）单纯性颅缝早闭

1. 矢状缝早闭   当患者症状出现较早、较轻，手术时间在3月龄以内，且患者父母对术后颅骨矫正器认同度和依从性较好时，可以采用内镜带状颅骨切除术，有中度症状的患者可以使用桶板状截骨。当部分患者父母因社会、心理原因而拒绝接受颅骨矫正器治疗时可以采用颅盖重建术，包括缝线网格和可吸收内固定，这种手术方法同样带来良好的预后。

当患者更年长些时，额部的畸形变得突出，此时应采用双侧前额-眼眶扩大术。若预计儿童生长发育可能会引起其他畸形，此时应联合带状颅骨切除术进行治疗。青少年患者颅骨发育完成，只需要简单磨平脊状突起。

矢状缝早闭患者术后需要进行头形测量（包括头围、头颅指数、头皮表面的测量（包括两耳距离和鼻根至枕外隆凸的距离））以及眼底检查，以尽早识别可能复发的颅缝早闭（图32-3）。

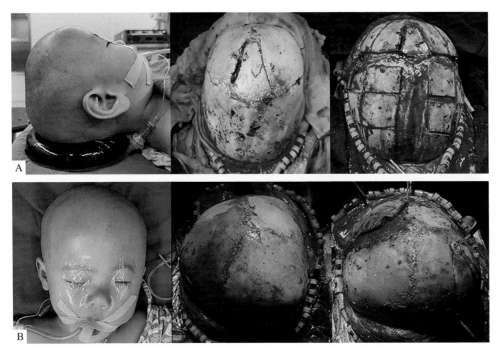

图 32-3　矢状缝早闭及冠状缝早闭患儿颅缝重建

2. 额缝早闭　如果患者存在明显的额部骨嵴而没有严重的三角头畸形,那么建议保守治疗,因为骨性突起的外观会随着时间改善。对于存在手术指征的患者,内镜下额缝切开对单纯性额缝早闭(不伴有颞部内收)是可行的。额眶前移术和前颅顶重塑是纠正三角头畸形的最优方法。如果同时伴有双侧颞部内收,则需要同时进行眼眶上束带治疗(图 32-4)。

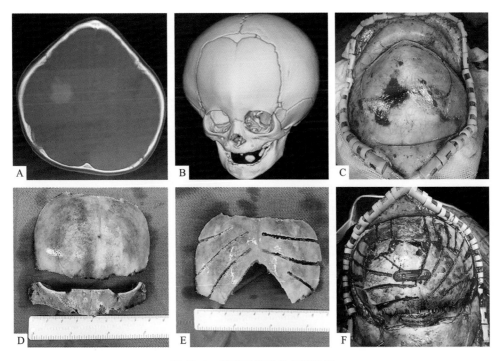

图 32-4　额缝早闭患儿颅缝重建

3. 冠状缝早闭　首要任务是区分冠状缝早闭和斜头畸形,它们的治疗方式完全不同。通常采用单侧和双侧额眶前移术治疗单侧冠状缝早闭。患者小于 3 月龄时可以采用内镜带状颅骨切开术。术后患者采用侧卧位,预防枕骨出现凹陷,以及颅骨扁平症状的再出现。术后的头盔和矫形器的矫形治疗至关重要,术后3～4周采用颅骨塑形头盔预防枕部受压,并以此引导后期颅骨重建,保持骨架,降低枕部中线压力(图32-3)。

4. 人字缝早闭　人字缝早闭患者的枕骨下颅底并不对称,所以需要利用束带进行重建。经过开颅或内镜带状颅骨切开术并辅以矫形治疗,能够获得满意的效果。

(二)综合征性颅缝早闭

综合征性颅缝早闭是一组多种类先天性颅面畸形,治疗对象包括颅面部外观畸形、颅内压增高、呼吸功能障碍和视觉受损。手术治疗的目的:①纠正功能和容貌异常;②恢复颅骨及其内容物之间的正常结构空间;③纠正脑脊液循环动力学和静脉循环的继发性改变;④调整颅骨的异常生长趋势。

手术时机和手术方式取决于不同患者具体的解剖和功能异常,手术策略应遵循个体化、分期治疗,与发育和年龄匹配的量身定制的理念。手术治疗内容包括:①扩大颅后窝;②纠正脑积水;③额骨前移;④颅面部前移;⑤上颌、下颌的处理。

(沈志鹏)

参 考 文 献

[1] Altobelli D E, Kikinis R, Mulliken J B, et al. Computer-assisted three-dimensional planning in craniofacial surgery[J]. Plast Reconstr Surg,1993,92(4):576-585;discussion 586-587.

[2] Becker D B, Petersen J D, Kane A A, et al. Speech, cognitive, and behavioral outcomes in nonsyndromic craniosynostosis[J]. Plast Reconstr Surg,2005,116(2):400-407.

[3] Blount J P,Louis R G Jr,Tubbs R S,et al. Pansynostosis:a review[J]. Childs Nerv Syst,2007,23(10):1103-1109.

[4] Bristol R E,Krieger M D,McComb J G. Normally shaped heads with no sutures,normally shaped heads with abnormal sutures,and abnormally shaped heads with normal sutures[J]. J Craniofac Surg,2011,22(1):173-177.

[5] Carmichael S L,Ma C,Rasmussen S A,et al. Craniosynostosis and maternal smoking[J]. Birth Defects Res A Clin Mol Teratol,2008,82(2):78-85.

[6] Cutting C,Dean D,Bookstein F L,et al. A three-dimensional smooth surface analysis of untreated Crouzon's syndrome in the adult[J]. J Craniofac Surg,1995,6(6):444-453.

[7] Cunningham M L,Heike C L. Evaluation of the infant with an abnormal skull shape[J]. Curr Opin Pediatr,2007,19:645-651.

[8] Di Rocco F,Arnaud E,Renier D. Evolution in the frequency of nonsyndromic craniosynostosis[J]. J Neurosurg Pediatr,2009,4(1):21-25.

[9] Esparza J,Hinojosa J,García-Recuero I,et al. Surgical treatment of isolated and syndromic craniosynostosis. Results and complications in 283 consecutive cases[J]. Neurocirugia (Astur),2008,19(6):509-529.

[10] Gardner J S,Guyard-Boileau B,Alderman B W,et al. Maternal exposure to prescription and non-prescription pharmaceuticals or drugs of abuse and risk of craniosynostosis[J]. Int J Epidemiol,1998,27(1):64-67.

[11] Goodrich J T,Tepper O,Staffenberg D A. Craniosynostosis:posterior two-third cranial vault reconstruction using bioresorbable plates and a PDS suture lattice in sagittal and lambdoid synostosis[J]. Childs Nerv Syst,2012,28(9):1399-1406.

[12] Greenwood J,Flodman P,Osann K,et al. Familial incidence and associated symptoms in a population of individuals with nonsyndromic craniosynostosis[J]. Genet Med,2004,16(4):

302-310.

[13] Honein M A,Rasmussen S A. Further evidence for an association between maternal smoking and craniosynostosis[J]. Teratology,2000,62(3):145-146.

[14] Jacob S,Wu C,Freeman T A,et al. Expression of Indian hedgehog,BMP-4 and Noggin in craniosynostosis induced by fetal constraint[J]. Ann Plast Surg,2007,58(2):215-221.

[15] Jimenez D F,Barone C M. Endoscopic technique for coronal synostosis[J]. Childs Nerv Syst, 2012,28(9):1429-1432.

[16] Johnsonbaugh R E,Bryan R N,Hierlwimmer R,et al. Premature craniosynostosis:a common complication of juvenile thyrotoxicosis[J]. J Pediatr,1978,93(2):188-191.

[17] Kjaer I. Neuro-osteology[J]. Crit Rev Oral Biol Med,1998,9(2):224-244.

[18] Kotrikova B,Krempien R,Freier K,et al. Diagnostic imaging in the management of craniosynostoses[J]. Eur Radiol,2007,17(8):1968-1978.

[19] Kouskoura T,Fragou N,Alexiou M,et al. The genetic basis of craniofacial and dental abnormalities[J]. Schweiz Monatsschr Zahnmed,2011,121(7-8):636-646.

[20] Marchac D,Renier D. Craniofacial surgery for craniosynostosis improves facial growth:a personal case review[J]. Ann Plast Surg,1985,14(1):43-54.

[21] Mulliken J B,Gripp K W,Stolle C A,et al. Molecular analysis of patients with synostotic frontal plagiocephaly (unilateral coronal synostosis)[J]. Plast Reconstr Surg,2004,113(7):1899-1909.

[22] Olshan A F,Faustman E M. Nitrosatable drug exposure during pregnancy and adverse pregnancy outcome[J]. Int J Epidemiol,1989,18(4):891-899.

[23] Selber J C,Brooks C,Kurichi J E,et al. Long-term results following fronto-orbital reconstruction in nonsyndromic unicoronal synostosis[J]. Plast Reconstr Surg,2008,121(5):251e-260e.

[24] Slater B J,Lenton K A,Kwan M D,et al. Cranial sutures:a brief review[J]. Plast Reconstr Surg, 2008,121(4):170e-178e.

[25] Starr J R,Lin H J,Ruiz-Correa S,et al. Little evidence of association between severity of trigonocephaly and cognitive development in infants with single-suture metopic synostosis[J]. Neurosurgery,2010,67(2):408-415;discussion 415-416.

[26] Tamburrini G,Caldarelli M,Massimi L,et al. Complex craniosynostoses:a review of the prominent clinical features and the related management strategies[J]. Childs Nerv Syst,2012,28 (9):1511-1523.

[27] Twigg S R,Wilkie A O. A genetic-pathophysiological framework for craniosynostosis[J]. Am J Hum Genet,2015,97(3):359-377.

[28] Udupa J K,Tian J,Hemmy D C,et al. A pentium personal computer-based craniofacial three-dimensional imaging and analysis system[J]. J Craniofac Surg,1997,8(5):333-339.

[29] Wilkie A O,Byren J C,Hurst J A,et al. Prevalence and complications of single-gene and chromosomal disorders in craniosynostosis[J]. Pediatrics,2010,126(2):e391-e400.

第三十三章 Dandy-Walker 畸形

一、概述

Dandy-Walker 畸形（Dandy-Walker malformation，DWM），又称为 Dandy-Walker 综合征（Dandy-Walker syndrome，DWS），是一种临床少见的、以第四脑室和小脑发育障碍为主的先天性神经系统发育畸形。于 1914 年在尸检中被首次发现，自它首次被发现以来，其准确的命名、诊断标准以及将它与其他颅后窝囊性病变进行区分所需的标准一直存在争论。基于解剖学，本病与 Dandy-Walker 变异（Dandy-Walker variant，DWV）、永久性 Blake 囊肿、巨枕大池（mega cisterna magna）相似，因此习惯性地将以上四种"近亲"归类为 Dandy-Walker 复合征（Dandy-Walker complex，DWC）（图 33-1），本章主要介绍 Dandy-Walker 畸形，也被称为经典型或真性 Dandy-Walker 畸形。

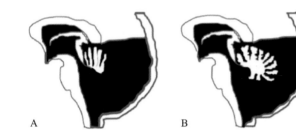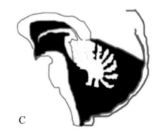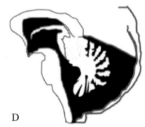

图 33-1　Dandy-Walker 复合征各类型的简单示意图
A. Dandy-Walker 畸形；B. Dandy-Walker 变异；C. 永久性 Blake 囊肿；D. 巨枕大池

Dandy-Walker 畸形系胚胎发育至 5～12 周时第四脑室正中孔、侧孔闭锁，阻断了脑脊液由第四脑室进入蛛网膜下腔的循环通路，加之小脑蚓部发育不良，导致第四脑室囊状扩大并充满颅后窝，将小脑蚓部和小脑半球推向前方和侧方。

Dandy-Walker 畸形发病率为 1/35000～1/2500，多见于女性，70%～80% 的患者在 1 岁以内起病，不同人种间的发病率存在差异。多数 Dandy-Walker 畸形患者合并有其他畸形，如胼胝体发育不全，枕骨部脑膜膨出，先天性心脏病，面部、胃肠道、泌尿生殖系统畸形。

二、病因及发病机制

Dandy-Walker 畸形的发病原因目前尚不明确，根据目前国内外研究，可能与以下因素有关。

（1）染色体异常：18-三体综合征、13-三体综合征或第 13 号染色体长臂的部分缺失、9 号和 3 号染色体异常等。

（2）基因病变：人染色体 6p25 上 FOXC1 及 3q24 上 ZIC1 和 ZIC4 异常。

（3）感染：巨细胞病毒、风疹病毒或弓形虫感染。

（4）妊娠期糖尿病，妊娠期不良生活习惯（如饮酒等）。

Dandy-Walker 畸形主要病理表现如下：①小脑蚓部部分或全部发育不良；②第四脑室背侧与颅后窝囊肿相通；③颅后窝扩张伴有小脑幕和窦汇抬高。

三、临床表现

Dandy-Walker 畸形的典型临床表现如下。

（1）外观特征：头部外形异常，枕骨区突出，全颅扩大；婴幼儿期出现落日征，前囟张力高等脑积水表现。

（2）小脑症状：儿童期出现共济失调、行走及站立不稳，水平眼球震动等。

（3）高颅压症状：头痛、恶心、呕吐。

（4）成人期起病的患者主要表现为慢性颅内压增高症状，也可出现慢性颅内压增高急性加重，甚至出现脑干呼吸中枢受压引起的呼吸衰竭。

（5）其他表现：如精神运动发育迟缓、智力低下、神经性耳聋、眩晕等。

四、辅助检查及诊断标准

Dandy-Walker 畸形主要依靠临床表现结合影像学特征来诊断，主要影像学检查方式为 MRI 及彩色多普勒超声，MRI 对于本病的诊断优于超声检查，尤其是矢状面 T2WI（图 33-2）。

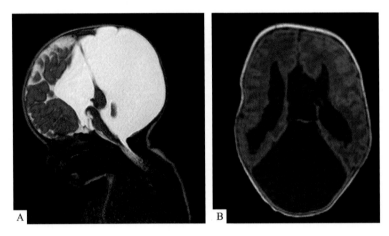

图 33-2　Dandy-Walker 畸形矢状位 T2WI（A）和水平位 T1WI（B）

基于颅脑 MRI T2 中线矢状面的诊断标准包括：①颅后窝中央存在巨大囊肿，并与第四脑室相通；②小脑下蚓部不同程度的缺失（下四分之三、下二分之一、下四分之一）；③残余小脑蚓部发育不全，并向前方旋转，向上方移位；④第四脑室顶角角度变平或消失；⑤颅后窝增大，小脑幕及窦汇抬高；⑥小脑半球发育正常或发育不良，向前侧移位。

产前检查对于早期诊断 Dandy-Walker 畸形起着至关重要的作用，典型的超声表现为颅后窝出现一个无回声区，同时第四脑室尾部的强回声中线结构（小脑蚓部）消失或缺陷。因该病在孕 4 周之后出现，妊娠期前 3 个月超声发现颅后窝囊肿较困难，且有研究认为孕 18 周前该病的假阳性率很高，因此最好不要在此之前做最后诊断。

五、鉴别诊断

Dandy-Walker 畸形主要与以下颅后窝囊性疾病鉴别。

1. Blake 囊肿　Blake 囊肿是一种颅后窝的蛛网膜囊肿畸形，被认为是继发于第四脑室正中孔形成障碍的 Blake 小袋退化失败所致髓帆向小脑延髓池的囊性扩张。该囊肿与小脑延髓池分离，且不伴有小脑蚓部发育异常。

2. Dandy-Walker 变异　比典型的 Dandy-Walker 畸形较轻的一种发育畸形，其小脑蚓部发育不全但存在，并不伴有颅后窝的扩大。

3. 巨枕大池　影像学上小脑皮质或者小脑蚓部距离枕骨内板距离大于 1 cm 则考虑巨枕大池，一般无任何临床症状，第四脑室、小脑半球及小脑蚓部均发育正常，无占位效应，不伴脑积水，不伴有颅后窝扩大。

4. 颅后窝蛛网膜囊肿　单纯颅后窝巨大蛛网膜囊肿与第四脑室不相通，边界清楚，小脑蚓部发育正常，且不伴有其他畸形，可无任何临床症状，但是当囊肿逐步扩大时，可出现占位效应，压迫邻近小脑组织,可以出现高颅压症状及小脑症状,甚至引起脑脊液循环障碍,导致梗阻性脑积水。

5.第四脑室囊虫病 患者有囊虫感染病史或进食"米猪肉"史,第四脑室球样扩张,常伴脑积水,部分患者颅脑磁共振检查可见囊肿内的囊虫头节显影。小脑蚓部发育正常。

六、治疗方式

Dandy-Walker 畸形目前无有效的药物治疗方法,以手术治疗为主,而手术治疗对与原发性中枢神经系统畸形相关的部分疾病的结果影响甚微,因此手术治疗主要是针对脑积水及颅后窝囊肿。具体手术方式的选择,与是否合并脑积水,颅后窝囊肿与脑室系统是否相通,以及第三脑室和桥前池的具体解剖情况有关。

1.不合并幕上脑积水的 Dandy-Walker 畸形 可行囊肿-腹腔分流术或单纯囊肿切除术,单纯囊肿切除术较易复发,手术效果差,因此对于此类情况,囊肿-腹腔分流术可能是较好的选择。

2.合并幕上脑积水的 Dandy-Walker 畸形 此类情况的治疗方案争议较大,总的治疗原则是追求患者脑室和颅后窝同时得到减压。通过神经内镜检查手段明确中脑导水管是否开放,即脑室系统与囊肿间是否存在交通,对于治疗的选择具有重大意义。

(1)中脑导水管开放,脑室系统与囊肿间存在交通:可行经内镜第三脑室底造瘘术(ETV)或脑室-腹腔分流术。在尽量减少植入性器材使用、规避分流术相关问题(分流管相关感染、分流管失效、随患者成长发育需更换分流管等)的前提下,ETV 可作为首选治疗方案。在术前评估 ETV 困难较大或可行性较低的情况下,可将脑室-腹腔分流术作为备选方案,但需定期复查,警惕颅后窝囊肿向上疝出的情况发生,必要时进一步行囊肿-腹腔分流术。

(2)中脑导水管闭合,脑室系统与囊肿间不存在交通:可行脑室-腹腔分流术+囊肿-腹腔分流术。单纯的脑室-腹腔分流术或囊肿-腹腔分流术均易导致幕上下压力失衡,脑疝形成,因此联合分流术是此种情况较好的手术方法。另外,针对此类情况,有相关研究采取 ETV 的同时,在脑室及囊肿间植入特殊支架的手术方式,并取得了较好疗效。

(3)不能明确中脑导水管是否闭合以及脑室系统与囊肿间是否存在交通:宜采取脑室-腹腔分流术+囊肿-腹腔分流术的联合分流手段,保证脑室及颅后窝均充分减压,规避单一分流术易形成脑疝的风险。

七、预后

Dandy-Walker 畸形的预后影响因素较复杂,如是否合并其他系统畸形情况、畸形程度及发病年龄等,目前尚无定论。Klein 等研究发现,若患儿仅部分小脑蚓部发育不良,小脑蚓部具有正常分叶,无幕上畸形,可能是 Dandy-Walker 畸形的一个良好预后因素,而小脑蚓部严重发育异常和合并其他神经系统畸形者预后差,常伴有严重精神运动发育迟缓。总体来说,Dandy-Walker 畸形的整体预后并不理想,手术治疗只能针对脑积水及颅后窝囊肿,关键在于规范进行产前检查、提高产前诊断准确率、决定是否终止妊娠,在出生后明确诊断的患者,尽量做到早治疗、早干预。

(马辉 刘海波)

参 考 文 献

[1] Aldinger K A, Lehmann O J, Hudgins L, et al. *FOXC1* is required for normal cerebellar development and is a major contributor to chromosome 6p25.3 Dandy-Walker malformation[J]. Nat Genet,2009,41(9):1037-1042.

[2] Barkovich A J. Developmental disorders of the midbrain and hindbrain[J]. Front Neuroanat,2012,6:7.

[3] Grinberg I,Northrup H,Ardinger H,et al. Heterozygous deletion of the linked genes *ZIC1* and

ZIC4 is involved in Dandy-Walker malformation[J]. Nat Genet,2004,36(10):1053-1055.

[4] Hirsch J F,Pierre-Kahn A,Renier D,et al. The Dandy-Walker malformation. A review of 40 cases [J]. J Neurosurg,1984,61(3):515-522.

[5] Klein O,Pierre-Kahn A,Boddaert N,et al. Dandy-Walker malformation:prenatal diagnosis and prognosis[J]. Childs Nerv Syst,2003,19(7-8):484-489.

[6] Kollias S S,Ball W S Jr,Prenger E C. Cystic malformations of the posterior fossa:differential diagnosis clarified through embryologic analysis[J]. Radiographics,1993,13(6):1211-1231.

[7] Muzumdar D P,Goel A. Giant occipital meningocele as a presenting feature of Dandy-Walker syndrome[J]. Indian Pediatr,2004,41(8):863-864.

[8] Osenbach R K,Menezes A H. Diagnosis and management of the Dandy-Walker malformation:30 years of experience[J]. Pediatr Neurosurg,1992,18(4):179-189.

[9] Stoodley P,Braxton E E Jr,Nistico L,et al. Direct demonstration of staphylococcus biofilm in an external ventricular drain in a patient with a history of recurrent ventriculoperitoneal shunt failure [J]. Pediatr Neurosurg,2010,46(2):127-132.

[10] Tobías-González P,Gil Mira M,Valero de Bernabé J,et al. Differential diagnosis of Dandy-Walker syndrome different presentations[J]. Ginecol Obstet Mex,2012,80(8):534-539.

[11] Warwick C T,Reyes B J,Ayoob M R,et al. Adult diagnosed Dandy Walker malformation presenting as an acute brainstem event—a case report and review of the literature[J]. W V Med J,2008,104(1):25-27.

[12] Cohen A R. Pediatric neurosurgery tricks of the trade[M]. New York:Thieme Medical Publishers,2016.

第三十四章　脊神经管闭合不全

第一节　概　述

一、定义

脊神经管闭合不全是一组由胚胎早期发育异常导致的先天性脊神经管结构畸形,它随着患者年龄增长而进展,造成神经功能逐步受损。其发病本质是神经结构异常的基础上形成的生物力学和脑脊液动力学紊乱,引发脊髓损伤并逐渐累积,从而使脊髓及相关联结构发育不良或过早出现退行性改变。简言之,脊神经管闭合不全是一组结构性、发育性、退行性病变。1976 年,Hoffman 等在一篇报道中首先使用了脊髓拴系综合征这一术语。当时脊髓拴系综合征这一概念主要是指终丝型脊髓拴系,此后,这一术语被部分国内学者引申用于其他类型的脊神经管闭合不全。

二、脊神经管闭合不全的常见致病因素

(1)孕期叶酸缺乏(孕前 2～3 个月和整个孕期孕妇每天需要一定量的叶酸。

(2)孕早期高热。

(3)孕期使用药物,如某些抗癫痫药。

(4)孕前和孕期肥胖、高血糖。

(5)吸烟/被动吸烟。

(6)环境污染物暴露。

总之,脊神经管闭合不全的致病因素是多方面的,包括基因、代谢、环境、营养等。需要特别关注的是,在孕前和孕期,母亲通过食物获得的叶酸有时并不足够,备孕期和孕期妇女服用叶酸片是必要的。脊神经管闭合不全至今还是不能完全预防的疾病。因此,脊神经管闭合不全的治疗仍然是目前研究的重点。

三、脊神经管闭合不全诊治的研究历史

脊神经管闭合不全是一种古老的疾病,但真正从现代医学角度较为正确地论述该病的时间比较晚。与此种疾病研究有密切关联的节点如下。

(1)1940 年,Lichtenstein 描述了一组 Chiari II 型畸形病例,即脊神经管闭合不全继发小脑扁桃体、脑干下疝的病例。

(2)1976 年,Hoffman 等在一篇报道中首先使用了脊髓拴系综合征这一术语。

(3)1981 年,Yamada 等报道了脊髓拴系综合征患者脊髓术前氧化代谢损伤和术后损伤的恢复情况。

(4)1985 年前后,David McLone 在一场神经外科学术会议上所作的"脊髓拴系综合征是真实存在的疾病还是虚构的(Is TCS fact or fiction)?"报告,阐明了此类疾病有着明确的解剖和病理生理学基础。差不多同一时期,Hoffman 撰文报道了一组病例,阐述了脂肪瘤型脊髓拴系综合征患者有可能从手术中受益。在此之前,大部分脂肪瘤型脊髓拴系综合征患者的手术效果被证明是让人绝望的。

(5)2003 年,香港的余仲平(神经外科)、范耀华(神经外科)、颜献基(泌尿外科)等医生带队在内地为脊神经管闭合不全孤儿做多学科综合治疗。他们系统引入了脊神经管闭合不全的多学科综合诊疗模式以及组织胚胎学分型、锐性分离、术中电生理监测、影像尿流动力学检查等相关技术,之后这些技术逐步

受到内地同行的关注。

(6)2009 年,Dachling Pang 发表了他在脂肪瘤型脊髓拴系治疗方面的体会。他论及的病例大致来源于他亲自手术的两个时间段:部分切除组(1979—1991 年),全切或次全切除组(1991—2009 年)。他的结论是脂肪瘤全切或次全切除组的远期预后显著优于部分切除组和保守治疗组(与法国学者的保守治疗随访资料比较)。全切或次全切除组并没有出现大量灾难性的神经损伤表现,总体术中损伤率约 4.1%。2013 年,Dachling Pang 等系统阐述了复杂脂肪瘤型脊髓拴系的外科治疗策略。这篇文章着重强调了脊髓和硬脊膜囊直径的比值(Cord/Sac)概念。2019 年,Dachling Pang 受 *JNS* 杂志邀请(JNSPG 75 周年综述约稿),写了一篇《复杂脊髓脂肪瘤型脊髓拴系的手术治疗:时机、方法和原因》(原文名为"Surgical management of complex spinal cord lipomas:how,why,and when to operate. A review")的综述。目前,Dachling Pang 的治疗方案已逐步为世界各地学者接受。

(7)本书对几个脊神经管闭合不全历史概念和问题阐述如下。

①脊髓栓系综合征还是脊髓拴系综合征?脊髓拴系综合征和脊髓栓系综合征是一个概念,都来自英文"tethered cord syndrome"。由于历史原因,两个名词在国内学术界都有使用。很多学术会议上有关于这两个名词的争论,成为会议的有趣插曲。《中华神经外科杂志》采用的是脊髓拴系综合征一词。

②脊柱裂和脊髓拴系综合征。脊柱裂是一个在 CT 和磁共振技术出现之前即已出现的概念。当时脊柱裂患者的诊断主要靠大体形态学、病理学和 X 线检查。绝大部分患者的 X 线片会提示椎板未闭合。在国内,广义的脊柱裂可以泛指各类脊神经管闭合不全。在国际上,脊柱裂仅指脊神经管闭合失败(包括隐裂、脊膜膨出、脊髓脊膜膨出、脊髓外翻等)。

脊髓拴系综合征的概念则出现较晚。1976 年,Hoffman 首先使用了这一术语。在初期,脊髓拴系综合征仅仅指终丝型脊髓拴系、尾部脂肪瘤型脊髓拴系或者某些在尾端有拴系的脊膜膨出。由于历史原因,在国内,脊柱裂和脊髓拴系综合征两个概念之间的区别非常模糊。

脊神经管闭合不全和脊神经管畸形是另外两个可以表示这一类疾病的医学术语。从学术上来讲,本书更倾向于用脊神经管闭合不全代表这一类疾病(虽然部分患者如终丝型脊髓拴系患者并非都存在真的骨性缺损)。

③磁共振技术和胚胎发育学是研究这一类疾病的基础。目前基于脊神经管闭合不全的前沿研究都是在磁共振技术出现以后才真正建立起来的。脊神经管闭合不全的组织胚胎学分型是评估这一类疾病发生和发展的基础。

第二节 脊神经管闭合不全的组织胚胎学分型和脑脊液动力学异常

一、概论

脊神经管闭合不全是一组疾病,其组成非常复杂。因此迫切需要一个能够不需要接触太多病例即可掌握的分类方法以利于教学和增进术者对畸形的理解。

中枢神经系统的组织胚胎学是由很多具有一定科学依据的猜想组成的。目前还没有一个猜想能被完全证实。即使谜底并未完全解开,但它仍然非常有助于神经外科医生增强对这些畸形的解剖学和组织胚胎学的理解和认知。这些对组织胚胎学的理解和认知能够更好地指导我们去帮助患者。同时,本书在脊神经管闭合不全的组织胚胎学分型中加入了力学和脑脊液动力学的认识,可以使检查和外科治疗手段更加精准。

二、组织胚胎学分型

(一)脊神经管闭合失败

在西方学术界,狭义的脊柱裂仅仅包括脊髓外翻、脊髓脊膜膨出(meningomyelocele,MMC)和脊膜膨出(meningocele)。国内习惯用脊膜膨出泛指这一类疾病。脊髓外翻(国内也有的文献把 myelocele 译为脊髓裂)是指皮肤部分软组织覆盖不全,伴有神经板外露的脊柱裂;脊髓脊膜膨出是指伴有脑脊液和脊髓神经根膨出到囊内的脊柱裂;脊膜膨出是指膨出囊内含脑脊液、无神经组织的脊柱裂,但囊壁上会有一个纤维索带进入椎管内与脊髓相连。部分索带内除了纤维、脂肪组织成分外,还可能会有皮肤组织,远期可能发展为皮样囊肿。David McLone 教授认为所有脊膜膨出都合并有脊髓拴系。从脑脊液动力学角度来说,患者存在囊性膨出表明其可能存在脑积水、脊髓空洞和获得性 Chiari 畸形。此类患者的术前检查应该包括头颅和脊柱磁共振。还需要说明的是膨出部位本身也是脑脊液吸收的重要组成部分,部分脊髓脊膜膨出的病例术后会出现脑积水加重的情况。脊髓外翻的患儿通常要求在出生后 1~2 天手术,所以术前的磁共振检查并非必要。因为术后发生脑积水的概率很高,术后几天通过观察头围、囟门、头皮静脉和磁共振情况,决定是否行分流术。

假性脊膜膨出型脊神经管闭合不全,又被称为闭锁型脊膜膨出或无积水型脊膜膨出。国内还有学者把它称为索带型脊髓拴系。它的特点是皮肤表面的“酒窝征”或“烟烫伤样”外观,显微索带自皮肤经骨性缺损进入椎管止于脊髓背侧。笔者认为这可能是脊膜膨出的一种特殊类型,且不合并脑积水,囊液在胚胎发育期间被吸收。这一类型可以不做头颅磁共振筛查,但推荐行邻近节段脊柱磁共振检查。

近年来,笔者又提出了隐匿型脊膜膨出的概念。这一类型脊膜膨出的共同特点是体表皮肤标志不明显。隐匿型脊膜膨出主要包括骶前脊膜膨出和骶管内脊膜膨出。

(二)分离不全畸形

皮肤窦道指存在一个连续的包含各种外胚层的窦道,其内可有表皮样或皮样成分、纤维组织和外周神经组织成分,从皮肤延续到圆锥背侧。可因感染或椎管内占位引发症状。这种类型通常不合并脑积水,可仅做相应节段的磁共振检查。

(三)分离不良畸形

外胚层和中胚层分离不良可形成脊髓脂肪瘤。脊髓脂肪瘤有多种分类方法。其中一种分类方法是按照硬脊膜囊是否完整来进行分类,可分为硬脊膜囊完整的椎管内脂肪瘤和硬脊膜囊不完整的椎管内脂肪瘤。前者包括单纯椎管内脂肪瘤(可伴或不伴有脊髓拴系综合征)及终丝型脂肪瘤。硬脊膜囊不完整的椎管内脂肪瘤根据 Dachling Pang 的分型分为四种亚型:背侧型、背尾型(过渡型)、尾侧型、紊乱型(混杂型)。不伴有脊膜膨出的脊髓脂肪瘤通常不合并脑积水,头颅磁共振并不是常规检查。

脂肪瘤型脊膜膨出既有囊性膨出又有脊髓脂肪瘤。脑脊液动力学上可能与病变区骨性缺损大和脑积水有关。头颅和颅颈交界区磁共振检查是必需的。膨出组织本身亦有脑脊液吸收功能。脂肪瘤型脊膜膨出术后即使是脑室增大不明显的病例,亦有可能在术后一段时间后出现皮下积液甚至脑脊液漏。其他的少见类型还有半脂肪瘤型脊膜膨出等。

(四)原肠胚形成障碍引起的畸形

原肠胚形成障碍引起的畸形包括脊髓纵裂畸形(split cord malformation,SCM)、神经管原肠性囊肿、气管源性囊肿等。SCM 包括两种类型:①Ⅰ型 SCM:两个分裂的半脊髓都有各自的硬脊膜囊,中间含有骨性或软骨性分隔。②Ⅱ型 SCM:两个分裂的半脊髓被同一个硬脊膜囊包绕,中间可以有纤维组织分隔。两型在病变脊髓背侧都有背侧神经根,还可合并 MMC 或 Wilms 瘤。笔者见到的所有 SCM 病例都合并终丝增粗。SCM 患者常合并脊柱畸形,但很少合并脑积水,可以不常规进行头颅磁共振检查,但推荐做全脊椎磁共振检查。

(五)尾细胞群或二次神经胚失调导致的畸形

尾细胞群或二次神经胚失调导致的畸形常见的有三种类型:终丝增粗、脊髓末端囊肿样膨出、Currarino 三联征。该类发育异常可合并其他畸形,需要做多系统畸形影像筛查。脊髓末端囊肿样膨出是一类严重的神经管闭合不全,解剖异常包括局部骨质软组织缺损,囊性膨出,膨出物包含脊髓神经板,常常伴有明显的脊髓中央管扩张。Currarino 三联征是指骶尾骨发育不全、肛门直肠畸形和骶前肿块。

（六）尾神经轴发育障碍引起的畸形

尾神经轴发育障碍引起的畸形的特点是数目不等的腰椎或骶尾椎部分或完全缺失。严重的腰椎缺损的病例常常有骨盆、髋关节及严重的泌尿生殖系统畸形，轻微的病例常常表现为 S2 以下骶尾骨发育不良。该种很少合并脑积水，但需要做多系统畸形影像学筛查。

第三节　脊髓脂肪瘤的手术时机和手术方法

脊髓脂肪瘤是脊神经管闭合不全中比较复杂的一种类型，其手术效果与其组织胚胎学、手术时机、手术方法以及患者的日常护理密切相关。脊髓脂肪瘤的病因是多因素的，部分原因还是未知的，所以此类疾病还是不能完全预防的疾病。提高脊髓脂肪瘤患者的诊治水平仍然具有非常大的现实意义。

一、辅助检查

（一）磁共振

磁共振是脊髓脂肪瘤型脊神经管闭合不全最有效和最主要的检查方法。它不仅能发现低位的脊髓圆锥，还可以用来判断脊髓脂肪瘤的类型、神经发育情况、神经受损情况以及预测发病时间。膨出型脊髓脂肪瘤患者还需要通过头部磁共振了解脑积水和小脑扁桃体下疝情况。对于做过脊髓脂肪瘤手术的患者，为了评估手术扩大的硬脊膜囊内重建神经基板的"宽松度"或"自由度"，本书引入 Dachling Pang 提出的脊髓和硬脊膜囊直径的比值（Cord/Sac）的概念。Cord/Sac 定义为术后轴向 MRI 上在脊髓重建节段最粗节段脊髓直径与硬脊膜囊直径的比值。这些比值中最紧凑的一组被归类为低比值组（低于 30%），中等紧凑的一组被归类为中比值组（介于 30% 和 50% 之间），最拥挤的一组被归类为高比值组（高于50%）。比值越低，脊髓、神经根术后再粘连的机会越小。

（二）CT

对于合并脊髓纵裂畸形或脊柱侧凸的脊髓脂肪瘤患者推荐做 CT 检查及三维 CT 脊柱重建。对于其他儿童脊髓脂肪瘤患者，CT 检查不是必需的。

（三）B 超

小于 1 岁的患儿椎管后部结构尚未完全成熟和骨化，B 超可显示脊髓圆锥，并且可根据脊髓搏动情况来判断术后有无再拴系。做过去椎板及硬脊膜囊扩大修补手术的患儿，即使年龄大于 1 岁，B 超仍然可以探及圆锥及其在椎管内的搏动情况。B 超还是评估泌尿系统的简单快捷的方法，可以检查残余尿，评估患者是否合并膀胱输尿管反流及程度。

（四）神经电生理检查

神经电生理检查可作为诊断脊髓拴系综合征和判断术后神经功能恢复情况的一种手段。

（五）X 线检查

由于 MRI 已成为本病的主要诊断方法，X 线检查和椎管造影已很少应用。X 线检查仅用于了解有无髋关节脱位、脊柱侧凸畸形和术前椎体定位。

（六）尿流动力学检查

1. 常规尿流动力学检查　包括膀胱内压测定和尿道括约肌肌电图检查。脊髓拴系综合征患者可出现括约肌-逼尿肌共济失调、膀胱内压升高（痉挛性）或降低（低张性）以及膀胱残余尿量改变等异常。术前、术后分别行膀胱功能检查有助于判定手术疗效。

2. 影像尿流动力学检查　可以在行尿流动力学检查的同时观察膀胱、尿道在储尿和排尿阶段的形态，判断有无膀胱输尿管反流，评估肾盂、输尿管积水的程度。影像尿流动力学检查对于评估神经源性膀胱的下尿路功能、制订干预措施和长期随访具有重要的作用。影像尿流动力学检查在国内并未普及。其主要原因是影像尿流动力学检查设备要求高,需要专门人才,开展单位少。

二、分型

组织胚胎学分型是目前国际上比较通行的脊髓脂肪瘤分型方法。1978 年,Chapman 在文献中首次把脊髓脂肪瘤主要分为背侧型、尾侧型和过渡型(图 34-1、图 34-2)三型。2009 年,Dachling Pang 在 Chapman 分型方法的基础上,加入紊乱型这一亚型。

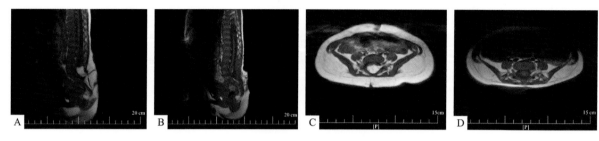

图 34-1　11 月龄男孩,过渡型脊髓脂肪瘤,初次手术

A、C. 术前 MRI;B、D. 术后 MRI

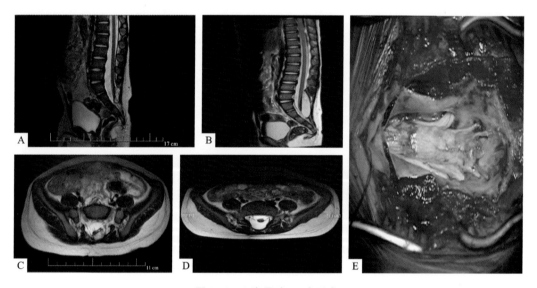

图 34-2　3 岁男孩,二次手术

A、C. 术前 MRI;B、D. 术后 MRI;E. 术中重建脊髓软膜

膨出型脊髓脂肪瘤(图 34-3)是指一部分远端的圆锥延伸至椎管外腔并附着在囊壁上,其基本结构为过渡型或背侧型脂肪瘤。膨出型脊髓脂肪瘤合并脑积水和小脑扁桃体下疝的概率较大。

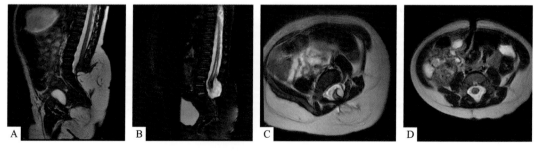

图 34-3　7 月龄女孩,膨出型脊髓脂肪瘤,初次手术

A、C. 术前 MRI;B、D. 术后 MRI

三、手术治疗

2004年,Kulkarni等在 *Necker-Enfants* 发表了一项关于大量未经治疗的脊髓脂肪瘤患儿的前瞻性研究,其结果显示无症状脊髓脂肪瘤有43%的10年恶化率。2012年,一项类似研究发表在伦敦的期刊上,显示未经治疗的无症状脊髓脂肪瘤10年恶化率为40%。以上数据表明脊髓脂肪瘤保守治疗有很高的远期恶化率。如果不手术,患者逐步加重的风险很高。

与此同时,笔者在既往的病例中观察到很多术前无症状的脊髓脂肪瘤患者术后即刻或短时间内出现症状。因此脊髓脂肪瘤的争论不应该囿于是否手术,而是什么时机手术以及如何手术。

(一)手术时机

手术时机应根据患者的年龄、脊髓脂肪瘤的分型和症状综合评估。磁共振是脊髓脂肪瘤患者组织胚胎学分型和手术时机评估的基石。磁共振显示2岁以下患者病变部位脊髓前方和椎体后方存在脑脊液信号是患者短期内不出现症状的有力保障。

(1)未手术、未出现症状的患者推荐行预防性手术。终丝脂肪瘤型拴系患者很少在2岁之前发病,且具有天然低的Cord/Sac。结合患者对麻醉的耐受程度,笔者推荐6月龄到2岁之间手术。无症状的尾侧型、背侧型、过渡型脊髓脂肪瘤可以考虑6月龄到2岁之间手术。当患者会坐立以后,腰椎曲度会增加,有利于在硬脊膜扩大成形后获得更大的硬脊膜囊。随着患者活动量的增加,脊髓脂肪瘤的快速生长在6~12月龄期间逐步稳定。此时手术,脊髓脂肪瘤再生长的程度低。超过2岁的无症状患者尽早手术。

(2)对于未手术、已经出现症状的脊髓脂肪瘤患者,推荐尽早手术治疗。

(3)紊乱型脊髓脂肪瘤患者是否能通过预防性手术获益目前还未形成统一意见。不同学者根据个人理解,和患者商量是否实行预防性手术。

(4)膨出型脊髓脂肪瘤由于脊髓受到脑脊液搏动导致囊壁牵拉,手术时机应适当提前,推荐患者于6月龄前后手术。如果患者合并严重的脑积水,应在脊柱手术之前行脑室-腹腔分流术。

(5)再次手术时情况复杂,手术效果不确切,应慎重。如下两种情况可以考虑再手术。

①如果现有的Cord/Sac不满意,但很有机会在术中降低这个比值,可以考虑手术。

②患者因拴系引起的腰腿痛严重影响生存质量,可以尝试手术松解。

如果患者有再次手术机会,推荐尽早手术。

原则上不应该给患者做第三次脊髓拴系手术,除非病史和磁共振均证实前两次手术时在椎管内并未过多剥离。

(6)对于双下肢已丧失行走能力的患者和(或)严重的神经源性膀胱患者,因手术效果差,再手术应慎重。笔者更推荐康复训练、泌尿系统管控和对症治疗。

(7)术后磁共振显示椎管内广泛粘连或者神经根表面形成瘢痕性包裹为手术禁忌证,患者再次手术后症状往往加重。

(二)手术方法

1.终丝型脊髓脂肪瘤 可以行单侧椎间隙微创手术。圆锥脂肪瘤拴系患者如果远端的终丝脂肪瘤具有天然低的Cord/Sac,可以从远端离断脂肪瘤。此类手术的要点是脊髓神经根的鉴别和保护,并确保脊髓脂肪瘤离断的头侧断端弹回到硬脊膜未被打开的节段的近端。

2.复杂脊髓脂肪瘤 应该通过降低Cord/Sac和增大硬脊膜囊内脊髓的自由度这两个举措减少脊髓和硬脊膜之间的再粘连。为达到以上目的,脊髓的体积必须显著地缩减。对于大的远离神经基板的脂肪瘤,可以用组织剪刀,对于靠近神经基板的脂肪瘤,推荐使用显微剪刀切除,直至脂肪瘤全切除或次全切除。Dachling Pang把次全切除定义为切除95%以上的脂肪瘤。对于大而杂乱的原发性脂肪瘤,次全切除意味着要将所有或大部分脂肪切除干净,从而得到薄而柔软的神经基板并重建成细长、圆柱状的脊髓(推荐使用8-0 prolene线,线结包埋在软膜下)。这样,通过软膜和软膜之间的缝合,粗糙、黏性的脂肪瘤创面被包埋在神经管内。然后,通过人工硬脊膜来扩大修补硬脊膜囊。硬脊膜缝合应保证水密性,以免影响硬脊膜成形效果。

笔者建议所有类型的脊髓脂肪瘤手术中均使用神经电生理监测设备。术后卧床 2～3 天,如果没有脑脊液漏,患者可以下床活动。

(三)手术结果和术后并发症

手术时机和手术方法是决定脊髓脂肪瘤预后的重要因素。从长期疗效来看,不彻底手术后果可能比不做手术更为惨重。简单脊髓脂肪瘤手术效果较好。复杂脊髓脂肪瘤的全切除/次全切除和神经板的完全重建比脂肪瘤部分切除拥有更高的长期无进展生存率。部分学者担心次全切除或全切除脂肪瘤会显著增加神经损伤率而有所顾忌。但已经有学者证实,激进的脂肪瘤切除(次全切除或全切除)术后即刻损伤率在 4.1% 左右,与其他文献报道的脂肪瘤部分切除术后即刻损伤率相仿。因此,掌握术中电生理监测技术和提高显微操作水平非常重要。

第四节　低能量无骨折脱位型脊髓损伤

一、定义

无骨折脱位型脊髓损伤是一种特殊类型的脊髓损伤,是指脊髓受到外力损伤后,放射学检查显示没有脊柱骨折、脱位等异常表现,所以又被称为无放射影像异常脊髓损伤(spinal cord injury without radiographic abnormality,SCIWORA)。该概念于 1982 年由 Pang 和 Wilberger Jr 提出。SCIWORA 在儿童中较常见,8 岁及以下儿童发病率高于其他年龄段。

二、研究现状

国外报道的儿童 SCIWORA 以高能量损伤为主。Pang 和 Pollack 将其定义为一种综合征,其表现为外伤性脊髓损伤的临床特点(截瘫和(或)大小便功能障碍)。近年来,国内学者开始逐渐关注此病,相关报道显示,国内患儿以舞蹈等运动时损伤造成的低能量损伤为主。舞蹈下腰动作后患儿出现截瘫和大小便功能障碍,给患儿家庭带来巨大伤痛,也一定程度上影响了我国儿童舞蹈培训的推广。

上海交通大学医学院附属上海儿童医学中心的鲍南主任较早在国内学术会议上对该病进行了病例报道,其认为此病的发病机制可能与终丝有一定的相关性。受此启发,苏州大学附属儿童医院神经外科陈民主任团队连同山东大学附属儿童医院神经外科及徐州市儿童医院神经外科对合并终丝型脊髓拴系的 8 例患儿资料进行了较为系统的研究。部分研究成果发表在 2021 年第 10 期《中华神经外科杂志》上。8 例患儿中,女 7 例,男 1 例;年龄为 5 岁至 8 岁 9 个月。7 例为舞蹈训练下腰导致,1 例为摔伤所致;受伤前均无神经系统功能损伤表现。6 例患儿伤后数分钟内出现症状,2 例为伤后数小时后出现症状。

影像学检查结果:CT 显示,8 例患儿中,3 例无异常,1 例合并脊柱侧凸,4 例合并腰骶椎隐裂。MRI 显示,3 例脊髓有少量出血,病损位置均以胸段脊髓损伤为主。

伤后随访 8～33 个月,5 例患儿肌力和(或)感觉功能、大小便功能一定程度恢复,3 例无改善。

在国外报道中,舞蹈下腰训练造成的儿童 SCIWORA 比例非常低。而在国内确有大量的关于儿童舞蹈等运动造成低能量损伤的报道。国内最大的一组数据来自中国康复研究中心(北京博爱医院)脊髓损伤康复科研究(2005 年 1 月至 2014 年 12 月之间接受治疗的 120 例患儿),一半的患儿发病与舞蹈下腰训练有关。

既往的文献分析中,儿童低能量 SCIWORA 的损伤机制可能与儿童脊柱的解剖结构特点相关。儿童的椎体和椎间盘含水量较高,韧带松弛及关节囊弹性较大,可以承受过度的拉伸而不发生断裂或者撕裂;但年幼儿童椎体未完全骨化,呈前部较薄的楔形,10 岁及以下的儿童尚未形成可限制椎体向侧方运动和旋转运动的钩突,关节活动度大,关节突的关节面浅,即使轻微外力作用也可使其发生滑脱,故椎体一过性滑脱是导致脊髓损伤的可能原因。早期有关儿童低能量 SCIWORA 的文献多为骨科医生报道,所以这种机制最早被阐述。

三、SCIWORA 研究新进展及现实意义

(一)SCIWORA 研究新进展

2017 年首都医科大学宣武医院神经外科张鸿祺主任团队在世界小儿神经外科权威杂志 *Child's Nervous System* 上分析了一组 12 个儿童病例的舞蹈下腰动作后出现的胸段脊髓损伤的磁共振影像资料。他们猜测患儿下腰动作引起的脊髓纵向轴性牵拉(图 34-4)是造成患儿脊髓损伤的原因。在这组病例中,研究者没有分析患儿合并终丝型脊髓拴系的情况。

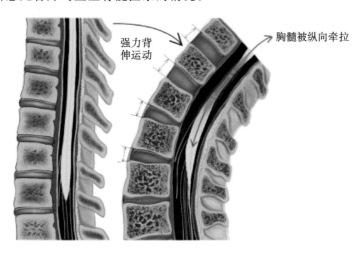

图 34-4 舞蹈下腰动作后,脊髓受到纵向轴性牵拉示意图

国内脊柱外科学者史建刚团队提出"腰骶神经弓弦病"的定义,其认为脊柱腰骶部形态似一张弓,神经根如同弓弦,某些先天发育性因素、脊柱脊髓退变因素、医源性损伤、终丝型脊髓拴系等致腰骶神经牵拉,出现轴向高张力。这个概念提示患儿合并了脊髓拴系综合征,可能是儿童舞蹈下腰后出现脊髓损伤的高危因素。

根据笔者这组病例分析,笔者认为当患儿有腰部过度背伸动作时腰段椎管的后壁会向前顶向终丝,增加脊髓的轴向张力。合并终丝型脊髓拴系患儿的终丝弹性差,是导致低能量 SCIWORA 的高危因素。低能量 SCIWORA 患儿脊髓容易受损的节段也提示脊髓受牵拉是该类型损伤的解剖因素。相对于脊髓的颈膨大和腰膨大,较细的胸段脊髓和圆锥为容易受牵拉损伤的节段。胸段脊髓血管缺乏吻合支也可能是该节段容易受牵拉损伤的另一个因素(再灌注损伤)。笔者这组病例的脊髓受损节段以胸髓和圆锥为主,和张鸿祺教授报道的常见损伤部位类似。低能量 SCIWORA 不一定合并脊髓拴系综合征,笔者的数据中还有一组正常终丝儿童在下腰部极度背伸时引发此病的病例。

通过调阅受伤时的视频分析,笔者发现本组病例中的大部分患儿是在做下腰动作时,因疲劳等因素失去平衡造成损伤。笔者认为下腰动作是基础,失去平衡的追加损伤才是患儿发生低能量 SCIWORA 的关键节点。

SCIWORA 合并脊髓拴系综合征患儿磁共振检查结果见图 34-5。

(二)SCIWORA 研究的现实意义

儿童做下腰动作后低能量 SCIWORA 病例的大量出现是在我们国家的经济社会大发展的背景下出现的。发展中出现的问题需要进一步的发展来解决。笔者相信通过医务工作者对此病机制的深入研究,更多的孩子可以更安全地进行舞蹈训练,塑造形体,陶冶情操。舞蹈培训机构从业者也将更为安心地工作,迎来行业发展的更大契机。

脊髓完全损伤的 SCIWORA 患儿很少有好转;部分损伤严重但不完全损伤者可有所改善,但很少会恢复正常;轻到中度损伤者可能完全恢复。

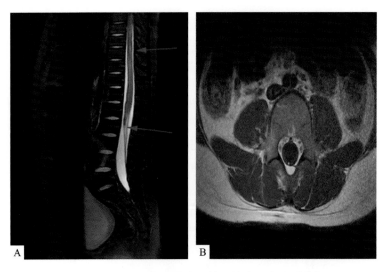

图 34-5　SCIWORA 合并脊髓拴系综合征患儿磁共振

A. MRI 矢状位可见终丝和胸段脊髓水肿，圆锥部位亦有信号异常；B. MRI T1 横断面上可见高信号的终丝

笔者有限的研究表明终丝型脊髓拴系是儿童做下腰运动后出现截瘫和大小便功能障碍的高危因素。正常终丝儿童做下腰动作后亦可能出现低能量 SCIWORA。

从理论上讲，对合并有终丝型脊髓拴系的 SCIWORA 患者，尽早行终丝切断术对脊髓损伤恢复并无直接帮助，但可能有助于明确病因，并避免脊髓的再次损伤。

笔者通过录像发现儿童做下腰动作后 SCIWORA 的关键节点并不在于下腰动作本身，而是在于下腰动作中失去平衡的一刹那。所以笔者并不反对儿童舞蹈培训，也不反对下腰训练。笔者强调的是在儿童做每一次下腰动作时都要有专业人员用手在患儿腰下进行保护。

第五节　脊神经管闭合不全的术中神经电生理监测技术

一、定义

术中神经电生理监测（intraoperative neurophysiological monitoring，IONM）是应用各种神经电生理技术，监测手术中处于危险状态的神经系统功能的完整性的一门技术。具体到脊神经管畸形手术，可以根据各种监测模式来决定分离、切除及保留的范围，以达到保护脊髓感觉、运动及低位神经中枢功能，同时鉴别、分离有功能与无功能的神经束和终丝的目的。

二、常规脊神经管畸形手术中监测的内容

（一）自发肌电图

实时监测神经根，防止神经根机械损伤，及时报警。常规监测下肢各肌群，包括股四头肌、腓肠肌、胫前肌、踇短展肌、肛门外括约肌。

当遇到各类牵拉、压迫、剥离等手术操作时，会出现不同时相的肌电反应。长时间连续高波幅的自由肌电反应需引起警惕，可采取减轻牵拉、解除压迫、温生理盐水冲洗等措施避免长时间肌电暴发。

（二）电刺激触发肌电图

电刺激触发肌电图用于识别手术部位与脊髓神经通路的关系。当术中显微镜下辨别显微组织与神经组织困难时，可以通过使用触发探头刺激来鉴别。

（三）经颅运动诱发电位

经颅运动诱发电位用于监测脊髓运动传导通路完整性。此波形的变化提示术后可能会出现运动

障碍。

(四)体感诱发电位(SEP)

SEP用于监测脊髓感觉传导通路。脊髓感觉传导通路对牵拉及缺血敏感,往往在运动改变出现前即可出现变化,可以早期提示脊髓受损。在脊髓软膜重建时,如软膜张力较高,此波波幅会出现下降甚至消失,提示脊髓血运受到影响。但脊神经管畸形患者术前即出现SEP减退,因而需使用多模式检测。

(五)球海绵体肌反射(BCR)

BCR用于监测脊髓S2～S4节段的感觉、运动功能。脊神经管畸形常常表现为脊髓低位功能受限,因而检测S2～S4脊髓功能极其关键,而此区为控制大小便功能的低位中枢,对患者的生存质量影响巨大,所以有重要的监测意义。

在这常规的几种监测模式中,前两种可以实时监测手术操作,而后三种可以用来评估脊髓功能的完整性。在临床实践中,患儿年龄、疾病本身以及手术室环境(比如体温、血压、电刀、导航、恒温毯)的影响常常会引起假阳性或假阴性波形。这需要手术团队在临床工作中不断积累经验。

第六节　脊神经管闭合不全患者的多学科诊疗模式

一、多学科诊疗模式的定义

目前,部分发达国家的小儿神经外科中心已经具备了比较完善的多学科团队合作体系。我们也在既往国内经验的基础上,吸收先进国家和地区的脊神经管闭合不全多学科合作理念,建立了自己的多学科诊疗团队。脊神经管闭合不全多学科诊疗团队建设要求如下。

(1)脊神经管闭合不全多学科诊疗团队应具备有声望、意志坚定的召集人。多学科诊疗团队召集人一般为1～2位主任医师,每次团队讨论至少有1人参与。召集人的意志和决心是团队能否长期运转的最关键因素。

(2)充满活力的专科骨干。专科骨干是多学科诊疗活动的主力军,由高级职称或高年资主治医生组成,他们应至少在某一方面有专长。

(3)相应的硬件措施和组织架构。多学科诊疗团队需要有固定的活动时间和固定的活动场所。在各自领域举办的学术活动中应尽量为多学科诊疗团队保留一定的学术活动平台。

(4)奉献、平等与互利原则。以患者为中心,团队成员之间平等讨论,相互促进,实现患者利益的最大化。

(5)合理的价值体现。通过多学科协助,促进学术发展,实现医生个人价值。

(6)良好的教学平台。脊神经管闭合不全多学科诊疗活动是一种非常好的培养青年医生的方式,也是对患者进行健康宣教的最佳时机。

本书推荐脊神经管闭合不全多学科诊疗模式,注重患者泌尿系统和神经源性马蹄内翻足方面的评估和治疗,以降低致残率和死亡率。对泌尿系统的评估应引起足够的重视,因为神经源性膀胱是导致脊神经管闭合不全患者肾衰竭和死亡的主要原因之一。术前即应进行完整的泌尿系统评估,包括泌尿系统超声、肾功能、尿流动力学检查等,以期在临床症状出现前尽早发现可能存在的导致上尿路损伤的高危因素,进行适当的泌尿系统管控,最大限度地保护肾功能。这些检查既可以提示早于泌尿系统临床症状的异常,也可以与术后评估进行对比。术后泌尿系统的评估是长期甚至终生的,神经源性膀胱的处理基于泌尿系统的完整性评估,通过药物或手术干预来纠正或改善膀胱功能,避免肾功能的恶化,提高神经源性膀胱患者的生存质量和满意度。青春期之前的马蹄内翻足的手术矫治应该极为慎重。不推荐手术以牺牲肌力来改善神经源性马蹄内翻足的外观。我们更强调利用物理治疗帮助儿童的足踝在整个生长发育期维持正常或接近正常的位置。

二、多学科评估的内容

(一)初诊患者评估

患者第一次发现脊神经管闭合不全,做相应检查后来多学科综合门诊评估。常见的评估内容如下。

(1)背部和骶尾部皮肤检查,双下肢外观、长短、粗细、皮肤感觉,运动功能。

(2)泌尿系统超声,残余尿测定。

(3)尿常规,肾功能(神经源性膀胱患儿可选)。

(4)髋关节超声或平片,肌电图(可选)等。

(5)磁共振检查(高质量的磁共振资料是脊柱裂评估的基石)。

(6)如果临近手术,预约影像尿流动力学检查。

(7)超声脊髓摆动检测(1岁以下可选)。

(8)肛门括约肌检查(可选),直肠肛门功能测压(大小便异常者可选)。

检查结果汇总后会根据患者的发病危险度告诉患者诊疗计划及下一次复查的时间。对于脂肪瘤型患者,如果检查结果显示已发病,直接预约床位;如果检查结果显示短期内有可能发病,但是不足6个月,通常要求患儿每个月都来评估;如果短期内不会发病,通常会要求间隔更长时间复查,直至6~24月龄时进行手术。脊髓皮样囊肿、脊髓外翻、脊髓末端囊肿样膨出等确诊后尽早手术。脊膜膨出、脊髓脊膜膨出、脂肪瘤型脊髓脊膜膨出一般可以等到3~6月龄时进行手术。当然还要结合脑积水的情况以及脊髓中央管扩张的情况进行综合考虑。

(二)再次手术患者评估

对于希望再次手术的患者,需要经过团队综合讨论,只有患者有较大机会从手术中获益方才决定手术。

应特别强调,对脊神经管闭合不全患者来说,日常护理也是治疗的一部分。患者往往需要终生注意的问题是如何减慢神经储备的损耗速度。无论手术与否,坚持下肢按摩对缓解病情是有帮助的。

(王杭州　苑斌　陈民)

参 考 文 献

[1] 段波,秦军,罗杰,等.脊髓纵裂合并脊髓拴系综合征的显微手术治疗[J].中国临床神经外科杂志,2012,17(7):388-389,411.

[2] 尚爱加,张远征,程东源,等.儿童脊髓拴系综合征的临床分型、手术治疗及疗效分析[J].中华神经外科杂志,2012,28(6):606-610.

[3] 谢京城,王振宇,陈晓东.骶管终丝脊膜囊肿合并脊髓拴系综合征的诊断和治疗[J].中国临床神经外科杂志,2015,20(11):651-653,657.

[4] 林国中,王振宇,谢京城,等.内含终丝的骶管囊肿21例临床研究[J].北京大学学报(医学版),2020,52(3):582-585.

[5] 中华医学神经外科学分会.骶管囊肿诊治专家共识[J].中华神经外科杂志,2019,35(4):325-329.

[6] 王勇强,陈民,王杭州.肌电图监测在儿童脊髓拴系松解术中的应用[J].临床小儿外科杂志,2018,17(12):922-926.

[7] 荆俊杰,赵清爽,王守森,等.术中神经电生理监测下显微手术治疗儿童脊髓拴系综合征27例[J].中华临床医师杂志(电子版),2013,7(21):9553-9556.

[8] 王贤书,张晓茹,曹红宾,等.婴儿脊神经管畸形并脊髓拴系手术方案及预后关系的探讨[J].临床小儿外科杂志,2015,14(3):173-177.

[9] 杨立民,任维祺.113例脊髓圆锥水平的解剖观察[J].中华外科杂志,1982,20(10):607-609.

［10］　孙克明.脊髓圆锥和终丝结构与 TCS 相关研究［J］.临床小儿外科杂志,2010,9(5):376-378.

［11］　王乐凯,陶本章,杨昌浩,等.小切口微创在儿童脊髓拴系综合征栓系松解中的应用［J］.局解手术学杂志,2018,27(1):56-60.

［12］　高傅娉,鲍南,杨波,等.儿童无骨折脱位型脊髓损伤致截瘫三例并文献复习［J］.中华神经外科杂志,2020,36(6):584-586.

［13］　张培元,张玉琴.轻微外伤致儿童无骨折脱位脊髓损伤 11 例［J］.实用儿科临床杂志,2010,25(15):1177-1178.

［14］　王一吉,周红俊,卫波,等.儿童无骨折脱位型脊髓损伤 120 例临床特征分析［J］.中华医学杂志,2016,96(2):122-125.

［15］　苑斌,陈民,王杭州.经单侧椎间隙入路手术治疗儿童终丝型脊髓拴系的疗效分析［J］.临床小儿外科杂志,2019,18(2):95-98.

［16］　张丽,翟瑄,李禄生,等.儿童无骨折无脱位型脊髓损伤的临床特征及其诊疗策略［J］.中华神经外科杂志,2020,36(9):908-912.

［17］　史建刚,徐锡明,孙璟川,等.腰骶神经弓弦病 30 例诊治分析［J］.中华医学杂志,2017,97(11):852-856.

［18］　Romagna A,Suchorska B,Schwartz C,et al. Detethering of a congenital tethered cord in adult patients:an outcome analysis［J］. Acta Neurochir (Wien),2013,155(5):793-800.

［19］　Garceau G J. The filum terminale syndrome (the cord-traction syndrome)［J］. J Bone Joint Surg Am,1953,35-A(3):711-716.

［20］　Yamada S,Zinke D E,Sanders D. Pathophysiology of "tethered cord syndrome"［J］. J Neurosurg,1981,54(4):494-503.

［21］　Geyik M,Alptekin M,Erkutlu I,et al. Tethered cord syndrome in children:a single-center experience with 162 patients［J］. Childs Nerv Syst,2015,31(9):1559-1563.

［22］　Joseph D B. Untethering of the spinal cord in children with myelomeningocele:effect on bladder function［J］. Nat Clin Pract Urol,2007,4(9):472-473.

［23］　Chaturvedi A,Franco A,Chaturvedi A,et al. Caudal cell mass developmental aberrations:an imaging approach［J］. Clin Imaging,2018,52:216-225.

［24］　Feigenbaum F,Henderson F C. Giant sacral meningeal diverticula:surgical implications of the "thecal tip" sign. Report of two cases［J］. J Neurosurg Spine,2006,5(5):443-446.

［25］　Yamada S,Knerium D S,Mandybur G M,et al. Pathophysiology of tethered cord syndrome and other complex factors［J］. Neurol Res,2004,26(7):722-726.

［26］　Fogel G R,Cunningham P Y 3rd,Esses S I. Surgical evaluation and management of symptomatic lumbosacral meningeal cysts［J］. Am J Orthop (Belle Mead NJ),2004,33(6):278-282.

［27］　Landers J,Seex K. Sacral perineural cysts:imaging and treatment options［J］. Br J Neurosurg,2002,16(2):182-185.

［28］　Patel M R,Louie W,Rachlin J. Percutaneous fibrin glue therapy of meningeal cysts of the sacral spine［J］. Am J Roentgenol,1997,168(2):367-370.

［29］　Van de Kelft E,Van Vyve M. Chronic perineal pain related to sacral meningeal cysts［J］. Neurosurgery,1991,29(2):223-226.

［30］　Van de Kelft E,Van Vyve M. Sacral meningeal cysts and perineal pain［J］. Lancet,1993,341(8843):500-501.

［31］　Kesler H,Dias M S,Kalapos P. Termination of the normal conus medullaris in children:a whole-spine magnetic resonance imaging study［J］. Neurosurg Focus,2007,23(2):E7.

［32］ Filippidis A S, Kalani M Y, Theodore N, et al. Spinal cord traction, vascular compromise, hypoxia, and metabolic derangements in the pathophysiology of tethered cord syndrome［J］. Neurosurg Focus,2010,29(1):E9.

［33］ Lew S M, Kothbauer K F. Tethered cord syndrome: anupdated review ［J］. Pediatric Neurosurgery,2007,43(3):236-248.

［34］ Yamada S, Colohan A R, Won D J. Tethered cord syndrome［J］. Neurosurgery Spine,2009,10 (1):79-80.

［35］ Husain A M, Shah D. Prognostic value of neurophysiologic intraoperative monitoring in tethered cord syndrome surgery［J］. J Clin Neurophysiol,2009,26(2):244-247.

［36］ Khealani B, Husain A M. Neurophysiologic intraoperative monitoring during surgery for tethered cord syndrome［J］. J Clin Neurophysiol,2009,26(1):76-81.

［37］ Jabri H. Tethered cord syndrome［J］. Neurosciences,2016,21(2):177-178.

［38］ Adzick N S, Thom E A, Spong C Y, et al. A randomized trial of prenatal versus postnatal repair of myelomeningocele［J］. N Engl J Med,2001,364(11):993-1004.

［39］ Pang D, Zovickian J, Wong S T, et al. Surgical treatment of complex spinal cord lipomas［J］. Children Nerv Syst,2013,29(9):1485-1513.

［40］ Solmaz I, Izci Y, Albayrak B, et al. Tethered cord syndrome in childhood: special emphasis on the surgical technique and review of the literature with our experience［J］. Turk Neurosurg,2011,21 (4):516-521.

［41］ Prass P L, Luder H. Acoustic facial electromyographic monitoring: part 1. Evoked electromyographic activity during acoustic neuroma resection［J］. Neurosurgery,1986,19(3):392.

［42］ Yamada S, Iaeono R P, Andrade T. et al. Pathophysiology of tcthcred cord syndrome ［J］. Neurosurg Clin N Am,1995,6(2):311-323.

［43］ Sharif S, Allcutt D, Marks C, et al. Tethered cord syndrome recent clinical experience［J］. Br J Neurosurg,1997,11(1):49-51.

［44］ Sun J, Zhang Y, Wang H, et al. Clinical outcomes of primary and revision untethering surgery in patients with tethered cord syndrome and spinal bifida［J］. World Neurosurgery, 2018, 116: e66-e70.

［45］ Pang D. Spilt cord malfomation clinical syndrome［J］. Neurosurgery,1992,31(3):481-500.

［46］ Hüttmann S, Krauss J, Collmann H, et al. Surgical management of tethered spinal cord in adults: report of 54 cases［J］. J Neurosurg,2001,95(2 Suppl):173-178.

［47］ Phuong L K, Schoeberl K A, Raffel C. Natural history of tethered cord in patients with meningomyelocele［J］. Neurosurgery,2002,50(5):989-995.

［48］ Satar N, Bauer S B, Scott R M, et al. Late effects of early surgery on lipoma and lipomeningocele in children less than 1 year old［J］. J Urol,1997,157(4):1434-1437.

［49］ Yamada S, Kberium D, Mandyomr G M, et al. Pathophysiology of tethered cord syndrome and other complex factors［J］. Neurological Research,2004,26(7):722-726.

［50］ Barson A J. The vertebral level of termination of the spinal cord during normal and abnormal development［J］. J Anat,1970,106(Pt 3):489-497.

［51］ 杨立民,任维祺,杨文卿. 113 例脊髓圆锥水平的解剖观察［J］. 中华外科杂志,1982,20(10): 607-609.

［52］ Agarwalla P K, Dunn I F, Scott R M, et al. Tethered cord syndrome［J］. Neurosurg Clin N Am, 2007,18(3):531-547.

［53］ Yamada S, Won D J, Pezeshkpour G, et al. Pathophysiology of tethered cord syndrome and similar complex disorders［J］. Neurosurgical Focus,2007,23(2):E6.

［54］ Nakanishi K, Tanaka N, Kamei N, et al. Use of prone magnetic resonance imagining for detecting the terminal filum in patiants with occult tethered cord syndrome［J］. J Neurosurg Spine,2013,18(1):76-84.

［55］ Mahajan P, Jaffe D M, Olsen C S, et al. Spinal cord injury without radiologic abnormality in children imaged with magnetic resonance imaging［J］. J Trauma Acute Care Surg,2013,75(5):843-847.

［56］ Pang D, Wilberger J E Jr. Spinal cord injury without radiographic abnormalities in children［J］. J Neurosurg,1982,57(1):114-129.

［57］ Koestner A J, Hoak S J. Spinal cord injury without radiographic abnormality (SCIWORA) in children［J］. J Trauma Nurs,2001,8(4):101-108.

［58］ Pang D, Pollack I F. Spinal cord injury without radiographic abnormality in children—the SCIWORA syndrome［J］. J Trauma,1989,29(5):654-664.

［59］ Pang D. Spinal cord injury without radiographic abnormality in children, 2 decades later［J］. Neurosurgery,2004,55(6):1325-1342;discussion 1342-1343.

［60］ Liang Q C, Yang B, Song Y H, et al. Real spinal cord injury without radiologic abnormality in pediatric patient with tight filum terminale following minor trauma: a case report［J］. BMC Pediatr,2019,19(1):513.

［61］ Ren J, Zeng G, Ma Y J, et al. Pediatric thoracic SCIWORA after back bend during dance practice: a retrospective case series and analysis of trauma mechanisms［J］. Childs Nerv Syst,2017,33(7):1191-1198.

［62］ Brauge D, Plas B, Vinchon M, et al. Multicenter study of 37 pediatric patients with SCIWORA or other spinal cord injury without associated bone lesion［J］. Orthop Traumatol Surg Res,2020,106(1):167-171.

［63］ Hadley M N, Zabramski J M, Browner C M, et al. Pediatric spinal trauma. Review of 122 cases of spinal cord and vertebral column injuries［J］. J Neurosurg,1988,68(1):18-24.

［64］ Osenbach R K, Menezes A H. Spinal cord injury without radiographic abnormality in children［J］. Pediatr Neurosci,1989,15(4):168-174;discussion 175.

［65］ Pang D, Zovickian J, Wong S T, et al. Surgical treatment of complex spinal cord lipomas［J］. Childs Nerv Syst,2013,29(9):1485-1513.

［66］ Ren J, Zeng G, Ma Y J, et al. Pediatric thoracic SCIWORA after back bend during dance practice: a retrospective case series and analysis of trauma mechanisms［J］. Childs Nerv Syst,2017,33(7):1191-1198.

第三十五章　骶管囊肿

骶管囊肿是骶管内囊性病变的总称,包括骶管神经束膜囊肿、脊膜囊肿、脊膜憩室、蛛网膜囊肿等多种类型。骶管囊肿发病率较高,是临床的常见疾病。尽管大部分骶管囊肿没有明显的临床症状,但部分患者存在足以影响其生活、工作的不适表现,称为症状性骶管囊肿。

第一节　骶管神经束膜囊肿

在各种类型的骶管囊肿中,以骶管神经束膜囊肿最为常见。Isadore M. Tarlov 于 1938 年尸检后首次描述了骶管神经束膜囊肿,并对其进行了深入系统的研究,故又称 Tarlov 囊肿。骶管神经束膜囊肿在临床上多见,文献报道发病率为 1.5%~13.2%。其中以女性多见。

一、病因和发病机制

骶管囊肿的致病因素目前尚不明确。有些学者认为,骶管神经束膜囊肿与先天性疾病相关,如在埃勒斯-当洛综合征(Ehlers-Danlos syndrome)、马方综合征(Marfan syndrome)等先天性疾病患者以及部分家族中发病率较高。Bartels 等认为其发生与先天性因素、外伤、退行性改变等有一定的关系。Fortuna 等则认为骶管囊肿是先天性蛛网膜沿着出硬膜处的骶神经根增生而引起。但是对骶管囊肿的形成,特别是对骶管神经束膜囊肿的形成及发展,"球阀机制"(ball valve)学说给出了较为合理的解释。该学说指出,神经束膜和神经内膜之间存在潜在、封闭的神经束膜下腔,通常神经束膜下腔与蛛网膜下腔不相通。当脑脊液的静水压力增高时,如咳嗽、站立、腹压增高、动脉搏动以及做瓦尔萨尔瓦动作等,将促使脑脊液流至神经束膜与神经内膜之间的潜在腔隙。由于神经束膜下腔与蛛网膜下腔之间不自由相通,上述因素长时间作用会在交界处形成一个单向活瓣(阀门),限制脑脊液回流至蛛网膜下腔,进而形成囊肿。囊肿对载囊神经根和(或)周围的神经根造成压迫、牵拉、扭转,从而产生临床症状;同时囊肿侵蚀骶骨,使骨膜上的感受器敏感性增强,也是产生临床症状的原因之一。

二、分型

骶管囊肿的分型目前尚无统一标准,且对骶管神经束膜囊肿、脊膜囊肿、脊膜憩室、蛛网膜囊肿的划分常出现混淆,给临床诊治带来困难。目前,Nabors 等报道的骶管囊肿分型方式得到比较广泛的认可,将骶管囊肿分为三型:Ⅰ型为硬膜外无神经根纤维脊膜囊肿,Ⅱ型为硬膜外含神经根纤维脊膜囊肿,Ⅲ型为硬脊膜下囊肿。依据此分型,骶管神经束膜囊肿属于Ⅱ型。当然,为了临床应用方便,国内有学者推荐将骶管囊肿分为囊壁、囊腔均无神经根的单纯型和囊壁或囊腔有神经根的神经根型。

三、临床表现

大部分骶管神经束膜囊肿进展缓慢,多数患者没有明显的临床症状,10%~20%的患者会出现临床症状,称为症状性骶管囊肿。主要表现如下:①腰骶部疼痛,呈钝痛,症状多与体位有关。当长久站立或久坐、做瓦尔萨尔瓦动作时症状会加重;腹压增高时,腰骶部疼痛加重,这和脑脊液进入囊肿内增多有关,卧床休息可使疼痛缓解。②下肢乏力和间歇性跛行,肛门、鞍区和大腿后部感觉异常、性功能障碍等。当L5、S1 神经根受累时,表现为股后皮神经感觉区的麻木;若累及阴部神经(S1~S4)或盆内勃起神经(S3或 S2~S4),男性表现为阳痿,女性表现为阴道内烧灼样疼痛。若累及骶部自主神经纤维,可发生排尿功能紊乱、马尾神经功能障碍。骶管神经束膜囊肿还可引起相关的放射性疼痛,当囊肿增大时,囊肿周围的神经受到挤压或者被扭曲,可产生放射痛,常放射至下肢或会阴部。

四、辅助检查

(一)影像学检查

1. X 线检查　囊肿较大者可见骶骨侵蚀、骶椎椎管扩大、椎管前壁即椎体后缘有橄榄状凹陷性密度减低区,严重者可有骶椎骨质中断现象。

2. CT 检查　可见骶管内低密度影,增强扫描无强化;还可见骶椎骨质破坏,椎体后缘凹陷性压迹、椎板变薄、骶管不规则不对称性扩大等椎管形态学改变。

3. MRI 检查　MRI 为骶管神经束膜囊肿诊断和鉴别诊断的首选检查方法,也是诊断骶管神经束膜囊肿的"金标准"。MRI 可多方位成像,软组织分辨率高,不仅能显示囊肿的大小、数目、分布、内部结构及与周围组织的关系,还可与骶管内其他病变加以鉴别。MRI 影像学特点如下。

(1)囊肿位于骶管内,以 S1~S3 平面为主,呈卵圆形、串珠状及不规则形,可单发或多发。

(2)囊肿边界清楚,囊壁菲薄,信号与脑脊液相似,T1WI 呈均匀低信号,T2WI 呈均匀高信号,增强扫描囊壁无强化。

(3)高场强的 MRI 能显示神经根与囊肿的关系,神经根 MRI 扫描及重建能更准确地判定囊肿内是否有神经根走行、分布(图 35-1)。

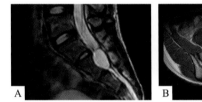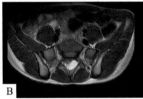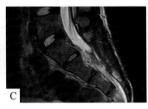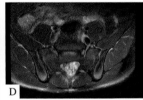

图 35-1　术前矢状位(A)及轴位(B)可见囊肿位于 S2 水平骶管内硬膜外;
术后矢状位(C)及轴位(D)显示囊肿切除,囊肿残腔已消失

4. 椎管造影　可显示囊肿与蛛网膜下腔之间的沟通性。囊肿可表现为"延迟显影"和"延迟消退",其显影和消退均较蛛网膜下腔明显延迟,为准确诊断骶管神经束膜囊肿提供了客观的影像学依据。

(二)神经电生理检查

患者可出现受累神经传导速度减慢、波幅降低等表现,肌电图提示骶神经支配肌肉(如肛周肌、腘绳肌、腓肠肌等)呈现异常的失神经肌电活动。

(三)尿流动力学检查

可见逼尿肌不稳定波、逼尿肌压力降低、最大尿流率降低、排尿时间延长及残余尿量增多等表现。

五、治疗选择

对无症状的骶管神经束膜囊肿患者,予以随访观察;对症状性骶管神经束膜囊肿患者,需视病情轻重和患者意愿选择不同的治疗方式。治疗方式分为保守治疗、介入治疗和手术干预三种。

(一)保守治疗

保守治疗主要包括使用止痛药、非甾体抗炎药、激素等,部分患者对药物反应好、耐受好,症状缓解满意;物理治疗及改变生活习惯(避免久坐久站)也可使一部分患者的症状减轻,从而避免行进一步有创性干预。

(二)介入治疗

介入治疗主要包括在 CT 引导下经皮单纯囊肿穿刺抽吸和抽吸后注射纤维蛋白胶两种方式。前者基本被摒弃。后者主要用于堵塞蛛网膜下腔与骶管神经束膜囊肿之间的交通孔。

（三）手术治疗

1. 手术指征 尚无统一标准,建议达到以下标准者实施手术治疗。

（1）MRI证实骶管神经束膜囊肿存在。

（2）患者的临床症状、体征由骶管神经束膜囊肿引起。

（3）通过保守治疗症状不缓解或缓解甚微者。

（4）对之前行介入治疗效果不佳或囊肿复发者也可再次行手术治疗。

2. 手术方式 包括囊壁部分切除＋神经根袖套成形术、自体脂肪/肌肉-纤维蛋白胶囊肿显微填塞术及其他手术方式。

（1）囊壁部分切除＋神经根袖套成形术:针对骶管神经束膜囊肿所采用的手术方式,手术的重要环节在于封闭囊肿与蛛网膜下腔之间的交通,合理处理神经根袖套脑脊液漏口,同时保护囊肿内或由囊肿壁穿出的神经及囊肿壁上粘连的神经。手术应在显微镜下及神经电生理监测下完成,骶椎板开窗显露囊肿后,切开囊肿,辨认神经根及脑脊液漏口位置,切除部分囊壁,折叠缝合剩余囊壁以缩小或封闭漏口并重建神经袖。对囊肿的残腔予以自体脂肪、肌肉或人工材料及纤维蛋白胶填塞,以减少术后脑脊液漏和囊肿复发。

（2）自体脂肪/肌肉-纤维蛋白胶囊肿显微填塞术:显微镜下找到神经根及袖套漏口,吸净囊液后将自体脂肪或肌肉组织分块填入,优先保证袖套漏口处,再注入纤维蛋白胶进行粘合并自然填满囊腔,放置小块贴敷式人工硬膜以防脑脊液漏及粘连。

（3）其他手术方式。

①囊肿分流术:主要有囊肿-腹腔分流术和囊肿-蛛网膜下腔分流术两种。

②钛夹夹闭囊肿:显露囊肿后抽吸囊液使囊壁坍塌,再沿神经根方向使用钛夹夹闭囊肿,钛夹尽可能接近神经根,以便更好地缩闭交通口。

六、后续治疗和注意事项

根据术中情况决定是否放置引流管,并依据引流量情况早期拔除引流管。术后早期应采取俯卧位或侧卧位,避免仰卧位,以利于伤口愈合、防止脑脊液漏。术后卧床1～2周可下床活动。出院后应嘱患者改变生活习惯,避免久坐久站,减少跑跳等剧烈运动。

（王杭州　向永军　王勇强）

参 考 文 献

[1] 史良,乔京元,阎涛,等. 显微手术治疗症状性骶管内囊肿[J]. 中国脊柱脊髓杂志,2015,25(1): 90-91.

[2] 文泽贤,储卫华,叶信珍,等. 显微填塞治疗症状性骶管囊肿的长期疗效[J]. 中国微侵袭神经外科杂志,2017,22(4):172-175.

[3] Burke J F,Thawani J P,Berger I. Microsurgical treatment of sacral perineural (Tarlov)cysts:case series and review of the literature[J]. J Neurosurg Spine,2016,24(5):700-707.

[4] Bartels R H,van Overbeeke J J. Lumbar cerebrospinal fluid drainage for symptomatic sacral nerve root cysts:an adjuvant diagnostic procedure and/or alternative treatment? Technical case report [J]. Neurosurgery,1997,40(4):861-864;discussion 864-865.

[5] Chia K L. Symptomatic Tarlov cyst and electroacupuncture:more studies required[J]. J Integr Med,2015,13(1):58-60.

[6] Fortuna A,La Torre E,Ciappetta P. Arachnoid diverticula:a unitary approach to spinal cysts

communicating with the subarachnoid space[J]. Acta Neurochir (Wien),1977,39(3-4):259-268.

[7] Hiers R H,Long D,North R B. Hiding in plain sight:a case of Tarlov perineural cysts[J]. J Pain, 2010,11(9):833-837.

[8] Kunz U,Mauer U M,Waldbaur H. Lumbosacral extradural arachnoid cysts:diagnostic and indication for surgery[J]. Eur Spine J,1999,8(3):218-222.

[9] Kuhn F P,Hammoud S,Lefèvre-Colau M M. Prevalence of simple and complex sacral perineural Tarlov cysts in a French cohort of adults and children[J]. J Neuroradiol,2017,44(1):38-43.

[10] Langdown A J,Grundy J R,Birch N C. The clinical relevance of Tarlov cysts[J]. J Spinal Disord Tech,2005,18(1):29-33.

[11] Muthukumar N. Sacral extradural arachnoid cyst:a rare cause of low back and perineal pain[J]. Eur Spine J,2002,11(2):162-166.

[12] Mummaneni P V,Pitts L H,McCormack B M. Microsurgical treatment of symptomatic sacral Tarlov cysts[J]. Neurosurgery,2000,47(1):74-78;discussion 78-79.

[13] Nabors M W,Pait T G,Byrd E B. Updated assessment and current classification of spinal meningeal cysts[J]. J Neurosurg,1988,68(3):366-377.

[14] Nadler S F,Bartoli L M,Stitik T P. Tarlov cyst as a rare cause of S1 radiculopathy:a case report [J]. Arch Phys Med Rehabil,2001,82(5):689-690.

[15] Patel M R,Louie W,Rachlin J. Percutaneous fibrin glue therapy of meningeal cysts of the sacral spine[J]. Am J Roentgenol,1997,168(2):367-370.

[16] Potts M B,McGrath M H,Chin C T. Microsurgical fenestration and paraspinal muscle pedicle flaps for the treatment of symptomatic sacral Tarlov cysts[J]. World Neurosurg,2016,86: 233-242.

[17] Sun J J,Wang Z Y,Liu B. Neck transfixion for sacral extradural spinal meningeal cysts without spinal nerve root fibers[J]. Eur Spine J,2016,25(6):1945-1952.

[18] Smith Z A,Fessler R G,Batjer H H. Perspective—sacral Tarlov cyst:surgical treatment by clipping[J]. World Neurosurg,2013,79(2):285.

第二节　硬脊膜囊末端囊肿样膨出

一、概述

在临床实践中,笔者还搜集了脊髓拴系的另一种特殊类型的病例。这类病例的共同特点是硬脊膜囊末端(S2 水平)有一硬脊膜缺损区,菲薄不全的硬脊膜包裹着蛛网膜连同脂肪化增粗的终丝向尾端膨出到硬脊膜外,囊肿内液体为来自椎管的脑脊液。国内外学者对此类脊神经管畸形暂无统一命名,缺乏系统的组织胚胎学描述。结合该组病例的病史、病理解剖学和脑脊液动力学特点,笔者将此类特殊类型的脊髓拴系称为硬脊膜囊末端囊肿样膨出。硬脊膜囊末端囊肿样膨出属于先天性神经管闭合不全范畴,组织胚胎发育学上归为尾细胞群和二次神经胚形成障碍中的一种。该疾病的英文命名混乱,直到 2008 年,Frank Feigenbaum 报道了 1 例成人骶管内脊膜膨出,不同于以往报道的是该病例囊肿里含有脑脊液和终丝,所以 Frank Feigenbaum 将这种病变归于骶管内脊膜憩室,又称为骶管内脊膜膨出。国内学者谢京城等也描述了一组以成人为主的病变,其将此类病变称为终丝脊膜囊肿,认为此类病变的囊壁为外终丝的包鞘成分。

二、病因和发病机制

目前认为椎管内脊膜囊肿大多是先天性的。正常脊髓圆锥过渡为内终丝,内终丝于 S2 水平硬脊膜囊末端突破硬脊膜过渡为外终丝。此处结构与神经根袖相似,所以这类囊肿的形成机制与 Tarlov 囊肿类似,系发育过程中硬脊膜囊在终丝突破处闭合不牢,在脑脊液流动和重力的作用下形成漏口,脑脊液通过此漏口不断向外聚集,最终形成囊肿。内含终丝的骶管囊肿的囊壁一般由外终丝包鞘形成。

　　骶管囊肿患者的相关临床症状由囊肿的占位及搏动性压迫周围神经引起。囊肿壁在脑脊液推动下产生运动,使附着在囊肿壁上的终丝受到搏动性的牵拉,是患者出现症状的主要原因。

三、临床表现

　　此类疾病病程长,且随着囊液增多,囊肿增大并压迫周围结构,引起会阴区疼痛。随着囊肿内压逐渐升高,压迫症状逐渐加重,多数患者合并有脊髓拴系症状,如慢性腰背部疼痛、双下肢无力、肌肉萎缩、大小便功能障碍等。

四、辅助检查

(一)影像学检查

1. X 线检查　表现为骶管管腔扩大、骨质受压变薄,常合并隐性脊柱裂。

2. CT 检查　骶管管腔膨胀性扩大、骨质受压变薄。其中轴位 CT 及表观重建可见骶椎椎板的薄弱或缺损区。

3. MRI 检查　作为诊断的最佳影像学方法,MRI 不仅可以显示囊肿样膨出的位置、形态,发现其他合并畸形,还可以判断脊髓圆锥位置和形态。MRI 检查见硬脊膜末端膨出囊性内容物为长 T1、长 T2 脑脊液信号,囊内可见终丝信号,增强扫描无强化,伴有脊髓圆锥低位,依据囊肿内脑脊液运动伪影可以判断漏口位置在 S2 水平。部分病例可发现脊髓远端和终丝中央管极度扩张(图 35-2)。

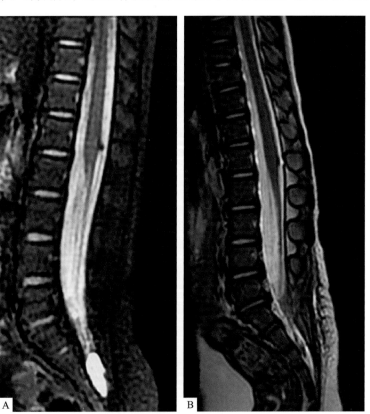

图 35-2　10 月龄女孩,硬脊膜囊末端囊肿样膨出(骶管内硬脊膜膨出)术前与术后 MRI

A. 术前 MRI 矢状位可见囊肿位于 S2 水平骶管内;B. 术后 MRI 矢状位显示囊肿切除,囊肿残腔已消失

（二）神经电生理检查

患者可出现受累神经传导速度减慢、波幅降低等表现。

（三）尿流动力学检查

尿流动力学检查是评估膀胱功能的重要检查。

五、治疗选择

对无症状硬脊膜囊末端囊肿样膨出患者的治疗，国内尚无统一意见。发病年龄有随机性，发病后症状较重，即使经过手术治疗，也常呈不完全可逆性，故对于未出现症状的患者也推荐行预防性手术。手术适应证是出现骶神经根激惹和（或）脊髓拴系症状，前者以骶神经支配区的疼痛为主，后者症状较为复杂，如慢性腰背部疼痛、双下肢无力、肌肉萎缩、大小便功能障碍等。建议早期行手术治疗。手术方式包括离断终丝，彻底解除脊髓拴系，同时切除膨出扩大的囊肿壁，并修补硬脊膜囊末端缺损。手术的重要环节在于分离终丝，解除脊髓拴系，修补硬脊膜缺损，手术应在显微镜下及神经电生理监测下完成。对囊肿的残腔可予以自体脂肪、肌肉或人工材料及纤维蛋白胶填塞，以减少术后脑脊液漏和囊肿复发。

六、后续治疗和注意事项

根据术中情况决定是否放置引流管，并依据引流量情况早期拔除引流管。术后早期应采取俯卧位或侧卧位，避免仰卧位，以利于伤口愈合、防止脑脊液漏。术后卧床1～2周可下床活动。出院后应嘱患者改变生活习惯，避免久坐久站，减少跑跳等剧烈运动。

（王杭州　向永军　王勇强）

参 考 文 献

［1］ 陈晓东，王振宇，谢京城，等.症状性骶管内囊肿的诊断与治疗［J］.中国脊柱脊髓杂志，2006，16（2）：138-141.

［2］ 林国中，王振宇，谢京城，等.内含终丝的骶管囊肿21例临床研究［J］.北京大学学报（医学版），2020，52（3）：582-585.

［3］ Chaturvedi A，Franco A，Chaturvedi A，et al. Caudal cell mass developmental aberrations：an imaging approach［J］. Clin Imaging，2018，52：216-225.

［4］ Fogel G R，Cunningham P Y 3rd，Esses S I. Surgical evaluation and management of symptomatic lumbosacral meningeal cysts［J］. Am J Orthop（Belle Mead NJ），2004，33（6）：278-282.

［5］ Feigenbaum F，Henderson F C. Giant sacral meningeal diverticula：surgical implications of the "thecal tip" sign. Report of two cases［J］. J Neurosurg Spine，2006，5（5）：443-446.

［6］ Filippidis A S，Kalani M Y，Theodore N，et al. Spinal cord traction，vascular compromise，hypoxia，and metabolic derangements in the pathophysiology of tethered cord syndrome［J］. Neurosurg Focus，2010，29（1）：E9.

［7］ Landers J，Seex K. Sacral perineural cysts：imaging and treatment options［J］. Br J Neurosurg，2002，16（2）：182-185.

［8］ Selcuki M，Mete M，Barutcuoglu M，et al. Tethered cord syndrome in adults：experience of 56 patients［J］. Turk Neurosurg，2015，25（6）：922-929.

［9］ Yamada S，Knerium D S，Mandybur G M，et al. Pathophysiology of tethered cord syndrome and other complex factors［J］. Neurol Res，2004，26（7）：722-726.

第三节　脊髓末端囊肿样膨出

一、概述

脊髓末端囊肿样膨出(terminal myelocystocele,TMC)是一种罕见的闭合性椎管闭合不全,以往被称为脂肪瘤型脊髓膨出、脂肪瘤型脊髓囊肿样膨出、脂肪瘤型脊膜膨出、脂肪瘤、脊膜膨出和积水型脊髓膨出。皮下肿块位于骶尾部,它有一个由室管膜包绕的囊,囊是由宽大扩张的终室从后脊柱裂孔膨出而形成的,与远端脊髓相连的扩张的蛛网膜也导致脊膜膨出(图 35-3)。

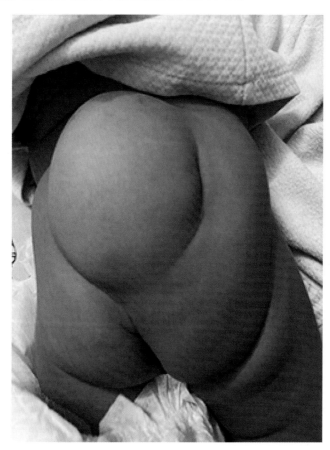

图 35-3　患有 TMC 的 4 月龄婴儿起伏的骶部肿块被完整的全层皮肤覆盖,在底部有一个小坑

二、病因与发病机制

TMC 的病因主要是二次神经胚形成障碍。TMC 的首要特征是细长的脊髓,其从背侧伸出椎管,在那里扩张成充满液体的薄壁喇叭状腔体。喇叭的展开部分(flared part)类似于一个三维圆锥体,其顶端朝向椎管的一侧,宽的开口(wide-mouth base)基部平坦地附着在皮下脂肪层上。通常有一层薄而可见的组织,与喇叭的内衬相连,将充满液体的腔体与周围的脂肪隔开。囊肿和皮下脂肪共同构成了背部可见的肿块。

三、临床表现

骶尾部可见皮肤异常,如皮肤凹陷、坑、血管瘤等,主要是脊髓拴系综合征的表现,如双下肢感觉障碍、肌张力改变、大小便功能障碍等。新生儿出生后即可发现骶尾部皮肤异常,并无任何症状,但随着年龄的增长而发展成神经缺陷。尽管脊髓毫无疑问被拴在 TMC 中,并且预计会缓慢恶化,但一些婴儿在早期会很快丧失腿部和膀胱功能,同时脊髓末端囊肿样膨出迅速扩大。

四、辅助检查

MRI 检查作为诊断的首选检查方法,不仅可以显示囊肿的位置、形态,发现其他合并畸形,还可以判断脊髓圆锥位置和形态,是诊断和鉴别诊断的首选检查方法。MRI 可多方位成像,软组织分辨率高,不仅能显示囊肿的大小、数目、分布、内部结构及与周围组织的关系,还可用于与骶管内其他病变鉴别(图35-4)。

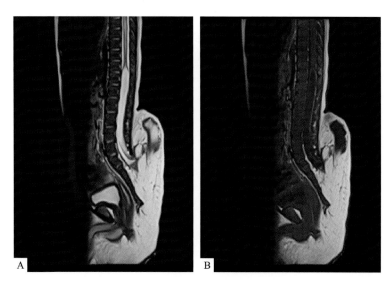

图 35-4　患有 TMC 的 4 月龄患儿的 MRI

脊髓积水的尾部髓拉长,伸入 L5 节段对面的椎管外空间,并且扩张成喇叭状的脊髓末端囊肿样膨出囊,其带有宽的端头,
指向后方并与皮下脂肪融合。脊髓后弯尾部的蛛网膜下腔大量扩张并延伸到椎管外。覆盖在上面的皮下脂肪很厚

五、治疗方式

鉴于 TMC 可表现为早期快速扩张,引起急剧恶化,TMC 患儿应该在出生后的最初几个月内修补,或者一旦确诊就要修补,不管是否已经存在缺陷。TMC 修复的目的是创造一个避免剩余神经物质再粘连的内部环境。除解除脊髓拴系外,同时切除无功能性尾部囊肿壁(caudal cyst wall),重建近端神经基板,并进行硬脊膜成形术。切除范围通常包括紧靠脂肪的喇叭开口部(trumpet mouth)。一个宽大的、水密闭的硬脑膜移植物可保证低的 Cord/Sac。

六、后续治疗和注意事项

根据术中情况决定是否放置引流管,并依据引流量情况早期拔除引流管。术后早期应采取俯卧位或侧卧位,减少仰卧位时间,以利于伤口愈合,防止脑脊液漏。

（王杭州　向永军　王勇强）

参 考 文 献

[1] Cartmill M, Jaspan T, Punt J. Terminal myelocystocele: an unusual presentation[J]. Pediatr Neurosurg,2000,32(2):83-85.

[2] Hashiguchi K, Morioka T, Samura K, et al. Holocord hydrosyringomyelia with terminal myelocystocele revealed by constructive interference in steady-state MR imaging[J]. Pediatr Neurosurg,2008,44(6):509-512.

［3］ Gupta D K,Mahapatra A K. Terminal myelocystoceles:a series of 17 cases[J]. J Neurosurg,2005,
103(4 Suppl):344-352.

［4］ James H E,Lubinsky G. Terminal myelocystocele[J]. J Neurosurg,2005,103(5 Suppl):443-445.

［5］ Jaiswal A K,Mahapatra A K. Terminal myelocystocele[J]. J Clin Neurosci,2005,12(3):249-252.

［6］ Morioka T, Hashiguchi K, Yoshida F, et al. Neurosurgical management of occult spinal
dysraphism associated with OEIS complex[J]. Childs Nerv Syst,2008,24(6):723-729.

［7］ Pang D,Zovickian J,Lee J Y,et al. Terminal myelocystocele:surgical observations and theory of
embryogenesis[J]. Neurosurgery,2012,70(6):1383-1404;discussion 1404-1405.

［8］ Rossi A,Biancheri R,Cama A,et al. Imaging in spine and spinal cord malformations[J]. Eur J
Radiol,2004,50(2):177-200.

［9］ Rossi A,Cama A,Piatelli G,et al. Spinal dysraphism:MR imaging rationale[J]. J Neuroradiol,
2004,31(1):3-24.

第三十六章 其他脊神经管畸形

脊神经管畸形除了脊神经管闭合不全外,还有一些其他类型,包括先天性脊柱侧凸、硬脊膜外蛛网膜囊肿、Cobb 综合征等。

第一节 硬脊膜外蛛网膜囊肿

小儿硬脊膜外蛛网膜囊肿是一种罕见的扩张性病变,通常发生在胸椎后外侧,导致脊髓向前移位。近年来,由于磁共振(MR)的普及,该疾病已被频繁报道。在所有报道的病例中,这种疾病都是由于蛛网膜从有缺陷或脆弱的硬脑膜上通过,产生一个囊肿,其中含有脑脊液(CSF),并与椎管内相连。

一、症状和体征

据报道,这些囊肿可发生在椎管的任何位置,但最常见于胸椎,主要的临床表现是痉挛性瘫痪。被诊断为硬脊膜外蛛网膜囊肿的儿童表现出各种症状,如背痛、神经根性和非神经根性疼痛、感觉丧失、肌肉萎缩或麻痹无力、四肢瘫痪和痉挛、步态障碍、泌尿系统和大便功能障碍或肛周麻痹。文献报道,膀胱和肠道紊乱在腰椎和骶部病变中较常见,占所有病例的 20%。然而,许多患者是无症状的,他们的病史可能不同,从急性突然发作的疼痛或神经功能障碍到长期或逐渐恶化的症状都有报道。

二、影像学表现

所有硬脊膜外蛛网膜囊肿在 T1 加权 MRI 上均表现为均匀的低信号,T2 加权 MRI 上表现为高信号,与充满脑脊液的囊肿信号一致。使用造影剂后未显示增强表现。囊肿主要位于脊髓背侧,边界清晰,导致脊髓受压前移。

三、发病机制

硬脊膜外蛛网膜囊肿可由先天或后天因素引起,包括炎症、创伤和医源性因素,尽管大多数病例被认为是先天性起源。这种先天性异常可导致蛛网膜憩室的形成,并逐渐发展为囊肿。另一种理论认为,脊髓囊肿是由硬脑膜先天缺陷或憩室继发的蛛网膜突出引起的。蛛网膜可因神经根的"球阀机制"或因脉搏、呼吸和咳嗽引起的脊髓压力变化而增大。椎管的骨侵蚀可能暗示存在一种阀门机制,该机制负责在囊肿内产生大于正常流体静力的脑脊液压力。在存在硬脊膜外蛛网膜囊肿的情况下做瓦尔萨尔瓦动作会增加硬脊膜外腔和囊肿内的压力,并特别加重疼痛和下肢无力。在没有穿通的情况下,脑脊液可能通过渗透或囊肿内壁细胞的活跃分泌液而聚集。蛛网膜囊肿内容物与文献报道的脑脊液内容物相符,提示蛛网膜下腔脑脊液与蛛网膜囊肿内容物之间可能存在主动或被动(膜性)交通。

四、治疗

对于无症状患者的小囊肿应密切随访监测,对于神经系统表现明显的患者,需要手术治疗。研究者普遍认为成功治疗硬脊膜外蛛网膜囊肿需要完全切除囊肿,彻底封闭漏口是彻底治愈的必要条件。脊髓背侧蛛网膜囊肿可能与脊柱后支持组织薄弱有关,需要考虑脊柱重建,对于剩余的脊柱侧凸和后凸需要密切的随访(图 36-1、图 36-2)。

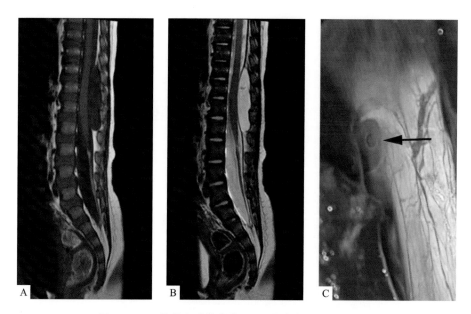

图 36-1　10 月龄女孩的术前 MRI 及术中显微镜下所见

A、B. 术前 MRI 示胸腰段硬脊膜外蛛网膜囊肿,T1 像呈低信号,T2 像呈高信号;C. 术中探查发现蛛网膜漏口(箭头指向处)

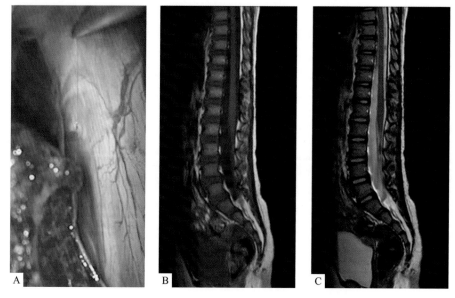

图 36-2　10 月龄女孩的术中修补漏口及术后 MRI 复查

A. 术中结扎封闭漏口;B、C. 术后复查 MRI 示囊肿完全消失

五、预后

硬脊膜外蛛网膜囊肿的治疗方法是完全手术切除并封闭漏口,无论囊肿大小如何,预后都很好。囊肿的抽吸或排出只能暂时改善症状。采用细致的显微外科手术技术,在不损害神经组织的情况下,个性化的入路似乎是最佳选择。

(王杭州　韩勇)

参 考 文 献

[1]　Qi W,Zhao L,Fang J,et al. Clinical characteristics and treatment strategies for idiopathic spinal

extradural arachnoid cysts:a single-center experience[J]. Acta Neurochir（Wien）,2015,157（3）: 539-545.

［2］ de Oliveira R S,Amato M C,Santos M V,et al. Extradural arachnoid cysts in children[J]. Childs Nerv Syst,2007,23（11）:1233-1238.

［3］ Apel K,Sgouros S. Extradural spinal arachnoid cysts associated with spina bifida occulta[J]. Acta Neurochir（Wien）,2006,148（2）:221-226.

第二节　Cobb 综合征

Cobb 综合征于 1895 年首次被描述,并在 1915 年由科布报告,该疾病的特征是同一胚胎体节中存在两个独立的血管畸形。它是一种罕见的、非家族性的并发皮肤血管病变及脊髓动静脉畸形的疾病。Cobb 综合征的发病率尚不清楚,因为只有有症状的患者才可能被诊断出来。

一、症状和体征

该综合征的主要临床表现包括躯干上血管性质的皮肤染色以及脊髓血管畸形。皮肤病变的外观从葡萄酒色斑到各种丘疹或结节性病变不等,包括血管瘤、血管性角化瘤、血管性脂肪瘤,这些病变一般与椎管内血管瘤定位在同一节段水平。主要的神经系统表现为下肢瘫痪或截瘫或较少见的四肢瘫痪(简称四肢瘫),以及感觉障碍。盆腔疾病可在数年之后逐渐发展。

二、影像学表现

血管造影显示同一体节来源的组织存在两处及以上的血管畸形(图 36-3)。

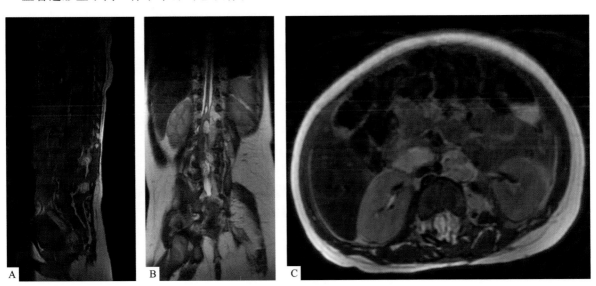

图 36-3　MRI 示腰骶部椎管内血管瘤病变
A. T1 矢状位;B. T2 冠状位;C. T2 横断位

三、诊断

Cobb 综合征通常在神经系统症状出现后诊断。诊断的金标准是选择性脊柱血管造影,它不仅可以确定血管瘤的位置,还可以确定血管瘤的血流动力学。其次是 MRI 与对比,这是一种更快的方法,但一般来说,它只能识别大的血管畸形。

四、治疗

治疗方案包括神经外科手术、栓塞、放疗和皮质类固醇治疗。治疗策略取决于畸形的类型。由于脊髓动静脉畸形往往是广泛的,完全治愈是不可能的。血管畸形通常分为低流量畸形和高流量畸形。高流量畸形包括动脉成分,可能表现为疼痛、溃疡、缺血性改变、出血、充血性心力衰竭,皮肤上出现暖粉色斑块并伴有潜在的血管杂音或震颤;通常采用手术切除或栓塞治疗。低流量畸形包括毛细血管、静脉和淋巴成分的组合,可在出生时出现,或在生长过程中出现,可在哭泣或做瓦尔萨尔瓦动作时增大;通常用压缩服、硬化疗法或手术切除来治疗。由于脊髓晚期动静脉畸形的范围广泛,治疗可能不止一种选择,因此需要采用联合方式干预,通过减少占位效应、降低静脉高压和减少沿脊髓的血管盗血来阻止症状的进展并减少神经后遗症。Cobb 综合征中脊柱血管瘤的血管内栓塞与口服皮质类固醇治疗似乎有助于降低发病率和加速康复。

五、预后

Cobb 综合征的预后通常取决于三个方面:诊断时间、是否存在神经系统并发症和治疗策略。早期诊断、神经系统并发症少、治疗策略全面时,预后良好。广泛畸形、病变较大、伴有严重的瘫痪时,预后较差。

(王杭州　韩勇)

参 考 文 献

[1] Putilina M,Teplova N,Dvornikov A. Cutaneomeningospinal angiomatosis (Cobb syndrome)in a young patient[J]. CNS Neurol Disord Drug Targets,2021,21(10):888-893.

[2] Komiyama M,Ishiguro T,Terada A,et al. Spinal arteriovenous metameric syndrome in a neonate presenting with congestive heart failure:case report[J]. Childs Nerv Syst,2014,30(9):1607-1611.

[3] Du J,Ling F,Chen M,et al. Clinical characteristic of spinal vascular malformation in pediatric patients[J]. Childs Nerv Syst,2009,25(4):473-478.

第三节　侧脊膜膨出综合征

侧脊膜膨出综合征(lateral meningocele syndrome,LMS)又称雷曼综合征,是一种罕见的结缔组织疾病,为常染色体显性遗传。LMS 由 NOTCH3 基因功能增益突变引起。该综合征最显著的特点是多发性侧脊膜膨出及独特的颅面外观。由于 LMS 罕见,仅根据临床表现进行诊断实际上是不可能的,需要借助基因检测来帮助诊断。关于 LMS 的适当治疗方案目前仍有争议。

一、症状和体征

LMS 是一种罕见的疾病,表现为独特的颅面畸形特征、多发性侧脊膜膨出、关节过度伸展、张力减退以及骨骼、心脏和泌尿生殖系统异常。LMS 的面部特征包括眼距增宽、高拱形眉毛、上睑下垂、面中部发育不全、小颌、上腭高而窄、耳朵位置低等(图 36-4)。神经系统症状包括神经源性膀胱、背痛、感觉异常和瘫痪,这取决于侧脊膜膨出的大小和位置。

通常在 LMS 中描述的运动发育迟缓可归因于关节松动,而不是与硬脑膜扩张相关的并发症。虽然发育迟缓是常见的,但认知能力往往被保留下来。LMS 的其他表现包括混合性或传导性听力损失和腭裂。骨骼异常可能包括脊柱侧凸、椎体融合、椎体扇形化等。进食困难和胃食管反流病也很常见。

二、影像学表现

全脑全脊髓的 MRI 已成为筛选 LMS 的首选方法。侧脊膜膨出通过脊椎侧孔突出。MRI T2 像显

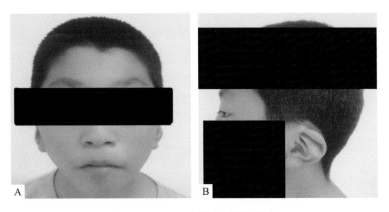

图 36-4　LMS 患儿典型面部特征

A. 高拱形眉毛、面中部发育不全、小颌、上腭高而窄；B. 左侧眼睑下垂,耳朵位置低

示侧脊膜膨出最明显,膨出内容物影像学特点与脑脊液一样,呈串珠状分布于脊柱两侧。由于静水压力,侧脊膜膨出通常在脊柱下部最为严重。其他常见的神经影像学表现包括 Chiari 畸形、脊髓空洞症和脑积水(图 36-5)。

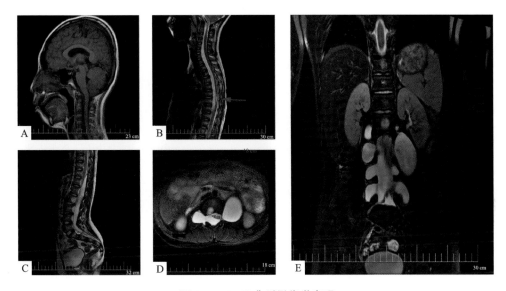

图 36-5　LMS 典型影像学表现

A. 小脑扁桃体下疝；B. 脊髓空洞(红色箭头指向处)；C～E. 多发性侧脊膜膨出

三、诊断和鉴别诊断

有以下表现的个体应怀疑 LMS:多发性侧脊膜膨出,特征性颅面外观,高鼻音,混合性或传导性听力损失,先天性心血管畸形,发育迟缓或智力障碍(很少),泌尿生殖系统、肌肉骨骼系统、胃肠道的相关异常特征。虽然 LMS 的正式诊断临床标准尚未建立,但 LMS 的诊断可以建立在特征性临床表现且伴有 NOTCH3 杂合子致病变异的基础上。LMS 的面部特征可能与努南综合征相似。Loeys-Dietz 综合征、马方综合征、Nevo 综合征、埃勒斯-当洛综合征和 1 型神经纤维瘤病(NF1)也可导致硬脊膜扩张,但较少见到 LMS 患者出现严重硬膜扩张。

四、治疗

LMS 神经外科手术适应证的正式指南尚未建立。在儿童中,疼痛、无力或运动发育迟缓提示需要进行放射学检查。在成人患者中,神经根症状反映了较大的侧脊膜膨出引起的神经压迫。当 MRI 提示侧脊膜膨出增大或侧脊膜膨出导致神经压迫时,应考虑手术治疗。多发性侧脊膜膨出的神经外科治疗在文献中不明确。椎板切除术和侧脊膜膨出切除术被认为是危险的,很少在多发性侧脊膜膨出患者中进行。Brown 等建议将脑室-腹腔分流术作为多发性侧脊膜膨出的主要治疗方法,因为幕上的压力可以传导至膨出的脊膜。然而,他们反对通过直接的侧脊膜膨出分流来处理侧脊膜膨出,因为这种技术与神经疾病有关,可能只是暂时的解决办法。脑室-腹腔分流术治疗 LMS 的成功案例已有数篇报道。根据现有文献,经脑室-腹腔分流术引流脑脊液被推荐为症状性胸腰段侧脊膜膨出患者的一线手术治疗方案。

五、预后

LMS 患者硬脑膜扩张的自然史尚不清楚。目前,临床医生还没有明确的手术方法来治疗多发性侧脊膜膨出。近年来,脑室-腹腔分流术成功治疗多发性侧脊膜膨出的病例已有报道。脑室-腹腔分流术还可以辅助 LMS 中 Chiari 畸形减压并提高其安全性。脑室-腹腔分流术对侧脊膜膨出自然史的长期影响尚不清楚,需要进一步研究。重要的是确定分流是否会减缓或消除侧脊膜膨出的长期进展而不需要进一步手术的干预措施。

(王杭州　韩勇)

参 考 文 献

[1] Gripp K W,Robbins K M,Sobreira N L,et al. Truncating mutations in the last exon of NOTCH3 cause lateral meningocele syndrome[J]. Am J Med Genet A ,2015,167A(2):271-281.

[2] Brown E C,Gupta K,Sayama C. Neurosurgical management in lateral meningocele syndrome:case report[J]. J Neurosurg Pediatr,2017,19(2):232-238.

[3] Yamada M,Arimitsu T,Suzuki H,et al. Early diagnosis of lateral meningocele syndrome in an infant without neurological symptoms based on genomic analysis[J]. Childs Nerv Syst,2022,38(3):659-663.

[4] Cuoco J A,Klein B J,Busch C M,et al. Neurosurgical management of lateral meningocele syndrome:a clinical update for the pediatric neurosurgeon[J]. Pediatr Neurosurg,2020,55(1):2-11.

[5] Katz S G,Grünebaum M,Strand R D. Thoracic and lumbar dural ectasia in a two-year-old boy[J]. Pediatr Radiol,1978,6(4):238-240.

[6] Chen K M,Bird L,Barnes P,et al. Lateral meningocele syndrome:vertical transmission and expansion of the phenotype[J]. Am J Med Genet A,2005,133A(2):115-121.

[7] Lehman R A,Stears J C,Wesenberg R L,et al. Familial osteosclerosis with abnormalities of the nervous system and meninges[J]. J Pediatr,1977,90(1):49-54.

[8] Ejaz R,Qin W,Huang L,et al. Lateral meningocele (Lehman) syndrome:a child with a novel NOTCH3 mutation[J]. Am J Med Genet A,2016,170A(4):1070-1075.

[9] Castori M,Morlino S,Ritelli M,et al. Late diagnosis of lateral meningocele syndrome in a 55-year-old woman with symptoms of joint instability and chronic musculoskeletal pain[J]. Am J Med Genet A,2014,164A(2):528-534.

[10] Cappuccio G,Apuzzo D,Alagia M,et al. Expansion of the phenotype of lateral meningocele syndrome[J]. Am J Med Genet A,2020,182(5):1259-1262.

[11] Gripp K W,Scott C I Jr,Hughes H E,et al. Lateral meningocele syndrome:three new patients and review of the literature[J]. Am J Med Genet,1997,70(3):229-239.

[12] Pinna G,Alessandrini F,Alfieri A,et al. Cerebrospinal fluid flow dynamics study in Chiari I malformation:implications for syrinx formation[J]. Neurosurg Focus,2000,8(3):E3.

［13］　Kim Y J,Cho H M,Yoon C S,et al. Surgical treatment of thoracic menigocele associated with neurofibromatosis and kyphoscoliosis［J］. Korean J Thorac Cardiovasc Surg，2011，44（5）：383-386.

［14］　Rainov N G,Heidecke V,Burkert W. Thoracic and lumbar meningocele in neurofibromatosis type 1. Report of two cases and review of the literature［J］. Neurosurg Rev,1995,18(2):127-134.

［15］　Philip N,Andrac L,Moncla A,et al. Multiple lateral meningoceles,distinctive facies and skeletal anomalies:a new case of Lehman syndrome［J］. Clin Dysmorphol,1995,4(4):347-351.

［16］　Davidson K A,Rogers J M,Stoodley M A. Syrinx to subarachnoid shunting for syringomyelia ［J］. World Neurosurg,2018,110:e53-e59.

第六篇

小儿功能性疾病

第三十七章　癫痫的诊断和综合治疗

第一节　癫痫的诊断

一、癫痫的定义及演变

传统观念认为癫痫(epilepsy)是一组由已知或未知病因引起的脑神经元高度同步化、且有自限性的异常放电导致的慢性脑部疾病。临床表现为短暂、反复、刻板、发作性的中枢神经系统功能失常。由于异常放电神经元的部位和放电扩散范围不同,患者可表现为感觉、运动、意识、精神、行为、自主神经功能紊乱或兼而有之。每一次发作称为癫痫发作,反复多次发作则称为癫痫。

2005年,国际抗癫痫联盟(International League Against Epilepsy,ILAE)提出了癫痫的新定义:癫痫是一种脑部疾病,其特点是脑部持续存在易导致癫痫反复发作的易感因素,以及由这种发作引起的神经生物、认知、心理和社会后果,诊断癫痫要求至少有一次癫痫发作。脑部持续存在导致癫痫反复发作的易感因素,至少一次癫痫发作,因发作引起的神经生物、认知、心理及社会功能障碍是诊断癫痫的三大要素。持续存在导致癫痫反复发作的易感因素,即患者脑部存在已被临床实践证实会引起癫痫反复发作的病理条件,而这些病理条件能通过病史或体征、影像学及实验室检查所发现,如癫痫患者的家族史、脑电图上的癫痫样放电、颅脑结构异常性病变等;至少一次癫痫发作为诊断癫痫的核心条件,这表明ILAE已经放弃了两次以上发作才能诊断癫痫的传统观点。新观点指导临床医师在明确判断患者脑部存在癫痫反复发作易感因素的基础上出现一次癫痫发作就可以开展癫痫的治疗,这无疑有利于癫痫患者的早期康复。

2014年,ILAE在2005年定义的基础上提出了癫痫的临床实用定义:癫痫发作是指具备短暂一过性、突发突止、自限性等特点,且脑电图存在异常过度同步化放电的临床发作,而癫痫则是以这种癫痫发作的反复出现为共同特征的慢性脑部疾病状态。只有一次癫痫发作也可诊断癫痫,但这次发作要满足下述条件:①2次至少相隔24 h的非诱发性或非反射性癫痫发作;②一次非诱发性或非反射性的癫痫发作,并且在未来10年再发风险与2次非诱发性发作后的再发风险相当,发作概率大于60%;③诊断为某种癫痫综合征,发作概率大于60%,因为这是2次非诱发性癫痫发作再发风险可信区间的下限。增加癫痫发作概率的证据包括:①脑电图提示癫痫样异常放电;②头颅影像检查提示结构性损害;③先前的脑损伤;④有夜间发作史。

二、癫痫发作的定义及分类演变

seizure一词来自希腊语,我们把它译成发作。实质上,在医学中它广泛用于代表各种突发性的严重事件,如心脏病发作、心理或生理事件的发作等,这些发作并不都是癫痫,而仅在某些方面与癫痫相似。为了强调癫痫发作性质,ILAE和国际癫痫局主张将癫痫患者的发作称为癫痫发作(epileptic seizure),以区别于其他类型的发作。癫痫发作的定义是脑部神经元高度同步化异常活动所引起,由不同症状和体征组成的短暂性临床现象。脑部神经元高度同步化的异常活动、发作的短暂性及特殊临床现象是癫痫发作的三要素。其中,脑部神经元有异常放电是诊断癫痫发作的核心,但并非因此引起的发作都是癫痫发作,它还可以表现为发作性神经痛等;癫痫发作能通过患者的行为学异常或脑电图检查来证实,这种情况持续存在或在短时间内反复频繁出现就形成了癫痫持续状态;癫痫发作是一种临床现象,这种现象是患者本人或他人能察觉到的症状和体征等功能紊乱,且被临床医师认同时才能诊断为癫痫发作。由于癫痫发作的起源部位、播散过程、与之相关的脑发育程度、伴随疾病、不同睡眠觉醒周期、所服用药物及其他因素的差异,要详细规范癫痫发作时的客观或主观表现非常困难。因此,有必要对癫痫发作进行规范化的统一分类。

癫痫发作的分类依据是癫痫发作时的临床表现和脑电图特征。1981 年和 1989 年 ILAE 先后提出了癫痫发作和癫痫综合征的分类(表 37-1);2001 年 ILAE 又提出了新的癫痫发作和癫痫综合征的分类,并提出了相应的治疗方法建议(表 37-2);2010 年、2017 年 ILAE 再次就癫痫发作分类方法进行了修订和完善,尤其是 2017 年的分类方法采用了替代术语,并包含了一些重要补充,提高了分类的直观性、透明度和通用性,并允许纳入原先无法分类的癫痫和癫痫发作类型,详细见图 37-1,同时对癫痫病因学也进行了总结。目前,临床应用最为广泛的是 1981 年的分类方法,但其他分类方法也逐渐被临床医师所接受。

表 37-1 ILAE 癫痫发作(1981 年)、癫痫综合征(1989 年)的国际分类

类型		表现
Ⅰ:与部位有关(局灶性、部分性)	与发病年龄有关的特发性癫痫	伴中央-颞部棘波的良性儿童癫痫
		伴有枕叶阵发性放电的儿童癫痫
		原发性阅读性癫痫
	症状性	颞叶癫痫
		额叶癫痫
		顶叶癫痫
		枕叶癫痫
		持续性部分性癫痫
		有特殊诱导模式的症状性癫痫
	隐源性,要确定	—
Ⅱ:全身性癫痫	与年龄有关的特发性全身性癫痫	良性家族性新生儿惊厥
		良性非家庭性新生儿惊厥
		良性婴儿肌阵挛性癫痫
		儿童失神癫痫
		青少年失神癫痫
		青少年肌阵挛性癫痫
		唤醒时伴有全身性强直-阵挛发作的癫痫
		特殊活动诱导的癫痫
		其他特发性全身性癫痫
	隐源性或症状性癫痫	West 综合征(婴儿痉挛症)
		Lennox-Gastaut 综合征
		肌阵挛-站立不能性癫痫
		肌阵挛失神发作性癫痫
	症状性全身性癫痫	
	无特殊病因	早发性肌阵挛性脑病
		伴有暴发抑制的早发性婴儿癫痫性脑病
		其他症状性全身性发作
	特殊综合征	其他疾病状态下的癫痫发作

续表

类型	表现
Ⅲ：不能确定为局灶性或全身性的癫痫或癫痫综合征	有全身性和局灶性发作的癫痫
	新生儿癫痫
	婴儿重症肌阵挛性癫痫
	慢波睡眠中伴有连续性棘慢复合波的癫痫
	Landau-Kleffner综合征（获得性癫痫性失语）
	其他不能确定的发作
	没有明确的全身或局灶特征的癫痫
	—
Ⅳ	特殊的综合征
	热性惊厥
	孤立的单次发作或孤立的单次癫痫状态
	由酒精、药物、非酮症高血糖等因素引起急性代谢或中毒情况下出现的发作

表 37-2　2001 年 ILAE 癫痫综合征分类及治疗方法

癫痫综合征分类	治疗方法（药物或其他）
良性家族性新生儿惊厥	不需治疗，必要时可选用苯巴比妥、丙戊酸
婴儿早期肌阵挛性脑病	药物治疗无效
大田原（Ohtahara）综合征	苯巴比妥
婴儿游走性部分性发作	氯硝西泮与司替戊醇联合应用可能有效
West 综合征	ACTH、泼尼松
良性婴儿肌阵挛性癫痫	丙戊酸
良性非家族性新生儿惊厥	卡马西平、苯巴比妥、丙戊酸
Dravet 综合征	丙戊酸和苯二氮䓬类
HH 综合征	手术
非进行性卒中的肌阵挛状态	静脉注射地西泮，部分病例用丙戊酸加乙琥胺有效
伴中央颞区棘波的良性儿童癫痫	多数不需治疗，少数可用卡马西平、丙戊酸
早发性良性儿童枕叶癫痫	不需治疗，伴热性抽搐者可用地西泮
迟发性儿童枕叶癫痫（Gastaut 型）	卡马西平
肌阵挛失神发作性癫痫	丙戊酸加乙琥胺，拉莫三嗪
肌阵挛-站立不能性癫痫	首选丙戊酸，无效加用拉莫三嗪
Lennox-Gastaut 综合征	托吡酯、丙戊酸、拉莫三嗪
Landau-Kleffner 综合征（LKS）	丙戊酸、乙琥胺和地西泮有效
慢波睡眠中伴有连续性棘慢复合波的癫痫	丙戊酸加苯二氮䓬类
儿童失神癫痫	乙琥胺、丙戊酸、氯硝西泮
进行性肌阵挛性癫痫	丙戊酸、氯硝西泮
不同表型的特发性全身性癫痫	
青少年失神癫痫	乙琥胺加丙戊酸、拉莫三嗪

续表

癫痫综合征分类	治疗方法（药物或其他）
青少年肌阵挛性癫痫	丙戊酸、苯巴比妥、氯硝西泮
仅有全身性强直-阵挛发作的癫痫	丙戊酸、卡马西平
反射性癫痫	—
特发性光敏性枕叶癫痫	避免诱因,可不治疗,必要时用丙戊酸
其他视觉敏感性癫痫	丙戊酸、扑米酮,次选拉莫三嗪
原发性阅读性癫痫	丙戊酸、氯硝西泮
惊吓性癫痫	卡马西平、拉莫三嗪、氯硝西泮
常染色体显性遗传夜间额叶癫痫	卡马西平
家族性颞叶癫痫	卡马西平
全身性癫痫伴热性惊厥重叠综合征	卡马西平
病灶多变的家族性局灶性癫痫	卡马西平
症状性（或可能为症状性）局灶性癫痫	—
边缘叶癫痫	—
伴海马硬化的颞叶内侧癫痫	手术
根据特定病因确定的颞叶内侧癫痫	手术
根据部位和病因确定的其他类型	—
新皮质癫痫	—
拉斯马森综合征	手术
根据部位和病因确定的其他类型	—
有癫痫样发作但不需诊断为癫痫的情况	—
热性惊厥	—
反射性发作	—
酒精戒断性发作	—
药物或其他化学物质诱导的发作	—
外伤后即刻或早期性发作	—
单次发作或单次簇性发作	—
极少发作的重复性发作	—

注:首选药物摘自国际抗癫痫联盟网站和相关文献。

三、癫痫持续状态的定义

癫痫持续状态是神经疾病中的危重症之一,除了一些突发的意外事故,多数癫痫患者死于癫痫持续状态。目前,国内广泛使用的癫痫持续状态定义是短时间内频繁发作,全身性发作在两次发作之间意识没有恢复,单次发作持续30 min以上。2001年,ILAE对癫痫持续状态进行重新定义:持续超过这种发作类型的大多数患者的持续时间后,发作仍然没有停止的临床征象或反复的癫痫发作,在发作间期中枢神经系统的功能没有恢复到正常基线。癫痫发作出现持续状态后,用足量的2～3种一线抗癫痫持续状态的药物(如地西泮、苯巴比妥、苯妥英钠、氯硝西泮等)治疗后发作仍然没有停止,持续时间达1 h以上

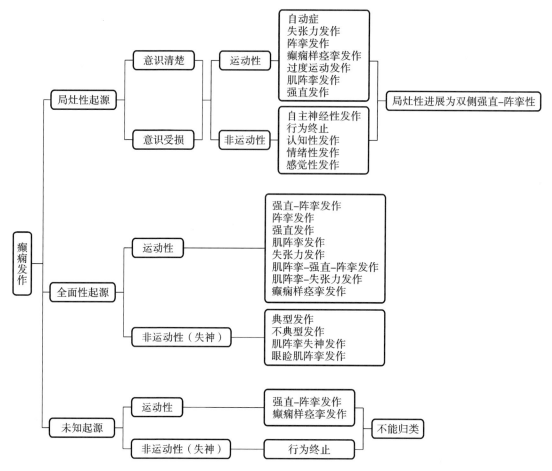

图 37-1 2017 年 ILAE 癫痫发作分类

者称为难治性癫痫持续状态。

四、癫痫的诊断

只有诊断正确才能采取正确的治疗方法。若将非癫痫性发作诊断为癫痫发作,不仅给患者带来无尽的身心痛苦和治疗负担,还将让患者承担因治疗而出现的各种药物副作用的风险。若漏诊或误诊,也将会使患者错过最佳的治疗时机而影响预后。通过上述描述,把癫痫诊断清楚显然不是一件容易的事情。Panayiotopoulos(2005 年)在其专著中写道:20%～30%的非癫痫患者被误诊为癫痫进行治疗,在美国,每年因癫痫误诊所带来的经济损失达 40 亿～50 亿美元。因此,正确诊断、不要误诊和漏诊癫痫是很有必要的事情。

ILAE 提出了癫痫诊断的国际化方案,其步骤如下:①首先标准化描述患者的发作性事件和现象,明确是否为癫痫发作;②根据①的描述和 ILAE 制定的发作类型来明确患者的癫痫发作类型;③根据癫痫发作分类和伴随症状,确定是否诊断为特殊的癫痫综合征;④进一步寻找可能的致癫痫病因;⑤根据世界卫生组织制定的《国际功能、残疾和健康分类》标准评定患者残损程度。在这个方案中,诊断的步骤和层次反映了对癫痫这种疾病的认知广度和深度。一般地,随着癫痫层次的逐步深入,癫痫的全面性诊断也会更加完善。

1. 要明确发作性事件和现象是否为癫痫发作需遵循下述基本原则

(1)有无癫痫发作的两个主要特征:临床发作事件和脑电图的癫痫样放电。除极个别特殊情况以外,仅有脑电图的癫痫样放电者不能诊断为癫痫发作,因为其他情况也可能出现脑电图的癫痫样放电。另外,仅有临床发作而没有脑电图的证据支持时,也不要过早地给予癫痫的诊断,可以随诊观察或采取其他措施进一步检查,如合理地应用各种脑电图诱发技术、延长脑电记录时间、有选择地进行脑 MRI 检查等来综合判断,可大大提高癫痫诊断的准确性。

(2)发作性事件是否具有癫痫的共性和个性。癫痫发作的共性有短暂性、重复性、刻板性、发作性,癫痫发作的个性即不同类型癫痫发作所具有的特征,这是癫痫发作区别于其他类型发作的主要依据。只有掌握了癫痫发作的"共性"和不同类型癫痫发作的"个性",才能更好地去认识癫痫发作的本质。

(3)注意与非癫痫性发作的疾病鉴别。临床上有一大类疾病表现为非癫痫性发作,如心音性发作、低血糖性晕厥、低钙性抽搐等。

2. 要明确癫痫发作类型或癫痫综合征　癫痫诊断明确后要根据国际标准化的诊断步骤去明确具体的癫痫发作类型和(或)癫痫综合征。癫痫发作类型由独特的病理生理机制和解剖基础决定,其诊断涉及治疗和预后。因为不同类型的癫痫发作需选择不同的药物治疗,否则会导致药物治疗失败。如肌阵挛发作,用卡马西平治疗会加重病情。癫痫综合征则是由一组体征和症状组成的特定癫痫现象,它包含着癫痫发作类型、病因、病理、预后和转归等,因此需仔细鉴别诊断。

3. 要明确致癫痫的病因　2017 年,ILAE 明确了致癫痫的病因,包括结构性、遗传性、代谢性、免疫性、感染性和其他不明原因六大种类。不同年龄段患者的致癫痫病因会有差异。婴幼儿的致癫痫病因主要有围产期损伤、颅脑出血、代谢障碍或与遗传因素有关;儿童和青少年期则主要与脑皮质发育障碍、中枢神经感染、寄生虫、头部外伤有关;成年患者多为颅内肿瘤、血管畸形、内分泌功能障碍等;老年患者主要与脑血管病、糖尿病和脑萎缩有关。一般情况下,通过头颅 CT、MRI、放射性核素脑扫描或脑血管造影等影像学检查,多数患者能明确上述结构性异常;通过血液、尿液代谢筛查多能发现代谢性疾病;通过全外显子二代测序多能发现遗传方面的致病基因;通过血液、脑脊液的免疫抗体筛查和致病菌的二代测序,多数患者能明确免疫性、感染性的致病菌。

五、癫痫诊断注意事项

(1)癫痫是一种发作性疾病,但发作性疾病不一定是癫痫,尽管许多发作性疾病有类似于癫痫发作的临床表现。文献报道,在诊断为癫痫发作的患者中,11%～25% 的发作是非癫痫性发作。王学峰教授曾参阅国内外文献,总结如下(表 37-3)。

表 37-3　癫痫发作与非癫痫性发作的鉴别诊断

鉴别点	癫痫发作	非癫痫性发作性疾病
年龄	可见于任何年龄	可见于任何年龄
先兆	±	±
诱发因素	少见	精神紊乱
持续时间	短暂	较长
运动症状	刻板、同步运动、复杂部分性发作有自动症、面部受影响	强直、角弓反张、肢体不规律地活动、眼强闭、骨盆前挺、头部左右摆动、哭泣、有回避行为
其他表现	不定	常有
发作时间	白天或晚上	多在白天,不发生在睡眠中
暗示后再发	无	单独暗示或用震动的音叉放到前额暗示可再发
脑电图	间歇期有癫痫样放电,除单纯部分性或额叶复杂部分性常为发作后慢波外,发作期常能见到癫痫样放电	间歇期或发作后正常,伴有癫痫发作者也可出现癫痫性放电

（2）癫痫患者的每一次发作不一定都是癫痫发作，因为癫痫患者可以合并其他发作性疾病，也可以共患其他精神类疾病。

（3）在难以做出明确诊断时，辅助检查和多学科的综合评估可有助于降低癫痫的误诊率。尤其对那些癫痫共患病的患者，癫痫的多学科综合评估和治疗非常重要。

第二节　癫痫的综合治疗

癫痫是一种慢性脑部疾病，其临床发作类型多种多样，不同年龄段的致癫痫病因也有明显差异，因此需要多学科协作、综合评估后方可为患者提供正确的诊断和治疗。癫痫的治疗强调有步骤、分层次、逐渐递增式的治疗流程（图 37-2）。

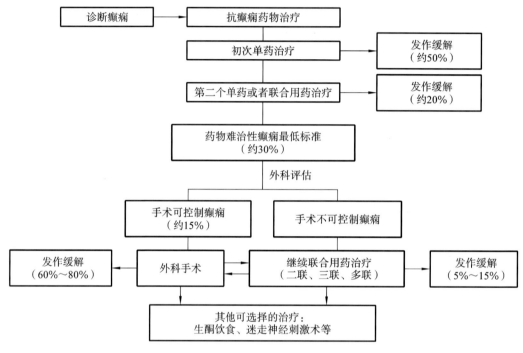

图 37-2　癫痫的综合治疗流程图

摘自《癫痫中心工作手册》

一、癫痫的药物治疗

通过前期检查和综合评估后，已经确诊的癫痫患者通常会到癫痫相关门诊（神经内科门诊或儿童神经科门诊或癫痫专病门诊）就诊。根据诊断的发作类型或癫痫综合征情况，专科医生会为患者制订相应的抗癫痫药物（anti-seizure-medicine，ASM）治疗方案（具体见表 37-4、表 37-5），同时要详细告知患者或监护人用药注意事项、所服用药物的不良反应、与其他药物间的相互作用等问题。从表 37-5 可看出，若给予的 ASM 合理有效，单一药物治疗后约 50％的患者的癫痫发作能得到有效控制；若第一种 ASM 效果不好，更换新型 ASM 或联用两种 ASM 治疗后，约 70％（50％的基础上，又可增加 20％的控制率）的患者的癫痫发作可得到有效控制。若两种 ASM 治疗仍未有效控制癫痫发作，很有可能是药物难治性癫痫而需进入后续的评估和治疗流程。

经过规范的 ASM 治疗后仍无法控制的癫痫发作称为药物难治性癫痫，但就其诊断标准，国内外学者尚无定论。我国吴逊教授等学者认为符合以下标准即可诊断为药物难治性癫痫：应用适当的 ASM 正规治疗且药物浓度在有效范围内仍不能有效控制；频繁癫痫发作每月至少 4 次；观察 2 年以上，癫痫发作仍不能控制且影响患者生存质量；排除颅内占位性及进行性中枢神经系统疾病。2010 年，ILAE 提出了药物难治性癫痫的诊断标准:正确选择两种可耐受的 ASM,经足够的疗程及剂量的单药或联合用药治疗仍未能达到持续无发作。并明确指出癫痫无发作时间要达到治疗前最长发作间隔时间的 3 倍或者 1 年(以时间更长的为准)。

表 37-4　根据癫痫发作类型确定的 ASM 使用原则

发作类型	一线药物	添加药物	可以考虑的药物	可能加重发作的药物
全身性强直-阵挛发作	丙戊酸 拉莫三嗪 卡马西平 奥卡西平 左乙拉西坦 苯巴比妥	左乙拉西坦 托吡酯 丙戊酸 拉莫三嗪 氯巴占 *	—	—
强直或失张力发作	丙戊酸	拉莫三嗪	托吡酯 卢菲酰胺 *	卡马西平 奥卡西平 加巴喷丁 普瑞巴林 替加宾 * 氨己烯酸 *
失神发作	丙戊酸 乙琥胺 * 拉莫三嗪	丙戊酸 乙琥胺 * 拉莫三嗪	氯硝西泮 氯巴占 * 左乙拉西坦 托吡酯 唑尼沙胺	卡马西平 奥卡西平 苯妥英钠 加巴喷丁 普瑞巴林 替加宾 * 氨己烯酸 *
肌阵挛发作	丙戊酸 左乙拉西坦 托吡酯	左乙拉西坦 丙戊酸 托吡酯	氯硝西泮 氯巴占 * 唑尼沙胺	卡马西平 奥卡西平 苯妥英钠 加巴喷丁 普瑞巴林 替加宾 * 氨己烯酸 *
局灶性发作	卡马西平 拉莫三嗪 奥卡西平 左乙拉西坦 丙戊酸	卡马西平 左乙拉西坦 拉莫三嗪 奥卡西平 加巴喷丁 丙戊酸 托吡酯 唑尼沙胺 氯巴占 *	苯妥英钠 苯巴比妥	—

标注 * 者为目前国内市场尚没有的抗癫痫药物。本表摘自《癫痫中心工作手册》

表 37-5　癫痫综合征的 ASM 使用原则（部分）

癫痫综合征	一线药物	添加药物	可以考虑的药物	可能加重发作的药物
儿童失神癫痫、青少年失神癫痫或其他失神综合征	丙戊酸 乙琥胺 * 拉莫三嗪	丙戊酸 乙琥胺 * 拉莫三嗪	氯硝西泮 唑尼沙胺 左乙拉西坦 托吡酯 氯巴占 *	卡马西平 奥卡西平 苯妥英钠 加巴喷丁 普瑞巴林 替加宾 * 氨己烯酸 *
青少年肌阵挛性癫痫	丙戊酸 拉莫三嗪 左乙拉西坦	左乙拉西坦 拉莫三嗪 丙戊酸 托吡酯	氯硝西泮 唑尼沙胺 氯巴占 * 苯巴比妥	卡马西平 奥卡西平 苯妥英钠 加巴喷丁 普瑞巴林 替加宾 * 氨己烯酸 *
仅有全身性强直-阵挛发作的癫痫	丙戊酸 拉莫三嗪 卡马西平 奥卡西平	左乙拉西坦 托吡酯 丙戊酸 拉莫三嗪 氯巴占 *	苯巴比妥	—
特发性全身性癫痫	丙戊酸 拉莫三嗪	左乙拉西坦 丙戊酸 拉莫三嗪 托吡酯	氯硝西泮 唑尼沙胺 氯巴占 * 苯巴比妥	卡马西平 奥卡西平 苯妥英钠 加巴喷丁 普瑞巴林 替加宾 * 氨己烯酸 *
伴中央颞区棘波的良性儿童癫痫、Panayiotopoulos 综合征或迟发性儿童枕叶癫痫（Gastaut 型）	卡马西平 奥卡西平 左乙拉西坦 丙戊酸 拉莫三嗪	卡马西平 奥卡西平 左乙拉西坦 丙戊酸 拉莫三嗪 托吡酯 加巴喷丁 氯巴占 *	苯巴比妥 苯妥英钠 唑尼沙胺 普瑞巴林 替加宾 * 氨己烯酸 * 艾司利卡西平 * 拉科酰胺 *	—
West 综合征（婴儿痉挛症）	类固醇 氨己烯酸 *	托吡酯 丙戊酸 氯硝西泮 拉莫三嗪	—	卡马西平 奥卡西平 苯妥英钠
Lennox-Gastaut 综合征	丙戊酸	拉莫三嗪	托吡酯 左乙拉西坦 卢菲酰胺 * 非氨酯 *	卡马西平 奥卡西平 加巴喷丁 普瑞巴林 替加宾 * 氨己烯酸 *

癫痫综合征	一线药物	添加药物	可以考虑的药物	可能加重发作的药物
Dravet 综合征	丙戊酸 托吡酯	氯巴占 * 司替戊醇 * 左乙拉西坦 氯硝西泮	—	卡马西平 奥卡西平 加巴喷丁 拉莫三嗪 苯妥英钠 普瑞巴林 替加宾 * 氨己烯酸 *
漫波睡眠中伴有连续性棘慢复合波的癫痫	丙戊酸 氯硝西泮 类固醇	左乙拉西坦 拉莫三嗪 托吡酯	—	卡马西平 奥卡西平
Landau-Kleffner 综合征	丙戊酸 氯硝西泮 类固醇	左乙拉西坦 拉莫三嗪 托吡酯	—	卡马西平 奥卡西平
肌阵挛-失张力癫痫	丙戊酸 托吡酯 氯硝西泮 氯巴占 *	拉莫三嗪 左乙拉西坦	—	卡马西平 奥卡西平 苯妥英钠 加巴喷丁 普瑞巴林 替加宾 * 氨己烯酸 *

标注 * 者为目前国内市场尚没有的抗癫痫药物。本表摘自《癫痫中心工作手册》

二、生酮饮食疗法

让癫痫患者食用一定比例的高脂肪、低蛋白质和低碳水化合物食物,使患者体内产生酮症从而抑制癫痫发作,是生酮饮食疗法治疗癫痫的基本原理。由于儿童大脑摄取并利用酮体的能力远高于成人,这种饮食疗法最先应用于 12 岁以下的癫痫儿童,其疗效逐渐得到国内外学者的认可。一项多中心的长期研究随访了 216 例接受生酮饮食疗法的难治性癫痫患儿,结果发现 20.5% 的患儿癫痫发作完全控制,36% 的患儿癫痫发作减少 75%~99%,并且发现该疗法对肌阵挛癫痫、West 综合征及 Lennox-Gastaut 综合征的疗效较好,对 Dravet 综合征及皮质发育异常引起的局灶性症状性癫痫、结节性硬化也有较好的治疗效果。部分文献报道,生酮饮食疗法对青少年及成人的难治性癫痫也有一定疗效。但生酮饮食疗法的不良反应较多,主要有高甘油三酯血症、高胆固醇血症、尿酸水平增高、低血糖、低蛋白血症、电解质紊乱等。生酮饮食治疗时需要严格规范管理,提高患者的依从性,否则会影响其治疗效果。

三、儿童癫痫的外科治疗

因儿童患者处于特殊年龄阶段,尤其是婴幼儿患者,其大脑等中枢神经系统组织正处于生长发育的旺盛期,频繁、持续的癫痫发作会影响中枢神经系统的发育而导致精神运动发育迟滞甚至倒退等异常现象。因此,对于那些药物难治性癫痫患儿,以及明确的癫痫性脑病以及大脑结构异常所导致的病灶性癫痫患儿,要尽可能早地采取外科手术治疗。

（一）手术适应证

药物难治性癫痫患儿是癫痫外科治疗的重点人群,但并非所有的药物难治性癫痫均适合外科手术治疗,具体的手术适应证可参考下述几点。

(1)符合 2010 年 ILAE 所定义的"药物难治性癫痫"诊断标准,即经过正确选择且能耐受的两种抗癫痫药物(单药或者联合用药)治疗后,仍未能达到持续无发作者。癫痫无发作的时间要达到治疗前最长发作间隔时间的 3 倍或者 1 年(以时间更长的为准)。笔者认为在界定儿童"药物难治性癫痫"时,还要综合考虑儿童的致癫痫病因、频繁癫痫发作和 ASM 对大脑发育的影响等因素,药物难治的时间要根据患者具体情况而定。

(2)神经影像学检查发现大脑组织有明确的异常结构性病变,如神经节细胞瘤、神经节细胞胶质瘤、胚胎发育不良神经上皮肿瘤等低级别肿瘤和明显的皮质发育异常等。通过综合评估能确定脑内病变与癫痫发作的因果关系,若患者癫痫发作有进行性加重的趋势,建议尽早实施外科手术治疗。

(3)特殊类型的癫痫综合征、癫痫性脑病,如 West 综合征、Lennox-Gastaut 综合征(LGS)、Landau-Kleffner 综合征(LKS)、拉斯马森综合征、Sturge-Weber 综合征、偏侧痉挛-偏侧瘫痪伴癫痫综合征。绝大多数该类患者会表现为药物难治性癫痫,诊断明确且经过药物短期治疗验证其难治性后,建议尽早进行外科手术。

(4)若致痫区位于或累及语言功能、运动功能、视听觉功能等重要功能区域,应重点评估致痫病变的性质、致痫区所累及的脑功能可塑性程度、拟采取何种手术方式等,以避免手术后遗留永久性的功能障碍。必要时可采取立体定向电极射频毁损等试验性治疗方法。

(5)患者和患者亲属或监护人能理解手术后果及风险,有强烈的手术治疗愿望。

(6)排除儿童良性、自限性癫痫及癫痫综合征,排除遗传代谢性疾病引起的癫痫发作,但有很少部分的遗传性癫痫,如 DEPDC5 等,也可进行外科手术治疗。

(二)手术前综合评估

手术前综合评估包括定位致痫区和脑重要功能区,并制订适合该患者的手术治疗方案。儿童癫痫外科的重点和难点在于致痫区的准确定位,而综合评估的最主要目的就是确定致痫区。癫痫外科经过多年的发展,术前综合评估团队人员专业组成、评估内容、评估程序等也逐渐得到了完善。

(1)综合评估团队人员组成见表 37-6。

表 37-6　综合评估团队人员组成

人员组成		专业范围和技能
核心成员	神经内科医师	内科:熟知癫痫专业/儿内科专业。 电生理:熟知神经电生理专业和癫痫病学。 外科:功能神经外科专业
	儿内科或小儿神经科医师	
	神经外科医师	
	神经电生理医师	
参加人员	精神科/心理科医师	精神/心理:对患者的精神心理状态进行评估。 神经放射/核医学:熟知神经影像及癫痫发作间期、发作期代谢变化。 护理:熟知日常、围手术期护理管理
	神经放射科医师	
	核医学医师	
	护理人员	

(2)综合评估内容:包括临床症状学、神经影像学(包括结构性成像、功能性成像及二者间融合成像)、神经电生理学和神经心理功能检查等方面。在获取临床症状学的资料时,一定要详细采集临床病史尤其是癫痫发作史(至关重要),可根据患儿和(或)监护人的主诉,借助手机、相机或摄像机等现代化设施捕捉到发作过程,提高临床症状学的真实度和可信度。临床症状学资料可为临床医师提供第一手的癫痫评估信息。神经影像学(包括结构性成像、功能性成像及二者间融合成像)检查能发现绝大部分患者的致痫性结构病因,为解释"解剖-临床"间的关系提供依据。神经电生理学检查在癫痫评估中的作用至关重要,患者未发作时记录到的发作间期癫痫样放电能给临床评估提供一定的癫痫激惹区范围,或者反映癫痫发作起始区在一定脑空间内的播散途径,而发作期的脑电图则是对癫痫发作起源区的直接反映,必要情况下

可采取阶梯减药的方法捕获至少3次的惯常发作。神经心理功能检查能为临床提供因癫痫发作造成的脑功能障碍情况，为致痫区定位提供间接的辅助信息。可采用韦氏量表和(或)其他神经心理量表或提供功能性成像检查来获得神经心理方面的资料。

(3)综合评估流程：在实际临床工作中，术前评估流程分两个步骤，即无创性评估阶段(第1步)和有创性评估阶段(第2步)。如果无创性评估阶段的评估结果能充分解释患者的目前病情，能达到"解剖-电-临床"的高度一致性，则可以进入外科手术步骤。否则有必要植入颅内电极进行有创性评估(第2步)。大约70%的患者可通过无创性检查得到明确的定位信息；对那些需要植入颅内电极的患者，首先要根据第1步的检查结果，对可能的致痫区有一个假设定位，在此基础上可植入硬膜下电极或立体定向深部电极覆盖假定的致痫区，然后再次进行颅内电极脑电图监测来获得癫痫发作起始区的相关电生理信息。当然，植入颅内电极要考虑到致痫区核心区、附近的脑功能区、可能的致痫区边界等情况，必要时还需根据可能的癫痫网络传递路径植入鉴别电极(针对立体定向脑电图电极而言)。

针对儿童药物难治性癫痫，不同类型患者的评估重点应有所侧重。在临床症状学方面，婴幼儿的症状学相对复杂，尤其是那些轻微的运动性发作、局灶性感觉性发作和自主神经功能方面的症状很难获得。在神经影像学方面，要考虑到儿童大脑结构发育的动态性变化，一定要重视结构性成像与功能性成像等多模态融合后的影像结果。若致痫灶位于脑重要功能区，一定要考虑该部位的脑功能可塑程度，手术后恢复情况是否能达到患者和(或)家属的预期值。神经心理功能的检查对儿童癫痫患者尤为重要，但主观资料的获取有较大难度，也增加了神经心理评估的难度。在进行侵入性颅内电极检查时，儿童癫痫患者的电极植入难度(与颅骨厚度、血管发育等因素相关)、电极植入后的护理以及颅内电极脑电图监测期间的综合管理等均难于成人患者。

(三)儿童癫痫外科的常用手术方式

儿童癫痫外科的手术方式主要包括致痫皮质局灶性切除术(如致痫区脑回、脑叶、多脑叶切除术)，致痫大脑半球切除/切开或离断术，胼胝体切开术，神经调控手术(如迷走神经刺激术、脑深部电极刺激术)等。近年来国内外开展的立体定向脑电图(SEEG)颅内电极热凝毁损手术、磁共振引导下激光毁损手术也在临床逐渐应用，这些微创、精准手术可能更适合儿童癫痫患者。

(1)致痫皮质局灶性切除术：经过颅内电极脑电图精准定位后的致痫区局灶性切除手术。通常在实施切除手术之前已在模型脑上有了比较精准的切除计划，因此开颅范围相对局限，不需要大范围开颅后再行手术中皮质脑电图监测。但是，针对那些能确定致痫区的侧别和脑区，但不能十分肯定其具体部位、也未实施颅内电极监测的患者，建议进行相对大范围的开颅手术并在术中进行皮质脑电图再监测，以便为界定手术切除范围提供参考依据。一般认为，异常放电最频繁的区域是致痫区的可能性最大，异常放电常表现为单个棘波、短暂暴发的群集性棘波、多棘波和棘慢复合波，这是致痫皮质的电生理客观证据。但并非在皮质表面记录到的棘波或尖波均为致痫的起源部位。Penfield和Jasper的经验表明，在正常电活动背景中出现的低幅单个棘波，可能自远隔部位播散而来。除了皮质脑电图监测之外，确定致痫皮质部位和切除范围，还需要结合手术中的解剖结构、皮质颜色和质地韧度等。若切除范围涉及脑重要功能区，可辅助皮质电刺激的方法进行功能区再定位。

切除手术需在显微镜下完成，建议采用软脑膜下切除的方法切除致痫区皮质。手术时可先切开脑沟边缘的软脑膜，在软脑膜下用吸引器或超声吸引器切割、吸出局部皮质至脑沟深度即可，注意保护皮质下的白质纤维，尤其在功能区周围手术时，更要保护好局部白质纤维。另外，手术时还需保护切除边缘的软脑膜及脑沟内血管，尤其是较大的"过路"血管。有学者认为，血管架空后会形成血管内血栓，但笔者仍建议尽可能保留。

(2)致痫大脑半球切除/切开或离断术：绝大多数的致痫大脑半球切除/切开术在儿童期进行。半球性癫痫的手术方式包括致痫大脑半球切除术(解剖性大脑半球切除术、功能性大脑半球切除术)、致痫大脑半球纤维切开/离断术等。1928年，Dandy教授最早实施大脑半球的解剖性切除手术，1938年，McKenzie在多伦多首次将大脑半球解剖性切除手术用于癫痫外科，1950年，Krynauw首次报道了12例解剖性大脑半球切除术治疗婴儿偏瘫抽搐综合征的手术效果。在以后的近 20 年时间里,解剖性大脑半球切除术曾风靡全球。自从 Laine、Opphenheimer、Griffith 先后报道该手术的致命并发症"脑表面含铁血黄素沉积症"之后,世界各国学者开始进行了多项大脑半球手术的改良研究。1968 年,Bucy 和 Ignelzi 报道了大脑半球皮质切除术(或去皮质手术);1973 年,Rasmussen 报道了功能性大脑半球切除术,20 世纪 90 年代又先后出现了致痫大脑半球纤维切开/离断术等。据文献报道和笔者多年的临床经验,如果手术适应证选择无误,不管是致痫大脑半球的切除术,还是联系纤维切开/离断术,其手术效果和预后之间无显著差异。

①解剖性大脑半球切除术:将致痫一侧的大脑半球皮质完全切除。手术多选用较大的额、颞、顶、枕弧形皮肤切口(或 T 形切口),手术将切除整个病变一侧的大脑半球组织,也有部分学者把丘脑结构保留下来。为防止残腔内血液流入脑室系统,有学者用肌片或者其他组织堵塞同侧的室间孔。切除手术完毕后要仔细止血,原位严密缝合硬脑膜,残腔内充满生理盐水。也可以将硬脑膜翻向中线缝合在大脑镰、小脑幕和颅前窝及颅中窝底的硬脑膜上,缩小硬膜下间隙,扩大硬膜外腔并注入无菌生理盐水,防止颅内压失衡导致脑干的急性移位,影响患者生命中枢功能。复位骨瓣,缝合头皮后外置引流管一根,逐渐减少渗出血液残留,降低并发症的发生率。

②功能性大脑半球切除术:功能性大脑半球切除术是加拿大蒙特利尔的 Rasmussen 教授所倡导的一种大脑半球切除术式。该手术方式切除部分大脑组织,包括颞叶和中央区组织,然后离断残存组织与同侧丘脑之间的纤维联系,完全切开胼胝体,离断和对侧大脑半球之间的纤维和功能联系,达到功能上完全离断、解剖上次全切除的一种手术效果。其主要目的是降低手术并发症的发生率。

③大脑半球切开或离断术:在功能性大脑半球切除术的基础上,学者又对该术式进行了改良,即以离断纤维间联系为主要目的,切除的脑组织更少,手术相对更加微创。手术入路包括经矢状窦旁-经顶入路大脑半球切开术、经岛叶周围大脑半球切开术和经外侧裂锁孔大脑半球切开术等。

(3)胼胝体切开术:胼胝体切开治疗癫痫是一种古老的手术方式。最早由 Van Wagenen 和 Herren 教授于 1940 年将之应用于临床治疗癫痫,国内最早由谭启富教授于 1983 年对该手术方式进行了报道。由于胼胝体的解剖结构特殊,对于那些致痫区弥漫或癫痫样放电在双侧半球间扩散迅速的全部性癫痫发作患者,如失张力发作、全身性强直-阵挛发作、强直发作等,胼胝体切开可减轻其发作程度,降低其发作频率。

根据胼胝体切开的部位和范围,其手术方式有胼胝体前部切开术、胼胝体后半切开术、选择性胼胝体切开术和胼胝体全部切开术。当然,具体切开部位、长度要结合患者的临床发作特点、癫痫可能的起源与扩散部位决定。随着显微外科技术的进步和手术显微镜、脑室镜的临床普及,胼胝体切开术的并发症发生率较原先文献报道的明显降低,并发症的严重程度也明显减轻。

(4)神经调控手术——迷走神经刺激术:迷走神经刺激(vagus nerve stimulation,VNS)是神经调控的一种方式。它最早由 Zebara 教授于 1984 年提出,1988 年首次应用于临床,1994 年通过欧盟 CE 认证,1997 年通过美国 FDA 批准进入临床。自 2015 年国产 PINCH 刺激器上市后,VNS 在我国的临床应用得到了飞速发展。

VNS 的手术操作相对容易。下面重点介绍儿童 VNS 术后的参数程控和注意事项等问题。VNS 的疗效取决于手术后的参数调控。因早期 VNS 病例以成人和大龄儿童为主,相关文献报道的程控方案主要集中在成人和大龄儿童患者,部分文献报道的刺激电流幅度达 2.5～3.0 mA。但对低龄儿童患者而言,高参数刺激极易引起刺激后反应,如局部皮肤疼痛、咽喉部不适、声音嘶哑和咳嗽等,反复出现类似症状会加重儿童调控治疗时的惊恐感,从而出现躲避现象,增加了程控难度。笔者所在单位总结了 54 例低龄儿童的 VNS 调控经验,低于 1.0 mA 的低参数组与高参数组间的治疗效果无显著差异,但副作用明显低于高参数组。另外,程控时要给予 VNS 程控间隔足够长的观察期,一般以 2～3 周为宜。过于频繁的程控难以观察到真正适合该患者的刺激参数。

儿童 VNS 术后有诸多注意事项。针对低龄儿童,手术后依从性差是一个非常重要的问题。由于实施 VNS 术的儿童癫痫患者多为癫痫性脑病,该类患儿认知功能低下,有不同程度的行为障碍,再加上术后伤口周围的不适感,常会使患儿不停地搔抓切口部位,严重时会导致局部破溃、感染和刺激器外露,增大了手术失败的概率,有时不得不取出相关的刺激设备。国内外也经常见到类似的临床报道。为此,除了临床工作中的诸多细节外,尽量将胸部切口贴近腋下部位,使得患儿难以触到和搔抓;用可吸收线皮内缝合切口,尽量减少拆线和手术后的不适感;手术后早期使用抗感染、祛瘢痕材料,避免切口反应和瘢痕形成等。另外,一定要让患儿家长或监护人知悉围手术期、手术后的全部注意事项,取得家长或监护人的配合。

(四)儿童癫痫外科的治疗效果

大量文献报道:癫痫外科的手术效果与手术前的综合评估结果、所采用的手术方式、致癫痫病因和癫痫病程有关。总体而言,低龄儿童癫痫外科的围手术期风险大于成人和大龄儿童,尤其是婴幼儿,这主要与该阶段患者的总血容量低、抗手术击打能力差等有关。但其手术疗效要优于成人和大龄儿童,再结合儿童大脑功能的可塑性特点,其远期并发症的发生率也低于成人患者。

(李云林)

参 考 文 献

［1］　刘晓燕.临床脑电图学［M］.2 版.北京:人民卫生出版社,2012.

［2］　谭启富,李龄,吴承远.癫痫外科学［M］.2 版.北京:人民卫生出版社,2006.

［3］　李世绰,郑晓瑛,吴立文.中国癫痫预防与控制绿皮书［M］.北京:北京大学出版社,2009.

［4］　李云林,谭泊静,龚铭琨,等.儿童药物难治性癫痫迷走神经刺激术机械效应对疗效影响的初步研究［J］.中华神经外科杂志,2021,37(4):365-369.

［5］　秦广彪,李云林,马康平,等.不同病理学类型儿童颞叶癫痫的临床因素及手术疗效分析［J］.中华神经外科杂志,2020,36(6):565-569.

［6］　谭泊静,李云林,马康平,等.迷走神经刺激术治疗儿童难治性癫痫早期不同程控方案的效果［J］.中华神经外科杂志,2020,36(4):353-356.

［7］　李云林,秦广彪,谭泊静,等.改良的经"外侧裂-岛周"大脑半球切开术的研究［J］.临床神经外科杂志,2019,16(3):241-244.

［8］　秦广彪,李云林.儿童颞叶癫痫的疗效分析［J］.中华神经外科杂志,2019,35(8):807-811.

［9］　谭泊静,李云林,马康平,等.迷走神经刺激术联合多种手术方式治疗儿童难治性癫痫(附 2 例报道)［J］.立体定向和功能性神经外科杂志,2018,31(3):151-153.

［10］　李云林,栾国明.儿童癫痫外科的治疗策略［J］.中华外科杂志,2008,46(3):210-213.

［11］　李云林,栾国明.手术治疗 Rasmussen 脑炎的早期疗效观察［J］.中华神经外科,2007,23(10):734-737.

［12］　杨志仙,秦炯,常杏芝,等.偏侧惊厥-偏瘫和偏侧惊厥-偏瘫-癫痫综合征 11 例临床分析［J］.中国实用儿科杂志,2006,21(7):522-525.

［13］　Ponisio M R,Zempel J M,Day B K,et al. The role of SPECT and PET in epilepsy［J］. Am J Roentgenol,2021,216(3):759-768.

［14］　Davis P,Gaitanis J. Neuromodulation for the treatment of epilepsy:a review of current approaches and future directions［J］. Clin Ther,2020,42(7):1140-1154.

［15］　Zhao B,Hu W,Zhang C,et al. Integrated automatic detection,classification and imaging of high frequency oscillations with stereoelectroencephalography［J］. Front Neurosci,2020,14:546.

［16］　Wang I,Bernasconi A,Bernhardt B,et al. MRI essentials in epileptology:a review from the ILAE imaging taskforce［J］. Epileptic Disord,2020,22(4):421-437.

[17] Baldassari S,Picard F,Verbeek N E,et al. The landscape of epilepsy-related GATOR1 variants [J]. Genet Med,2019,21(2):398-408.

[18] Baldassari S,Ribierre T,Marsan E,et al. Dissecting the genetic basis of focal cortical dysplasia:a large cohort study[J]. Acta Neuropathol,2019,138(6):885-900.

[19] Kadish N E,Bast T,Reuner G,et al. Epilepsy surgery in the first 3 years of life:predictors of seizure freedom and cognitive development[J]. Neurosurgery,2019,84 (6):E368-E377.

[20] Steinhoff B J,Staack A M. Is there a place for surgical treatment of nonpharmacoresistant epilepsy? [J]. Epilepsy Behav,2019,91:4-8.

[21] Abel T J,Losito E,Ibrahim G M,et al. Multimodal localization and surgery for epileptic spasms of focal origin:a review[J]. Neurosurg Focus,2018,45(3):E4.

[22] Jeon T Y,Kim J H,Lee J,et al. Value of repeat brain MRI in children with focal epilepsy and negative findings on initial MRI[J]. Korean J Radiol,2017,18 (4):729-738.

[23] Stefan H,Trinka E. Magnetoencephalography (MEG):past,current and future perspectives for improved differentiation and treatment of epilepsies[J]. Seizure,2017,44:121-124.

[24] Rosenow F,Bast T,Czech T,et al. Revised version of quality guidelines for presurgical epilepsy evaluation and surgical epilepsy therapy issued by the Austrian, German, and Swiss working group on presurgical epilepsy diagnosis and operative epilepsy treatment[J]. Epilepsia,2016,57 (8):1215-1220.

[25] Ryvlin P,Cross J H,Rheims S. Epilepsy surgery in children and adults[J]. Lancet Neurol,2014, 13(11):1114-1126.

[26] Liang S L ,Zhang G J,Li Y L,et al. Hemispherectomy in adult patients with severe unilateral epilepsy and hemiplegia[J]. Epilepsy Res,2013,106(1-2):257-263.

[27] Kwan P,Arzimanoglou A,Berg A T,et al. Definition of drug resistant epilepsy:consensus proposal by the ad hoc task force of the ILAE Commission on therapeutic strategies [J]. Epilepsia,2010,51(6):1069-1077.

[28] Luyken C,Blumcke I,Fimmers R,et al. The spectrum of long-term epilepsy-associated tumors: long-term seizure and tumor outcome and neurosurgical aspects[J]. Epilepsia, 2003, 44 (6): 822-830.

第三十八章　脑瘫的外科治疗

第一节　脑瘫概述

一、概述

脑性瘫痪(cerebral palsy,CP)简称脑瘫,在 1888 年由 William Osler 正式命名并推广。矫形外科学者 William John Little 对同一病症提出痉挛性强直(spastic rigidity)概念,故脑瘫又被称为 Little 病(Little's disease)。

2006 年国际脑瘫专题研讨会对于脑瘫的定义如下:脑瘫是发生在发育中胎儿及婴儿脑的非进行性损害引起的一组运动及姿势发育的持久性障碍,从而导致其活动受限。脑瘫患儿的神经-肌肉运动障碍常常伴有感觉、知觉、认知、交流及行为的功能损害,并可伴有癫痫、继发性肌肉骨骼的问题。脑瘫的核心特征是运动控制障碍,因异常的运动和姿势导致运动功能障碍。

二、流行病学

世界卫生组织报道脑瘫的患病率为 1‰～5‰,出生人口统计报告显示:英国的发病率为 3.6‰,日本为 2‰～4‰,美国为 2.5‰。我国 2001 年的一项流行病学调查显示脑瘫的患病率为 1.29‰,其中男性(2.0‰)高于女性(1.4‰),中部地区(2‰)及西部地区(1.9‰)明显高于东部地区(1.5‰),目前我国至少有 600 万脑瘫患者,且每年增加 6 万左右。由于脑瘫会导致患者残疾,故给家庭及社会造成沉重的负担。

三、病因

脑瘫的致病因素较多,一般将致病原因分为三大类。

1.出生前原因　主要为缺氧、中毒、感染、接触放射线及遗传因素等引起的脑发育不良或脑畸形。近年来,遗传因素在脑瘫中的作用逐渐被重视,脑瘫患者亲属中有癫痫、脑瘫及智力低下的患者较正常家族多。

2.出生时原因　早产、过期产、窒息、产伤、缺血缺氧性脑病等。

3.出生后原因　新生儿期的感染、外伤、颅内缺血、胆红素脑病等。

这些因素只是发生脑瘫的危险因素,并非全部会导致脑瘫。根据国际脑瘫专题研讨会(2006)注释,对于脑损伤发生时间,尽管没有提出明确的上限年龄,但出生后 3 岁之前的、发生在步行及操控等功能发育之前的最重要。

四、临床分型

脑瘫的分型方式比较多,按瘫痪部位分型,有单瘫、双瘫、三肢瘫、四肢瘫、偏瘫、截瘫、双重性偏瘫(图38-1)。按临床特点分型,常用 1956 年美国脑性瘫痪协会(AACP)的分类方法,2006 年国际脑瘫专题研讨会也沿用此方法进行分类。

1.痉挛型　脑瘫常见类型,主要是因为病变累及椎体束而导致的肢体肌张力高,活动受限。痉挛型脑瘫又可分为三型。

(1)痉挛型四肢瘫:四肢运动严重受损,是脑瘫中最常见的类型,患者常合并有智力低下,其生长发育

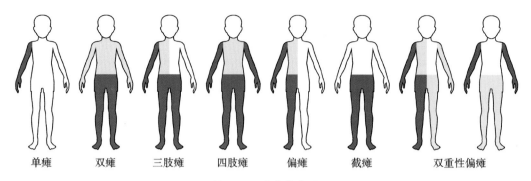

单瘫　双瘫　三肢瘫　四肢瘫　偏瘫　截瘫　双重性偏瘫

图 38-1　脑瘫的类型

明显落后于同龄儿童。查体可见四肢肌张力高,腱反射亢进,巴氏征阳性,走路呈剪刀步态。

(2)痉挛型双瘫:四肢受累,但双下肢较上肢严重,双足呈马蹄内翻足,足尖着地。查体可见双下肢痉挛,腱反射亢进,病理征及踝阵挛阳性。

(3)痉挛型偏瘫:肢体自发运动减少,上肢较下肢严重,患者呈环形步态。查体可见受累肢体肌张力高,腱反射亢进,部分患者踝阵挛及巴氏征阳性。

2. 手足徐动型　主要病变在椎体外系,紧张时加重,安静时减轻,患者通常智力受影响不大。

3. 强直型　少见,主要病变也在锥体外系,为苍白球及黑质受损导致。患者常伴有智力严重低下。

4. 共济失调型　表现为行走不稳,四肢动作不协调,肌张力低,腱反射不亢进。

5. 震颤型　少见,多为静止震颤。

6. 肌张力低下型　肌张力低下,四肢软瘫,自主运动少。

7. 混合型　以上所述两种及两种以上出现在一例患者身上。

2000 年的欧洲脑瘫监测组织(SCPE)报告中提出了脑瘫亚型分级分类树方案,即脑瘫亚型诊断程序,该程序简明扼要,有助于临床思考及判断(图 38-2)。

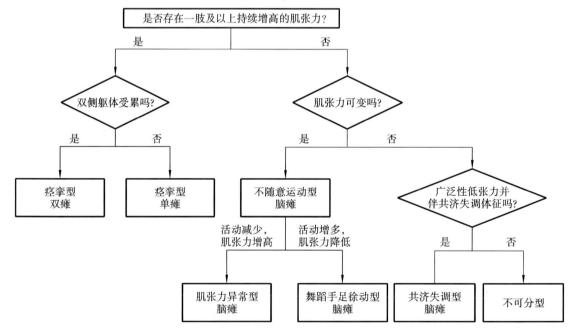

图 38-2　SCPE 脑瘫临床分型流程图

注:不可分型者待年龄适当、症状稳定后再分型

五、临床表现

1. 运动障碍　运动障碍是脑瘫患者最基本的临床表现。脑瘫患者在婴幼儿期即可出现相应的运动

障碍及体征,具体表现如下。

(1)运动发育落后:患者一般粗大运动及手指的精细动作均落后于同龄人,患者肌力降低,相应的主动运动减少。

(2)肌张力异常:肌张力升高称为痉挛型,肌肉松弛称为肌张力低下型,变异型肌张力不全则表现为手足徐动型(表38-1)。

表 38-1　肌张力临床分级

等级	肌张力	表现
0	软瘫	被动活动患肢无反应
1	低	被动活动患肢反应弱
2	正常	被动活动患肢反应正常
3	轻中度增高	被动活动患肢有阻力
4	高	被动活动患肢有持续阻力

(3)姿势异常:姿势通常多种多样,其与肌张力异常及原始反射延迟消失有关。

(4)反射异常:患者通常有腱反射活跃及亢进,通常可以引出踝阵挛及巴氏征阳性。还可表现为原始反射延缓消失,保护性反射延缓出现。

2.其他功能异常

(1)智力低下:除运动障碍外最常见的临床症状,占脑瘫患者的30%~60%。在痉挛型、肌张力低下型、强直型患者中多见,在手足徐动型患者中少见。

(2)癫痫:占脑瘫患者的25%~50%,在偏瘫、痉挛性四肢瘫患者中多见。

(3)眼部疾病:主要有斜视、视野缺损、屈光不正等。

(4)其他异常:如听力障碍、语言障碍、精神行为异常等。

不同的脑损伤情况导致不同类型的脑瘫。患者肢体受累程度以及其他临床表现,在不同年龄段有很大的差别。

六、辅助检查

脑瘫的诊断主要根据病史及查体,不能根据CT及MR结果确诊或否定诊断。CT及MR可作为一种影像学诊断手段,帮助显示头颅的形态学改变,在儿童的早期诊断中有重要价值,可以帮助诊断与鉴别诊断及为治疗提供重要的证据。

1.CT异常发现　大脑的皮质、皮质下、基底节、中脑及小脑均可以有异常,包括局限性或广泛性脑萎缩、脑软化、脑室扩大、脑积水、透明隔囊肿、脑穿通畸形、脑发育不全等。

2.MRI异常发现　可以有脑萎缩、脑白质病变、脑软化灶、基底节损伤、迟发性髓鞘形成、脑萎缩、脑室扩大、先天畸形等。

3.肢体畸形的X线检查　凡是肢体有痉挛或畸形的患者均应完善相关X线检查。下肢畸形者完善双下肢全长及骨盆X线检查,屈膝畸形者完善膝关节最大伸直位X线检查。

4.脑电图检查　脑瘫合并癫痫时,脑电图异常率可达40%~60%。

5.其他影像学检查　超声检查、单光子发射计算机断层扫描(SPECT)以及正电子发射断层成像(PET),均可发现一定的异常,但价值有限。

6.评价临床表现程度的一系列评定及量表　如肌张力评价量表、粗大运动功能的评定、协调与平衡评定、步态分析、日常生活能力评定量表等,对于评估病情,判断手术效果及预后评估均有重要价值。

七、诊断

由于临床症状多变且缺少明确的诊断标准,脑瘫的诊断主要依据患者的病史、临床表现及查体,并无特殊的生物学指标。如患者出现以下情况,应高度考虑脑瘫可能:①病因方面:早产儿,低出生体重,出生时及新生儿期有严重的缺氧、窒息、出血等。②临床症状:肢体及躯干肌张力明显增高和痉挛的典型表现、运动发育迟缓、智力发育迟缓。

八、鉴别诊断

1. 遗传性痉挛性截瘫(hereditary spastic paraplegia,HSP)　HSP 为一种临床及遗传异质性神经系统遗传病,青少年时期发病。缓慢进行性发展的双下肢上运动神经元性瘫痪,多有家族史,大部分为常染色体显性遗传,少数为隐性遗传。目前无有效药物治疗,手术短期疗效良好,但术后有不同程度的复发。

2. 异染性脑白质营养不良(metachromatic leukodystophy,MLD)晚婴型　患儿出生时表现为明显的肌张力低下,随着病情的发展逐渐出现四肢痉挛、肌张力增高、惊厥、共济失调、智力进行性减退等症状。与脑瘫的鉴别点在于:病情呈进行性发展,尿沉渣中发现大量异染颗粒时可初步诊断。检测血白细胞及皮肤成纤维细胞中芳基硫酸酯酶 A 活性可确诊本病。本病预后不佳。

3. 进行性肌营养不良(progressive muscular dystrophy,PMD)　PMD 为一组遗传性骨骼肌变性疾病,临床上以缓慢进行性发展的肌肉萎缩、肌无力为主要表现,具有特殊的起立姿势,假性腓肠肌肥大,部分类型还可累及心脏、骨骼系统。肌酸磷酸激酶(CPK)水平增高,肌肉活检可以确诊。

4. 脑肿瘤、脊髓肿瘤、脊髓损伤、脊髓炎等　均可引起肢体痉挛状态,通过病史询问以及影像学表现不难鉴别。

九、治疗方案

脑瘫治疗主要是对症治疗,提倡早发现、早诊断、早治疗。治疗应强调多学科综合干预原则,常采用手术、康复、药物等综合性治疗方法。

1. 非外科治疗方案

(1)康复治疗:脑瘫的治疗方式主要是康复治疗。康复治疗可以通过训练等多种方法抑制异常的神经反射和姿势,进而促进正常的运动功能恢复。

(2)运动训练:通过软组织牵引,调整肌力、肌张力及肢体的协调功能等,提高患者的运动能力,改善肢体活动,提高生活自理能力及社交能力。

(3)作业疗法:选择和设计工作、生活,对身体及心理进行训练,从而改善患者生活、学习质量,帮助其更好地适应社会。

(4)语言吞咽训练:构音障碍患者,需要行口周面部等训练,而全身肌张力控制有利于改善患者发音障碍。

(5)物理因子治疗:应用一种或多种物理因子来治疗疾病的方法,简称理疗。目前理疗所用物理因子有电、光、磁、水、超声波及蜡等。临床上多应用其来配合运动训练及作业疗法以增强训练效果。

(6)矫形支具治疗:主要通过矫正肌肉的畸形,防止畸形加重,减少肌肉萎缩,控制关节始终保持在功能位,从而提高姿态稳定性。

(7)药物治疗:可分为营养神经及解除痉挛。神经营养药物很多,但临床效果甚微。解除痉挛药物主要有巴氯芬等,国内多使用其口服制剂;巴氯芬泵鞘内给药能够持续缓解严重的痉挛状态,但由于费用昂贵,国内应用较少。

2. 外科治疗方案　外科手术主要治疗痉挛型脑瘫及以痉挛为主的混合型脑瘫,目前主要包括选择性脊神经后根切断术(selective posterior rhizotomy,SPR)、选择性周围神经切断术(selective peripheral neurotomy,SPN)、颈动脉周围交感神经切除术、骨关节与肌肉肌腱矫形术等术式。手术方式的选择,以及手术时机、顺序等均需要进行多学科的全面评估之后予以决定。

3. 中枢神经系统修复治疗　脑瘫的发生原因是神经严重损伤和轴突髓鞘消失。近年来,通过细胞移植(如神经干细胞、脐带血间充质细胞、骨髓基质细胞、嗅鞘细胞等)修复神经在一些动物实验及临床中证实了中枢神经病变在一定程度上的结构修复和功能重建是可行的,但因细胞移植还存在诸如细胞分离扩增技术、特异性鉴别标记以及移植安全性等问题,中枢神经修复治疗技术还有待进一步的实验与研究。

十、预后

脑瘫的治疗需纵贯患者一生,综合治疗应该伴随患者的成长过程,使他们能够尽量生活独立、自理或减少对护理者的依赖,防止及减少成年以后并发症的发生。

第二节　选择性脊神经后根切断术

一、概述

选择性脊神经后根切断术(selective posterior rhizotomy,SPR)是有效缓解肢体痉挛状态的手术方式之一。1911 年,Forester 基于 Sherrington 在肢体痉挛动物模型中的研究结果,对 45 例肢体痉挛患者的 L2~S2 后根进行完全切断,发现术后肢体痉挛状态得到明显改善,但同时出现了肌无力和感觉丧失。1973 年,Gros 等对该手术方式进行了改良,切除 L1~S1 节段 80％的后根纤维。1979 年,Fasano 等在术中使用肌电图确定哪些神经根需要切断以提高疗效,但因 S2 神经根仍在切断范围内,术后还是会导致膀胱功能障碍。1982 年,Peacock 和 Arens 改进了 Fasano 的手术方式,将手术入路从 T12~L2 改为 L2~L5,通过椎间孔的位置辨认腰骶神经根,从而降低了膀胱功能障碍的风险。该基本术式一直沿用至今。2006 年,Park 和 Johnston 进一步改进了手术方式,在圆锥水平进行微创椎板切除,辅以神经电生理监测完成手术。

二、原理

痉挛型脑瘫患者大脑半球的损伤导致向下传导的脊髓中间神经的信号减少,γ 运动神经元活动增强,γ 环路通过正反馈作用使 α 运动神经元兴奋性异常增高,导致肌肉痉挛。SPR 可以通过降低 α 运动神经元兴奋性,切断牵张反射的正反馈作用,从而达到缓解肢体痉挛的目的(图 38-3)。

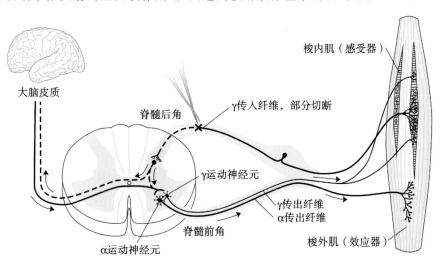

图 38-3　SPR 原理示意图

三、手术适应证及禁忌证

SPR 是破坏性手术,几乎是永久、不可逆地缓解痉挛状态。而对于瘫痪患者,有时肌肉的痉挛状态可以代偿低肌张力状态,对抗重力以协助肢体运动,并非完全无益;因此 SPR 时选择合适的患者至关重要,需要仔细反复评估,明确手术目标人群,防止运动功能不可逆损伤。

对于确诊痉挛型脑瘫或以痉挛为主的混合型脑瘫的患者,术前必须进行评估,按粗大运动功能分级系统(gross motor function classification system,GMFCS)量化评估患者的运动功能(表38-2)。GMFCS是根据脑瘫患者运动能力随年龄变化特点设计的分级标准,先分4个年龄段,每个年龄段内又根据患者运动功能的表现分为5个级别。Ⅰ级最好,Ⅴ级最差。对于肢体痉挛程度常使用改良 Ashworth 量表(表38-3)、Bohannon 或 Tardieu 量表等进行量化评估。

表 38-2　粗大运动功能分级系统(GMFCS)

分级	运动表现
Ⅰ	所有环境下都能良好行走,平衡能力和速度较正常发育儿童稍差
Ⅱ	在部分环境下可以正常行走,但是长距离行走和保持平衡可能会出现困难,需要他人或者辅助用具的协助来爬楼梯
Ⅲ	在大部分室内环境可以通过手持移动辅具行走,可通过轮椅进行远距离活动
Ⅳ	大部分环境下需要轮椅辅助及他人协助才能移动
Ⅴ	完全靠轮椅活动,而且头部、躯干和肢体抗重力运动能力弱

表 38-3　改良 Ashworth 量表

分级	评定标准
0	肌张力无增加,被动活动患肢在整个范围内均无阻力
1	肌张力少增加,被动活动患肢到终末端时有轻微的阻力
1−	肌张力少增加,被动活动患肢时在前 1/2 活动范围内有轻微的"卡住"感觉,后 1/2 活动范围内有轻微的阻力
2	肌张力轻度增加,被动活动患肢在大部分活动范围内有阻力,但仍可活动
3	肌张力中度增加,被动活动患肢在整个活动范围内均有阻力,活动比较困难
4	肌张力高度增加,患肢僵硬,被动活动患肢阻力很大,活动十分困难

手术没有明确的年龄限制,一般手术年龄≥3 岁,部分人认为 2 岁及以上即可手术治疗,有些人认为 3～7 岁是最佳手术年龄。GMFCS Ⅰ～Ⅴ级的患者如果痉挛状态严重影响运动功能,且没有严重禁忌证(如共济失调、肌张力障碍、肌腱严重挛缩、严重骨关节和脊柱异常),均可行 SPR。其中 GMFCS Ⅰ～Ⅲ级不合并髋内收肌痉挛的患者手术效果最佳,GMFCS Ⅳ级或Ⅴ级的患者可能既有痉挛状态又有肌张力障碍,一般后者并不能通过 SPR 而得到改善。部分中心对 GMFCS Ⅲ～Ⅳ级和严重痉挛的儿童选择鞘内注射巴氯芬进行治疗。

术前完善影像学检查(包括头颅 MRI、髋关节和脊柱 X 线检查)。头颅 MRI 可以协助诊断痉挛型脑瘫,影像上脑室旁白质发育不良是痉挛型脑瘫的典型征象。同既往头颅 MRI 比较,如发现丘脑、基底节区和小脑的异常改变,则不能确诊为痉挛型脑瘫。X 线检查可以明确脊柱过度前凸、脊椎滑脱、脊柱侧凸、髋关节脱位等畸形。

四、手术方法

1. 麻醉及术前准备　常规全身麻醉,避免使用丙泊酚,因其对肌电图有显著影响,麻醉诱导后不应使用肌肉松弛剂。患者呈俯卧位,在胸部和骨盆下方放置适当的支撑物,开放棘突间隙的同时使头部低于腰骶部,减少脑脊液的流失。针式电极插入双下肢肌肉(包括长收肌、股外侧肌、胫前肌、腘绳肌及腓肠肌),以备术中肌电监测使用。

2. 进入椎管腔　Peacock 和 Arens 手术方式是 L2～L5 水平多节段椎板切除术,为降低手术后发生脊柱畸形的风险,现已被单节段椎板切除术/成形术或多节段椎板成形术取代。目前常用方式有两种,即 Park 和 Johnston 的脊髓圆锥水平的单节段椎板切除术、Funk 和 Haberl 的 L1 椎板成形术或 L1～L5 水平的多节段椎板成形术。圆锥水平的单节段入路中神经根的显露比较困难,但是术后脊柱畸形的风险较低。多节段椎板切开可以通过将椎间孔作为解剖标志,进一步明确神经根的位置。但是术后脊柱畸形发生的风险稍高,可通过跳跃式(仅切除 L3、L5 椎板)、限制性(椎板切除范围不超过两侧小关节突)椎板切除和椎板成形的方式降低其风险。除此之外,还有椎板开窗术、单开门或双开门椎板成形术等术式。硬脊膜的水密缝合,可有效防止手术后脑脊液漏的发生。

3. 神经后根部分切断　鉴别并分离 L2~L5 脊神经前、后根,将脊神经后根分成小束,应用神经阈值测定仪电刺激诱发双下肢痉挛并观察肢动,确定每条后根各小束的阈值,切断阈值较高神经小束。

4. 手术注意事项

(1)显露过程应注意止血,保持无血术野,防止过多血液流入硬膜腔内。

(2)椎板切除范围不宜过大,应注意保留两侧小关节,以免影响腰椎稳定性。

(3)仔细鉴别前、后根,注意其解剖关系和变异情况,不可误伤前根。

(4)术中应采用显微外科器械和技术,操作要轻柔,避免过度牵拉神经根。

(5)电刺激时不应有肌肉松弛剂的作用,麻醉不宜过深亦不宜过浅,以免影响肌电诱发电位监测和神经电刺激阈值的准确性。

五、手术疗效及并发症

多数研究发现,痉挛型脑瘫患者 SPR 后联合强化康复训练比单纯康复训练患者的痉挛状态可获得明显缓解,痉挛评分得到明显的改善,且部分随访研究发现手术效果可持续至成年。Grunt Sebastian 和 Iona Novak 两位学者对脑瘫患者的治疗进行了系统评价,SPR 后 1~2 年患者的痉挛状态、下肢关节的被动活动范围、步态及粗大运动功能均获得明显改善。SPR 不但可以降低脑瘫患者的下肢肌张力,改善运动功能,还能使伴有上肢痉挛的患者术后上肢的肌张力下降。此外,SPR 对于部分患者的流涎、斜视、言语障碍等亦有不同程度的改善效果,但是这些伴随症状通过 SPR 得到改善的机制尚不明确。

SPR 后最常见的并发症为背部疼痛及脊柱畸形,其他并发症包括发热、感染、脑脊液漏、暂时性尿潴留、下肢感觉迟钝、髋关节脱位等。

第三节　选择性周围神经切断术

一、概述

选择性周围神经切断术(selective peripheral neurotomy,SPN)是通过部分切断支配痉挛肌肉的运动神经分支神经束,将其缩窄,从而达到缓解肢体痉挛状态的目的。近十年来,显微神经外科技术和术中神经电刺激技术的快速发展,使 SPN 能够更加有效、准确地治疗痉挛型脑瘫。该手术针对四肢不同部位的痉挛,可分别对相应神经进行显微缩小术。手术具有微创、效果确切、并发症少等特点。

二、手术原理

运动神经分支中含有 γ 运动纤维和 α 运动纤维。γ 运动纤维支配梭内肌,其过度兴奋导致牵张反射增强、肌张力增高,表现为肢体痉挛;α 运动纤维支配肌梭外横纹肌,控制随意运动。理论上切断部分 γ 运动纤维而保留 α 运动纤维,就能降低肌张力,同时保留原有的肌力,但实际上目前尚不能达到仅切断 γ 运动纤维的水平,因此术前需对手术切断的神经及其切除比例进行仔细评估(图 38-4)。

三、手术适应证

SPN 尤其适用于痉挛症状和体征较为单一、局限的患儿,尤其痉挛只局限于某一肌群的患儿。该术式适合 2 岁以上的痉挛型脑瘫儿童。对于无法耐受 SPR 或对 SPR 存在顾虑的患儿,可实行组合式 SPN 改善患儿症状。该术式亦可作为 SPR 后局部效果欠佳患儿的补充治疗手段。术前需精确评估患儿痉挛

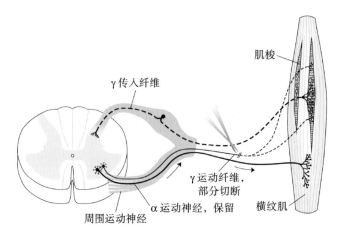

图 38-4　SPN 手术原理示意图

情况及相应的周围神经。术前可行相应周围神经封闭试验,如封闭后痉挛状态改善则考虑行 SPN 有效。术中应强调显微技术和电生理监测的运用,以达到最佳效果。

SPN 术式具有多样性,针对不同部位痉挛症状可根据具体情况采用单一或组合术式。常见术式如下。

(1)肌皮神经 SPN:适用于肘关节屈曲痉挛。

(2)正中神经 SPN:适用于前臂旋前、屈腕痉挛。

(3)闭孔神经 SPN:适用于大腿内收、内旋痉挛。

(4)坐骨神经 SPN:适用于单纯膝关节屈曲痉挛。

(5)胫神经 SPN:最为常用,应用于踝部痉挛状态、小腿屈肌支配下的内翻足、马蹄足、踝阵挛等。

此外,对于腕、指关节痉挛的患者,可针对性地行正中神经、尺神经选择性切断术。对于合并关节挛缩的患者,根据术前评估情况,可与 SPN 同期或二期行相应矫形手术。

四、手术方法

术前常规禁食、禁水、备皮。一般采用全身麻醉,气管插管后停用肌肉松弛剂,以免影响术中电刺激定位神经。

麻醉后,重新检查受累关节活动度。根据需缩窄的神经选择合适的体位和切口位置。

切开各层次显露相应神经的过程中,注意保护表浅静脉和皮神经。

打开神经干外膜,分离每支神经,电刺激以确定每支神经所支配的肌肉,观察肌肉收缩情况并记录阈值。根据每束神经纤维的支配强度及症状轻重行部分神经束切断或缩窄。原则上为保证术后肌力,切断或缩窄神经不超过原神经的 2/3。然后缝合神经外膜,逐层关闭切口。

五、术后注意事项

(1)术后按期换药,观察切口愈合情况,视情况拆除缝线。

(2)鼓励患者术后早期下地活动,必要时视情况定制支具以辅助康复。

(3)术后持续进行康复功能锻炼,防止痉挛复发或加重。

六、术后并发症

SPN 的术后近期并发症包括术后肢体麻木、疼痛,术后肌无力等,以上症状一般在术后经正规康复功能锻炼后好转;远期并发症有痉挛复发甚至加重,与术后神经再生有关,严重者神经残端可发生神经纤维瘤,对于以上情况,必要时需再次手术干预。

七、小结

SPN 具有效果明确、术后并发症少等特点,在效果上可与 SPR 相互补充,效果优于传统单纯康复功能锻炼,能够有效改善痉挛型脑瘫患者的痉挛状态和生存质量。关于 SPN 切断神经束的定量研究,尚有待进一步开展。无论手术与否,术后积极正确的康复训练对保证疗效、提高运动能力、减少复发都不可或缺。

（汪永新　吉文玉）

参 考 文 献

［1］　于炎冰,张黎,王薇,等.脑瘫患儿周围神经显微缩小术后肌力恢复研究［J］.中国康复理论与实践,2004,10(2):92-93.

［2］　秦泗河,陈哨军,于炎冰.脑性瘫痪的外科治疗［M］. 北京:人民卫生出版社,2008.

［3］　Winn H R,Burchiel K J,Bakay R A E,et al. 尤曼斯神经外科学(第 3 卷):功能神经外科、疼痛与小儿神经外科［M］.王任直,译.北京:人民卫生出版社,2009.

［4］　李永库,李强,李君,等.关于小儿脑瘫定义及分类的建议-解读 2006 年 4 月国际脑瘫专题研讨会的报告［J］.中国康复理论与实践,2010,16(2):101-102.

［5］　钱洪玉,王秀英 李霞.常规功能训练联合周围神经缩窄术、A 型肉毒毒素注射治疗痉挛型脑瘫疗效观察［J］.山东医药,2013,53(46):88-89.

［6］　黄海韬,李岩峰,徐杨熙,等.腰骶段选择性脊神经后根切断术治疗脑性瘫痪下肢痉挛的疗效分析［J］.中华神经外科杂志,2019,35(1):39-42.

［7］　王世杰,陈业涛,苗素华,等.周围神经选择性部分切断术治疗脑性瘫痪肢体痉挛［J］.中华神经外科杂志,2019,35(1):25-29.

［8］　邵旭,于炎冰,张黎.脑性瘫痪及其诊断与治疗的研究进展［J］.临床神经外科杂志,2020,17(2):236-240.

［9］　于宝臣.肌电生理监测下的周围神经缩窄术结合肌腱松解术治疗痉挛性脑瘫下肢肌张力增高及畸形的临床疗效［J］.临床医药文献电子杂志,2020,7(15):61.

［10］　中国康复医学会骨与关节专业委员会,中国脑瘫多学科协作联盟.痉挛型脑性瘫痪外科治疗专家共识［J］.中国矫形外科杂志,2020,28(1):77-81.

［11］　Godlee R J. Resection of the posterior spinal nerve-roots in the treatment of gastric crises and spastic paralysis［J］. Proceedings of the Royal Society of Medicine,1911,4(Surg Sect):254.

［12］　Aldo F V,Giancarlo B R,Sergio Z,et al. Electrophysiological assessment of spinal circuits in spasticity by direct dorsal root stimulation［J］. Neurosurgery,1979,4(2):146-151.

［13］　Peacock W J,Arens L J. Selective posterior rhizotomy for the relief of spasticity in cerebral palsy［J］. S Afr Med J,1982,62(4):119-124.

［14］　Msaddi A K,Mazroue A R,Shahwan S,et al. Microsurgical selective peripheral neurotomy in the treatment of spasticity in cerebral-palsy children［J］. Stereotact Funct Neurosurg,1997,69(1-4 Pt2):251-258.

［15］　Turi M,Kalen V. The risk of spinal deformity after selective dorsal rhizotomy［J］. J Pediatr Orthop,2000,20(1):104-107.

［16］　Johnson M B,Goldstein L,Thomas S S,et al. Spinal deformity after selective dorsal rhizotomy in ambulatory patients with cerebral palsy［J］. J Pediatr Orthop,2004,24(5):529-536.

［17］　Spiegel D A,Loder R T,Alley K A,et al. Spinal deformity following selective dorsal rhizotomy［J］. J Pediatr Orthop,2004,24(1):30-36.

［18］　Park T S,Johnston J M. Surgical techniques of selective dorsal rhizotomy for spastic cerebral palsy. Technical note［J］. Neurosurgical Focus,2006,21(2):e7.

[19]　Sindou M P，Simon F，Mertens P，et al. Selective peripheral neurotomy（spn）for spasticity in childhood[J]. Childs Nerv Syst，2007，23(9)：957-970.

[20]　Nordmark E，Josenby A L，Lagergren J，et al. Long-term outcomes five years after selective dorsal rhizotomy[J]. BMC Pediatr，2008，8：54.

[21]　Mclaughlin J，Bjornson K，Temkin N，et al. Selective dorsal rhizotomy：meta-analysis of three randomized controlled trials[J]. Dev Med Child Neurol，2002，44(1)：17-25.

[22]　Grunt S，Becher J G，Vermeulen R J. Long-term outcome and adverse effects of selective dorsal rhizotomy in children with cerebral palsy：a systematic review[J]. Dev Med Child Neurol，2011，53(6)：490-498.

[23]　Dudley R，Parolin M，Gagnon B，et al. Long-term functional benefits of selective dorsal rhizotomy for spastic cerebral palsy[J]. J Neurosurg Pediatr，2013，12(2)：142-150.

[24]　Gigante P，McDowell M M，Bruce S S，et al. Reduction in upper-extremity tone after lumbar selective dorsal rhizotomy in children with spastic cerebral palsy[J]. J Neurosurg Pediatr，2013，12(6)：588-594.

[25]　Novak I，McIntyre S，Morgan C，et al. A systematic review of interventions for children with cerebral palsy：state of the evidence[J]. Dev Med Child Neurol，2013，55(10)：885-910.

[26]　Funk J F，Haberl H. Monosegmental laminoplasty for selective dorsal rhizotomy—operative technique and influence on the development of scoliosis in ambulatory children with cerebral palsy[J]. Child's Nerv Syst，2016，32(5)：819-825.

[27]　Sallmon H，Lopez E J，Weber S，et al. Birthweight extremes and neonatal and childhood outcomes after preterm premature rupture of membranes[J]. Am J Perinatol，2016，33(12)：1138-1144.

[28]　Novak I，Morgan C，Adde L，et al. Early，accurate diagnosis and early intervention in cerebral palsy：advances in diagnosis and treatment[J]. JAMA Pediatr，2017，171(9)：897-907.

[29]　Yong L Y，Wong C H L，Gaston M，et al. The role of selective peripheral neurectomy in the treatment of upper limb spasticity[J]. J Hand Surg Asian Pac Vol，2018，23(2)：181-191.

[30]　Wang K K，Munger M E，Chen B P，et al. Selective dorsal rhizotomy in ambulant children with cerebral palsy[J]. J Child Orthop，2018，12(5)：413-427.

[31]　te Velde A，Morgan C，Novak I，et al. Early diagnosis and classification of cerebral palsy：an historical perspective and barriers to an early diagnosis[J]. J Clin Med，2019，8(10)：1599.

第四节　颈动脉周围交感神经切除术

颈动脉周围交感神经切除术（cervical perivascular sympathectomy，CPVS）通过手术切除颈动脉周围的交感神经网来达到治疗儿童脑瘫的目的。此手术有助于改善脑瘫患儿的肌张力、流涎症状、吞咽及认知功能等。

一、历史回顾

交感神经切除术于 1889 年最早用于治疗癫痫。1904 年，澳大利亚外科医师 Royle 等将交感神经切除术应用于痉挛性瘫痪患者，他们认为此方法可以减轻骨骼肌的紧张性，虽然效果并不令人满意，但他们意外发现手术能够改善患者肢体循环。动脉周围交感神经切除术（periarterial sympathectomy，PAS）可降低交感神经作用，缓解血管痉挛，增加血供，用于治疗雷诺病和脑缺血性疾病。CPVS 最初用于儿童神经系统疾病。有报道称该手术可用于烟雾病患者的治疗，但对于烟雾病的治疗，由于此手术疗效不确切，目前不是首选治疗方法。1986 年，在我国，邢台陈轩医师首先采用 CPVS 治疗 110 例脑瘫患者，对语言功能、流涎症状及上肢功能的改善取得较好效果。之后国内多个脑瘫治疗中心开展此手术,取得了一定成效。

二、相关解剖

颈总动脉位于颈动脉鞘内,其内还有颈内静脉、迷走神经干。颈总动脉位于内侧,颈内静脉位于外侧,迷走神经干位于两者之间的深面,即贴近颈动脉鞘的后壁。鞘的后方隔椎前筋膜有颈交感干。颈交感干上至颅底,下达颈根部。颈部有两个交感干,左、右各一,位于脊柱两侧、颈椎横突之前、颈动脉鞘后方,由椎旁神经节及节间支组成。一般每侧有 3~4 个交感节,形成 3 个颈神经节,即颈上、颈中、颈下神经节。

1. 颈上神经节 最大,呈梭形,长约 2.5 cm,平对 C2、C3,位于颈动脉鞘与头长肌之间,迷走神经上神经节的下部位于颈上神经节的前方。

2. 颈中神经节 三个颈交感节中最小的一个,有时缺如。位于颈总动脉与甲状腺下动脉之间,平对 C6,颈中神经节与颈下神经节之间有两条节间支,其中一支钩绕锁骨下动脉,形成锁骨下袢。颈中神经节发出的神经纤维,包绕颈总动脉构成颈总动脉丛,交感神经纤维通常位于颈动脉的外膜层。

3. 颈下神经节 形状不规则,位于 C7 横突根部和第 1 肋骨颈之间,椎动、静脉的后方。此节常与第一胸交感节合并为星状神经节。

三、颈动脉周围交感神经切除术治疗脑瘫的可能机制

(一)增加脑血流量,改善脑组织微循环

通过磁共振动脉自旋标记(arterialspin labeling,ASL)技术发现:相比于健侧,单侧痉挛型脑瘫患儿患侧大脑血流灌流严重不足,患侧颅内血流为低速高阻抗型,处于低灌注低循环状态,CPVS 后患侧大脑皮质区、内囊、基底节区、小脑血流量显著提高。脑血流量增加,也促发一部分邻近的神经元活跃,改善脑组织的功能,使受损的脑细胞逐渐修复,从而使脑瘫患儿的一些临床症状得到改善。

(二)调节自主神经支配脏器功能

CPVS 能够显著改善流涎症状。唾液腺由交感神经和舌咽神经支配,支配唾液分泌的交感神经节后纤维自颈上神经节发出后,攀附在颈总动脉外膜上,向上分布至唾液腺。手术切除颈总动脉外膜,阻断了交感神经的传导,交感神经的直接支配效应减弱,从而减少唾液的分泌量。由于减少了外周到中枢的反馈,中枢对口腔周围肌肉的控制强度减弱,以至于口腔肌肉可以更加协调地运动,更利于吞咽,从而使症状明显好转。CPVS 阻断部分交感神经传导,减少交感神经兴奋性下行传导,使交感神经对效应器的兴奋刺激降低,自主神经兴奋性、抑制性功能调节得到平衡,从而使脑瘫患儿心血管系统、呼吸系统、消化系统症状及泌尿功能紊乱、流涎等得到改善。

(三)引起局部神经内分泌的改变

交感神经能释放多种物质,如兴奋性氨基酸、5-羟色胺、肾上腺素、乙酰胆碱及 P 物质等。大鼠实验研究指出,CPVS 及颈上神经节交感神经切断术后局部乙酰胆碱释放减少,胆碱酯酶活性降低,肌肉兴奋性下降,快肌纤维活动减少,慢肌纤维活动增加,肢体痉挛及肌张力增高等症状得到缓解。

(四)降低"兴奋毒"的释放量

脑内与神经元损伤脆弱性联系最紧密的神经递质是兴奋性氨基酸,主要有谷氨酸、天冬氨酸及甘氨酸。过度兴奋称"兴奋毒",当兴奋性神经递质过量释放或分解不足时导致神经元外蓄积过多的兴奋性氨基酸,产生神经毒性效应,使兴奋性受体过度活跃,引起脑内各种细胞及功能的损害。有研究表明,不同类型脑瘫患儿脑脊液中谷氨酸、天冬氨酸水平高于正常儿童,γ-氨基丁酸水平低于正常儿童,并且痉挛型脑瘫患儿脑脊液中谷氨酸水平与肌张力增高程度呈直线相关。切除颈动脉外膜交感神经网可降低交感神经末梢突触兴奋性递质的释放量,减少异位电兴奋而使脑干内"兴奋毒"发生减少。

四、手术方法

手术采用气管内插管静脉吸入复合全身麻醉。患者取仰卧位,肩部垫高,使头后仰,取双侧胸锁乳突

肌中下内侧缘 2～3 cm 横切口,切开皮肤与皮下组织,沿胸锁乳突肌内侧缘,按解剖层次分离胸骨舌骨肌、胸骨甲状肌等,打开颈动脉鞘,分离颈总动脉与颈内静脉间隙,注意勿损伤两者之间的迷走神经。用棉片保护颈内静脉并牵开,显露颈总动脉。游离一段颈总动脉,在显微镜下环形剥离切除 3 cm 左右的颈动脉外膜,以显微镜下颈动脉壁上看不到含网状血管的结缔组织为宜,手术过程中注意避免挤压或过度牵拉颈动脉窦(图 38-5)。

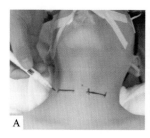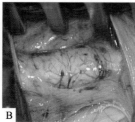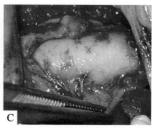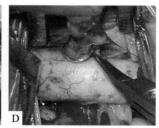

图 38-5　颈动脉周围交感神经切除手术过程

A. 仰卧位,肩部垫高,使头后仰,取双侧胸锁乳突肌中下内侧缘 2～3 cm 横切口;B. 分离胸骨舌骨肌、胸骨甲状肌等,打开颈动脉鞘;C. 显微镜下切除颈动脉外膜,注意保护颈内静脉和迷走神经;D. 切除颈动脉外膜后表现,以看不到含网状血管的结缔组织为宜

五、手术适应证及并发症

1. 适应证　锥体外系损害所致的不随意运动型脑瘫、痉挛型脑瘫及混合型脑瘫伴有手足徐动、扭转痉挛、紧张性痉挛、吞咽困难、流涎、斜视、言语不清、共济失调等症状。

2. 并发症　颈动脉破裂、颈内静脉破裂、饮水呛咳、吞咽困难、声音嘶哑、Horner 综合征等。

六、术后远期效果

徐晓利等对 270 例难治性混合型脑瘫患者,在行 CPVS 后随访 10～41 个月(平均 18.2 个月),结果显示 CPVS 对脑瘫患者的手足徐动、吞咽困难、流涎有明显改善作用,术后 1 周内及随访期间运动功能改善率分别为 35.6%(96/270)、66.7%(180/270),患方自觉生存质量提高率分别为 35.6%(96/270)、63.7%(172/270),总显效率(任一症状有好转的比例)分别为 60%(162/270)、95.6%(258/270)。于江龙等对 23 例脑瘫患儿行 CPVS 后随访 6 个月,认为该手术能够显著改善学龄前患儿脑部供血及发育商、智商、C 因子等认知学指标,从而为脑瘫患儿带来临床获益。

七、存在问题

CPVS 目前应用于脑瘫患儿的治疗已数十年,但其治疗机制仍未研究清楚。交感神经切除后是否存在再生可能？目前仍不明确。

(陈乾　刘明刚)

参 考 文 献

[1]　曹胜操,高超,秦海.颈动脉交感神经网剥脱术治疗脑瘫的相关机制[J].山西医科大学学报,2020,51(10):1139-1142.

[2]　李爱民,于炎冰,张黎,等.颈动脉外膜交感神经切除术在神经外科的应用[J].中华神经外科疾病研究杂志,2012,11(3):278-280.

[3]　秦泗河.颈总动脉周围交感神经网剥脱切除术治疗脑性瘫痪[J].中国康复医学杂志,1996,11(3):100-101.

[4]　秦泗河,陈哨军,于炎冰.脑性瘫痪的外科治疗[M].北京:人民卫生出版社,2008.

[5]　王世杰,陈业涛,刘海生,等.颈动脉外膜交感神经剥离术治疗重症脑瘫的疗效观察[J].中国康复理

论与实践,2008,14(9):858-859.

[6] 徐鹏,赵毅,张新.脑瘫患儿脑脊液氨基酸类神经递质的变化[J].吉林大学学报(医学版),2004,30(1):117-119.

[7] 徐晓利,于炎冰,许骏,等.改良颈动脉外膜交感神经切除术治疗混合型脑瘫[J].中华神经外科杂志,2007,23(12):891-893.

[8] 于炎冰,张黎,马延山,等.1037例痉挛性脑瘫显微神经外科手术治疗[J].中华神经外科疾病研究杂志,2005,4(2):121-124.

[9] 袁海斌,曹旭,张国勋.颈动静脉交感神经网剥离术结合高压氧等治疗手足徐动型脑瘫研究[J].中国康复理论与实践,2006,12(6):505-509.

[10] 于江龙,买尔阿芭,木塔力甫·努热合买提,等.颈总动脉周围交感神经网剥脱切除术对学龄前脑瘫患儿头部血供及认知情况的影响[J].中华神经外科杂志,2015,31(3):277-280.

[11] Duan Y,Gao X,Luo X,et al. Evaluation of the efficacy of cervicalperivascular sympathectomy on drooling in children with athetoidcerebral palsy[J]. Eur J Paediatr Neurol,2015,19 (3):280-285.

[12] Fernández-Alcántara M,García-Caro M P,Laynez-Rubio C,et al. Feelings of loss in parents of children with infantile cerebral palsy[J]. Disabil Health J,2015,8(1):93-101.

[13] Johnston M V,Trescher W H,Ishida Am,et al. Neurobiology of hypoxic-ischemic injury in the developing brain[J]. PediatrRes,2001,49(6):735-741.

[14] Kuroda S,Houkin K. Bypass surgery for moyamoya disease:concept and essence of sugical techniques[J]. Neurol Med Chir,2012,52(5):287-294.

[15] Murata K,Omokawa S,Kobata Y,et al. Long-term follow-up of periarterial sympathectomy for chronic digital ischaemia[J]. J Hand Surg Eur Vol,2012,37(8):788-793.

[16] Suzuki J,Takaku A,Kodama N,et al. An attempt to treat cerebrovascular 'Moyamoya' disease in children[J]. Pediatr Neurosurg,1975,1(4):193-206.

第三十九章　小儿神经外科患者的疼痛管理

一、常见于儿童的神经病理性疼痛

小儿神经外科疼痛的管理内容和范畴目前主要包括 CRPS（Ⅰ型为主）、幻肢痛、创伤、脊柱损伤、自身免疫及退行性神经病（如格林-巴利综合征、腓骨肌萎缩症）、三叉神经痛、舌咽神经痛、小儿带状疱疹后遗神经痛、小儿筛前神经痛、神经外科手术后肢体疼痛，扭转痉挛性疼痛，癌性疼痛，以及椎管内肠源性囊肿等疾病引起的神经性疼痛的围手术期止痛等。另外，要警惕一些临床上少见但在儿科相对特殊的中毒（如铅中毒、汞中毒、酒精中毒等）、代谢性疾病、遗传性神经退行性疾病（如法布里病）、原发性红斑肢痛症等。

本章主要针对疼痛的种类、主要疾病类别以及疼痛诊疗方案进行阐述。

（一）三叉神经痛

特发性三叉神经痛主要发生于老年人，儿童发病甚为少见。目前病例报道 14 岁以前发病的典型三叉神经痛，并进行了小脑脑桥角探查患者中，除表皮样囊肿外，均为三叉神经的血管压迫，同时做了显微血管减压术。显微血管减压术中发现压迫三叉神经的血管为静脉、小脑上动脉、小脑前下动脉，以及来源不明的小动脉与静脉（混合压迫）。术后追踪观察 3 年以上，发现大多数病例疼痛完全消失，部分病例疼痛减轻，部分病例疼痛无明显改善。手术并发症包括短暂性不完全面瘫、轻度永久性面部感觉迟钝及化学性脑膜炎。实践表明，显微血管减压术对儿童期发病的三叉神经痛患者的治疗效果比成年发病者差，病程长以及多为三叉神经根部的静脉血管压迫可能是其原因。

同时，三叉神经痛的鉴别诊断对于预后和数据分析也会造成影响，有儿童鼻咽癌误诊为三叉神经痛等有鉴别诊断意义的病例报道。误诊原因主要包括：追问病史不详，因患者为儿童，语言表达能力差，不能向医生告知疼痛的性质及部位，加之怕说话引起剧痛，对医生的问话不予回答，病史仅靠其父母代述；首次入院，在过去史中并未追问出与其有联系的症状，造成医生对该疾病的忽视；观察病情不仔细，由于患者为儿童，不能很好地配合医生的查体；整个病史以炎症的形式表现，造成医生的错觉。故而，在此提示临床医生检查患儿时，不能忽视任何细节及疑点，仔细询问病史，不错过任何症状的诱发因素。

（二）扭转痉挛性疼痛

目前将痉挛定义为高肌张力，并出现以下一种或两种体征：①对外部施加的作用力的抵抗力，这种抵抗力随着拉伸速度的增加而增加，并随着关节运动的方向而变化；②对外部施加的作用力的抵抗力迅速上升到阈值速度或关节角度以外。临床上，痉挛可以被定义为对被动肌肉拉伸的速度依赖性的抵抗力增加。严格地说，痉挛不会导致肌张力的持续性增加，而是随患者的运动、警觉、疼痛和焦虑而增加。

痉挛可以通过口服药物、肌内注射药物、鞘内给予药物和神经外科手术来治疗。过多的治疗选择增加了患者父母和患者的两难境地，在某种程度上也增加了医生的两难境地。很少有中心拥有所有治疗方式的经验。几乎没有高质量的研究来评估个别治疗方式的结果，更不用说将一种方式与另一种方式进行比较了。理想情况下，痉挛儿童应该在具有所有治疗方式经验的多学科诊所进行评估。已开发出粗大运动功能分级系统（GMFCS）来对脑瘫儿童的功能进行分级，以便于比较治疗效果。

治疗选择也根据痉挛的严重程度、涉及的肌肉范围、儿童的年龄和治疗目标而有所不同。

（三）术后疼痛及治疗

术后疼痛的治疗是围手术期治疗的一个重要部分。无论经历了何种手术，得到良好的术后镇痛是患者的基本权利,尤其是对 7～12 岁患儿。他们在智力发育上已接近成人,但对疼痛的感知与成人还有所差距。在神经外科术后,这些学龄期的儿童经历了怎样的疼痛,还很少有相关研究。但现在已知的是术后的不良镇痛会产生很多伤害性的后果,而且患者本身的因素和围手术期的不同因素也会影响术后疼痛的严重程度。目前大量文献研究证实,术后急性疼痛对小儿的术后长期生理、心理、社会行为的发展均产生不利的影响。但是目前,很少有数据描述学龄期小儿神经外科术后疼痛的现状及影响术后疼痛的因素。

术后疼痛的治疗是神经外科患者围手术期管理的主要内容。大多数接受开颅手术的患者是在重症监护病房接受观察的,所以静脉注射阿片类药物(如吗啡,根据需要每 2～4 h 静脉注射 0.1 mg/kg)时可以仔细滴注以缓解疼痛,但不会达到过度镇静的程度。由患者控制的静脉注射阿片类药物输液泵可供 7 岁及以上儿童使用。通过硬膜外导管给予局部麻醉药和阿片类药物可以减轻脊柱手术患者的疼痛。对于在监护级别较低的病房中康复的患儿,可以口服对乙酰氨基酚(10～15 mg/kg)和可待因(0.5 mg/kg),这两种药的副作用较小。

(四)癌性疼痛

癌性疼痛是指由于损害或疾病直接影响躯体感觉系统而产生的疼痛,诚然,并不是所有躯体感觉系统受损都会导致神经性疼痛。在癌症患儿中,引起神经性疼痛的原因有多种,如应用化疗药(如长春新碱、顺铂和紫杉醇等)、脊髓损伤、肿瘤对组织及神经的直接损伤等。神经性疼痛发生率虽然低于躯体性疼痛,但其更难治疗,需要更多的临床随访,更复杂的用药管理,以及频繁的非药物干预。

药物治疗仍然是癌症患儿神经性疼痛最主要和最基本的治疗方法,其中阿片类药物在一段时间内仍将是药物治疗的基石。随着介入技术的不断发展,大量研究表明,介入疼痛治疗策略在成人治疗过程中切实有效,其优点远超过口服镇痛药。介入治疗在减轻癌性疼痛的同时,通常没有类似阿片类药物的副作用,包括精神症状、呼吸和循环抑制等。介入治疗的应用让患者能更好地和周围人在一起度过最后的日子,建立美好的记忆,同时允许更好的交流和互动,而不会有典型的麻醉性镇痛药引起的过度镇静的情况。但由于儿童的特殊性,目前关于介入疼痛治疗策略在小儿癌性疼痛中的研究相对较少。毫无疑问,增加介入疼痛治疗策略在小儿癌性疼痛管理中的应用,将有助于提高癌性疼痛患儿的生存质量,提升生命尊严。

二、疼痛规范管理内容

国外已形成相对成熟的疼痛管理指南,但国内关于疼痛管理决策与质量监测的研究仍然很少。

1. 疼痛评估　护士对每位住院患者进行疼痛评估。内容包括:对所有入院患者筛查是否存在疼痛;对患者住院过程进行疼痛动态评估及特殊情况评估。采用数字疼痛量表、面部表情疼痛量表、主诉疼痛程度分级法等评估患者是否存在疼痛。如存在疼痛,信息系统自动生成疼痛电子评估单,患者一般住院信息被自动导入,包括姓名、性别、年龄、病案号、体重指数、主要诊断、入院日期等。评估内容包括疼痛部位、疼痛性质、疼痛持续时间、疼痛发作频率、伴随症状、体征、疼痛影响因素。

2. 疼痛干预　疼痛干预包括轻度疼痛患者、中度疼痛患者和重度疼痛患者的镇痛护理措施,内容包括安慰患者、卧床休息、患肢体位摆放、分散注意力、冷敷、热敷、通知医生、应用止痛剂等,并运用"三级止痛阶梯"原则按时正确给药,并进行效果评价,观察不良反应。

3. 疼痛记录　护理疼痛记录包括疼痛时间、部位、性质、评分,伴随症状及体征,药物效果及不良反应,系统根据疼痛评分自动生成疼痛曲线图。轻度疼痛时定期评估并记录疼痛;中度疼痛及重度疼痛时至少每 4 h 评估并记录疼痛 1 次,通过疼痛曲线图了解疼痛强度变化,特殊情况时增加疼痛评估次数,镇痛处理后评估记录 1 次,即静脉或肌内注射药物后 30 min、口服药物后 1 h,直到疼痛评分小于 5 分。

4. 质量监控　疼痛质量监控系统在医院电子病历系统的基础上,收集住院患者疼痛信息、疼痛发生率、疼痛评估率、中重度疼痛患者疼痛复评率、疼痛控制有效率、疼痛护理记录合格率等资料,作为护理疼痛质量的监测内容。

三、儿童及青少年神经病理性疼痛的特殊性

在神经病理性疼痛的病种、发病率、症状、病程、治疗、复发率方面,儿童与成人有显著差别。以 CRPS 为例,CRPS 在青春期早期有一个发病高峰,女童发病明显多于男童,下肢发病明显多于上肢。幻肢痛方面,因创伤截肢而导致幻肢痛的患儿要远多于因先天性因素截肢而导致幻肢痛的患儿,因电烧伤截肢而导致幻肢痛的患儿要远多于因火焰烧伤截肢而导致幻肢痛的患儿,年龄较小的患儿要远多于年龄稍大的患儿。英国的一项调查显示,在 14 岁以内患儿组,幻肢痛、带状疱疹神经痛和三叉神经痛的发病率较低,随着年龄增长,发病率逐渐增高,且在 14 岁以下的儿童中没有糖尿病神经病变的报道。成人的臂丛神经撕脱伤常导致极端疼痛和严重的功能受损,但分娩导致的新生儿臂丛神经损伤一般不会导致日后的神经病理性疼痛。这些可能都与发育早期中枢神经系统和周围神经系统的可塑性和恢复能力较强有关。但是,尽管儿童神经病理性疼痛与成人有别,相关的研究及数据却极为缺乏,疼痛的管理也往往参考成人的经验。但是诊疗成人神经病理性疼痛的经验并不都适用于儿童,例如多年以来物理康复都被认为在治疗 CRPS 方面非常有效,但很多医生发现,在实际操作中因各种原因,很大一部分患儿并不能有效地配合物理治疗。因此,对儿童的神经病理性疼痛开展多中心研究是非常有必要的。

四、总结

在儿童及青少年神经病理性疼痛的研究中,仍有很多重要的问题待解决。这包括研究适用于儿童的疼痛管理机制,开发出更适合儿童神经病理性疼痛的评价与测试系统,以及如何更好地从儿童对疼痛的体验和表达中提取出需要的临床信息等。在疼痛的管理方面,需要更多的相关证据,并由有关权威部门发布严格具体的治疗指导方针。

神经病理性疼痛在儿童及青少年中有区别于成人的特点。神经病理性疼痛在糖尿病、带状疱疹等疾病类型中发病率很低,这可能与儿童年龄小、病程时间短有关;在以创伤为代表的疾病类型中,由于儿童神经系统可塑性高,年龄越小预后越佳。另外,一些特殊的儿科情况(例如中毒或遗传代谢性疾病)需要被特别注意。在治疗方面,要时刻牢记适用于成人的治疗手段不一定适用于儿童,因为儿童的生理状况与成人有别,同一治疗手段可能会带来不同的疗效或不良反应。因此,在临床工作中,应关注儿童的特殊性,注意将儿童神经病理性疼痛与成人区别开来,加以适当的诊治。

(汪立刚)

参 考 文 献

[1] 刘莹,刘天婧,王恩波.不同年龄段儿童疼痛评估工具的选择[J].中国疼痛医学杂志,2012,18(12):752-755.

[2] 王蓉,刘雪花,赵玲.疼痛规范化护理流程在癌痛患者临床应用中的效果评价[J].中南医学科学杂志,2014,42(4):422-424.

[3] 尉文华,张忠友,王贺忠.儿童舌咽神经痛误诊 1 例分析[J].中国临床神经外科杂志,2000,5(2):52-54.

[4] Madden K,Park M,Liu D,et al. The frequency of QTc prolongation among pediatric and young adult patients receiving methadone for cancer pain[J]. Pediatr Blood Cancer, 2017, 64 (11):e26614.

[5] Xing F,Yong R J,Kaye A D,et al. Intrathecal drug delivery and spinal cord stimulation for the treatment of cancer pain[J]. Curr Pain Headache Rep,2018,22(2):11.

[6] Sayed D,Monroe F,Orr W N,et al. Retrospective analysis of intrathecal drug delivery:Outcomes, effificacy and risk for cancer-related pain at a high volume academic medical center [J]. Neuromodulation,2018,21(7):660-663.

第四十章　昏迷促醒治疗

昏迷,即意识丧失,是脑干上行网状激活系统或大脑皮质由结构和(或)生理损伤引起的严重而持续的功能障碍,是临床上排除了假性昏迷状态的真性昏迷。特征是无觉醒和意识,患者闭眼,不能被唤醒,对自身和周围环境不能知晓。植物状态(vegetative state,VS)是指机体能生存和发展,但无意识和思维,缺乏对自身和周围环境的感知能力的生存状态。VS 可以是暂时的,也可以是长期的,后者常常称为持续性 VS(persistent vegetative state,PVS)。

一、发病机制

多数学者认为昏迷症状是因脑干上行网状激活系统神经轴突损伤所致。意识包括意识的内容和意识的"开关系统",意识的"开关系统"包括特异性上行投射系统和非特异性上行投射系统。后者主要指脑干上行网状激活系统。意识的"开关系统"可以激活皮质,并使之维持兴奋,使机体处于觉醒状态,意识的内容和意识的"开关系统"两者中任何一种受到损害,意识就会发生障碍。

二、促醒治疗

1. 治疗原则　导致昏迷的原因包括颅脑外伤、中毒、中枢神经系统感染、脑出血等多种因素,在促醒治疗过程中需制订综合治疗方案。总体治疗要遵循以下原则。

(1)防治联合伤。外伤患者除颅脑损伤外,可能存在其他系统损伤,需一并处理。

(2)脑保护治疗。长期昏迷患者往往伴有神经元代谢紊乱,需适当应用神经营养类药物保护神经元。

(3)注意保持呼吸道通畅。必要时可行气管插管或气管切开,加强气道护理。

(4)预防感染。昏迷患者抵抗力下降,容易导致肺部及泌尿系统等感染,宜给予广谱、毒性低的抗生素预防感染。

(5)预防和控制高热。患者下丘脑体温调节中枢功能紊乱,易诱发高热,进一步加重脑细胞代谢紊乱,不利于意识恢复,应给予药物或物理降温处理。

(6)防止并发症。昏迷患者长期卧床,容易引发压疮、坠积性肺炎、胃溃疡等,应积极防治。

(7)加强营养。昏迷患者的营养需求较高,需要给予足够的营养支持。

2. 药物治疗　目前促醒类药物包括西药及中药。西药主要是儿茶酚胺激动剂、胆碱能激动剂等。儿茶酚胺激动剂常用溴隐亭、金刚烷胺、多巴丝肼片等,胆碱能激动剂常用胞二磷胆碱钠等。中医药治疗秉承的治疗原则是扶正祛邪,扶正以益肾填精、补气养血为主,祛邪以祛瘀血、化痰浊、通经络为主,以使肾精足、脑髓充、瘀浊消,从而恢复神志。

3. 高压氧治疗　目前一些研究提示高压氧治疗可以促进神经修复的机制是促进脑侧支循环开放,改善脑水肿,降低颅内压,还可提高脑内血氧弥散半径以利于机体修复,其治疗方法简单、副作用小、安全性高,在昏迷治疗中发挥着重要的作用。高压氧治疗的禁忌证为高热、活动性出血、气胸以及肺部感染等,因此有以上合并症的患者不宜实施高压氧治疗。

4. 神经电刺激　神经电刺激包括脊髓电刺激(spinal cord stimulation,SCS)、脑深部电刺激(deep brain stimulation,DBS)。周围神经电刺激包括正中神经电刺激(MNS)、迷走神经电刺激(vagus nervi stimulation,VNS)等。SCS 促进意识恢复的机制还不是十分清楚,目前研究认为其可能与网状结构的激活、丘脑中继核团的激活以及脑血流量的增加相关。DBS 是通过立体定向技术将电极植入非特异性丘脑核或中脑网状系统核等特定的脑区,直接对脑组织进行电刺激的一种治疗方法。MNS 可能的机制有增加双侧脑血流量、增强脑电活动、直接兴奋脑干网状结构和大脑皮质、影响神经递质的分泌。目前一些研究探讨了 VNS 促醒机制：①激活上行网状激活系统；②激活丘脑；③重建皮质-纹状体-丘脑-皮质环路；④通过激活显著网络以促进外部网络和默认模式网络的负性连接；⑤通过去甲肾上腺素途径激活并增强外部网络的连接；⑥通过 5-羟色胺途径增强默认模式网络连接。

5. 针灸治疗   针灸治疗颅脑损伤所致昏迷以扶助正气、醒脑开窍、通经活络为原则。针灸通过促进脑血液循环、建立侧支循环，增加脑灌注量，改善脑水肿，避免和减少不可逆的脑损害的发生。针灸包括电针、头针、体针、皮肤针等多种方法。

6. 其他治疗   针对意识障碍的促醒治疗还有其他方法已经在临床应用，取得了一定效果，例如亚低温治疗、音乐疗法、经颅磁刺激、神经干细胞治疗等。

三、总结

国内外针对昏迷促醒的研究很多，逐步建立了康复医疗机构，并形成多学科、多种治疗模式联合的方法，但是仍无特异性的药物或治疗方法。临床治疗中应综合药物治疗、物理治疗、营养治疗、护理等，不仅要治疗原发病，还要注意长期昏迷并发症的防治。研究的进展和深入会使颅脑损伤昏迷的促醒治疗更有效。

（田帅伟   赵阳）

参 考 文 献

[1]   徐如祥,肖华. 现代临床昏迷学[M]. 北京:军事医学科学出版社,2003.

[2]   何江弘,杨艺,焦辉,等. 持续性植物状态的神经调控治疗[J]. 中华神经医学杂志,2013,12(12):1197-1200.

[3]   高飞,何静杰,刘丽旭,等. 缺血缺氧性脑病恢复期综合康复的疗效[J]. 中国康复理论与实践,2018,24(9):1090-1094.

[4]   Briand M M,Gosseries O,Staumont B,et al. Transcutaneous auricular vagal nerve stimulation and disorders of consciousness:a hypothesis for mechanisms of action[J]. Front Neurol,2020,11:933.

[5]   Cooper E B,Scherder E J,Cooper J B. Electrical treatment of reduced consciousness:experience with coma and Alzheimer's disease[J]. Neuropsychol Rehabil,2005,15(3-4):389-405.

[6]   Seel R T,Sherer M,Whyte J,et al. Assessment scales for disorders of consciousness:evidence-based recommendations for clinical practice and research[J]. Arch Phys Med Rehabil,2010,91(12):1795-1813.

第七篇

小儿中枢神经系统感染

第四十一章　中枢神经系统感染的外科治疗

儿童中枢神经系统感染是发生于儿童时期的中枢神经系统炎症，包括化脓性脑膜炎、脑脓肿、硬膜下感染、硬膜外感染、脑室炎等一系列疾病，具有较高的致残率和致死率，严重威胁儿童的健康成长。

第一节　化脓性脑膜炎

一、定义

化脓性脑膜炎是 1 岁内婴儿常见、由各种细菌引起的以脑膜为主的严重感染性疾病，死亡率及致残率极高，主要以发热、惊厥、意识障碍、神经功能障碍、高颅压、脑膜刺激征以及脑脊液改变等为特征。并发症较多，最常见的为硬膜下积液等，其发病机制、形成及吸收的影响因素较多。化脓性脑膜炎是儿童严重的中枢神经系统疾病，流行病学调查结果显示，我国儿童化脓性脑膜炎的发病率为 0.8%～6.1%，致死率高达 10% 左右，约 1/3 的患儿会遗留运动障碍、瘫痪等神经系统后遗症，严重影响患儿的生存质量。

二、病因

化脓性脑膜炎是儿童时期累及脑膜甚至脑实质的死亡率和致残率极高的严重感染性疾病，婴幼儿期由于前囟未闭，对高颅压耐受性高，又因门诊滥用抗生素以及感染菌株不同，症状出现较晚、多样、多变，主要临床症状为发热、呕吐、腹泻、纳差、颈项强直、打头、拍头、激惹、烦躁甚至意识改变和惊厥、前囟饱满、布氏征阳性等。可能与以下因素有关：炎症、低蛋白质及贫血导致脑血管通透性增加，血浆成分进入硬膜下腔；硬脑膜及脑血管易发生静脉炎，血浆成分进入硬膜下腔；硬脑膜及脑血管易发生静脉炎性栓塞及皮质局灶梗死，从而导致通透性增高，继发硬膜下积液；部分可能与先天性蛛网膜粒发育不良导致脑脊液吸收障碍有关；积液在颅骨与蛛网膜间的密闭空间，吸收缓慢，因此极易合并积脓。

儿童化脓性脑膜炎常见的病原菌为肺炎链球菌、脑膜炎奈瑟菌、金黄色葡萄球菌、流感嗜血杆菌，其次为大肠埃希菌、铜绿假单胞菌等。感染途径：①血行感染：新生儿化脓性脑膜炎的主要感染途径。②邻近部位病灶直接侵入：主要由鼻窦炎、中耳炎、乳突炎、硬膜下积脓/液等引起。③直接感染：如开放性颅脑损伤、先天性皮毛窦、脑膜膨出等。④神经外科术后感染等。

三、病理

化脓性脑膜炎患儿脓性渗出物布满脑膜及脑室内室管膜，在亚急性期，浆细胞及淋巴细胞浸润稀少。约 50% 患儿因第四脑室正中孔和侧孔被脓性渗出物堵塞引起梗阻性脑积水，或因蛛网膜粒吸收障碍引起交通性脑积水。肺炎链球菌可模拟血小板活化因子，使血脑屏障的通透性增加，导致患儿并发严重的脑水肿。

四、临床表现

化脓性脑膜炎的首诊症状以发热、抽搐、呕吐、布氏征阳性、精神差为主。症状典型的患儿临床上主要表现为抽搐及脑膜刺激征等。脑膜炎奈瑟菌引起的脑膜炎的症状主要为颈项强直、高热、对光敏感、神经错乱、头痛和呕吐等。

五、辅助检查

(一)实验室检查

1.脑脊液检查　典型化脓性脑膜炎患儿脑脊液细胞数增多,蛋白质含量>500 mg/L,糖含量降低,氯化物含量降低。化脓性脑膜炎患儿脑脊液中大部分为中性粒细胞,后期单核细胞水平明显增高。对于部分治疗后的化脓性脑膜炎,单从细胞计数难以与结核性脑膜炎相鉴别,但脑脊液细胞学可以以细胞形态做出较可靠的诊断,为临床治疗提供可靠的依据。脑脊液细菌涂片、血或脑脊液细菌培养是目前寻找病原菌的重要方法。有研究发现,脑脊液降钙素原(PCT)水平升高是诊断细菌性中枢神经系统感染比较灵敏的独立指标。

2.血液学检查　血常规中白细胞水平增高,C反应蛋白(CRP)水平升高,PCT水平升高。

(二)影像学检查

1.CT　头颅CT在病变早期可无异常发现,随着疾病病程的进展,若出现脑积水,则CT上可发现脑室增大;如出现硬膜下积液,CT上可见颅骨内板下方出现新月状低密度影。

2.MRI　磁共振波谱(MRS)和先进的神经成像序列有助于进一步判断中枢神经系统感染的病因,如化脓性、结核性或真菌性(图41-1)。

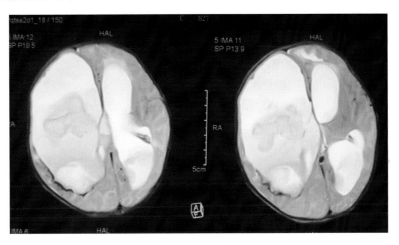

图 41-1　化脓性脑膜炎 MRI

六、诊断

化脓性脑膜炎的诊断依据实验室检查结果及影像学检查结果。存在感染的临床表现,并且符合以下指标中的至少一项即可诊断:①脑脊液培养有病原菌生长,脑脊液涂片找到革兰阳性菌或革兰阴性菌;②脑脊液白细胞计数>$20×10^6$/L,多核细胞占比>0.6,蛋白质含量>170 mg/dL,糖含量<2.2 mmol/L。

七、鉴别诊断

1.病毒性脑膜炎　起病一般较急,全身感染中毒症状较轻。脑脊液外观多清亮,细胞数为0至数百个,以淋巴细胞为主,糖含量正常,蛋白质含量轻度升高或正常。细菌学检查阴性。

2.结核性脑膜炎　易与经过不规则治疗的化脓性脑膜炎混淆。多数起病缓慢,常有结核接触史和肺部等处的结核病灶。脑脊液外观呈磨玻璃状,细胞数多低于$500×10^6$/L,以淋巴细胞为主,糖和氯化物含量降低,蛋白质含量增高。涂片或抗酸染色找到结核分枝杆菌即可确诊。另外,PPD试验有重要参考价值,结核菌培养或动物接种可协助诊断。

3.真菌性脑膜炎　其临床表现、病程及脑脊液改变与结核性脑膜炎相似,起病缓慢,颅内压增高,确诊靠脑脊液墨汁染色见到厚荚膜的发亮圆形菌体,在沙氏培养基上可有新型隐球菌生长。

八、治疗

化脓性脑膜炎一经发现需立即治疗。用药原则：因化脓性脑膜炎病情较重，故应选择容易透过血脑屏障及对病原菌敏感的药物。对大多数化脓性脑膜炎，经验性选择头孢曲松和头孢噻肟钠，根据脑脊液培养结果及用药效果再选择用药。化脓性脑膜炎患儿本身可释放大量内毒素，抗生素杀死病原菌后，内毒素释放更为明显，进一步加重病情。适当使用肾上腺皮质激素，可以缓解病情。

在治疗过程中，少数患儿会出现幼儿化脓性脑膜炎合并硬膜下积液及脑室炎。此时，单靠药物进行治疗往往临床效果不佳，症状会变得难以控制，而且容易造成局部脑组织受压，导致脑积水和颅内压增高，此时需要外科手术治疗。

对于急性脑室炎的治疗，如果存在引流管，应及时去除引流管。脑室炎常见的手术方式如下：①脑室镜下分隔开窗术：适用于脑室内因炎症粘连形成分隔，局部扩张，如囊肿。②神经内镜下造瘘术：若炎症导致室间孔闭塞，则需神经内镜下造瘘打通室间孔；若同时合并脑脊液吸收障碍，则需行脑室-腹腔分流术。

九、围手术期处理

早期经验性使用可以通过血脑屏障的抗生素，同时进行颅内细菌培养。要进行药敏试验后更换敏感抗生素。鞘内给药使患儿脑脊液中药物浓度达到足够水平。

十、预后

本病若得到及时有效的诊断及治疗，则预后较好，但存在严重并发症的患儿预后较差。

第二节　脑　脓　肿

一、概述

脑脓肿是化脓性病原菌侵蚀脑组织形成的坏死性脓腔，儿童脑脓肿是儿科神经系统较为严重的感染性疾病，严重威胁着儿童的生命健康。脑脓肿25%发生在儿童，常见发病年龄为4～7岁。

二、病因

脑脓肿形成原因多样，主要包括外伤性病因、血源性病因、隐源性病因和邻近感染局部扩散。血源性感染是儿童脑脓肿最常见的感染途径。脑脓肿的病原学较过去数十年有较大变化，金黄色葡萄球菌所致脑脓肿发病率下降，而革兰阴性菌和厌氧菌所致脑脓肿的发病率增加。儿童脑脓肿致病菌中主要为革兰阳性菌，金黄色葡萄球菌占多数。

三、病理

脑脓肿的发生发展是一个连续的过程，一般经过急性脑炎、化脓、包膜形成3个阶段。

（1）急性脑炎阶段：脑脓肿部位小血管出现脓毒性静脉炎或感染栓子堵塞，使局部组织出现水肿、坏死、软化。

（2）化脓阶段：局部炎症进一步扩散，软化、坏死、融合形成脓肿。

（3）包膜形成阶段：1～2周初步形成，3～8周完全形成。患儿出现急性感染、颅内压增高及神经系统定位症状和（或）体征。

四、临床表现

临床上出现的发热、头痛及神经系统定位体征，为典型脑脓肿表现。脑脓肿部位、体积、病原菌的毒力以及患者机体的反应状况使脑脓肿的临床表现呈多样性。

五、辅助检查

(一)实验室检查

在急性脑炎阶段,脑脊液细胞数明显增多,糖和氯化物含量在正常范围内或降低。

(二)影像学检查

1.CT 大片状低密度水肿区中心有等密度或稍高密度的类圆形病变,病变中心常为低密度,也有呈等密度环形囊性占位,个别病灶内可见脓液蛋白成分坠积形成的不同密度分层。脑脓肿的CT影像特点因病变的发展阶段不同而表现各异。急性脑炎阶段,平扫可显示边缘模糊的低密度病灶,注药后不强化;化脓阶段,平扫可见等或稍低密度病灶,注药后可见不规则浅淡的环形强化;包膜形成阶段,平扫有5%病灶可见到脓肿壁,注药后可见完整、边界清楚、厚度均一的明显环形强化。在包膜形成之前,MRI表现为边界不清、水肿明显的长T1、长T2信号影,有明显的占位效应。在包膜形成以后,T1像显示边界清楚、信号均匀的类圆形低或等信号囊性病灶,T2像显示为高信号,增强扫描可见边界清楚的薄壁环形强化;多房性脑脓肿表现为数个环形相连的强化囊壁,囊壁多厚度不均,有时尚可见脓腔内气液平面。

2.MRI 片状长T1、长T2水肿带内低或等信号影,规则或不规则环形囊肿强化。

六、诊断

结合患儿临床表现和影像学检查结果即可诊断。

七、鉴别诊断

化脓性脑膜炎:在脓肿形成的早期很难区别,但当脓肿形成后,头颅CT和MRI即可鉴别。

八、治疗

(一)治疗原则

(1)抗生素保守治疗,从急性脑炎阶段开始即应选用足量有效的抗生素,直到感染症状完全消除。

(2)脱水疗法在伴有颅内压增高时可以缓解颅内压增高并预防脑疝发生。

(3)脓肿包膜形成后,对于脓肿在深部或处于功能区及不能耐受手术的患者进行立体定向脓肿穿刺冲洗引流术。

(4)脓肿包膜完好、病情稳定的患者或立体定向脓肿穿刺冲洗引流术未能治愈者可以行脓肿切除术。

(5)脑脓肿破入脑室或蛛网膜下腔或外伤性脑脓肿有异物存留者,也需要积极手术清除。

此外,外伤性脑脓肿伴异物残留、穿刺引流无效者及经其他治疗脑疝未缓解者也应选择手术治疗。脑脓肿的手术治疗以精确定位为前提。

(二)常见的手术方式

(1)脓肿切除术:适用于多发的或肉芽肿样的脑脓肿,经穿刺不能治愈的脑脓肿。

(2)立体定向脓肿穿刺冲洗引流术:简便安全,既可诊断又可治疗,适用于不同部位的脓肿,特别是位于功能区或深部(如丘脑、基底节)者,以及老年体弱者、婴儿、先天性心脏病患者及病情危重不能耐受开颅术者(图41-2,图41-3)。

九、围手术期处理

早期抗生素治疗2~4周,待脓肿包膜完全形成后再手术,避免术中包膜未完全形成或脓肿壁较薄致脓肿破裂,形成弥漫性颅内感染而危及生命。

十、预后

儿童脑脓肿较成人预后差,可能与儿童免疫功能较差或感染的局限能力较弱有关。

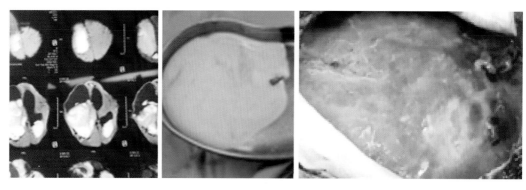

图 41-2　立体定向脓肿穿刺冲洗引流术 1

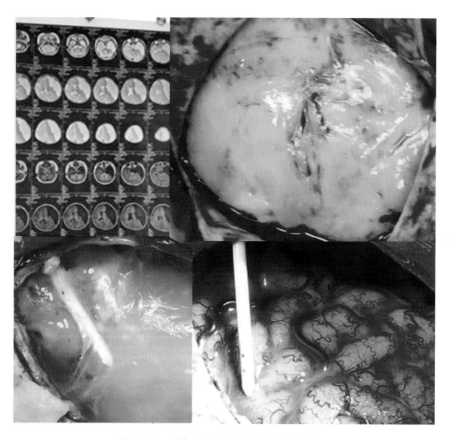

图 41-3　立体定向脓肿穿刺冲洗引流术 2

第三节　硬膜下积液/脓

一、概述

硬膜下积液/脓是化脓性脑膜炎的常见并发症,是指脓液聚集在硬脑膜和蛛网膜之间的空隙。10%~41%的局部颅内感染可发展为硬膜下积液/脓。

二、病因

本病可能与以下因素有关:炎症、低蛋白质及贫血导致脑血管通透性增高,血浆成分进入硬膜下腔;硬脑膜及脑血管易发生静脉炎性栓塞及皮质局灶梗死,从而导致脑血管通透性增高,继发硬膜下积液;部分可能与先天性蛛网膜粒发育不良导致脑脊液吸收障碍有关;积液在颅骨与蛛网膜间的密闭空间,吸收缓慢,因此极易合并积脓。

三、病理

①发生化脓性脑膜炎时,脑血管通透性明显增高,血浆白蛋白易进入硬膜下腔而形成积液;②桥静脉及脑表面的表浅静脉发生炎性栓塞和血管壁损伤,可导致渗出、出血,进而导致局部渗透压增高,周围水分进入硬膜下腔形成积液;③腰椎穿刺引流脑脊液时脑下沉等引起桥静脉破裂,血细胞在硬膜下腔溶解后形成高渗状态,周围水分又进一步渗入积液腔;④硬膜下积液脓不论是外伤还是脑膜炎引起的,多与蛛网膜粒发育不良、脑脊液吸收障碍有关。

四、临床表现

硬膜下积液/脓的主要临床表现为非特异性感染的迹象(发热、白细胞计数增高及 C 反应蛋白含量增高)、局灶性神经系统缺损症状(肢体或躯体出现不同程度的感觉功能障碍、运动功能亢进或减弱)、颅内压增高的迹象(如头痛、呕吐、视乳头水肿)、不同程度的意识状态恶化(如嗜睡、意识错乱、失语、昏迷)等。

五、辅助检查

(一)实验室检查

白细胞计数增高,C 反应蛋白含量增高,脑脊液中白细胞计数增高、蛋白质含量增高、葡萄糖含量降低。

(二)影像学检查

1.CT 在 CT 中,硬膜下积液/脓表现为一层伴有边缘强化密度略高于脑脊液或明显高于脑脊液的新月形液体影像,这主要取决于脓液的黏稠程度,同时伴有邻近脑组织不成比例的水肿。

2.MRI MRI 与 CT 相比,增强 MRI 可显示硬膜下积液/脓内外侧面强化的硬脑膜,且对显示少量脓液方面更灵敏,产生伪影更少。其有助于识别小的脓腔及其他颅内间隙。

六、诊断

本病的诊断除根据病史和临床表现外,还可以借助于各种辅助检查。如通过腰椎穿刺,发现颅内压增高;外部性脑积液检查可见细胞增多,蛋白质含量增高,糖和氯化物含量正常或稍降低;脑血管造影可显示颅骨与脑之间的无血管区;头颅 CT 可见跨越颅缝的新月形或豆状的低密度区。

七、鉴别诊断

本病需与硬膜外血肿鉴别,硬膜外血肿患儿有外伤史。

八、治疗

如果患者的神经功能缺损很小,CT 上没有明显的脓肿占位效应,静脉应用抗生素后临床表现出现迅速改善及实验室检查提示患者病情出现迅速好转,只要连续的 MRI 监测显示病变逐渐消退,就可以选择药物治疗。常见的抗生素组合为青霉素或头孢菌素或甲硝唑和氨基糖苷类抗生素,同时提取术中病理样本及脑脊液培养,一旦培养出致病菌,则根据培养物的药敏试验结果更换相应的抗生素,且抗生素的疗程至少持续 4 周,最长可达 3 个月。

常见的手术方式如下。

(1)脑室外引流术:适用于脑室感染严重、脑室受压严重者。

(2)钻孔引流术:适用于积液出现 3 周内,最大层面平均深度大于 2 cm;穿刺积液为脓性或积液蛋白质含量高于 10 g/L 时。硬膜下引流管放置在积液腔内。

(3)开颅手术:适用于硬膜下积液出现 3 周后,其包裹性囊壁基本形成,囊壁附着于大脑表面,限制患儿大脑发育或钻孔引流加药物冲洗无效,引流液不减少,脑组织不复张,临床症状不减轻。

九、围手术期处理

硬膜下积液脓钻孔引流术后 6 h 之内的病情观察:患者术后置于头低足高位,并遵医嘱予头部每 2 h 左右交替转动;应密切观察患者的意识状态,表现为意识障碍的再现和进行性加重时,每 15～30 min 进行 1 次 GCS 评分。

十、预后

长时间难以吸收的硬膜下积液/脓使小儿脑组织受压,易影响其发育,甚至导致机化,后期因此导致脑萎缩,留下严重神经功能缺损等不良预后,如继发癫痫、智力低下,将严重影响患儿及其家人的生活。

第四节　脊髓硬膜外脓肿

一、概述

脊髓硬膜外脓肿是一种位于椎管内硬脊膜外间隙的化脓性炎症,大量脓液积聚及肉芽组织增生导致脊髓受压,出现相应的临床表现,属于神经科少见的严重急症之一。

二、病因

常见的致病菌为金黄色葡萄球菌,而大肠埃希菌、肺炎双球菌及链球菌等少见。脊髓硬膜外脓肿主要有以下 3 种感染途径:①血液及淋巴系统感染;②局部感染直接蔓延;③侵入性治疗、操作造成细菌种植。

三、病理

①发生化脓性脑膜炎时,脑血管壁通透性明显增高,血浆白蛋白易进入硬膜下腔而形成积液;②桥静脉及脑表面的表浅静脉发生炎性栓塞和血管壁损伤,可导致渗出、出血,进而导致局部渗透压增高,周围水分进入硬膜下腔形成积液;③腰椎穿刺引流脑脊液时脑下沉等引起桥静脉破裂,血细胞在硬膜下腔溶解后形成高渗状态,周围水分又进一步渗入积液腔;④硬膜下积液不论是外伤还是脑膜炎引起的,多与蛛网膜粒发育不良、脑脊液吸收障碍有关。

四、临床表现

脊髓硬膜外脓肿急性期常出现周身不适、发热、畏冷、脑膜炎、眶周肿胀、头皮压痛、恶心、呕吐、头痛和嗜睡。患者局限性头痛的部位和硬膜外脓肿所在的部位通常是一致的,其脓肿扩张或延伸至蛛网膜下腔可导致神经系统迅速恶化,甚至出现脑疝和昏迷,此时禁止进行腰椎穿刺。

五、辅助检查

(一)实验室检查

白细胞计数增加,C 反应蛋白水平增高,脑脊液中白细胞计数增高、蛋白质含量增高、糖含量降低。

(二)影像学检查

1. CT　脊髓硬膜外脓肿在 CT 上常表现为略低密度或混杂密度的梭形影,增强后脑膜强化,病程较长的患者周围骨质或骨瓣可有虫蚀样骨髓炎表现。

2. MRI　可显示脊髓形态、圆锥及脓肿位置,绝大部分患者能经此确诊,并为手术治疗提供必要的评估依据,是脊髓硬膜外脓肿早期诊断应参考的标准,应及早行磁共振检查,排除或确诊本病,避免误诊或漏诊。MRI 检查显示,颅骨内板下边界清楚的梭形异常信号区在 T1 像上呈介于脑组织和脑脊液之间的信号,T2 像呈高于脑组织的信号。

六、诊断

本病的诊断除根据病史和临床表现外,还可以借助于各种辅助检查。病原菌培养及药敏试验是确诊脊髓硬膜外脓肿的金标准。

七、鉴别诊断

本病需与硬膜外血肿鉴别,硬膜外血肿患儿有外伤史。

八、治疗

脊髓硬膜外脓肿的主要治疗方法是使用敏感抗生素治疗或通过开放手术行椎板切除减压、清除脓液、持续冲洗引流。

脊髓硬膜外脓肿传统的外科治疗方法主要为彻底清除脓肿、异物及肉芽组织后,对伤口行一期或二期缝合。直接一期缝合往往导致引流不彻底,容易造成脓肿复发;直接二期缝合会使愈合时间延长,并常导致伤口皮肤瘢痕收缩,缝合困难甚至需要植皮。

九、预后

只有早期诊断、早期治疗,患者才可能获得满意的预后。

第五节　中枢神经系统感染的经验治疗

一、抗菌药物治疗

(一)治疗原则

(1)在怀疑中枢神经系统感染时,应留取相关标本进行细菌涂片或培养,及时开始经验性抗菌药物治疗。研究表明,早期的抗菌药物治疗与患者的良好预后呈显著的正相关性。后期根据病原学检查结果及药敏试验结果及时调整治疗方案。

(2)选择易透过血脑屏障的抗菌药物时首选杀菌剂,如磺胺类、青霉素类、头孢菌素类、β-内酰胺酶抑制剂、碳青霉烯类、糖肽类、氯霉素及甲硝唑等。治疗途径推荐静脉途径。

(3)对于中枢神经系统感染,建议使用说明书允许的最大药物剂量以及可能的长疗程治疗。

(4)经验性抗菌药物治疗超过 72 h 无效或效果不佳者,考虑调整治疗方案。

(二)脑室内或鞘内抗菌药物应用

当静脉用药 48~72 h 效果不明显、病情重时,可以考虑脑室内注射或鞘内注射不含防腐成分的抗菌药物(腰椎穿刺注射药物时,由于颅内压较高、渗透压梯度、药物浓度弥散不均匀,可引起化学性炎症,导致粘连等,要谨慎),注射药物后应夹闭引流管 1 h 左右,需要根据病情考虑剂量、使用次数和每次用药量。脑室或者鞘内注射抗菌药物的成人每日推荐剂量:阿米卡星 10~30 mg,庆大霉素 4~8 mg,多黏菌素 E 10 mg,万古霉素 5~20 mg。

二、外科干预治疗

明确感染后,要进行必要的病灶控制,如脑室外引流、彻底的外科清创、人工植入物取出等。导致感染的脑室外引流、分流装置或 Ommaya 囊均需要撤除。如为涉及骨瓣、颅骨的骨髓炎和颅骨成形后的感染,原则上需要去除骨瓣及人工植入物。对于感染导致的脑积水或者顽固性颅内压增高者,需要进行脑室外引流。

三、控制颅内压治疗

以引流以及渗透性脱水降颅内压为主要方法,可参考颅内压增高控制相关的指南或者共识。

四、预防癫痫治疗

中枢神经系统感染极易引起癫痫发作,相关药物使用细则参考癫痫控制的相关指南或者共识。

五、疗效评判标准及治疗时程

(一)疗效评判标准

1～2 周内连续 3 次如下指标正常为临床治愈。

(1)脑脊液细菌培养阴性。

(2)脑脊液常规白细胞计数符合正常标准。

(3)脑脊液生化检查示糖含量正常。

(4)临床体征消失。

(5)体温正常。

(6)血液白细胞及中性粒细胞计数正常(排除其他部位感染所致细胞计数异常)。

(二)治疗时程

对于中枢神经系统感染推荐长程治疗,典型感染的治疗时程为 4～8 周。符合临床治愈标准后继续应用抗菌药物治疗 1～2 周。

六、中枢神经系统感染的预防措施

(一)清洁

开颅术前 1 天充分清洗头部,术前 2 h 备皮,不使用刮刀,建议使用电动备皮器或化学脱毛剂。经鼻腔及经口腔手术术前应充分进行清洁准备。

(二)根据手术类型可适当预防性使用抗菌药物

(1)可选择安全、价格低廉且广谱的抗菌药物。对于清洁手术,以一代或二代头孢菌素为首选,对头孢菌素过敏者,可选用克林霉素;对于其他类型手术,宜根据相应危险因素和常见致病菌特点选择用药。当病区内发生 MRS(耐甲氧西林葡萄球菌)感染流行时(如病区 MRS 分离率超过 20%),应选择万古霉素作为预防用药。如选择万古霉素,则应在术前 2 h 进行输注。经口咽部或者鼻腔的手术可加用针对厌氧菌的甲硝唑。

(2)给药时机:在手术切开皮肤(黏膜)前 30 min(麻醉诱导期),静脉给药,30 min 左右滴完,如手术延长到 3 h 以上,或失血量超过 1500 mL,可术中补充 1 次剂量。

(3)严格遵守"外科手消毒技术规范"的要求,严格刷手,严格消毒,严格遵守手术中的无菌原则,细致操作,彻底止血。

(4)除非必需,尽量不放置引流物;尽量采用密闭式引流袋或者负压吸引装置,减少引流皮片的使用;各类引流管均须经过皮下潜行引出后固定;一般脑内、硬膜下或者硬膜外引流物应于 48 h 内尽早拔除;对于腰大池引流以及脑室外引流,要注意无菌维护,防止可能的医源性污染,病情允许时尽早拔除,留置时间不宜超过 3 周,必要时更换新管。

(5)手术操作中如放置有创颅内压监测探头、脑微透析探头以及脑氧及脑温监测探头等设备,应严格无菌操作,皮下潜行引出、固定并封闭出口(避免脑脊液漏)。

(6)术后严格按照无菌原则定期换药。

第六节 中枢神经系统真菌感染的临床诊治

中枢神经系统真菌感染可见于任何年龄,多发于30~50岁,感染途径主要有4种:①直接感染:如开放性外伤。②血行播散:如肺部、肠道等的真菌感染经血行播散至颅内。③邻近感染:如颅面部(鼻旁窦、眼眶等)真菌感染。④隐源性感染:感染途径不明确。常见易感人群为免疫力低下患者。

由于致病真菌的特点不同,本病可引发不同病症。现将引发的临床病症和治疗方法分述如下。

一、脑膜炎、脑膜脑炎及脑积水

引起此类临床表现的真菌(图41-4、图41-5)体积较小,可进入脑组织微循环中种植,引起脑膜炎或脑膜脑炎。真菌的渗出液积聚于蛛网膜下腔引起软脑膜炎症反应,使脑组织顺应性下降,影响脑脊液循环,也可引起交通性或梗阻性脑积水。其病程一般为慢性,少见亚急性表现。临床表现为头痛、恶心、呕吐、视力障碍、视乳头水肿、颈项强直、发热、人格改变、癫痫发作、意识状态恶化、脑神经麻痹和脑积水等。

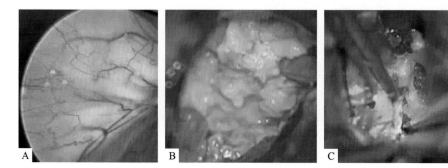
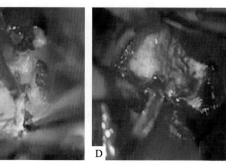

图 41-4 真菌和感染灶

A.神经内镜下见脑室壁散在的菌斑;B~D.术中见感染灶质软,血供不丰富,周围组织水肿严重

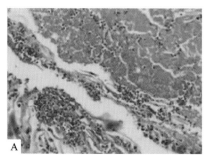
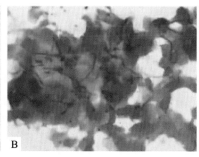
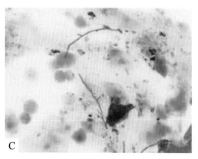

图 41-5 真菌的显微镜下表现

A. HE 染色(×400);B. PAS 染色(×400);C. 六胺银染色(×400)

最常见的真菌性脑膜炎或脑膜脑炎由新型隐球菌引起,约有1/10的艾滋病患者伴发隐球菌脑膜炎。大量酵母多聚糖在蛛网膜粒水平阻碍脑脊液吸收,可能是导致高颅压、脑积水的原因。而部分患者虽然有显著的高颅压,但脑室形态基本正常,并无脑积水表现。有学者认为,多聚糖覆盖脑表面、进入脑实质内及血管周围间隙,使脑组织顺应性下降,导致脑室形态不能随颅内压增高、脑脊液增多而改变。

二、颅内真菌性占位性病变

颅内真菌性占位性病变可表现为肉芽肿、脓肿或囊肿。颅内真菌直径一般大于20 μm,足以使颅内微小动脉堵塞,从而引起局部缺血及梗死,组织坏死及高毒力的真菌感染会迅速在脑组织形成微小脓肿。这种真菌性脓肿一般由念珠菌病、曲霉菌病、隐球菌病、分枝孢子菌病及毛霉菌病引起。富含真菌的脓肿一般发生于免疫抑制状态的患者,脓肿一旦形成,病情可迅速恶化而致死亡。少数患者通过血液播散至顶叶、颅后窝或脑室系统。这种肉芽肿在影像学上并无特异性,需要与颅内结核瘤、转移瘤、脑膜瘤、胶质瘤、淋巴瘤等鉴别。肉芽肿的质地与发生部位相关,一般由颅面部扩散至颅内的肉芽肿质地较硬,而脑实质内或脑室内的肉芽肿质地较软(图 41-6)。

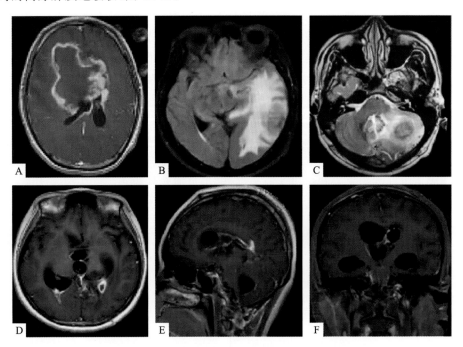

图 41-6   颅内真菌性占位性病变的 MRI 影像学资料

A. MRI 轴位 T1WI 增强显示右侧额叶占位性病灶,环形强化;B. 轴位液体抑制反转恢复(FLAIR)序列显示左侧颞枕区占位性病灶,周围水肿明显;C. 轴位 T2WI 增强显示左侧小脑半球占位性病变,周围水肿明显;D. MRI 轴位 T1WI 增强显示侧脑室及第三脑室内强化的分隔及结节;E. 矢状位 T1WI 增强显示第三脑室及第四脑室内强化的分隔;F. 冠状位 T1WI 增强显示侧脑室、第三脑室内强化的分隔

三、急性脑血管意外

较少见,多以缺血性卒中形式出现,有时也表现为出血性卒中。引起此类疾病的真菌体积均较大,并有分枝样菌丝,一般感染颅脑邻近区,如鼻旁窦、眼眶、口腔等,并能长期定植。当机体免疫力低下时,真菌可侵犯邻近颅骨、脑膜结构、颅底的静脉窦等结构而进入颅内,侵犯颅内中等或大动脉,菌丝堵塞血管致动脉栓塞或闭塞,进而导致脑梗死,患者一般表现为缺血性卒中发作。随着病情的进展,可表现为出血性脑梗死、脑脓肿或肉芽肿。在极少数情况下,定植于血管内的真菌栓子可发展为动脉瘤,如果动脉瘤破裂,可表现为急性蛛网膜下腔出血。

四、中枢神经系统真菌感染的外科治疗

(一)立体定向活检术

此术式适用于肿块位于丘脑、脑干、基底核区等较深区域或功能区者,以及不能耐受全身麻醉者。建议取活检材料时要同时取肿块周边组织,因为真菌菌丝有时可能仅存在于肿块周围。尽管手术的目的是明确诊断及获取组织培养,但如能在病变区直接注入两性霉素 B,则可以减少药物对全身的不良反应,并能通过血脑屏障,明显提高疗效。

(二)开颅手术切除术

此术式适用于非功能区肿块,特别是患者的颅内压过高时,手术切除在降低颅内压的同时可获取足够的病变组织以明确诊断。手术切除肿块后,在术区覆盖一层用两性霉素 B 浸泡过的明胶海绵可以增强抗真菌的疗效。若肿块增长或水肿导致严重的高颅压、脑疝,应积极行去骨瓣减压术。

（三）脑脊液分流术

对于脑室扩大的脑积水患者,采用脑室-腹腔分流术。对该病所致非脑积水性高颅压的治疗,腰大池-腹腔分流术有独特的优势:能避免脑组织穿刺损伤、脑室端置管困难,对于脑室缩小者此优势更显著;减小术野显露,缩短穿刺路径和手术时间,降低感染的风险;减轻脑组织对置管后异物的排斥反应;降低分流管阻塞的概率;手术失败后拔出分流管较容易,并可避免拔管继发的颅内出血。但腰大池-腹腔分流术也有其潜在的弊端:如脑脊液过度分流导致枕骨大孔疝,故术中应缓慢放液;分流术前、后患者颅内压变化较大,部分患者术后短期难以适应此种变化。可应用体外可调压分流管提高患者对颅内压波动的适应能力。

五、中枢神经系统真菌感染的药物治疗

手术切除、明确诊断和足量使用抗真菌药物,是治愈中枢神经系统真菌感染的重要手段。术后抗真菌治疗应早期、足量、足疗程、联合用药;对于残留和复发的中枢神经系统真菌肉芽肿需要长期治疗。根据病变的部位和范围,抗真菌治疗的疗程有所不同,累及中枢神经系统则使用两性霉素 B 联合 5-氟尿嘧啶治疗。

综上,中枢神经系统真菌感染多发生于免疫缺陷的患者,主要表现为脑积水或颅内占位性病变,影像学表现无特异性,需要与其他颅内占位性病变相鉴别。根据隐球菌脑膜炎所致高颅压患者的临床表现以及影像学特征选择不同的分流术式,可以显著降低颅内压,为抗真菌药物治疗争取充足的时间。颅内占位性病变多发生于颅底、脑实质及脑室系统,应积极实施开颅手术切除或行立体定向活检术,在明确诊断的同时降低颅内压,结合足疗程、足量的抗真菌药物治疗可获得较好的治疗效果。

（马云富　宫杰）

参 考 文 献

[1]　陈秀群,陈健,李小红.儿童化脓性脑膜炎的临床特点及预后影响因素分析[J].吉林医学,2019,40(6):1193-1197.

[2]　刘权,张绪新,李彦钊,等.开颅清创手术联合术后冲洗及负压引流治疗头部外伤后巨大皮下及硬膜外脓肿一例报道[J].中华脑科疾病与康复杂志(电子版),2019,9(3):185-187.

[3]　仇世蓉.小儿化脓性脑膜炎的诊断和治疗进展[J].中国实用医药,2016,11(17):283-284.

[4]　沈英鹏.儿童脑脓肿 23 例临床分析[J].临床合理用药杂志,2012,5(1):125-126.

[5]　宋应豪,曾光亮,李如军.胸椎硬膜外脓肿误诊两例分析[J].临床误诊误治,2018,31(4):39-43.

[6]　王俊,文建国.儿童中枢神经系统感染脑脊液病原菌分布及耐药性分析[J].新乡医学院学报,2019,36(4):384-388.

[7]　温春花,钟晓红.硬膜下积液钻孔术后并发张力性气颅的围手术期护理[J].井冈山医专学报,2008,15(6):50-64.

[8]　胡亚美,江载芳.诸福棠实用儿科学[M].7 版.北京:人民卫生出版社,2003.

[9]　薛航,张伟涛,张一鸣,等.慢性硬膜下血肿钻孔引流术术后并发硬膜下积脓的诊治研究进展[J].中华创伤杂志,2019,35(11):1051-1056.

[10]　杨启纲,张玲,韩暄,等.神经外科术后细菌性脑膜炎/脑室炎发病危险因素及病原学特点分析[J].安徽医学,2019,40(9):999-1002.

[11]　杨银升.化脓性脑膜炎合并硬膜下积液 43 例临床分析[J].山西医药杂志,2018,47(21):2599-2600.

[12]　张广军.感染性脑脓肿的研究进展[J].河北医药,2006,28(8):752-753.

[13]　赵翠,张澜,程国强.不同病原类型新生儿化脓性脑膜炎临床特点分析[J].中华新生儿科杂志(中

英文),2018,33(3):182-186.

[14]　周良辅.现代神经外科学[M].2版.上海:复旦大学出版社,2015.

[15]　Altay-Kocak A,Bozdayi G,Michel J,et al. Multi-assay investigation of viral etiology in pediatric central nervous system infections[J]. J Infect Dev Ctries,2020,14(6):572-579.

[16]　Furyk J S,Swann O,Molyneux E. Systematic review:neonatal meningitis in the developing world [J]. Trop Med Int Health,2011,16(6):672-679.

[17]　Venkatesh M S,Pandey P,Devi B I,et al. Pediatric infratentorial subdural empyema:analysis of 14 cases[J]. J Neurosurg,2006,105(5 Suppl):370-377.

第八篇

小儿神经重症监护与治疗

第四十二章　神经重症监护

儿童神经系统疾病种类较多,在儿童发育的早期,中枢神经系统发育不够完善,且儿童的机体调节能力、抵抗能力比较弱,患儿往往病情变化快、病情危重。儿童神经系统发生病变之后,机体的疾病变化、临床表现、诊疗以及预后等各个方面,都与成人存在显著的差异。同时,不同年龄阶段患儿的临床表现也存在一定的差异。如果医生不了解患儿的实际情况,极易影响患儿的疾病变化以及诊疗进展,进而对患儿的预后产生严重影响。随着重症医学、儿童生理学、病理学的不断发展,更多的实验室指标、技术、影像学检查更广泛地应用于危重患儿,进而提高危重患儿的治疗水平,儿科神经重症医学也逐渐形成了自身的学科特点。新生儿重症监护病房(neonatal intensive care unit,NICU)和儿童重症监护病房(pediatric intensive care unit,PICU)需要大量经过专业培训的医生负责,并需要重症监护病房的医生与小儿神经外科医生共同对患儿进行诊疗。在治疗方面,不仅要考虑年龄因素和儿童神经系统发育特点,更要考虑患儿内分泌系统及各器官功能状况、代谢差异,以及在疾病的不同阶段表现出来的症状和体征差异,结合该年龄段正常发育状态进行综合评估,才能做出正确的疾病状态判断,并给予有针对性且有效的治疗。

第一节　机械通气

一、机械通气的适应证和禁忌证

机械通气在临床上不仅用于肺部疾病所致的呼吸衰竭,也用于外科手术、神经肌肉疾病患者的呼吸支持。机械通气可导致各种并发症,如不同程度的肺损伤、呼吸机相关性肺炎、上消化道出血和呼吸机依赖等。在危重患者救治过程中,应明确机械通气的目的,掌握其适应证和禁忌证。

(一)适应证

机械通气治疗适用于任何原因所致的呼吸衰竭。临床中,需结合患儿的情况,综合判断。对年龄小及低体重的早产儿、低出生体重儿,一般情况差、病情处于进展状态、保守治疗效果不佳者,宜尽早进行机械通气,把握抢救机会。儿科常见的机械通气适应证主要有以下情况。

(1)急性呼吸窘迫综合征(acute respiratory distress syndrome,ARDS)。

(2)重症哮喘。

(3)中枢神经系统疾病:中枢神经系统感染、脑外伤、脑水肿、镇痛或镇静药物中毒等所致的中枢性呼吸衰竭。

(4)神经肌肉疾病:如感染性多发性神经根炎、重症肌无力合并呼吸肌麻痹、脊肌萎缩症、多发性肌炎和有机磷农药中毒等,并发呼吸衰竭时应及时给予气管插管机械通气。

(5)上呼吸道梗阻,建立人工气道解除梗阻后,根据患者自主呼吸情况决定是否应用正压通气。

(6)外伤和大手术后的呼吸支持。

(7)休克:尤其是感染性休克,应尽早行机械通气治疗,其主要目的是保持气道通畅,减少呼吸肌做功,从而减少氧耗。

(8)肺水肿:正压通气可提高平均肺泡压,减少肺泡内液体渗出;促使肺泡复张,改善通气/血流值,改善肺部气体交换;同时降低心室跨壁压,减轻左心室后负荷。

(9)新生儿疾病。

①新生儿呼吸暂停:呼吸停止时间≥20 s,伴或不伴心率减慢(心率<100 次/分);或呼吸停止时间<

20 s,伴有心率缓慢或发绀。

②新生儿肺透明膜病:各种原因导致新生儿肺表面活性物质缺乏,均易发生本病。机械通气治疗的主要目的是使塌陷的肺泡复张、恢复功能残气量并保证足够的肺泡通气量。

③新生儿持续性胎儿循环:多见于足月儿或过期产儿,因发生心内水平(通过卵圆孔)和(或)动脉导管水平的右向左或双向分流,出现严重的低氧血症和发绀,造成多器官系统由于缺氧和酸中毒引起的功能障碍,重者死亡。机械通气治疗多采用轻度高通气策略,以便减轻低氧所致的肺血管收缩。

④胎粪吸入综合征。

⑤先天性膈疝:主要问题是肺发育不全、肺表面活性物质缺乏和肺血管发育不良。发育不全的肺易因机械通气受损。疝入胸腔的腹部脏器(如胃肠)充气后进一步压迫肺,影响气体交换。可早期使用高频振荡通气,并使用允许性高碳酸血症通气策略。

（二）禁忌证

凡是出现呼吸衰竭的患儿,都应进行呼吸支持。在出现致命性通气和氧合障碍时,机械通气无绝对禁忌证。但对于一些特殊疾病,应采取一些必要的处理才能进行机械通气,否则将给患儿带来不利影响。

(1)大咯血或严重误吸导致的窒息:进行正压通气可能导致血块、误吸物被压入小支气管而发生阻塞性肺不张。应首先采取措施吸出血液或误吸物后再行正压通气。

(2)肺大疱或肺囊肿:肺大疱或肺囊肿可因机械通气压力增高而破裂,导致气胸、血胸,甚至发生张力性气胸。因此,从理论上讲,该类患者为机械通气的相对禁忌证。一旦发生气胸,应尽快进行胸腔闭式引流。

(3)气胸或纵隔气肿:对于肺破裂致气胸的患者,要先行胸腔闭式引流后再进行机械通气,否则将加重气胸的程度。若为胸壁外伤所致的气胸,可先行正压通气,同时进行胸腔闭式引流。

(4)气管食管瘘:气管食管瘘患者行机械通气时,气体可经瘘口进入食管和胃内,导致胃肠膨胀。胃内容物也可反流入气管,造成肺损伤。因此机械通气可产生较明显的副作用,但其严重程度与瘘口的部位和大小有关。

(5)低血容量性休克:该类患者行正压通气时因胸膜腔内压增加,回心血量减少,导致心输出量下降,可引起低血压,加重休克。如果病情允许,可先行容量复苏后再行机械通气;但病情危重伴有严重呼吸衰竭时,容量复苏与机械通气须同时进行。过分强调容量复苏而忽视患者的呼吸支持,有时会错过抢救时机。

二、常用机械通气模式

根据呼吸机送气的目标,常用机械通气模式可分为定容型通气和定压型通气;按患者是否参与呼吸做功,常用机械通气模式可分为控制通气和辅助通气等。随着呼吸机功能的不断完善,各种模式间也不断相互融合,出现了双重控制通气等,使通气模式更加智能化,以满足患者不同病理生理状态的需求。

(1)定容型通气:常见的定容型通气模式有容量控制通气、容积辅助/控制通气、间歇指令通气和同步间歇指令通气(synchronized intermittent mandatory ventilation,SIMV)等,也可将它们统称为容量预设型通气(volume preset ventilation,VPV)。

(2)定压型通气:常见的定压型通气模式有压力控制通气、压力辅助/控制通气、压力控制同步间歇指令通气、压力支持通气(PSV)等,统称为压力预设型通气(pressure preset ventilation,PPV)。

三、控制通气和辅助通气

（一）控制通气

控制通气(controlled ventilation,CV)是指呼吸机完全代替患者的自主呼吸,即患者的呼吸频率、潮气量、吸呼气时间比和吸气流速完全由呼吸机控制,呼吸机提供全部呼吸做功。CV适用于严重呼吸抑制或呼吸暂停的患者,如麻醉、中枢神经系统功能障碍、神经肌肉疾病、药物过量等情况。

(二)辅助通气

辅助通气(assisted ventilation,AV)是在患者吸气用力时提供通气辅助。患者开始自主吸气时,回路内气道压力或流速发生改变,当达到触发阈值时呼吸机即按照预设的潮气量或吸气压力将气体输送给患者。患者参与部分的呼吸做功。AV适用于存在呼吸中枢驱动功能的患者。

(三)辅助/控制通气

辅助/控制(A/C)通气是将AV和CV的特点相结合的一种通气模式,是目前临床上较常用的通气模式之一。SIMV及SIMV+PSV也是临床常用的通气模式及撤机模式。持续气道正压(continuous positive airway pressure,CPAP)只适用于有一定强度自主呼吸的患者。适应性支持通气(adaptive support ventilation,ASV)可作为长期机械通气及术后患者的撤机模式。

四、机械通气参数的临床设置

机械通气参数的临床设置一般应按照3N2L原则,即正常频率、正常潮气量、正常吸呼气时间比、低压力、低氧浓度。

(一)氧浓度

选择具体氧浓度的目标是使临床可接受的动脉血氧分压(PaO_2)维持在60~100 mmHg。长期吸入高浓度氧对肺有毒性作用,因此通气治疗的氧浓度应尽可能低,设置的氧浓度应使PaO_2为60~90 mmHg(新生儿),而婴幼儿为98 mmHg(最高限值)。$PaO_2 > 98$ mmHg在早产儿会引起眼部晶状体后纤维增生,通常吸入100%氧浓度不要超过30 min,80%不要超过12 h,低于55%可长期使用。一般情况下无呼吸系统病变患儿设置的氧浓度<40%,呼吸系统病变患儿设置的氧浓度为40%~80%。

(二)容量参数

1. 潮气量　儿童潮气量一般为6~8 mL/kg,小婴儿一般不用带囊的气管插管,考虑机械无效腔或漏气,可将潮气量提高到8~10 mL/kg。潮气量设置过程中,为防止发生气压伤,一般要求气道平台压力不超过15 cmH_2O。低潮气量(4~8 mL/kg)设定对于限制性疾病有好处,可以防止压力过高,肺泡过度膨胀,但是小于4 mL/kg的潮气量会引起肺不张。对于使用低潮气量通气的患者监测呼气末正压非常重要,此举可预防肺内高压和膨胀。

2. 每分通气量　目前多数呼吸机通过调节潮气量和呼吸频率来调节每分通气量。每分通气量需要根据气道压力、动脉血二氧化碳分压($PaCO_2$)、患者的感受和具体情况来调整。

3. 流量　可分为主供气流量和偏流(bias flow),主供气流量大小设定主要是保证通气压力和容量恒定,如流量偏低,在特定模式供气时可出现PIP(气道峰压)或潮气量达不到设定标准,根据患者吸气力量的大小和每分通气量可在5~30 L/min范围内调节。偏流为呼气相给出的供气管道气流,以清除管道二氧化碳并为流量触发提供背景气流,一般设定在5 L/min左右。

(三)压力参数

1. 吸气峰压　该参数应根据气道阻力和肺顺应性而定:新生儿15~18 cmH_2O(肺内轻度病变)或20~25 cmH_2O(肺内重度病变);儿童肺内轻度病变20~25 cmH_2O,中度病变25~30 cmH_2O;严重病变应设置为超过30 cmH_2O。定容型呼吸机通气压力取决于潮气量、流速、气道阻力、肺顺应性等因素。定压型呼吸机设有压力限制,以防止产生肺部气压伤。根据年龄和肺部疾病,气道峰压一般不应超过20 cmH_2O。

2. 呼气末正压(positive end-expiratory pressure,PEEP)　理论上应选择最佳PEEP,即对循环无不良影响,肺顺应性最大,肺内分流最小,氧运输量最高,氧浓度最低时的最小PEEP。一般认为2~3 cmH_2O为低水平,4~7 cmH_2O为中水平,8~15 cmH_2O为高水平,更改PEEP时每次以1~2 cmH_2O为宜,拔管前PEEP推荐最低为2 cmH_2O,新生儿一般不主张使用高PEEP(6~10 cmH_2O),血流动力学不稳定的患儿不能接受较高PEEP,因易导致肺的过度膨胀和回心血量减少。

3. 平均气道压（mean airway pressure，MAP） 应尽可能地低，以降低气压伤的风险。平均气道压过高（MAP>15 cmH$_2$O）时发生肺损伤和心脏压迫的可能性明显增加，一般应保持 MAP<10 cmH$_2$O，如需更高 MAP 则应插入肺动脉导管行心输出量监测。

（四）时间参数

1. 通气频率 机械通气频率不宜过快，以避免肺内气体闭陷，产生内源性 PEEP，儿童应选择接近小儿正常呼吸频率的通气频率：一般新生儿 30～40 次/分，婴儿及幼儿 20～30 次/分，年长儿 16～20 次/分。

2. 吸气时间、呼气时间与吸呼气时间比 呼吸机一般只调节吸气时间，吸气时间设置如下：新生儿 0.5～0.6 s，婴幼儿 0.7～0.8 s，年长儿 1.0～1.2 s；成人 0.5～1.5 s。一次自主呼吸或机械通气时，吸呼气时间比通常为（1:2）～（1:1.5）。对于该比值的调节，要考虑呼吸和循环两个方面，既要使吸气在肺内分布均匀，肺泡气能充分排出，又不增加心脏循环的负担。

3. 吸气屏气或吸气平台 调节吸气屏气的主要目的是改善气体在肺内的分布，促进肺泡内氧向血液弥散，减少无效腔通气，吸气屏气或吸气平台占吸气时间 5%～15%，或占整个呼吸周期的 30% 左右，有血流动力学损害或患心血管疾病者，可设在 5%～7%。

4. 同步触发灵敏度 同步触发包括压力触发和容量触发。压力触发一般设定 1～2 cmH$_2$O，容量触发一般设定 0.5～2 L/min。

5. 叹气功能 叹气在间歇正压通气（intermittent positive pressure ventilation，IPPV）期间，每隔一定的 IPPV 或时间，供给一个 1.5～2 倍的潮气量。目的在于预防长期 IPPV 时肺泡不张。儿童为了避免肺容量伤，常不需要叹气功能。

五、儿童机械通气撤机管理

当患者有能力维持自主呼吸时应尽早撤离呼吸机。文献报道，儿童机械通气超过 48 h 时，拔管失败率为 8%～20%；而过早拔管同样会带来严重不良预后。因此对儿童机械通气撤机必须进行管理。

成功撤机的定义为拔管后 48 h 不需要正压通气支持。根据拔管后需要再次插管进行机械通气的时间，撤机失败可分为早期（小于 6 h）撤机失败、中期（6～24 h）撤机失败及晚期（大于 24 h）撤机失败。因此在撤机前应对患儿进行全面评估，需满足以下基本条件。

（1）导致呼吸衰竭的原发病治愈或好转，如肺部感染的控制、中枢性呼吸衰竭患儿的神经系统情况改善、神经肌肉病变患儿呼吸肌力量的恢复、休克状态的纠正等。

（2）自主呼吸强且呼吸中枢驱动完整。

（3）呼吸道通畅，咳嗽反射好，呼吸道具备清理分泌物的能力。

（4）血流动力学稳定。

（5）在 2 h 内未使用肌肉松弛剂且镇静镇痛药物未加量。

（6）内环境电解质稳定。

（7）提供适当的气体交换，保证 PEEP≤8 cmH$_2$O 及吸入氧浓度（FiO$_2$）≤50%。

影响呼吸机撤离的重要因素包括液体管理、PEEP 水平、肺动脉高压的控制、膈肌的功能状态、镇静镇痛策略、患者的营养状态及激素的使用。

六、呼吸机撤离策略的选择

（一）渐进式撤机策略

儿童呼吸机撤离最常用的方法为逐步降低呼吸机支持的水平，患儿由控制通气模式（最常用的为压力控制通气模式或容量控制通气模式）转变为 SIMV，之后缓慢降低 SIMV 次数，并过渡为 PSV，当压力支持下降到较低水平时由 PICU 医生决定是否拔管。

(二)计划性撤机方案

呼吸机支持的患儿应每日进行自主呼吸试验（spontaneous breathing test，SBT）。借鉴成人撤机经验，在儿童呼吸机撤离方法中加入 SBT 以期缩短机械通气时间。应用 SBT 计划进行呼吸机撤离的步骤：当患儿满足撤机基本条件（见上文）后进行 SBT，对于通过 SBT 的患儿考虑拔管。但目前儿童 SBT 标准并未统一，SBT 实施方法也不相同（图 42-1）。

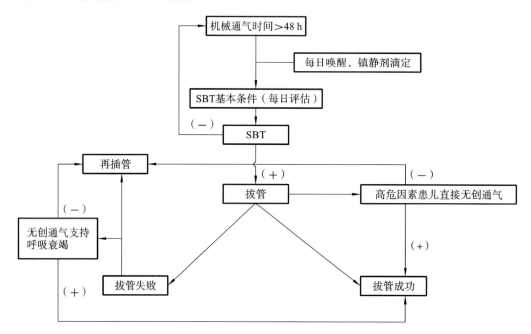

图 42-1 儿童机械通气计划性撤离流程图

第二节 心肺复苏和复苏后的脑保护

一、心肺复苏

心搏骤停是一种临床突发事件，通常没有明显预兆，在儿童中，心搏骤停通常由呼吸衰竭和（或）休克所致的进行性组织缺氧和酸中毒引起，常见的病因包括创伤、婴儿猝死综合征、呼吸窘迫和脓毒症。早期识别并治疗心搏骤停可提高儿童生存率。基础生命支持（basic life support，BLS）是通过一套系统性方法，对患者进行初始评估、启动应急医疗服务和启动包括除颤在内的心肺复苏（cardio-pulmonary resuscitation，CPR）。

基于对临床和实验室证据的大量回顾，美国心脏协会（American Heart Association，AHA）和国际复苏联络委员会（International Liaison Committee on Resuscitation，ILCOR）于 2015 年发布了关于儿科 BLS 的更新指南，并于 2017 年发布了治疗推荐总结。基于这些指南，新生儿定义为从出生至出院，婴儿定义为年龄小于 1 岁，儿童则定义为从 1 岁至青春期开始（男性为腋毛出现，女性为乳房发育）。指南推荐：对于儿童 CPR，人工循环-开放气道-人工呼吸（circulation-airway-breathing，C-A-B）的顺序仍然是首选。

(一)有效 CPR 的关键

有效 CPR 的关键是充分通气和胸外按压。对于婴儿和儿童，医护人员应该实施的 CPR 操作顺序如下。

（1）对于无反应、无正常呼吸和 10 s 后无确切脉搏的婴儿和儿童，应启动 CPR。

（2）在实施开放气道或人工呼吸的操作之前开始按压（C-A-B）。

（3）30 次按压后（如果为 2 名施救者，则为 15 次按压），开放气道并给予 2 次通气。

（4）如果实施约 2 min 的 CPR 后脉搏≥60 次/分，继续给予通气。

（5）根据以下自动体外除颤器（automated external defibrillator，AED）结果继续施救。

①可电击复律心律：给予 1 次电击后立即继续进行 CPR，持续约 2 min 或直到 AED 再次提示。持续进行以上操作，直到可实施高级生命支持的医护人员接管患者，或患者开始自主移动。

②无可电击复律心律：立即继续 CPR，持续约 2 min 或直到 AED 再次提示。持续进行以上操作，直到实施高级生命支持的医护人员接管患者，或患者开始自主移动。高质量 CPR 的重点是有效实施胸外按压，停顿及中断要少，而且要避免过度通气。

（二）心肺复苏的操作要点

（1）每次按压时，都应使胸部下陷的深度至少为其前后径的 1/3，在大多数婴儿中约为 4 cm，在大多数儿童中约为 5 cm。在青少年中，按压深度应达到推荐的成人深度（5～6 cm），但不应超过 6 cm。

（2）最适宜的按压速率为 100～120 次/分。每次按压和放松的持续时间应相等。

（3）胸骨应在每次按压结束时能迅速回到正常位置，使胸部能够完全回弹。

（4）建立平稳的按压放松节奏，而且要使中断最少。

（5）双人操作时建议采用双拇指环绕法，即双手环绕胸部，并用两拇指按压心脏。

（6）通气的时间应超过 1 s，同时，给予的通气量应足以观察到胸廓起伏，但应避免过度通气。

（7）单人施救时，按压通气比为 30∶2；有 2 名或以上施救者对婴儿（＜1 岁）或儿童（≥1 岁至青春期的开始）实施复苏时，按压通气比为 15∶2；对于已行气管插管的婴儿和儿童，应在完全不中断胸外按压的情况下给予 8～10 次/分的人工通气。

（8）对于发生有人目击的心搏骤停的所有婴儿和儿童，如果无法获得供实施高级生命支持的医护人员使用的手动除颤器，则应尽快使用自动体外除颤器。

二、复苏后的脑保护

应该在缺血瀑布启动前用药，可以通过降低脑代谢率，干预缺血，减轻缺血性脑损伤。常用药物包括自由基清除剂、氧化物歧化酶、巴比妥盐、维生素 E 和维生素 C、21-氨基类固醇等以及阿片受体阻断药纳洛酮、电压门控性钙通道阻断药、兴奋性氨基酸受体阻断药和镁离子等。临床上脑保护的治疗要根据不同的病因选择相应的药物，才能起到较好的效果。

随着临床医学技术的迅速发展，多种治疗技术广泛用于小儿治疗中。由于小儿与成人存在不同，其发生心搏骤停以及呼吸骤停的概率较高，需及时对其进行针对性的处理。根据联合国对我国调查的数据，小儿肺炎、新生儿窒息以及腹泻位列我国小儿死亡致病因素的前三。随着心肺复苏技术在临床的广泛应用，小儿心肺复苏的效果也显著提升。但是，诸多小儿在接受心肺复苏后仍会出现神经系统损害，需及时对其进行脑保护治疗。虽然神经系统康复是心肺复苏的主要目标，但对于小儿，对其实施脑保护措施，仍存在较多的争议，且当前常见的脑保护措施多为亚低温治疗。治疗性低温主要用于保护脑部缺血、脑部缺氧后所致的损害，且诸多数据支持亚低温治疗可以用于心搏骤停患儿恢复自主循环后脑复苏的治疗。对小儿实施的脑保护包括体外膜肺氧合、体表降温、输入冷生理盐水等措施。并且，体外膜肺氧合治疗效果较好，但其成本较高、技术要求严格，当前无法普及应用。同时，对患儿短时间输入大量的液体，极易产生脑水肿，并导致患儿出现肺泡氧合程度下降等并发症。体表降温首选头部降温，其更加适用于小儿。总之，由于小儿的身心与成人存在较大的差异，并不是一个简单的指标良好就能代表神经功能恢复了，其与患儿的神经元生理功能存在密切的联系，需对其进行针对性的分析，以此降低患儿的脑部损害程度，提高脑保护的效果。

（朱丹）

参 考 文 献

[1] 中华医学会重症医学分会.机械通气临床应用指南(2006)[J].中国危重病急救医学,2007,19(2): 65-72.

[2] Albuali W H. Have changes in ventilation practice improved outcome in children with acute lung injury?[J]. Pediatr Crit Care Med,2007,8(4):324-330.

[3] Ben J N. High-frequency oscillatory ventilation in pediatric patients with acute respiratory failure [J]. Pediatr Crit Care Med,2006,7(4):362-367.

[4] Donn S M,Sinha S K. Invasive and noninvasive neonatal mechanical ventilation[J]. Respir Care, 2003,48(4):426-439.

[5] Kissoon N. Ventilation strategies and adjunctive therapy in severe lung disease[J]. Pediatr Clin North Am,2008,55(3):709-733.

[6] Ventre K M,Wolf G K,Arnold J H. Pediatric respiratory diseases:2011 update for the Rogers' textbook of pediatric intensive care[J]. Pediatr Crit Care Med,2011,12(3):325-338.

[7] Young K D,Seidel J S. Pediatric cardiopulmonary resuscitation:a collective review[J]. Ann Emerg Med,1999,33(2):195-205.

[8] López-Herce J,García C,Domínguez P,et al. Outcome of out-of-hospital cardiorespiratory arrest in children[J]. Pediatr Emerg Care,2005,21(12):807-815.

[9] Schindler M B,Bohn D,Cox P N,et al. Outcome of out-of-hospital cardiac or respiratory arrest in children[J]. N Engl J Med,1996,335(20):1473-1479.

[10] Young K D,Gausche-Hill M,McClung C D,et al. A prospective,population-based study of the epidemiology and outcome of out-of-hospital pediatric cardiopulmonary arrest[J]. Pediatrics, 2004,114(1):157-164.

[11] Herlitz J,Engdahl J,Svensson L,et al. Characteristics and outcome among children suffering from out of hospital cardiac arrest in Sweden[J]. Resuscitation,2005,64(1):37-40.

[12] Atkins D L,Everson-Stewart S,Sears G K,et al. Epidemiology and outcomes from out-of-hospital cardiac arrest in children:the Resuscitation Outcomes Consortium Epistry-Cardiac Arrest[J]. Circulation,2009,119(11):1484-1491.

[13] Herlitz J,Engdahl J,Svensson L,et al. Characteristics and outcome among children suffering from out of hospital cardiac arrest in Sweden[J]. Resuscitation,2005,64(1):37-40.

[14] Atkins D L,Berger S,Duff J P,et al. Part 11:pediatric basic life support and cardiopulmonary resuscitation quality:2015 American Heart Association guidelines update for cardiopulmonary resuscitation and emergency cardiovascular care [J]. Circulation, 2015, 132 (18 Suppl 2): S519-S525.

[15] Olasveengen T M,de Caen A R,Mancini M E,et al. 2017 International consensus on cardiopulmonary resuscitation and emergency cardiovascular care science with treatment recommendations summary[J]. Resuscitation,2017,121:201-214.

[16] Finholt D A,Kettrick R G,Wagner H R,et al. The heart is under the lower third of the sternum. Implications for external cardiac massage[J]. Am J Dis Child,1986,140(7):646-649.

[17] 中华医学会儿科学分会心血管学组,中国医师协会心血管内科医师分会儿童心血管专业委员会,中华儿科杂志编辑委员会.儿童心力衰竭诊断和治疗建议(2020年修订版)[J].中华儿科杂志, 2021,59(2):84-94.

[18] Lazaridis C,Robertson C S. The role of multimodal invasive monitoring in acutetraumatic brain

injury[J]. Neurosurg Clin N Am,2016,27(4):509-517.

[19] Şenköylü A,Zinnuroǧlu M,Börçek A,et al. Comparison of multimodal intraoperative neurophysiological monitoring efficacy in early childhood and school aged children undergoing spinal surgery[J]. Acta Orthop Traumatol Turc,2017,51(1):49-53.

[20] Highton D,Ghosh A,Tachtsidis I,et al. Monitoring cerebral autoregulation after brain injury: multimodal assessment of cerebral slow-wave oscillations using near-infrared spectroscopy[J]. Anesth Analg,2015,121(1):198-205.

[21] 钱明阳,洪钿.儿童心力衰竭的诊断与治疗进展[J].中华实用儿科临床杂志,2020,35(1):14-18.

[22] Rosenthal D,Chrisant M R,Edens E,et al. International Society for Heart and Lung Transplantation:practice guidelines for management of heart failure in children[J]. J Heart Lung Transplant,2004,23(12):1313-1333.

[23] Kirk R,Dipchand A I,Rosenthal D N,et al. The International Society for Heart and Lung Transplantation guidelines for the management of pediatric heart failure:executive summary[J]. J Heart Lung Transplant,2014,33(9):888-909.

[24] Hollander S A,Addonizio L J,Chin C,et al. Abdominal complaints as a common first presentation of heart failure in adolescents with dilated cardiomyopathy[J]. Am J Emerg Med, 2013,31(4):684-686.

[25] Mellion S A,Bennett K S,Ellsworth G L,et al. High-dose barbiturates for refractory intracranial hypertension in children with severe traumatic brain injury[J]. Pediatr Crit Care Med,2013,14 (3):239-247.

[26] Poon W S,Ng S C,Chan M T,et al. Cerebral blood flow (CBF)-directed management of ventilated head-injured patients[J]. Acta Neurochir Suppl,2005,95:9-11.

[27] 王聪,龙连圣,辛志成,等.有创颅内压和经颅多普勒联合监测在急性颅脑创伤救治中的作用[J]. 中国急救医学,2017,37(1):61-64.

[28] 陈天宝,甄云,古磊,等.中重度颅脑损伤患者应用颅内压监测对判断病情预后和指导治疗的价值 [J].中国实用神经疾病杂志,2016,19(3):10-12.

[29] Sokoloff L,Reivich M,Kennedy C,et al. The [^{14}C]deoxyglucose method for the measurement of local cerebral glucose utilization:theory, procedure, and normal values in the conscious and anesthetized albino rat[J]. J Neurochem,1977,28(5):897-916.

[30] Simpson I A,Carruthers A,Vannucci S J. Supply and demand in cerebral energy metabolism:the role of nutrient transporters[J]. J Cereb Bicod Flow Metab,2007,27(11):1766-1791.

[31] Fox P T,Raichle M E,Mintun M A,et al. Nonoxidative glucose consumption during focal physiologic neural activity[J]. Science,1988,241(4864):462-464.

[32] Vannucci R C,Vannucci S J. Glucose metabolism in the developing brain[J]. Semin Perinatal, 2000,24(2):107-115.

[33] Kinnala A,Suhonen Polvi H,Aärimaa T,et al. Cerebral metabolic rate for glucose during the first six months of life:an FDG positron emission tomography study[J]. Arch Dis Child Fetal Neonatal Ed,1996,74(3):F153-F157.

[34] Vannucci R C,Vannucci S J. Hypoglycemic brain injury[J]. Semin Perinatal,2001,6(2): 147-155.

[35] Srinivasan V. Stress hyperglycemia in pediatric critical illness the intensive care unit adds to the stress![J]. J Diabetes Sci Technol,2012,6(1):37-47.

[36] Van den Berghe G. How does blood glucose control with insulin save lives in intensive care?

[J]. J Clin Invest,2004,114(9):1187-1195.

[37] Tomlinson D R,Gardiner N J. Glucose neurotoxicity[J]. Nat Rev Neurosci,2008,9(1):36-45.

[38] Li P A,Shuaib A,Miyashita H,et al. Hyperglycemia enhances extracellular glutamate accumulation in rats subjected to forebrain ischemia[J]. Stroke,2000,31(1):183-192.

[39] Latifi R. Nutrinonal therapy in critically ill and injured patients[J]. Surg Clin N Am,2011,91 (3):579-593.

[40] Dhar A,Castillo L. Insulin resistance in critical illness[J]. Cur Opin Pediatr,2011,23(3): 269-274.

[41] Eittigau P,Ikonomidou C. Glutamate in neurologic diseases[J]. J Child Nevrol,1997,12(8): 471-485.

[42] Farr S A,Yamada K A,Butterfield D A,et al. Obesity and hypertriglyceridemia produce cognitive impairment[J]. Endocrinology,2008,149(5):2628-2636.

[43] García-de-Lorenzo A, Ortíz-Leyba C, Planas M, et al. Parenteral administration of different amounts of branch-chain amino acids in septic patients:clinical and metabolic aspects[J]. Crit Care Med,1997,25(3):418-424.

[44] Goode H F, Cowley H C, Walker B E. Decreased antioxidant status and increased lipid peroxidation in patients with septic shock and secondary-organ dysfunction[J]. Crit Care Med, 1995,23(4):646-651.

[45] Phillips R,Ott L,Young B,et al. Nutritional support and measured energy expenditure of the child and adolescent with head injury[J]. J Neurosurg,1987,67(6):846-851.

[46] Moore R,Najarian M P,Konvolinka C W. Measured energy expenditure in severe head trauma [J]. J Trauma,1939,29(2):1633-1636.

[47] 《儿童青少年糖尿病营养治疗专家共识(2018 版)》编写委员会. 儿童青少年糖尿病营养治疗专家共识(2018 版)[J]. 中华糖尿病杂志,2018,10(9):569-577.

[48] 中华医学会儿科学分会内分泌遗传代谢学组,中华儿科杂志编辑委员会. 中国儿童 1 型糖尿病标准化诊断与治疗专家共识(2020 版)[J]. 中华儿科杂志,2020,58(6):447-454.

[49] 中国医师协会儿科学分会内分泌遗传代谢学组,中华医学会儿科学分会急救学组. 儿童及青少年特殊情况下住院高血糖管理指导建议[J]. 中华糖尿病杂志,2020,12(10):765-771.

第四十三章　儿童重症监护病房的监护内容

第一节　神经系统监测及检查

在神经外科重症监护环境中,神经学检查可能是评估患者病情的最重要的方法。儿科患者在神经学检查特征方面存在重要的年龄相关差异,在进行初始和后续评估时必须认识到这一点。初始神经学检查包括采集完整的病史、测量生命体征、进行全身体格检查以及评估神经功能。必须在入院或儿童重症监护病房(PICU)时评估患儿神经功能,然后在整个住院过程中定期进行评估。重复检查并清晰、准确记录结果以及辅助数据,如生命体征和颅内压(intracranial pressure,ICP)测量,这些是检测早期神经功能恶化的敏感方法。如有需要,早期检测出这些结果后可以进行进一步的诊断研究和治疗。采用系统方法进行检查,并借助流程图,可以避免重大遗漏。

神经系统功能检查项目内容丰富,主要包括意识水平、肢体感觉和活动、神经功能、生理反射和病理反射等,分类复杂。目前可利用的检测仪器不多,不能完全满足临床需要,大部分仍需要神经外科医生独立完成。对于不能配合检查的儿童患者更是如此,其检查重点为中枢神经系统功能。

一、意识水平和神经系统检查

(一)意识水平检查

小儿神经外科患者可能因各种原因发生意识水平改变,包括双侧大脑半球或脑干损伤、ICP增高、代谢异常或存在药物中毒。应在入住PICU时和之后的每个小时测定意识水平。在大龄儿童和青少年中,通常使用格拉斯哥昏迷量表(Glasgow coma scale,GCS),然而,由于婴幼儿缺乏正常的言语表达且无法遵嘱做动作,难以使用GCS进行评估。如何对婴幼儿的意识水平进行评估,目前尚无明确的共识。一些作者使用改良儿童GCS(表43-1)。临床上常用GCS来进行评估。评分13～15分,提示轻度脑损伤;9～12分,提示中度脑损伤;3～8分,提示重度脑损伤。评分由低转高提示病情好转,反之则提示病情加重。

表 43-1　改良儿童 GCS

睁眼活动		评分
<1 岁	≥1 岁	
自发	自发	4
声音刺激时	言语刺激时	3
疼痛刺激时	疼痛刺激时	2
刺激后无反应	刺激后无反应	1
最佳运动反应		评分
<1 岁	≥1 岁	
自发运动	按指令做动作	6
随局部疼痛刺激运动	随局部疼痛刺激运动	5
随疼痛刺激肢体抽回	随疼痛刺激肢体抽回	4
随疼痛刺激肢体屈曲	随疼痛刺激肢体屈曲	3

续表

最佳运动反应		评分
<1 岁	≥1 岁	
随疼痛刺激肢体伸展	随疼痛刺激肢体伸展	2
无运动反应	无运动反应	1

最佳言语反应			评分
<2 岁	2～5 岁	>5 岁	
微笑,发声	适当的单词、短语	能定向说话	5
哭闹,可安慰	词语不当	不能定向说话	4
持续哭闹,尖叫	持续哭闹,尖叫	言语不当	3
呻吟,不安	呻吟	言语难以理解	2
无反应	无反应	无反应	1

(二)神经系统检查

儿童的许多脑神经功能仅能通过观察来确定。儿童期的脑神经功能与成人相同。然而,测试以不同的方式进行。用光测试视网膜反应性和瞳孔对光反射,并观察瞳孔是否等大。应使用眼底镜评估眼底。虽然单侧视网膜出血可能无意义,但双侧视网膜出血提示 ICP 迅速增高,并常伴有硬膜下出血。可使用颜色鲜艳的球,检查者观察婴儿的眼球活动,并观察有无斜视、眼球震颤或其他不自主运动。儿童眼睛不能跟随该物体运动可能提示视觉损害或意识水平改变。可以使用两个明亮的物体来测试视野,具有正常视野的婴儿将从一个物体看向另一个物体。持续凝视一个物体可能提示同侧视野缺损。此时检查者可以让儿童伸手并抓住所用的物体,从而可以初步评估儿童的力量和抓握能力。在这些操作过程中,检查者应观察儿童面部对称性,以评估中枢性或周围性面神经麻痹。可以使用音叉通过肉眼检查测试听力(第Ⅷ脑神经)。儿童应该将头转向或倾斜至声音侧,并可能抓住发声器。未能注意到刺激或检查者的声音可能提示听力受损或意识水平改变。可以用奶嘴、奶瓶或检查者清洁过的手指引出小婴儿的吸吮动作和嘴角反射。

二、神经系统监测内容

(一)ICP 监测

ICP 监测用于脑水肿、脑外伤、脑手术后患者的监测。ICP 不仅与脑组织受压有关,还与脑血流灌注有关:脑灌注压(cerebral perfusion pressure,CPP)＝平均动脉压(mean arterial pressure,MAP)－颅内压(intracranial pressure,ICP),正常值应大于 10 kPa。当 MAP 下降,ICP 增高,ICP/MAP>0.5 时,脑血流灌注会受到影响,如 ICP/MAP>1.0,提示脑灌注压为 0,血供中断。ICP 监测方法分为有创和无创两种。探测部位有脑室内、脑实质内、硬膜外或蛛网膜下腔,以及前囟。监测结果(ICP)超过 2 kPa(或 15 mmHg)可诊断为颅内高压症。ICP 增高分级见表 43-2。mmHg 与 kPa 之间的换算为 1 kPa＝7.5 mmHg。

表 43-2　ICP 增高分级

程度	ICP/mmHg
轻度	<20
中度	20～40
重度	>40

(二)脑血流量监测

脑组织对缺血、缺氧高度敏感,并且耐受性差,即便短暂的缺血、缺氧,也可能损害脑组织,并导致脑功能的改变。通过实时监测人体脑血流变化,可以间接反映人体脑部供氧情况,故此种监测技术对于评估患儿脑部功能具有十分重要的作用。脑组织氧供与脑血流量之间关系密切,因此通过监测脑血流量,可以间接了解脑组织氧供及其功能状况,从而有助于了解神经系统功能和判断预后。脑灌注压和脑血管阻力共同决定了脑血流量,其关系为脑血流量=脑灌注压/脑血管阻力。当 MAP 在 $60 \sim 150$ mmHg($8 \sim 20$ kPa)时,其自身的自动调节机制可维持脑血流量相对稳定,超出此范围,脑血流量将被动地随脑灌注压而变化。当医生无法确定患儿自动调节功能是否正常时,需根据患儿的脑灌注压推测脑血流数值是否准确,故直接监测脑部血流具有十分重要的作用。经颅多普勒(transcranial Doppler,TCD)监测在危重症患者中的应用最为广泛。目前适合重症监护病房的脑血流量床旁监测手段主要有以下 3 种。

(1)脑血流多普勒监测技术:设备采用脉冲多普勒技术,可发射低频超声,穿透颅骨较薄的部位,进入颅内,检测红细胞移动速度。根据多普勒位移原理,了解颅底动脉血流速度。

(2)脑血流激光多普勒监测技术:激光多普勒可以测定包括脑组织在内的多种部位的微循环血流。通过直接放置于颅内(选择脑白质区域)的超声发射单色激光束,同时测量红细胞的数量和其运动速度,进而计算出脑血流量的相对数值。目前激光多普勒主要应用于术中脑血流量监测。

(3)温度多普勒:组织的散热特性是温度多普勒的原理。在颅内脑白质中放置监测探头(具有两个传感器且两者保持一定距离),脑组织加温(39 ℃)由加温传感器负责,探测脑组织温度变化由感温传感器负责。脑血流量越高,测得的温差在两个传感器之间就越大,微处理器可以得出脑血流量。这种监测手段的优点和缺点同样突出,能连续和简便应用,使用方便,但只能在脑局部使用,并且得出相对值。

(三)脑氧饱和度和代谢监测

大脑需要持续稳定的血流灌注。脑缺氧或脑内灌注不足时,一系列生物化学异常反应在大脑内发生。临床最常应用的检测脑氧饱和度和代谢的技术是经颈静脉血氧饱和度监测。

(四)微透析技术监测

微透析是一种不破坏(或破坏很少)生物体内环境的技术,取得细胞液的内源性物质或生物体细胞液外源性物质,进行连续取样和分析。其监测对象主要包括颅脑创伤患者、动脉瘤患者、癫痫患者、缺血性卒中患者、脑肿瘤患者和神经外科的术中监测,为临床医生提供实时脑代谢指标。

(五)脑电图(electroencephalogram,EEG)监测

EEG 作为一种无创、可以动态评估以及实时监测人体脑功能的方法,被广泛用于儿童神经重症疾病监测中。目前,儿童重症监护病房内用于监测脑部功能的多为 EEG 以及视频 EEG,以此评估患儿的脑部情况以及预后。正常脑电波的波幅在 $10 \sim 200$ μV,癫痫发作时可高达 $750 \sim 1000$ μV。EEG 临床适应证:①癫痫诊断:EEG 是监测大脑癫痫样放电的最佳方法。无抽搐样发作性癫痫在顽固性癫痫、脑外伤、卒中、颅内感染、脑肿瘤和代谢性昏迷患者中具有较高的发病率,而且影响转归。应用动态 EEG 监测可发现病情变化并及时处理,降低癫痫持续状态的死亡率和并发症发生率。②脑死亡诊断。③睡眠障碍性疾病诊断。④评价药物疗效。⑤精神性疾病诊断。

(六)诱发电位监测

诱发电位包括视觉、运动、脑干听觉以及体感诱发电位,在儿童神经重症监护中,实际应用次数较多的为脑干听觉诱发电位以及体感诱发电位。脑干听觉诱发电位主要是指听觉感受器受到一定强度刺激之后,通过听觉传导通路产生的活动变化,进而判断患儿脑部功能。同时,脑干听觉诱发电位并不受患儿意识状况以及药物的影响,可以直接显示出病变部位,有助于提高患儿的预后以及诊治效果。但是,由于当前缺少儿童不同年龄阶段的脑部振幅以及潜伏期范围,故医生对患儿实施动态监测的效果更佳。体感诱发电位可以分为短、中以及长潜伏期,且后者多起源于人体的大脑皮质部位。

第二节　其他监测内容

体温、血压、脉搏、呼吸是神经学检查的关键要素。这些生命体征也可能随儿童的年龄而变化,在评

估个体患者时必须考虑这些与年龄相关的差异。

一、体温监测

重症患儿体温监测出现波动的概率高,体温过高会导致神经系统的兴奋性增高,机体消耗增加,代谢酶失活,也可以诱发脑炎致使患儿抽搐发作;体温过低可影响循环、呼吸、免疫等系统功能,体温不升可促使患儿发生呼吸暂停、心力衰竭及休克。因此,对患儿体温进行连续监测,有利于医生掌握体温动态变化和及时采取措施,防止两极体温出现。此外,体温变化也是反映病情严重程度的一项重要辅助指标。PICU 体温监测一般采用肛温监测,肛温正常值为 $36.5\sim37.5$ ℃。体表体温监测采用皮肤温度法。体表温度监测通常用于与核心温度进行比较,根据两者差值了解患者微循环情况。如核心-体表温度差>2 ℃,提示外周血管高度收缩。

二、呼吸系统监测

(一)概述

呼吸频率和呼吸模式可作为评估任何年龄患者潜在神经功能障碍的重要指标。昏迷患者以及上颈段脊髓损伤或气道受阻的患者通常需要气管插管和通气支持。然而,PICU 中的大多数患者未插管。在此类儿童中,必须迅速识别并确认异常呼吸模式,尤其是过度换气后呼吸暂停、与 ICP 潮式呼吸增加相关的呼吸暂停、长吸式呼吸和共济失调呼吸模式。呼吸监测内容包括及时了解呼吸功能和肺气体交换变化,各种呼吸支持治疗(如人工气道)状态和并发症的监测。在监测和病情评估的基础上对治疗进行调整,以达到预期治疗目标。呼吸节律异常常提示呼吸中枢功能异常。

(二)婴幼儿

婴幼儿的气管、支气管较成人短且狭窄,因缺乏弹性组织、黏液腺分泌不足、纤毛运动较差,容易发生感染,一旦感染则易发生充血、水肿,导致呼吸道梗阻。故婴幼儿呼吸道梗阻主要由黏膜肿胀和分泌物堵塞引起。而婴幼儿肺、胸廓及呼吸肌发育尚未完善,当下呼吸道发生病变时容易出现呼吸困难,导致缺氧及二氧化碳潴留。

小儿年龄越小,呼吸频率越快。由于呼吸中枢发育不完善,调节能力差,小儿易出现呼吸节律不整、间歇、暂停等现象。因胸廓活动度小,呼吸肌发育不全,小儿呼吸肌肌力弱,易疲劳,易发生呼吸衰竭。婴幼儿呼吸型态为腹式呼吸,随年龄增长逐渐转化为胸腹式呼吸,7 岁以后逐渐接近成人。

观察小儿呼吸情况,应在小儿安静时进行。不同年龄段儿童存在差异。各年龄组儿童呼吸频率和脉搏正常值见表 43-3。

表 43-3　各年龄组儿童呼吸频率和脉搏

年龄分期	呼吸频率/(次/分)	脉搏/(次/分)	呼吸频率:脉搏
<28 天	40~50	120~140	1:3
28 天~1 岁	30~40	110~130	(1:3)~(1:4)
2~3 岁	25~30	100~120	(1:3)~(1:4)
4~7 岁	20~25	80~100	1:4
8~14 岁	18~20	70~90	1:4

(三)监测指标

1. 潮气量　小儿的潮气量为 6~10 mL/kg,年龄越小,潮气量越小,但无效腔/潮气量值大于成人。

2. 每分通气量和气体弥散量　前者按体表面积计算与成人相近,后者按单位肺容积计算与成人相近。

3. 气道阻力　由于小儿气道管径细小,气道阻力大于成人,易发生喘息。随年龄增大,气道管径逐渐增大,阻力递减。

(四)异常呼吸

1.呼吸频率改变　呼吸困难的第一征象为呼吸频率增快,年龄越小越明显。呼吸急促标准:2月龄以下,呼吸频率≥60次/分;2～12月龄,呼吸频率≥50次/分;1～5岁,呼吸频率≥40次/分。呼吸减慢及节律不规则也是危重征象。

2.过度换气后呼吸暂停　当过度换气使$PaCO_2$降至常规静息水平以下时呼吸停止。这种情况见于大脑半球弥漫性或双侧病变的患者。当内源性CO_2产生增加,$PaCO_2$恢复正常时,患者恢复节律性呼吸。相反,过度换气使$PaCO_2$降低的正常患者继续规律呼吸,总容量减少,直至$PaCO_2$恢复正常。

3.潮式呼吸　特征是过度换气逐渐增加,随后通气量减少,最后是呼吸暂停。呼吸通畅与呼吸暂停交替出现。潮式呼吸患者对CO_2刺激的通气反应异常增高,引起呼吸过度,全脑通气刺激异常降低,使呼吸暂停。如果监测动脉血气,则记录pH值上升和$PaCO_2$下降,其在呼吸停止时达到最大值,且永不恢复正常。这种呼吸模式通常由双侧深部脑损伤或间脑损伤引起。其也见于代谢紊乱、双侧大脑梗死和高血压脑病患者。潮式呼吸见于双侧半球病变和ICP增高的儿童。这种模式还是警示即将发生小脑幕裂孔疝的体征。潮式呼吸患者的意识水平、瞳孔大小、肌肉张力和心律可能会发生周期性变化。

4.长吸式呼吸　特征是长时间的吸气末停顿。这种罕见的呼吸模式可视为正常吸气切换失败,反映了位于脑桥中部或下部、位于或低于臂旁核水平的呼吸调节中枢功能障碍。儿童颅后窝手术后可能出现长吸式呼吸,例如瘤床内出血直接导致脑干受压。小脑幕裂孔疝患者有时也可见长吸式呼吸。

5.共济失调呼吸　呼吸节律完全不规则,表现为深浅呼吸、随机呼吸暂停和间歇性呼吸暂停。这种呼吸模式反映了延髓背侧/外侧区域的功能障碍,并向下延伸至闩部(负责呼吸节律的区域)。在共济失调呼吸的儿童中,呼吸中枢对抑制药物有超敏反应,甚至轻度镇静可引起呼吸暂停。共济失调呼吸也可能提示颅后窝病变增大,例如肿瘤床出血、第四脑室受压或颅后窝硬膜外血肿,所有病变在儿童中比成人中更常见。

三、心血管系统监测

伴有脑损伤的任何神经系统疾病患者同时存在高血压和心动过缓时,应警惕颅内肿块扩大或ICP增高的可能性。这种反射称为库欣反射,后来的实验表明,该反射是因沿第四脑室底部的压力敏感区域受到刺激所致。由于婴幼儿的神经系统尚未发育完善,与成人相比,其表现出更多变的库欣反射,并且心动过缓更严重。在无明显高血压的情况下也可能发生心动过缓。另外,在治疗过程中,使用甘露醇等高渗液体、补液等治疗,可能引起心脏负荷增加。应注意询问病史,排除是否存在先天性心脏病。同时通过对心率、血压、末梢循环等体征的检查及心脏超声、胸片、BNP等评估血流动力学情况。

(一)心率/脉搏

因心血管系统功能不完善,婴幼儿心率/脉搏存在差异,不同年龄段有着不同的频率。通过观察节律、速率及强弱来进行判断,如出现异常甚至心律失常,需进一步排除原因,对症治疗。

(二)血压

血压的测量可提供关键的诊断信息。使用桡动脉或股动脉导管连续监测血压是记录血压变化最敏感的方法。然而,重要的是要记住循环系统从婴儿期到童年及以后的变化。了解这些变化对于儿科患者的护理至关重要。在婴儿期,正常体循环动脉血压低于成人,心率较高;到青春期,两者均缓慢接近成人值。每搏输出量和心输出量随着年龄的增长而增加,而心率下降。其他差异包括耗氧量的变化,心脏对低氧血症的反应以及心脏的自主神经支配。婴幼儿心脏的自主控制能力不如青少年和成人,这与副交感神经有关。因此,婴幼儿可能对低氧血症、气管插管、ICP增高或其他刺激有过度反应,导致反射性心动过缓。针对血液循环的药物处理也可能与成人不同。因此,针对生命体征变化的药物治疗,必须由非常了解药物-年龄相关效应的医生进行。同时应避免低血压(根据患者年龄进行调整)并尽快纠正,以维持脑灌注。到目前为止,对于有外伤性损伤的儿童和术后患者,低血压最常见的原因是出血性休克。因此,补充血容量至关重要。根据不同儿童选择不同宽度袖带(袖带尺寸可影响测量准确性),袖带的宽度通常应为上臂长度的 1/2～2/3。不同年龄小儿血压的正常值可用公式推算:收缩压(mmHg)=80+(年龄×2),舒张压为收缩压的 2/3。如危重患儿血流动力学不稳定,可采用有创血压监测,有创血压监测较无创血压监测准确,一般较无创血压监测结果高 5～20 mmHg。小儿高血压标准:新生儿血压>90/60 mmHg;婴幼儿血压>100/60 mmHg;学龄前儿童血压>110/70 mmHg;学龄儿童血压>120/80 mmHg;大于 13 岁儿童血压>140/90 mmHg;任何年龄段血压>150/100 mmHg 为重症高血压。

(三)微循环

可根据毛细血管再充盈速度评估微循环情况,正常值为小于 3 s。如末梢皮温低甚至出现皮肤花斑纹,毛细血管再充盈时间>5 s,血乳酸浓度>2 mmol/L,均预示微循环障碍、组织灌注不足,应及时处理。

(四)中心静脉压

中心静脉压主要反映右心室前负荷,受循环血容量、心脏功能、血管张力及胸膜腔内压等诸多因素影响,是临床上判断循环血容量与心功能(尤其是右心功能)的重要指标。中心静脉压导管的使用可能对监测此类患者非常有帮助,有助于进行准确的液体补充和管理,可能需要连续测量血细胞比容,以便正确输注血液制品。中心静脉压正常值为 5～12 cmH$_2$O。临床依据血压、症状和体征、尿量、脉压,结合中心静脉压对病情做出判断(表 43-4)。

表 43-4   通过中心静脉压结合血压判断病情

中心静脉压	血压	临床意义	处理
低	低	血容量不足	补充血容量
低	正常	心功能正常,血容量轻度不足	适当补充血容量
高	低	心功能不全,血容量相对较多	强心利尿,限液,使用扩张静脉的扩血管药
高	正常	容量血管收缩,肺循环阻力高,血容量过多	控制补液
高	高	心功能正常或代偿期,血容量过多	控制补液、利尿,使用血管扩张药,适当使用小剂量强心药
正常	低	心功能不全,容量血管过度收缩,血容量不足或正常	强心为主,血容量不足时适当补液

(五)其他监测

结合心电图、超声心动图等检查对循环系统进行进一步综合分析。有条件的单位可根据病情采取如漂浮导管监测、反射性核素心血管显像、左心导管检查、容量监测仪、无创心输出量监测等进行评估判断。

1.消化系统监测   主要监测内容包括喂养情况,营养状态,有无呕吐、腹胀、便血、大便性状、黄疸等。查体内容有腹部外观,如有无腹胀、肠型、肤色改变、包块、舟状腹等,实验室检查包括大便常规、腹部平片、钡剂灌肠、腹部 B 超、血胆红素及肝功能等。主要的监测技术:①食管下端 pH 值测定:可反映有无胃食管反流。②经皮胆红素测定:无创,监测胆红素水平,但不能反映结合胆红素情况,光疗时所测得的值不准确。③二胺氧化酶测定:反映肠黏膜状态。④循环 D-乳酸:反映肠黏膜损害程度和通透性改变情况。⑤内毒素:反映肠道屏障功能。

2.内环境监测   内环境的平衡包括容量、渗透压、酸碱度及各种溶质浓度的稳定,以保证组织细胞的各种生命活动得以正常进行,临床中常用的监测指标包括血红蛋白、白蛋白、血清 Na$^+$、血清 Cl$^-$、血清 K$^+$、血糖浓度,血气分析 pH 值,因此监测相关指标并积极防治内环境紊乱对降低小儿神经外科患者围手术期风险有重要意义。内环境紊乱是重症医学科的常见问题,相关研究理论也比较成熟,但在实际临床实践过程中,仍存在此类问题的困扰,尤其对于小儿重症患者,内环境紊乱的严重后果更应引起重视。

3.血气分析   动脉血气是监测神经损伤儿童的重要组成部分。在神经外科患者中,常见的动脉血气异常反映呼吸的异常。呼吸衰竭定义为 $PaO_2 < 60$ mmHg 或 $PaCO_2 > 50$ mmHg。神经系统疾病患者很少主诉呼吸困难。较常见的初始神经系统症状是意识模糊、躁动和头痛。随着通气进一步受损,接着可能会导致瞳孔收缩、扑翼样震颤或震颤、视乳头水肿和昏迷。在神经外科患者中,重要的是避免全身性缺氧和高碳酸血症,并高度重视与这些异常相关的神经学检查结果。

全身性缺氧是重度头部损伤的常见并发症,有高达 43% 的患者发生。这可能是由头部损伤后呼吸暂停立即发作、后续异常呼吸模式、相关脊髓损伤导致通气不足或胸壁、肺部直接损伤所致。在急性气道阻塞、溺死或窒息的情况下,最常评估全身性缺氧对神经学检查的影响。由于心脏功能的中枢抑制,全身性低血压通常与急性缺氧有关。因此,急性缺氧的不良反应部分归因于灌注不足。如果全身血压足够,人体可以耐受极低的 PaO_2,无明显的神经系统后遗症。然而,当全身性缺氧合并高碳酸血症时,神经功能受到更大的损害,恢复较少见。仅重度缺氧可能会导致代谢性脑病的临床体征,包括意识水平改变导致昏迷。呼吸模式、震颤、姿势保持不能、肌阵挛以及屈肌或伸肌姿势也可能发生变化。脑干反射通常保持完整,直到缺氧明显,此时可能发生瞳孔扩大和头眼反射丧失。在全身性缺氧患者中,神经学检查结果不应成为神经外科治疗决策的唯一依据。当呼吸代谢受损得到纠正时,也应重复神经学评估。应考虑其他临床结果,例如生命体征和 ICP。

高碳酸血症或呼吸性酸中毒($PaCO_2 > 55$ mmHg)通常伴有脑脊液压力升高。高碳酸血症通常由呼吸中枢抑制引起。神经功能似乎取决于 $PaCO_2$ 的增高速率;快速升高可能比缓慢升至高水平更有害。对于患有颅内肿块的儿童,$PaCO_2$ 的任何升高均可能导致 ICP 迅速增高,脑灌注减少以及神经功能突然或进行性损害,因此应避免。

正常儿童血 pH 值与成人一样,范围为 7.35~7.45。存在单纯酸碱平衡紊乱和混合酸碱平衡紊乱时,主要通过结合原发病及血气分析结果进行评估判断。在临床判断时,首先,确定是酸中毒还是碱中毒;其次,确定引起的原发因素是代谢性还是呼吸性;再次,如是代谢性酸中毒,其阴离子间隙是高还是低;最后,分析呼吸或代谢代偿是否充分。另外,颅脑疾病可能引起血乳酸浓度升高,但需与微循环障碍引起的乳酸浓度升高进行鉴别(表 43-5)。

表 43-5　酸碱平衡紊乱的分析办法

动脉血气测定结果	pH<7.35(酸中毒)		pH>7.45(碱中毒)	
分析	$[HCO_3^-]\downarrow$ 代谢性酸中毒	$PaCO_2\uparrow$ 呼吸性酸中毒	$[HCO_3^-]\uparrow$ 代谢性碱中毒	$PaCO_2\downarrow$ 呼吸性碱中毒
	$PaCO_2$代偿$\downarrow$ 呼吸代偿	$[HCO_3^-]$代偿$\uparrow$ 肾脏代偿	$PaCO_2$代偿$\uparrow$ 呼吸代偿	$[HCO_3^-]$代偿$\downarrow$ 肾脏代偿
临床举例	酮症酸中毒,乳酸酸中毒,腹泻,肠液丢失,肾小管性酸中毒等	中枢性呼吸抑制,神经-肌肉疾病,肺实质性疾病等	呕吐引起 H^+、Cl^- 丢失,外源性摄入或输入过多等	由于精神因素或药物中毒所致的呼吸增快
代偿效果	$PaCO_2$ 每下降 1.2 mmHg 可代偿$[HCO_3^-]$下降 1 mmol/L	$[HCO_3^-]$每升高 3.5 mmol/L 可代偿 $PaCO_2$ 升高 10 mmHg	$PaCO_2$ 每升高 0.7 mmHg 可代偿$[HCO_3^-]$升高 1 mmol/L	$[HCO_3^-]$ 每下降 5 mmol/L 可代偿 $PaCO_2$ 升高 10 mmHg

4.体液监测　体液是人体的重要组成部分,保持其生理平衡是维持生命的重要条件。而小儿的水、电解质及其他食物成分按单位体重计算进出量大,小儿肾功能不如成人健全,且神经危重症患儿受到脱水药物、神经内分泌失调等因素的影响,不能及时纠正水、酸碱平衡紊乱,因此在临床中出现水、电解质失衡极为常见。而脱水、钠离子的波动对于脑水肿有着重要的影响,应特别重视(表 43-6)。

表 43-6 脱水的症状和体征

项目	轻度脱水(体重的 3%~5%)	中度脱水(体重的 6%~10%)	重度脱水(>体重的 10%)
心率增快	无	有	有
脉搏	可触及	可触及(微弱)	明显减弱
血压	正常	体位性低血压	低血压
皮肤灌注	正常	正常	减少、出现花纹
皮肤弹性	正常	轻度降低	降低
前囟	正常	轻度凹陷	凹陷
黏膜	湿润	干燥	非常干燥
眼泪	有	有或无	无
呼吸	正常	深,也可快	深且快

(1)脱水:水分摄入不足或丢失过多所引起体液总量尤其是细胞外液量的减少。脱水时除丧失水分外,尚有钠、钾和其他电解质的丢失。一般根据前囟、眼窝的凹陷与否,皮肤弹性,循环情况和尿量等临床表现综合分析判断脱水的程度;同时结合血钠水平及渗透压评估脱水的性质(表 43-7)。

表 43-7 脱水的性质

脱水的性质	低渗性脱水	等渗性脱水	高渗性脱水
血钠水平/(mmol/L)	<130	130~150	>150

(2)电解质紊乱。

①低钾血症:当血钾浓度<3.5 mmol/L 时称为低钾血症。主要原因:a. 钾的摄入不足;b. 消化道丢失过多;c. 肾脏排出过多;d. 钾在体内分布异常。低钾血症的临床表现取决于血钾的浓度及缺钾发生的速度。应及时纠正低钾血症。如存在肾功能障碍,应见尿补钾;静脉补钾时应注意计算速度及浓度。

②高钾血症:当血钾浓度≥5 mmol/L 时称为高钾血症。主要原因:a. 肾衰竭、肾小管性酸中毒、肾上腺皮质功能低下等使排钾减少;b. 休克、严重溶血以及严重挤压伤等使钾分布异常;c. 由于输入含钾溶液速度过快或浓度过高等。高钾血症可引起严重不良反应,应尽快纠正。

③钠离子紊乱:在神经危重症患儿中常常出现钠离子紊乱,多由神经内分泌失调引起,且临床上易混淆,需进一步鉴别。a. 尿崩症:尿排出量大,排水量>排钠量,尿比重低,尿渗透压低,血浆渗透压高,血钠浓度升高。b. 脑性耗盐综合征:血钠浓度降低,血浆渗透压低,尿钠浓度高,血容量低,脱水。c. 抗利尿激素分泌失调综合征:血钠浓度降低,血浆渗透压低,尿渗透压高,血容量正常或升高。

5. 营养与葡萄糖管理　优化营养对于儿童神经重症监护的良好结局至关重要,通常需要神经重症监护的儿童在入院时即有营养不良,或儿童先前已有合并症的情况下尤其如此。在进行"更强化的治疗"时,如果没有仔细关注营养支持,可能导致患病过程中营养缺乏(或营养过剩)进一步发展。危重疾病状态下新陈代谢环境不断变化,儿童营养评估困难,阻碍了儿科神经危重疾病期间的营养供应,从而导致喂养不足和喂养过量。针对该群体缺乏营养研究,也缺乏基于证据的营养支持指南,都在很大程度上阻碍了良好结局的出现。特别的,危重疾病期间通常会出现血糖浓度异常(高血糖症或低血糖症),对脆弱的小儿大脑构成威胁。最近的研究表明,谨慎管理血糖浓度的策略可改善儿童神经重症监护的临床结局。

成人住院高血糖是指住院期间任意时点的血糖浓度>7.8 mmol/L,对于儿童尚无明确定义。但儿童的血糖分布规律提示,正常儿童不同年龄段血糖浓度随年龄增长呈增高的趋势。重症儿童高血糖的定义为间隔 1 h 连续 2 次血糖浓度>8.3 mmol/L。此外,低血糖以及血糖波动造成的危害也不应忽视。建议患儿血糖控制目标:空腹血糖或餐前血糖 4.0~7.0 mmol/L,餐后 2 h 血糖或不能进食时任意时点血糖 5.0~10.0 mmol/L。

1)危重疾病期间的低血糖症 危重疾病破坏了调节葡萄糖代谢的稳态调节机制(图 43-1),经常导致低血糖症。由于无氧糖酵解本身效率较低,缺氧可提高周围葡萄糖的利用率。体温不稳定和感冒应激会由于刺激交感神经系统和甲状腺激素分泌而增加代谢需求和葡萄糖利用率。危重疾病通常导致营养输送不足和反调节激素(生长激素或皮质醇)缺乏,进而导致肝葡萄糖生成不足。脓毒症和多器官功能衰竭经常导致肝和肾功能不全,从而抑制糖异生。先前存在脂肪酸氧化或碳水化合物代谢异常、氨基酸或有机酸代谢异常以及生长激素、甲状腺激素或肾上腺激素缺乏的儿童也会在危重疾病期间因抑制糖异生而面临发生低血糖症的风险。此外,危重疾病期间静脉滴注胰岛素控制高血糖症的做法是造成低血糖症的主要危险因素。通常情况下,ICU 中的疗法(例如机械通气、血管活性药物输注、营养支持、镇静和神经肌肉阻滞)会掩盖低血糖症的症状,因此医生不知道发生低血糖症。危重疾病的分解代谢状态以及许多干扰葡萄糖代谢的疗法破坏了防止低血糖症的正常机制。

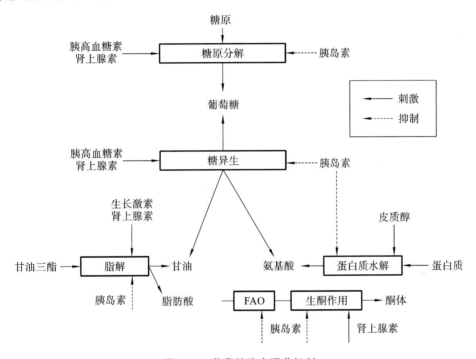

图 43-1 葡萄糖稳态调节机制
FAO 为脂肪酸氧化

2)低血糖症对脑代谢的影响 大脑对低血糖症的反应有年龄差异。虽然成熟大脑非常容易受到低血糖症的影响,但未成熟大脑似乎在正常情况下可以抵抗低血糖浓度的有害影响。在未成熟大脑中促进这种抵抗作用的生理机制包括能够使用替代能量来源(例如乳酸盐和酮体),增加脑血流量以及从血液中提取葡萄糖到大脑中。但是,即使在未成熟大脑中,症状性、长期或复发性重度低血糖也可能导致神经性损伤,尤其是在缺氧和缺血的情况下。胰岛素诱导的低血糖症对未成熟的小儿大脑可能比自发性低血糖症更危险,因为在前一种低血糖症中缺乏可用的替代能量来源,例如酮体和脂肪酸。能量耗竭后,谷氨酸诱导兴奋性毒性、氧自由基蓄积、细胞凋亡的激活,从而导致神经元损伤。新生儿期患有长期重度低血糖症将导致长期后遗症,包括智力发育障碍、惊厥发作或两者兼而有之。重度低血糖症反复发作可能导致轻度神经认知功能障碍、记忆缺陷和人格细微变化。与长期重度低血糖症相对应的病理变化包括脑萎缩、脑白质髓鞘减少和萎缩,其中顶叶和枕叶受累最严重。目前尚不清楚在危重疾病期间低血糖症如何影响大龄儿童的大脑。初步研究表明,患有危重疾病的大龄儿童的低血糖症可能导致更高的死亡率、器官衰竭恶化和更长的 ICU 住院时间。尚不清楚危重疾病期间低血糖症(自发性或胰岛素诱导的)对小儿大脑的短期和长期影响。

3)危重疾病期间的高血糖症 在危重疾病情况下,主要因以下因素的综合作用而发生高血糖症:糖异生增加(相对于葡萄糖清除率),以及影响细胞摄取葡萄糖的胰岛素抵抗。图 43-2 描述了危重疾病期间高血糖症的发病机制。主要机制似乎涉及反调节激素(肾上腺素、去甲肾上腺素、胰高血糖素、皮质醇、生长激素)和炎性细胞因子。另外,促炎性细胞因子也可直接抑制胰岛素的分泌。危重疾病期间高血糖症的综合作用是增高血糖浓度,并在代谢需求增加时为体内重要器官提供现成的能量来源。尽管高血糖症代表了患病急性期为提高生存可能性人体产生的适应性反应,但在慢性疾病期间持续存在高血糖症可能有害。在正常情况下,血糖浓度升高会刺激胰腺分泌胰岛素,进而阻止肝葡萄糖生成,并刺激肝脏、肌肉和脂肪组织摄取葡萄糖。GLUT 蛋白家族通过易化扩散来调节对周围葡萄糖的摄取。通常情况下,血糖浓度急性升高会下调非胰岛素依赖性 GLUT-1、GLUT-2 和 GLUT-3 的表达,以防止细胞内葡萄糖超负荷。危重疾病引起这些转运蛋白的过度表达,导致表达这些转运蛋白的器官系统中出现葡萄糖超负荷和葡萄糖毒性。这些非胰岛素依赖性 GLUT 的上调发生在中枢和外周神经系统中以及肾小管、胃肠道黏膜、内皮细胞、肝细胞和免疫细胞中。

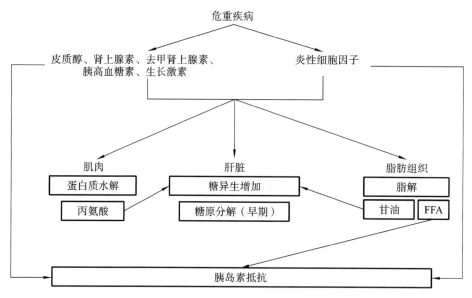

图 43-2　危重疾病期间高血糖症的发病机制
FFA 为游离脂肪酸

4)高血糖对脑代谢的影响　葡萄糖超负荷会导致糖酵解和氧化磷酸化过度,并增加大脑中产生的过氧亚硝酸盐和超氧化物等活性氧类。这些高活性氧类会导致线粒体功能障碍,并通过脂质过氧化、蛋白羰基化和 DNA 损伤直接导致神经元损伤。超氧化物中和一氧化氮也可能影响内皮细胞中的血管扩张,从而影响微循环灌注量。这些能量代谢的改变导致细胞凋亡增加,从而导致重症患者的神经元衰竭。高血糖症加剧细胞自噬不足,从而加剧细胞损伤并延迟危重疾病的恢复。高血糖症可能会加剧先前存在的酸中毒,并提高缺血性大脑对谷氨酸的利用率。这种作用可能会促进 N-甲基-D-天冬氨酸(NMDA)介导的兴奋性毒性,并导致因钙超负荷引起的其他线粒体损伤。危重疾病期间的高血糖症也会降低巨噬细胞和中性粒细胞的活性并改变补体结合。高血糖症可通过增加核因子 κB 的结合率而使炎症状态恶化,从而导致促炎性细胞因子的转录增加。高血糖症可能会导致危重疾病期间常见的其他异常,例如内皮细胞功能异常、血管平滑肌张力改变和凝血异常,从而进一步使脑环境恶化。

5)蛋白质和脂质代谢的改变　危重疾病容易导致分解代谢过度状态,以及蛋白质转换和损失,主要来自骨骼肌。在分解代谢过度状态下,白蛋白水平通常会下降。在危重疾病的急性期,丙氨酸从肌肉净转移到肝脏以支持糖异生。危重疾病期间,特别是脓毒症,骨骼肌、肺和肾脏释放谷氨酰胺供肝脏摄取。肝脏利用谷氨酰胺进行糖异生,合成尿素、蛋白质、谷胱甘肽。危重疾病期间,谷氨酰胺储备量的下降幅度大于其他氨基酸。精氨酸是另一种在危重疾病期间特别是在烧伤损伤时下降的氨基酸。随着急性期转为慢性期,持续存在这些改变会导致负氮平衡,并且容易患上危重疾病消瘦综合征。

危重疾病期间,脂质代谢表现出许多改变。炎症导致游离脂肪酸和甘油三酯水平升高,而高密度脂蛋白胆固醇水平下降。儿茶酚胺和细胞因子的增加抑制了脂蛋白脂肪酶活性并减少了内皮细胞的细胞外脂解。同时,激素敏感性脂肪酶水平的上调增强了脂肪组织的脂解,脂解程度远远超过需求。游离脂肪酸水平升高通过影响磷酸化来介导胰岛素抵抗。这会阻止 GLUT-4 移位到细胞表面,进而影响葡萄糖的摄取。危重疾病期间,肝脏无法分泌足够的极低密度脂蛋白来匹配产生的甘油三酯。由此产生的高甘油三酯血症会引起脂毒性,影响内皮细胞功能,并通过激活 Toll 样受体 4 加剧炎症状态。危重疾病期间,炎性细胞因子的增加加上胆固醇的摄取有限降低了高密度脂蛋白胆固醇水平,从而使患者易患肾上腺功能不全。

6)蛋白质和脂质代谢异常对脑代谢的影响 即使谷氨酸以生理浓度存在,危重疾病也会损害神经元能量,并容易产生谷氨酸兴奋性毒性。此外,在谷氨酸-谷氨酰胺循环中产生较高的一氧化氮水平,也会引起毒性和能量耗竭。高甘油三酯血症增加了氧化性应激,并损害 NMDA 介导的海马长时程突触增强。高甘油三酯血症会影响瘦素穿过血脑屏障的能力。由于瘦素可增强认知能力,因此高甘油三酯血症可能导致认知障碍。另外,甘油三酯水平升高还通过一氧化氮依赖性途径改变了摄食肽的释放,其中许多摄食肽会影响认知。总的来说,脂质代谢的这些改变容易导致记忆丧失和认知功能障碍。

7)营养支持 营养支持,尤其是葡萄糖管理,是小儿神经重症监护的一个重要方面。下面将探讨小儿神经重症监护中的常见情况,例如创伤性脑损伤(TBI)、卒中、缺氧缺血性脑病、神经肌肉类疾病和脊髓损伤(spinal cord injury,SCI)。早期提供含足够能量和蛋白质的肠内营养可改善成人和儿童神经重症患者的结局。避免高血糖症和低血糖症的葡萄糖管理对于改善临床结局也非常重要。目前尚不清楚通过强化胰岛素治疗严格控制血糖浓度是否可以改善小儿神经重症监护的结局。

(1)一般原则:患儿的高代谢应激反应产生了巨大且经常变化的能量需求。身体对这种状态的反应是葡萄糖耐受不良、血脂异常和蛋白质损失,从而导致负氮平衡以及消瘦。在高代谢状态下供应蛋白质和葡萄糖不一定会减少蛋白质分解和氮损失。但是,净蛋白质平衡可能会随着蛋白质的合成而得到改善。在此阶段会发展出各种营养缺乏症,并导致危重疾病进一步恶化。处于恢复期的儿童在危重疾病高代谢状态后会出现合成代谢期。在该恢复期,营养支持对于改善结局至关重要。

(2)营养状况评估:据估计,每 4 名儿童中就有 1 名在入住 ICU 时营养不良。需要在入院时和 ICU 住院期间定期仔细评估儿童神经重症患者的营养状况。在这些儿童重症患者中,人体测量通常难以执行且结果难以解释。身体成分的测量可能更有用,但在该人群中也很难执行,生物电阻抗评估可能除外。内脏蛋白质(白蛋白、前白蛋白和视黄醇结合蛋白)和急性期蛋白质(C 反应蛋白)、氮损失和能量消耗的生化评估可能是 ICU 中较实用的方法,但会受到许多因素的混淆。未能准确估计儿童神经重症患者的能量需求可能导致喂养不足和喂养过量,并产生不良后果。相比于临床能量预测方程,间接测热法等方法在测量该人群的能量消耗和制订适当的营养支持策略方面表现更好。

(3)营养支持:危重疾病应激造成的能量负担通常难以准确估计,并且随疾病的阶段而变化。因此,营养支持需要个性化处方,并经常进行监测,以避免喂养过量和喂养不足。过度喂养儿童重症患者会导致脂肪生成、肝脂肪变性和肝功能障碍。此外,二氧化碳产量增加会导致难以脱离呼吸机支持。虽然成人重症患者采用低热量饮食可节约蛋白质,从而获益,但对儿童重症患者自由喂养的获益证据尚不明确,尤其是在先前存在营养不良的情况下。

为儿童重症患者提供足以优化蛋白质合成并保持骨骼肌蛋白质量的膳食蛋白是最重要的营养干预措施。提供足够的蛋白质和能量摄入可通过增加蛋白质合成来改善蛋白质平衡,而不会因分解代谢影响蛋白质分解。维持正氮平衡所需的蛋白质量可能会因患病的严重程度而异。尚不清楚危重疾病期间所需的氨基酸理想量及比例。危重疾病期间,如果饮食中没有足够的脂质补充,可能会发生必需脂肪酸缺乏。脂质通常占总能量供应的 $30\% \sim 40\%$。医生应以 1 g/(kg·d)的剂量开始给予脂质,并根据观察到的甘油三酯水平逐渐将剂量增加至 $2 \sim 4$ g/(kg·d)。包括维生素和微量元素在内的营养素也可能在危重疾病期间和随后的恢复期间起重要作用。表 43-8 总结了儿童重症患者的蛋白质和能量需求。

表 43-8　儿童重症患者的蛋白质和能量需求

患者类别	年龄/岁	蛋白质/(g/(kg·d))	能量/(kcal/(kg·d))
婴儿	1 岁以内	2.0～2.2	105～115
幼儿	1～3	1.8	100
学龄儿童	4～10	1.2～1.5	85
青少年			
男性	11～14	1.0	60
	15～18	0.8	42
女性	11～14	1.0	48
	15～18	0.8	38

①创伤性脑损伤(traumatic brain injury，TBI)：儿童发生 TBI 后，平均能量消耗显著增加(预测的能量消耗增加高达 130%～173%)，并且个体之间存在差异。惊厥发作和体温升高是 TBI 后常见的紊乱，可能导致观察到的平均能量消耗增加。此外，肌张力可能是导致能量消耗增加的一个重要因素。用抗癫痫药、退热疗法和神经肌肉阻滞镇静控制这些因素可以显著降低平均能量消耗。大多数 TBI 患者只有在 4 天后才会出现体重下降并达到氮平衡，这表明全面的营养支持对于促进早期恢复具有重要性。

在损伤后 7 天开始早期营养支持(无论是肠内营养还是肠外营养)以达到全营养替代的获益似乎能给 TBI 成人患者带来更好的结局。类似的方法可能对 TBI 儿童患者也有益，但缺乏数据支持。在胃肠道功能正常的 TBI 儿童患者中，肠内营养优于肠外营养，因为肠内营养易于给予，成本更低，而且更安全。然而，为了达到能量目标并优化营养状况，可能需要进行幽门后置管饲和持续喂养。使用含有谷氨酰胺、精氨酸、ω-3 脂肪酸和抗氧化剂的免疫增强饮食不会给 TBI 儿童患者带来更好结局。

②卒中：来自成人卒中幸存者的有限数据表明，与预测值相比，能量消耗略有增加，但这种增加并不能持续。体力活动的减少和肌张力的下降都可能导致这些结果。大多数卒中可能引起 ICP 增高，从而导致胃张力缺乏和喂养不耐受。在这种情况下，为了达到热量目标可能需要鼻空肠管喂养。在 ICP 恢复正常后，可能会改为鼻胃管喂养，最终改为经口饮食。卒中后的吞咽困难可能是成功提供营养的主要障碍。在这种情况下，鼻胃管或鼻空肠管喂养对于优化营养和提供目标能量非常重要。如果吞咽困难持续存在，则可能需要经皮或手术胃造口置管或空肠穿刺造口置管以持续提供营养支持。如果卒中后吞咽机制受损，则误吸引起胃肠道内容物反流的风险仍然较高。脱离管饲需要言语治疗师密切参与能量计算，以确定确切的营养摄入量。

③缺氧缺血性脑病：缺氧缺血性脑病患者的能量消耗可能更低。但是，惊厥发作和自主神经异常反射并存可导致偶发性代谢亢进，其严重程度足以引起严重的体重下降和蛋白质分解。在这种情况下，间接测热法对于准确研究能量需求并制订适当的营养疗法非常重要。由于神经功能缺损严重，通常需要管饲来输送目标能量。便秘和胃食管反流是为该人群成功提供营养的主要障碍。此外，在该组儿童中，喂养过量也是一个常见的问题。

④神经肌肉类疾病：脊髓性肌萎缩症儿童的吞咽功能通常受损，张口受限，并且由于延髓功能障碍而导致咀嚼困难。常因吸入性肺炎和呼吸衰竭导致危重疾病和死亡。生长迟滞在病情更严重的患者中很常见，而喂养过量和体重增长过度在病情更轻的患者中很常见。在该组中，胃食管反流、胃排空延迟和便秘通常使情况进一步复杂化。虽然鼻胃管或鼻空肠管喂养可以克服一些问题，但经皮或手术胃造口置管或空肠穿刺造口置管可能比持续输送营养更好，不会损害这些儿童脆弱的呼吸系统。在急性患病期间，由于肌肉萎缩严重，这些儿童更容易发生低血糖症。此外，该组儿童可能共存脂肪酸氧化障碍，使其更容易受到空腹状态的影响。在危重疾病期间，为这些儿童及时提供能量并避免长时间处于空腹状态可防止

发生肌肉破坏。

⑤格林-巴利综合征(Guillain-Barre syndrome,GBS):ICU 中给营养支持带来巨大挑战的另一种疾病。尽管 GBS 患者不能活动,似乎减少了能量消耗,但代谢亢进在 GBS 患者中很常见。此外,因为延髓性无力导致患者无法经口摄入足够的营养,如果不能及时满足营养需求,患者会迅速出现营养不良,并且压疮和感染的发生率增加。为了获得最佳营养,GBS 患者应接受高热量和高蛋白质(2~2.5 g/kg)的肠内营养配方。对于经常发生胃排空延迟伴胃食管反流、便秘和糜烂性胃炎的患者,持续肠内营养优于间歇或推注喂养。

⑥脊髓损伤(SCI):成人患者的数据表明,SCI 后能量消耗急剧减少。这些患者表现出负氮平衡,这种负氮平衡是必然会出现的,试图通过增加能量摄入来纠正负氮平衡可能会导致喂养过量,从而出现相关后果。间接测热法可更准确地反映患者的能量需求,并且能根据能量消耗测量值而不是能量消耗预测值来调整摄入量,防止喂养过量。肠道喂养优于肠胃外途径,因为肠道喂养出现感染并发症和高血糖症的概率更低。如果吞咽功能受损,可能需要鼻胃管或鼻空肠管喂养。对于这些患者的长期营养支持首选经皮或手术饲管。

8)葡萄糖管理 儿童重症患者经常会出现高血糖症,49%~72%的儿童重症患者的血糖浓度大于150 mg/dL。值得注意的是,20%~35%的儿童重症患者的血糖浓度大于 200 mg/dL。儿童重症患者的血糖浓度通常达(283±115) mg/dL。在 ICU 长时间住院时,也经常出现持续性高血糖症,可能持续长达ICU 住院时间的一半。在过去十年中,一些研究表明,儿童重症患者的高血糖症与死亡率相关。具体而言,血糖峰浓度和血糖浓度持续升高似乎都与死亡率相关。在不同的儿科疾病中都会一致出现高血糖症与死亡率的这种相关性,包括感染性休克、烧伤、TBI、心脏手术后和外伤。在儿童重症患者中,高血糖症还会导致 ICU 住院时间和普通病房住院时间延长,器官衰竭和医院内感染发生率增加。

对成人重症患者进行严格控制葡萄糖的研究结果好坏参半,有些研究观察到严格控制葡萄糖导致结局更差。值得注意的是,在成人重症患者中严格控制葡萄糖的全部研究都观察到低血糖症发生率显著增加。因此,最初在重症监护界急于接受这种治疗方案的做法是草率之举,还是要采用更谨慎的做法。令人担忧的是,研究表明,低血糖症还会导致儿童重症患者的死亡率增加和器官衰竭恶化。目前正在对儿童重症患者进行严格控制葡萄糖的多中心研究,以解决严格控制葡萄糖是否可以改善高血糖症儿童重症患者的结局的问题。

(1)TBI:对儿童 TBI 患者进行的研究表明,入院应激性高血糖症会增加损伤后的死亡率和不良的神经系统预后发生率。儿童 TBI 患者的持续性高血糖症(尤其超过 48 h),也会导致神经系统预后不良。大多数对成人 TBI 患者进行严格控制葡萄糖的研究没有观察到任何益处,有些观察到结局更差。另外,人们越来越关注低血糖症及其对受损大脑的危害。对患有严重 TBI 的成人进行微透析的研究表明,与严格控制血糖目标相比,严格控制葡萄糖导致大脑环境中的代谢应激增加。严格控制葡萄糖的做法可能会降低乳酸盐和酮的水平,而这些很可能是受损大脑的首选能量来源。小儿 TBI 后的最佳血糖目标浓度仍然未知。因此,应避免 TBI 的幸存小儿出现高血糖症和低血糖症的极端情况。

(2)卒中:成人卒中患者的数据表明,高血糖症导致预后更差。然而,对成人卒中患者进行严格控制葡萄糖的研究尚未显示出任何益处,很可能是因为低血糖症的增加抵消了严格控制葡萄糖的任何优势。根据成人卒中指南推测,将血糖浓度目标设定在更"适度"的范围内是合理的,注意避免高血糖症和低血糖症的极端情况。因儿童卒中患者少,引用成人卒中相关数据,只为间接证明血糖对卒中的影响。

(3)缺氧缺血性脑病:由于心搏骤停后综合征的代谢状态上调,心脏停搏后经常发生高血糖症,可能导致不良预后。然而,研究发现,可能不需要严格控制葡萄糖来改善结局,更适度的血糖目标(高达 150 mg/dL)在临床上具有可比性。在这种状态下,尽力避免低血糖症以防止进一步的神经元损伤极其重要。

(4)SCI:关于高血糖症与 SCI 和结局之间的相关性尚无小儿数据。根据 TBI 推断,在该组中避免严格控制葡萄糖并设定适度的血糖目标范围较为合理,注意避免低血糖症。

保证充足营养支持的方案可最大限度地减少能量不足或能量过量,从而改善神经重症患儿的结局。间接测热法等技术有助于提供有针对性的营养支持。相关人员正在进行研究以确定通过强化胰岛素治疗严格控制葡萄糖是否可以改善儿童重症患者的结局。这些研究的结果将有助于指导小儿神经重症监护的实践。

四、总结

目前国内一些 PICU 已采取多模态监测手段,该手段在救治意识不清的儿童重症患者过程中,起到了十分重要的作用。首先,多模态监测手段可以把目标治疗作为结果导向,适当、及时、有效缓解高颅压,减轻由于压迫作用造成的缺血,同时减少继发性神经功能损伤,改善预后;其次,多模态监测也用于预测儿童重症患者预后,目前越来越多地用于预测预后的指标是 ICP、CPP 以及 EEG。虽然该技术手段已被广大重症医学中心所接受,并应用于成人患者,但在危重儿童救治方面,多模态监测手段并没有大范围开展,这给广大 PICU 医生提出了巨大挑战。

(朱丹)

参 考 文 献

[1] 《儿童青少年糖尿病营养治疗专家共识(2018 版)》编写委员会. 儿童青少年糖尿病营养治疗专家共识(2018 版)[J]. 中华糖尿病杂志,2018,10(9):569-577.

[2] 钱明阳,洪钿. 儿童心力衰竭的诊断与治疗进展[J]. 中华实用儿科临床杂志,2020,35(1):14-18.

[3] 王聪,龙连圣,辛志成,等. 有创颅内压和经颅多普勒联合监测在急性颅脑创伤救治中的作用[J]. 中国急救医学,2017,37(1):61-64.

[4] 张亚卓,王忠诚,刘丕楠,等. 神经内镜辅助显微外科治疗颅内胆脂瘤[J]. 中华神经外科杂志,2001,17(4):201-204.

[5] 中国医师协会儿科学分会内分泌遗传代谢学组,中华医学会儿科学分会急救学组. 儿童及青少年特殊情况下住院高血糖管理指导建议[J]. 中华糖尿病杂志,2020,12(10):765-771.

[6] 中华医学会重症医学分会. 机械通气临床应用指南(2006)[J]. 中国危重病急救医学,2007,19(2):65-72.

[7] 中华医学会儿科学分会内分泌遗传代谢学组,中华儿科杂志编辑委员会. 中国儿童 1 型糖尿病标准化诊断与治疗专家共识(2020 版)[J]. 中华儿科杂志,2020,58(6):447-454.

[8] 中华医学会儿科学分会心血管学组,中国医师协会心血管内科医师分会儿童心血管专业委员会,中华儿科杂志编辑委员会. 儿童心力衰竭诊断和治疗建议(2020 年修订版)[J]. 中华儿科杂志,2021,59(2):84-94.

[9] Afifi I,Elazzazy S,Abdulrahman Y,et al. Nutrition therapy for critically ill and injured patients [J]. Eur J Trauma Emerg Surg,2013,39 (3):203-213.

[10] Albuali W H,Singh R N,Fraser D,et al. Have changes in ventilation practice improved outcome in children with acute lung injury? [J]. Pediatr Crit Care Med,2007,8 (4):324-330.

[11] Atkins D L,Berger S,Duff J P,et al. Part 11:pediatric basic life support and cardiopulmonary resuscitation quality:2015 American Heart Association guidelines update for cardiopulmonary resuscitation and emergency cardiovascular care [J]. Circulation,2015,132 (18 Suppl 2):S519-S525.

[12] Atkins D L,Everson-Stewart S,Sears G K,et al. Epidemiology and outcomes from out-of-hospital cardiac arrest in children:the resuscitation outcomes consortium epistry-cardiac arrest

[J]. Circulation,2009,119 (11):1484-1491.

[13] Ben J N,Khaldi A,Mnif K,et al. High-frequency oscillatory ventilation in pediatric patients with acute respiratory failure[J]. Pediatr Crit Care Med,2006,7 (4):362-367.

[14] Bittigau P,Ikonomidou C. Glutamate in neurologic diseases[J]. J Child Neurol,1997,12 (8):471-485.

[15] Dhar A,Castillo L. Insulin resistance in critical illness[J]. Curr Opin Pediatr,2011,23 (3): 269-274.

[16] Donn S M,Sinha S K. Invasive and noninvasive neonatal mechanical ventilation[J]. Respir Care, 2003,48 (4):426-439;discussion 439-441.

[17] Farr S A,Yamada K A,Butterfield D A,et al. Obesity and hypertriglyceridemia produce cognitive impairment[J]. Endocrinology,2008,149 (5):2628-2636.

[18] Faustino E V,Hirshberg E L,Bogue C W. Hypoglycemia in critically ill children[J]. J Diabetes Sci Technol,2012,6 (1):48-57.

[19] Finholt D A,Kettrick R G,Wagner H R,et al. The heart is under the lower third of the sternum. Implications for external cardiac massage[J]. Am J Dis Child,1986,140 (7):646-649.

[20] Fox P T,Raichle M E,Mintun M A,et al. Nonoxidative glucose consumption during focal physiologic neural activity[J]. Science,1988,241 (4864):462-464.

[21] García-de-Lorenzo A,Ortíz-Leyba C,Planas M,et al. Parenteral administration of different amounts of branch-chain amino acids in septic patients:clinical and metabolic aspects[J]. Crit Care Med,1997,25 (3):418-424.

[22] Goode H F,Cowley H C,Walker B E,et al. Decreased antioxidant status and increased lipid peroxidation in patients with septic shock and secondary organ dysfunction[J]. Crit Care Med, 1995,23 (4):646-651.

[23] Herlitz J,Engdahl J,Svensson L,et al. Characteristics and outcome among children suffering from out of hospital cardiac arrest in Sweden[J]. Resuscitation,2005,64 (1):37-40.

[24] Highton D,Ghosh A,Tachtsidis I,et al. Monitoring cerebral autoregulation after brain injury: multimodal assessment of cerebral slow-wave oscillations using near-infrared spectroscopy[J]. Anesth Analg,2015,121 (1):198-205.

[25] Hollander S A,Addonizio L J,Chin C,et al. Abdominal complaints as a common first presentation of heart failure in adolescents with dilated cardiomyopathy[J]. Am J Emerg Med, 2013,31 (4):684-686.

[26] Kinnala A,Suhonen-Polvi H,Aärimaa T,et al. Cerebral metabolic rate for glucose during the first six months of life:an FDG positron emission tomography study[J]. Arch Dis Child Fetal Neonatal Ed,1996,74 (3):F153-F157.

[27] Kirk R,Dipchand A I,Rosenthal D N,et al. The International Society for Heart and Lung Transplantation guidelines for the management of pediatric heart failure:executive summary. [Corrected][J]. J Heart Lung Transplant,2014,33 (9):888-909.

[28] Kissoon N,Rimensberger P C,Bohn D. Ventilation strategies and adjunctive therapy in severe lung disease[J]. Pediatr Clin North Am,2008,55 (3):709-733,xii.

[29] Kovacs G,Law J A,Ross J,et al. Acute airway management in the emergency department by non-anesthesiologists[J]. Can J Anaesth,2004,51 (2):174-180.

[30] Lazaridis C,Robertson C S. The role of multimodal invasive monitoring in acute traumatic brain

injury[J]. Neurosurg Clin N Am,2016,27(4):509-517.

[31] Li P A,Shuaib A,Miyashita H,et al. Hyperglycemia enhances extracellular glutamate accumulation in rats subjected to forebrain ischemia[J]. Stroke,2000,31 (1):183-192.

[32] López-Herce J,García C,Domínguez P,et al. Outcome of out-of-hospital cardiorespiratory arrest in children[J]. Pediatr Emerg Care,2005,21 (12):807-815.

[33] Mellion S A,Bennett K S,Ellsworth G L,et al. High-dose barbiturates for refractory intracranial hypertension in children with severe traumatic brain injury[J]. Pediatr Crit Care Med,2013,14 (3):239-247.

[34] Moore R,Najarian M P,Konvolinka C W. Measured energy expenditure in severe head trauma [J]. J Trauma,1989,29 (12):1633-1636.

[35] Olasveengen T M, de Caen A R, Mancini M E, et al. 2017 International consensus on cardiopulmonary resuscitation and emergency cardiovascular care science with treatment recommendations summary[J]. Resuscitation,2017,121:201-214.

[36] Phillips R,Ott L,Young B,et al. Nutritional support and measured energy expenditure of the child and adolescent with head injury[J]. J Neurosurg,1987,67 (6):846-851.

[37] Pomerance H H. Nelson textbook of pediatrics [J]. Arch Pediatr Adolesc Med, 1997, 151 (3):324.

[38] Poon W S, Ng S C, Chan M T, et al. Cerebral blood flow (CBF)-directed management of ventilated head-injured patients[J]. Acta Neurochir Suppl,2005,95:9-11.

[39] Schindler M B, Bohn D, Cox P N,et al. Outcome of out-of-hospital cardiac or respiratory arrest in children[J]. N Engl J Med,1996,335 (20):1473-1479.

[40] Şenköylü A, Zinnuroğlu M, Börçek A, et al. Comparison of multimodal intraoperative neurophysiological monitoring efficacy in early childhood and school aged children undergoing spinal surgery[J]. Acta Orthop Traumatol Turc,2017,51 (1):49-53.

[41] Simpson I A,Carruthers A,Vannucci S J. Supply and demand in cerebral energy metabolism:the role of nutrient transporters[J]. J Cereb Blood Flow Metab,2007,27 (11):1766-1791.

[42] Sokoloff L,Reivich M,Kennedy C. The [^{14}C] deoxyglucose method for the measurement of local cerebral glucose utilization:theory, procedure, and normal values in the conscious and anesthetized albino rat[J]. J Neurochem,1977,28 (5):897-916.

[43] Srinivasan V. Stress hyperglycemia in pediatric critical illness:the intensive care unit adds to the stress! [J]. J Diabetes Sci Technol,2012,6 (1):37-47.

[44] Tomlinson D R,Gardiner N J. Glucose neurotoxicity[J]. Nat Rev Neurosci,2008,9 (1):36-45.

[45] Van den Berghe G. How does blood glucose control with insulin save lives in intensive care? [J]. J Clin Invest,2004,114 (9):1187-1195.

[46] Vannucci R C,Vannucci S J. Glucose metabolism in the developing brain[J]. Semin Perinatol, 2000,24 (2):107-115.

[47] Vannucci R C, Vannucci S J. Hypoglycemic brain injury[J]. Semin Neonatol, 2001, 6 (2): 147-155.

[48] Ventre K M,Wolf G K,Arnold J H. Pediatric respiratory diseases:2011 update for the Rogers' textbook of pediatric intensive care[J]. Pediatr Crit Care Med,2011,12 (3):325-338.

[49] Young K D, Gausche-Hill M, McClung C, et al. A prospective, population-based study of the epidemiology and outcome of out-of-hospital pediatric cardiopulmonary arrest[J]. Pediatrics, 2004,114 (1):157-164.

[50] Young K D, Seidel J S. Pediatric cardiopulmonary resuscitation: a collective review[J]. Ann Emerg Med,1999,33 (2):195-205.

[51] Ziegler T R. Nutrition support in critical illness—bridging the evidence gap[J]. N Engl J Med, 2011,365 (6):562-564.

第四十四章　神经重症监护相关合并症的处理

神经外科术后发生并发症风险最高的时间段是手术后的 $24\sim36$ h。虽然颅内和脊柱手术的术后并发症病因不同,但上述时间窗一样。神经外科医生和重症医生必须密切配合,以确保尽早正确识别并发症。许多神经外科患者离开手术室时存在已知和预期的神经功能缺失,需要明确记录和沟通。同样,一些患者没有神经功能缺失,但根据术中所见,发生神经功能缺失的风险较高。如果神经外科和重症监护团队之间交接患者时不明确,就无法尽早充分监测患者是否存在新的功能缺失。

第一节　手术相关并发症的处理

一、分流术后的并发症及处理

脑脊液分流术是小儿神经外科最常见的手术。脑积水分为两种:交通性脑积水和梗阻性脑积水。交通性脑积水较常见,常因早产儿发生缺氧缺血导致脑室周围或脑室内出血而引起。梗阻性脑积水通常由于中脑导水管闭塞、颅后窝肿瘤压迫中脑导水管或堵塞第四脑室等引起。典型的分流术:首先经额角、枕角或三角区行脑室穿刺,经头皮下隧道,连接分流阀及远端分流管,将分流阀包埋于头皮下,可将远端分流管置入多个不同的位置。最常见的三个位置是腹腔、胸腔和右心房(通过颈静脉或锁骨下静脉),其他可能的位置包括胆囊、膀胱、股静脉、矢状窦等。

分流管置入脑室后可能出现的并发症是沿穿刺道的出血或桥静脉撕脱导致的硬膜下、脑实质内出血;其他并发症由脑室分流管位置不佳引起:额角穿刺的分流管如穿过内囊膝或其附近会引起患儿对侧肢体无力,或因穹窿损伤引起短时记忆困难。脑室分流管位置不佳最常见的并发症是脑积水的体征和症状无法缓解或提前预知。从脑室引流出的脑脊液的性状可用于预测是否会发生并发症:如果脑脊液清澈,则不太可能导致阀门相关的术中或术后早期并发症。如果脑脊液中存在血液、高蛋白或微粒,则可能引起分流阀门堵塞。对于脑室内出血的早产儿需要密切关注这种情况,但对于首次置入分流管的患者,这种情况极为少见。

分流管的远端置入腹腔内导致的术中并发症也很少见。但是,如分流管穿过锁骨或肋骨下方进入胸腔,则可能会导致气胸或胸腔积血,这两种情况在术中可能不会被发现。如果患儿出手术室并在儿童重症监护病房(PICU)发生缺氧、低血压或呼吸窘迫,则应考虑是否出现气胸或胸腔积血等情况。在很小的早产儿中,分流管穿刺皮下隧道可能导致皮下的隐性失血,从而大大降低早产儿的血红蛋白水平,这种情况下的早产儿常常需要输血,否则会因低血容量性休克而出现心脏停搏。另一种可能出现的更严重的并发症是肠道损伤,在术中通常可以识别并修复小肠或大肠上的穿孔,但是在手术室中可能无法诊断出较小的肠穿孔。术后立即进行腹部 X 线检查通常能看到少量空气;另外,如果患儿在置入分流管后数天出现发热、白细胞计数升高或腹膜气体,则需要考虑肠穿孔。

如怀疑出现分流障碍,则需要行头部 CT。当患者的体征和症状符合分流障碍、脑室较大和阀门回弹不良时,很容易诊断为近端分流管阻塞;如果患者的脑室很小或有裂隙,即使分流管功能良好,储液囊再充盈也非常缓慢,则考虑远端分流管阻塞。因此,在头部 CT 影像没有记录脑室大小的情况下,不鼓励采用按压分流阀的方法来评估分流管的功能。

一旦确定近端分流障碍,建议在手术室进行脑室端分流管调整术。脑室端分流管调整可能导致的并发症包括感染、出血、无法取出脑室端或新的脑室端分流管无法进入脑室、对周围结构(如穹窿、内囊)的损伤以及置入新分流管带来的全部其他风险。由于脉络丛血管非常多,经常造成分流管堵塞,因此与首次置入相比,调整脑室分流管而引起的出血风险要高得多。在手术室中脑室端分流管置入后可能不在脑室中。例如,如果导管位于大脑两半球之间,外科医生可看到脑脊液流动,但无法充分引流脑脊液。还有可能是导管太短或太长。无论原因如何,脑室端分流管调整后,对于脑积水的症状和体征未迅速消退的患儿,都需要评估分流功能是否正常。

分流管远端阻塞的典型表现与近端阻塞(各类头痛和呕吐)相似,但症状的发作通常更隐匿,持续时间可能更长。如果储液囊按压后可迅速再充盈或按压困难,则通常诊断为分流管远端阻塞,分流管远端可由原来置入位置移到其他多个位置,例如置入腹腔的分流管可穿过胸膈进入胸腔,或从腹腔出来进入皮下间隙;或穿破肠壁从肛门出来,或穿过子宫从阴道出来。此外,分流管远端可能断裂,所以分流术后的患儿不仅要进行头部 CT 检查,还要行分流管远端所在部位一系列影像学检查,这点很重要。

二、脑室外引流术后的并发症及处理

脑室外引流术最常见的并发症是引流管的位置不佳(图 44-1)。任何脑室外引流管手术都应保证有脑脊液持续引流后,再将患儿送出手术室直到送达 PICU。如果脑脊液不引流,则需要直接进行头部 CT 检查。

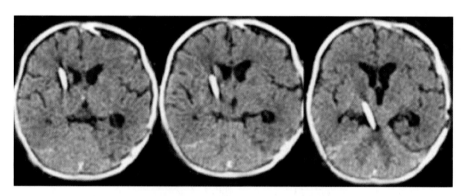

图 44-1　因脑室引流管引流不畅进行的头部 CT
近端引流管放置欠佳。患者被送回手术室重新放置引流管,进行充分脑脊液引流后再返回 PICU

不幸的是,有些患者离开手术室时脑室引流管位置不佳,且未进行 CT 而返回 PICU。于是,重担就落到 PICU 团队身上。脑室外引流管无法引流脑脊液的主要原因应为引流管异位。脑室外引流管引流不畅的原因包括引流管位置不佳,三通旋塞旋转到关闭位置,导管被血液、脑室壁或空气堵塞,颅内压极低,引流管断开或扭转。所有这些潜在的原因都易于评估。首先,确认全部旋塞处于打开位置,并且没有扭转;其次,检查引流管套件中是否有碎屑阻塞脑脊液流动;最后,将脑室引流袋低于头位引流,看看降低压力是否继续引流。这些操作可以全部在短时间内完成。如果仍然没有脑脊液流出,进行头部 CT 检查。如果导管位置良好且脑室系统中存在脑脊液,则可抽取少量生理盐水对脑室系统进行轻柔冲洗。如果引流管在冲洗后仍不引流,则可能需要更换。

三、颅后窝肿瘤术后的并发症及处理

大约 50% 的小儿脑肿瘤位于颅后窝,最常见的三种肿瘤是髓母细胞瘤、毛细胞型星形细胞瘤和室管膜细胞瘤。当这些肿瘤堵塞中脑导水管或第四脑室时发生梗阻性脑积水。儿童表现为各类头痛、恶心和呕吐。头部 CT 或磁共振成像将显示颅后窝肿块(图 44-2)。这些肿瘤往往需要紧急治疗来缓解颅内压。

对于合并脑积水的颅后窝肿瘤,可以通过放置脑室外引流管,结合或不结合经内镜第三脑室底造瘘术,再行肿瘤切除术。术中往往需要切开小脑蚓部以便更好地显露肿瘤,但是由于存在小脑性缄默(也称为颅后窝综合征)的术后并发症,所以术中减少对小脑蚓部的切除很重要,然后再探查第四脑室底,小心地切除肿瘤。这些肿瘤有时可起源于第四脑室底部,属于第四脑室底部外生性脑干肿瘤(图 44-3)。对于

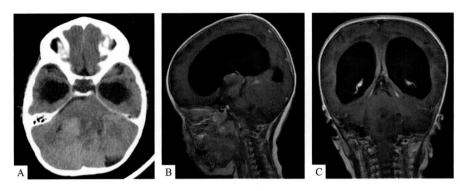

图 44-2 颅后窝巨大室管膜瘤患儿的头部 CT 与 MRI 表现

A. CT 显示颅后窝肿瘤合并梗阻性脑积水。B、C. 同一患者使用增强 MRI。肿瘤起源于第四脑室底部,且向小脑脑桥角区扩展,强化不明显

PICU 团队和神经外科医生来说,关注小脑蚓部和第四脑室底的受累程度非常重要。切开小脑蚓部,尤其是 7~11 岁髓母细胞瘤患者的上蚓部,会增加术后小脑性缄默的风险,严重时,患者可能无法拔管,无法说话或发音过弱,出现震颤和步态蹒跚,并会出现重度斜视和眼球运动异常。如果第四脑室底受累,由于面丘位于脑干背侧,患者还有面神经受损的危险。面丘损伤的患者将出现周围面神经麻痹,也可能有外展神经麻痹。

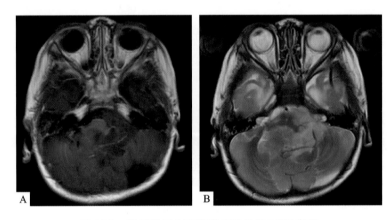

图 44-3 颅后窝巨大室管膜瘤患儿的 MRI 表现

A. 平扫;B. 增强 MRI。肿瘤起源于第四脑室底,并向双侧小脑脑桥角区生长,累及范围广泛,后组脑神经及脑干损伤可能性大,且无法完全切除肿瘤

如果舌咽神经和迷走神经的神经核受累,则肿瘤侵犯脑干的另一个顾虑是可能出现术后血流动力学不稳定。在这种情况下,通常在术中会出现重度心动过缓和高血压发作,因此 PICU 团队应仔细检查感觉缺失记录,并询问神经外科医生脑干受累的程度以及手术中可能出现的血流动力学变化。舌下神经的神经核不太可能受到损伤,但如果是延髓外生性肿瘤则可能受到损伤。如果累及双侧舌下神经,舌后坠严重,导致重度气道阻塞,则需要行气管切开。

颅后窝中线肿瘤常见的术后并发症是再出血和脑积水。了解肿瘤位置和术前检查对于评估术后的任何变化非常重要。例如,如果患者的髓母细胞瘤未与第四脑室底粘连,并且在手术后数小时,患者变得嗜睡,伴有血流动力学不稳定、针尖样瞳孔(脑桥病变)、复视或瞳孔迟钝,此时考虑出血的可能性大,需要进行紧急头部 CT 检查。术后 CT 是判别出血、脑室引流管位置不佳、脑积水、颅腔积气和卒中的关键之举。

有些颅后窝肿瘤起源于第四脑室外侧孔,向小脑脑桥角区生长,这几乎是室管膜瘤的特征,但也可发生于非典型畸胎样横纹肌样瘤或髓母细胞瘤。2 型神经纤维瘤病患者有双侧第Ⅷ对脑神经鞘瘤。诸如此类的小脑脑桥角肿瘤患者存在第Ⅶ~Ⅻ对脑神经受损伤风险(图 44-4)。进行切除术的同时对这些神经进行监测,但是即使在手术结束时神经刺激正常,患者也存在术后误吸的风险。笔者认为,保留经口或

经鼻气管插管比提前拔管要好,否则将增加误吸或呼吸骤停的危险。这些患者在开始经口进食之前需要进行言语和吞咽功能评估。

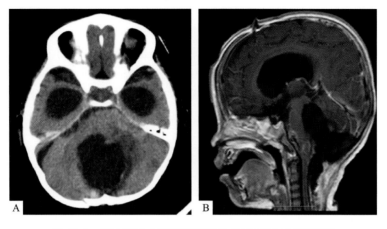

图 44-4　颅后窝巨大室管膜瘤患儿术后 CT 与 MRI 表现

A. 术后 6 h CT 检查显示未见出血;B. 术后 24 h 内复查 MRI 矢状位增强图像,证实肿瘤基底位于第四脑室外侧孔,有少许残留,幕上脑室仍扩张

四、鞍上肿瘤切除术后的并发症及处理

鞍区及鞍上肿瘤患儿术后并发症包括与大脑前动脉和大脑中动脉血管痉挛有关的缺血和(或)与惊厥发作有关的低钠血症,2 岁以下儿童的风险最大。如果在手术室内发生血管痉挛,在受累动脉上放置罂粟碱棉片,并通过提高术后平均动脉压和积极的体液管理来预防血管痉挛。我们的目标通常是在手术开始时平均动脉压比患者的基线平均动脉压高 10%。还可以考虑使用钙通道阻滞剂(如尼莫地平等),但必须仔细权衡患儿的风险及获益,因为尼莫地平可能会降低平均动脉压。术后血管痉挛通常是由于动脉受到大肿瘤的严重牵拉而导致的(图 44-5)。需要经常监测这些患者的血管痉挛体征和症状。患者典型的表现是神经系统检查结果时好时坏,对血压非常敏感。在这种情况下,必须使患者保持体液正平衡,并通过升压药使血压升高。该患者人群的血管痉挛持续时间尚不清楚。通常密切监测 48 h,如果在检查期间或切除术后 MRI 及 MRA 期间没有血管痉挛的迹象,可适当降低平均动脉压(mean arterial pressure,MAP)目标并缓慢停止输液,同时密切监测细微的神经系统改变。如果患者有症状,则继续密切监测及根据体液管理目标而采取积极的措施,在最后症状消失且 MAP 升高 48 h 后,慢慢减少这些措施。

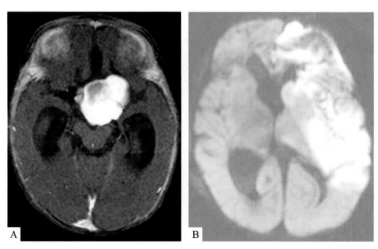

图 44-5　视交叉下丘脑胶质瘤的术前(A)和术后(B) MRI

A. 增强 MRI 显示了一个较大的明显强化鞍上肿瘤。B. 弥散加权 MRI 显示了术后第 4 天因血管痉挛出现左侧大脑半球卒中

需要密切监测鞍上区域有病变的患者的血钠水平,因为可能会发生低钠性惊厥。此外,几乎每例颅咽管瘤切除术中都会发生尿崩症,导致血钠过多和低血容量。尿崩症的体征通常在手术室中就开始出现,或在到达 PICU 后数小时开始出现。其他内分泌异常也可能使鞍上肿瘤切除术变得更加复杂。

随着颅咽管瘤经鼻内镜手术的发展,出现了一系列新的术后并发症。主要的术后并发症为脑脊液漏。由于采用经鼻入路,不能从根本上闭合硬脑膜。为了防止脑脊液漏,应用带血管的鼻中隔黏膜瓣,并从患者大腿取脂肪和阔筋膜进行颅底修复。但仍有约 10% 的患者会出现液体自鼻腔流出,但不一定是脑脊液。必要时在床旁放置试管,留取标本以检查液体中的 β-转铁蛋白,以区分脑脊液和注入鼻窦内的盐水。目前我们在经鼻内镜扩大鞍底手术后采取置入腰大池引流管,并采用半坐卧位,引流管适当抬高。如果 2 天后仍有液体流出,且证明为脑脊液,则建议患者再进行瘘口修补手术,严密修补颅底。尽管该手术经鼻内操作,但感染发生率很低,可静脉给予三代头孢类抗生素预防感染。

五、幕上肿瘤切除术后的并发症及处理

幕上肿瘤切除术后的并发症为术腔出血或术区脑组织梗死。术后出血通常发生在最初的 24～36 h 内,但梗死的发生可能要延迟更长一段时间。重要的是与神经外科团队沟通,以了解病变位置以及哪些结构有损伤的风险。详细的神经系统检查至关重要,并且应明确记录以确定间隔期是否发生变化,尤其是对术中极有可能损伤重要脑组织结构的功能应进行详细的检查。例如,额下回和颞上回可能出现语言功能障碍,枕叶手术可能出现偏盲或视野缺损等,必须进行正式的名称测试、复述测试、计算、视野测试和执行多步命令。在侧脑室附近,重点检查短期记忆(穹窿)、无力和失语(基底节的静脉梗死)以及脑积水的体征和症状。

六、脑血管病变术后的并发症及处理

脑动静脉畸形是最常见的儿童血管性病变。根据出血的位置、严重程度和患者的检查结果,一般不会立即对动静脉畸形进行手术,因为与动脉瘤破裂出血不同,动静脉畸形的再破裂发生率较低。患者通常接受全脑血管造影以显示畸形团大小、位置、供血动脉、引流静脉等情况,根据 Spetzler 分级来选择具体治疗方案,如介入栓塞、介入栓塞后切除、直接手术切除或放疗等。患者在栓塞术后仍存在再出血的风险,特别是在栓塞胶进入静脉结构导致动静脉畸形破裂出血,所以脑动静脉畸形栓塞术后的患儿需严格控制血压。这些患者在栓塞术后常出现各类头痛,可能与主要供血动脉关闭后灌注变化有关。其余术后并发症与肿瘤的术后并发症相似。动脉瘤比动静脉畸形更少见,但由于可能存在血管痉挛和脑积水,术后管理更难。破裂的动脉瘤可能发生血管痉挛,但未破裂的动脉瘤不会发生,可接受择期手术。手术可采取开颅夹闭动脉瘤或介入栓塞动脉瘤的术式,术后将通过钙通道阻滞剂、每日经颅多普勒超声及神经系统检查,密切监测患儿的体液量和 MAP 等重要指标。

七、癫痫手术-电极置入术后的并发症及处理

皮质埋藏电极和立体定向脑深部电极主要应用于难治性癫痫患儿,最终确定癫痫的原发灶。在手术室中置入硬膜下电极,然后患者在 PICU 或癫痫监测室接受几天监测。置入硬膜下电极的患者最有可能发生术后并发症。几乎每例置入电极的患者都主诉疼痛,有可能是由电极刺激硬脑膜导致。而且因为电极刺激硬脑膜和桥静脉,会使患者面临迟发性术后血肿的重大风险(图 44-6)。所以对置入电极的术后患者进行评估较为困难。当患者每次主诉头痛时,进行头部 CT 检查并非明智之举,重要的是不要将不断变大的硬膜下血肿误认为是典型的术后疼痛。此外,电极中的金属会导致明显的伪影,使 CT 阅片变得困难。重度或各类进行性头痛患者接受头部 CT 检查时,要重点关注骨窗而不是脑窗,因为前者的伪影较少。评估骨骼和电极之间的血凝块大小时,在脑窗上看起来不明显的扫描影像在骨窗上看起来较为明显。有些患者确实需要行手术清除硬膜下、颅内血肿。预警信号包括头痛加剧、意识水平下降、神经功能减退,脑电图记录可能显示硬膜下出血区域的脑电波减弱,将患者带到手术室取出电极时,术后头痛可以

明显减轻。取出电极后主诉重度头痛持续或恶化的任何患者都需要立即进行头部 CT。虽然电极置入术后颅内感染发生率小，但仍应观察是否有感染体征。如果将电极留在原位超过 1 周，则感染发生率会增加。取出电极后 3～7 天，仍可能会出现感染。文献报道的电极植入后感染发生率为 3%～10%。

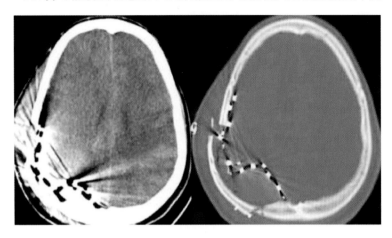

图 44-6　皮质电极埋藏后头部 CT

患者植入了硬膜下电极以确定癫痫发作病灶位置，并在术后第 3 天出现重度头痛和意识水平下降。骨窗上的伪影比脑窗上的伪影少，因此更容易了解硬膜下血肿的占位效应范围

八、感染

择期开颅手术不太可能发生术后感染。术后感染多见于创伤性脑损伤、置入硬膜下电极或脑室外置引流管的患儿。感染发生率为 5%～8%。一旦患者术后出现发热、头痛加重、意识障碍、颈项强直等中枢神经系统感染体征，应尽早行腰椎穿刺脑脊液检查。细菌培养是十分必要的。

第二节　颅内压管理方法

12 月龄左右颅缝融合形成体积固定的半刚性颅穹窿。构成该体积的三种主要成分是脑实质、脑脊液（cerebrospinal fluid，CSF）和血液。颅内压（intracranial pressure，ICP）是指颅壁受到颅腔内容物施加的压力，即 CSF 压迫颅壁产生的压力。儿童 ICP 正常值范围为 50～100 mmH_2O（0.49～0.98 kPa）。ICP 的调节与代偿：①ICP 的调节主要通过调节 CSF 实现。CSF 吸收变快，分泌减少，就会被挤出颅腔。脉络丛每分钟产生 0.3～0.5 mL CSF，每日 400～500 mL。ICP 增高时 CSF 回收量增加，最高可达 2 mL/min。②脑血流量（cerebral blood flow，CBF）减少，颅内静脉系统血液被挤出颅腔。③脑组织中细胞外液和细胞内液减少，形如受压的"海绵"。④允许增加的颅内临界容积为 5%（<70 mL）。一种成分体积变化直接影响其他成分，从而改变了每种成分在颅骨内所占的比例，这一原理称为 Monro-Kellie 学说。

ICP 自身生理调节紊乱，是导致 ICP 增高的最基本和最关键因素。ICP 监测可以分为两大类：无创与有创。无创 ICP 监测的方法包括采用前囟测压、测眼压、经颅多普勒超声测血流、生物电阻抗法、鼓膜移位测试法等；临床上目前用于 ICP 监测的均为有创监测，脑室置管在临床上最常用，然后是脑实质、硬膜外或硬膜下置管法。近年来的研究数据表明，ICP 监测有可能使脑创伤患者、脑出血患者和蛛网膜下腔出血患者预后改善。本节致力于讨论 ICP 增高时发生的生理和病理变化，并回顾目前可用于保护神经组织的循证治疗方法。

一、ICP 监测指征

头痛、恶心、呕吐和意识水平下降的临床特征提醒临床医生有高颅压的可能。易导致 ICP 增高的病理可分为颅内病理或颅外病理（表 44-1）。眼底镜检查和神经影像学检查有助于诊断，但在无视乳头水肿或神经影像学异常的情况下，也可能发生 ICP 增高。

表 44-1　与 ICP 增高相关的病理

类型	颅内	颅外
病理	肿瘤	通气问题(高 PEEP、高碳酸血症或缺氧)
	创伤性头部损伤	心血管状态不稳定(高血压或低血压)
	非意外头部损伤	体温过高
	感染(脑膜炎/脑炎)	不完全性镇静或痛觉丧失
	颅内出血	脑静脉回流受阻
	缺血性卒中	糖尿病酮症酸中毒
	脑积水	毒素和药物(铅,多西环素、四环素、罗非昔布)
	癫痫持续状态	肝衰竭
	术后并发症(出血、水肿、CSF 引流中断)	

注:CSF,脑脊液;PEEF,呼气末正压。

ICP 监测的证据主要来自成人患者的研究。目前建议对所有重度创伤性脑损伤(traumatic brain injury,TBI)患儿进行 ICP 监测,重度 TBI 通常定义为复苏后格拉斯哥昏迷量表(Glasgow coma scale,GCS)评分≤8 分。轻中度头部损伤通常无须进行 ICP 监测,但如果由于气道管理、镇静和镇痛问题而无法对儿童进行连续神经系统监测,则治疗医生可选择有创 ICP 监测。关于成人和儿童的 TBI 研究均显示了 ICP 增高与不良预后之间的相关性。监测 ICP 的目的是识别 ICP 增高(通常定义为 ICP≥20 mmHg)并指导有效降低 ICP 的管理。

不同中心在实施 ICP 监测方面存在差异。一项在英国开展的关于 ICP 监测的前瞻性研究发现,在急诊科就诊的重度 TBI(GCS 评分≤8 分)患者中,总体上只有 59% 的患者接受了 ICP 监测,且各中心的使用差异很大(7%～100%)。监测 ICP 是否对功能性神经系统结局有影响尚不确定。对 1994—2001 年在美国接受治疗的 TBI 成人患者进行的回顾性研究表明,在治疗期间接受 ICP 监测的患者的存活率降低了 45%。该结果需要谨慎解释,因为随后的研究显示,过度通气和用于治疗高颅压的类固醇等对结局有不利影响。目前,许多临床医生不愿意将重度 TBI 患者纳入前瞻性试验,该试验包括将重度 TBI 患者随机分配至"无 ICP 监测"组。

二、ICP 监测技术

ICP 监测仪应针对特定的患者群体进行定制,但是存在一些对所有器械均有利的通用特性。这些特性包括准确性、可靠性、最低患者发病率和成本效益。ICP 可以通过直接或间接方法测量,直接方法可监测真实的 ICP,而间接方法仅能评估 ICP 变化趋势。

(一)ICP 直接测量法

1.脑室内颅内压监测　Lundberg 于 1960 年发表了直接测量 ICP 的方法,这仍是"金标准"。该方法的局限性在于当脑室消失时可能难以插入。如果 ICP 增高,脑室导管可引流 CSF,从而提供其他监测系统没有的治疗选择。并发症包括出血、感染和移位。在儿童中开展的导管并发症研究很少,大多数数据来自成人研究。成人出血并发症的发生率在 1%～5% 之间,并随手术医生的经验水平而变化。约 0.5% 的患者可能需要进行血肿清除。据报道,儿童出血并发症的发生率高达 15%。据报道,感染并发症的发生率高达 5%,并受导管插入次数和器械在原位的天数影响。报道显示,儿童脑室内导管移位的发生率高达 9%。

2.脑实质颅内压监测　脑实质监测仪可用作微应变计或光纤导管。已有文献将其与金标准进行比较,结果显示,微应变计和光纤导管均能准确测量颅内压。这些导管在插入实质组织之前进行校准,一旦插入,无法重新校准。监测期后与校准"零"的偏差称为"漂移",在取出导管后进行评估。微应变计和光纤导管均随时间有一些漂移,但均被视为在临床上可接受。当积极治疗原位插入这些导管超过 1 周的患者的 ICP 时,漂移是需要考虑的重要因素。脑实质内导管相关并发症发生率相对较低。据报道,使用光纤导管的儿童出血并发症发生率在 0～6.5%。这些器械的临床感染发生率也较低,为 0～2%。微应变计器械具有非常相似的并发症特征,几乎无出血并发症和感染报道。由于这些类型的导管具有相对较低的并发症发生率和临床上可接受的偏移,在儿童重症监护病房中越来越流行,但主要限制之一是缺乏任何治疗选择。使用这些器械监测未损伤的实质组织、半影区或损伤组织是否为最佳方法仍不确定。

3. 硬膜下和硬膜外监测　尽管硬膜外和硬膜下监测发生导管相关并发症的风险较低,但很少用于儿童患者。硬膜下监测需要将导管探头锚定在颅骨上,这使得其难以用于新生儿和幼儿。由于脑组织阻塞导管腔,大脑水肿增加了导管探头发生故障的风险,并且该器械无法进行治疗性 CSF 引流。在实践中临床医生发现硬膜外装置经常出现故障,易移位,基线漂移明显,因此,临床医生就不能将监测数据作为患儿治疗的依据。

（二）ICP 间接测量法

测量 ICP 的间接方法主要用作筛查工具,尚未取代 ICP 的有创实时监测。尽管侵入性较小且风险较低,但所获得的测量结果仅是 ICP 的替代指标,并且在未对实际 ICP 进行可靠监测的情况下开始积极的 ICP 治疗通常被认为不适当。大多数间接方法仅间歇性监测 ICP,并且持续监测并辅以积极干预以最大限度地减少 ICP 增高仍被认为是预防长期神经系统疾病的最佳方法。

1. 眼压测量　视神经鞘与中枢神经系统直接相通,因此 ICP 增高直接影响视神经周围空间。这种 ICP 测量模式已被用于急诊环境中,作为筛查工具来识别那些需要用更积极的方式监测和治疗 ICP 的患者。在成人和儿童中进行的研究表明,视神经鞘直径增加至 5～6 mm 与 ICP 增高之间存在显著相关性。也有报道称眼压超声评估可识别 ICP 增高。

2. 视觉诱发反应　视觉诱发反应(VER)在 20 世纪 80 年代初被用于监测 ICP 变化。该方法依赖于完整的视路,并评估暴露于视觉闪光后被称为 N_2 波的特定波的时间延迟。最近在儿童和成人中开展的研究表明,VER 与 ICP 增高之间具有良好的相关性。尽管该技术具有非侵入性且并发症少,但尚未广泛用于 ICP 增高的患者。

3. 经颅多普勒超声　经颅多普勒超声用于评估颅内动脉血管内的血流速度。在儿童和成人中开展的研究表明,血流变化与 ICP 增高之间具有良好的相关性。这种类型的监测已被用作筛查工具,以识别可能从更具侵入性的 ICP 监测和治疗中获益的患者。关于该工具预测 ICP 变化的准确性仍存在不确定性,且结果的准确性似乎与操作者水平有关。

4. 颈静脉球血氧饱和度监测　这种间接监测模式涉及将血氧饱和度导管逆行插入颈静脉球,以检测从大脑返回的静脉血中氧饱和度的下降。该方法基于以下假设:在脑代谢率无任何变化的情况下,静脉血氧饱和度的任何降低均继发于 ICP 增高。报道表明,使用这种监测模式,结合使用脑组织氧合监测,有助于早期发现低脑灌注压(cerebral perfusion pressure,CPP),并可能防止造成继发性损伤。由于需要在颈内静脉逆行插管,因此在儿童重症监护病房中尚未广泛采用,据报道,2006 年英国仅有 4% 的疑似 ICP 增高的儿童使用该方法。

三、ICP 增高的管理

ICP 增高一直被确定为预后不良的独立危险因素。因此,长期以来,ICP 一直被用作替代治疗目标,管理策略主要侧重于干预措施,以防止 ICP 增高进展,或者当 ICP 增高时,安全地将 ICP 降低至更"可以接受"(危害较小)的范围。然而,缺乏此类策略降低死亡率和改善神经系统结局的结论性证据。

ICP 管理的基本目的是通过确保氧气输送(DO_2)始终超过脑耗氧量,以预防或尽可能减少对大脑的继发性缺血性损伤。最佳方法是重点提供良好的综合重症监护,注意"气道、呼吸和循环"("ABC")复苏,并优化 CBF。患者管理目标:①确保充分通气、氧合和心输出量;②通过降低 ICP 或增加动脉血压优化脑灌注;③降低脑代谢需求;④确保血液中有足够的氧气和葡萄糖供应。根据上文提到的 Monro-Kellie 学说,可以通过减小任何颅内容物(脑、CSF、血液或病理性占位肿块)的体积或增大颅腔的容积来实现

ICP 降低。因此,降低 ICP 的治疗可能包括:减少脑组织中的间质液(水肿)量(高渗性治疗、微循环操作);减少脑内血量(换气过度、高渗性治疗);减少 CSF 量(通过脑室造口术引流);清除占位肿块血肿;增加颅腔容积(通过颅骨去骨瓣减压术)。

急性高颅压患者通常表现为库欣三联征,包括呼吸不规则、高血压和心动过缓,也常出现意识水平下降和未配对的气道保护反射。TBI(为多系统创伤的组成部分)患者可能因相关的低血容量或脊髓损伤而出现低血压。许多患者在就诊时也存在低氧血症。系统的 ABC 式复苏方法,需重点关注快速评估和稳定患者的气道(具有颈椎预防措施)、呼吸和循环。

(一)非手术治疗

1. 头部位置和姿势 在 ICP 增高的患者中,床头位置(躯干和头部)抬高可促进 CSF 引流和降低 ICP,同时改善脑 CPP。总的来说,经验证据支持将床头抬高 15°～30° 以降低 ICP 和改善 CPP。床头抬高也可将肺误吸的风险降至最低,特别是考虑到处于该位置的患者的大多数肌肉会放松。但是,如果头部抬高后位置高于心脏,则 MAP 可能会降低。这种潜在的降低与患者的身高成正比,在床头抬高 30° 时降低的"压力"(mmHg)= 0.5 × 从心脏(腋中线第 4 肋间隙)至头部(耳屏)的距离(cm)÷1.36。最近在 TBI 儿童患者中进行的一项研究显示,床头抬高导致大多数患者的 ICP 和 MAP 降低。由此产生的 CPP 变化可忽略不计。重要的是,在某些患者中发生了头部抬高与 ICP 之间的矛盾关系,有学者得出结论,应单独确定床头的最佳抬高程度。必须通过确保头部位于中线,颈托安装良好,且用于固定气管插管的任何扎带均不会收缩,以便头部静脉血回流。

2. 诱导和插管 所有疑似 ICP 增高的患者(GCS 评分≤8 分)均应插管以建立和维持安全的气道。必须避免在插管过程中可能出现的继发性脑损伤,例如低血压、缺氧以及高颅压,尤其在部分清醒患者中。因此,应由有经验的医生对 ICP 增高的患者进行诱导和插管。尽管去极化肌松剂琥珀胆碱(氯化琥珀胆碱)可能引起轻微 ICP 增高,但通常为轻度和一过性,并且提供最佳插管条件的起效速度通常超过任何潜在缺点。在琥珀胆碱之前给予去肌颤剂量的非去极化神经肌肉阻滞剂可防止 ICP 增高,但是,不常使用该方法。可以考虑使用插管剂量的非去极化药物,例如罗库溴铵(0.6～1.2 mg/kg)作为琥珀胆碱的替代药物。在插管前 3 min 静脉给予利多卡因(1.5 mg/kg)也可预防与插管相关的 ICP 一过性增高,可视为手术的辅助治疗。

诱导剂如硫喷妥和丙泊酚在插管期间可提供极好的脑保护,但可能引起一过性低血压,尤其在危重低血容量患者中。氯胺酮和依托咪酯等替代药物不太可能引起血流动力学不稳定。依托咪酯与肾上腺抑制相关,最好避免用于可能有一段时间不适的患者。有学者认为,氯胺酮应禁用于 ICP 可能增高的患者,因为临床医生普遍认为其可进一步增高 ICP,但是,这一观点最近遭到了质疑,且没有依据支持。

3. 机械通气 对 ICP 增高的意识水平下降患者进行机械通气可有效避免低氧血症、低碳酸血症和高碳酸血症的发生。然而,机械通气并不是一种干预,通常用于促进机械通气的镇静药和肌松剂与潜在并发症相关,如肺不张和呼吸机相关性肺炎,必须加以识别和预防。胸内正压也会阻碍静脉回流,包括来自头部的静脉回流。尽管应用呼气末正压(positive end-expiratory pressure,PEEP)可能导致 ICP 增高,但即使在高达 15 cmH2O 的水平下,这种增高似乎在临床上不显著,CPP 保持不变,笔者建议在 4～6 cmH2O 时开始 PEEP。应调整患者每分钟通气量,以维持 PaCO2 35～40 mmHg。

必要时应进行胸部理疗,以预防肺不张和呼吸机相关性肺炎。尽管人工过度通气和气管内吸引可能会增高 ICP,但当 ICP>15 mmHg 时开始治疗,实际上可以降低 ICP。预先给予镇痛剂、镇静剂、利多卡因(静脉或气管内)或神经肌肉阻滞剂可减弱 ICP 增高,应考虑使用,但治疗持续时间应尽可能短。

4. 容量复苏 在 ICP 增高的情况下,即使短暂的低血压也可能有害,必须极力避免。TBI 患者可能发生了需要液体复苏的多发伤和血容量减少。最近,研究者在一项随机对照试验中研究了 TBI 患者院前复苏液的选择,在使用高渗盐水右旋糖酐溶液、高渗(7.5%)盐水和生理(0.9%)盐水复苏的患者之间未发现结局差异。这些结果与其他研究一致,因此建议使用等渗晶体溶液进行院前液体复苏。

在院内复苏液选择方面,多中心 SAFE 研究的一项近期事后亚组分析比较了 4% 白蛋白与晶体溶液

(0.9%盐水)用于成人 TBI 患者容量复苏的情况。在第 2 年随访时,与接受生理盐水的患者相比,接受白蛋白的重度 TBI 患者的相对死亡风险为 1.88(95%置信区间 1.31~2.70,$P<0.001$)。这一发现表明,晶体溶液应该是成人 TBI 患者首选的复苏液,在无相互矛盾的证据的情况下,这也应该适用于儿童患者。

5. 镇痛和镇静　高颅压患者可能会因多种原因而发生疼痛,尤其是术后患者和 TBI 患者。创伤性刺激可引起 ICP 增高,焦虑和疼痛可使脑内耗氧量升高至基线值的 2~3 倍。因此,所有患者接受充分的镇静和镇痛非常重要。近期成人重度 TBI 的各种镇静治疗的随机对照试验的一项系统综述未能发现一种药物比任何其他药物更有效的证据。输注阿片类药物通常可以充分解决疼痛问题,如吗啡(10~40 $\mu g/(kg \cdot h)$)或芬太尼(1~2 $\mu g/(kg \cdot h)$)。苯二氮䓬类药物通常可达到充分的镇静效果,通常的做法是以每分钟 1~2 μg 的速度开始输注咪达唑仑,也可选择间歇性推注地西泮或劳拉西泮。地西泮已显示可将脑氧代谢率($CMRO_2$)降低 25%。

与计划的干预措施(如气管内吸痰和胸部理疗)相关的用于减缓预期 ICP 增高的推注药物可能有用。潜在有用的药物可能包括麻醉药品、苯二氮䓬类、丙泊酚、利多卡因或氯胺酮。使用大剂量阿片类药物时必须小心,因为存在增高 ICP 和降低 CPP 的风险。

对于难治性高颅压,用硫喷妥输注诱导的感觉缺失通常会降低 ICP,并降低 $CMRO_2$。但是,这种治疗并非无并发症。使用连续或间歇性 EEG 进行监测是有用的。长时间输注后,可监测血浆硫喷妥水平,因为硫喷妥可能在体内脂肪储备中蓄积,恢复可能延迟。

6. 抗癫痫药　中重度 TBI 以及颅内出血后,高达 22% 的患者可能发生癫痫发作。尽管有癫痫发作或癫痫发作风险高的患者应接受苯妥英钠预防性治疗,但苯二氮䓬类药物具有抗癫痫作用的额外优势。苯巴比妥可能是婴儿的合理替代抗癫痫药,如果苯妥英钠不能充分控制癫痫发作,则可以在较大的儿童中静脉注射丙戊酸钠。Vespa 等最近进行的一项研究显示,尽管苯妥英钠水平达到正常的血药浓度,但仍有大量成人重度 TBI 患者发生非惊厥性癫痫发作,其与 ICP 增高以及微透析监测时乳酸盐与丙酮酸盐比值升高相关,这提示可能存在缺血。本研究中有癫痫发作记录的患者也接受了左乙拉西坦治疗。然而,在癫痫发作得到充分控制之前,他们一致要求用咪达唑仑、戊巴比妥或丙泊酚诱导暴发抑制。最近的儿科 TBI 管理指南建议在严重 TBI 后考虑使用抗癫痫药,以降低创伤后癫痫发作的发生率。

7. 神经肌肉阻滞剂　神经肌肉阻滞可通过松弛胸壁和腹肌降低胸膜腔内压,促进机械通气,并防止患者-呼吸机不同步和咳嗽,所有这些均有助于降低 ICP。但使用神经肌肉阻滞剂并非没有风险,需尽快停用。

8. 高渗疗法　在健康状态下,血脑屏障对极小的溶质也高度不通透。该特性意味着血浆渗透压(而不仅为胶体渗透压)增加导致进入脑循环毛细血管的水净流量增加。这一特性导致许多渗透活性物质被尝试用于使大脑"脱水",从而减小其体积并降低 ICP。Starling 力的"反射系数"与分子在膜上扩散的难易程度(范围从 0(非常容易)到 1(无法扩散))相关。过去治疗中使用的物质包括尿素(反射系数0.48)、甘油(反射系数 0.59)、甘露醇(反射系数 0.90)和氯化钠(反射系数 1.00)。

20%甘露醇和不同浓度(高渗)的盐水是目前使用较广泛的渗透剂(表 44-2)。之前可能过度强调了这些药物的"脱水"特性,最近的研究表明,它们的使用与一系列其他潜在的有益作用有关,包括血管内容量增加和血浆黏度降低。它们还可减轻内皮水肿,增加血管内径,从而降低阻力。当脑血管自动调节功能完好无损时,伴随的 CBF 增加与反射性血管收缩有关,这是给药后观察到的 ICP 降低的另一种机制。这两种药物均广泛用于治疗高颅压患儿。

表 44-2　常用渗透剂的钠含量及渗透压

渗透剂	钠含量/(mmol/L)	渗透压/(mOsm/L)
0.9%盐水	154	308
20%甘露醇	—	1098
3%盐水	513	1026

续表

渗透剂	钠含量/(mmol/L)	渗透压/(mOsm/L)
7.5%盐水	1283	2565
23.4%盐水	4004	8008

（1）甘露醇：几十年来，甘露醇一直是高渗治疗高颅压的主要药物。通常以20%溶液（20 g/100 mL）形式提供，易于给药，推荐初始剂量为0.5～1 g/kg，15 min内输注完成。只要血浆渗透压保持小于320 mOsm/kg或渗透压间隙保持小于10 mOsm/kg，可以再给予0.25～0.5 g/kg的剂量。血浆渗透压可使用以下公式计算：

$$血浆渗透压=1.86\times c(Na^++K^+)+c(血尿素氮)+c(葡萄糖)+10$$

其中所有单位均以mmol/L表示。

或　　　$$血浆渗透压=1.86\times c(Na^++K^+)+c(血尿素氮)\div2.8+c(葡萄糖)\div18+10$$

其中葡萄糖和血尿素氮（BUN）浓度单位为mg/dL。

可以通过从测量的渗透压（正常范围为0～5 mOsm/L）中减去计算出的渗透压来计算渗透压间隙，并反映未测量的渗透压数值。当给予甘露醇时，渗透压间隙在一定程度上与甘露醇浓度相关，尽管相关性很不精确，但如果渗透压间隙低，表示甘露醇已被清除，且可以安全地额外给药。

甘露醇的潜在副作用包括低血容量（由于诱导的渗透性利尿）、急性肾衰竭、高钾血症、低血压和反跳性高颅压。从以往文献报道上看，急性肾衰竭可能是由继发于低血容量的急性肾小管坏死所致，由于患者通常维持在正常血容量状态，因此很少见。

（2）高渗盐水：本品为Weed和McKibben在1919年使用的电解质溶液之一，用于证明高渗溶液通过使大脑脱水明显降低ICP的潜力。最初，这是为了使高血容量患者的液体复苏量最小，尤其在创伤后。然而，在过去十年中，许多研究集中于其治疗ICP增高的实用性。氯化钠的反射系数高于甘露醇，几项研究发现高渗盐水优于甘露醇，因此建议将高渗盐水作为治疗高颅压的首选渗透剂。

报道的全身不良反应包括高渗性、血钠水平过高、充血性心力衰竭、血钾水平过低、高氯性酸中毒、凝血功能障碍、静脉炎和肾衰竭。神经系统不良反应可能包括意识水平下降、反跳性高颅压、惊厥发作、脑桥中央髓鞘溶解以及硬膜下和脑实质出血。

最近的儿科TBI管理指南推荐使用高渗盐水治疗与高颅压相关的严重TBI。3%的氯化钠溶液可以5～10 mL/kg的剂量缓慢推注或输注（剂量范围为0.1～1.0 mL/(kg·h)）。在无额外ICP控制措施的情况下，连续输液可能与血钠水平过高相关，最好根据需要间歇性推注给药。最近一项对ICU患者进行的回顾性研究显示，血钠水平过高与ICU死亡率相关。该结论的解释可能是血钠水平过高是疾病严重程度的替代标志物，甚至反映了尿崩症的发生率可能增加。在明确之前，谨慎的做法是保持血钠水平<165 mmol/L和血浆渗透压<360 mOsm/L。

9.过度换气　在$PaCO_2$血管反应性保留的情况下，过度换气会导致pH依赖性大脑血管收缩，伴ICP降低和CPP相应升高。尽管缺乏改善结局的证据，但是这些观察到的积极作用导致过度换气在过去被纳入ICP管理方案中。然而，最近在TBI后患者中开展的研究涉及成像研究，例如用于定量整体和局部CBF以及脑组织灌注的氙增强CT和正电子发射断层成像，已经在成人和儿童TBI患者中证明，由诱导性低碳酸血症导致的ICP降低和CPP增加的任何潜在获益均超过了CBF降低和由此引起的局部脑组织灌注不足缺血增加的风险。应避免常规（"预防性"）过度换气，且过度换气的使用应仅限于有临床体征（如心动过缓、全身性高血压和瞳孔不等大）提示即将发生难治性高颅压导致脑疝的情况。

10.巴比妥　高剂量巴比妥类药物（例如硫喷妥和戊巴比妥）可降低脑代谢水平和耗氧量，导致代谢调节的大脑血管收缩，从而降低ICP。此外，巴比妥类药物还具有清除某些自由基的特性，可对缺血性损伤提供一定程度的保护。因此，其是高颅压患者的治疗选择。不幸的是，高剂量巴比妥类药物治疗有许多超过这些获益的副作用，包括体循环血管舒张引起的低血压、心肌抑制以及肺部并发症。尽管对ICP

的影响相当一致,但尚无证据表明使用高剂量巴比妥类药物可改善 ICP 增高患者的结局。Pittman 等报道了 27 例 TBI 患儿使用戊巴比妥治疗 ICP 增高的效果。14 例患者(52%)控制良好(ICP<20 mmHg);6 例患者(22%)在 48 h 内死亡;7 例患者(26%)经戊巴比妥治疗后,ICP 仍极高(ICP > 35 mmHg),CPP 仍持续低于 50 mmHg。7 例患者中有 6 例的 CPP 持续数小时低于 30 mmHg。在所有患者中均观察到低血压。所有 7 例患者均存活:3 例结局良好,2 例中度残疾,2 例结局为植物状态。作者将这些患者的存活归因于戊巴比妥的有益作用。其他研究已经验证了在高颅压发作前给予巴比妥类药物是否可以以某种方式提供一定程度的保护,以防止 ICP 增高和随后的神经损伤。Ward 等将头部损伤后接受 ICP 监测的 12 岁以上的患者随机分配至接受戊巴比妥"预防性"治疗以在 EEG 上达到暴发抑制或不接受戊巴比妥治疗。两组间 ICP 的每小时水平、ICP 增高患者的发生率、ICP 增高的持续时间或 ICP 增高对其他治疗的应答无显著差异。这表明预防性使用戊巴比妥时,结局无改善。

因此,应考虑使用巴比妥类药物治疗最高剂量药物和手术难治的高颅压。硫喷妥在控制 ICP 方面似乎比戊巴比妥更有效。常用剂量为 1～2 mg/kg,缓慢推注,观察 ICP(和血压)。一旦 ICP 得到控制,应通过中心静脉通路以 1～5 mg/(kg·h)的速度开始输注,但应注意外渗会导致组织坏死。应定期进行脑电图监测。还可以监测血药浓度。全身性低血压很常见,并且与不良结局相关,因此有必要对其进行预测并及时使用液体负荷和正性肌力药(例如肾上腺素)或血管加压药(例如去甲肾上腺素)治疗。

11.诱导低温　诱导低温有为 ICP 增高的患者提供脑保护的潜力,首次出现在 50 多年前的文献中,多年来,对其在临床实践中使用的支持率时高时低。研究者已经证明,治疗性低体温法在 TBI 动物模型中具有许多潜在有益的神经保护作用,并且有证据表明,当用于缺氧缺血性损伤后的新生儿和院外心脏停搏后的成人时,其能改善患者结局,在过去十年中,这已成为许多试验的主题。

最近对 TBI 患者使用治疗性低体温法的证据进行的系统性综述得出结论:无证据表明治疗性低体温法有益。儿科 TBI 管理指南也未发现支持 1 级推荐的证据,但建议中度低体温法(32～33 ℃)可考虑用于难治性高颅压。但是根据 Hutchinson 试验,如果开始降温,则应持续超过 24 h(可能长达 48～72 h),随后的复温速度应低于每小时 0.5 ℃,在此阶段应仔细监测并快速逆转低血压。

(二)手术治疗

一旦复苏和稳定,任何疑似 ICP 增高的患者均应进行脑部 CT。必须确定是否存在任何可以解决的重要占位性病变或其他手术治疗性病变,以及是否需要进行 ICP 监测(见上文)。

1.CSF 引流　通常通过脑室外引流释放 CSF 是降低 ICP 的有效且快速的方法。对患有慢性脑积水并发生急性重吸收功能障碍伴疝形成迹象(呼吸暂停、瞳孔不等大、心动过缓和高血压)的患者,可以通过脑室外引流(external ventricular drainage,EVD)或储液囊抽取 CSF 实现快速"减压"。

CSF 过度引流的并发症包括低钠血症、感染和潜在的"过度引流"。存在严重脑水肿伴脑室消失的情况下,CSF 可能无法引流。此外,间歇性 ICP 评估可能导致 ICP 显著增高的检测延迟,如果使用连续 CSF 引流,则应考虑使用双重监测系统。如果高颅压在功能性脑室引流的情况下用药物也难以治疗,也可以考虑通过腰椎引流进行 CSF 引流,当已开放基底池,且已排除具有占位效应和移位的局灶性病变时,该方法似乎安全。

2.颅骨去骨瓣减压术　当药物治疗干预无法降低 ICP 时,可以同时进行颅骨去骨瓣减压术,以扩大颅腔,从而缓解 ICP。这种方法已经使用了一个多世纪。文献中描述了一系列用于去骨瓣减压术的手术技术,包括单侧或双侧颞骨、额骨、额颞顶或颅后窝去骨瓣减压术。在放射状剪开硬脑膜后,ICP 可以进一步显著降低,且许多人认为硬脑膜成形术是十分必要的,但需要减张修补,防止 CSF 漏的并发症出现。颅骨去骨瓣减压术的并发症可能出现在早期或晚期。ICP 下降和大脑暴露于大气压与充血、脑疝、静脉充血伴出血性挫伤、对侧轴外血肿相关。晚期并发症包括感染、脑积水、惊厥发作、骨吸收、CSF 循环异常、头痛、头晕、注意力集中困难、记忆问题和情绪障碍。许多患者还发生了迟发性可逆性单瘫,通常会累及对侧上肢。目前,对于 ICP 增高和存在神经功能恶化迹象(包括脑疝或其他措施难治的高颅压)的患者,考虑使用颅骨去骨瓣减压术是合理的。

（三）治疗阈值

已证明 ICP 测量值较高的患者结局较差（死亡或神经系统病变）。尽管在该情况下高颅压可能是一种附带现象，而不是与不良结局有因果关系，但鉴于 ICP 增高与不良结局之间具有相关性，我们需努力降低 ICP，20 mmHg 是成人和儿童治疗期间广泛接受的 ICP 治疗阈值。许多方案规定，在建议干预之前大约 5 min 的一过性增高可耐受。有研究者提出较低的 ICP 阈值可能适用于年龄较小的儿童；然而，确切的水平仍不清楚，至少目前一致认为 20 mmHg 是合理的治疗阈值。

在 20 世纪 90 年代，出现了两种略有不同的策略。第一种策略称 CPP 目标策略，强调了将 CPP 维持在目标值（70 mmHg）以上的措施，这种策略基于低 CPP 将导致 CBF 降低和脑灌注不足，进而导致涉及反射性血管舒张、脑血容量增加、ICP 增高和 CPP 进一步降低的"螺旋"的认识。稳定 CPP 的治疗包括使用血管升压药（例如去氧肾上腺素或去甲肾上腺素）以增加全身血压，使血容量正常或轻度升高，以及降低 ICP 的措施（例如 CSF 引流和使用甘露醇）。第二种策略称为 Lund 疗法，目标是降低 ICP，同时接受成人 CPP 为 50 mmHg（儿童 40 mmHg）。该方法旨在通过保留胶体渗透压和降低毛细血管内静水压，促进跨毛细血管膜的水重吸收来减少脑容量。后者的目的是通过联合使用 β1 受体拮抗剂（美托洛尔）和 α2 受体激动剂（可乐定）降低体循环血压，并使用低剂量硫喷妥和二氢麦角碱对毛细血管前阻力血管产生中度收缩来实现。二氢麦角碱还可引起静脉血管收缩，这也可能导致 ICP 降低。治疗方案还包括必要时给予呋塞米以达到液体平衡或中度负液体平衡，必要时输注红细胞和白蛋白以达到血红蛋白 125～140 g/L 和血清白蛋白 40 g/L。Lung 疗法也已用于 TBI 后的儿童，具有相似的良好结局（存活率 93%，80% 的存活者的格拉斯哥预后量表评分为 4～5 分）。尽管单个中心报告了令人印象深刻的结果，但 Lung 疗法的实施尚未普及，并且 CPP 目标治疗仍是大多数单位的主要策略。与多巴胺相比，去甲肾上腺素可产生更可靠和可预测的血压升高，且是首选的血管升压药。对于儿童患者，理想的目标 CPP 甚至不太明确，但儿科 TBI 管理指南建议使 CPP 维持在大于 40 mmHg。已经证明，导致不良结局的继发性损伤可能为"剂量反应性"，即与 ICP 高于或 CPP 低于确定的阈值的剂量和持续时间成正比。

四、总结

早期准确识别神经外科术后并发症的体征和症状可以显著降低发生永久性神经功能障碍的风险。这需要全面了解手术过程，并与神经外科团队详细讨论术前检查、术中发现、术后检查、预期的术后变化和潜在的术后并发症。神经系统损伤是儿童发病的首要原因，且对长期神经系统结局的影响并不理想，因此临床医生正在努力改进治疗策略。关于高颅压及其管理的许多问题仍未得到解答，重要的是我们得认识到这些不确定性领域。许多可靠的研究已经确定了与不良结局相关的各种因素和操作，必须小心避免，包括低血压（特别是早期）、用白蛋白进行早期复苏、体温过高、低碳酸血症、高血糖症、低血糖症、低氧血症、ICP 增高和 CPP 降低。

（朱丹　金鑫　李占浦）

参 考 文 献

[1] Brenner D J, Hall E J. Computed tomography—an increasing source of radiation exposure[J]. N Engl J Med, 2007, 357(22): 2277-2284.

[2] Chambers I R, Stobbart L, Jones P A, et al. Age-related differences in intracranial pressure and cerebral perfusion pressure in the first 6 hours of monitoring after childrens head injury: association with outcome[J]. Childs Nerv Syst, 2005, 21(3): 195-199.

[3] Chesnut R M, Temkin N, Carney N, et al. A trial of intracranial-pressure monitoring intraumatic brain injury[J]. N Engl J Med, 2012, 367(26): 2471-2481.

[4] Cremer O L, van Dijk G W, van Wensen E, et al. Effect of intracranial pressure monitoring and

targeted intensive care on functional outcome after severe head injury[J]. Crit Care Med,2005,33 (10):2207-2213.

[5]　DiPasquale D M,Muza S R,Gunn A M,et al. Evidence for cerebral edema,cerebral perfusion,and intracranial pressure elevations in acute mountain sickness[J]. Brain Behav,2016,6(3):e00437.

[6]　Doxey D,Bruce D,Sklar F,et al. Posterior fossa syndrome identifiable risk factors and irreversible complications[J]. Pediatr Neurosurg,1999,31(3):131-136.

[7]　Fraser J F,Nyquist G G,Moore N,et al. Endoscopic endonasal minimal access approach to the clivas case series and technical nuances[J]. Neurosurgery,2010,67(3 Suppl Operative):ons 150-ons 158;discussion ons 158.

[8]　Gudrunardottir T,Sehested A,Juhler M,et al. Cerebellar mutism:review of the literature[J]. Childs Nerv Syst,2011,27(3) 355-363.

[9]　Gulbenkian S,Uddman R,Edvinsson L. Neuronal messengers in the human cerebral circulation [J]. Peptides,2012,2(6):995-1007.

[10]　Hardesty D A,Kilbaugh T J,Storm P B. Cerebral salt wasting syndrome in post-operative pediatric brain tumor patients[J]. Neurocrit Care,2011,17(3):382-387.

[11]　Hardesty D A,Sanborn M R,Parker W E,et al. Perioperative seizure incidence and risk factors in 223 pediatric brain tumor patients without prior seizures[J]. J Neurosurg Pediatr,2011,7(6):609-615.

[12]　Hadad G,Bassagasteguy L,Carrau R L,et al. A novel reconstructive technique after endoscopic expanded endonasal approaches vascular pedicle nasoseptal flap[J]. Laryngoscope,2006,116 (10):1882-1886.

[13]　Heuer G G,Fenning R S,Brown M,et al. Pulmonary edema and cardiac dysfunction after resection of a fourth ventricle tumor in a toddler:case report[J]. Childs Nerv Syst,2011,27(11):2005-2009.

[14]　Ibaraki M,Ohmura T,Matsubara K. Reliability of CT perfusion-derived CBF in relation to hemodynamic compromise in patients with cerebrovascular steno-occlusive disease:a comparative study with 150 PET[J]. J Cereb Blood Flow Metab,2015,35(8):1280-1288.

[15]　Johnston J M Jr,Mangano F T,Ojemann J G,et al. Complications of invasive subdural electrode monitoring at St. Louis Children's Hospital, 1994—2005 [J]. J Neurosurgery, 2006, 105 (5 Suppl):343-347.

[16]　Kassam A B,Prevedello D M,Carrau R L,et al. Endoscopic endonasal skull base surgery:analysis of complications in the authors' initial 800 patients[J]. J Neurosurg,2011,114(6):1544-1568.

[17]　Lang S S,Beslow L A,Bailey R L,et al. Follow-up imaging to detect recurrence of surgically treated pediatric arteriovenous malformations[J]. J Neurosurg Pediatr,2012,9(5):497-504.

[18]　Lens L Z,Brown S,Anand V K,et al. "Gasket-seal" watertight closure in minimal-access endoscopic cranial base surgery[J]. Neurosurgery,2008,62(5 Suppl 2):ONSE342-ONSE343;discussion ONSE343.

[19]　Lee W S,Lee J K,Lee S A,et al. Complications and results of subdural grid electrode implantation in epilepsy surgery[J]. Surg Neurol,2000,54(5):346-351.

[20]　Li L M,Timofeev I,Czosnyka M,et al. The surgical approach to the management of increased intracranial pressure after traumatic brain injury[J]. Anesth Analg,2010,11(3):736-748.

[21]　MacLaughlin B W,Plurad D S,Sheppard W,et al. The impact of intracranial pressure monitoring

on mortality after severe traumatic brain injury[J]. Am J Surg,2015,210(6):1082-1086.

[22] Manley G T,Fujimura M,Ma T,et al. Aquaporin-4 deletion in mice reduces brain edema after acute water intoxication and ischemic stroke[J]. Nat Med,2000,6(2):159-163.

[23] Marion D W. Decompressive craniectomy in diffuse traumatic brain injury[J]. Lancet Neurol, 2011,10(6):497-498.

[24] Marschollek M,Becker M,Bauer J M,et al. Multimodal activity monitoring for home rehabilitation of geriatric fracture patients—feasibility and acceptance of sensor systems in the GAL-NATARS study[J]. Inform Health Soc Care,2014,39(3-4):262-271.

[25] Meyer M J,Megyesi J,Meythaler J,et al. Acute management of acquired brain injury part Ⅱ:an evidence-based review of pharmacological interventions[J]. Brain Inj,2010,24(5):706-721.

[26] Mokri B. The Monro-kellie hypothesis:applications in CSF volume depletion[J]. Neurology, 2001,56(12):1746-1748.

[27] Onal C,Otsubo H,Araki T,et al. Complications of invasive subdural grid monitoring in children with epilepsy[J]. J Neurosurg,2003,98(5):1017-1026.

[28] Philip S,Chaiwat O,Udomphorn Y,et al. Variation in cerebral blood flow velocity with cerebral perfusion pressure> 4. 0 mmHg in 42 children with severe traumatic brain injury[J]. Crit Care Med,2009,37(1):2973-2978.

[29] Samdani A F,Storm P B,Kuchner E B,et al. Ventriculoperitoneal shunt malfunction presenting with pleuritic chest pain[J]. Pediair Emerg Care,2005,21(4):261-263.

[30] Samadani U,Huang J H,Baranov D,et al. Intracranial hypotension after intraoperative lumbar cerebrospinal fluid drainage[J]. Neurosurgery,2003,52(1):148-151;discussion 151-152.

[31] Shahrokhi N,Khaksari M,Soltani Z,et al. Effect of sex steroid hormones on brain edema, intracranial pressure,and neurologic outcomes after traumatic brain injury[J]. Can J Physiol Pharmacol,2010,88(4):414-421.

[32] Sarlak A Y,Tosun B,Atmaca H,et al. Evaluation of thoracic pedicle screw placement in adolescent idiopathic scoliosis[J]. Eur Spine J,2009,18(12):1892-1897.

[33] Shutter L A,Timmons S D. Intracranial pressure rescued by decompressive surgery after traumatic brain injury[J]. N Engl J Med,2016,375(12):1183-1184.

[34] Stiefel M F,Heuer G G,Basil A K,et al. Endovascular and surgical treatment of ruptured cerebral aneurysms in pediatric patients [J]. Neurosurgery, 2008, 63 (5): 859-865; discussion 865-866.

[35] Vaiman M,Sigal T,Kimiagar I,et al. Noninvasive assessment of the intracranial pressure in non-traumatic intracranial hemorrhage[J]. J Clin Neurosci,2016,34:177-181.

[36] Wiggins G C,Elisevich K,Smith B J. Morbidity and infection in combined subdural grid and strip electrode investigation for intractable epilepsy[J]. Epilepsy Res,1999,37(1):73-80.

[37] Xiao G,Wei J,Yan W,et al. Improved outcomes from the administration of progesterone for patients with acute severe traumatic brain injury:a randomized controlled trial[J]. Crit Care, 2008,12(2):R61.

[38] Qureshi A I,Suarez J I. Use of hypertonic saline solutions in treatment of cerebral edema and intracranial hypertension[J]. Crit Care Med,2000,28(9):3301-3313.

第九篇

小儿护理

第四十五章 小儿神经外科常见手术的配合及护理

第一节 小儿神经外科手术物品、仪器设备的准备

一、小儿神经外科手术物品

手术物品包括手术器械、一次性物品和显微器械。根据手术大小，选择合适的手术物品。

(一)常规手术器械

1.儿科开颅器械 具体见表45-1。

表 45-1　儿科开颅器械

器械名称	数量	器械名称	数量
海绵钳	1	乳突牵开器	2
头皮夹钳	3	脑外科吸引头	3
持针器	3	脑压板	5
肌钳	4	骨膜剥离器	2
小弯钳	6	神经根剥离子	4
蚊式钳	12	刮匙	2
巾钳	4	枪形咬骨钳	2
剪刀	4	双关咬骨钳	1
脑针	1	鹰嘴咬骨钳	1
刀柄	3	镊子	4
拉钩	2	精细镊	4

2.小儿脑室-腹腔分流器械 具体见表45-2。

表 45-2　小儿脑室-腹腔分流器械

器械名称	数量	器械名称	数量
海绵钳	1	脑针	1
持针器	2	骨膜剥离子	1
来海钳	2	神经根剥离子	2
肌钳	4	刮匙	1
小弯钳	2	咬骨钳	2
蚊式钳	12	乳突撑开器	2
巾钳	4	镊子	4
剪刀	2	拉钩	2
刀柄	2	脑外科吸引头	3

（二）常规一次性物品

（1）手术贴膜：用于手术部位粘贴。

（2）吸引皮条：用于吸除术野血液。

（3）电刀：用于术中切割。

（4）滴水双极：用于术中止血。

（5）骨蜡：用于骨缘止血。

（6）冲洗球：冲洗术野。

（7）刀片：用于划皮及打开硬脑膜。

（8）脑棉：用于止血。

（9）明胶海绵：用于止血及填塞。

（10）头皮夹：用于头皮止血。

（11）缝针：用于头皮牵拉及关闭伤口。

（12）术后贴：用于覆盖伤口。

（13）显微镜套：使显微镜呈无菌状态。

（三）显微器械

（1）显微剪刀：用于离断组织及血管。

（2）显微镊子：用于牵拉组织。

（3）显微剥离子：用于钝性分离组织、血管及神经。

（4）取瘤镊：根据肿瘤大小选择合适的取瘤镊留取肿瘤。

二、小儿神经外科仪器设备

（一）电刀

电刀的电极锌板必须完全覆盖于患儿肌肉丰富处且皮肤无破损。如为婴儿，需及时更换婴儿锌板，取下时由于患儿皮肤较嫩，注意保护患儿皮肤。患儿肢体避免接触金属物件。电刀主机见图 45-1。

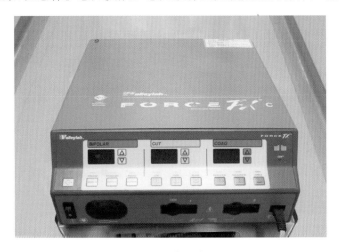

图 45-1　电刀主机

（二）超声乳化器

使用超声乳化器（图 45-2）前，台上护士正确连接管路，台下护士应随时观察冲洗液，不能走空，以保证超声乳化器有水状态。使用后，洗净超声吸引头，送消毒，备用。

（三）显微镜

为各操作部件套上显微镜套，然后更换新的无菌手套，术者接触无菌手柄即可操作。关闭显微镜（图

45-3)时,先关灯源开关,再关电源开关。准备备用灯泡。

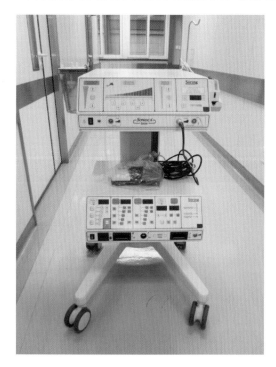

图 45-2　超声乳化器

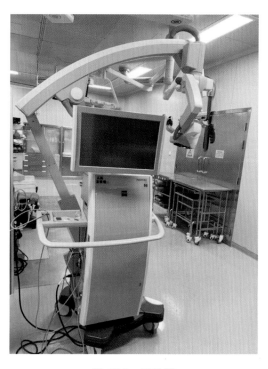

图 45-3　显微镜

(四)电钻、气钻

确保电钻(图 45-4、图 45-5)开机自检合格,各管路衔接良好;气钻(图 45-6、图 45-7)接医用空气,管路没有漏气。

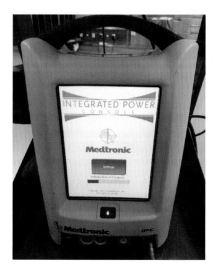

图 45-4　电钻

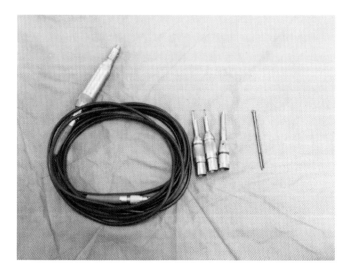

图 45-5　电钻手柄

(五)头钉

8 岁以下儿童使用儿童头钉,8 岁及以上儿童使用成人头钉(图 45-8)。C 形头架(图 45-9)、头钉一用一消毒。术前了解患儿情况,对婴幼儿及骨质疏松、脆骨病患儿使用头钉固定时应松紧适当,不可用力过猛。

(六)锌板

根据年龄选择合适的锌板。锌板电线见图 45-10。

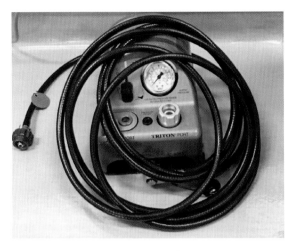

图 45-6 气钻

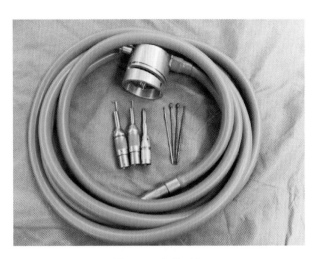

图 45-7 气钻手柄

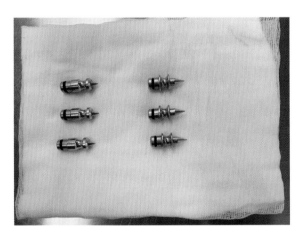

图 45-8 儿童头钉与成人头钉

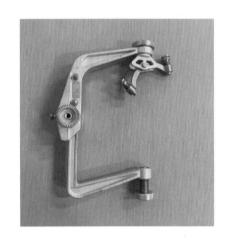

图 45-9 C 形头架

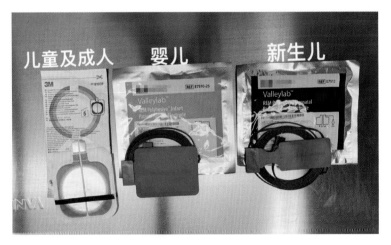

图 45-10 锌板电线

（七）电生理参数监测仪

电生理参数监测仪（图 45-11）可帮助医生辨别神经的位置和走行,减少或避免手术中神经损伤。

单点电源开关,电源指示灯先亮,屏幕要过一段时间才会亮。关机需要按两次电源开关。长期不用时需拔下电源线。

（八）导航

关闭导航系统时先关闭电脑再关总电源。做好设备的日常维护。术中导航（图 45-12）配件一用一消毒。

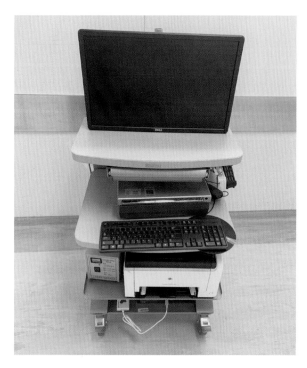

图 45-11　电生理参数监测仪

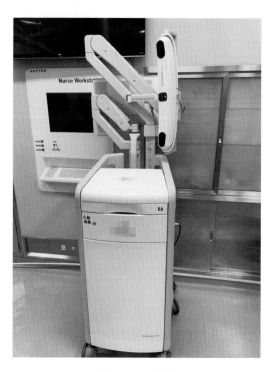

图 45-12　导航

（九）脑室镜

摄像头、冷光源不可折弯，保证冷光源灯泡在规定使用时间内。检查以确保内镜系统正常工作。脑室镜一用一消毒。轻拿轻放内镜器械，防止碰撞，以免损坏镜头（图 45-13）。

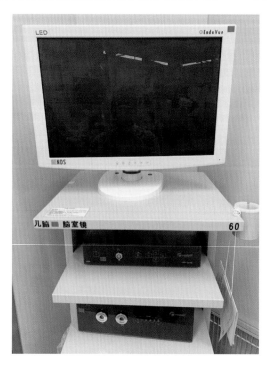

图 45-13　脑室镜

第二节　小儿神经外科常用体位及管理

一、常用体位

(一)仰卧位

1.适用入路　翼点入路,眶颧入路,经额入路,经顶部入路,经颞入路,颞下入路,岩骨前入路,岩骨后入路,经蝶入路,经口入路。

2.常见手术　幕上肿瘤切除术,脑室-腹腔分流术,颅咽管瘤切除术,经鼻鞍区肿瘤切除术等。

3.摆放注意点　保护骶尾部,保护脚跟,预防下肢静脉血栓形成。

(二)侧俯卧位

1.适用入路　枕下外侧入路,枕下上外侧入路。

2.常见手术　椎管肿瘤切除术,小脑肿瘤切除术,第四脑室肿瘤切除术等。

3.摆放注意点　避免眼睛受压,保护双髂部、双膝部皮肤。避免男性儿童会阴部受压,注意保护男性、女性儿童乳晕及周围皮肤。

(三)俯卧位

1.适用入路　单侧枕下入路,双侧枕下入路。

2.常用手术　神经血管减压术(面部痉挛),听神经瘤切除术,幕下肿瘤切除术等。

3.摆放注意点

(1)保护臂丛神经,保护髂嵴部不受压,保证血流通畅。

(2)注意气道压力,取两个稍硬的垫子纵向放置在胸部下面,两个垫子保持平行,中间空出 10 cm,这样有助于横膈移动,减少通气压力,增加静脉流出。

(3)保护眼、耳部不受压。

(4)获得最好的操作视角。

(5)保证手术视野高于心脏水平,使得静脉回流受阻的可能性降到最低。

二、小儿神经外科体位术中管理及注意事项

(1)术前皮肤评估:根据手术时间、手术难度、麻醉方式,患儿体重、年龄、机体营养情况、体温等情况进评估。

(2)加强受压部位皮肤保护,可用自粘性软聚硅酮有边型泡沫敷料。

(3)做好患儿保暖工作,防止低体温、低血压导致软组织损伤等并发症。

(4)仰卧位时,对于使用头架的患儿,用自粘性软聚硅酮有边型泡沫敷料垫于枕部防止压疮。

(5)俯卧位时,用自粘性软聚硅酮有边型泡沫敷料保护受压的面部、额部,防止患儿皮肤受压损伤。

(6)儿童呼吸肌运动较弱,患儿取俯卧位及侧俯卧位时,需防止胸腹受压,注意气道压力。

(7)保持各类导管通畅,防止脱管。

(8)术中需调整手术体位时,通知手术医生及麻醉医生。

第三节　小儿神经外科常见手术的配合要点

一、显微神经外科手术配合要点

显微神经外科手术难度大,精准要求高,要保证手术区域稳定,医生尽量不离开显微目镜。

(一)洗手护士配合要点

(1)根据手术大小提前15～30 min洗手,上台准备器械。

(2)与巡回护士共同清点手术器械、敷料、显微器械,检查其完整性。

(3)准备显微镜套,与巡回护士配合,使显微镜处于无菌备用状态。

(4)术中全神贯注,根据手术需要、部位深浅准备各种型号的脑棉、明胶海绵,及时补充。

(5)术中传递器械轻柔稳定,敲入医生虎口,准确定位。

(6)上显微镜后,认真看显示屏,观察手术步骤与进展,及时传递术中所需显微器械。显示屏已放大数倍,与医生的主镜、副镜所见有所差异,要做到准确到位、积极配合。

(7)撤除显微镜后,及时与巡回护士清点脑棉,检查手术器械,保证数量正确、器械完整。

(8)术毕,及时清理手术房间。

(二)巡回护士配合要点

(1)术前检查手术仪器设备功能是否完好,发现异常,及时排除障碍。

(2)协助医生摆放手术体位。根据体位,用自粘性软聚硅酮有边型泡沫敷料保护患者受压部位。协助医生穿手术衣。

(3)与洗手护士共同清点手术用物,查看器械完整性。

(4)根据手术进程,及时添加手术用物,根据手术要求调整手术床方向,调整双极电刀输出功率,保证手术顺利进行。

(5)对于术中切下的标本,根据医生要求进行分类送检。

(6)术中观察患儿生命体征,观察受压部位。对于儿童,应注意体温变化,防止低体温。

(7)及时查看术中医嘱,保证手术用药用血。

(8)术毕,清洁保养手术设备,及时清理手术房间。

二、微创神经外科手术配合要点

微创神经外科手术创伤小,疼痛轻,恢复快。合适的神经内镜、立体定向设备使手术更完美。

(一)脑室镜手术

1.洗手护士配合要点

(1)洗手护士应熟知手术步骤,了解各内镜器械的功能。

(2)注意无菌原则,摄像头、光纤与内镜器械应同时处于无菌状态。

(3)排清冲水管气体,防止进入颅内。轻拿轻放镜头,防止损坏。

2.巡回护士配合要点

(1)正确连接摄像头与光源,防止折弯,保证合适的光源亮度。

(2)连接冲水管,术中密切关注,不可使其处于无水状态,注意保证水温在37 ℃左右。

(3)术毕,及时关闭光源,做好设备维护。

(二)内镜经鼻蝶手术

适应证:鞍内及鞍上肿瘤,垂体腺瘤。

1.洗手护士配合要点

(1)肾上腺素1 mg稀释于20 mL 0.9%生理盐水中备用。

(2)准备消毒棉签,蘸取碘伏,消毒两侧鼻腔,用碘伏纱球消毒鼻腔周围皮肤。

(3)正确连接内镜设备、内镜动力系统。

(4)准备碘伏脑棉,再次消毒鼻腔。

(5)用枪镊将0.2%肾上腺素脑棉塞入鼻腔,使黏膜血管收缩,减少出血及扩大操作空间。

(6)术中注意无菌原则,将污染物品、器械另外放置。

(7)术中注意保护镜头、导航探针。

2.巡回护士配合要点

(1)配合医生将患者置于合适体位,上头架、头钉,使患者仰卧,头后仰,头偏向主刀位。

(2)配合连接内镜系统,保证摄像、动力系统正常工作。

(3)随时观察吸引状态,防止溢出,及时更换吸引瓶。

(4)做好用药、出血应急工作。

三、特殊神经外科手术配合要点

放置 VNS:通过脉冲刺激器发出的电脉冲刺激左侧迷走神经,引起迷走神经兴奋,产生动作电位,并上传到脑干、大脑,调节大脑内电信号发放来改善癫痫症状。

1.洗手护士配合要点

(1)特殊准备:血管吊带,精细镊子,精细剪刀。

(2)注意无菌,必要时套上显微镜套。

(3)术前认真查看 VNS 所有无菌用品有效期,且确保都是一次性用物,严禁重复消毒使用。

(4)术中提醒医生使用双极电刀时尽量远离电极和脉冲发生器。

2.巡回护士配合要点

(1)协助医生将患者摆放为仰卧位,头稍偏右侧,左侧胳膊平伸。

(2)及时输注术前抗生素。

第四节 小儿神经外科先进设备的介绍

一、术中移动 CT

1.简史 在 1971 年,豪斯菲尔德制造了一台用于扫描人脑的 CT 机。1971 年 10 月 1 日,人类历史上第一例接受 CT 的是一位 41 岁的女性患者,她患有脑部肿瘤。由于科学技术的进步,逐渐出现了一种可移动 CT(图 45-14),顾名思义,这种 CT 具有高灵活性,在操作上更简便,且能获得稳定清晰的影像资料。

2011 年,NeuroLogica 可移动 32 层全身扫描 CT——BodyTom®(图 45-15)问世,其主要用于神经外科手术,搭载了图像引导辅助平台。

2.工作原理 体积小、质量轻,具有 285 cm 的大孔径,支持平扫、螺旋扫、动态扫等多种模式。

BodyTom®工作时的放射剂量非常小,2.6 m 外无须进行防护,同时创新性地采用了病患不动、仪器自身移动完成扫描,避免了呼吸机移动带来的风险;支持 220 V 的市电。

3.局限性 有电离辐射,工作人员要做好防护。

二、术中磁共振成像(MRI)

1.简史 1978 年底,第一套磁共振系统在位于德国埃尔兰根的西门子研究基地的一个小木屋中诞生。1983 年,西门子在德国汉诺威医学院成功安装了第一台临床 MRI 设备。HeinzHundeshagen 教授和他的同事通过 MRI 为 800 多例患者进行了诊断。第一台术中 MRI 仪是由神经外科医生与工程师联合发明的,它由垂直开放式的 0.5 T 超导磁场组成。

2.工作方法 医生的手术操作与术中 MRI 接近同步进行,使医生能观察到肉眼不能直接观察到的手术视野,随时调整手术操作。MRI 克服单纯基于手术前影像的神经导航系统的局限性,提供实时更新的影像,可以多方向切线成像、任意平面重建,又无放射性损害,还能够整合功能性磁共振、弥散张量成像、磁共振波谱、磁共振血管成像等技术(图 45-16、图 45-17)。

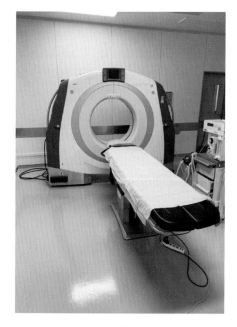

图 45-14　可移动 CT

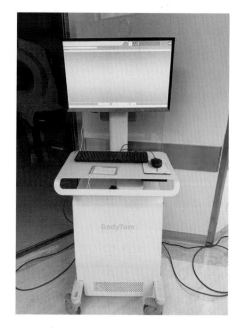

图 45-15　可移动 CT 工作站

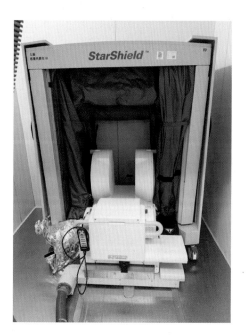

图 45-16　术中 MRI

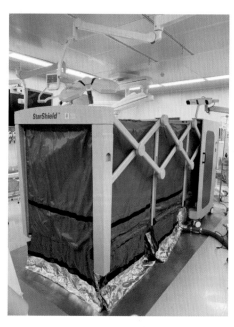

图 45-17　核磁屏障

3.局限性

(1)需要兼容手术设备及麻醉设备。

(2)费用昂贵。

三、机器人手术系统

1.简史　机器人手术系统是集多项现代高科技手段于一体的综合体。精准医学将加速医学产业革命,未来 5 年将是医学机器人的时代。毋庸置疑,机器人技术作为精准医疗的代表之一,在神经外科领域的广泛应用是其未来发展之趋势。

2.工作原理　机器人引导下的精准植入类手术(在不需要开颅的情况下)通过机器人精准引导植入诊疗器械达到诊疗颅内疾病的目的已经得到实现并广泛应用。主要特点是高效、精准、微创、疗效确切,患者无须开颅,术后恢复快。

ROSA 创新的核心是采用了六自由度机械臂传感技术、复杂器械操作的软件程控技术、无标记点的自动注册技术、患者体位自动追踪技术。它将术前计划软件、导航追踪功能及机器人辅助器械定位和操作系统(可提供触觉反馈即高级的可视化功能)整合于一体,开创了神经外科机器人技术的里程碑(图 45-18)。

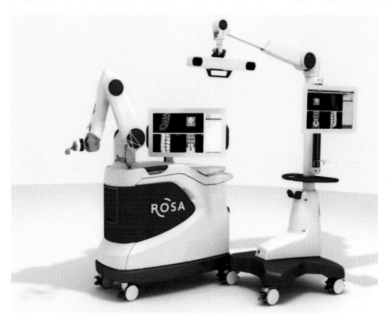

图 45-18　机器人无框架立体定向手术辅助系统

3. 优势

(1)为外科医生提供极佳的触觉反馈。

(2)简化操作程序,缩短手术时间,便于手术室管理。

(3)精准微创,减少对患者(尤其是年老体弱和小儿患者)的侵入性损伤(机械臂定位精度高于 0.1 mm,重复定位精度高于 0.1 mm),可满足对操作精度要求极高的微创植入类手术的要求。

(4)采用无框架技术,减少患者术前痛苦。

(王勤华　钱佳璐)

参 考 文 献

[1]　蔡卫新,贾金秀.神经外科护理学[M].北京:人民卫生出版社,2018.

[2]　孙庆国,赵超,许真.神经外科手术要点[M].北京:科学出版社,2018.

[3]　Lehecka M,Laakso A,Hemesnieml J.赫尔辛基显微神经外科学的基础与技巧[M].毛颖,译.上海:复旦大学出版社,2014.

第十篇

小儿神经外科技术

第四十六章　3D 打印技术在小儿神经外科中的应用

　　神经系统疾病具有高死亡率和高致残率,是所有年龄阶段人群共同面临的一个严峻的公共健康问题。鉴于解剖和生理参数的差异,小儿神经外科手术相比于成人更具有挑战性,这使得神经外科医生术前需要进行详细的规划及模拟,尽可能缩短手术时间及减少失血量,避免不良事件的发生。随着组织工程学的发展,三维(three-dimensional,3D)打印技术已被逐渐用于神经外科中,如制造术前模型、组织工程支架、个性化植入物等。本章介绍 3D 打印技术的简要发展历史、原理和分类,以及这项技术用于小儿神经外科领域的现状及局限性和未来展望。

一、3D 打印技术的简要发展历史

　　3D 打印技术是一种以数字模拟文件为基础,运用粉末状金属或塑料等可黏合材料,通过逐层打印的方式来构造物体的技术。1984 年,美国科学家 Charles Hull 发明了将数字资源打印成三维立体模型的技术,2 年后开发出了第一台商业 3D 印刷机,这是 3D 打印技术发展的里程碑。20 世纪 90 年代,3D 打印技术广泛用于航空航天、工业设计、汽车制造和土木工程等领域;21 世纪初,该技术开始应用于组织工程;近年来,3D 打印技术拓展到医学领域,首先应用于牙科与颌面部手术,其后逐步扩展至各个医学亚专业学科。

二、3D 打印技术的原理和分类

　　3D 打印技术自问世以来,已经发展出多种类型的成型技术,其中较为流行的包括:①熔融沉积技术:丝状材料在喷嘴内加热熔化,从喷头挤出后固化形成截面。②液相结合喷墨技术:喷嘴挤压出液体黏合剂使载物台的粉末材料黏接形成截面。③选择性激光固化技术:激光器对粉末材料或光敏材料进行选择性固化形成截面。④生物打印技术:喷头将细胞和液体材料复合物高压挤出形成截面。

　　不同类型的 3D 打印系统因所用成型材料不同,成型原理也有所不同,但都是基于离散堆积原理,也就是分层制造、逐层叠加的方法。一般 3D 打印涉及以下 4 个过程:①创建一个三维模型;②将该模型分割成一系列有序的二维层面;③在计算机控制下逐层打印制造;④根据需求,进行相应的后期处理(如去除支撑结构、纳米水平的表面改性)。通过这些步骤,将内部空隙、悬臂、狭窄的弯曲结构等复杂三维形状简化为点、线、面等。

　　外科应用的打印材料通常为粉末,包括尼龙粉末、ABS 粉末、金属粉末、陶瓷粉末等,且可根据目标打印物的性质选择不同材料,如陶瓷、塑料、树脂、高温合金不锈钢和钛等。打印精确度主要依赖于使用的设备,3D 打印的解剖结构对比原标本具有高度精确性。最新的 3D 打印技术已实现不同质地的材料打印,即多彩多质(例如骨骼、肌腱等),从而更准确地复制原始标本。

三、3D 打印技术在小儿神经外科领域的应用现状

(一)3D 打印用于颅缝早闭

　　颅缝早闭是指一处或多处颅缝过早闭合导致颅骨畸形。不同患儿生长发育情况的不同,以及骨骼、周围软组织生长情况的差异使得疾病的表现形式不尽相同。3D 打印技术的发展为年轻医生进行颅骨重建以及高年资医生规划更复杂的手术提供了构建模型进行术前模拟的机会。

3D 打印模型在医学上最初用来规划和练习复杂面部骨折的重塑。随后这些模型被用于规划颅缝早闭儿童手术治疗时的颅骨切割方案。复杂的颅骨重建涉及多阶段程序,需要详细地进行术前评估和制订手术计划。美国神经外科医生 Ghozoni 等利用 3D 打印技术构建颅缝早闭患儿复杂颅骨畸形的真实结构模型,该模型能够显示特定的解剖标志和颅骨异常形态结构。Day 等进一步制作了骨骼和软组织 3D 模型,并在真实手术之前完成了手术方法的模拟。利用该模型能够真实地进行复杂的颅骨重建术,并且对解剖异常进行详细的评估,根据复杂性调整手术方案,这为神经外科医生提供了一种新的术前准备措施。

借助提供更佳可视化效果的 3D 打印模型,可以规划实现更复杂的组合手术。例如,在 Crouzon 综合征患儿的治疗中,使用特定的 3D 打印模型进行手术规划,确保使用外部和内部装置的组合成功实现整体颅骨牵引,能够取得较为满意的疗效。

(二)3D 打印用于深部肿瘤活检

脑深部病变,尤其是颅底肿瘤,位置深在、解剖复杂、功能重要,对术者的解剖知识及手术技巧要求极高。研究显示,对复杂颅底病变使用 3D 打印技术进行术前评估,能够准确模拟复杂颅底肿瘤的解剖结构,帮助了解神经血管与病变的关系,适用于高度个体化的复杂颅底手术活检计划的制订。既往研究报道,利用 3D 打印构建完整的训练模型来重建患儿松果体区肿瘤,并在模型上通过导航完整实施无框架立体定向活检术,包括活检计划(进入点、轨迹和目标的选择)、患者定位、设备组装和活检执行,在练习过程中不断调整操作细节。毫无疑问,通过 3D 打印模型模拟真实案例场景能够大大提高实际手术时的安全性及有效性。

(三)3D 打印用于神经内镜手术

经内镜第三脑室底造瘘术被越来越多地用于治疗继发于各种病理的梗阻性脑积水。在手术过程中处理内镜和器械对技术要求高,并且学习曲线陡峭。术者需要熟悉脑室内的解剖结构,缺乏经验的外科医生迷失方向并误认解剖标志的情况并不少见。此外,神经外科医生在进行神经内镜操作时需要习惯双手操作技术、眼手协调以及对深度感觉的适应。利用 3D 模型能够用逼真的聚合物层构建脑室壁,并将水引入脑室空间以模拟脑积水,还能进一步添加脑室内解剖结构,如透明隔、穹窿、脉络丛、血管和肿瘤。3D 打印模型提供了一个很好的平台,具有减缓年轻神经外科医生内镜手术学习曲线陡峭程度的巨大潜力。

(四)3D 打印用于颅骨修复

目前常用的颅骨修补材料有软金属、生物陶瓷、高分子聚合物和组织工程骨等,不同的材料具有各自的优缺点。聚醚醚酮(PEEK)是 2013 年经美国食品药品监督管理局(FDA)批准上市的骨移植材料,为一种人工合成的半水晶样多聚体,是目前国内广泛应用于 3D 打印的主要修补材料,尤其是对颅面复杂外伤后颅骨缺损患者,较传统钛网修补材料具有更高精准度以及更好的组织相容性。

国内外研究团队目前正着力研究可再生型颅骨,例如通过人来源的羊水干细胞和聚己内酯-磷酸三钙,或者在动物自体骨瓣来源的骨粉中引入自体骨髓间充质干细胞,结合 3D 打印技术制作用于缺损处填充的生物活性个性化骨组织支架,获得了满意的临床前研究效果。3D 打印结合再生材料进行颅骨修复,对于儿童患者,不仅能够实现缺损部位形状的精准匹配,更能进一步满足小儿颅骨再生的需求。

(五)3D 打印用于手术技能训练

神经系统结构的复杂性决定了神经外科手术具有较大的风险,年轻医生上手机会少,很难熟练掌握手术相关的各种操作、术式及入路,这极大地限制了年轻医生的成长。3D 打印技术使得专科医生可通过 3D 打印模型模拟多种类型颅脑手术操作,从而达到减缓学习曲线陡峭程度、提高学习效率、降低手术风险的目的。

四、3D 打印技术的局限性和未来展望

随着工业技术的发展,3D 打印技术在神经外科中的潜在作用不断被扩充,但其仍存在应用的局限性:①从数据采集到模型打印完成,短则需要数小时,长则数天。打印时间的不确定性使得该技术无法正

常应用于急诊患者。相信随着现代技术的不断发展,能够实现短时间、高效率完成模型的制作。②目前可应用于打印的材料种类以及材料的逼真度仍然比较局限,单通过影像资料无法真实模拟颅脑病变的质地。因此需要更进一步开发具有更佳生物相容性和生物响应性的打印材料,以适应医学领域的需要。③3D打印的精度仍有一定限制,对一些细小的血管和病变、散在的动静脉畸形的打印较为困难,但随着高精度建模软件以及打印机的开发,该问题应该能够得到良好解决。

3D打印技术在神经外科打开了崭新的局面,广泛应用于解剖教学、手术模拟、技术培训、医患交流等方面。如今,医工交叉日益紧密,技术及材料的飞速发展,将进一步推动 3D 打印技术在临床的应用。未来,3D 打印技术将不仅局限于改变解剖学、外科学的常规教学模式,随着其在再生领域的研究的不断深入,3D 打印技术有望在脑重塑、颅内生物血管、神经元修复、脑发育等领域发挥革命性的作用。

附:3D 打印用于先天性脑积水继发巨颅畸形患儿颅腔重建术案例

患儿,女,进行性头围增大 5 年,CT 提示脑积水,查体示巨颅畸形(图 46-1)。遂行脑室-腹腔分流术,随访 1 年后脑室明显缩小,拟进行全颅再造术,术前利用 3D 仿真模型设计颅腔重建方案并通过 3D 打印技术构建仿真颅骨模型及导板(图 46-2),术中利用 3D 打印导板进行颅骨切割和全颅重建矫形(图 46-3)。

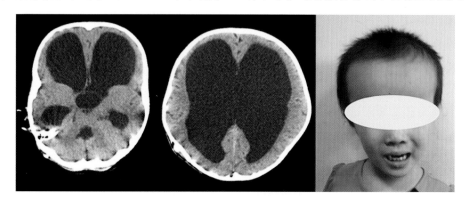

图 46-1　脑积水继发巨颅畸形

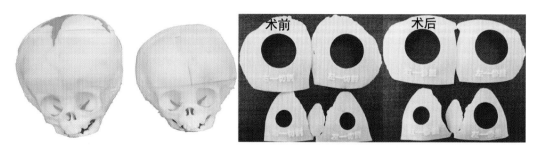

图 46-2　利用 3D 打印技术设计手术方案

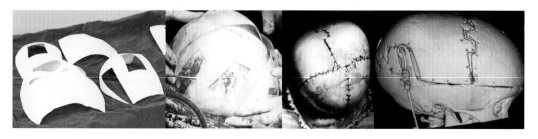

图 46-3　3D 打印技术辅助下颅腔重建

(沈志鹏)

参 考 文 献

[1] 卢磊,陈旭义,李一鹏,等.颅骨修补材料研究现状及 3D 打印技术应用前景[J].中国组织工程研究,2016,20(52):7885-7890.

[2] 秦齐,冯孟昭,王鹏飞,等.3D 打印技术在婴幼儿狭颅症手术中的临床应用[J].实用医学杂志,2021,37(14):1883-1886.

[3] 吴水华.应用 3D 打印技术治疗 Crouzon 综合征一例及文献复习[J].临床小儿外科杂志,2019,18(2):159-160.

[4] 张春声,李海燕,徐如祥,等.生物 3D 打印在神经外科领域中的研究进展[J].中华神经创伤外科电子杂志,2020,6(1):57-60.

[5] 赵元立,王亮,赵雅慧,等.3D 打印技术在神经外科应用及发展前景[J].中国微侵袭神经外科杂志,2020,25(3):97-100.

[6] 钟世镇.3D 打印技术在神经外科领域的应用与发展方向[J].中华神经创伤外科电子杂志,2018,4(1):2-4.

[7] Day K M,Gabrick K S,Sargent L A. Applications of computer technology in complex craniofacial reconstruction[J]. Plast Reconstr Surg Glob Open,2018,6(3):e1655.

[8] Ghizoni E,de Souza J P S A S,Raposo-Amaral C E,et al. 3D-printed craniosynostosis model:new simulation surgical tool[J]. World Neurosurg,2018,109:356-361.

[9] Karuppiah R,Munusamy T,Bahuri N F A,et al. The utilisation of 3D printing in paediatric neurosurgery[J]. Childs Nerv Syst,2021,37(5):1479-1484.

[10] Licci M,Thieringer F M,Guzman R,et al. Development and validation of a synthetic 3D-printed simulator for training in neuroendoscopic ventricular lesion removal[J]. Neurosurg Focus,2020,48(3):E18.

[11] McGurk M,Amis A A,Potamianos P,et al. Rapid prototyping techniques for anatomical modelling in medicine[J]. Ann R Coll Surg Engl,1997,79(3):169-174.

[12] Müller A,Krishnan K G,Uhl E,et al. The application of rapid prototyping techniques in cranial reconstruction and preoperative planning in neurosurgery[J]. J Craniofac Surg,2003,14(6):899-914.

[13] Waran V,Devaraj P,Hari Chandran T,et al. Three-dimensional anatomical accuracy of cranial models created by rapid prototyping techniques validated using a neuronavigation station[J]. J Clin Neurosci,2012,19(4):574-577.

[14] Waran V,Narayanan V,Ravindran K,et al. Injecting realism in surgical training initial simulation experience with custom 3D models[J]. J Surg Educ,2014,71(2):193-197.

[15] Waran V,Narayanan V,Karuppiah R,et al. Neurosurgical endoscopic training via a realistic 3-dimensional model with pathology[J]. Simul Healthc,2015,10(1):43-48.

[16] Winder R B. Medical rapid prototyping technologies:state of the art and current limitations for application in oral and maxillofacial surgery[J]. J Oral Maxillofac Surg,2005,63(7):1006-1015.

第四十七章　人工智能在小儿神经外科中的应用

一、简介和背景

人工智能(artificial intelligence,AI)是研究、开发用于模拟、延伸和扩展人的智能的理论、方法、技术及应用系统的一门新的技术科学。人工智能是计算机科学的一个分支,它企图了解智能的实质,并生产出一种新的能以与人类智能相似的方式做出反应的智能机器,该领域的研究包括机器人、语言识别、图像识别、自然语言处理和专家系统等。人工智能从诞生以来,理论和技术日益成熟,应用领域也不断扩大,可以设想,未来人工智能带来的科技产品,将会是人类智慧的"容器"。人工智能可以对人的意识、思维的信息过程进行模拟。机器学习(machine learning,ML)是其中的重要分支,主要研究计算机怎样模拟或实现人类的学习行为以获取新的知识或技能,组织已有的知识结构,使之不断改善自身的性能。近年来,机器学习方法已不知不觉遍及日常生活的方方面面,包括垃圾邮件过滤、搜索和网上购物建议以及智能手机语音识别等。人工智能正通过机器学习技术飞速进入医学领域,应用于临床上疾病的诊断和预后预测等。

小儿神经外科是神经外科的一个分支,目前正发展成为一门独立学科。过去10年,外科医生和科学工作者致力于小儿中枢神经系统疾病发病机制的研究,并探索更为有效的治疗策略,极大地推动了小儿神经外科的发展,并进一步展现出该学科的重要性。

人工智能技术已经渗透到各行各业,在医学领域也有着广泛的应用,比如IBM沃森诊疗系统等,引起了人们的极大关注。人工智能技术在小儿外科疾病的诊断、治疗和预后方面也有了新的进展。本章概括人工智能在小儿神经外科领域的应用,同时对其未来前景进行展望。

二、人工智能在小儿神经外科疾病诊断中的应用

人工智能建立在大量数据和信息的基础上,而超声和放射等儿童疾病辅助诊断方式常以图像的形式将原始信息存储于电子设备,这为人工智能在小儿疾病诊断中的应用提供了良好的接入点。主要的人工智能技术是深度学习(deep learning,DL),其为机器学习的一个子类,可以实现机器学习。深度学习分为监督学习和无监督学习。机器学习方法一般可分为监督学习法、无监督学习法和强化学习法,每种方法都有各自的数学结构。监督学习法指使用已经标记的数据(labelled data)进行训练以预测新的数据类型或数值。无监督学习法则是指不需要提前对数据进行标记,直接做聚类(clustering)分析。在神经外科临床实践中,机器学习通过种种测试,甚至可以对医学专家的学习行为进行模仿。神经外科复杂的诊疗模式也为机器学习的建模提供了丰富的数据种类和海量数据。

(一)超声诊断的应用

超声诊断基于实时图像,具有方便、经济、无创、无辐射等优点,是产前筛查和儿科疾病诊断首选的影像学检查方法。目前建立了可以预测胎龄和神经发育成熟度的框架模式,准确预测胎龄对产科的诊断很有价值,神经发育成熟度能预测患有遗传性疾病或发育畸形的可能性。智能导航超声心动图能够通过识别和选择胎儿心脏的关键解剖标志来自动导航,保证标准平面,以及智能标记可能有问题的部位,该技术已实现在传统超声仪器上运行。人工神经网络联合血清学指标和超声指标可以有效诊断染色体异常的疾病,对测出有高风险的方案再进行侵入性检查,该方法比现有的单一检查方式更具有优势。

（二）放射诊断的应用

西奈山伊坎医学院（Icahn School of Medicine at Mount Sinai）的研究人员开发出了一个新型人工智能平台，旨在识别一系列急性神经系统疾病，如卒中、出血和脑积水等。经过一系列的试验和测试，这个人工智能平台仅用时 1.2 s，就能在 CT 图像中识别出神经疾病，这一速度比人类的诊断速度还要快。这项研究发表在了 *Nature Medicine* 上，是一项利用人工智能检测一系列急性神经系统疾病，并展示直接临床应用的研究。这项研究使用了"弱监督学习方法"，利用研究团队在自然语言处理方面的专业知识和西奈山卫生系统（Mount Sinai Health System）的大型临床数据集来开展。研究人员利用 37236 个头部 CT 图像训练一个深度神经网络，让其识别图像中是否包含关键或非关键的发现。在完成训练后，研究人员使用了一个单盲、随机对照试验，在模拟临床环境中对这一算法进行测试，让其根据病情的严重程度对头部 CT 图像进行分诊。在这一试验中，研究人员对人工智能平台识别和提供通知的速度进行了测试，并与放射科医生在同等条件下诊断出疾病所花费的时间进行了对比。测试结果非常惊人：计算机算法对图像进行预处理、运行其推理方法以及在必要时进行预警，比医生读取图像要快 150 倍！"人工智能平台运行和识别疾病的时间仅为 1.2 s，这样的分诊系统可以让医生尽早对重要的病情进行诊断，而无须耗费数十分钟甚至几个小时的时间，"该文章的通讯作者、西奈山伊坎医学院神经外科主任 Eric Oermann 博士表示，"我们的愿景是，在医学领域开发人工智能技术，从而解决临床问题并改善患者护理。"

（三）其他诊断方式的应用

除医学影像诊断外，人工智能与许多其他辅助诊断技术有一定的碰撞，如拉曼光谱技术在医学中的应用。样品中不同分子振动的能量差异赋予了每个样本特异的"身份证号码"。拉曼光谱利用这种特异性，从样本多个维度收集和处理光谱差异，将多个潜在的生物标记整合到一个光谱特征中，更具有灵敏性。结合人工智能，研究者运用拉曼光谱技术将收集到的数据通过机器的不断学习，对健康和疾病的数据进行分类和分离，构建相关人工智能模型，可以实现对疾病的初步筛查，如儿童脑肿瘤和传染病等。患者的健康信息数据是人工智能与医学融合的另一个接入点。电子病历的逐渐应用使得大量的电子健康数据记录在云端，人工智能对大量数据的处理十分高效，可以较早地提供诊断评估。一项大样本研究采用机器分类学习法对大量儿童电子健康数据进行假设、演绎、推理，使人工智能在诊断常见儿童疾病方面具有更高的诊断准确性。

三、人工智能在小儿神经外科手术治疗中的应用

（一）机器人无框架立体定向手术辅助系统

机器人无框架立体定向手术辅助系统（robotized stereotactic assistant，ROSA）是目前世界上最先进的神经外科辅助定位系统，可应用于神经外科等精确度要求极高的手术。在小儿神经外科中，Alessandro De Benedictis 等利用 ROSA 对 116 例患儿进行手术，治疗包括癫痫、脑肿瘤、脑囊肿和脑积水等，手术总成功率达到 97.7%。ROSA 极大地提高了手术的准确性和安全性（图 47-1）。

（二）磁共振引导聚焦超声机器人（MR-conditional robot）

磁共振引导聚焦超声机器人提供了一种小切口治疗脑室出血的方法，该方法已在动物中进行了实验，在介入手术得到验证，将来有望应用于新生儿。

（三）达芬奇手术机器人

达芬奇手术机器人是微创外科手术系统之一，具有三维高清视野、可转腕手术器械和直觉式动作控制三大特性，使医生可将微创技术更广泛地应用于复杂的外科手术。

达芬奇手术机器人的机械臂可完全模仿人手腕动作，专业的运动模式保证了医生手部动作与机械臂运动的一致性，并滤除了手部的抖动，具有人手无法比拟的稳定性和精确度。它的活动范围甚至远大于人手，在狭窄解剖区域可 360°自如运动，比人手更灵活。达芬奇手术机器人让医生拥有与开放直视效果

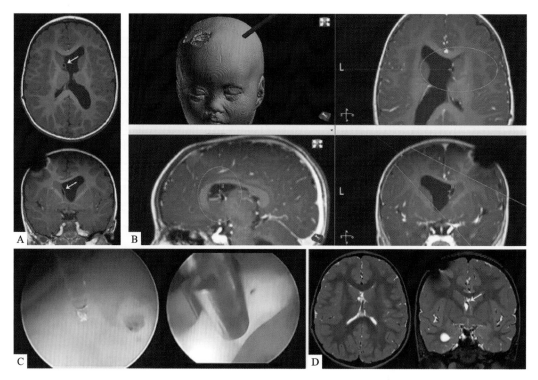

图 47-1　1 例脑积水患者利用人工智能进行造瘘

一致的手术视野,保证了手眼的协调。高分辨率的立体腔镜可以提供放大 10~15 倍的三维高清图像,降低了错误的发生率。对患者来说,达芬奇手术机器人可使手术效果明显改善,术后并发症、损伤和失血明显减少,恢复更快、住院时间更短,手术效果及美观性明显提高。达芬奇手术机器人可使手术适用范围得到一定程度扩大,如对于某些高龄患者及高危患者,可规避开放手术带来的创伤。目前,达芬奇手术机器人正逐步应用于小儿神经外科领域。

四、人工智能在小儿神经外科手术术后管理中的应用

新生儿相对脆弱,Sheikhtaheri 等采用包括人工神经网络在内的多种机器学习模型对新生儿期死亡风险进行评估,提出了新的新生儿死亡风险预测模型。外科手术对新生儿的影响较大,Cooper 等采用集成机器学习方法对新生儿术后死亡风险预测建立了模型,性能优于单个算法模型;Bartz-Kurycki 等采用不同算法及其混合算法对新生儿手术部位感染风险建立了预测模型,提高了临床预测风险准确性。对于小儿神经外科术后神经功能的恢复,人工智能现今更多的是提供对康复情况的评估,或针对运动功能实时调整治疗方案与训练强度,如机器人辅助步态训练。"互联网+"时代,新兴的远程医疗为广大患者提供了便利,结合人工智能的 Connect Care Pro 虚拟医院的出现标志着远程医疗的革新。虚拟医院和虚拟问诊可以缓解医生短缺的情况,尤其在儿科。Young 等通过随访研究证实,虚拟访问提供了一种有效的方法来进行术后访问,缩短等待时间并提高医生效率,同时保持高满意度和护理质量。

五、人工智能在小儿神经外科中应用的局限

(一)人工智能在诊断中的局限

在基于图像进行医学诊断方面,人工智能与人类专家不相上下。这种医疗领域的潜力实在令人兴奋,支持者表示,它将缓解资源紧张,为医患互动腾出时间,甚至有助于量身定制治疗方案。但是人工智能在医学图像解释中的应用依赖于深度学习,深度学习是一种复杂的机器学习形式——将一系列带标签的图像输入算法,从中挑选出特征,并学习如何对相似的图像进行分类。这种方法在诊断从癌症到眼病的各种疾病方面显示出了希望,但是,关于这种深度学习系统如何达到人类技能水平的问题仍然存在。

研究人员表示,他们对已发表的有关这一问题的研究进行了首次全面回顾,发现人类和机器处于同一水平。伯明翰大学医院 NHS 基金会(University Hospitals Birmingham NHS Foundation Trust)的 Alastair Denniston 教授是这项研究的参与者之一。他表示,研究结果令人鼓舞,但该研究是对一些有关人工智能炒作的现实检验。该研究的第一作者刘晓轩博士对此非常赞同。刘晓轩认为:虽然有很多关于人工智能超越人类的头条新闻,但我们要传达的信息是,人工智能可以达到人类的水准已经非常不错了,它并没有炒作文章里所说的那么神。2 万多项相关研究中只有 14 项基于人类疾病的研究报道了高质量数据,用不同数据集的图像测试了深度学习系统,并向人类专家展示了相同的图像。剑桥大学(University of Cambridge)温顿风险与证据沟通中心(Winton Centre for Risk and Evidence Communication)主任 David Spiegelhalter 教授表示,该领域充斥着糟糕的研究,但他仍然对人工智能在医学领域的潜力保持乐观并认为这种深度学习系统可以作为诊断工具,帮助处理积压的扫描图像。

(二)人工智能在手术治疗中的局限

手术机器人对外科医生和外科治疗的作用仍不容小觑,但人工智能的临床潜力更多的是在分析结构化和非结构化数据的组合,用于临床决断方面。目前,人工智能在小儿神经外科的应用中仍有一定的不足:操作医生的培训需要一定的时间和精力,给本就繁忙的儿科医生造成更大的压力;神经内镜手术与机器人设备之间尚有矛盾的地方,内镜通道往往只允许同轴向的机械臂通过;术者不直接接触操作对象,导致触觉反馈体系缺失,无法感知操作对象的质感、温度、压力和搏动等;当前小儿神经外科临床实践数据不多,难以比较分析可行性与安全性问题;手术设备造价和维护成本高,医患双方均要承受一定的经济负担;手术设备体积庞大,不利于携带和移动;过度依赖手术机器人可能导致外科医生对传统手术技巧的生疏,对医生的发展存在一定的影响。人工智能应用于小儿神经外科有利亦有弊,在接受新事物带来便利的同时,也要注意其背后隐藏的风险,及时规避与改进,促进其与小儿神经外科的积极融合,更好地为临床服务。

六、人工智能应用前景展望

人工智能未来会广泛运用于小儿神经外科,但是仍然需要防范风险。人工智能有助于在神经外科疾病的诊断、术前计划和预后预测等方面提高临床医生的决策能力。但目前在临床实践中,机器学习的应用面临较大障碍。将固有观念中人类与机器人对立竞争的关系转变为协同合作关系,是克服阻碍的关键。

人工智能是不断发展的学科,随着对机器学习语言、神经网络、自然语言和计算机视觉等研究的不断深入,新技术新方法将会不断涌现,为现实问题的解决提供更为准确的预测性和可重复性。目前,机器学习语言与深度学习技术仍然存在缺陷和不足,因此,除了计算机核心算法外,人工智能更需要医疗专家和医疗大数据。

不同地区神经外科发展不均衡,诊疗技术存在明显差距。基于深度学习神经外科顶尖专家的理念和技术,充分利用神经外科病例资料数据,研究神经外科系统疾病术前诊断、术中影像及术后预后风险预测,建立疾病可靠诊断决策模型,进一步研发疾病诊疗决策交互平台,并进行广泛科学的临床验证,人工智能在神经外科的未来应用前景应该是一片光明的。同样,脑科学研究是人工智能核心技术发展的重要基础。人类认知功能、神经网络与类脑研究必将促进智能技术的发展。神经外科在脑计划研究中扮演着重要角色。

(刘景平　肖格磊)

参 考 文 献

[1]　Cohen A R. 儿童神经外科学[M]. 史航宇,译. 北京:世界图书出版公司,2019.
[2]　孙宁,郑珊. 小儿外科学[M]. 北京:人民卫生出版社,2016.

［3］ De Benedictis A,Trezza A,Carai A,et al. Robot-assisted procedures in pediatric neurosurgery[J]. Neurosurg Focus,2017,42(5):E7.

［4］ Peca A,Simut R,Cao H L,et al. Do infants perceive the social robot Keepon as a communicative partner? [J]. Infant Behav Dev,2016,42:157-167.

第四十八章　围手术期加速康复外科在 小儿神经外科中的应用

一、概述

加速康复外科(enhanced recovery after surgery,ERAS)由丹麦外科医生 Kehlet 首次提出,其以循证医学证据为基础,以减少手术患者生理及心理的创伤应激反应为目的,通过外科、麻醉、护理、营养等多学科协作,对围手术期处理的临床流程进行优化,从而减少围手术期应激反应及术后并发症,缩短住院时间,加快术后恢复,减少住院费用,提高患者的生存质量。这一优化的临床路径贯穿于住院前、手术前、手术中、手术后、出院后的完整治疗过程,其核心是强调以服务患者为中心的诊疗理念。ERAS 的核心是尽量减轻术中机体的应激反应,阻断传入神经对应激信号的传导,减轻患者心理及机体的损伤,预防并发症。

目前国内外关于 ERAS 的研究主要集中在成人外科领域,但是儿童是一个特殊的群体,年龄跨度大,疾病谱与成人差异较大,在成人外科手术中获得的成功经验不能简单地复制到儿童的围手术期管理中。小儿神经外科领域 ERAS 主要应用于没有复杂合并症的单一病种,且多数研究存在样本量小、非随机对照研究等缺陷,导致证据等级和可信度有限。由于儿童器官结构和功能尚处于生长发育阶段,血容量低、体温不稳定、免疫系统不成熟、沟通困难、心智未成熟,儿童的手术管理面临着与成人手术完全不同的生理和社会学挑战。因此,优化围手术期管理对小儿神经外科手术来说是重要而紧迫的。我国的 ERAS 最早由黎介寿院士于 2007 年引入。近十年来,神经外科 ERAS 的研究和应用工作已有初步的临床实践经验。结合我国小儿神经外科的临床实践经验,参考目前国内外神经外科 ERAS 研究的最新成果及其他学科 ERAS 指南,本章简述 ERAS 在小儿神经外科中的初步应用以进一步促进 ERAS 理念在我国小儿神经外科临床实践中规范开展。

二、小儿神经外科 ERAS 的术前管理

(一)术前宣教

个体化宣教是神经外科 ERAS 成功的重要因素。面对手术和未知的焦虑,患儿会拒绝说话或回答问题,拒绝进行眼神交流,身体退缩反抗,或者哭闹、尖叫。减轻患儿及其家属围手术期焦虑的关键是在手术前让其熟悉手术环境和手术过程。通过玩游戏、看相关视频、学习宣教手册、参观手术室、模拟手术过程、允许患儿使用常用的医疗设备(如听诊器、面罩、氧饱和度探头、血压袖带等),提升患儿对手术环境的熟悉感,有助于缓解患儿及其家属的紧张情绪和心理压力。术前宣教建议从患儿入院前的门诊开始,直至手术前持续进行,以便给患儿家属提出问题的机会,并确保信息被充分理解。

(二)术前访视与评估

术前访视建议由 ERAS 工作小组完成,主要包括病房护理评估(主管医生和病房护士完成)、麻醉护理评估(麻醉医生完成)、手术室评估(手术护士完成)及营养科医生评估。团队的成员应侧重于不同的评估内容。

(1)手术医生与患儿家属充分讨论沟通,履行手术知情同意的要求。告知手术相关操作、围手术期准备、术前营养状况调整、术后可能出现的相关并发症(如颅内出血、神经功能障碍、颅内感染、癫痫发作等)。

（2）医护访视时应使用通俗易懂的语言，多使用肢体语言对患儿进行主动安慰。通过介绍成功病例和成熟医疗技术及先进的手术设备以减轻患儿家属对手术的顾虑；注意询问患儿的睡眠质量，必要时于手术前一晚使用镇静药物，保证患儿睡眠；建议提前告知手术室的大致环境和当日手术流程，并介绍减轻疼痛的措施，帮助患儿及其家属消除对疼痛的顾虑。

（3）术前麻醉医生应充分评估和改善患者的各系统功能，实施氧疗、内分泌功能调节、围手术期电解质平衡及术后静脉血栓栓塞（venous thromboembolism，VTE）的风险评估。

（4）术前营养科医生评估患儿的营养状态，并下达营养治疗医嘱，填写并记录相应的评分量表，进行营养风险筛查及风险评估。患儿良好的术前体质和营养状况可以确保术前准备的完善，并保证术后高质量的快速康复。

（5）ERAS工作小组应对访视结果进行讨论，并制订相关的处理措施。

（三）术前营养状况评估

术前营养状况评估的目的是尽早发现存在营养不良危险因素的患儿，并尽早开始序贯、充分的营养支持治疗。建议根据欧洲临床营养与代谢协会营养不良标准和营养风险筛查2002（nutritional risk screening 2002，NRS 2002）评估手术患者是否存在营养不良风险，并适时给予术前营养干预。

（四）癫痫评估与管理

癫痫的诊断主要依赖于患者癫痫发作的特征性表现形式以及脑电图等检查结果，应准确记录。对于术前已有颅内疾病相关癫痫的患者，建议常规预防性应用抗癫痫药物（antiepileptic drug，AED）；术前无疾病相关癫痫的患者，建议仅在术后有癫痫发作高危因素时预防性用药。高危因素包括额颞叶病变、术中应用缓释化疗药物、累及皮质的病变或术中皮质损害严重、手术时间较长（＞4 h），或预期术后出现明显的脑水肿或脑缺血等。

（五）血栓的风险评估与管理

根据Caprini评分标准，大多数患者存在一种或多种VTE危险因素，甚至有大量神经外科手术属于存在VTE高危因素的手术。存在VTE危险因素的患儿若未进行预防性抗血栓治疗，术后DVT的发生率可高达30%，致死性肺栓塞的发生率近1%。因此，在排除预防性干预禁忌的情况下，应针对性制订预防VTE的预案，并给予相应不同等级的预防措施，以降低术后VTE的发生率。

（六）功能状态、精神心理评估与管理

建议术前评估患儿的整体状态及可能存在的焦虑症状，并进行针对性干预和心理辅导。

（七）气道评估与管理

术前气道风险评估有助于识别高危患者，可预判手术效果及术后并发症，尤其需评估是否存在插管困难和（或）拔管困难，评估内容包括病史、生活习惯和肺功能。肺功能评估包括肺功能及动脉血气测试、心肺功能运动试验等。

（八）疼痛评估与管理

疼痛是患者术后主要的应激因素之一。建议预防性镇痛和多模式镇痛相结合，术前干预、术中以及术后镇痛管理相结合，且贯穿整个围手术期，采取针对性措施，规范化评估并缓解疼痛症状。

（九）术后恶心呕吐（postoperative nausea and vomiting，PONV）的术前评估与管理

PONV是麻醉和手术的常见并发症，在神经外科手术中，PONV的发生率为47%～70%。建议术前对PONV的危险因素进行评估，推荐采用成人PONV简易风险评分量表及恶心呕吐视觉模拟评分（visual analogue score，VAS）快速识别PONV的高危人群。

（十）手术压疮的风险评估与管理

术前访视时，可依据神经外科手术患者压疮风险评估表评估术中发生压疮的风险，并给予预防性保护措施。

（十一）术前禁食、禁饮

建议在麻醉医生的许可下，缩短术前禁食、禁饮时间；无胃肠道动力障碍的患者推荐术前 6 h 禁食固体食物，术前 2 h 禁饮。

（十二）术前麻醉用药

患者术前不应常规给予长效镇静药物和阿片类药物（其可延迟术后的快速苏醒）。

三、小儿神经外科 ERAS 的术中管理

（一）麻醉方法的选择

根据多模式镇痛理论，建议采用全身麻醉联合区域神经阻滞麻醉。术中神经电生理监测可提高术者的术中决策力并最终降低手术致残率，在避免神经损伤的同时，最大限度地切除病变。唤醒麻醉常用于手术部位邻近语言或运动中枢的肿瘤组织或癫痫病灶切除。

（二）麻醉深度监测

建议应用脑电双频指数（bispectral index，BIS）监测术区对侧的额叶或枕叶，指导麻醉深度的维持。维持 BIS 值在 40～60，一方面可避免麻醉过浅导致患者术中知晓，另一方面可避免麻醉过深导致患者苏醒延迟，以及对术后早期神经功能评分造成干扰。

（三）液体治疗方案

ERAS 提倡采用目标导向液体治疗（goal directed fluid therapy，GDFT）的理念及措施指导液体治疗，维持血容量在相对正常低值水平，同时又要保证足够的脑灌注。

（四）术中循环管理

颅内压增高时，脑血流自主调节功能紊乱，建议术中严格控制动脉血压和维持脑血流量的稳定，维持脑灌注，保持术中血流动力学稳定，减少继发性脑缺血及相关并发症。近红外光谱、脑灌注实时监测等新技术可有效监测脑组织的灌注情况，有助于制订个体化的血压调控目标。

（五）气道管理及肺保护性通气策略

采用低潮气量适度地过度通气。潮气量为 6～8 mL/kg，呼吸频率为 12～15 次/分，可给予低、中度呼气末正压（positive end expiratory pressure，PEEP），即 5 cmH_2O（1 cmH_2O＝0.098 kPa），使氧合指数低于 60%。维持低、中度 PEEP 对开颅期硬脊膜的张力无显著影响，可顺利进行手术。建议至少在手术结束、拔管前实施 1 次肺复张以避免全身麻醉患者术后出现肺不张及术后拔管延迟的发生。不推荐长期行预防性过度通气治疗，因为这样做可能导致或加重脑缺血以及损伤神经功能等。

（六）术中体温管理

建议维持术中生理体温（体温＞36 ℃），术中低体温将导致术后寒战、凝血功能紊乱、延长在恢复室的停留时间、麻醉苏醒延迟，并提高术后感染、心肌缺血和心律失常的发生率，且可能延长住院时间。所以，术中应监测患者的体温，采取主动保温的措施维持体温高于 36 ℃，包括等候区保温，使用温床垫、温毯，对麻醉气体加温和加湿，输血输液时使用加温装置等。手术室的环境温度应高于 21 ℃。

（七）术中镇痛管理

术中镇痛管理以麻醉深度监测及局部麻醉技术镇痛为主，从而减少阿片类药物的全身应用，促进术后恢复，减少 PONV 的发生。

（八）预防性使用抗生素

神经外科感染最常见的细菌为革兰阳性菌，金黄色葡萄球菌居首位。预防性使用抗生素有助于降低择期手术后感染的发生率，但应强调抗菌药物不能取代严格的无菌技术及相关外科无菌原则。预防性使用抗生素的原则如下：药物能够通过血脑脊液屏障进入脑脊液；药物应对怀疑或已证实的细菌具有良好

的杀灭活性;所用药物在脑脊液中的浓度应比该药的最低杀菌浓度高出数倍。为了使抗菌药物在组织中达到最大浓度,应在手术即将开始时用药(麻醉后或切开皮肤前)。如使用半衰期短于 2 h 的抗生素,同时手术时间较长,应在 3 h 后重复给药一次。

(九)微创神经外科手术

微创神经外科手术是神经外科 ERAS 的核心,是 ERAS 实践最重要的前提。微创神经外科理念是以最小创伤的操作,最大限度地保护和恢复脑神经功能,解除疾病的影响,最大限度地减少医源性损伤、手术后并发症以及手术应激反应。微创神经外科手术不仅需要保护运动、感觉等基本神经功能,还需要注重保护语言、情感等高级精神活动,使患者术后尽早康复。

微创神经外科手术更加安全可靠,可缩短患者的住院时间和康复周期,降低医疗费用。因此,微创神经外科的核心理念与神经外科 ERAS 理念在内涵上高度统一。微创神经外科手术理念包含但不限于选择合适的手术体位和手术入路、设计合理的手术切口、局部备皮、使用局部麻醉药物、减少手术出血、轻柔的术中操作、优化切口缝合方式、避免常规留置引流管等措施。

四、小儿神经外科 ERAS 的术后管理

(一)术后心理宣教及指导

ERAS 工作小组应根据患者术后的病情制订合理、有效、可行的康复计划。医护协同为患者及其家属进行心理疏导,使其保持良好的心态,并强调快速康复阶段的重要性及优点,增强患者及其家属信心,促进患者早日康复。

(二)术后液体管理

术前缩短禁食禁饮时间、术中减少出血、术后早期进食水等措施的实施,可降低血容量不足带来的风险。同时,术后早期进食水可极大地减少输液量。鼓励患儿早期进食,补充身体需要的能量,保障胃肠道功能的正常运行,术后第 3 天即可停止输液。

(三)术后营养管理

术后应在数小时内开始恢复进食,建议术后 6 h 无特殊情况可考虑进流质饮食。一旦患者恢复肠道通气,可由流质饮食转为半流质饮食,摄入量可根据胃肠道的耐受情况逐渐增加。对于预计不能经口进食的患者或者经口进食不能满足 60% 总能量和蛋白质需求的患者,譬如手术或病变影响后组脑神经功能,造成患者出现吞咽困难、饮水呛咳,此时经口进食难以达到目标摄入量,建议在术后 24 h 内给予导管喂养,同时给予补充性肠外营养,推荐采用“全合一”混合液的形式输注,并进行神经功能锻炼,早日恢复经口进食。

推荐根据患者的耐受度和意愿及手术类型决定进食时间,如各类腹腔分流术、胸段以上的髓内肿瘤手术等可能影响肠道蠕动的手术,其进食时间及食物类型可能需要适当调整,但目前尚缺乏相关研究数据。对于出院时仍存在营养不良的患者,推荐在院外持续口服营养制剂数周。

(四)术后血糖管理

术后血糖控制的理想目标值目前尚无定论。严格胰岛素治疗即控制血糖在 $4.4 \sim 6.2$ mmol/L 可能会增加发生低血糖的风险,且未降低手术相关死亡率及促进神经功能的恢复。

(五)术后癫痫管理

对于有癫痫高危因素的患者,可预防性应用左乙拉西坦或丙戊酸钠治疗,并进行脑电图监测,以早期发现癫痫发作,并行超早期干预。术后早期癫痫发作的处理与常规癫痫发作的处理相似,建议早期行 CT 或 MRI 检查,排除术后颅内出血、缺血等。有关患者术后 AED 的减停问题,目前尚存在争议。总体来看,需要考虑的因素包括病变性质、术前有无癫痫发作、病程长短、术后有无癫痫、癫痫发作的次数、病变切除程度以及患者的经济、心理情况等。

(六)术后镇痛管理

术后镇痛管理推荐采取多模式镇痛,即联合多种镇痛方法和不同起效机制的镇痛药物,使镇痛作用协同或相加,实现最佳的预期理想效果。术后镇痛管理包括术后疼痛的评估、术后持续药物镇痛以维持镇痛的效果。

(七)术后 VTE 管理

建议尽早和全程预防 VTE。对于低危患者无须使用物理或药物预防措施;中危患者仅使用物理预防措施,包括使用间歇充气加压泵和加压弹力袜;高危患者在无高出血风险的情况下,推荐使用药物预防;极高危患者在不伴高出血风险的情况下,在采取药物预防措施的同时建议增加物理预防措施。

(八)术后气道管理

围手术期气道管理常用的治疗药物包括抗生素、糖皮质激素、支气管扩张剂和黏液溶解剂。

(九)术后应激性黏膜病变管理

应激性黏膜病变(stress related mucosal disease,SRMD)通常是指机体在严重创伤、复杂手术、危重疾病等严重应激状态下发生的急性消化道黏膜糜烂、溃疡、出血等病变,严重者可导致消化道穿孔。神经外科围手术期患者普遍存在较强的应激因子(颅脑损伤、卒中、复杂颅脑手术等),在原发病或相关危险因素出现的 2 周内发生上消化道出血(可为隐性或显性出血)时应高度怀疑 SRMD,应高度重视 SRMD 的预防和治疗。SRMD 预防措施的核心是减轻围手术期的应激反应,包括损伤控制、微侵袭技术和药物干预等的综合应用。建议尽量去除围手术期 SRMD 的危险因素,减轻手术应激反应。药物预防的目标是控制胃内 pH≥4。质子泵抑制剂(如艾司奥美拉唑、奥美拉唑等)和 H_2 受体阻滞剂(如法莫替丁等)是主要的预防用药。早期给予肠内营养可增加胃肠道黏膜的血流量,是预防 SRMD 的有效措施之一。

(十)PONV 的术后管理

1. PONV 的预防　PONV 的发生涉及呕吐中枢、化学触发带、神经信号通路及神经递质等。因此,建议使用多模式策略预防 PONV,并针对导致 PONV 发生的各个环节采取相应的预防措施,包括降低基线风险、药物预防及非药物预防等。

2. PONV 的治疗　PONV 的治疗原则是提前预测高危人群,尽早联合用药,并做好气道保护。一旦发生 PONV,需立即清除口腔及气道内的呕吐物或分泌物,保持气道通畅,防止呕吐物误吸造成吸入性肺炎;必要时紧急进行气管插管,清除气道内的呕吐物,甚至行肺灌洗治疗,并给予吸氧、解痉平喘、抗感染等治疗。

(十一)术后管道(消化道、呼吸道、尿道等)管理

选择性应用各类导管,尽量减少使用或尽早拔除,有助于降低感染等并发症的发生,并降低使用各类导管对患者术后活动、心理和情绪可能造成的影响。

(十二)神经康复治疗

术后康复的最佳措施是早期下床活动:患者麻醉清醒后,经医护人员评估,即可进行早期床上活动,如下肢屈曲、踝泵运动、抬臀、翻身等肢体功能锻炼,以提高患者的机体耐受性。

五、出院标准及随访

(一)出院标准

患者出院的基本标准如下:恢复固体饮食;无须液体治疗;口服镇痛药物可良好止痛;伤口愈合良好,无感染迹象;器官功能状态良好,可自由活动。应特别强调,缩短住院时间及早期出院并非 ERAS 的最终目的,应结合患者的病情及术后恢复情况,制订个体化的出院标准。

(二)随访

针对 ERAS 患者应加强出院后的随访和监测。出院后 24～48 h 应常规对患者进行电话随访,包括

出院后指导、疼痛评估、伤口护理、出院后并发症的监测。术后 30 天,患者应到门诊回访,回访内容包括评估伤口的生长状况、查询病理学检查结果、制订后续治疗计划,需重点关注出院后出现的并发症及再次住院事件。随访过程中对可能的并发症应有所预料和警惕,建立"绿色通道",随时满足患者因并发症再次入院的需求。

目前,小儿神经外科 ERAS 的研究应用仍在起步阶段,大多数 ERAS 的实际操作原则仍借鉴成人神经外科及其他学科的证据。随着微侵袭理念及技术的逐步推广,ERAS 管理流程在许多小儿神经外科手术中开展。由于小儿神经外科各种疾病的处理原则存在较大差异,在具体临床实践过程中,需秉持"安全第一"的基本原则,结合患者的病情、手术方式、医院及团队的实际情况,为患者制订个体化的 ERAS 实施方案,以提高患者围手术期管理的质量和效率,避免简单、机械地套用 ERAS 方案。

(张松)

参 考 文 献

[1] 陈凛,陈亚进,董海龙,等.加速康复外科中国专家共识及路径管理指南[J].中国实用外科杂志,2018,38(1):1-20.

[2] 王磊,樊星,梁树立.《成人弥漫性胶质瘤相关癫痫临床诊疗指南》解读[J].中华神经外科杂志,2019,35(10):976-980.

[3] 薛跃华,吴亚萍,周小萍.神经外科清洁手术预防用药及手术部位感染分析[J].中华医院感染学杂志,2015,25(6):1294-1295.

[4] 赵继宗.微创神经外科学中的转化医学理念[J].中华医学杂志,2009,89(3):145.

[5] 中国医师协会脑胶质瘤专业委员会.中国神经外科术后加速康复外科(ERAS)专家共识[J].中华神经外科杂志,2020,36(10):973-983.

[6] 中国心胸血管麻醉学会日间手术麻醉分会,中华医学会麻醉分会小儿麻醉学组.儿童加速康复外科麻醉中国专家共识[J].中华医学杂志,2021,101(31):2425-2432.

[7] Barletta J F,Mangram A J,Sucher J F,et al. Stress ulcer prophylaxis in neurocritical care[J]. Neurocrit Care,2018,29(3):344-357.

[8] Jung K H,Kim S M,Choi M G,et al. Preoperative smoking cessation can reduce postoperative complications in gastric cancer surgery[J]. Gastric Cancer,2015,18(4):683-690.

[9] Kehlet H. Multimodal approach to control postoperative pathophysiology and rehabilitation[J]. Br J Anaesth,1997,78(5):606-617.

[10] Liu B L,Liu S J,Wang Y,et al. Neurosurgical enhanced recovery after surgery (ERAS) programme for elective craniotomies:are patients satisfied with their experiences? A quantitative and qualitative analysis[J]. BMJ Open,2019,9(11):e028706.

[11] Li L W,Wang Y T,Li Y M,et al. Role of molecular biomarkers in glioma resection:a systematic review[J]. Chin Neurosurg J,2020,6(1):18.

[12] Liang S L,Fan X,Zhao M,et al. Clinical practice guidelines for the diagnosis and treatment of adult diffuse glioma-related epilepsy[J]. Cancer Med,2019,8(10):4527-4535.

[13] Ruggieri F,Beretta L,Corno L,et al. Feasibility of protective ventilation during elective supratentorial neurosurgery:a randomized,crossover,clinical trial [J]. J Neurosurg Anesthesiol,2018,30(3):246-250.

[14] Rinaldo L,Brown D A,Bhargav A G,et al. Venous thromboembolic events in patients undergoing craniotomy for tumor resection:incidence,predictors,and review of literature[J]. J Neurosurg,2019,132(1):10-21.

［15］ Silverman A,Kodali S,Strander S,et al. Deviation from personalized blood pressure targets is associated with worse outcome after subarachnoid hemorrhage［J］. Stroke,2019,50(10):2729-2737.

［16］ Shinnick J K,Short H L,Heiss K F,et al. Enhancing recovery in pediatric surgery:a review of the literature［J］. J Surg Res,2016,202(1):165-176.

［17］ Tsaousi G G,Logan S W,Bilotta F. Postoperative pain control following craniotomy:a systematic review of recent clinical literature［J］. Pain Pract,2017,17(7):968-981.

［18］ Weimann A,Braga M,Carli F,et al. ESPEN guideline:clinica nutrition in surgery［J］. Clin Nutr,2017,36(3):623-650.

［19］ Yi J,Zhan L J,Lei Y J,et al. Establishment and validation of a prediction equation to estimate risk of intraoperative hypothermia in patients receiving general anesthesia［J］. Sci Rep,2017,7(1):13927.

第四十九章 神经内镜在小儿神经外科中的应用

第一节 神经内镜简介

经过一百多年的发展，神经内镜技术在神经外科领域覆盖面逐步增大，几乎可以运用到颅脑脊柱脊髓每一个领域，神经内镜抵近观察的优势使得神经外科手术副损伤更小。神经内镜技术主要分为经鼻颅底技术、经颅技术（含脑室内镜技术、通道内镜技术、经颅颅底内镜技术等）、脊柱脊髓技术。

一、神经内镜发展史

美国芝加哥泌尿外科医师 L'Espinasse 在 1910 年首先应用膀胱镜进行脉络丛烧灼术治疗儿童先天性脑积水，首创了内镜在神经外科领域的运用，12 年后，Walter Dandy 报道了内镜下脉络丛电切术治疗脑积水，然而不幸的是，最终均以失败告终。同年，Dandy 报道了首例幕上开颅经额叶入路脑室终板开窗造瘘治疗脑积水。1923 年，Fayand Grant 应用膀胱镜观察到 1 例脑积水患儿脑室内结构图像，但由于膀胱镜照明问题，只能观察 30～90 s。同年，Mixter 应用尿道镜成功为 1 例 9 个月的梗阻性脑积水患儿实施经内镜第三脑室底造瘘术，但由于图像质量差及照明问题同样未引起世人关注。1932 年，Dandy 再次报道内镜下脉络丛电切术，治疗结果可以与开放手术媲美。在 1934 年，Putnam 报道了为 7 例患者施行 12 次神经内镜下脉络丛电凝术，最后，3 例成功，2 例死亡。20 世纪 60 年代，Hopkins 柱状内镜和光导纤维的发明，使得内镜可以很好地应用于外科手术。Guiot 等于 1963 年首先在垂体腺瘤手术中使用内镜进行观察。Wigand 于 1981 年报道使用内镜成功进行脑脊液鼻漏的修补，Jankowski 于 1992 年报道内镜经鼻入路切除垂体腺瘤。Jho 和 Carrau 于 1997 年介绍了内镜经鼻入路垂体腺瘤切除术的临床技术和经验。随后通过神经外科和耳鼻咽喉科医师的密切合作，内镜经鼻入路的技术和适应证得到不断发展，取得了一系列成绩。其中，美国匹兹堡大学 Kassam 等在扩大经鼻入路上开拓了许多新的领域，大大促进了神经内镜经鼻颅底外科的发展。

国内，在张亚卓教授、张晓彪教授、洪涛教授、鲁晓杰教授、刘卫平教授等开拓者的大力推广之下，内镜在神经外科领域的应用取得了巨大的进步，技术水平已经跃居国际先进行列。近年来，随着高清晰内镜摄录像设备、内镜相关器械和内镜固定系统的发明应用，及神经影像、术中导航、多普勒超声、解剖、止血及颅底重建技术等的发展，内镜在神经外科领域的应用越来越广泛。

二、神经内镜及其附件基本组成

神经内镜手术系统由摄像系统、颅底镜头、支撑臂、光源等组成。随着科技的发展，神经内镜清晰度日益增加，镜头直径逐步精细，视频采集系统更加人性化，神经内镜技术也成为神经外科必备技术和常规技术（图 49-1）。

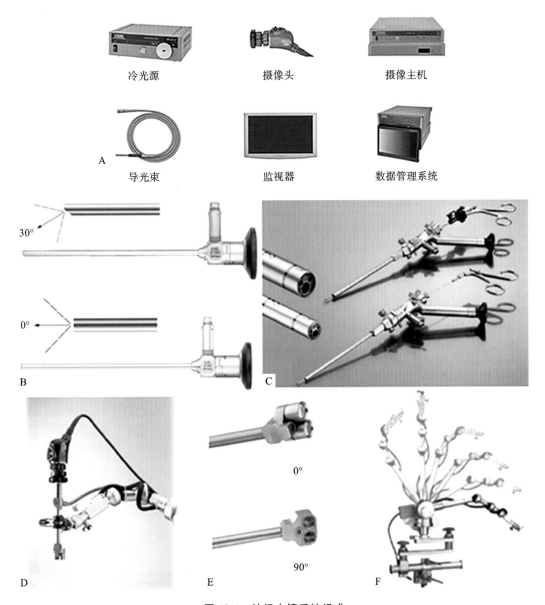

图 49-1 神经内镜系统组成

A. 摄像系统；B. 颅底镜头；C. 脑室镜；D. 支撑臂与外视镜；E. 外视镜；F. 气动臂

第二节 神经内镜经鼻颅底技术

神经内镜经鼻颅底外科近年来发展迅速，从经鼻蝶垂体瘤手术到经鼻蝶颅咽管瘤、鞍结节脑膜瘤、嗅沟脑膜瘤、三叉神经鞘瘤等病种手术，从中央颅底到侧颅底手术，手术病种逐渐增多，切除肿瘤体积逐步变大，手术难度逐步提高，手术效果越来越好。这些与医学解剖的深入研究、手术器械的改良、神经内镜设备的进步、医师手术技艺的提高、颅底修补材料的发展息息相关，也推动了神经内镜经鼻颅底技术的进步。

一、神经内镜经鼻颅底手术设备和人员布局

手术人员站位与手术室设备的合理布局是极其重要的，合理的布局使得手术流程更为顺畅，节约手术时间，提高手术效率（图 49-2）。

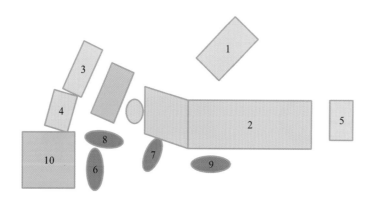

图 49-2 神经内镜经鼻颅底手术设备布局及手术人员站位

1.麻醉机;2.手术床;3.神经内镜显示屏;4.神经导航系统;5.动力系统;6.器械护士;7.术者;8.一助;9.二助;10.器械台

二、神经内镜经鼻颅底技术要点

神经内镜经鼻颅底外科主要涉及经鼻腔小通道磨钻使用、钳取、分离、剪切、缝合、吸引等技术。在狭窄的鼻腔通道使用神经内镜和手术器械,容易互相干扰,这是困扰很多初接触神经内镜经鼻颅底外科医师的问题。如何在有限的空间内发挥神经内镜广角度和近距离观察优势?器械和神经内镜恰当的布局尤其重要。在使用0°镜进行手术时,将神经内镜靠右侧鼻孔上方12点方向,下方可以自由使用吸引器,经左侧鼻孔进行器械操作。使用30°镜时,也可将神经内镜放置在鼻腔下方6点方向,有利于观察上方空间,吸引器在右侧鼻孔上方操作,也可以根据疾病位置需要,将神经内镜置于12点方向,将神经内镜翻转180°,以便从下方视角观察。支撑臂的使用或助手稳定的扶镜技术,可解放双手;神经内镜下双手操作,可灵活地处理疾病;持续吸引技术可保持术区清洁明了,使解剖标志与病变清晰可见。将神经内镜置于鼻腔边缘,腾出空间便于器械操作,同时扩大鼻腔空间,也可避免鼻腔黏膜因空间狭窄而损伤。神经内镜经鼻颅底技术不因儿童鼻腔狭小而操作受限,国内年龄最小的神经内镜经鼻蝶颅内肿瘤手术为首都医科大学附属北京天坛医院桂松柏教授主刀的2岁半患儿颅咽管瘤手术。儿童神经内镜经鼻颅底手术中,较难处理的还有颅底重建问题,儿童配合较差,易发生颅底重建材料脱落、松垮,发生脑脊液鼻漏。对神经外科医师而言,儿童经鼻颅底重建技术要求更高,重建需更可靠。

三、神经内镜经鼻入路手术病种

1.中央颅底及鞍上池病变 具体病例的影像学资料见图49-3。

2.儿童鼻旁窦、中央颅底、侧颅底、眼眶病变 具体病例的影像学资料见图49-4。

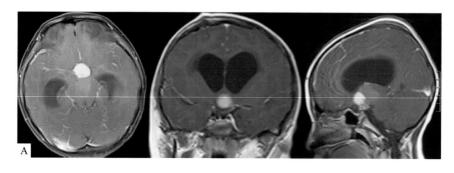

图 49-3 儿童鞍区鞍上肿瘤

A.术前MRI(颅咽管瘤);B.术中情况(儿童颅咽管瘤,经鼻蝶扩大入路);C.术后2个月MRI

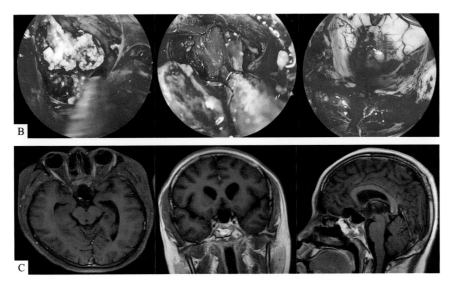

续图 49-3

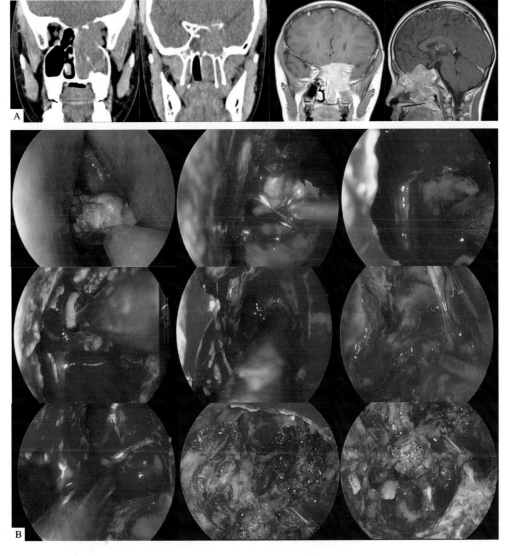

图 49-4　儿童鼻腔颅底肿瘤

A. 术前 CT＋MRI(巨大胚胎性横纹肌肉瘤)；B. 术中情况(经鼻入路)；C. 术后 CT＋MRI

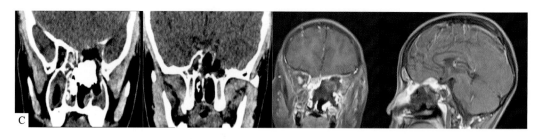

续图 49-4

第三节　神经内镜经颅技术

　　开颅手术中神经内镜的使用,真正开始让神经内镜技术广泛覆盖神经外科领域,特别是颅底病变切除手术、应用通道技术进行脑深部/脑室病变切除、脑积水及蛛网膜囊肿手术,取得了较好的治疗效果。神经内镜常用的手术入路有乙状窦后入路、眶上外侧入路、幕下小脑上入路、纵裂入路、额中回通道入路、顶间沟侧脑室三角区入路等。神经外科颅脑手术强调空间灵活,尤其是颅底病变。通过麻醉、二氧化碳分压调节、脑脊液释放、甘露醇脱水,可以达到有效的脑组织塌陷,为神经内镜及器械腾出空间,使器械活动更灵活,减少血管、神经、脑组织的医源性损伤。通道手术中有通道的保护,可避开功能区域,使通道周围脑组织损伤较小。

一、神经内镜经颅技术注意事项

　　神经内镜经颅比经鼻更复杂,要求也更高,术中很多时候器械要在血管、神经周围穿梭,才能发挥神经内镜手术抵近观察和广角优势。神经内镜经鼻手术可以作为神经内镜经颅手术的前期阶段,需合理解决镜头占位、镜头视野后面盲区问题,以便镜头、吸引器、器械处于灵活的空间,促进手术顺利进行。

二、神经内镜经颅入路手术病种

　　1. 鞍上纵裂病变　具体病例的影像学资料见图 49-5。

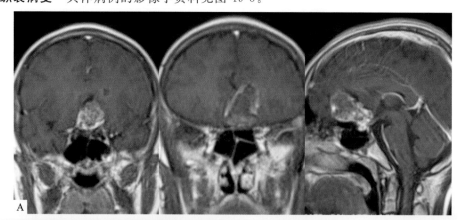

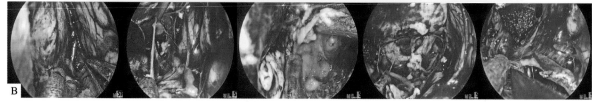

图 49-5　儿童额叶鞍区鞍上肿瘤

A. 术前 MRI(成熟畸胎瘤);B. 术中情况(额底纵裂入路);C. 术后 CT 和 MRI

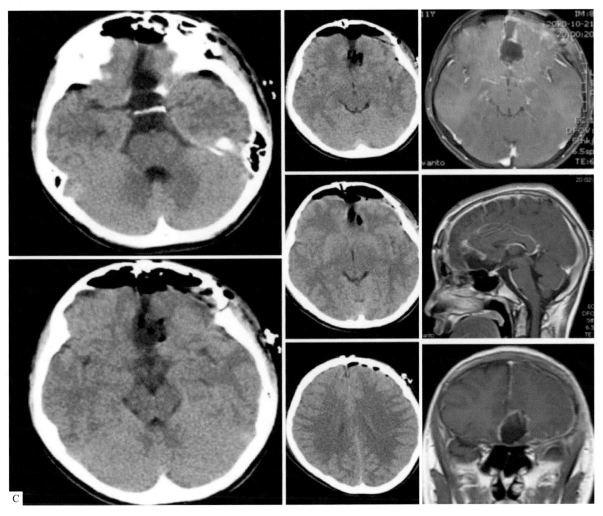

续图 49-5

2. 鞍上/第三脑室病变 具体病例的影像学资料见图 49-6。

3. 侧脑室病变 具体病例的影像学资料见图 49-7。

4. 丘脑、脑室病变 具体病例的影像学资料见图 49-8。

5. 松果体区病变 具体病例的影像学资料见图 49-9。

6. 梗阻性脑积水 具体病例的影像学资料见图 49-10。

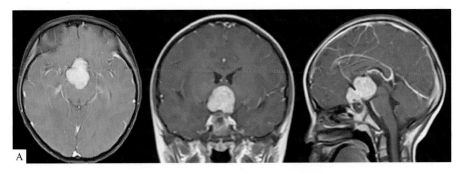

图 49-6 儿童鞍区鞍上/第三脑室肿瘤
A. 术前 MRI（混合性生殖细胞肿瘤）；B. 术中情况（眶上外侧入路）；C. 术后复查 CT

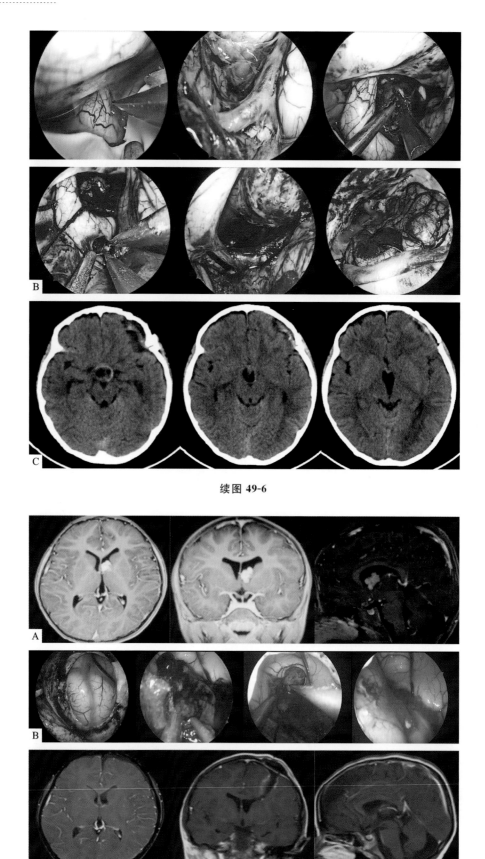

续图 49-6

图 49-7　儿童侧脑室肿瘤

A.术前 MRI(室管膜下巨细胞星形细胞瘤);B.术中情况(左侧额中回通道入路);C.术后 MRI

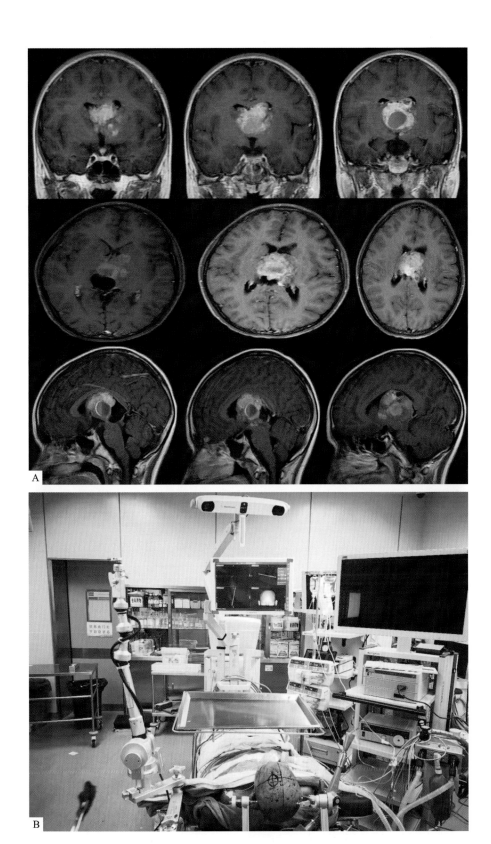

图 49-8　儿童脑室透明隔肿瘤

A. 术前 MRI(巨大髓母细胞瘤);B. 手术体位及设备摆放;C. 术中情况(左侧额中回通道入路);D. 术后复查 CT

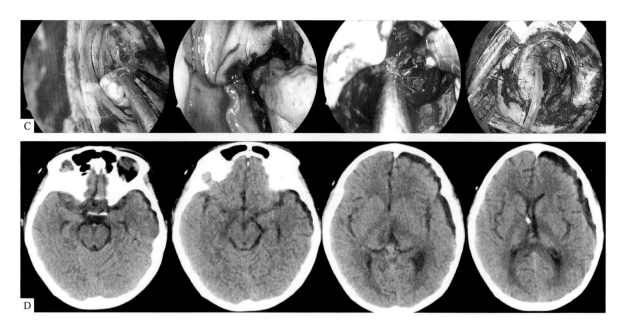

续图 49-8

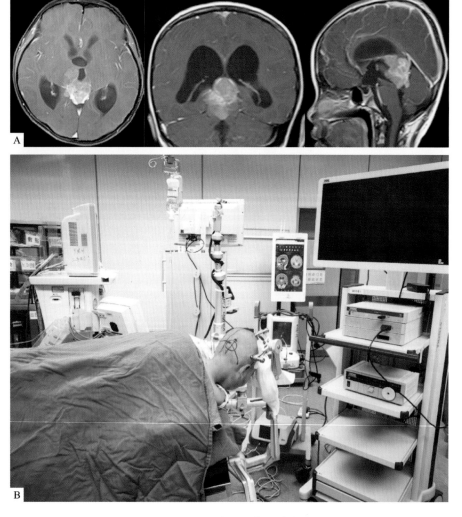

图 49-9　儿童松果体区肿瘤

A. 术前 MRI(生殖细胞肿瘤);B. 手术体位及设备摆放;C. 术中情况(右侧幕下小脑上旁正中入路);D. 术后 MRI

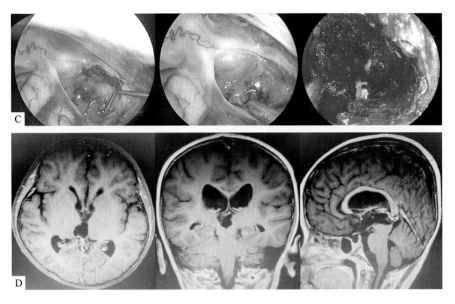

续图 49-9

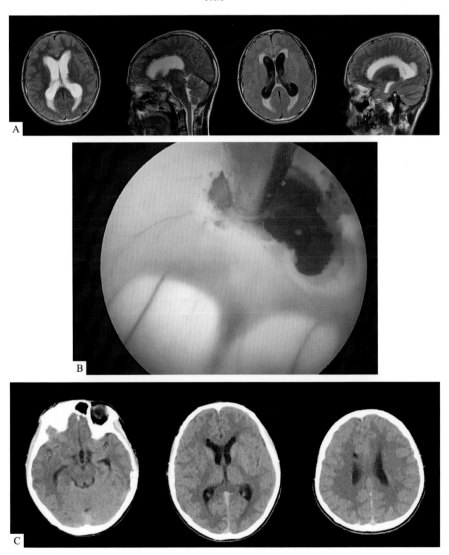

图 49-10　儿童脑积水

A.术前 MRI 示梗阻性脑积水；B.第三脑室底造瘘；C.术后 CT

第四节 神经内镜在小儿神经外科中的应用发展期望

　　随着科技的进步、手术设备的完善、神经内镜技术水平的提高、疾病诊疗经验的累积,神经内镜运用的范围会变得更加广泛。我国神经内镜虽起步较晚,但在首都医科大学附属北京天坛医院张亚卓教授的带领、推广下,我国神经内镜技术发展迅速,一批神经内镜外科中心逐步建立,神经内镜技术渐渐普及展开。由于我国幅员辽阔,各地区发展不均衡,神经内镜技术水平差异较大,加上 2D 神经内镜立体感欠缺、镜头占位、镜头雾化及血液污染、镜头后部盲区问题尚未完美解决,神经内镜技术的发展还有很漫长的道路要走,还有很多技术规范需达成共识。我们在临床治疗中,要充分发挥神经内镜抵近观察、广角优势,合理规避其劣势,使神经内镜手术获益最大化,这需要神经外科医师长时间刻苦钻研、正规持续训练,科学研究神经内镜下解剖细节,减少手术并发症,提高手术技巧,切实达到微创效果,保留神经功能,缩短患者住院时间,获得更好的治疗效果。随着影像多模态技术、术中精准导航、手术机器人等多种技术的融合,神经内镜技术发展前景光明,也会更好地造福广大患者。

(续岭　肖顺武　谢明祥)

参 考 文 献

[1] 张亚卓.内镜神经外科学[M].2 版.北京:人民卫生出版社,2017.

[2] 张亚卓.神经内镜手术规范化培训教程[M].北京:人民卫生出版社,2018.

[3] 张晓彪,李文生.内镜导航微创神经外科手术学[M].上海:复旦大学出版社,2019.